European Archives of
Oto-Rhino-Laryngology

Supplement 1994/II

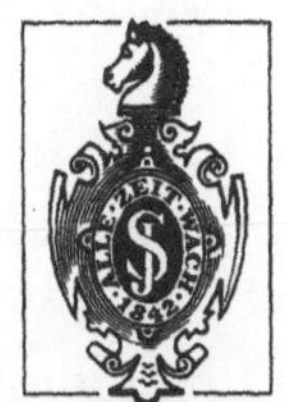

Verhandlungsbericht 1994

der Deutschen Gesellschaft
für Hals-Nasen-Ohren-Heilkunde,
Kopf- und Hals-Chirurgie

Teil II: Sitzungsbericht

Schriftleitung H. Feldmann
Herausgeber B. Freigang

Mit 115 Abbildungen

Springer-Verlag
Berlin Heidelberg New York London Paris
Tokyo Hong Kong Barcelona Budapest

Prof. Dr. med. HARALD FELDMANN, Universitäts-HNO-Klinik
Kardinal-von-Galen-Ring 10, D-48149 Münster

Prof. Dr. med. BERND FREIGANG, Universitäts-HNO-Klinik
Leipziger Straße 44, D-39120 Magdeburg

ISBN-13:978-3-540-58552-7   e-ISBN-13:978-3-642-85188-9
DOI: 10.1007/978-3-642-85188-9

CIP-Eintrag beantragt

Satz: Storch GmbH, Wiesentheid

25/3130-5 4 3 2 1 0 – Gedruckt auf säurefreiem Papier

Inhaltsverzeichnis

Rhinologie II

Otologie I

Otologie II

Otologie II: Hauptvortrag I

Otologie IV

Laryngologie II

Laryngologie II

Speicheldrüsen

Nervus facialis

Otoneurologie II

Plastische Chirurgie III

Hauptvortrag II

Hauptvortrag III

Hals/Halswirbelsäule

Nasennebenhöhlen

Otologie V

Tag der Praxis
Konservative Therapie in der
Hals-Nasen-Ohren-Heilkunde

Vortrag auf Anforderung 2

Rundtischgespräch:
Prävention und Berufskrebs

Audiologie I

Audiologie II

Onkologie III

Postersession II

Um den Umfang des Verhandlungsberichtes nicht zu groß werden zu lassen, mußte auf Literaturangaben nach den einzelnen Beiträ-gen verzichtet werden. Sie stehen bei den Autoren zur Verfügung. Anfragen kann der Schriftleiter weitergeben.

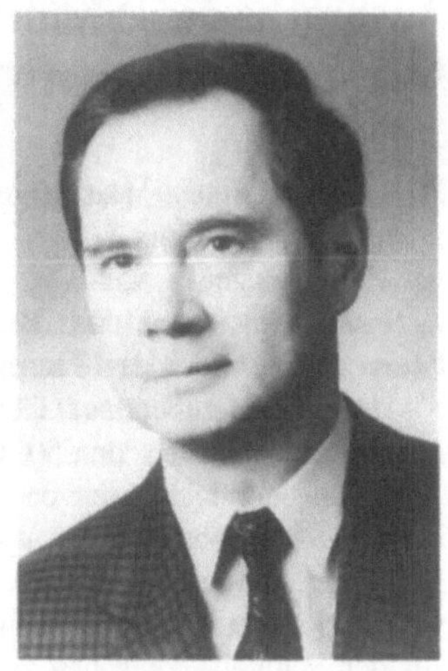

Grußwort des Präsidenten der Deutschen Gesellschaft für Hals-Nasen-Ohren-Heilkunde, Kopf- und Hals-Chirurgie, Herrn Prof. Dr. Bernd Freigang, Magdeburg, anläßlich der Eröffnung der 65. Jahresversammlung der Gesellschaft vom 14.–18. Mai 1994 in Chemnitz/Sachsen

Es ist mir eine große Freude und Ehre zugleich, Sie alle hier in Chemnitz zu der 65. Jahresversammlung der Deutschen Gesellschaft für Hals-Nasen-Ohren-Heilkunde, Kopf- und Hals-Chirurgie begrüßen zu dürfen.

Nach dem beschwingten Auftakt mit dem Allegro d-Moll von Felix Mendelssohn Bartholdy, der lange Jahre als Kapellmeister des Gewandhaus-Orchesters in Leipzig wirkte, kann ich mich für unsere freundliche Aufnahme in Chemnitz bedanken.

Ich darf den Staatsminister für Wissenschaft und Kunst des Freistaates Sachsen, Herrn Prof. Dr. Hans Joachim Meyer, als Vertreter des Landes und den Beigeordneten für Soziales, Gesundheit und Kultur, Herrn Peter Fittig, als Vertreter des Oberbürgermeisters herzlich willkommen heißen.

Der Alterspräsident des Sächsischen Landtages ist unser HNO-Fachkollege, Herr Sanitätsrat Dr. Heinz Böttrich, den ich ebenso herzlich begrüße wie den Rektor der Technischen Universität Freiberg/Chemnitz, Magnifizenz Prof. Dr. Hecht.

Mit besonderer Freude habe ich festgestellt, daß eine große Zahl von Ehrenmitgliedern und korrespondierenden Mitgliedern unserer Gesellschaft und einige Emeriti unter uns sind. Stellvertretend darf ich für Sie alle Herrn Prof. Berendes und Herrn Prof. Boenninghaus herzlich begrüßen.

Seit dem 13. Kongreß der Gesellschaft Deutscher Hals-Nasen- und Ohrenärzte im Jahre 1933 in Dresden findet nun nach 61 Jahren wieder eine Jahresversammlung auf sächsischem Boden statt. Wir haben deshalb in diesem Jahr großen Wert darauf gelegt, daß die guten und langjährig gewachsenen Beziehungen zu unseren Kollegen in den osteuropäischen Ländern nicht abreißen.

Ich begrüße alle Kolleginnen und Kollegen aus Ungarn, Polen, Tschechien, dem Baltikum, Georgien, der Ukraine und den ehemaligen GUS-Staaten. Ich habe das expressionistische Gemälde „Deichdurchbruch" nicht nur als Titelbild gewählt, weil Karl Schmidt-Rottluff hier in der Nähe von Chemnitz im Dorf Rottluff geboren wurde, sondern weil ich ihm eine gewisse Symbolkraft für unsere 65. Jahresversammlung zuspreche.

Als Empörung des Gefühls gegen die kalte Materialisierung des gesamten Lebens wird der Expressionismus gedeutet.

Die Mitglieder der in Dresden gegründeten Künstlervereinigung „Brücke", der auch Schmidt-Rottluff angehörte, schockierten anfangs mit ihren Bildern durch schroffe Form- und Farbexpressionen mit absichtsvollen Dissonanzen. Karl Schmidt-Rottluff, der auch der sächsische van Gogh genannt wird, gelang mit diesem Bild der Durchbruch zu seinem eigenen Stil. Dieser führte durch Ursprünglichkeit und unverbrauchte Ausdruckskraft zu neuen Bildharmonien.

Ich hoffe und wünsche, daß dieses lebendige Gemälde als gutes Omen über der 65. Jahresversammlung steht!

Ansprache des Präsidenten Prof. Dr. Bernd Freigang auf der Eröffnungsfeier der 65. Jahreshauptversammlung in Chemnitz am 14. Mai 1994

Herr Staatsminister, Herr Beigeordneter, Herr Landtagspräsident, Magnifizenz, liebe Kolleginnen und Kollegen, liebe Gäste!

„Tradition ist nicht das Bewahren der Asche, sondern das Schüren der Flamme!"

Unsere Gastgeberstadt Chemnitz feiert in diesen Tagen, wie wir hörten, den 500. Geburtstag von Georgius Agricola, der nicht weit von hier in Glauchau am 24. März 1494 geboren wurde. Agricola war ein Universalgelehrter, ein umfassend gebildeter Humanist, der als vielseitig interessierter, kritischer Geist der Renaissance auf der Schwelle zwischen zwei Welten stand – rückwärtsgewandt in unbestrittener Anerkennung der antiken Lehrer Galen und Hippokrates und zugleich progressiv, indem er seine *eigenen* Beobachtungen über die vorherrschende autoritäre Lehrmeinung der Antike stellte.

Andererseits nimmt er seine Legitimation als erster Arzt sehr ernst, sich auf den eigenen Augenschein zu verlassen und die entsprechenden Schlußfolgerungen zu ziehen.

Agricola studierte in Leipzig u.a. Medizin, ging dann nach Oberitalien, um seine Studien der Originalwerke von Galen und Hippokrates fortzusetzen. Die Medizin befand sich in dieser Zeit im Umbruch. So veröffentlichte Andreas Vesal 1538 in Padua seine 7 Bücher über den Bau des menschlichen Körpers, und Paracelsus warf als Stadtarzt von Basel die Schriften des Galen und Hippokrates in das Johannisfeuer der Studenten und erklärte, er werde von nun an nicht mehr die Medizin nach den antiken Autoritäten, sondern nach der Natur praktizieren. In dieser Zeit war Agricola Stadtphysikus von Chemnitz und Joachimsthal. In seinem Buch „De peste libri tres", das er verfaßte, während die Pest in Sachsen heftig wütete, lehnt er die damals diskutierten theologischen und astrologischen Ursachen der Pest ab. Mit diesem in Latein geschriebenen Buch half er natürlich den einfachen Bürgern überhaupt nicht. Aber Agricola wandte eine ganz praktische Methode an, die er ein Vierteljahrhundert zuvor in Venedig kennengelernt hatte: Er isolierte die Pestkranken in einem Haus außerhalb der Stadtmauer und nannte diese Einrichtung ein *„Lazarett"* nach der venezianischen Insel Lazaretto und hatte Erfolg – die Zahl der Pesttoten blieb in engen Grenzen.

Sein wohl bedeutendstes Werk beschäftigt sich mit dem Bergbau. Die 12 Bände seines Buches „De rer metallica" wurden schon damals in *10* Sprachen übersetzt und galten für *2* Jahrhunderte als das Standardwerk des Montanwesens der Erde. In dieser Zusammenfassung des zeitgenössischen Wissens handelte er auch arbeitsmedizinische Aspekte des Bergbaus ab. Er warnte vor dem Feuersetzen im Stollen, beschrieb Schutzmaßnahmen gegen die Staublunge und wies auf die Schädlichkeit des kalten Wassers hin, und er verpflichtete die Bergwerksbesitzer zur Verantwortung gegenüber den Arbeitern.

Nach der Niederlage der Ungarn von Mohacz standen 1529 die Türken vor Wien! Die ganze christliche Kultur war von der Vernichtung bedroht. Da mahnte er – in seiner „Rede von der Notwendigkeit des Krieges gegen die Türken" – seinen Landesherren, Ferdinand I. von Böhmen und alle deutschen Fürsten, sich an ihre patriotische Pflicht zu erinnern und sich im Kampf gegen die Osmanen einig zu sein. Am 6. Mai 1546 übernahm er das Amt des Bürgermeisters in Chemnitz, das er mehrere Legislaturperioden innehatte.

Eine gewisse Tragik bestimmte sein Ende. Nach dem Religionsfrieden von Augsburg verwehrte der neu inthronisierte Kurfürst August Agricola ein katholisches Begräbnis in der nun evangelisch gewordenen Stadtkirche zu Chemnitz. Der Bischoff von Zeitz, ein Studienfreund Agricolas, setzte den Toten im katholischen Ausland, im St. Peter-Pauls-Dom zu Zeitz, bei.

Aus heutiger Sicht erscheint uns der Universalgelehrte Agricola als effizienter Manager verschiedenster Forschungsprojekte, z.B. der medizinischen Publizistik in Italien, des Montanwesens hier im Erzgebirge, der Histiographie des Herrscherhauses von Sachsen, der bergmännischen Berufskrankheiten und der allgemeinen Hygiene. Als erfolgreicher Wissenschaftler stieg er in hohe Verwaltungspositionen auf; als Diplomat und Berater wurde er von der Landesregierung beansprucht. Somit hatte er keine Zeit mehr für seine anfangs so erfolgreichen Forschungen. Durch seine Standhaftigkeit in den Wirren der Reformation kam er am Ende in politische Bedrängnis.

Wie Sie sehen, ein ganz *moderner* Lebenslauf, der sich hier vor 500 Jahren abgespielt hat.

Wer für die Zukunft sorgen will, muß die Vergangenheit mit Ehrfurcht und die Gegenwart mit Mißtrauen aufnehmen.

Meine sehr verehrten Damen und Herren, ich will hier *keine* „Rede von der Notwendigkeit des Krieges gegen irgendwelche Türken" halten, sondern durch eine kritische Stellungnahme, wie damals Agricola, zur *Einheit* unseres Berufsstandes mahnen!

Bei einem Blick zurück sehen wir sehr deutlich den ungeheuren Wandlungsprozeß der Wirtschafts- und Sozialstrukturen, Wissenschaftskonzepte und ebenso der Wertorientierungen. Keine Gesellschaft ist dabei nur einem einzigen Wert verpflichtet, jede Kultur beinhaltet eine Vielzahl von Orientierungskriterien, die einer

Rangfolge unterliegen und sich tendenziell miteinander in Spannung befinden, diese tritt jedoch meist erst in konkreten Konfliktsituationen als solche hervor. Ich meine, wir durchleben gerade eine solche Situation. Eine Krise, die zur Neuorientierung des Wertesystems zwingt. Der Philosoph und Soziologe Jürgen Habermas spricht von der „neuen Unübersichtlichkeit". Der Psychologe Hans-Joachim Maaz „vom gestürzten Volk". Ich sehe sich verstärkende Dissonanzen zwischen:

- Gemeinwohl und Eigennutz,
- Humanität und Marktwirtschaft,
- Wahrhaftigkeit und Interpretation,
- Caritas und Broterwerb.

Wenn jedoch nur Wirtschaftswachstum und Gewinnstreben in offiziellen Darstellungen als gleichsam einzige Werte der Gesellschaft gepriesen werden, wird das Prinzip des Egoismus normativ bestätigt. Wir begreifen uns immer weniger als Mitglieder einer Gemeinschaft, sondern tendieren dazu, individuellen Erfolg und Wohlstand unseren eigenen Leistungen zuzuschreiben und für Mißerfolge und Krisen andere verantwortlich zu machen. Die Verantwortung gegenüber dem Gemeinwesen sinkt! Auf dem Grabstein unserer Zeit könnte stehen: „Jeder wollte das Beste – für sich" – wie es Siegfried Lenz charakterisierte.

Als Ärzte wissen wir: Der egoistische Erwerbstrieb, der die Marktwirtschaft in Gang hält, reicht *nicht* aus, um ein sinnerfülltes Leben zu führen. Ohne Verpflichtung dem Gemeinwohl, dem Nächsten, der Umwelt und den natürlichen Ressourcen gegenüber lassen sich in Zukunft auch die eigenen Ziele nicht mehr erreichen.

Die Sachsen, Thüringer, Anhaltiner, Brandenburger und Mecklenburger haben vor 4 Jahren den totalen Kollaps ihres Wertesystems erlebt. Sie mußten sich umorientieren, manche konnten sich schnell wenden, andere betrachten das Neue sehr kritisch.

Weder bloße Anpassung noch Unterwerfung, nicht nur der alleinige Leistungsanspruch oder der wachsende Wohlstand des Einzelnen sollten die Maximen unseres Lebens sein, sondern die Verbesserung unserer menschlichen Beziehungen und die Optimierung der Strukturen unseres Zusammenlebens.

Zusammen mit Ihnen, meine sehr verehrten Kolleginnen und Kollegen, werte ich unsere 65. Jahresversammlung hier in Chemnitz als Zeichen dafür, daß die deutschen HNO-Ärzte schon einige Zeit *gemeinsam* auf dem Wege in eine hoffentlich gute Zukunft sind.

Doch eine wissenschaftliche Gesellschaft kann nicht losgelöst in einem Elfenbeinturm schöngeistigen Maximen nachträumen, sondern ihre Aufgaben sind eng an die ökonomischen und parteipolitischen Machtsphären gekoppelt. Ob wir es wollen oder nicht, wir müssen im demokratischen Kräftespiel unsere Argumente zur Sache laut und deutlich hervortragen und im höheren Interesse auch durchsetzen.

Mein Vorgänger, Herr Prof. Stennert, stellte im vergangenen Jahr in Münster zu den Auswirkungen des Gesundheitsstruktur-Gesetzes fest: „Von nun an wird in der angewandten, patientenorientierten deutschen Medizin *nichts* mehr so sein wie früher". Er hatte vollkommen recht, – und es kommt noch schlimmer!

In Zeiten der Rezession und des knappen Geldes hat die Ministerialbürokratie viele Reformen auf den Weg gebracht, deren Auswirkungen sich gegenseitig beeinflussen und somit zu fast unüberschaubaren Folgen führen. Kompliziert werden sachliche Diskussionen und Einschätzungen durch polemische Verzerrungen und politische Diffamierung.

Herr Minister Seehofer spricht vom „absoluten Schwachsinn" und davon, daß „die deutschen Krankenhäuser Zuwachsraten erzielen, von denen andere Wirtschaftsbereiche nur träumen können".

Das ist doch wohl nur die halbe Wahrheit, Herr Minister!

Die andere Seite ist die gesellschaftlich vorhandene und politisch keineswegs regulierte Anspruchshaltung unserer Patienten, die problematische Verteilung der Ressourcen und der desolate Zustand vieler Krankenhäuser.

Als wissenschaftliche Gesellschaft sollten wir uns an *konkrete* Fakten halten.

Nach der Statistik der Bundesärztekammer hat die Zahl der Ärzte allein im Jahre 1993 um 11000 zugenommen, das ist die bisher *höchste* Steigerungsrate. Jedoch 15,1% der Chirurgen z.B. haben sich in freier Praxis niedergelassen; das waren gestandene Fachärzte, die nun im Klinikbetrieb fehlen! Dagegen weisen die vom Minister falsch zitierten 0,6% Zunahme der Krankenhausärzte wohl eher Ärzte im Praktikum aus. Zudem stehen den +0,6% in den alten Bundesländern –1,0% in den neuen Bundesländern gegenüber.

Das entspricht nach meiner persönlichen Kenntnis auch der Situation an einigen größeren HNO-Kliniken in Ostdeutschland. Sie ist Ausdruck der nun vierjährigen noch nicht beendeten Umgestaltung der einzelnen Universitäten, die mit der Evaluierung und Neustrukturierung durch den Wissenschaftsrat begann und mit der Überprüfung der Gauck-Behörde schleppend weiterging. Nach einigen arbeitsrechtlich bedenklichen Kündigungen wurde bis auf wenige Ausnahmen für alle Hochschullehrerstellen ein reguläres Berufungsverfahren ausgeschrieben und nach den Regeln der Kunst durchgeführt. Neben der optimistischen Aufbruchstimmung machte sich auch lähmende Unsicherheit breit. Die Niederlassungssperre entvölkerte zusätzlich die ostdeutschen Kliniken bis an die Schmerzgrenze, so daß die Neuberufenen mit viel Elan und Standvermögen ihre Chance beim Neuaufbau nutzen müssen. Leider kann dabei den Empfehlungen des Wissenschaftsrates aus ökonomischen Gründen nicht immer gefolgt werden.

So ist die Entwicklung der Berliner Kliniken noch völlig offen, die Hochschule Erfurt wurde zum Jahresende 1993 geschlossen.

Die finanziellen Auswirkungen des Gesundheitsstrukturgesetzes auf die Krankenhäuser, vor allem durch die Budgetdeckelung, lösten eine Diskussion über die zukünftige Organisationsform der Hochschulkliniken in der Kultusminister-Konferenz aus.

Darin wird davon ausgegangen, „daß die Folgen des Gesundheitsstrukturgesetzes – wie Risikoselektion etc. – für die Krankenhäuser der Maximalversorgung und besonders für die Universitätskliniken ernste wirtschaftliche Schwierigkeiten nach sich ziehen werden" und „damit die Zuschüsse für Forschung und Lehre für die Krankenversorgung mit verbraucht werden". Die Universitätskliniken sollen aus der Universität praktisch ausgegliedert werden und sich nur auf die Krankenversorgung beschränken. Die Forschungs- und Lehraufgaben würden dann direkt der Universität und der Fakultät anvertraut werden.

Diese Vorstellungen sind der neuen Bundesärzteordnung und der ärztlichen Approbationsordnung, die vom Bundesministerium für Gesundheit als Diskussionsentwurf vorliegt, diametral entgegengesetzt. Hier wird die Durchdringung von Vorklinik und Klinik gefordert, dort die Praxis von der Theorie getrennt.

Es scheint geradezu grotesk, daß in einer der reichsten Nationen dieser Erde das bewährte Humboldtprinzip der Einheit von Lehre und Forschung in der Medizin aus pekuniären Gründen aufgegeben werden soll. Die Forschung dient indirekt der Ausbildung. Die Studenten werden auf hohem Niveau unter Verwendung des aktuellen Wissensstandes gebildet und erlernen während des Studiums das wissenschaftliche Arbeiten, d.h. zu recherchieren, zu experimentieren, auszuwerten, darzustellen und statistisch zu prüfen. Dabei muß der Student, der für eine verantwortungsvolle Stellung in der Gesellschaft ausgebildet wird, auch schon frühzeitig Eigenverantwortung und Eigeninitiative zeigen. Sonst ist er für seinen zukünftigen Beruf ungeeignet.

Es kann doch nicht sein, daß in der gymnasialen Oberstufe von angehenden Medizinstudenten naturwissenschaftliche Fächer abgewählt werden können! Wenn man das Studium als intensive Berufsvorbereitung versteht, muß der individuellen Persönlichkeitsbildung ein breiterer Raum eingeräumt und nicht notwendiges Grundwissen repetiert werden.

Neben der Kommunikations- und Teamfähigkeit sollte die Verantwortungs- und Handlungsbereitschaft gefördert werden. Kreativität und Innovationsbereitschaft erwartet man von jungen Leuten, die für *Problemlösungen* befähigt werden sollen.

Diese wünschenswerten Eigenschaften kann man nicht mit dem heute üblichen Prüfungsverfahren testen, das nicht einmal einen geordneten Gedankengang, sondern nur die Kreuzchen eines Analphabeten verlangt.

Die jetzigen Multiple-choice-Prüfungen haben zur Verschlechterung der Lernhaltung der Studenten geführt. Es wird zusammenhanglos nach dem Fragenkatalog gelernt und nach der Anzahl der Prüfungsfragen eine künstliche Fächerauswahl getroffen. Die Verknüpfungs- und Schlußfolgerungsfähigkeit des Studenten und sein deduktives Denken können nur in *mündlichen* Prüfungen beurteilt werden. Die Studienreform muß mit Blockpraktika in kleinen Gruppen in Verantwortung der Fakultät gestaltbar werden. Problemorientierter Gruppenunterricht bietet den Hochschullehrern die Möglichkeit, das ärztliche Denken und Verhalten am Patienten zu demonstrieren. Ob das sogenannte Professoren-Ranking zu einer verwertbaren Aussage über die Qualität der Lehre führt, ist stark zu bezweifeln. Weder die Examensnoten noch die Beliebtheit eines Lehrers sind ein Maß für seine Leistung. Der Unterhaltungswert einer Vorlesung ist meist indirekt proportional zum Inhalt.

Herr Staatsminister Meyer, Sie bezeichneten Bildung, Wissenschaft und Forschung als die wichtigsten Garanten für eine gute Perspektive des Landes. Sie haben im Freistaat Sachsen mit seinen traditionsreichen Hochschulen und Universitäten ein großes Potential, das in seiner Wirkung mit den reichen Silbererzvorkommen des mittelalterlichen Erzgebirges vergleichbar ist.

Erschließen Sie es mit einer klugen Hochschulpolitik! Beuten Sie den Schatz aus! Konsultieren Sie den Sachverstand der Basis und geben Sie ein Beispiel für ganz Deutschland!

Unsere Gesellschaft muß sich auch Problemen stellen, die teilweise unpopulär bei den eigenen Kollegen und in ihren zukünftigen Auswirkungen sehr komplex, ja unüberschaubar sein können. Ich meine die Qualitätssicherung und die Wirtschaftlichkeitsprüfung, die uns beide im Sozialgesetzbuch V vom 01.01.1989 in den Paragraphen 137 und 113 aufgegeben sind:

Qualität wird gewöhnlich sowohl bei der Produktion von Waren und Gütern als auch bei der Produktion von Dienstleistungen unterteilt in Struktur-, Prozeß- und Ergebnisqualität. Unter *Strukturqualität* wird im Gesundheitswesen die berufliche Qualifikation der Arbeitskräfte und deren Verfügbarkeit sowie der Fundus sachlicher Mittel, Räumlichkeiten, Apparate usw. verstanden. Für sie ist im Krankenhaus der Kostenträger zuständig. Mit *Prozeßqualität*, die bei der Indikationsstellung beginnt, sind vor allem die Organisation und Steuerung der Behandlungsabläufe innerhalb und zwischen den Fachabteilungen gemeint. Für sie ist im Krankenhaus der leitende Arzt zuständig. Das Produkt aus Struktur- und Prozeßqualität ist im Gesundheitswesen die *Behandlungsqualität*.

Der erste Konflikt ist schon vorprogrammiert durch die Kompetenzüberschneidung zwischen Arzt und Krankenhausträger. Um dem zusätzlich fixierten Gebot der Wirtschaftlichkeit zu genügen, sind wir also gehalten, mit dem festgelegten gedeckelten Budget des Krankenhauses möglichst viele Bedürfnisse zu befriedigen.

Den dritten Eckpunkt dieses Konfliktfeldes stellt das Haftungsrecht dar, das neben den zivil- und strafrechtlichen Aspekten unseres Handelns noch die eben genannte Wirtschaftlichkeitsprüfung und Qualitätssicherung beinhaltet. Fürwahr ein gefährliches Bermuda-Dreieck, in dem schon mal ein Arzt verschwinden kann.

Die Bundesärztekammer, die Kassenärztliche Bundesvereinigung, die Deutsche Krankenhaus-Gesellschaft und die Spitzenverbände der Krankenversicherer haben im November 1993 eine Arbeitsgemeinschaft zur Förderung der Qualitätssicherung in der Medizin gegründet, um ihren Verpflichtungen aus dem Sozialgesetzbuch zu genügen. Die Krankenkassen sehen in der Qualitätssicherung eine Möglichkeit zur Kostendämpfung. Der Direktor des AOK-Landesverbandes Bayern hat es knapp und deutlich formuliert: „Qualität ist wirtschaftlich". Sie sehen eine Transparenz der Leistungen und die Chance zur Kontroll- und Vergleichsauswertung.

Die Krankenhausträger haben die Verantwortung dafür, daß es im Zuge der Kostendämpfung nicht zu einer Einschränkung der Versorgungsqualität kommt. Sie stellen sich gegen eine externe überregionale Qualitätskontrolle, da sie fürchten, es könnten Mängel in ihrem Krankenhaus aufgedeckt werden.

Wir Ärzte stehen im Spannungsfeld von Humanität und Wirtschaftlichkeit aus unserem ureigensten Berufsverständnis heraus und neigen naturgemäß in erster Linie der Humanitas zu.

Aber knappe Mittel in eine unwirtschaftliche Behandlungsmethode zu investieren, ist tendenziell inhuman.

Nur wir als Ärzte können effektiv die Kriterien der Qualitätssicherung bestimmen und sollten eigenverantwortlich die entsprechenden Daten erheben und auswerten. Wir sollten auf einer externen Qualitätssicherung bestehen, um Prozeßmängel im eigenen Bereich aufzudecken und um Einfluß auf den Krankenhausträger zu nehmen und nachgewiesene Strukturmängel an Ausstattung und Räumen beseitigen zu können.

Aus diesen gesetzlichen Zwängen heraus können wir ein grundsätzliches Mitspracherecht bei allen wichtigen Entscheidungen im Krankenhaus ableiten und müssen dieses auch durchsetzen!

Aufgrund unserer humanistischen Grundhaltung, wenn Sie so wollen aus ärztlichem Berufsethos heraus, verweigern wir uns nicht den Institutionen oder den Politikern. Wir stehen immer für eine fachliche und sachkundige Beratung wie bisher bereit.

In den letzten Jahren haben gerade die HNO-Ärzte eine viel beneidete Geschlossenheit der wissenschaftlichen Gesellschaft und des Berufsverbandes gezeigt, die,

wenn es nötig war, noch von der AG der Chefärzte und der Ordinarienversammlung vorbehaltlos unterstützt wurde.

Wir wollen die Politiker nicht nur kontrollieren, – wir wollen sie beraten, sie zum Handeln ermutigen.

Wir erwarten jedoch, daß sie allen Seiten gegenüber verantwortungsbewußt entscheiden. Unseren Widerstand finden Vorhaben, die schon von der Konzeption her scheitern müssen, wie z.B. das ambulante Operieren unter den jetzigen Bedingungen oder die Kastration eines freien Berufes durch Komplex-Gebühren, Niederlassungssperre und staatliche Reglementierungen.

Auf viele Probleme, die heute die Situation verschärfen, haben die Ärzte und ihre Standesvertretungen seit langem schon hingewiesen, um die jetzige prekäre Situation zu vermeiden – leider ohne Erfolg!

Eine wesentliche Ursache unseres teurer werdenden Gesundheitssystems liegt in dem kulturell bedingten Anspruch auf Hilfe im Krankheitsfall, der sich auf das Prinzip der Humanität und Menschenwürde gründet. Dies vermittelt dem Bürger ein Gefühl der Sicherheit, daß *alle* Leistungen des Gesundheitswesens im Bedarfsfall uneingeschränkt zur Verfügung stehen.

Das ist schon heute, im ersten Jahr nach Seehofer, nicht mehr so, und in Zukunft werden Rationierung und Niveauabsenkung der medizinischen Leistung zwangsläufig folgen. Dies bedeutet, daß die Gesellschaft ihre Ansprüche an die Gesundheitsfürsorge senken muß.

Hier ist es eine Frage der Wahrhaftigkeit unserer Politiker, meine sehr geehrten Herren, wie und ob sie dies dem Wähler vermitteln. Wir Ärzte sind bereit, unsere Ressourcen effektiv für unsere Patienten zu nutzen.

Wir lehnen es jedoch strikt ab, die Rationierung von Gesundheitsleistungen in unseren ärztlichen Verantwortungsbereich zu übernehmen.

Mit der prinzipiellen Übernahme der Musterweiterbildungsordnung durch die einzelnen Landesärztekammern hat sich unser schönes Fachgebiet in seinem ganzen Umfang fest etabliert. Trotz der nicht in allen Belangen glücklichen Abspaltung der Phoniatrie und Pädaudiologie als eigenes Fachgebiet kann man die HNO-Heilkunde von ihrem Umfang her den zersplitterten großen Fächern gegenüber keinesfalls mehr als kleines Fach apostrophieren. Vor allem durch die Weiterbildungsmöglichkeit zur speziellen Hals-Nasen-Ohren-Heilkunde konnte ambitionierten Operateuren in unserem Fach eine Alternative aufgezeigt werden. Der große Sachumfang unseres Fachgebietes bringt es mit sich, daß nicht in allen Kliniken die komplette Weiterbildungsermächtigung vorhanden ist. Hier ist die wissenschaftliche Gesellschaft dabei, durch ein koordiniertes Kursangebot Abhilfe zu schaffen.

Einigen Kollegen erscheinen die Richtlinien über den Inhalt der Weiterbildung zu umfangreich und nicht praktikabel. Bitte bedenken Sie, daß die angegebenen

Zahlen Richtwerte sind und die Weiterbildungsordnung auch gleichzeitig eine Berufsausübungsordnung mit weitreichender Bedeutung darstellt.

Diese Ordnungen wurden in zahllosen Gesprächen und Sitzungen mit allen Fachvertretern der Nachbardisziplinen, ja überhaupt mit allen Fachgebieten, abgestimmt. Hier haben die Kommissionen des Präsidiums und der Berufsverband eine Heroenaufgabe bewältigt. Wir sind allen Beteiligten zu großem Dank verpflichtet!

Wir können stolz auf unser vielseitiges Fachgebiet sein, das neben der Mikro- und Makrochirurgie auch die verschiedensten minimalinvasiven chirurgischen Eingriffe neben der breiten Palette der konservativen Therapiemethoden umfaßt.

Das diagnostische Methodeninventar hat sich ständig erweitert, es reicht von immunologischen Labormethoden über die unterschiedlichsten Endoskopie- und bildgebenden Verfahren hin zu sinnes- und neurophysiologischen sowie akustischen Meßmethoden bis zu Strömungsmessungen und äquilibrometrischen Untersuchungen.

Helfen Sie durch fachliche Geschlossenheit und klugen Weitblick mit, die wissenschaftlichen und praktischen Grundlagen unseres begeisterungswürdigen Fachgebietes auch in Zukunft zu festigen!

Gestatten Sie mir noch einige Bemerkungen zu diesem Kongreß. Die wissenschaftliche Potenz unserer Fachgesellschaft scheint trotz finanzieller Einschränkung noch ungebrochen. Dabei muß man feststellen, daß die klinische Forschung aus der Neugier des Einzelnen heraus beachtliche Resultate erbringt. Es ist bei weitem nicht so, daß diese sogenannte Freizeitforschung hinter den geförderten Forschungsprojekten zurückstehen muß. Hinter diesen Leistungen steht immer ein aufopferungsvoller Verzicht auf Freizeit.

Trotz Begrenzung des Kongresses auf 4 Tage und einer hohen Anzahl von Vortragsmeldungen haben wir versucht, nur wenige abzusagen.

Mit der erstmaligen Vorstellung und Diskussion der Poster in einem Vortragsraum erhoffen wir uns eine größere Effizienz und Akzeptanz dieser Präsentation wissenschaftlicher Ergebnisse.

Ich wünsche Ihnen informative Tage mit anregenden Diskussionen, neuen Erkenntnissen und auch der Bestätigung des eigenen Wissens, interessante kollegiale Gespräche am Rande des Kongresses, neue Informationen auf der umfangreichen Präsentation der Industrie und des Verlagswesens und auch einige erholsame Stunden während unseres Rahmenprogramms. Herzlich lade ich Sie zu unserem Schloßfest auf die Augustusburg ein!

Referatethema
Hals-Nasen-Ohren-Heilkunde im Kindesalter
Erläuterungen zu den Referaten

Eröffnung der Diskussion der Referate durch den Präsidenten Prof. Dr. B. Freigang, Magdeburg

Meine sehr verehrten Damen und Herren,
ich darf hiermit die wissenschaftliche Sitzung der 65. Jahresversammlung der Deutschen Gesellschaft für Hals-Nasen-Ohren-Heilkunde, Kopf- und Hals-Chirurgie eröffnen. Wir beginnen mit den Erläuterungen zu den Referaten. Der Referateband liegt Ihnen vor; er beschäftigt sich mit Problemen unseres Fachgebietes, die vor allen Dingen im Kindesalter relevant sind. Trotz des Geburtenrückganges in den letzten Jahren wurden 1992 nach den Angaben des statistischen Bundesamtes 830000 Neugeborene registriert. Die Bevölkerung bestand im Jahre 1991 in 16% aus Kindern unterhalb des 15. Lebensjahres. Interessant ist, daß der Bevölkerungsanteil über 65 Lebensjahre ebenfalls ca. 15% der Bevölkerung ausmacht. Das heißt, in der Bundesrepublik Deutschland leben ungefähr 12,8 Mio. Kinder bis zum 15. Lebensjahr. Aus diesen Angaben ist verständlich, daß unter unseren Patienten in der Niederlassung, aber auch in der Klinik ein sehr hoher Anteil von dieser Altersgruppe gestellt wird.

Das Kindesalter ist durch eine stürmische körperliche Entwicklung gekennzeichnet, die durch zentral-nervöse Reifungs- und Lernprozesse wesentlich beeinflußt wird. Sinnfälliges Beispiel ist der Erwerb der Lautsprache, der die Integration von akustischer Perzeption, zentraler Verarbeitung und Abstraktion sowie feinmotorischer Artikulation einschließlich verschiedener Rückkopplungssysteme darstellt. Störungen in diesem komplizierten System haben einen eminenten Einfluß auf die geistige und körperliche Entwicklung des Kindes. Durch die extrem verbesserten Methoden der Früherkennung und vor allem der Frührehabilitation unter Einschluß der Cochlea-Implants sind die Probleme der Hörbahnreifung und der unterschiedlichen Möglichkeiten des Trainings in das klinische Interesse gerückt. Als Methoden zur Erforschung dieser komplizierten Prozesse sind neben dem elektrophysiologischen Experiment auch vergleichende phylogenetische Studien von großem Wert.

Das Referat von Herrn Prof. Tembrock über die Evolution der Kommunikation gibt dazu beachtenswerte Hinweise für die Neurolinguistik, mit den „distinctive features" auch Hinweise zur Sprachanalyse und im weitesten Sinne zu den Problemen der Sprachprozessoren von Implantpatienten und deren Rehabilitation.

A) G. Tembrock (Berlin):
Evolution der Kommunikation

Der Mensch hat eine genetische Disposition zum Erwerb einer Muttersprache. Der phylogenetische Hintergrund manifestiert sich in 2 grundlegenden Voraussetzungen als „ultimate level" menschlicher Kommunikation:

- Kognitive Strukturen zur Optimierung der Verhaltensinteraktionen mit der ökologischen und sozialen Umwelt unter besonderer Berücksichtigung individueller Erfahrungen;
- Ein variables, durch motorisches Lernen erweiterbares Zeichensystem, das sich vorrangig über komplexe Strukturen visueller Signale umsetzt und Informationen über Umweltinteraktionen übermitteln kann (diskrete Dimension). Die akustischen Vorgänge sind primär Epiphänomene physiologischer Zustandsformen, beziehen sich daher u.a. auf den Kontext und emotionale Gewichtungen (analoge Dimension).

Die Verlagerung der diskreten Dimension der Kommunikation auf den akustischen Kanal ist ein Spezifikum der Humanevolution. Sie verbindet sich mit Veränderungen in der neuralen Basis und der lauterzeugenden Strukturen zur Bildung von Phonemen, grammatikalisch strukturierten Sequenzen sowie des Sprachverstehens, das ein entsprechendes „parsing" voraussetzt. Anatomisch gehören dazu Veränderungen im Vokaltrakt, speziell der Deszensus des Larynx, der sich vom 2. bis 4. Lebensjahr beim Kind vollzieht (Abb. 1).

Die mütterliche Stimme ist aus 2 Gründen biologisch prädestiniert, in der frühkindlichen Entwicklung die Tradigenese der Sprache zu sichern:

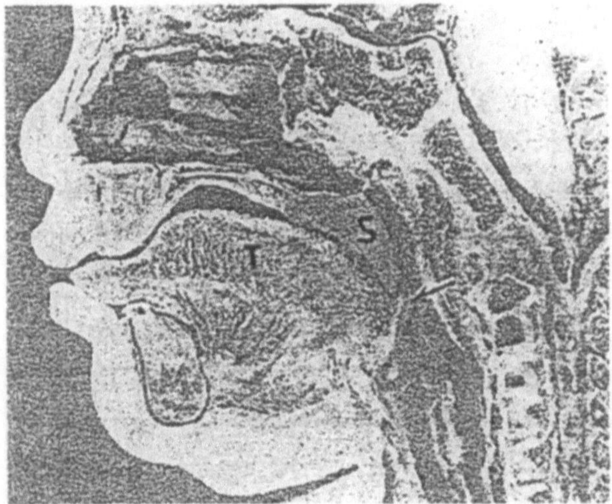

Abb. 1. Rechte Kopfhälfte eines 2jährigen Mädchens. Epiglottis (Pfeil) befindet sich in direktem Kontakt mit dem weichen Gaumen (*S*). Die Zunge (*T*) ist vollständig in der Mundhöhle gelegen. (Aus: Crelin 1987, S. 71)

- Aufgrund der nur für Säugetiere typischen Form der postnatalen nutritiven Bindung des Kindes an die Mutter sowie
- weil nur sie die epigenetische Adaptation des Kindes auf sicherer Basis genetischer Kontinuität gewährleisten kann, da bei den hominoiden Anthropoiden die Vaterschaft unsicher ist. So ist Homo sapiens der einzige Primat, dessen weibliche Individuen keinen echten Stimmwechsel aufweisen. Damit wird bei der Mutter eine „kindgerechte" Stimme gesichert. Die „natürliche" Frauenstimme behält im Reproduktionsalter die „infantile" Stimmlage. Bei männlichen Individuen ist diese Stimmlage als „Falsett" verfügbar; bei dieser Phonierung bleibt die Stimmritze offen.

Akustische Signale sind funktionell in zweierlei Weise mit dem Sender dieser Signale auditiv verknüpft:

- Durch die Hörkontrolle der gesendeten Signale. Das bietet die Möglichkeit, über bestimmte Signalparameter Funktionsänderungen im Hörorgan zu indizieren, was sich auch für Fehlentwicklungen in diesem Bereich während der ersten beiden Lebensjahre anbietet. Die moderne computergestützte Signalanalyse erlaubt es, diffizile Änderungen in den Lautäußerungen zu erfassen und für eine Bioindikation zu nutzen.
- Es mehren sich gegenwärtig Befunde, die auf eine Rückwirkung akustischer Signale auf den physiologischen Status des Senders schließen lassen (z.B. Neurotransmitter, Hormone). Der Gesang der Vögel könnte auch die Funktion haben, bei den singenden Männchen einen bestimmten hormonalen Status im Kontext der Reproduktionsphase zu sichern.

In der Ontogenese der Säugetiere, deren Junge bereits in der fetalen Entwicklungsphase eine erste Stufe des Hörvermögens ausbilden, gewinnen extramaternale sowie auch maternale Schallereignisse eine spezifische Valenz, die es beispielsweise erlaubt, postnatal die Stimme der Mutter von fremden Stimmen zu unterscheiden. Hierbei dürften Neurotransmitter und Hormone Bedeutung haben: Unsere Untersuchungen an Meerschweinchen haben gezeigt, daß postnatal akustischen Reizen ausgesetzte Jungtiere unterschiedlich reagieren auf Schall, der bereits ab 50. Trächtigkeitstag der Mutter angeboten wurde, wenn die Mutter peripher ertaubt wurde. Sie reagierten auf Sinustöne dann wie Kontrollen; konnte die Mutter jedoch hören, dann bewerteten die Jungen die Laute wie die Mutter, in diesem Falle aversiv (Dissertation Nössler 1992).

Die Entwicklung der Kommunikation ist mit der Evolution des Verhaltens verbunden. Verhalten ist organismische Interaktion mit der Umwelt auf der Grundlage eines Informationswechsels. Wenn wir diese Einsich-

ten auf die Medizin anwenden wollen, dann sind drei Aspekte der Entwicklung (=Hologenese) relevant:
– Die Phylogenese (Stammesgeschichte),
– die Ontogenese (Individualgeschichte) und
– die Aktualgenese (Geschehensablauf).
Jede Ebene hat eigene Gesetze ihrer Organisation und Dynamik, die Ontogenese ist mehr als die Summe aller (individuellen) Aktualgenesen, die Phylogenese ist mehr als die Summe aller Ontogenesen. In den Aktualgenesen untersuchen wir die unmittelbaren Wirkungsmechanismen und Kausalvernetzungen („proximate factors"), in der Ontogenese erfassen wir neben den „proximate factors" auch „ultimate factors", die per Stammesgeschichte den art- und geschlechtsspezifischen Verlauf determinieren; die Phylogenese liefert die „ultimate factors". Ohne ihre Kenntnis bleibt die Analytik mit den daraus abgeleiteten Interpretationen ein Torso; deswegen bedarf es umfassender Einsichten in die Evolution der Kommunikation: Wir können mit physiologischen und anatomischen Analysen alle Besonderheiten einer Frauenstimme erfassen, einschließlich ihrer Veränderungen im Verlauf der Ontogenese; aber wir gewinnen damit noch keine Einsicht in die Gründe für die bei Primaten singuläre geschlechtsspezifische Stimmlage des Menschen.

Um es zusammenzufassen: Der Brückenschlag zwischen den Disziplinen fordert den „ultimate level" unseres Erkenntnisgewinns an. Die Humanwissenschaften von morgen brauchen dieses Fundament, auf dem ein Gebäude steht, das eine Trennung in Natur- und Geisteswissenschaften nicht mehr zuläßt.

[Literatur beim Verfasser].

P. Plath (Recklinghausen): Sie sprechen von auditiver und von rezeptiver Schwerhörigkeit – hier besteht die Gefahr von Mißverständnissen durch differente Nomenklatur in verschiedenen Wissenschaftsbereichen: Rezeptor ist das Sinnesorgan, eine Rezeptor- oder rezeptive Schwerhörigkeit ist somit Folge einer Störung im Innenohr im Gegensatz zur Perzeptionsschwerhörigkeit, die auf einer Störung der zentralen Bearbeitung der Signale beruht. Dazu gehören neben der Nervenschwerhörigkeit die zentrale Fehlhörigkeit infolge von Störungen der Signalverarbeitung und die Wahrnehmungsstörungen, die auch als Apperzeptionsstörungen bezeichnet werden dürfen und zu den gnostischen Störungen überleiten. Hier gibt es fließende Übergänge, und das ist wohl das, was Sie als rezeptive Störungen bezeichnen. „Rezeptiv" sollte aber nur auf den Rezeptor bezogen werden.

H. von Specht (Magdeburg): Im Mittelpunkt Ihrer Ausführungen zur Evolution der Kommunikation standen die Reizerzeugung und semiotische Strukturen. Darüber hinaus interessiert hier natürlich auch die Signalverarbeitung im auditiven System. Können Sie aus Ihrem reichen Erfahrungsschatz auch kurz auf diesen Aspekt eingehen? Vielleicht am Beispiel eines Musikstücks als „Message" auf den Menschen und andere Spezies.

G. Tembrock (Schlußwort):
Zu Herrn Plath: Vielen Dank für den Hinweis, den der Nichtmediziner gern zur Kenntnis nimmt. Ihre Differenzierung ist natürlich gravierend. Mein Grundsatz war, daß bei rezeptiver Beeinträchtigung Stimmparameter sich ändern sollten, da Hörkontrolle beeinträchtigt ist.

Zu Herrn von Specht: Über komplexe akustische Signalverarbeitung wissen wir noch wenig, da hier nicht nur seriale, sondern auch parallele Informationsverarbeitung vorliegt. Ratten präferieren spontan Mozart gegenüber Stravinsky.

B) H.-D. Otto (Berlin):
Teratogenetische und klinische Aspekte bei Mißbildungen im Kopf- und Halsbereich

Im Hauptreferat habe ich meine ganz persönlichen Ansichten zur Pathogenese der Mißbildungen unseres Fachgebietes dargelegt. Damit wurde dieser umfangreiche Stoff erstmalig in einer Zusammenschau aus neuer Sicht präsentiert. Für diese Chance möchte ich mich bei der Kongreßleitung recht herzlich bedanken. – Und nun zum Thema:

Alle Mißbildungen des Hals-, Nasen- und Ohrenbereiches respektieren konstante Linien. Diese Mißbildungslinien (MBL) liegen auf den äußeren und den inneren Körperoberflächen, sie durchziehen aber auch die Wände der verschiedenen Körperhöhlen dieses Bereichs. – Man unterscheidet einerseits paarige, bilateral angeordnete und andererseits unpaare MBL.

Zu den bilateralen, paarigen MBL gehören:
● die Kiemenbogengrenze 1 (KBG 1): Sie verläuft durch den äußeren Gehörgang. Ihr suprameataler Abschnitt verläuft vor (!) der Helix ascendens der Ohrmuschel zum Gehörgangsdach, und der inframeatale Abschnitt zieht vom Gehörgangsboden unmittelbar hinter dem Ramus und unter dem Corpus mandibulae entlang bis zum Zungenbeinoberrand;
● die KBG 2 ist mit dem Vorderrand des M. sternocleidomastoideus identisch, die KBG 3 liegt unmittelbar dahinter und umfaßt jedoch nur das distale Drittel;
● die rechte und die linke globulomaxilläre MBL am primären Gaumen, dem Ort der Lippen-Kieferspalten;

- die beiden bukkalen MBL und
- die beiden nasolakrimalen MBL.

Die unpaaren MBL durchziehen den Kopf und den Hals in der Medianebene („midline"). Sie befinden sich also im Dach und im Boden der Körperhöhlen, die als Hirnhöhle, Nasenhöhlen und Mundhöhle in 3 Etagen übereinander angeordnet sind:

- Die dorsale MBL erstreckt sich von der Glabella über das Schädeldach und über die gesamte Wirbelsäule bis zum Steißbein.
- Eine Etage tiefer verläuft die (rhino)basale MBL durch die Schädelbasis. Sie beginnt am Foramen caecum cranii und endet in der Mitte des Clivus.
- Darunter findet sich die palatinale MBL am sekundären Gaumen und

- darunter die intermandibuläre MBL. Sie teilt den Zungenkörper von der Spitze bis zum Foramen caecum linguae, den Mundboden, den Unterkiefer und verläuft durch die anterioren Halsweichteile bis zum Jugulum.

Nach ihrer Lage zu diesen MBL unterscheidet man 3 Mißbildungsgruppen (Tabelle 1):

- *Mißbildungsgruppe A:* Dazu gehören alle kongenitalen Fisteln und Zysten, die streng auf allen diesen Linien vorkommen. Auf einigen von ihnen finden sich auch Dysraphien, d.h. offene bzw. gedeckte Spalten (zu denen die Zelen des ZNS und seiner Hüllen gehören) und Choristome. Die letzteren sind das Ergebnis einer Epithelversprengung (s. unten).

Tabelle 1. Topographische und pathogenetische Klassifizierung der kraniozervikalen Mißbildungen. *KBG* Kiemenbogengrenze, *MBL* Mißbildungslinien

A. Auf den Mißbildungslinien (MBL) durch *Epithelretention* entstehend	
Embryonale MBL	*Epitheliale Mißbildungen*
bilaterale Kiemenbogengrenze 1	Fistula auris congenita, Hals-Ohr-Fisteln, -zysten,
bilaterale Kiemenbogengrenze 2	laterale Halsfisteln, -zysten
bilaterale Kiemenbogengrenze 3	laterale Halsfisteln, -zysten
(rhino-)basale MBL	frontonasale und rhinobasale Fisteln, (Epi)dermoide, (Meningo-, Enzephalo-)zelen
intermandibuläre MBL	Mundbodendermoide, mediane Unterkieferspalten, Mißbildungen des Ductus thyreoglossus
dorsale MBL	Fisteln, Zysten (Dermoide), offene Spalten, Zelen
bilaterale MBL	offene/gedeckte laterale Lippen-Kiefer-Spalten, globulomaxilläre Fisteln und Zysten
am primären Gaumen	mediane Lippen-Kiefer-Spalte
MBL am sekundären Gaumen	offene/submuköse Gaumen-Segel-Spalten, -fisteln, -zysten

B. Neben oder auf den MBL gelegen, durch *Epithelversprengung* entstehend	
Embryonale MBL: adulte Lokalisation	*Epitheliale Mißbildungen*
Kiemenbogengrenze 1 (KBG 1): präaurikulär, bukkal,	Hautanhänge
KBG 2: retroaurikulär und laterokaudaler Hals,	Hautanhänge
intermandibuläre Fusionszone: ventrale Halsmittellinie	Hautanhänge
KBG 1: Mittelohr, äußerer Gehörgang, Kieferwinkel	Speicheldrüsenchoristome
KBG 2: laterokaudaler Hals,	Speicheldrüsenchoristome
(rhino)basale Fusionszone (FZ): basales Endokranium	Speicheldrüsenchoristome
(rhino)basale FZ: Nasenwurzelbereich, Rhinobasis,	extrazerebrale Gliome
dorsale Fusionszone: dorsaler Kopf, Hals, Rücken	extrazerebrale Gliome
KBG 1: Ohrmuscheln	Otapostaxis
KBG 1: (auch KBG 2?): Epipharynx	behaarter Nasenrachenpolyp
KBG 1: Tympanon, Mastoid- und Pyramidenzellen	kongenitales Cholesteatom
Hochstetter-Epithelmauern: Frontzahnbereich	Hyperodontie (Zahnüberzahl)
Hochstetter-Epithelmauern: Frontzahnbereich	Hypodontie (Zahnunterzahl)
Hochstetter-Epithelmauern: Nasenboden	(invertierter) Nasenzahn

C. Zwischen den MBL ein ganzes Mesenchymfeld umfassend, durch *vorzeitige Involution* der *Kiemenbogenarterien* entstehend	
Embryonale Mesenchymfelder	*Mesenchymale Mißbildungen* (Dysplasie, Aplasie)
	Betroffene Strukturen bilden teratologische Reihen, die uni- oder bilateral ausgeprägt sein können.
I. Kiemenbogen	Unter/Oberkiefer; vordere/mittlere Schädelgrube, Orbitadach, -boden; oft mit Ohrmuschel- und Felsenbeindystopie (Kaudal- und Anteriorverlagerung)
II. Kiemenbogen	Kleine bis große Ohrmißbildungen (Mikrotien, Anotie)
Stirnfortsatz	Hyphorhinie, Proboszis, Arhinie (oft gleichzeitig mit Arhinenzephalie)

- Zur *Gruppe B* zählen jene Mißbildungen, die unmittelbar neben den Mißbildungslinien lokalisiert sind. Es sind ausschließlich Choristome. Dazu gehören die Hautanhänge im Gesicht und am Hals, die Otapostaxis, die Hyper- und die Hypodontie. Andere Choristome liegen ebenfalls auf den MBL wie z.B. der behaarte Nasenrachenpolyp, die extrazerebralen Gliome, das kongenitale Cholesteatom (Epidermoid) im Endokranium und in den pneumatisierten Räumen des Ohres, der invertierte Nasen(boden)zahn, die Speicheldrüsenchoristome am proximalen und am distalen Hals, im Gehörgang, im Mittelohr und im basalen Endokranium. Aber auch die Zahnüber- und Zahnunterzahl im Frontzahnbereich gehören dazu.

Beide Gruppen gehen auf epitheliale Entstehungsursachen zurück (s. unten), weshalb sie zur Familie der *epithelialen Mißbildungen* gehören.

- Zur *Gruppe C* zählen die Hemmungsmißbildungen (Dysplasien) des Gesichts und der Ohren. Sie nehmen jeweils das gesamte Feld zwischen diesen konstanten Mißbildungslinien ein, die auch von ihnen konsequent respektiert werden. Man kennt die verschiedenen Syndrome des I. Kiemenbogens (z.B. das Pierre-Robin-Syndrom, die Dysostosis mandibulofacialis, die Otozephalie u.a.) und das Syndrom des II. Kiemenbogens (Mikrotien und Anotie); beide Syndrome kommen sehr häufig gemeinsam beim gleichen Patienten vor. Die Dysplasien gehören zur Gruppe der *mesenchymalen Mißbildungen* (Pathogenese s. Hauptreferat).

Wo liegen diese MBL bei den Embryonen? Was ist ihre gemeinsame morphologische Besonderheit? Sie gehen aus den schmalen Grenzzonen zwischen den Kiemenbögen und den Gesichtsfortsätzen des Embryos hervor, wo sich initial fast immer auch Furchen und Spalten befinden. Leider sind diese *teratogenetischen Schlüsselzonen* von den Embryologen bis zum heutigen Tag kaum beachtet worden! Einige von ihnen tragen nicht einmal einen Namen.

Die Wände der 5 rostralen embryonalen Körperhöhlen (Stomatodeum, Schlunddarm, Neuralrohr, zwei Nasenhöhlen) bestehen jeweils aus Geweben der drei Keimblätter. Eine Ausnahme bilden jedoch die genannten Grenzzonen zwischen den Kiemenbögen und den Gesichtsfortsätzen. Hier existieren jeweils zwischen dem Außen- und dem Innenepithel *streifenförmige Mesenchymlücken*, d.h. es fehlt das mittlere Keimblatt. – Die gemeinsame morphologische Besonderheit jeder Mesenchymlücke besteht nun darin, daß innerhalb der mesenchymfreien Epithelduplikatur ein unmittelbarer Berührungskontakt zwischen ihren zwei genetisch unterschiedlich determinierten Epithelverbänden existiert. Er ist für die Teratogenese von entscheidender Bedeutung (s. unten).

Man unterscheidet 3 Formen von Epithelduplikaturen (Abb. 1):

- Verschlußmembran (Epithelduplikatur zwischen Außen- und Innenepithel),
- Verbindungslamelle (Epithelfalte im Außen- oder im Innenepithel),
- Epithelmauer (vertikale Epithelduplikatur, die mit dem Kontakt zwischen 2 Wülsten/Fortsätzen bei der Bildung einer neuen Körperhöhle entsteht). Altbekannt sind z.B. die beiden Hochstetter-Epithelmauern am primären Gaumen, die Fusionszone am sekundären Gaumen und die sehr ausgedehnte dorsale Verschlußzone des Neuralrohres.

Normalentwicklung an den Mesenchymlücken und Epithelduplikaturen: Die Epithelduplikaturen im Bereich der Mesenchymlücken gehen nicht zugrunde, als wertvolle Epithelreserve bleiben sie (entgegen der allgemeinen Ansicht) erhalten. In der ersten Phase der mesenchymalen Fusion werden sie durch den mesenchymalen Wachstumsdruck in Richtung zur Körperoberfläche verlagert (*Epithelshift*). Dabei werden die beiden Lamellen einer Epithelduplikatur in entgegengesetzte Richtungen bewegt und voneinander getrennt. In der zweiten Phase kann dann die mesenchymale Fusion stattfinden (Abb. 1).

Pathologische Entwicklung an den Mesenchymlücken bzw. Epithelduplikaturen: Zwischen diesen sich berührenden Epithellamellen können kleine oder größere, permanente oder passagere lokale interepitheliale Adhäsionen (LIAD) entstehen. – Diese LIAD stellen die Ausgangsstrukturen für alle epithelialen Mißbildungen dar. Sie sind die Ursache für *Epithelversprengungen* (woraus Choristome hervorgehen) und *Epithelretentionen* (woraus Fisteln, Zysten sowie offene und gedeckte Spalten entstehen).

Nachfolgend soll an einigen ausgewählten klinischen Beispielen erläutert werden, was uns diese Kenntnisse über die Pathogenese der Mißbildungen nützen: Ich beschränke mich dabei auf einige der Fisteln, bei denen man stets darauf gefaßt sein muß, daß sie komplett sind und durch die Körperwände hindurch vom Außenepithel bis zum Innenepithel ziehen:

- (Rhino-)basale Fusionszone: Frontonasale Fisteln und Dermoide. Wegen ihrer möglichen Ausdehnung bis zur Schädelbasis bzw. sogar bis zum Gehirn sind eine präoperative CT-Diagnostik und ggf. auch die Zusammenarbeit mit dem Neurochirurgen erforderlich.
- Kiemenbogengrenze 1: Hals-Ohr-Fisteln und -Zysten. Sie verlaufen von der proximalen Halshaut zum Boden des äußeren Gehörgangs. Sie kreuzen stets den Fazialisstamm, der deshalb vor der Exstirpation der pathologischen Struktur unbedingt dargestellt werden muß, um eine iatrogene Schädigung zu vermeiden.

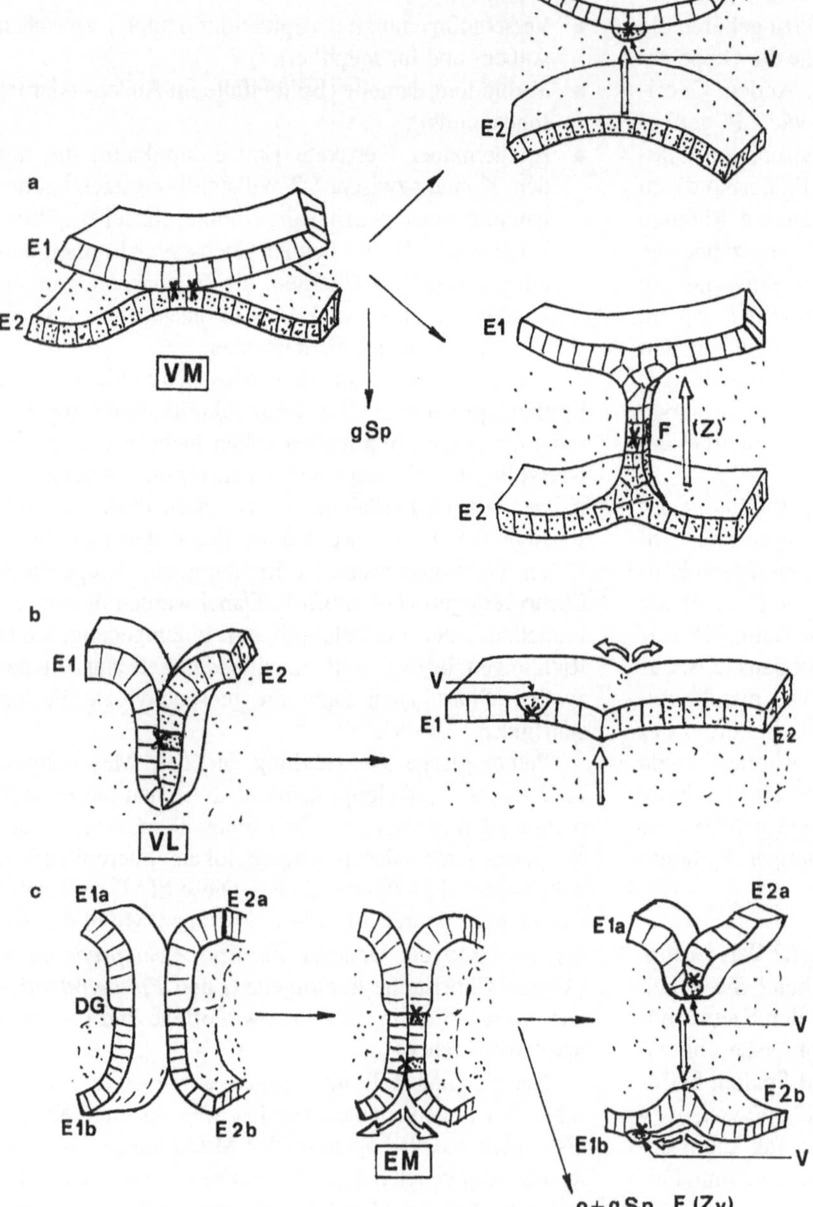

Abb. 1a–c. Pathogenese der epithelialen Mißbildungen durch Epithelversprengung und Epithelretention. Der Ausgangspunkt ist jeweils eine lokale interepitheliale Adhäsion (x) zwischen Epithelzellen unterschiedlicher genetischer Determinierung (E1:E2 oder Ea:Eb) im Bereich einer Epithelduplikatur an einer Mesenchymlücke. **a** Von einer Verschlußmembran (*VM*) können Epithelversprengungen (*V*) starten, es können auch durch Epithelretention und Zellneubildung Fisteln (*F*) und Zysten (*Z* sowie gedeckte Spalten (*gSP*) entstehen. **b** Von einer Verbindungslamelle (*VL* können nur Epithelversprengungen ausgehen. **c** An einer Epithelmauer (*EM*) entstehen offene (*oSP*) und gedeckte Spalten (*gSp*), Fisteln und Zysten, und außerdem kommen hier Keimversprengungen vor. *Diffus verteilte Punkte:* Mesenchym, *schraffierte Pfeile:* gegenseitige Annäherung von 2 Fortsätzen (Wülsten), *weiße Pfeile:* Verlagerungsbewegung der Epithellamellen mit den versprengten Zellen (*V*). *DG* Differenzierungsgrenze

● Intermandibuläre Fusionszone: An ihrem posterioren Ende entsteht der Ductus thyreoglossus ähnlich einem Fistelgang zwischen dem Endoderm der Zungenanlage und der Perikardanlage, welcher die Schilddrüsenanlage anfangs unmittelbar oben aufsitzt. Die daraus hervorgehenden Fehlbildungen liegen auf der anterioren Mittellinie des Halses, die sich vom oberen Mediastinum (Retrosternalraum) nach kranial bis zum Zungengrund erstreckt. Das stets erforderliche Szintigramm offenbart hier den Charakter der Raumforderung (Schilddrüse oder anderes Gewebe) und beantwortet die wichtige Frage, ob außerdem irgendwo noch eine normotope Schilddrüse vorhanden ist.

– Kongenitale intrathorakale, euthyreote Schilddrüse: Die sehr seltene Embryonalposition befindet sich infolge fehlender Aszension direkt über dem Herzen bzw. hinter dem Sternum. Hier bestehen keine Einengung der bereits beim Embryo nach lateral verdrängten, noch plastischen Trachea und keine Dyspnoe! Cave Fehldiagnose „retrosternale Struma". Keine Exstirpation!

– Zungengrundschilddrüse: Ein dystopes Schilddrüsenfragment sollte exstirpiert werden, dagegen eine dystope ganze Schilddrüse (ohne Halsschilddrüse!) nur bei Obstruktion des Atem- und Nahrungsweges, da sonst lebenslange Substitution bzw. Transplantation eines Teiles davon under die Bauchhaut erforderlich wäre.
– Zungengrunddermoid: Operation ist stets notwendig.
– Fisteln und Zysten des Ductus thyreoglossus: Exstirpation nach Sistrunk unter Einbeziehung des Zungenbeinkörpers.

Ich fasse zusammen. Die Kenntnis der MBL und ihrer embryonalen Ursachen erhöht einerseits die diagnostische Sicherheit und begründet andererseits die Besonderheiten der chirurgischen Therapie bei einigen Mißbildungsformen. Rezidive und iatrogene Schäden sind so zu vermeiden.

W. Draf (Fulda): Über die systematische Einordnung der Fehlbildungen in ein übergeordnetes System hinaus halten wir eine Differenzierung aus klinischer Sicht, wie sie sich uns seit 1985 bewährt hat, für sinnvoll. Wir unterscheiden an der Schädelbasis zwischen den äußerlich ohne Schwierigkeiten als solche erkennbaren manifesten und den okkulten Mißbildungen. Letztere werden durch Komplikationen wie Meningitis, Enzephalitis oder Rhinoliquor-

rhoe auffällig. Entscheidend ist, daß der Kliniker in solchen Fällen mit Hilfe der modernen bildgebenden Verfahren systematisch nach angeborenen Defekten der Schädelbasis sucht und sie nach exakter Lokalisation operativ verschließt. Wir hatten eine sich immer wieder durch Rhinoliquorrhoe und Meningitis zeigende Arachnoidalzyste des Foramen lacerum zu behandeln. Wie können Sie diese in Ihr System einordnen?

H. Weerda (Lübeck): Für die Chirurgie der Ohrmuscheldysplasien hat sich leider eine embryologische Einteilung der Mikrotien nach Formen und Syndromen nicht bewährt. Wir haben deswegen für die plastisch-rekonstruktive Chirurgie die Klassifikation der Ohrmuschelfehlbildungen entsprechend der Schwere der Ohrmuschelveränderungen in Dysplasien I., II. und III. Grades verwendet. Wie stehen Sie zu solch einer Einteilung? Weiter möchte ich darauf hinweisen, daß es sicher für die Behandlung der Ohrfehlbildungen nützlich ist, die Ohrmuscheln, den Gehörgang und die Mittelohrdysplasien unabhängig, entsprechend Ihres Schweregrades, zu klassifizieren. Nur so ist es möglich, bei der Bewertung der operativen Ergebnisse der Gehörgangs- und Mittelohrrekonstruktion vergleichbare Ergebnisse zu erzielen.

H. D. Otto (Schlußwort):
Zu Herrn Draf: Die teratogenetische Ausgangsstruktur ist auch hier eine lokale interepitheliale Adhäsion im Bereich der relativ breiten rhinobasalen Fusionszone, die ja an der prächordalen Gehirnanlage bis etwa zur Mitte des Clivus reicht.

Zu Herrn Weerda: Eine Klassifizierung, die nicht auf dem teratogenetischen Hintergrund basiert, bleibt zwangsläufig subjektiv. Das haben die zahlreichen Klassifizierungsvorschläge verschiedener Autoren in der Vergangenheit bewiesen.

C) F. Biedermann (Berlin): Röntgendiagnostik der Ohrmißbildungen

Die nach meiner Ansicht wichtigste Forderung an die Röntgendiagnostik der Ohrmißbildungen ist die Unterscheidung der operativ korrigierbaren Mißbildungen von den nicht korrigierbaren Mißbildungen. Unnötige Operationen sollen dadurch vermieden werden. Die Röntgendiagnostik sollte in dieser Hinsicht klare Aussagen über den Grad der Dysplasie von äußerem Gehörgang und Paukenhöhle treffen, die Ausdehnung der Pneumatisation und einen atypischen Verlauf des Fazialiskanals beurteilen sowie eine zusätzliche Fehlbildung der knöchernen Innenohrstrukturen erfassen. Dabei ist aus Gründen des Strahlenschutzes der Kinder nach dem Satz zu verfahren: „Soviel wie nötig, so wenig wie möglich röntgen".

Wir haben uns immer an diesen Satz gehalten und darauf verzichtet, mehr Röntgendiagnostik einzusetzen, als zur Beantwortung der Fragestellung des Operateurs notwendig war.

Die Grenzen der Röntgendiagnostik bei den Ohrmißbildungen sollten sowohl dem Radiologen als auch dem

Operateur bekannt sein. Wir fanden bei 227 operierten Ohren Diskrepanzen zwischen dem Röntgenbefund und dem Operationsbefund in 77 Fällen.

Nur in wenigen Fällen handelte es sich dabei aber um Fehldiagnosen, die aus einer zunächst korrigierbar erscheinenden Fehlbildung eine nicht korrigierbare werden ließen.

- Diskrepanzen im Bereich äußerer Gehörgang und Atresieplatte bestanden in 10 Fällen.
  Dabei ging es meist um die Frage, ob ein stenotischer Gehörgang in einer schmalen Atresieplatte endete oder ob am Ende der Stenose noch ein sehr kleines Trommelfell vorhanden war.
- Diskrepanzen im Bereich Paukenhöhle sowie Hammer und Amboß ergaben sich in 20 Fällen.
  Häufigste Ursache waren Dysplasien im Hammer-Amboß-Bereich leichteren Grades, die entweder im Tomogramm beschrieben und bei der Operation nicht gefunden wurden oder umgekehrt.
- Diskrepanzen im Bereich Stapes und ovales Fenster fanden sich in 18 Fällen.

Hier handelte es sich v.a. um den Nachweis des ovalen Fensters im Tomogramm, das bei der Operation nicht gefunden werden konnte oder umgekehrt.

- Diskrepanzen im Bereich der tympanalen und mastoidalen Teilstrecke des Fazialiskanals bestanden in 29 Fällen.

Am häufigsten wurden im Tomogramm Verlaufsanomalien des Fazialis in der tympanalen Teilstrecke nicht erkannt, wenn diese mit dem Fehlen seiner knöchernen Schale verbunden waren.

Abschließend noch einige Erläuterungen zur technischen Seite der Röntgendiagnostik bei den Ohrmißbildungen.

Wir haben unsere Untersuchungen im gesamten Zeitraum von 30 Jahren mit der konventionellen Tomographie durchgeführt, wobei anfangs nur Geräte mit linearer bzw. elliptischer Röhrenbewegung zur Verfügung standen. Der größte Teil der Untersuchungen erfolgte mit dem bekannten Tomographiegerät „Polytome" in hypozykloidaler Röhrenbewegung. Die an fast 600 Patienten mit Ohrmißbildungen gesammelten Erfahrungen bei der schwierigen Befunderhebung lassen sich nicht einfach auf das CT-Bild übertragen. Daher sind wir bei der konventionellen Tomographie verblieben.

Die Zukunft gehört aber auch auf diesem Gebiet der Röntgendiagnostik der Computertomographie. Es ist aber zu berücksichtigen, daß auch mit dieser Technik jeder Untersucher erst Erfahrungen sammeln muß. Erst nach der· Analyse von mindestens 100 Mißbildungen kann sich jeder Untersucher einigermaßen sicher in der Befundung fühlen. Wichtig ist die gute Zusammenarbeit zwischen Röntgendiagnostiker und Operateur. Dem Diagnostiker muß bekannt sein, was der Operateur von ihm wissen will und in welcher Technik die Aufnahmen anzufertigen sind, damit diese auch vom Operateur interpretiert werden können. Am günstigsten ist es, wenn Röntgendiagnostik und gehörverbessernde Operation in der gleichen Einrichtung stattfinden.

Der HNO-Arzt in der Praxis sollte ein Kind mit Ohrmißbildung nicht an einen Radiologen zur Diagnostik überweisen sondern zuerst bei dem Operateur vorstellen. Dieser wird die notwendige Röntgendiagnostik bei „seinem" Radiologen in der von ihm bevorzugten Art und Weise und zum richtigen Zeitpunkt durchführen lassen.

So ist die Gefahr der Wiederholung von Röntgendiagnostik mit doppelter Strahlenbelastung für das Kind und unnötiger Kostenerhöhung zu vermeiden.

H. Weerda (Lübeck): Es ist sicher sehr verdienstvoll, sich so intensiv mit der Mißbildung des Felsenbeins im konventionellen Schichtbild zu befassen. Leider werden ja heute die Beurteilungen der Mittelohrmißbildung, die Verlagerung des N. facialis und die Anlage von Stapes und Gehörknöchelchen sowie die Peumatisation des Mastoids nach CT-Bildern in hochauflösenden Schichten von 1 mm beurteilt. Hier hat sich für uns ein von uns modifizierter Score nach Jahresdörfer bewährt. Wir haben ja in der Anfangszeit des CTs noch Schichten in Stenvers und Schüller-Projektionen gefahren, beurteilen aber heute die Fehlbildungen nach Standard-CTs. Welche Standardaufnahmetechnik (axial oder koronar) halten Sie für die geeignete, die Operabilität solch einer Mittelohrmißbildung einzuschätzen?

M. Wigand (Erlangen): Die apodiktische Ablehnung einer Röntgendiagnostik des mißgebildeten Ohres durch Herrn Weerda muß eingeschränkt werden: das Leitsymptom Schmerz im atretischen Ohr zwingt z.B. zur Abklärung einer möglichen Mastoiditis.

H. Rudert (Kiel): Befürworter der generellen Röntgendiagnostik einseitiger Ohrmißbildungen weisen auf die Möglichkeit der Entstehung von Cholesteatomen in Gehörgangsresten hinter der Atresie hin. Haben Sie solche Fälle gesehen?

F. Biedermann (Schlußwort):
Eine Röntgendiagnostik bei Ohrmißbildungen machen wir erst, wenn die Operation unmittelbar bevorsteht: bei einseitiger Mißbildung im 15.–16. Lebensjahr, bei beidseitiger Mißbildung im 5.–6. Lebensjahr.
Die Darstellung in der koronaren Schnittebene ist am aussagekräftigsten.
Cholesteatome bei Ohrmißbildungen sind bei hochgradigen Gehörgangsstenosen am ehesten möglich.

D) G. H. Haas (Herrenberg):
Körperliche und geistige Entwicklung des Kindes (erläuternde und ergänzende Ausführungen)

Im Anschluß an die vorliegende kurze und praktisch orientierte Beschreibung der motorischen, geistigen und sprachlichen Entwicklung des Kindes sollen einige erläuternde und ergänzende Anmerkungen zum Problem der Sprachentwicklungsverzögerung bei Kindern erfolgen.

Dabei sollen nicht alleine Aspekte der individuellen Diagnostik und Förderung, sondern auch strukturelle und qualitative Aspekte der Versorgung angesprochen werden. Neben der Beschreibung der normalen Sequenz der kindlichen Sprachentwicklung und deren Parallelität zur kognitiven Entwicklung, soll zusätzlich auf die praktische Situation und Problematik von Früherkennung und Frühbehandlung bei kindlichen Sprachentwicklungsverzögerungen (SEV) eingegangen werden.

Sprachentwicklung und kognitive Entwicklung

Der Prozeß der kindlichen Sprachentwicklung, bzw. die Entwicklung der verbalen Kommunikationsfähigkeit, kann phänomenologisch, wie aus Tabelle 1 folgt, beschrieben werden.

Im Alter von 5 Jahren bestehen üblicherweise keine wesentlichen Probleme der Aussprache und Satzbildung mehr. Umschriebene Stammelfehler, genauso wie dialektbedingte sprachliche Eigenheiten sind allerdings im Vorschulalter nicht selten, haben aber meist keine praktische Relevanz und beeinträchtigen die verbale Kommunikationsfähigkeit nicht in nennenswertem Umfang.

Die Entwicklung der (verbalen) Kommunikationsfähigkeit verläuft eng verzahnt mit der allgemeinen kognitiven Entwicklung, bzw. bedingt sich gegenseitig. Ein zumindest aus praktischer Sicht gut nutzbarer Indikator für die allgemeine kognitive Entwicklung ist das Spielverhalten der Kinder (Tabelle 2).

Bei einer Vielzahl von Kindern mit Verzögerung der Sprachentwicklung findet man bei der Analyse ihres Spielverhaltens geringes Interesse für die Umwelt, verminderte Konzentration und Aufmerksamkeit, wenig explorierendes und imitierendes Verhalten und weniger oft das altersübliche einübende Wiederholen geglückter Schritte oder Handlungen.

Diese Beobachtungen legen nahe, daß bei diesem Teil der Kinder mit Sprachentwicklungsverzögerungen im Grunde genommen umfassendere Lernprobleme oder Lernstörungen vorliegen und nicht alleine die Entwicklung der Fähigkeit verständlich zu sprechen beeinträchtigt ist. Charakteristisch sind diese Auffälligkeiten insbesondere bei Kindern mit rezeptiver Sprachentwicklungsverzögerung, bei denen eine nicht schwerhörigkeitsbedingte Einschränkung des Sprachverständnisses besteht.

Aufgrund dieser praktischen Erfahrungen wird deutlich, daß im Hinblick auf Therapie und Prognose die Analyse kindlicher Sprachentwicklungsverzögerungen eine interdisziplinäre Diagnostik notwendig macht, die in der Regel einen nicht geringen Aufwand erfordert.

Aus sozialpädiatrischer und entwicklungsneurologischer Sicht muß dabei zunächst geklärt werden, ob eine

Tabelle 1. Sequenz von Entwicklungsstufen

Altersstufe	Sprachverhalten
3 Monate	spontanes Vokalisieren, Lallen
6 Monate	kommunikatives Lallen, „Antworten"
9–12 Monate	Bildung von Silbenketten, Doppelsilben, Imitieren von Sprachlauten
18 Monate	sinngemäßer Gebrauch mehrerer Begriffe, von „Symbolworten"
2 Jahre	Verständnis für Aufträge, Bildung von Zwei-Wort-Sätzen
4 Jahre	Erzählen von Erlebnissen

Tabelle 2. Korrelation von Spielverhalten und Alter

Altersstufe	Spielverhalten
3 Monate	aufmerksames Beobachten, Interesse für die Umwelt
9–12 Monate	intensives Explorieren (visuell, taktil)
1–2 Jahre	Imitieren (von Handlungen anderer)
2–4 Jahre	kreatives Rollenspiel
4–5 Jahre	konstruktives Spiel (mit Ziel und Plan) Akzeptanz von (Spiel)Regeln

auditive, d.h. schwerhörigkeitsbedingte, eine rezeptive oder lediglich eine expressive Sprachentwicklungsverzögerung vorliegt und inwiefern psychosoziale oder psychoreaktive Faktoren von Bedeutung sind. Dabei sollte der Begriff expressive Sprachentwicklungsverzögerung nur angewandt werden, wenn keine auditive oder rezeptive Problematik vorliegt. Solchermaßen „rein expressive" Sprachentwicklungsverzögerungen sind eher selten, andererseits aber prognostisch weitgehend günstig.

Deutlich häufiger und auch prognostisch wesentlich problematischer sind rezeptive Sprachentwicklungsverzögerungen, bei denen bei normaler Hörfähigkeit ein eingeschränktes Sprachverständnis vorliegt. Es ist dabei in Einzelfällen nicht immer einfach zwischen allgemeiner Lernstörung und umschriebener Teilleistungsstörung zu differenzieren.

Psychosoziale Faktoren und psychoreaktive Mechanismen können zu einer Sprachentwicklungsverzögerung beitragen, sind in der Regel aber nicht vordergründig.

Häufigkeit von Sprachentwicklungsverzögerungen

Sowohl aus medizinischer als auch aus pädagogischer Sicht sind Sprachentwicklungsverzögerungen nicht nur qualitativ sondern auch quantitativ kein geringes Problem. Die Frage der Häufigkeit solcher Entwicklungsstörungen im Vorschulalter kann allerdings nicht mit wünschenswerter Genauigkeit beantwortet werden.

In pädiatrischen, bzw. kinder- und jugendpsychiatrischen Lehrbüchern wird eine Prävalenz von Sprachentwicklungsverzögerungen im Vorschulalter in Höhe von etwa 3–8% angegeben. Aus den Ergebnissen der Vorsorgeuntersuchungen im Kindesalter ist zu entnehmen, daß im Alter von 4 bis 5 Jahren (U8 und U9) Sprech- und Sprachstörungen in einer Häufigkeit von 1–1,5% festgestellt werden. Nach sonderpädagogischen Angaben, die im Rahmen einer Bestandsaufnahme zur Frühförderung in Baden-Württemberg gemacht worden sind, besteht bei etwa 2,5–3% der Kinder im Vorschulalter wegen Sprachstörungen Bedarf für (vorschulische) Frühförderung. Andererseits geht eine Schätzung der Kultus-Minister-Konferenz (KMK) der Länder davon aus, daß lediglich bei etwa 0,5% der Schulanfänger wegen Sprachstörungen ein entsprechender Sonderschulbedarf besteht.

Es wird damit deutlich, daß offenbar aus unterschiedlicher fachspezifischer Sicht sowohl verschiedene Normkriterien angewandt als auch verschiedene Handlungskonsequenzen gesehen werden. Es besteht diesbezüglich bislang noch keine genügende interdisziplinäre Abstimmung.

Früherkennung und Diagnostik bei Sprachentwicklungsstörungen

Ungeachtet dieser epidemiologischen Unschärfen sind Sprachentwicklungsverzögerungen die häufigsten Entwicklungsauffälligkeiten im Kindergarten- und Vorschulalter. Dies belegen auch die Ergebnisse der Vorsorgeuntersuchungen im Kindesalter (Tabelle 3).

Zumindest bei rezeptiven Sprachentwicklungsstörungen gilt ein möglichst früher Beginn der Behandlung und Förderung, d.h. im Alter von 2 bis 3 Jahren, als optimal. Die angeführten Daten weisen aber darauf hin, daß wohl ein großer Teil dieser rezeptiven Sprachentwicklungsverzögerungen erst später, d.h. im Alter von 4 Jahren, erkannt wird. Ungünstig erscheint hier einerseits die große Untersuchungslücke zwischen U7 und U8, andererseits stellt sich aber auch die Frage, ob für die Früherkennung von Sprachentwicklungsverzögerungen eine genügend verläßliche und valide Methodik zur Verfügung steht, die im Rahmen von Screeninguntersuchungen angewandt werden kann.

Dies ist aber nur eine von verschiedenen Fragen, die im Hinblick auf die Effektivität von Früherkennung und Frühförderung von Sprachentwicklungsverzögerungen offen sind. Deutlich wurde dies auch in einer kleinen, zunächst retrospektiven Studie bei Schülern von Sonderschulen für Sprachbehinderte, bei der pädagogische Erkenntnisse, medizinische Daten und Aussagen der Eltern der Kinder zusammengetragen worden sind.

Erwartungsgemäß gaben dabei die Eltern an, daß sie überwiegend selbst eine Verzögerung der Sprachentwicklung bei ihrem Kind vermutet haben. Wesentlich häufiger als von Ärzten seien sie aber von Erzieherinnen und Pädagogen auf das Vorliegen einer Sprachentwicklungsverzögerung hingewiesen worden. Demnach scheinen auf der professionellen Seite also nicht Ärzte, sondern Pädagogen, bzw. Sozialpädagogen die führende

Tabelle 3. Häufigkeit von Sprech- und Sprachstörungen bei Vorsorgeuntersuchungen im Kindesalter, 1990. (Aus [1])

Alter	1 Mon.	3 Mon.	6 Mon.	12 Mon.	2 Jahre	4 Jahre	5 Jahre
	U3	U4	U5	U6	U7	U8	U9
1/1000	0,03	0,02	0,07	0,17	4,23	13,9	12,8

Tabelle 4. Symptomatik aus sonderpädagogischer Sicht (Mehrfachnennungen möglich) (Aus [2]

Symptom		Anzahl (n)
Expressiv	– Dyslalie	31/49
	– Dysgrammatismus	28/49
Rezeptiv		1/49
Kognitiv		4/49
Folgeprobleme	– Legasthenie	18/49
	– Sprachverweigerung	2/49

Rolle bei der Früherkennung von Sprachentwicklungsverzögerungen zu spielen.

Die Beschreibung der im Einzelfall aufgetretenen Symptomatik oder Sprachproblematik aus sonderpädagogischer Sicht ergab folgendes Bild (Tabelle 4).

Unerwartet war dabei die seltene Nennung rezeptiver und kognitiver Probleme, wobei die Häufigkeit von Lese-Rechtschreib-Schwäche (Legasthenie) keinesfalls erstaunt.

Die Eltern selbst hatten sehr viel häufiger Probleme des Sprachverständnisses bemerkt, wie nachfolgende Tabelle zeigt:

Was den Eltern auffiel (Mehrfachnennungen möglich) [2].

- Später Beginn der Sprachentwicklung   (24/48),
- Probleme der Aussprache   (34/48),
- Probleme der Satzbildung   (19/48),
- Probleme des Sprachverständnisses   (18/48).

Differenzierte Angaben aus medizinischer Sicht lagen hierzu nicht vor. Die verfügbaren Angaben beschränkten sich global auf das Vorliegen einer Sprech- oder Sprachstörung. Andererseits waren bei den Vorsorgeuntersuchungen teilweise auch begleitende Störungen der motorischen Entwicklung, der kognitiven Entwicklung sowie Verhaltensauffälligkeiten beschrieben worden, was an sich auch zu erwarten ist. Ergebnisse Hals-Nasen-Ohren-ärztlicher Untersuchungen fehlten in aller Regel.

Frühförderung und Prognose

Aus der Sicht der Eltern war der Erfolg der vorschulischen und schulischen Förderung in 44% mäßig bis schlecht, in 56% aber gut bis sehr gut. Aus pädagogischer Sicht erschien der weitere Besuch einer Sonderschule nach der 4. oder 6. Klasse (Sprachheilschule oder Förderschule) in 53% erforderlich, in 48% wurde das Überwechseln in eine allgemeine Schule (meist Hauptschule) für möglich erachtet. Demzufolge ist also nur bei etwa der Hälfte der Schüler von Sprachheilschulen ein guter bis sehr guter rehabilitativer Effekt eingetreten.

Bei der anderen Hälfte aber blieben trotz meist erheblicher Verbesserung der verbalen Kommunikationsfähigkeit noch mehr oder weniger umschriebene Lern- oder Leistungsstörungen bestehen, so daß eine weitere sonderpädagogische Förderung notwendig erschien.

Diese Ergebnisse weisen wiederum darauf hin, daß bei einem nicht geringen Teil der Kinder mit Sprachentwicklungsverzögerungen nicht allein ein Problem der Sprechfähigkeit besteht oder bestanden hat, sondern grundsätzlich rezeptive bzw. kognitive Schwierigkeiten zu einer umfassenderen Beeinträchtigung der Entwicklung führen.

Schlußfolgerungen

Aufgrund dieser Daten und Erfahrungen bzgl. Früherkennung und Frühförderung bei Sprachentwicklungsverzögerungen ist zusammenfassend folgendes festzuhalten und anzumerken:

Bei der Früherkennung von Sprachentwicklungsstörungen scheint das ärztliche/pädiatrische Screening im Rahmen der Vorsorgeuntersuchungen für Kinder oft nicht entscheidend zu sein. In diesem Sinne ungünstig wirkt die zeitliche Sequenz der Vorsorgeuntersuchungen mit einer großen Lücke zwischen dem 2. und 4. Lebensjahr. Andererseits fehlt eine allgemein anerkannte, praktikable und genügend valide Methode zur Erfassung von Sprachentwicklungsverzögerungen im Sinne eines Screeningverfahrens.

Eine bei positivem Screening notwendige interdisziplinäre Diagnostik mit Beteiligung pädiatrischer, evtl. kinder- und jugendpsychiatrischer, Hals-Nasen-Ohrenärztlicher, logopädischer, pädagogischer und psychologischer Kompetenz erfolgt offenbar nur selten.

Dabei steht in Frage, ob die dafür notwendigen interdisziplinären Strukturen nicht in genügenden Umfang zur Verfügung stehen, oder ob gegebenenfalls die Bereitschaft zur interdisziplinären Kooperation noch nicht genügend entwickelt ist.

Letztendlich ist die erwünschte und notwendige Evaluation von Maßnahmen der Frühförderung und Förderung von Kindern mit Sprachentwicklungsverzögerungen derzeit nur in eingeschränktem Umfang möglich. Hinderlich erweist sich hierbei die in vielen Fällen zu geringe Transparenz der diagnostischen Aussagen, bzw. die oft unzureichende diagnostische Differenzierung bestehender Sprachentwicklungsprobleme.

Literatur

1. Bundesministerium für Gesundheit, BMG (1992) Statistisches Taschenbuch Gesundheit.
2. Landesgesundheitsamt Baden-Württemberg (1994) Untersuchung zur Wertigkeit der Früherkennung und Frühförderung bei sprachbehinderten Kindern.
3. Ministerium für Arbeit, Gesundheit und Sozialordnung Baden-Württemberg (1991) Frühförderung in Baden-Württemberg, Bestandsaufnahme und Perspektiven der Weiterentwicklung.

P. Plath (Recklinghausen): Es ist ein allgemeingültiges Prinzip der Evolution, daß funktionelle Entwicklungen sich bereits vorhandener neuronaler Mechanismen bedienen. Dies gilt beim Menschen sowohl für die Perzeption und Wahrnehmung von Sprache als auch für ihre Produktion. So gibt es bei Tieren Neurone, die die Merkmale von bestimmten Vokalen oder Konsonanten oder von Transients erkennen. Diese Tiere verstehen aber keine Sprache. Für das Verstehen von Sprache werden jedoch evolutionär vorgeformte Muster benutzt, und dies gilt ebenso für Neurone des sprachbildenden Apparates.

A. Seimer (Stuttgart): Eine Bemerkung zu Sprachentwicklungsverzögerungen. Es gibt ein Screeningverfahren zur Erfassung von Sprachentwicklungsverzögerungen bei Kindern im Alter von $3^1/_2$ bis 4 Jahren von Prof. Heinemann/Frau Höpfner, Mainz, das an Mainzer Kindergärten erprobt wurde und nur wenig Zeit in Anspruch nimmt.

A. Hildmann (Datteln): Welches sind mögliche neuropädiatrische Untersuchungsverfahren zur verbesserten Abklärung der SEV ab der U6 bis U7 neben entwicklungsdiagnostischen Verfahren?

G. H. Haas (Schlußwort):
Mit auditiver Sprachentwicklungsverzögerung (SEV) sind Störungen der Sprachentwicklung gemeint, die auf einer (wesentlichen) Minderung der Hörfähigkeit durch Schädigung, Erkrankung von Mittelohr/Innenohr/Hirnnerv bedingt, beruhen.
Mit rezeptiver SEV sind Störungen der Sprachentwicklung gemeint, bei denen trotz normaler Schallempfindung Inhalt und Sinn der Sprache nicht bzw. nur eingeschränkt wahrgenommen und nicht verstanden werden (perzeptive-kognitive Störungen).
Mit den Begriffen MCD (minimale zerebrale Dysfunktion) und MBD („minimal brain damage") werden oft an sich unspezifische Kombinationen verschiedener Entwicklungsprobleme bezeichnet. MCD oder MBD ist nach heutiger fachlicher Ansicht keine nosologische Einheit und auch ätiologisch kein einheitliches Syndrom. Aus praktischer Sicht ist es sinnvoller im konkreten Fall, die tatsächlich bestehenden Entwicklungsprobleme auf funktioneller Ebene zu beschreiben und somit Ansätze für Therapie und Förderung zu nennen.
Entwicklungstests für das Kleinkindalter enthalten in der Regel sprachentwicklungsrelevante Items. Ausführliche Entwicklungstests sind aber aufgrund ihres Umfangs für Scrreningzwecke kaum geeignet. Intelligenztests mit Berücksichtigung der Sprachentwicklung (z.B. HAWIVA) oder spezifische Sprachtests (z.B. PET), die im Kindergarten-/Vorschulalter angewandt werden können, eignen sich für eine weitergehende, differenzierende Diagnostik.

E) K. Begall, H. von Specht (Magdeburg):
Elektrophysiologische Hörprüfmethoden im Kindesalter – eine kritische Betrachtung

Die Häufigkeit von rehabilitationspflichtigen Hörstörungen im Kindesalter bezogen auf die Geburtenrate ist nahezu konstant und beträgt annähernd 1:1000. Die Entwicklung des hörgeschädigten Kindes hängt wesentlich von der suffizienten Diagnostik und der effektiven Rehabilitation ab (Abb. 1).

Es ist optimal, wenn eine Hörstörung im Kindesalter kurz nach ihrer Entstehung richtig erkannt und ohne Zeitverzögerung rehabilitiert wird, um die mit Sicherheit entstehenden Entwicklungsrückstände so gering wie möglich zu halten.

Die Erkennung von Hörstörungen erfordert ein organisiertes Screeningsystem und einen wirkungsvollen Einsatz elektrophysiologischer und konventioneller Untersuchungsmethoden. D.h. neben der technisch-apparativen Entwicklung neuer Registriermethoden muß das System der Früherkennung ausgebaut werden.

Auf den Säugling und das Kleinkind kommen viele Screeninguntersuchungen zu. In diesem Rahmen nimmt das Hörscreening nur einen geringen Teil in Anspruch (Abb. 2).

Die auf den Gebiet der HNO-Heilkunde und speziell in der Pädaudiologie Tätigen sind entscheidend verant-

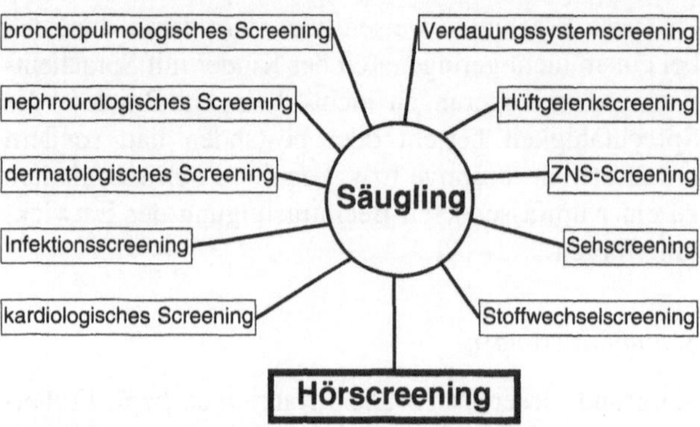

Abb. 2. Screenings bei Neugeborenen und Säuglingen

wortlich für die Diagnostik und für die Anbahnung rehabilitativer Maßnahmen. Von dieser Aufgabe kann uns keiner befreien, und wir können sie nicht vollständig in andere medizinische Fachgebiete delegieren.

Bei einer Wertung der pädaudiologischen Verfahren sollte zwischen Hörscreening und Hörschwellenbestimmungen unterschieden werden (Tabelle 1).

Beim Screening müssen mit wenig Zeitaufwand sowie geringem materiellen und personellen Einsatz möglichst treffsicher hörgesunde von schwerhörigen Kindern getrennt werden. Es muß also eine hohe Sensitivität und Spezifität gewährleistet sein.

Für die bei Verdacht auf Hörschädigung eingeleitete weiterführende Hördiagnostik steht die exakte Beurteilung der Hörstörung und weniger der zeitliche, personelle und apparative Aufwand im Vordergrund.

Tabelle 1. Unterschied zwischen Hörscreening und umfassender pädaudiologischer Diagnostik

Hörscreening	umfassende pädaudiologische Diagnostik
alle Kinder einbeziehen	nur Kinder mit dem Verdacht auf Hörstörung
einfaches Methodeninventar	umfangreiches Methodeninventar
geringer Zeit- und Kostenaufwand	großer Zeit- und Kostenaufwand
kein spezifisch geschultes Personal	HNO-Arzt/Pädaudiologe, Medizinphysiker, Sonderpädagoge
TEOAE	subjektive pädaudiologische Untersuchung
automatische FAEP-Ableitung	FAEP-Hörschwelle (frequenzspezifisch)
Reflexprüfung	simultan FAEP-MAEP, Elektrokochleographie, Tympanometrie/Stapediusreflex DPOAE?

Geburt

alle Kinder umfassendes Screening

Screening von Risikokindern

Verdacht Hörstörung

ausgedehnte pädaudiologische Diagnostik

sichere Diagnose

apparative und sonderpädagogische Rehabilitation

rehabilitationsbegleitende Diagnostik

Abb. 1. Ablauf der pädaudiologischen Betreuung hörgeschädigter Kinder

In den letzten 30 Jahren wurden sehr viele Anstrengungen unternommen, um Untersuchungsmethoden zu entwickeln, die auch im frühen Kindesalter zu zuverlässigen Einschätzungen des Hörvermögens führen.

Ganz wesentlich haben dabei einige Screeningverfahren zur Verbesserung der Frühdiagnostik beigetragen.

Ein Hörscreening wirft nach Ruben [4] folgende Fragen auf:

- *„Wer* soll untersucht werden?"
- *„Wann* soll untersucht werden?"
- *„Wie* soll untersucht werden?"

Eine Ergänzung müßte dieser Katalog durch die Frage „Wer soll untersuchen?" erfahren.

Es sollten in Abhängigkeit vom Lebensalter sowohl objektive als auch subjektive Verfahren zum Einsatz kommen. Neben den verschiedenen reflexaudiometrischen Tests, den Beobachtungen der Geräuschzuwendungsreaktionen, der Hörprüfung mittels konditionierter Reflexe, der Spielaudiometrie und der Impedanzaudiometrie spielen elektrophysiologische Untersuchungen eine wesentliche Rolle. Im Vordergrund der elektrophysiologischen Untersuchungsverfahren stehen die Ableitung auditorisch evozierter Potentiale und die Registrierung von otoakustischen Emissionen (OAE).

Der praktische Wert eines Untersuchungsverfahrens wird durch die Zuverlässigkeit und den methodischen Aufwand bestimmt. Für die Diagnostik des Hörvermögens an Kindern ist von besonderer Bedeutung, daß falsch negative Befunde weitgehend ausgeschlossen sein müssen. Damit entsteht die Forderung nach hoher Sensitivität. Fehlbeurteilungen sind ganz besonders beim Hörscreening verhängnisvoll. Das Nichterkennen einer Hörstörung nach einem Screening hätte für das hörgeschädigte Kind eine massive negative Folge. Zur Vermeidung von Fehlbeurteilungen sind neben dem Einsatz zuverlässiger Untersuchungsverfahren Mehrfachuntersuchungen bei nicht eindeutigen Ergebnissen und die anschließende Verwendung eines breiteren Methodenspektrums angeraten.

Für das Hörscreening von Säuglingen und Kleinkindern werden folgende Verfahren einzeln oder in Kombination erfolgreich eingesetzt:

- transitorisch evozierte otoakustische Emissionen (TEOAE),
- frühe auditorisch evozierte Potentiale mit automatisierter Bewertung (ALGO II),
- Reflexprüfungen.

Die Reflex- und Reaktionsprüfungen sind in der Hand erfahrener Untersucher durchaus ein effizientes Instrument des Hörscreenings. Hierbei ist jedoch als Voraussetzung geschultes und über viele Jahre in diesem Bereich arbeitendes Personal erforderlich. Tanaka et al. [6] haben der Reflexprüfung in Kombination mit der FAEP-Registrierung bei der Untersuchung von Risikokindern einen hohen Stellenwert beigemessen.

Es ist durch Untersuchungen von Uppenkamp et al. [7] und Lamprecht-Dinnesen [3] belegt worden, daß die Sensitivität und Spezifität der TEOAE für eine zuverlässige Bestimmung der Hörschwelle nicht ausreicht. Die Eignung als Screeninguntersuchung ist jedoch mit einer hohen Sensitivität gegeben. Die Arbeiten von Giebel u. Redemann [1] beweisen dies. TEOAE können nur registriert werden, wenn der Hörverlust nicht viel größer als 30 dB (an Säuglingen: 40 dB) ist. Beim Ausbleiben der TEOAE kann auf Funktionsstörungen des Innenohres im Bereich des empfindlichsten Hörens, aber nicht auf den Grad der Hörstörung geschlossen werden. Die Eignung der TEOAE zum Hörscreening wird damit jedoch nicht eingeschränkt. Die Registrierung der TEOAE ist wie die Ableitung von FAEP ein nichtinvasives vigilanzunabhängiges Verfahren. Da die TEOAE keinem Reifungsprozeß unterliegen, können sie gleich nach der Geburt in ausgebildeter Form registriert werden. Bei einer Registrierung an ruhiggestellten Kindern lassen sich Meßfehler vermeiden und der Zeitbedarf für die Untersuchung gering halten (Meßzeit für beide Ohren ca. 4 min). Eine Optimierung der Screeningbedingungen mit OAE könnte erreicht werden, wenn die zum Einsatz kommenden Geräte mit einer automatisierten Auswertung versehen sind.

Die Registrierung von FAEP kann als hoch sensitives und zuverlässiges Testverfahren zur Früherkennung von Hörstörungen auch in den ersten Lebensjahren angesehen werden. Für Screeninguntersuchungen ist nach unserer Meinung die Stimulation mit breitbandigen Reizen, wie Clicks, als ausreichend anzusehen. Um für diese Anwendung eine kurze Untersuchungsdauer zu erreichen, sollten unbedingt neben hohen Reizraten auch modifizierte und nach Möglichkeit automatisierte Registrierverfahren, wie zum Beispiel das ALGO, zum Einsatz kommen.

Für das Hörscreening kann weiterhin eine Beschränkung auf wenige grob abgestufte Werte des Reizpegels toleriert werden. Durch eine automatisierte Auswertung der registrierten FAEP wird ermöglicht, daß das Hörscreening auch durch gering audiologisch qualifiziertes Personal durchgeführt werden kann. Nach unserer Meinung sind automatisierte Screeningverfahren nur unter Berücksichtigung strenger Kriterien einzusetzen, die z.B. falsch-negative Testergebnisse weitestgehend vermeiden (hohe Sensitivität) und bei geringstem Verdacht auf eine Hörstörung die Einleitung weiterführender pädaudiologischer Untersuchungen garantieren.

Ein Screeningsystem für Frühgeborene könnte nach unserer Erfahrung folgendermaßen praktiziert werden:

Im Anschluß an das Hörscreening müssen Kinder auch bei nur geringstem Verdacht auf Hörschädigung unbedingt einer weiteren pädaudiologischen Diagnostik zugeführt werden. Auch in dieser höheren Stufe der Hördiagnostik besitzen die elektrophysiologischen Ver-

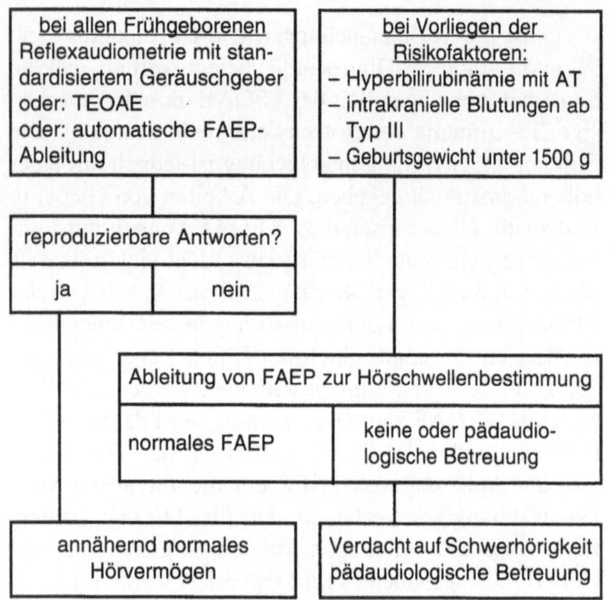

Abb. 3. Möglichkeiten des Hörscreenings in Frühgeboreneneinrichtungen

fahren, und dabei vorwiegend die Registrierung von AEP, einen hohen Stellenwert. Jedoch sollten in diesem Stadium neben der objektiven Hörschwellenermittlung immer auch subjektive Hörprüfungen, wie z.B. die Verhaltensbeobachtung bei akustischen Reizen, eingesetzt werden, auf die nach unseren Erfahrungen auf keinen Fall verzichtet werden sollte.

Die zuverlässigsten objektiven Hörschwellenbestimmungen sind auf Grundlage der FAEP-Ableitung möglich. Neben einer heute noch dominierenden Ermittlung der „objektiven Clickhörschwellen" sollte ein verstärktes Augenmerk auf eine Bestimmung des Hörschwellenverlaufs gelenkt werden. Dazu bieten sich frequenzspezifische Stimulationsverfahren durch Hochpaßfilterung oder Notched-Noise-Technik unter Einbeziehung einer frequenzselektiven Maskierung als besonders aussagekräftig an.

Stürzebecher et al. [5] berichten über ein ausgereiftes Verfahren zur frequenzspezifischen Stimulation. Bei einer Tonburststimulation von 0,5, 1, 2 und 4 kHz mit Notched-Noise-Maskierung wird eine zeitoptimierte Registrierung unter Verwendung eines gewichteten Averaging eingesetzt. Die Wahl einer Stimulationsrate von 41/s ermöglicht nicht nur einen geringen Zeitbedarf für jede einzelne FAEP-Ableitung, sondern bietet auch die Möglichkeit, mittellatente 40 Hz-Potentiale zusätzlich zu erfassen. Hierbei ist jedoch zu beachten, daß die Form der FAEP deutlich verändert ist und die mittellatenten 40 Hz-Potentialanteile bei Säuglingen und Kleinkindern aufgrund der nicht abgeschlossenen Reifung nicht ausreichend sicher erkennbar sind. Der Zeitbedarf

einer Hörschwellenbestimmung (4 Frequenzen und 5 Reizpegel) für beide Ohren liegt bei 35 min.

Die FAEP-Registrierung gehört als derzeit zuverlässigstes elektrophysiologisches Untersuchungsverfahren zum festen Bestandteil des pädaudiologischen Methodeninventars. Einer breiten Anwendung in der Pädaudiologie steht entgegen, daß die von der Industrie derzeit angebotenen ERA-Meßplätze bis auf wenige Ausnahmen für den Einsatz in der neurootologischen Diagnostik konzipiert sind. Für schwellenaudiometrische Untersuchungen ergeben sich jedoch spezielle Anforderungen hinsichtlich einer frequenzspezifischen Stimulation bei einer zumutbaren Untersuchungsdauer, hierbei müßte auch über eine Veränderung der Grenzfrequenzen und der Vergrößerung des Zeitfensters nachgedacht werden.

Neben einer Optimierung der Stimulationsraten sind methodische Verbesserungen beispielsweise durch eine wirkungsvolle Artefaktunterdrückung, durch die Nutzung effizienter Mittelungsstrategien sowie durch Qualitätsschätzungen der registrierten Potentiale als Grundlage objektiver Auswertungskriterien mit entsprechendem Abbruch der Untersuchung bei sicherem Ergebnis zu fordern und auch mit der zur Verfügung stehenden PC-Technik realisierbar.

Wir sind uns der Gefahr bewußt, die mit einem unkritischen Einsatz computerisierter Verfahren verbunden ist. Wie von Heinemann u. Döring [2] gefordert, sollten objektive Hörtests immer nur als Ergänzung zu den weiteren subjektiven Verfahren der pädaudiologischen Diagnostik betrachtet werden.

Literatur
1. Giebel A, Redemann E (1992) Screening by means of TEOAE in infants and children. Hear J 45:25–29
2. Heinemann M, Döhring WH (1986) Aktuelle Pädaudiologie. Arch Otorhinolaryngol [Suppl] II:6–18
3. Lamprecht-Dinnesen A (1992) Otoakustische Emissionen. HNO 40:415–421
4. Ruben RJ (1991) Effectiveness and efficacy of early detection of hearing impairment in children. Acta Otolaryngol (Stockh) [Suppl] 482:127–131
5. Stürzebecher E, Wagner H, Cebulla M et al. (1993) Rationelle objektive Hörschwellenbestimmung mittels Tonpuls-BERA mit Notched-noise-Maskierung. Audiol Akustik 32
6. Tanaka J, Tominaga Y, Mimaki T (1990) Auditory brain stem response and electrically elicited blink reflex in handicapped children. J Child Neurol 5:40–44
7. Uppenkamp S, Jäkel M, Talartschick B et al. (1992) Evozierte otoakustische Emissionen als Screeningtest für die Hörprüfung bei Neu- und Frühgeborenen. Laryngol Rhinol Otol 71:525–529

P. Plath (Recklinghausen): Unterstreichen möchte ich den Stellenwert der OAS, wie Sie ihn beschrieben haben. In der Früherkennung von Hörschäden kommt ihnen ein vorrangiger Platz zu. Sie müssen allerdings durch die Tympanometrie ergänzt werden, um bei fehlenden OAS eine Mittelohrstörung auszuschließen.
Ebenso wichtig ist Ihre Einschränkung des Stellenwertes der BERA. Einfache Praxisgeräte können nur für hohe Frequenzen ei-

ne Aussage über das Hörvermögen machen, und diese Aussage besitzt oft geringe Signifikanz. Auf keinen Fall ist es zulässig, auf den Daten einer BERA die Indikation für eine Hörgeräteversorgung zu stützen; hierzu sind stets weitergehende Untersuchungen erforderlich.

K. Schorn (München): Die Sensibilität der OAEs ist so hoch, daß es nicht erforderlich ist, grundsätzlich bei allen Risikokindern eine BERA durchzuführen, insbesondere wenn andere Screeningverfahren, wie die Reflexaudiometrie und die Verhaltensaudiometrie, mit eingesetzt werden.

K. Begall/H. v. Specht (Schlußwort):
Zu Herrn Plath: Die Registrierung von OAE setzt selbstverständlich voraus, daß keine pathologischen Mittelohrveränderungen vorliegen. Dies ist jedoch keine Einschränkung für den Einsatz der OAE im Hörscreening, wie unsere und langjährige Erfahrungen anderer Arbeitsgruppen bestätigen.

Zu Frau Schorn: Die Registrierung von OAE ist für das Hörscreening von Neu- und Frühgeborenen gut geeignet. Für die weiterführende pädaudiologische Diagnostik muß ein breiteres Methodenspektrum zum Einsatz kommen.

F) P. Ambrosch, W. Steiner (Göttingen): Endoskopie im Kindesalter

Auf dem Gebiet der diagnostischen Endoskopie und der endoskopischen Therapie von Säuglingen und Kindern sind seit Mitte der 70er Jahre Fortschritte erzielt worden. Die Entwicklung dünner starrer Stablinsenoptiken und flexibler Endoskope hat v.a. die Diagnostik bereichert. Die Neuerungen auf dem Gebiet der Lasertechnologie haben die chirurgische Behandlung von Erkrankungen der oberen Luft- und Speisewege verbessert und neue therapeutische Möglichkeiten eröffnet. Ohne die gleichzeitige Weiterentwicklung von Narkose- und Beatmungsverfahren und des Monitoring in der Anästhesie wären diese Fortschritte nicht denkbar gewesen.

Diagnostische Endoskopie

Die wichtigsten Indikationen zur diagnostischen Endoskopie im Kindesalter sind: Stridor, Dyspnoe, Heiserkeit, atypischer Krupp-Husten, Aspiration, Ingestion von Fremdkörpern oder ätzenden Substanzen. Während bei Säuglingen am häufigsten Stridor und Dyspnoe zur Endoskopie zwingen, stehen bei älteren Kindern Symptome wie Heiserkeit und atypischer Krupp-Husten sowie der Verdacht auf eine Fremdkörperaspiration im Vordergrund.

Anamnestisch sollte gefragt werden nach den genauen Symptomen, ob Stridor oder Heiserkeit progredient sind, ob Apnoephasen beobachtet wurden, ob Schwierigkeiten beim Füttern oder eine Gedeihstörung vorliegen und ob das Kind bereits früher intubiert war. Eine Röntgenaufnahme des Thorax sollte bei elektiven Eingriffen stets vorhanden sein. Besonders bei Kindern mit multiplen Fehlbildungen empfiehlt sich die Konsultation des Pädiaters. Es ist dringend anzuraten, vor Beginn des Eingriffs mit dem Anästhesisten das geplante Vorgehen abzusprechen.

Bei Kindern sollte zur Diagnostik immer eine Endoskopie von Larynx, Trachea und Bronchien erfolgen, da gleichzeitig Läsionen an verschiedenen Stellen vorliegen können. Die Endoskopie der Atemwege sollte, wenn notwendig, durch eine Ösophagoskopie und eine Endoskopie der Nase und des Nasopharynx ergänzt werden.

Endoskopische Technik

Die Domäne des HNO-Arztes ist die *starre Endoskopie in Narkose.*

Unmittelbar nach der Narkoseeinleitung wird in der Phase der Spontanatmung nach Exposition des Larynx mit einem seitlich offenen Laryngoskop und einer 0°-Optik eine erste Inspektion von Pharynx, Larynx, Trachea und Hauptbronchien vorgenommen. Man kann so in kürzester Zeit eine vollständige Untersuchung bei minimaler Traumatisierung durchführen. Das weitere Vorgehen wird vom erhobenen Befund bestimmt. Die diagnostische Endoskopie kann nach Relaxation und Intubation jederzeit in einen therapeutischen Eingriff übergeführt werden.

Im Zuge der Miniaturisierung flexibler Endoskope wurde die *flexible Laryngotracheobronchoskopie in Sedierung* in die pädiatrisch-pulmonologische Diagnostik eingeführt. Da während Spontanatmung untersucht wird, sind atemabhängige Bewegungsabläufe besonders gut zu beurteilen. Die therapeutischen Möglichkeiten sind jedoch sehr begrenzt. Endolaryngeale Eingriffe sind nicht durchführbar. Eingriffe im Bronchialsystem sind erschwert, da oft nur ein Saug- bzw. Arbeitskanal und sehr kleine Biopsiezangen zur Verfügung stehen. Im Rahmen einer Beatmungsbehandlung kann zur Behandlung von Atelektasen mit dem flexiblen Endoskop gezielt Schleim abgesaugt werden. Der Einsatz ultradünner Bronchoskope bedeutet für die pädiatrische Intensivbehandlung einen Gewinn, weil so die Lage von Endotrachealtuben kontrolliert und auf Röntgenaufnahmen verzichtet werden kann.

Die flexible Endoskopie der kindlichen Atemwege ist bei Vorliegen einer hochgradigen Stenose kontraindiziert. Das Einführen des Instruments würde zu einer weiteren Obstruktion führen, durch die das Kind wegen einer schnell auftretenden Hypoxie akut gefährdet wäre.

Wegen der sicheren Beatmung sollte bei Patienten mit laryngotrachealen Stenosen und bei kardiologischen Risikopatienten der starren Beatmungsbronchoskopie der Vorzug gegeben werden.

Endoskopische Therapie

Die endoskopische Chirurgie von angeborenen und erworbenen Erkrankungen des Kehlkopfes wurde durch die Einführung des CO_2-Lasers in die Laryngologie bereichert. Indikationen zur endoskopischen Therapie mit dem CO_2-Laser können sein: angeborene Laryngozelen und Zysten, Granulome, das subglottische Hämangiom, Papillome und bestimmte Stenoseformen.

Die sichere Anwendung des Lasers im kindlichen Kehlkopf, insbesondere im subglottischen Raum, ist jedoch schwierig und setzt große Erfahrungen in der endoskopischen Laserchirurgie bei Erwachsenen voraus. Sie verlangt eine vollständige instrumentelle Ausstattung und den Einsatz moderner Lasergeräte. Eine gute Zusammenarbeit von Operateur, pädiatrischem Intensivmediziner und Anästhesist ist Bedingung.

Wir bevorzugen für die endolaryngeale Mikrochirurgie die Intubation mit dem kleinstmöglichen Tubus, da die Intubation die sicherste Möglichkeit der Freihaltung der Atemwege ist und eine optimale Kontrolle von Ventilation und Gaskonzentrationen ermöglicht. Ist bei Säuglingen und Kleinkindern durch die Veränderung der Tubuslage ausreichende Übersicht nicht zu gewinnen, können einzelne Operationsschritte in Apnoephasen durchgeführt werden. Es empfiehlt sich, für die Apnoetechnik ein seitlich offenes Laryngoskop zu verwenden, das die Reintubation durch den Operateur ohne Entfernung des Laryngoskops erlaubt.

Als Alternative zur Intubation kann die *Injektbeatmung* angewandt werden. Säuglinge und Kinder haben einen elastischen Thorax und können sehr gut mit dem Injektverfahren beatmet werden. Wichtig ist, daß der freie Gasrückstrom aus dem Bronchialsystem gewährleistet ist, da sonst mit dem Auftreten von ernsten Komplikationen wie z.B. eines Pneumothorax zu rechnen ist. Die Injektbeatmung ist deshalb bei schweren glottischen und subglottischen Stenosen ungeeignet. Auch bei Kindern mit erniedrigter arterieller Sauerstoffsättigung des Blutes zum Beispiel infolge eines Herzfehlers ist erhöhte Aufmerksamkeit bei der Anwendung geboten. Ein Pulsoxymeter zum Monitoring der Sauerstoffsättigung ist unerläßlich.

Schon bei Neugeborenen können Stridor und Atemnot verursachende *angeborene Laryngozelen und Zysten* sowie intubationsbedingte Granulome eine Indikation zur Abtragung mit dem CO_2-Laser darstellen.

Das *subglotische kapilläre Hämangiom* des Säuglings kann schrittweise durch Verdampfung abgetragen werden. Zur Vermeidung von Narbenstenosen darf nicht zu großzügig abgetragen werden, und insbesondere bei engen Verhältnissen ist darauf zu achten, daß es nicht zu einer Schädigung des umliegenden Gewebes kommt. Hämangiome, welche die gesamte vordere oder hintere Kommissur betreffen, sollten ebenfalls wegen der Gefahr der Ausbildung einer Stenose nur inkomplett zur Beseitigung des Atemhindernisses verdampft werden.

Die wichtigste Operationsindikation im Kindesalter ist die *juvenile Larynxpapillomatose*. In der Anwendung des CO_2-Lasers sehen viele Laryngologen die Methode der Wahl, da sie eine blutarme, gewebeschonende und präzise Abtragung erlaubt.

Mit guten Erfolgsaussichten zu behandeln sind auch *segelförmige, anterior lokalisierte Narben* und *angeborene oder erworbene Diaphragmen* („webs"), wenn sie sich nicht über mehrere Kehlkopfetagen erstrecken. Die endoskopische Laserbehandlung von *zirkulären subglotischen Narbenstenosen* ist nicht erfolgversprechend.

Die wichtigste Indikation zur Intervention im Bronchialsystem und im Ösophagus ist für den HNO-Arzt der aspirierte oder ingestierte Fremdkörper. Es herrscht in der Literatur weitgehend Konsens, daß die Entfernung von Fremdkörpern mit starren Endoskopen und geeigneten Faßzangen erfolgen sollte. Die Entfernung von Ösophagusfremdkörpern mit Ballonkathetern unter Röntgenkontrolle kann schwere Komplikationen verursachen und ist abzulehnen.

Postoperative Betreuung

Eine Aufwachstation mit der Möglichkeit des adäquaten Monitoring und der Reintubation muß vorhanden sein. Neugeborene und Säuglinge sollten postoperativ auf einer Intensivstation betreut werden. Vorsichtiger und schonender Umgang mit dem Gewebe schon während der Endoskopie und eine gute Operationstechnik tragen wesentlich dazu bei, postoperative Komplikationen wie Stridor und Atemnot infolge von Ödemen zu vermeiden. Schließlich ist in jeder Phase der Behandlung eine enge Kooperation zwischen Anästhesist, Pädiater, Endoskopiker und Pflegepersonal für das Wohl der kleinen Patienten von größter Bedeutung.

F. J. Broicher (Köln): Ich möchte dringend vor einer zu großzügigen Laseranwendung besonders im Kindesalter warnen, da bis heute noch nicht klar ist, wie hoch die Rate ist, in der eine Lasertherapie zur Krebserregung führt!

C. von Ilberg (Frankfurt am Main): Als Narkoseverfahren für die Lasertherapie im Kindesalter empfehle ich die Apnoetechnik bei kontrolliertem pO_2 wegen der besseren Übersicht im Kehlkopf und der geringen Gefahren am Tubus und dessen Cuff. Subglottische Hämangiome therapieren wir ausschließlich mit dem Neodym-YAG-Laser.

P. Ambrosch (Schlußwort):
Zu Herrn Broicher: Karzinogene Stoffe sind im Laserrauch nach-

weisbar. Die ohnehin nötige gute Rauchabsaugung hilft, die Konzentration dieser Stoffe minimal zu halten. Eine Gefährdung eines Kindes sehe ich nicht.

Zu Herrn von Ilberg: Bei Kleinkindern gelingt die Exposition der hinteren Kommissur in der Innenfläche des Stellknorpels meist durch die Verlagerung des Tubus. Bei Säuglingen ist die Entfernung des Tubus erforderlich.

Beim subglottischen Hämangiom des Säuglings führt die Kortisontherapie nur in etwa 30% der Fälle zum Erfolg. Der CO_2-Laser koaguliert die Kapillaren des Hämangioms, so daß bei der Abtragung keine Blutung entsteht. Da die Eindringtiefe des Nd-YAG-Lasers schwer zu kontrollieren ist und bei zu großzügiger Abtragung leicht Stenosen entstehen können, empfehle ich den CO_2-Laser.

G) T. Deitmer (Münster/Westfalen): HNO-ärztliche Notfälle im Kindesalter

Ich möchte die Zeit für die Erläuterung zu meinem Referat nutzen, um nicht alles um der sowieso schwierigen Vollständigkeit halber zu streifen, sondern um einige Akzente zu setzen, die meines Erachtens interessant und wichtig sind.

Erfreulicherweise haben wir als HNO-Ärzte doch häufig Kinder als Patienten und treffen so oft auf Krankheitsbilder, die erfolgreich und eindrucksvoll behandelbar sind. Andererseits sind Notfälle bei Kindern vergleichsweise schwierig zu behandeln, da es keine zuverlässige Eigenanamnese gibt, die Fremdanamnese der Eltern oft durch eine vorgefaßte Meinung zur Diagnose und Therapie verzerrt ist und vor allem die Untersuchbarkeit der Kinder mangels Einsicht schnell an Grenzen stößt. Da man sich mit Wissen und Übung auf „glattem Parkett" sicherer bewegt, nahm ich die Anregung des Präsidenten zu diesem Referat gerne auf.

Beginnt man im Ohrbereich, so erscheint mir das Krankheitsbild der Mastoiditis erwähnenswert, welches man als den eindeutigen, mastoidal durchbrechenden Abszeß immer seltener sieht. Problematischer ist die Diagnose der antibiotisch immer wieder „abgekühlten" schwelenden Mastoiditis bei kleinen Kindern, bei der man dann doch plötzlich selbst intrakranielle Komplikationen erlebt. Wir haben in der Indikationsstellung zu einer Operation gute Erfahrungen mit der Röntgendiagnostik, dem ohrmikroskopischen Befund und den Blutbefunden, vor allem Blutsenkungsgeschwindigkeit und Leukozytenzahl. Wir möchten darauf hinweisen, daß in solchen Fällen die Antrotomie oder Mastoidektomie ein wirkungsvoller und risikoarmer Eingriff auch bei kleinen Kindern ist. In der pädiatrischen Literatur fanden wir Empfehlungen zur allein konservativen, langfristigen Antibiotikatherapie der Mastoiditis selbst bei intrakraniellen Komplikationen. Wir halten solche Therapieversuche für nicht empfehlenswert, da das Kind durch den unsicheren Ausgang dieser konservativen Therapie sicherlich mehr bedroht ist als durch eine sachgerecht ausgeführte Mastoidektomie.

Gesichtsschädeltraumen zeigen bei Kindern ein gänzlich anderes Muster als bei Erwachsenen. Die typischen Bruchbildungen nach Le Fort sind deutlich seltener, vermutlich wegen des relativ kleinen und noch elastischen Viszerocraniums. Erleidet ein Kind eine Gesichtsschädelfraktur, so handelt es sich auffällig häufig um Beteiligungen der Stirnbeinschuppe und der Frontobasis, wobei wir mit Behandlungsprinzipien und Zugängen wie bei Erwachsenen gute Erfahrungen haben. Lediglich in der Osteosynthese sollte man Wachstumstendenzen beachten und eher weniger und zarteres Osteosynthesematerial bis hin zu Knochennähten mit resorbierbarem Faden verwenden. Opticusdekompressionen sollten bei entspechender Indikation auch und gerade bei Kindern durchgeführt werden. Man muß mit einem noch gering pneumatisierten Sphenoidblock rechnen und mehr Bohrerarbeit zur Freilegung des Kanals einkalkulieren.

Ein Wort möchte ich den sinugenen entzündlichen Orbitakomplikationen widmen, bei denen wir wie bei der Mastoidektomie darauf hinweisen möchten, daß das Risiko einer überzogenen und verzettelten antibiotischen Therapie höher ist als das der sachgerechten und rechtzeitigen Operation, sei sie von endonasal oder extern ausgeführt. Beim geringsten Zweifel, ob ein intraorbitaler Abszeß wirklich über den endonasalen Weg erreicht wurde, tendieren wir zum übersichtlichen Freilegen von extern und führen die intraorbitale Revision unter Beteiligung der Augenärzte durch.

Für das Stillen von Nasenbluten möchten wir gerade bei Kindern vor den chemischen Ätzverfahren warnen, da bei oft unruhigem Kind die notwendige Neutralisation nicht hinreichend gelingt. Narbige Stenosen durch solche Ätzspuren sind nur mit plastischen Methoden zu bessern.

Notfallcharakter haben oftmals Atemwegsprobleme im Kindesalter, wobei auch bereits nasale Obstruktionen bei Neugeborenen und Säuglingen zur Dyspnoe führen. Typisch ist dabei die sog. paradoxe Zyanose, die in Ruhe besteht und dann unter Schreien, Erregung und dann oraler Atmung besser wird.

Die häufigste Art neonataler Nasenobstruktion ist die bilaterale Choanalatresie, die problemlos zu diagnostizieren ist. Deutlich seltener ist die Obstruktion im Bereich der Apertura piriformis, die neuerdings auch als eine Entität beschrieben wird und durch erweiternde Maßnahmen am Knochen behoben werden kann. Erwähnen

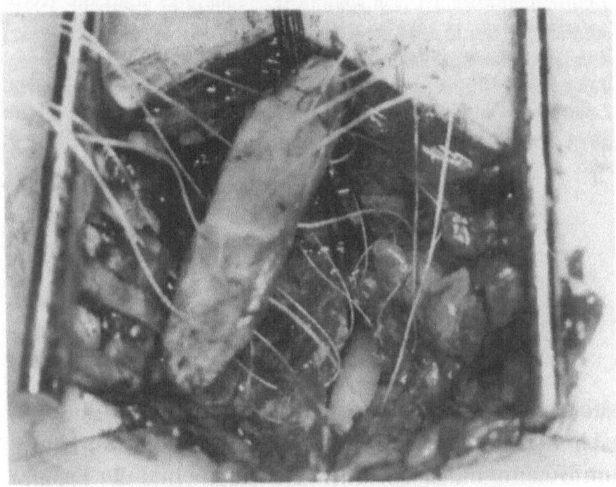

Abb. 1. Einnähen eines Rippenknorpelimplantats in eine subglottische Stenose

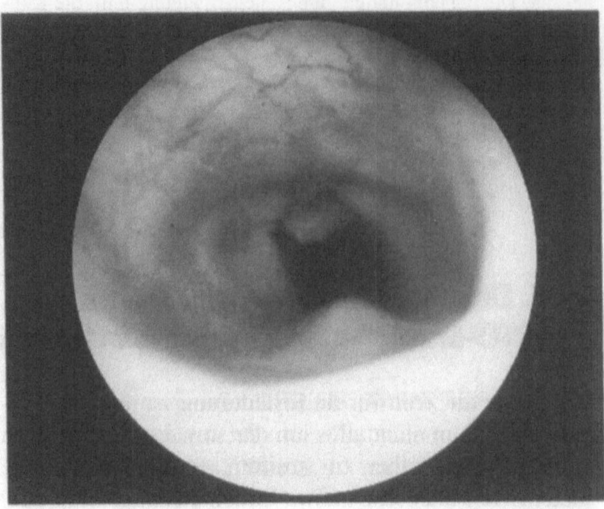

Abb. 2. In der Vorderwand eingeheiltes und mit reizloser Mucosa überzogenes Implantat

möchte ich, daß sich bei uns die Befestigung notwendiger Platzhalter vor der Kolumella bewährt hat. Die transseptale Befestigung, wie sie beim Erwachsenen problemlos durchführbar ist, kann beim Kind zu unschönen Läsionen am Nasensteg und vorderen Septum führen.

Zu warnen ist vor einer unkritischen Abtragung von polypähnlichen Raumforderungen in Nase und Nasenrachen bei jungen Kindern. Während ein Teratom im Nasenrachenraum, ein sog. behaarter Nasenrachenpolyp, problemlos abgetragen werden kann, erfordert eine Meningozele mehr Vordiagnostik und eine Abtragung über einen offenen Zugang.

Notfallsituationen im Kindesalter können sehr schnell kritische Dimensionen annehmen, wenn es sich um ein stridoröses Kind handelt. Für eine schnelle und wenig belastende Inspektion eignet sich die flexible Endoskopie des Larynx. Wir haben uns hierfür an das Kuhn-Beatmungssystem eine Schleuse angelötet, um unter Maskenbeatmung endoskopieren zu können. So lassen sich auch funktionelle Befunde wie eine Laryngomalazie hervorragend beobachten. Solche Endoskopien sollten jedoch bei einem stridorösen Kind nur unter Bedingungen eines Operationssaales oder einer Intensivstation durchgeführt werden, um bedrohliche Komplikationen sofort behandeln zu können.

Kritisch sollte man auch die Schrumpfungstendenz frischer narbiger Läsionen im Kehlkopf beachten. Eine kurz nach Entfernen des Tubus zunächst weite Subglottis kann sich innerhalb von Minuten oder Stunden wieder kritisch verengen, so daß unmittelbares Eingreifen gewährleistet sein muß.

Die Anwendung des Lasers in Notfallsituationen bei Kindern sehen wir sehr beschränkt. Brückensynechien, dünne narbige Segel oder polypöse Granulationen lassen sich mit dem Laser dauerhaft behandeln. Für fixierte subglottische Stenosen empfiehlt sich jedoch die offene Rekonstruktion mit einem Rippenknorpelimplantat (Abb. 1, 2).

Für die Fremdkörperbronchoskopie bei Kindern ist das Primat der starren Endoskopie sinnvollerweise bisher allgemein anerkannt. Die Entfernung schwieriger Fremdkörper wie zerbröckelter Erdnüsse, eines Kieselsteines oder eines Schraubverschlusses aus einem Segmentostium dürfte mit flexibler Technik sicherlich erhebliche Probleme machen.

Abschließend möchte ich noch auf das traurige Thema der Kindesmißhandlungen aufmerksam machen. Solche Kinder werden meist außerhalb der Sprechzeiten vorgestellt. Wenn durch unplausible Verletzungsberichte Verdacht aufkommt, sollte man eine stationäre Aufnahme aus medizinischer Indikation anstreben. Es ist nach multiplen Hämatomen unterschiedlichen Alters zu fahnden, wobei natürlich Gerinnungsstörungen ausgeschlossen werden müssen. Man bewegt sich in einer solchen Situation natürlich zwischen 2 möglichen Vorwürfen: Einerseits der Verkennung und Bagatellisierung der Situation eines evtl. vital bedrohten Kindes; andererseits der ungerechtfertigten Verdächtigung und Beschuldigung unschuldiger Eltern. Ich empfehle in solchen Fällen, früh Kontakt zu einer Kinderklinik zu suchen, da dort oft mehr Erfahrung mit solchen Situationen besteht.

Insgesamt wünsche ich Ihnen viel Freude, Dankbarkeit und Befriedigung in der Behandlung von Kindern in unserem Fachgebiet.

H) A. Wienke (Bonn):
Juristische Probleme bei der Behandlung von Kindern

Juristische Probleme bei der Behandlung von Kindern stellen sich in der ärztlichen Praxis relativ selten. Der Laie wird dabei in erster Linie an die eingriffsbezogene Aufklärung und Behandlungseinwilligung denken, andere rechtlich relevante Aspekte, z.B. beim Abschluß des Arztvertrages oder der Schweigepflicht eher vernachlässigen oder verdrängen. Um so mehr ist es angezeigt, auch angesichts der Vielzahl von Behandlungsfällen im Kindesalter insbesondere die damit einhergehenden rechtlichen Problematiken in Erinnerung zu rufen.

Der Jurist kennt im Gegensatz zum Arzt keine Kinder, sondern nur Minderjährige. Damit soll zum Ausdruck gebracht werden, daß die zu berücksichtigenden Besonderheiten bei der ärztlichen Behandlung von Kindern sich nicht nur auf das Vorschulalter, sondern auf den Zeitraum bis zur Vollendung des 18. Lebensjahres beziehen.

Bei der Behandlung eines Minderjährigen sollte sich der Arzt im Hinblick auf die Wirksamkeit des Arztvertrages und des ärztlichen Eingriffs der Einwilligung des gesetzlichen Vertreters, d.h. dessen, der Träger der elterlichen Sorge ist, stets versichern. Träger der elterlichen Sorge können beide Elternteile, ein Elternteil allein, ein Vormund oder ein Pfleger sein. In diesen Fällen hat die ärztliche Aufklärung im Rahmen eines persönlichen Gesprächs mit dem Träger der elterlichen Sorge zu erfolgen. Die Zusendung und Unterzeichnung eines Aufklärungsformulars durch den Träger der elterlichen Sorge (z.B. das Jugendamt) reicht regelmäßig nicht dazu aus, der ärztlichen Aufklärungspflicht zu genügen.

Ob neben der Einwilligung des Inhabers der elterlichen Sorge auch die Einwilligung des Minderjährigen allein für die Rechtmäßigkeit des ärztlichen Heileingriffs ausreicht, kommt jeweils auf den Einzelfall an und richtet sich im wesentlichen nach der geistigen und sittlichen Reife des Minderjährigen.

Sowohl die Aufklärung durch den behandelnden Arzt als auch die Einwilligungserklärung des jeweiligen Trägers der elterlichen Sorge ist formfrei; die Aufklärung muß allerdings in einem solchen Umfange stattfinden, daß der minderjährige Patient, soweit er hierfür die notwendige Einsichts- und Urteilsfähigkeit besitzt, und dessen gesetzlicher Vertreter im „großen und ganzen" wissen, worin sie einwilligen. Merkblätter und Dokumentationsbögen bieten geeigneten Schutz gegen die Behauptung des Patienten, mangels Aufklärung nicht wirksam in den Eingriff eingewilligt zu haben. Keinesfalls reicht jedoch die Unterschrift des Patienten oder seines gesetzlichen Vertreters bei einem pauschal gestalteten Aufklärungsformular aus, wenn der Arzt gerade diejenige Aufklärung unterlassen hat, auf die es letztlich ankam.

Die im Zusammenhang der vorliegenden Thematik diskutierten Probleme lassen sich anschaulich an dem Urteil des Bundesgerichtshofs vom 28. 6. 1988 (Medizinrecht 1989, 81ff.) darstellen. Der BGH erörtert in diesem Urteil wesentliche Fragen der Einwilligung der Eltern für einen minderjährigen Patienten.

Bei der Entscheidung ging es um den Fall eines 7jährigen Kindes, welches an Mongolismus litt und einen angeborenen Herzfehler hatte. Zur Diagnostik dieses Fehlers hielt sich das Kind in einer Universitätskinderklinik auf, wo es von einem Kinderkardiologen behandelt wurde. Auf dessen Rat waren die Eltern des Kindes damit einverstanden, bei ihrem Kind eine Gefäßoperation nach Blalock-Taussig und einige Jahre später dann die erforderliche größere Operation zur Korrektur „totaler AV-Kanal" vornehmen zu lassen. Im Rahmen eines sich hieran anschließenden ärztlichen Konsiliums kamen der Kinderkardiologe sowie der Chefarzt der Abteilung für Thorax- und kardiovaskuläre Chirurgie darin überein, sofort die Korrekturoperation „totaler AV-Kanal" bei dem Kind durchzuführen. Hierüber wurden die Eltern des Kindes nicht informiert. Drei Tage vor der geplanten Operation besprach der Chirurg mit der Mutter des Kindes die geplante größere Operation zur Korrektur „totaler AV-Kanal". Die Mutter des Kindes unterzeichnete dabei eine Einwilligungserklärung, in der handschriftlich die Operation als „totaler AV-Kanal mit Pulmonalstenose" bezeichnet wurde. Die unter Leitung des Chirurgen danach vorgenommene Operation am Herzen des Kindes verlief erfolgreich und hat bisher für das Kind keine nachteiligen Folgen gehabt.

Trotz der an sich gelungenen Operation wurde der Chirurg von dem operierten Kind, dieses vertreten durch seine Eltern, auf Zahlung von Schmerzensgeld und Feststellung der Ersatzpflicht für zukünftige Schäden aus der Operation in Anspruch genommen. Es wurde vorgetragen, daß die Eltern des Kindes nicht darüber informiert worden seien, daß nicht zunächst die geplante kleinere Operation nach Blalock-Taussig, sondern sofort die größere Korrekturoperation vorgenommen werden sollte. Zwar sei mit der Mutter des Kindes hierüber gesprochen worden; die Mutter sei aber nicht befugt gewesen, verbindliche Erklärungen auch für den Vater abzugeben. Das Fehlen der Einwilligung des Vaters mache die Einwilligung in die Operation insgesamt unwirksam.

Nachdem das Landgericht und das Oberlandesgericht die Klage abgewiesen hatten, gab der Bundesgerichtshof in der eingangs angesprochenen Entscheidung den Klägern zumindest dem Grunde nach recht, und zwar aus folgenden Gründen:

Bei der Einwilligung der Eltern in einen ärztlichen Eingriff bei ihrem Kind handele es sich um die Ausübung der elterlichen Personensorge, die beiden Elternteilen gemeinsam obliege. Im Normalfall hätten daher auch beide Elternteile gemeinsam in den Heileingriff einzuwilligen.

Von der ausdrücklichen Einwilligung durch beide anwesenden Elternteile würden allerdings weithin Ausnahmen zugelassen. Für Eil- und Notmaßnahmen und für Geschäfte des Alltags und Besorgungen minderer Bedeutung aufgrund einer entsprechenden elterlichen Aufgabenverteilung könne die Entscheidungsbefugnis einem Elternteil alleine zustehen.

Darüber hinaus könne jeder Elternteil den anderen ermächtigen, im Einzelfall oder in bestimmten Fällen für ihn mitzuhandeln. Diese Ermächtigung könne ausdrücklich oder durch schlüssiges Handeln erfolgen. Der Arzt dürfe dabei weitgehend darauf vertrauen, daß der anwesende Elternteil auch im Namen des abwesenden handele und rechtswirksam in eine Heilbehandlung einwilligen dürfe. Auf eine derartige Ermächtigung dürfe der Arzt vertrauen, solange ihm keine entgegenstehenden Umstände bekannt seien. Der Arzt sei auch nicht verpflichtet, dem anwesenden Elternteil eine irgendwie geartete Ermächtigung des anderen abzuverlangen. Ein solches Vorgehen wäre nicht nur nicht praktikabel, sondern widerspräche auch regelmäßig der Interessenlage der Eltern.

Für den hier dargestellten Einzelfall bedeutet dies folgendes:

Bei der Behandlung leichterer Erkrankungen und Verletzungen dürfe sich der Arzt – ohne zu fragen – auf die Ermächtigung des erschienenen Elternteils verlassen. In Fällen schwererer Art mit nicht unbedeutenden Risiken habe der Arzt nachzufragen, ob die Ermächtigung des anderen Ehepartners vorliege. Er dürfe aber auf die Richtigkeit der mündlichen Auskunft des Erschienenen vertrauen, solange keine Anhaltspunkte für eine wahrheitswidrige Aussage vorlägen. In dieser Situation könne es angebracht sein, auf den erschienenen Elternteil einzuwirken, den vorgesehenen Eingriff nochmals mit dem Ehegatten zu besprechen.

Anderes gelte bei schwierigen Entscheidungen über die Behandlung des Kindes, die mit erheblichen Risiken verbunden seien. Hier dürfe der Arzt nicht darauf vertrauen, daß der abwesende Elternteil die Einwilligung auf den Ehepartner delegiert habe. Der Arzt habe sich vielmehr die Gewißheit darüber zu verschaffen, daß der nicht erschienene Elternteil mit der vorgesehenen Behandlung des Kindes einverstanden sei.

Dies gelte um so mehr, wenn sich zuvor beide Elternteile um die Behandlung des Kindes bemüht hätten. Werde von einem Behandlungsplan, der mit beiden Elternteilen abgesprochen sei, erheblich abgewichen, so reiche die Einwilligung nur eines Elternteiles jedenfalls nicht aus.

Wenn Sie mich aufgrund des skizzierten Beispielfalls nunmehr fragen, wo die Grenze zwischen sog. alltäglichen Eingriffen und Eingriffen, die mit erheblichen Risiken verbunden sind, liegt, werden Sie von mir sicherlich auch keine konkrete Antwort erwarten können. Auch bei dieser Frage ist immer auf den Einzelfall abzustellen. Aus der forensischen Praxis kann ich Ihnen jedoch folgenden Erfahrungssatz mit auf den Weg geben, mit dem Sie das Risiko einer haftpflichtrechtlichen Inanspruchnahme weitestgehend vermeiden können:

Sie müssen bei der Behandlung von Kindern grundsätzlich davon ausgehen, daß Sie es nicht nur mit einem Patienten, nämlich dem Kind, sondern im Normalfalle mit 3 Patienten, nämlich zusätzlich den Eltern zu tun haben. Sollten Sie daher sowohl im Hinblick auf das Risiko des Eingriffs als auch auf das Verhältnis beider Elternteile zueinander die geringsten Zweifel hegen, kann ich Ihnen nur dringend empfehlen, die notwendigen Aufklärungsgespräche immer im Beisein beider Elternteile bzw. aller personensorgeberechtigten Personen zu führen. Lassen Sie sich auch die hierzu ergänzend erstellten Aufklärungs- und Einwilligungserklärungen schriftlich von beiden Elternteilen oder allen personensorgeberechtigten Personen unterschreiben. Sie können dann sichergehen, daß die in der dargestellten BGH-Entscheidung entstandenen rechtlichen Probleme bei der Behandlung von Kindern nicht auftreten.

Pädaudiologie

1. K. Willich, M. Schultze, C. Rudack, T. Siebenbürger (Düsseldorf): Früherfassung kindlicher Hörstörungen in einem Risikokollektiv

Die frühzeitige Erkennung kindlicher Hörstörungen ist zur Prävention irreversibler Schäden im Reifungsprozeß der Hörbahn von entscheidender Bedeutung. Nach wie vor wird aber im Durchschnitt eine Schwerhörigkeit im Kindesalter erstmals mit 2,11 Jahren, also viel zu spät, diagnostiziert. Die Inzidenz für das Vorliegen einer Schallempfindungsschwerhörigkeit bei Neugeborenen beträgt ca. 0,5–1:1000. Im Vergleich dazu steigt sie bei sog. Risikokindern bis auf das Vierfache an (1:250). Auch eine relativ geringe Hörminderung, mit einem Verlust von mehr als 15 dB (A), kann, wenn sie über einen längeren Zeitraum besteht, die Ausbildung des zentralen auditorischen Systems beeinflussen und damit die kindliche Sprachentwicklung nachhaltig verzögern. Häufigste Ursache hierfür sind Mittelohraffektionen. Im 1. Lebensjahr leiden 16% aller normal geborenen Kinder an einer akuten Tubenventilationsstörung, wobei nur etwa 3–4% rezidivierende oder langanhaltende Paukenergüsse entwickeln. Aufgrund der schwerwiegenden Folgen einer akustischen Deprivation auf die Entwicklung eines Kindes wäre prinzipiell ein kombiniertes generelles Neugeborenen- oder Säuglingsscreening zu fordern.

Ziel unserer Studie war es nachzuweisen, daß ein kinderärztliches Screening, wie es im Rahmen der gesetzlichen Vorsorgeuntersuchung U5 durchgeführt wird, zur Früherkennung von Hörstörungen bei Risikokindern nicht ausreicht. In Zusammenarbeit mit der Kinderklinik der Universität Düsseldorf und niedergelassenen Kinderärzten untersuchten wir 545 Kinder im Alter von 6 Lebensmonaten. Die Zuordnung zum Risikokollektiv erfolgte durch einen standardisierten Elternfragebogen in Kombination mit einem Risikokatalog für den betreuenden Kinderarzt. Dabei wurde besonderer Wert v.a. auch auf die Einschätzung der U5 die Hörreaktion durch die Eltern gelegt. Außerdem wurde bei allen Säuglingen während der U5 die Hörreaktion kinderärztlich getestet und beurteilt. Das pädaudiologische Hörscreening umfaßte ein ausführliches Anamnesegespräch, eine HNO-ärztliche Untersuchung, eine Tympanometrie sowie eine Freifeldaudiometrie. Objektive Parameter zur Beurteilung des Hörvermögens waren die Messung der Stapediusreflexe und die Ableitung transitorisch evozierter otoakustischer Emissionen (TEOAE). Kinder mit einem Paukenerguß oder ohne vorliegende

objektive Messung wurden kontrolliert. Anschließend wurde bei allen Kindern mit Verdacht auf eine Schallempfindungsschwerhörigkeit zur definitiven Bestimmung der Hörschwelle eine Hirnstammaudiometrie (BERA) durchgeführt.

Bei 62% der untersuchten Kinder ergab sich kein Hinweis auf eine Schwerhörigkeit. Zu einer weiteren Kontrolle mußten 34% erscheinen, da sie zum Untersuchungszeitpunkt einen Paukenerguß (~17%) hatten oder aufgrund mangelnder Mitarbeit keine verwertbaren Meßergebnisse (~17%) gewonnen werden konnten. Im Rahmen der Nachuntersuchungen konnte bei 7% der Kinder mit einem Paukenerguß eine chronische Tubenfunktionsstörung nachgewiesen werden. Eine Hirnstammaudiometrie zur Schwellendefinition wurde aufgrund pathologischer Testergebnisse bei 32 Kindern indiziert. Hierdurch konnte eine Schallempfindungsschwerhörigkeit bei 6 Kindern (1%) gesichert werden. Im U5-Hörtest dagegen war keines dieser Kinder definitiv auffällig! Drei Elternpaare beobachteten jedoch eine mangelnde Reaktion auf Stimmen und Musik. Die Sensitivität der TEOAE-Messung lag insgesamt bei 83%. Die Stapediusreflexe waren signifikant erhöht oder nicht auslösbar bei 5 der 6 schallempfindungsgestörten Kinder. Alle tatsächlich schwerhörigen Kinder reagierten im freien Schallfeld erst bei hohen Reizpegeln. Die Spezifität der Freifeld- und Stapediusreflexaudiometrie lag nur bei etwa 40%. Im Vergleich dazu konnten mit Hilfe der TEOAE als Screeningmethode annähernd 80% der im Test unauffälligen Kinder, durch die Hirnstammaudiometrie als tatsächlich gesund bestätigt werden.
Die Ergebnisse unserer Studie zeigen, daß

- ein alleiniges kinderärztliches Hörscreening bei Risikokindern unzureichend ist,
- eine von den Eltern bemerkte Hörminderung als ein Alarmsignal zu werten ist,
- ein Konzept aus Impedanz-, Freifeldaudiometrie und klickevozierten otoakustischen Emissionen sowohl chronische Schalleitungs- als auch Schallempfindungsschwerhörigkeiten einfach und zuverlässig erfaßt,
- die Messung der TEOAE die sensitivste Methode zu Früherkennung einer tatsächlich kochleären Schwerhörigkeit darstellt,

- die Inzidenz einer Schallempfindungsschwerhörigkeit in unserem Risikokollektiv doppelt so hoch als bisher vermutet lag,
- und chronische Tubenventilationsstörungen im ersten Lebenshalbjahr mit 7% ebenfalls häufiger auftreten als bislang angenommen.

Grundsätzlich ist zu fordern, daß bei jedem Neugeborenen ein Hörscreening mit TEOAE erfolgen sollte, *zumindestens* bei jedem Risikokind. Im Anschluß an ein pathologisches Meßergebnis ist zur Differenzierung zwischen einer ursächlichen Schalleitungs- oder kochleären Schwerhörigkeit eine weitere Diagnostik erforderlich. Dazu muß der HNO-Arzt in die U5 eingebunden werden.

H. E. Eckel (Köln): Zu der von Ihnen dargestellten Auflistung der Risikofaktoren sollte das Auftreten einer sensorineuralen Schwerhörigkeit in der Familie (Eltern, Geschwister) zugezählt werden,

denn hereditäre Schwerhörigkeiten machen bekanntlich einen Anteil von etwa 30% an allen höhergradigen Schallempfindungsschwerhörigkeiten des Kindesalters aus.

K. Schorn (München): Screeninguntersuchungen insbesondere bei Risikokindern erst im 6. Lebensmonat vorzunehmen, ist sicher zu spät, da die Hörbahnen überwiegend in den ersten 12 Lebenswochen reifen. Als idealer Zeitpunkt ist eine Untersuchung im Rahmen der U2 einzuplanen.

K. Willich (Schlußwort):
Die Zuordnung zum Risikokollektiv erfolgte unter anderem auch durch einen standardisierten Elternfragebogen, in dem auf mögliche kongenitale (hereditäre) Hörstörungen eingegangen wurde.
Der Zeitpunkt der U5 (6. Lebensmonat) wurde gewählt, da
- auch der Pädiater hier schon die Hörfähigkeit suffizient testen kann (Vergleich zum pädaudiologischen Screening),
- den Eltern zur Einschätzung der Hörleistung genügend Zeit zur Verfügung stand,
- eine Hörgeräteanpassung noch rechtzeitig ist.
Prinzipiell ist natürlich eine frühestmögliche Entdeckung, wie zur U2, zu wünschen.

2. W. Reuter, U. Schönfeld, M. Gross, A. Fischer (Berlin): Normalhörschwelle von Kindern im Vorschulalter im erweiterten Hochtonbereich

Die Audiometrie im erweiterten Hochtonbereich bis 16 kHz gewinnt zunehmend an praktischer Bedeutung. Bisher wurden Untersuchungen im wesentlichen auf experimenteller Ebene durchgeführt, da bislang keine Normen existierten und die Untersuchungsgeräte oftmals im Eigenbau hergestellt wurden. Bei den, aufgrund der unterschiedlichen Ausgangsbedingungen nur eingeschränkt vergleichbaren, bisher erfolgten Untersuchungsreihen können folgende Punkte als gemeinsame Linie herausgestellt werden:
- Es besteht eine deutliche Altersabhängigkeit des Hörvermögens.
- Es wird eine Vielzahl möglicher Gründe angegeben, wobei ein Alterungsprozeß allein nur einer der Punkte sei. Eine wesentlich größere Rolle im Vergleich zum Hörverlust im Bereich bis 8 kHz spielen dabei Lebensumstände, Zivilisationslärm, phonogene Lärmbelastung, toxische Einflüsse durch z.B. Umweltgifte, Medikamente, Stoffwechselstörungen u.v.a.m.

Mittlerweile existiert ein Entwurf für eine Norm zur Audiometrie im erweiterten Hochtonbereich in Deutschland, auch stehen Meßvorrichtungen und Kopfhörer nach diesem Entwurf zur Verfügung. Die Frage einer Normalhörschwelle ist jedoch noch nicht beantwortet. Wir haben eine Meßreihe mit einem Hochtonaudiometer der Fa. Efeu, Berlin, sowie Fa. Audioton Hamburg und einem PTB-Prüfschein-getesteten Kopfhörer HDA 200 der Fa. Sennheiser durchgeführt, gestützt auf den DIN-Entwurf. Aufgrund der eingangs beschriebenen Punkte wurden Kinder im Vorschulalter untersucht, da in dieser Altersgruppe noch in nur geringem Ausmaß

externe Schädigungseinflüsse angenommen werden können. Untersuchungsergebnisse aus dieser Altersgruppe sollten deshalb in größerem Ausmaß als bisher bei der Erstellung der Normalhörschwelle einfließen. Die Untersuchung bei den Kindern erfolgte in der Regel problemlos. Einschlußkriterien waren: unauffällige Höranamnese und unauffälliger binokularmikroskopischer Ohrbefund. Es folgten Tympanometrie und Tonschwellenaudiogramm im konventionellen Frequenzbereich durch pädaudiologisch erfahrene Audiometrieasisstentinnen. Wenn sich auch bei diesen Untersuchungen keine pathologischen Ergebnisse zeigten, wurden die Frequenzen bis 16 kHz ergänzend gemessen. Die Zusammenstellung einer größeren Fallzahl, wie man sie aus Untersuchungen Erwachsener kennt, ist bei Vorschulkindern schwieriger. Die Ausfälle aufgrund von Hörminderungen durch Tubenventilationsstörungen, Paukenergüsse und liegende Paukendrainagen sind alterstypisch recht hoch. Reihenuntersuchungen sind aufgrund der nur begrenzten Konzentrationsfähigkeit der Kinder nach Wartezeiten bei einer Einzeluntersuchungsdauer von etwa 20 min nicht praktikabel.

Ergebnisse im einzelnen

In die Auswertung konnten von etwa 130 untersuchten Kindern nur 40 Kinder im Alter von 4,1 bis 6,9 Jahren eingehen. Insgesamt konnten somit Ergebnisse von 73 Ohren berechnet werden, bei 7 Kindern lag einseitig Zerumen bzw. ein Paukenröhrchen vor. Der Altersdurchschnitt ist 5,4 Jahre, der Median 5,11 Jahre. Die

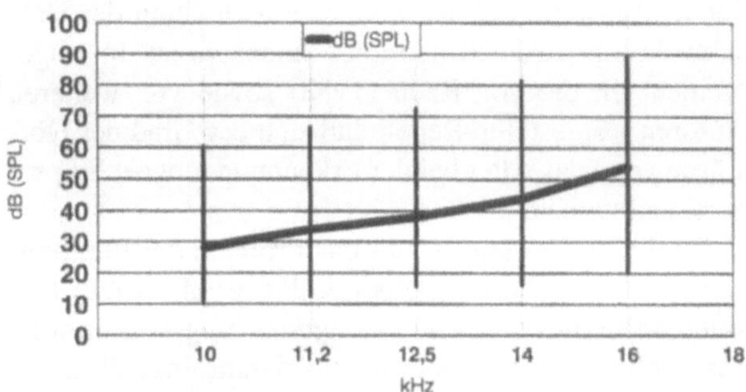

Abb. 1. Gemittelte Ergebnisse mit Angabe der Schwankungsbreite [Angaben in dB($SPL_{re\,Kuppler}$)]

Einzelergebnisse mit typischer zunehmender Streuung in den höheren Frequenzen, sowie der gemittelte Schwellenverlauf im erweiterten Hochtonbereich zu-

sammengefaßt in Abb. 1, die Auftragung der Schalldruckpegel erfolgte nach dB($SPL)_{re\,Kuppler}$. Nach Umrechnung dieser Ergebnisse zu einer Normalhörschwelle gleich 0 dB(HL) einige Beispiele von Audiogrammen älterer Probanden bzw. eines Patienten mit Lärmschwerhörigkeit (ohne Abb.) mit deutlicher Abweichung zu den höheren Frequenzen hin.

Zusammenfassend läßt sich sagen, daß die Durchführung der erweiterten Audiometrie im Hochtonbereich auch im Kindesalter gut praktikabel ist. Wünschenswert ist eine vermehrte Berücksichtigung dieser Altersgruppe bei der Festlegung der Normalhörschwelle. Die Anwendungsgebiete der Hochtonaudiometrie werden sicherlich v.a. die Früherkennung von Hörschäden sowie in der Begutachtung von Hörstörungen liegen. Es fehlen bisher noch weitläufigere Erfahrungen mit der Erstellung von Knochenleitungsschwellen.

3. J. Knothe, E. Müller-Aschoff (Dresden): Die Entwicklung der Hörschwelle von Kindern beim primär hörgestörten Kind

In allen Arbeiten, die sich mit der Hördiagnostik im Kindesalter befassen, wird betont, daß die Hauptbestrebungen auf eine Früherfassung gerichtet sein müssen. Mit einem geeigneten Screening-System wird versucht, die betroffenen Kinder aus einer normalen Population bzw. aus dem Risiko-Kinderbereich rechtzeitig zu erfassen.

In den vorliegenden Untersuchungen beschäftigen wir uns mit den Fragen der weiteren Entwicklung der Hörschwelle und der Hörsituation der Kinder vom Zeitpunkt der Bestätigung der Verdachtsdiagnose einer Hörminderung. Anliegen unserer Untersuchungen ist es festzustellen, inwieweit sich die Hörprüfergebnisse der bestätigten Hörstörungen später als definitiv erweisen. Naturgemäß ist es so, daß bei unterschiedlicher Sensitivität primär herangezogener Verfahren wie der otoakustischen Emissionen, der Reflexaudiometrie und der Verhaltensaudiometrie auch später die Hörschwelle Schwankungen unterliegen kann. Wir suchen also eine Antwort auf die Frage, wie präzise die Hörleistungen anfänglich festgestellt werden konnten bzw. worin die Gründe für spätere evtl. notwendige Korrekturen liegen. Dieses Thema ist im Schriftum bisher wenig bearbeitet worden. Von 89 untersuchten Kindern ergab sich hinsichtlich der Ursache bzw. begleitenden Merkmale folgende Übersicht (Abb. 1). Es überwogen im Krankengut Kinder mit einer unklaren Genese der Hörstörungen, an 2. Stelle folgten die hereditären Hörstörungen als Ursache bzw. Kinder, bei denen eine perinatale Schädigung angenommen werden muß.

Die Kinder wurden insgesamt durchschnittlich 1,8 Jahre bis zur abschließenden audiologischen Diagnostik betreut. Aus der Übersicht der durchschnittlichen Hör-

verluste bei den unterschiedlichen Ursachengruppen geht hervor, daß die mittleren Hörschwellen in dem Bereich von 40 bis 80 dB lagen. Dies betrifft die hereditären Hörstörungen, die Ursachengruppe der vererbbaren Syndrome sowie Hörminderungen unbekannter Genese. Bei 68 von 89 Kindern (76,2%) mußten im Beobachtungszeitraum zwischen dem Säuglingsalter und dem 5. Lebensjahr keine Korrekturen der Hörschwelle vorgenommen werden. Bei 19 Kinder wurde überraschend eine Besserung des Hörvermögens, teilweise signifikant festgestellt (21,3%). Unter diesen 19 Kindern war der Bereich des Höranstiegs bis zu 20 dB mit 9 Kindern am häufigsten vertreten (Abb. 2).

Eine Korrektur der Hörschwelle nach unten, d.h. eine Hörschwellenabwanderung, war in 2 Beispielen anzutreffen.

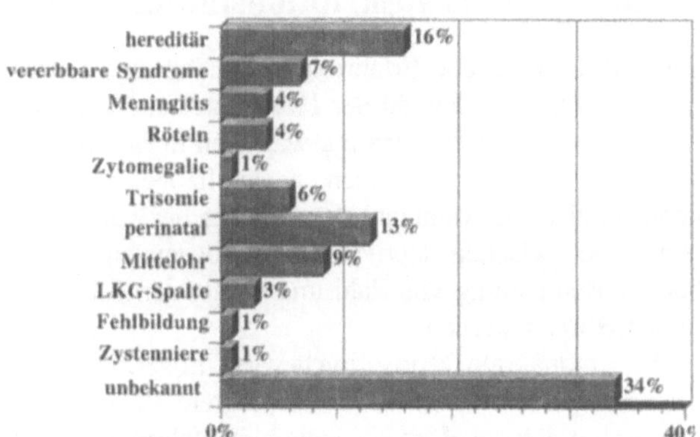

Abb. 1. Ätiologie von Hörstörungen im Kindesalter

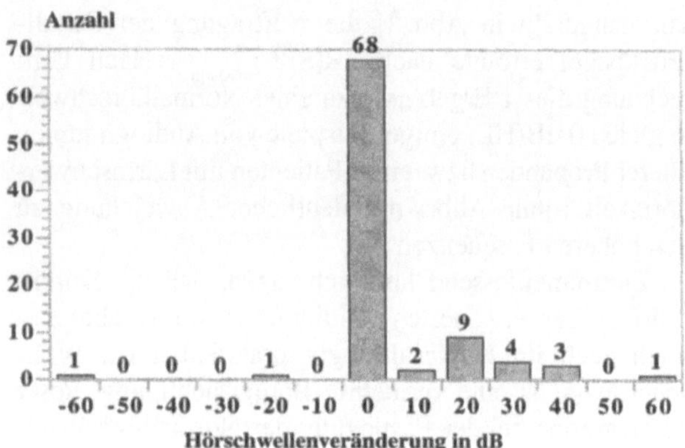

Abb. 2. Entwicklung der Hörschwelle von hörgestörten Kindern, Dresden 1994

In einem relativ großen Teil des Krankengutes, bei dem sich eine Verbesserung des Hörvermögens im weiteren Beobachtungszeitraum feststellen ließ, sind die Ursachen komplexer Natur und differenziert zu sehen. Als Faktoren wurden Einflüsse der Mittelohrsanierung, die präzisere audiologische Erfassung sowie eine Gruppe von Faktoren, die sich evtl. als Einflüsse der Reifung des auditorischen Systems zusammenfassen lassen, beobachtet. Die letzte Gruppe ist mit 8 erfaßten Kindern unter insgesamt 89 relativ groß. In dieser Gruppe sind alle diejenigen Kinder zusammengefaßt, bei denen nicht von anfänglich falsch negativen Hörschwellenbestimmungen gesprochen werden kann.

Im Ergebnis der von uns durchgeführten Verlaufskontrollen von Hörschwellenmessungen im Kindesalter kann festgestellt werden, daß beim schwerhörigen Kind außer auf die primär richtige und rechtzeitige Erfassung

der Hörschwelle auf die weitere Entwicklung der Hörschwelle im frühen Kindesalter zu achten ist. Im allgemeinen gilt die von Radü (1988) sowie von weiteren Autoren festgestellte Regel, daß sich der Grad der Hörstörung und das Alter bei der Erkennung umgekehrt proportional verhalten.

In dieser Literatur ist auf das Problem der Progredienz der Schwerhörigkeit, bei Kollar et al. (1992) beispielsweise 39,2% des Krankengutes, hingewiesen worden. Böhme weist darüber hinaus daraufhin, daß in seiner Longitudinaluntersuchung von Kindern mit frühkindlicher Hörschädigung von 5 Jahren an bei einem Drittel der Fälle (17 von 44 Kindern bzw. Jugendlichen) eine Progredienz zu verzeichnen gewesen ist.

Dieses Problem spielt in unseren Erhebungen keine nennenswerte Rolle. Wir stellen eine Verbesserung der Hörleistung bei durchschnittlich 1- bis 5jährigen Kindern in einem Umfang von 20% des Beobachtungsgutes fest. In unserem Krankengut dominieren eindeutig noch die Schwierigkeiten einer exakten Bestimmbarkeit der Hörschwelle. Die Anwendungszeiten von Hörgeräten und damit die Auswirkungsmöglichkeiten erscheinen geringer. Eine Progredienz könnte erst nach dem 5. Lebensjahr beginnen.

Es könnte aber auch daran liegen, daß die dafür erforderlichen diagnostischen Belege leichter und kontinuierlicher von diesem Zeitpunkt erfaßbar sind. In unserem Krankengut fanden sich auch Verschlechterungen. Der Umfang war wesentlich geringer. Die Faktoren, die für die große Anzahl der festgestellten Hörverbesserungen verantwortlich sind, liegen in verschiedenen Bereichen (Untersuchungserfahrung, Art der Tests, Untersuchungszeitpunkt, Meßmethotik, Begleiterkrankungen, Reifung des auditorischen Systems).

4. A. Keilmann, T. Herdegen (Mannheim Heidelberg): Einfluß der postnatalen Schalldeprivation auf die Expression des c-Fos-Transkriptionsfaktors in der Hörbahn der Ratte

Obwohl die klinische Erfahrung zeigt, daß eine binaurale Deprivation während der Hörbahnreifung die spätere Hörleistung beeinträchtigt, was auch in elektrophysiologischen Untersuchungen nachvollzogen werden kann, fanden die Mehrzahl der Untersucher keine Unterschiede zwischen deprivierten und normalen Tieren bei der Betrachtung von Zahl und Größe der Zellkerne in den Hörbahnkernen.

Eine monaurale Deprivation bewirkt im Vergleich zur binauralen Deprivation weit ausgeprägtere Veränderungen im Bereich der Hörbahn, sowohl in elektrophysiologischen als auch in morphologischen Untersuchungen.

Als neuartigen und sensitiven Marker für die Aktivierung von einzelnen Neuronen verwendeten wir die Expression des Transkriptionsfaktors c-Fos. Das c-Fos-Protein ist bereits 35 min nach einer transsynaptischen Stimulation nachzuweisen und markiert jene Neurone, die durch einen neuartigen und besonders starken Reiz erregt werden.

Zur Schalldeprivation wurden die Ratten vom 7. Lebenstag an, also bevor die Hörfunktion einsetzt, in einer schallisolierenden Kammer aufgezogen, zusätzlich wurden ihre Gehörgänge durch die Einlage von Salbenstreifen und Nähte verschlossen.

Am 21. Lebenstag erreicht die Hörschwelle bei der Ratte erwachsenen Werte. An diesem Tag wurden die Gehörgänge der Versuchstiere geöffnet, die dann eine normale Hörschwelle, aber eine Verzögerung der Latenzen in der Hirnstammaudiometrie zeigten.

Die Schallstimulation erfolgte bei normalen und Versuchstieren am 21., 28. und 35. Lebenstag. Die wachen und sich frei bewegenden Tiere wurden über Lautsprecher mit 8 kHz Tonpulsen über eine Zeit von 5–30 min beschallt. Zwei Stunden nach Beginn der Beschallung wurden die Ratten in tiefer Narkose transkardial perfundiert. Auf immunhistochemischem Wege wiesen wir das c-Fos-Protein im Gehirn nach.

Bei allen Tieren fand sich die stärkste c-Fos-Expression im Colliculus inferior und im Nucleus cochlearis, auch in dessen dorsalem Anteil. Weiter sahen wir markierte Zellen im Bereich der oberen Olive, des Lemniscus lateralis und des Corpus geniculatum mediale. Auch außerhalb der Hörbahn, im zentralen und im pontinen Grau, im Locus coeruleus, im dorsalen Raphekern und im Colliculus superior ließ sich c-Fos nachweisen.

Am 21. Lebenstag exprimierten die zuvor deprivierten Tiere weniger c-Fos im Nucleus cochlearis und Colliculus superior.

Am 28. Lebenstag unterschied sich die c-Fos-Expression in den unteren Hörbahnkernen nicht, im Colliculus inferior war sie bei den zuvor deprivierten Tieren stärker.

Am 35. Lebenstag bestanden keine Unterschiede zwischen normalen und zuvor deprivierten Tieren mehr.

Wir deuten die geringere Expression bei den deprivierten Tieren am 21. Lebenstag im Sinne einer schlechteren synaptischen Übertragung. Die höhere Expression im Colliculus inferior am 35. Lebenstag könnte im Sinne eines Aufholens interpretiert werden, die ausreichende Stimulation noch während der sensiblen Phase ermöglicht das Erreichen einer normalen Funktion des Systems. Die Schalldeprivation greift also in jene molekulargenetischen Vorgänge ein, die zur neuronalen Reifung, also zur Ausbildung eines bestimmten Phänotyps des Neurons beitragen.

W. Döring (Aachen): Welchem Lebensalter von Kindern lassen sich die untersuchten Lebenstage der Ratten zuordnen? Bedeutet die Normalisierung der Entwicklung der deprivierten Tiere nach Aufhebung der akustischen Deprivation am 35. Tag, daß der Entwicklungsrückstand auch nach Ablauf der sensiblen Phase wieder aufgeholt werden kann?

A. Keilmann (Schlußwort):
Die Ratte wird taub geboren und erlangt das Hörvermögen etwa mit zwei Wochen. Am 21. Lebenstag erreicht die BERA bei der Ratte normale Schwellen, die Latenzen sind aber noch verlängert. Die Deprivation begann also vor dem Einsetzen der Hörfunktion und reichte bis zu einem Zeitpunkt, der beim Menschen einem Alter von wenigen Monaten entspricht. Die sensible Phase in der Hörbahnreifung der Ratte reicht also über den 21. Lebenstag hinaus, so daß durch ausreichende Stimulation eine normale Reifung erreicht wird. Dieselbe Deprivation bewirkt eine Latenzverzögerung in der BERA, die sich ebenfalls bis zum 35. Lebenstag zurückbildet.

5. C. Rasinski, U. Sitka, K. Zschiegner (Halle/Saale): Erfahrungen mit transitorisch evozierten OAE als Früh- und Neugeborenenscreening

Zur Früherkennung von Hörstörungen im frühen Kindesalter erfolgten im Zeitraum vom 1. 10. 1992 bis 31. 12. 1993 Messungen der transitorisch evozierten OAE an 765 gesunden Neugeborenen und 229 Risikokindern durch die neonatologische Abteilung der Kinderklinik der Martin-Luther-Universität Halle-Wittenberg. Es zeigten sich beidseits negative Emissionen bei 4,3% der gesunden Kinder und bei 11,8% der Risikokinder. Noch durch den Neonatologen wurden die auffälligen Kinder einer nochmaligen TEOAE-Ableitung unterzogen. Die Kontrolluntersuchung dieser Patienten zeigte noch bei 18 Kindern beidseits negative Befunde, bei 10 Risikokindern (4,4%) und 8 gesunden Neugeborenen (1%). Die pädaudiologische Diagnostik erfolgte in der HNO-Klinik der Martin-Luther-Universität Halle-Wittenberg und erbrachte bei diesen Kindern folgende Resultate: Eine kommunikationsbehindernde Hörstörung lag bei 2 (0,3%) der gesunden Neugeborenen vor, eine beidseits mittelgradige und eine beidseits hochgradige Schwerhörigkeit. Bei 4 (1,7%) der Risikokinder wurden eine kommunikationsbehindernde Hörstörung festgestellt, 2 Taubheiten beidseits und 2 beidseits mittelgradige Schwerhörigkeiten.

Die Problematik der OAE bei zentraler Hörstörung zeigt ein Beispiel eines Kindes mit Kernikterus. Es sind die TEOAE nachweisbar, und doch zeigen sich in der BERA keine akustisch evozierten Potentiale.

Durch Veränderung der Ableitbedingungen (Erhöhung der Mittelungszahl) kann die Aussage bei fraglich positiven Befunden verbessert werden, um die Entscheidung in grenzwertigen Fällen zu erleichtern.

Die Ableitung der TEOAE ist nicht dem Pädiater als alleinige Screeningmethode zu empfehlen. Die korrekte Einhaltung der Ableitbedingungen und der Ausschluß von Fehlerquellen sind erforderlich. Vor allem die Beurteilung der Trommelfellbefunde und der Mittelohrfunktion muß unter Mitarbeit des HNO-Arztes/Pädaudiologen erfolgen. Wenn die Messung der otoakustischen Emissionen in Kombination mit der Reflexprüfung durch Neonatologen in hochspezialisierten Einrichtungen angewendet wird, so ist die enge Zusammenarbeit mit einer pädaudiologischen Einrichtung nötig, um die Kinder mit negativen Antworten und die Risikokinder einer erweiterten Diagnostik zuzuführen.

Otoakustische Emissionen

6. W. Delb, A. Koch, S. K. Kim, N. Pfeiffer (Homburg/Saar): Untersuchungen zur klinischen Wertigkeit der Distorsionsprodukte (DPOAE)

Ziel der vorliegenden Untersuchung war es, das Verhalten der DP bei verschiedenen Arten von Hörstörungen anhand einer größeren Population näher zu untersuchen.

Messungen an 955 Ohren bei 500 Patienten im Alter von 1 bis 86 Jahren wurden in die Studie eingeschlossen. Bei den Patienten wurden anhand eines Fragebogens eine genaue otologische Anamnese erhoben und zumindest ein Audiogramm sowie ein Tympanogramm durchgeführt. Die Aufzeichnung der Distorsionsprodukte, wie auch der TEOAE, erfolgte mit dem System ILO92 (Otodynamics) als sog. DP-gramme, wobei ausschließlich das 2F1-f2-Distorsionsprodukt berücksichtigt wurde. Das Verhältnis der Frequenzen der Primärtöne lag um 1,22, und die Amplitude beider Primärtöne betrug 70 dB SPL. Die Stimulusfrequenzen wurden so gewählt, daß ihr geometrisches Mittel möglichst nahe bei den Frequenzen des Standardaudiogramms lagen.

Ergebnisse

Die Korrelationskoeffizienten der Korrelationen der TOAE-Amplituden mit den Hörverlusten liege um –0,3. Bei den DP findet man dagegen bei 4000 Hz einen Korrelationskoeffizienten von –0,67. Auch zwischen Distorsionsproduktamplituden und den Amplituden der TOAE zeigten sich v.a. im mittleren Frequenzbereich signifikante Korrelationen mit Korrelationskoeffizienten um 0,7.

Zum Zweck der Darstellung der Beziehung zwischen Audiogramm und Amplituden der DP wurden die gemessenen Audiogramme in verschiedene Typen, wie z.B. Hochtonabfall, pantonaler Hörverlust usw., eingeteilt und innerhalb der Audiogrammtypen verschiedene Ausprägungsgrade definiert. Während bei leichten und mittleren *Hochtonschwerhörigkeiten* bis 40 dB Hörverlust bei 6000 Hz zwar signifikante Unterschiede zur Normalgruppe festzustellen sind, ergeben sich beim Vergleich leichter und mittlerer Hochtonschwerhörigkeiten miteinander keine signifikanten Unterschiede. Bei Hochtonabfällen über 40 dB zeigt sich dagegen eine im Mittel größere Abnahme der DP-Amplitude, als dies vom Audiogramm her zu erwarten gewesen wäre.

Bei *pantonalen Schalleitungsschwerhörigkeiten* zeigen sich ebenfalls keine signifikanten Unterschiede beim Vergleich einer leichten und mittleren Schalleitungsschwerhörigkeit (bis 40 dB).

Bei einer Schalleitungsschwerhörigkeit über 40 dB resultiert dagegen ein starker, signifikanter Amplitudenabfall. Ähnliche Ergebnisse zeigen sich auch bei anderen Arten von Hörstörungen, wie z.B. den pantonalen Schallempfindungsschwerhörigkeiten. Die DPOAE zeigen also ein Schwellenverhalten mit stärkeren Amplitudenreduktionen ab 40 dB Hörverlust.

Unsere Ergebnisse, die die Ergebnisse anderer Untersucher anhand einer größeren Population bestätigen, lassen sich also folgendermaßen zusammenfassen:

- Die Distorsionsprodukte zeigen ein Schwellenverhalten, wobei bei Hörstörungen bis 40 dB verhältnismäßig geringe Amplitudenschwankungen resultieren und ab 40 dB Hörverlust starke Amplitudenreduktionen zu verzeichnen sind.

- Von einer bestimmten Amplitude auf eine definierte Hörstörung zu schließen ist wegen der großen Streuung nicht möglich, jedoch kann bei einer außerhalb des Bereichs von einer Standardabweichung vom Normalwert liegenden DP-Amplitude von einem nicht normalen Gehör ausgegangen werden.

- Die Distorsionsprodukte zeigen v.a. im Bereich um 4000 bis 6000 Hz signifikante und, verglichen mit den TOAE, relativ gute Korrelationen mit den Hörverlusten, so daß möglicherweise die Erfassung von ototoxischen Schäden oder die Verlaufskontrolle bei Hochtonhörstürzen mit den DPOAE besser möglich ist als mit den TOAE.

K. Schorn (München): Die Ableitung der Distorsionsprodukte scheitert oft an der Unruhe der Kinder. Das Nichterkennen einer leichten ototoxischen Hochtonschwerhörigkeit durch die verzögerten OAEs ist im Kleinkindalter auch ohne Konsequenz, da eine solche Schwerhörigkeit den Spracherwerb und die allgemeine Entwicklung des Kindes nicht beeinträchtigt.

W. Delb (Schlußwort):
Natürlich pflichte ich Ihnen bei, daß die Indikation der Distorsionsprodukte bei Kindern wegen des hohen Zeitaufwands problematisch ist, jedoch bleibt abzuwarten, ob weitere Forschungen (z.B. bei Lärmbelastung) nicht neue Anwendungsmöglichkeiten eröffnen, bei denen sich die guten Anwendungsmöglichkeiten der DPOAE im Hochtonbereich als Vorteil herausstellen.

7. T. Janssen, W. Arnold (München):
Therapiebegleitende Verlaufskontrolle beim Hörsturz mit Distorsionsproduktemissionen (DPOAE)

Seit der Entdeckung der Motilität der äußeren Haarzellen wird angenommen, daß die äußeren Haarzellen den Schall mechanisch verstärken und somit einen entscheidenden Beitrag zur Erhöhung der Sensitivität und Trennschärfe des Gehörs leisten. Otoakustische Emissionen sind Ausdruck dieses Verstärkungsprozesses und bieten sich als nichtinvasive Meßmethode zur Erfassung kochleärer Hörstörungen an.

Wir haben uns die Frage gestellt, ob und inwieweit die Distorsionsprodukte otoakustischer Emissionen (DPOAE) und im speziellen ihre Wachstumsfunktionen (Emissionspegel Ldp als Funktion des Primärtonpegels L2) pathologische Veränderungen auf der Ebene der äußeren Haarzellen widerspiegeln und ob sie ein geeignetes klinisches Instrument zur Erfassung regenerativer Prozesse bei Hörsturzpatienten sein können.

DPOAE wurden mit einer Auflösung von 16 Meßwerten/Oktave im Bereich zwischen f 2 = 500 Hz und f 2 = 8 kHz in Abhängigkeit vom Primärtonpegel registriert (L 2 = 15 dB SPL bis L 2 = 65 dB SPL, Schrittweite 5 dB). Die aus den Daten ermittelten Wachstumsfunktionen geben das Übertragungsverhalten umschriebener Haarzellengruppen an 50 Cochleaorten wieder. Zur Verbesserung des Signalstörverhältnisses werden 200 Zeitabschnitte der Länge 20,04 ms gemittelt und anschließend fouriertransformiert. Das Störsignal kann so bis auf −30 dB SPL gedrückt werden. Dies ist eine unbedingte Voraussetzung zur Registrierung der mit niedrigen Primärtonpegeln ausgelösten DPOAE und damit zur Ermittlung von Wachstumsfunktionen im unteren Schallpegelbereich.

Die DPOAE-Wachstumsfunktionen der untersuchten hörgesunden Probanden ($n = 10$) haben im betrachteten Schallpegelbereich zwischen L2 = 15 dB SPL und L2 = 65 dB SPL den gleichen kompressiven, nichtlinearen Verlauf wie die mit Hilfe der Mößbauer-Technik im Tierexperiment gemessene Basilarmembranauslenkung der intakten, aktiven Cochlea (Johnstone et al. 1986, J Acoust Soc Am).

Bei den untersuchten Patienten mit cochleären Hörstörungen ($n = 61$) zeigt sich mit zunehmendem Hörverlust eine Zunahme der Steigung der DPOAE-Wachstumsfunktionen; wobei ihr Verlauf, wie im Falle der kanamycingeschädigten Meerschweinchencochlea (Johnstone et al. 1986), das lineare Übertragungsverhalten der passiven Cochlea annimmt.

Am Beispiel einer Hörsturzpatientin soll im folgenden demonstriert werden, wie sich an Hand der Wachstumsfunktionen die Regenerierung des Hörvermögens (bzw. die Erholung der äußeren Haarzellen) verfolgen läßt. Bei Aufnahme der Patientin (1. Therapietag) waren keine DPOAE meßbar, da der Hörverlust im gesamten Frequenzbereich mehr als 50 dB HL betrug. Erst am 4. Therapietag stellte sich eine leichte Hörverbesserung ein, und es konnten DPOAE registriert werden.

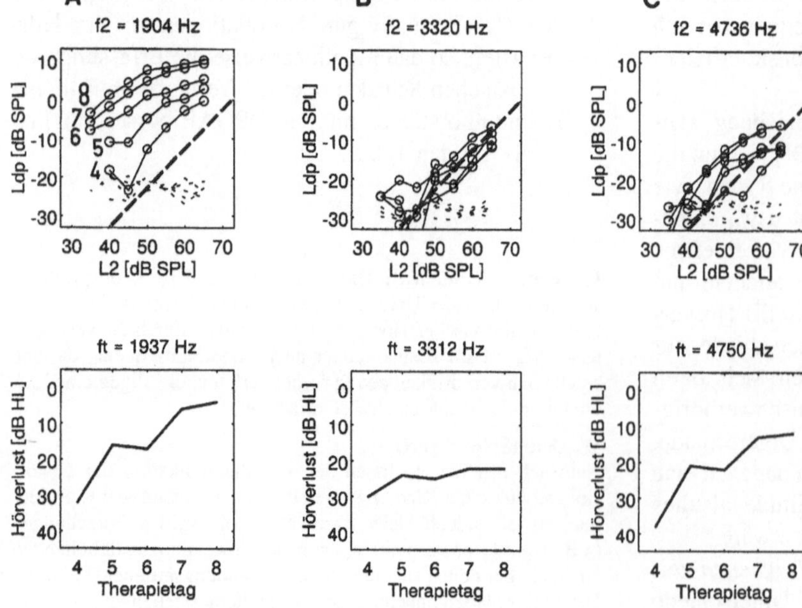

Abb. 1. Entwicklung des Hörvermögens (unten) und der DPOAE-Wachstumsfunktionen (oben) bei einer Hörsturzpatientin im Verlauf der Therapie. Es werden Wachstumsfunktionen beispielhaft an 3 Cochleaorten A, B und C vorgestellt. Die Tonfrequenz ft des Audiometers entspricht in etwa der Tonfrequenz des oberen Primärtones f 2. Die Zahlen an den Wachstumsfunktionen kennzeichnen den jeweiligen Therapietag

Abbildung 1 zeigt die Entwicklung des Hörvermögens und der Wachstumsfunktionen während des 4., 5., 6., 7. und 8. Therapietags auszugsweise an 3 Cochleaorten (A, B, C). Die Tonfrequenz ft des Audiometers entspricht in etwa der Frequenz des hochfrequenten Primärtones f2. An dem Cochleaort, an dem sich im Verlauf der Therapie das Gehör vollends regeneriert hat (A), kommt es im Zuge der Regenerierung zu einer Auffächerung der Wachstumsfunktionen. Im Zuge der Hörverbesserung nehmen die Emissionspegel zu, und die Wachstumsfunktionen werden immer flacher. Am 4. Therapietag, bei einem Hörverlust von über 30 dB, besteht noch nahezu eine 1:1-Beziehung zwischen Schallpegel und Emissionspegel (gestrichelte Linie). Die Wachstumsfunktion ist steil und entspricht dem Übertragungsverhalten einer geschädigten, passiven Cochlea. Am 8. Therapietag, an dem das Gehör am Cochleaort A wieder nahezu normal ist, ergibt sich – wie bei der intakten Tiermodellcochlea – der kompressive, nichtlineare und flache Verlauf.

An dem Cochleaort, bei dem nur eine geringfügige Hörverbesserung während der Therapie eingetreten ist (B), bleiben bei allen Therapietagen die Merkmale des Übertragungsverhaltens einer passiven Cochlea bestehen: Die Wachstumsfunktionen sind steil, und die Emissionen treten mit kleinen Pegeln auf. In diesem Cochleabereich liegt offensichtlich auch noch am 8. Therapietag eine massive Sinneszellschädigung vor.

An dem Cochleaort, an dem sich zwar eine Hörverbesserung, aber keine Normalisierung ergibt (C), läßt sich ein Auffächern der Kurvenschar erkennen, die Emissionspegel sind klein, und die Wachstumsfunktion hat auch noch am 8. Therapietag eine große Steigung.

Die vorliegenden Meßdaten zeigen, daß die DPOAE-Wachstumsfunktionen die Schallverarbeitung im Innenohr auf der Ebene der äußeren Haarzellen widerspiegeln. DPOAE-Wachstumsfunktionen geben somit Aufschluß über Funktion bzw. Dysfunktion der äußeren Haarzellen und eignen sich als nichtinvasive Meßmethode zur Erfassung cochleärer Hörstörungen. Als therapiebegleitende Verlaufskontrolle beim Hörsturz haben die DPOAE wesentliche Vorteile gegenüber der Tonschwellenaudiometrie: das schnelle Scanning der Cochleafunktion mit hoher Auflösung (die Aufnahme der Meßdaten zur Erstellung von 50 Wachstumsfunktionen dauert 15 min), die hohe Reproduzierbarkeit der Meßdaten und die Objektivität der Methode.

H. Gobsch (Erfurt): Wie kritisch sehen Sie die Frequenzspezifität der DPOAE bei hohen Primärtonpegeln? Nach Angaben von Aran u. Boufils sowie Ihren eigenen ist die T-Spezifität bei hohen Pegeln der Primärtöne schlechter, wodurch die Aussagekraft der Methode bei größeren Hörverlusten stark eingeschränkt wird.

T. Janssen (Schlußwort):
Die Frequenzspezifität der DPOAE ist höher bei mit niedrigeren Primärpegeln ausgelösten Emissionen. Die Korrelation von Hörverlust und Emissionspegel verbessert sich mit abnehmendem Primärtonpegel. Unbedingte Voraussetzung zur Messung von DPOAE im Bereich des Hörverlusts ist ein genügend großes Signal/Stör-Verhältnis. Mit der von uns verwendeten Meßanlage (CUBDIS) liegt das Störsignal bei –30 dB (SPL). Emissionen können auch noch bei 40 dB Hörverlust gemessen werden.

8. B. Lieberum, M. Schrader (Essen):
Otoakustische Emissionen (TEOAE und DPOAE) nach Mittelohroperation

Über das Verhalten von EOAE nach Mittelohroperationen ist bisher kaum etwas bekannt.

Wir untersuchten deshalb 46 Patienten bzw. 52 Ohren nach Stapesplastiken und Tympanoplastiken, die postoperativ normalhörig waren bzw. eine maximale Hörminderung von 30 dB hatten, wobei der Anteil der Schalleitungskomponente in der Regel unter 15 dB lag.

In 35 Fällen war eine Stapesplastik, in 9 Fällen eine Tympanoplastik Typ I, in 8 Fällen eine Tympanoplastik Typ III durchgeführt worden. Alle untersuchten Patienten waren otoskopisch unauffällig und wiesen ein normales Tympanogramm auf.

Gemessen wurden in allen Fällen TEOAE und in 24 Fällen zusätzlich DPOAE, wobei das System ILO 88 bzw. 92 verwendet wurde. Als Kriterium für das Vorhandensein von TEOAE wurden eine Reproduzierbarkeit von >60% bei einer Sondenstabilität von >80% gefordert. Die DPOAE wurden im Frequenzbereich zwischen 0,7 und 6 kHz gemessen, wobei die Pegel der Primärtöne äquivalent auf 70 dB eingestellt wurden (Frequenzverhältnis 1,22).

Als Kontrollen dienten 22 normalhörige Personen.

Resultate

TEOAE konnten postoperativ nur in 6 von 52 untersuchten Ohren nachgewiesen werden (8,6% der Ohren nach Stapesplastik, 33,3% der Ohren nach Tympanoplastik Typ I, 0% der Ohren nach Tympanoplastik Typ III). Im Gegensatz dazu waren bei den Kontrollpersonen in allen Fällen TEOAE vorhanden.

DPOAE waren bei den 24 untersuchten operierten Ohren in 13 Fällen überhaupt nicht nachweisbar, in 10 Fällen nur in einem sehr begrenzten Frequenzbereich und nur in einem Fall im gesamten Frequenzbereich. Dagegen waren sie – manchmal mit Ausnahme des störanfälligen Tieftonbereichs – bei allen Kontrollohren ableitbar.

Diskussion

Diese Ergebnisse überraschten uns, da nach bisherigen Erkenntnissen bei Normalhörigkeit bzw. leichtgradigem Hörverlust in einem hohen Prozentsatz das Vorhandensein von TEOAE und, erst recht, DPOAE, zu erwarten wäre.

Impedanzänderungen durch Veränderungen des Mittelohrdrucks oder Kontraktionen der Mittelohrmuskeln spielen in unserer Untersuchung keine Rolle, da unsere Patienten alle tympanometrische Normalwerte aufwiesen und zumindest bei den 35 Ohren nach Stapesplastik die Stapedius-Sehne durchtrennt worden war.

Interessant ist, daß sich Veränderungen an der Ossikelkette, d.h. eine Erhöhung der Steifigkeit im MO, stärker auf den retrograden Schalltransfer auszuwirken scheinen als z.B. die Erhöhung der Masse. Weitere Untersuchungen sind hier allerdings erforderlich.

9. W. H. Döring, S. Hegemann, V. Hamacher (Aachen): Otoakustische Emissionen (OAE) zur Beurteilung der Gehörbelastung

Unser Gehör wird durch unterschiedliche Schalle gleichen Beurteilungspegels unterschiedlich stark belastet. Als psychoakustisches Äquivalent der Gehörbelastung durch einen Testschall wird der Gruppenmittelwert der temporären Hörschwellenverschiebung einer repräsentativen Referenzgruppe 2 min nach dem Ende der Schallexposition (TTS_2) angesehen (Burns 1973, Kryter 1966, Loeb 1984, Ward 1973 u.a.), während die individuellen TTS_2-Werte stark streuen. Ein individuelles Maß der Gehörbelastung wird von Fuder (1990) angegeben, das auf der Integration der TTS-Werte über den zeitlichen Verlauf der Expositions- und Erholungsphase beruht (ITTS).

Das Auftreten der Hörschwellenverschiebung infolge akustischer Belastung des Ohres wird auf die begrenzte Stoffwechselreserve und den durch Diffusionsvorgänge sehr langsam ablaufenden Stoffwechselprozeß der Haarzellen im Innenohr zurückgeführt. Diese temporäre Funktionseinbuße der Haarzellen läßt sich auch durch Messungen der otoakustischen Emissionen (OAE) nachweisen, deren Entstehung vorwiegend der aktiven Funktion der äußeren Haarzellen zugeordnet wird (Kemp 1982, Rossi et al. 1991, Kollar et al. 1991 u.a.).

Fragestellung

Im Rahmen eines übergeordneten klinisch-pharmakologischen Projekts untersuchten wir daher die Frage, wie sich die akustische Gehörbelastung in den TTS-Werten, in der integrierten TTS (ITTS) und auch in Parametern der otoakustischen Emissionen (TEOAE und DPOAE) während der Expositions- und der Erholungsphase darstellt und ob die Gabe eines durchblutungsfördernden Mittels (Naftidrofurylhydrogenoxalat i.v.) zu nachweisbaren Veränderungen führt. Für diese Messungen an freiwilligen hörgesunden Studenten wurde eine möglichst realitätsnahe Schallbelastung mit Discomusik von 96 dB(A) über Lautsprecher für insgesamt 2 h gewählt.

Versuchsablauf

Die Untersuchungen wurden an 23 Probanden an 3 verschiedenen Meßtagen [randomisiert: ohne Medikation (O), nach Placebogabe (P), nach Verumgabe (V)] in genau gleicher Weise durchgeführt. Zu jeweils 5 Meßzeitpunkten (MP1–MP5) wurden die Hörschwellen und die otoakustischen Emissionen (DPOAE 4 kHz) in festgelegter Reihenfolge gemessen: MP1 – vor der Exposition; MP2 – 2 min nach Ende von 60 min Exposition (in einer Pause von 10 min); MP3 – 2 min nach Ende weiterer 60 min Exposition; MP4 – 15 min und MP5 – 90 min nach Ende der zweiten Exposition. Messungen der TEOAE waren bereits früher in einer ähnlich angelegten Untersuchung erfolgt (Hegemann et al. 1993). Durch Bezug auf die Ausgangswerte vor Beginn der Beschallung wurden die TTS (dB) und die temporäre Amplitudenreduktion TOAS (dB) der DPOAE zu den Meßzeitpunkten 2 bis 5 berechnet. Aus dem zeitlichen Verlauf dieser Größen während der Expositions- und Erholungsphase wurden durch Integration die Parameter ITTS und ITOAS ermittelt (dB·min).

Ergebnisse

Die Gruppenmittelwerte der TTS zeigten für alle 3 Meßtage (O, P, V) erwartungsgemäß den Hauptanstieg in der ersten Expositionsphase (MP2) und nur noch einen geringen Zuwachs in der zweiten Expositionsphase (MP3). Nach dem Ende der Beschallung war zuerst eine rasche (MP4), dann eine allmählichere Rückbildung der TTS zu beobachten (MP5).

Ein ähnliches Verhalten wiesen auch die TOAS-Gruppenmittelwerte der TEOAE auf, die den Verlauf der TTS sehr gut widerspiegelten (Hegemann et al. 1993). Die individuellen TTS/TOAS-Wertepaare der Probandengruppe zeigten jedoch keine erkennbare Korrelation.

Die Auswertung der TOAS-Gruppenmittelwerte der DPOAE ergab für die Meßtage ohne Medikation (O, P) typische Kurvenformen, die in 3 Klassen eingeteilt werden konnten:

a) „Normaltyp" ($n = 47$): Expositions- und Erholungsverlauf analog zum Verlauf der TTS;

b) „Sättigungstyp" ($n = 8$): in der 2. Expositionsphase weitere Zunahme der TOAS und stark verzögerte Rückbildung in der Erholungsphase;

c) „Kompensationstyp" ($n=12$): bereits während der 2. Expositionsphase starke Rückbildung der TOAS bis hin zu negativen Werten 2 min nach Expositionsende.

Die Charakteristiken b und c konnten bei diesem Probandenkollektiv weder in den TTS-Werten noch in den ITTS-Werten beobachtet werden. Die Gabe des durchblutungsfördernden Mittels zeigte weder einen Einfluß auf die Gruppenmittelwerte der TTS zu den einzelnen Meßzeitpunkten noch auf die individuellen ITTS-Werte. Nur bei den DPOAE-Messungen der Probanden mit der Charakteristik b (Sättigungstyp) konnten geringere TO-AS-Werte nach Applikation des Medikaments festgestellt werden.

Weitere Untersuchungen sollen darüber Aufschluß geben, ob diese Effekte auf eine verbesserte Stoffwechsellage des Ohres im Sinne einer medikamentösen Protektion zurückgeführt werden können und in welchem Maße Regelvorgänge auf der Ebene des Innenohres und auf zentralnervöser Ebene die Meßergebnisse beeinflussen.

F. Pfander (Bremen): Meine Untersuchungen nach Knallbelastung in Form der TTS_2, also Untersuchung des Hörvermögens 2 min nach der Belastung, haben gezeigt, daß allein die Messung der TTS_2 nicht ausreicht.

Wir haben daher den Personenkreis, der 2 min nach der Belastung eine Hörabnahme zeigte, laufend bis zur Erholung weiter audiometriert. Die Rückwanderungszeit im Audiogramm halte ich daher für das beste Kriterium zur Beurteilung eines etwaigen Schadens. Diese Erfahrungen bei über 10 000 audiometrischen Untersuchungen, die bei Feldstudien im Rahmen der planmäßigen Schießübungen durchgeführt wurden, haben zu folgenden Beurteilungen geführt: Erholungen bis zu 10 min sind unbedenklich, das gleiche gilt, wenn die Erholung bis zu 30 min dauert. Bei einer Rückwanderungszeit bis zu 3 h sollte nach der nächsten Schießübung ein Audiogramm angefertigt werden. Eine darüber hinausgehende Erholungszeit bis zu 12 h bedarf audiologischer Überwachung, evtl. eines Schießverbots. Die Untersuchungen wurden in Serien von jeweils 50 bis 80 Personen vorgenommen. Die physikalischen Werte Spitzendruck und Wirkzeit wurden am Gehörgangseingang beim Schießen ermittelt. Es handelt sich nicht um Versuche mit Probanden, sondern um arbeitsmedizinische Untersuchungen im Rahmen der planmäßigen militärischen Schießausbildung.

W. H. Döring (Schlußwort):
Aus diesen Untersuchungen läßt sich nicht darauf schließen, welche Vorgänge im Detail an den Haarzellen ablaufen. Hier wurde nur die Hypothese der begrenzten Stoffwechselreserve der Haarzellen zugrunde gelegt.

10. B. Arnold, K. Schorn (München):
Sensitivität und Spezifität der evozierten otoakustischen Emissionen bei 1202 Kleinkindern nach den Empfehlungen der EG

Im Rahmen der Europäischen Gemeinschaft ist geplant, ein flächendeckendes Screeningprogramm bei Neugeborenen bis zum 28. Lebenstag durchzuführen, um das europaweite durchschnittliche Erstdiagnosealter einer hochgradigen Schwerhörigkeit von über 2 Jahren zu senken. Es sollen nach einheitlichen Kriterien bzgl. anamnestischer Erhebungen und Risikofaktoren sowie Untersuchungsmethoden durchgeführt und die Daten gemeinsam nach der selben Statistik ausgewertet werden. Als grundlegende Untersuchungstechnik für das Screeningprogramm wurde die Ableitung der transitorisch evozierten otoakustischen Emissionen (TEOAE) gewählt. Um die Aussagekraft der TEOAE anhand von Sensitivität und Spezifität im Hinblick auf den geplanten Einsatz als europaweite Neugeborenen-Screeninguntersuchung zu überprüfen, haben wir retrospektiv die Wertigkeit der TEOAE bei 1202 Kindern im Vergleich zu anderen Untersuchungsverfahren ermittelt.

An Untersuchungsmethoden wurden verzögerte otoakustische Emissionen, abgeleitet mit der Apparatur nach Zwicker oder nach Kemp, eine Impedanzmessung, eine Verhaltensaudiometrie, die Prüfung des Aureopalpebralreflexes und gegebenenfalls eine Hirnstammaudiometrie (BERA) durchgeführt. Retrospektiv wurden

1202 Kinder im Alter von 10 Tagen bis $13^3/_4$ Jahren ausgewertet, die in den letzten 2 Jahren erstmals bei Verdacht auf Schwerhörigkeit vorstellig wurden. Bei den älteren Kindern handelte es sich entweder um Mehrfachbehinderte oder ausländische Kinder. Die Vorstellung in der Klinik erfolgte zu 52% auf Veranlassung von Kinderärzten, die den Verdacht auf eine Hörstörung des Kindes geäußert hatten, zu 40% durch die Eltern, zum kleineren Teil (3,5%) durch Hals-Nasen-Ohrenärzte, Pädagogen (3%) oder Hausärzte (1,5%). Nach anamnestischen Erhebungen lagen bei über der Hälfte (52,6%) der Kinder Risikofaktoren vor, vorwiegend familiäre Schwerhörigkeit, Frühgeburtlichkeit und perinatale Infektionen.

Bei der Erstuntersuchung war bei 976 der 1202 vorgestellten Kinder (81,2%) eine Messung der otoakustischen Emissionen möglich. Bei 529 Kindern konnten aufgrund ein- oder beidseits abgeleiteter positiver Emissionen der Spracherwerb als gesichert gelten. Bei 409 Kindern wurden beidseits und bei 129 einseitig keine Emissionen gemessen. Bei der Impedanzmessung hatten 589 der 1034 gemessenen Kinder ein abgeflachtes Tympanogramm, die meisten von ihnen zusätzlich einen ausgefallenen Stapediusreflex. Jedoch fielen 95 Kinder mit beidseitig normalem Tympanogramm und 111 Kinder mit einseitig normalem Tympanogramm aufgrund ausgefallener Stapediusreflexe auf. Eine Prüfung des Aureopalpebralreflexes ergab bei 617 von 1031 gemessenen Kindern einen auslösbaren Lidschlag, 414 zeigten keine oder eine nur fragliche Reaktion. Bei der Verhaltensaudiometrie standen 329 normale 702 pathologischen Reaktionen gegenüber.

Wegen Verdacht auf Schwerhörigkeit oder unsicherer Ergebnisse wurde bei 504 Kindern eine Messung der evozierten Hörnerven- und Hirnstammpotentiale durchgeführt. Für 162 Kinder konnte eine beidseitige Hörschwelle unterhalb 30 dB nachgewiesen werden, 223 wiesen beidseits höhergradige Hörverluste auf. Bei 171 Kindern, bei denen die otoakustischen Emissionen negativ waren, konnte der Verdacht auf eine Schwerhörigkeit mit der BERA verifiziert werden. Bei 102 Patienten mit ausgefallenen Emissionen konnten wir in der BERA nur noch eine leichte Schalleitungsstörung feststellen. 76% dieser Kinder hatten zuvor eine Adenotomie und Sanierung des Mittelohres erhalten. Bei den 3 Patienten mit falsch negativen Ergebnissen handelte es sich in 2 Fällen um Kinder mit einer neu aufgetretenen Tubenventilationsstörung, die in der BERA eine Schallleitungsstörung von 35 dB ergab. Bei der Kontrolle der TEOAE unmittelbar nach der BERA-Untersuchung waren diese auch ausgefallen. Bei einem Kind differierten die Ergebnisse. Trotz positiver TEOAE und vorhandenen Stapediusreflexen, allerdings schlechten Reaktionen in der Verhaltensaudiometrie, lag die Hörschwelle der BERA bei 50–60 dB nHL. Es zeigten sich jedoch deutlich pathologische Reizantworten, so daß eine retrokochleäre Schwerhörigkeit angenommen werden mußte.

Insgesamt wurde in unserem Patientenkollektiv bei 52,8% eine Hörstörung diagnostiziert. Dieser hohe Prozentsatz spiegelt deutlich die Vorselektion durch niedergelassene Ärzte wider. Bei unseren Patienten lag die Anzahl der nachgewiesenen Schwerhörigkeiten bei Nichtrisikokindern im Vergleich zu Risikokindern sogar geringfügig höher.

Aus den Ergebnissen kann geschlossen werden, daß die Sensitivität der transitorisch evozierten otoakustischen Emissionen die Sensitivitäten der übrigen Untersuchungsmethoden übertrifft. Sie beträgt 98,2%, gefolgt von der Verhaltensaudiometrie mit 94,1%, dem Stapediusreflex mit 79,2% und dem Aureopalpebralreflex mit 70,9%. Bei der Verhaltensaudiometrie wurden allerdings sehr viele Neugeborene aufgrund schlechter Vigilanz als taub eingestuft, so daß bei dieser Untersuchung die Spezifität bei 22% lag, im Gegensatz zu den übrigen Verfahren, deren Spezifitäten alle höher lagen. Aufgrund der hohen Sensitivität, der schnellen Durchführbarkeit auch im wachen Zustand, der Objektivität und der guten Reproduzierbarkeit ist somit die Ableitung der TEOAE als Screeningverfahren am besten geeignet.

Somit können wir die Bestrebungen der EG dahingehend unterstützen, daß otoakustische Emissionen ein ideales Verfahren für Screeninguntersuchungen bei Neugeborenen darstellen. In Deutschland wird z.Z. diskutiert, Neugeborenenscreeninguntersuchungen mit TEOAE wenn überhaupt nur bei Risikokindern durchzuführen. Diesen Vorschlag können wir aufgrund unserer Ergebnisse nicht unterstützen, da der Anteil der diagnostizierten Hörstörungen bei Nichtrisikokindern genauso hoch liegt.

A. Hildmann (Datteln): Die Verhaltensaudiometrie erhielt in der Beurteilung der Sensitivität nur 52%.
Wurde die Untersuchung vor oder nach dem Füttern durchgeführt?
Wo wurde die Untersuchung durchgeführt (Raumgestaltung, z.B. reizarm)?
Wer hat die Untersuchung durchgeführt, z.B. Arzt, Schwester?

B. Arnold (Schlußwort):
Die Untersuchung wurde nach Möglichkeit 15 min vor dem Füttern durchgeführt. Aufgrund des klinischen Ablaufs war eine Einhaltung des Zeitraums nicht immer möglich. Dies erklärt die schlechte Spezifität. Die Untersuchung erfolgte in einem akustisch geeigneten, kindgemäß ausgestatteten Raum durch 2 geschulte Logopädinnen.

11. H. Gobsch, G. Tietze (Erfurt): Reizpegelabhängigkeit linearer und nichtlinearer TEOAE-Anteile

Beim Vergleich von transitorisch evozierten otoakustischen Emissionen (TEOAE), welche mit der Apparatur ILO 88 in einer Sitzung mehrfach sowohl mittels linearer als auch nichtlinearer Meßmethode von Normalhörenden registriert wurden, fielen methodenabhängig reproduzierbare Unterschiede in den Amplitudenrelationen und bei der Reproduzierbarkeit auf.

Die Reproduzierbarkeit der TEOAE war bei nichtlinearer Messung (260 Reizblöcke zu je 4 Reizen) stets schlechter im Vergleich zur linearen bei gleicher Anzahl der Reize. Dies läßt sich dadurch erklären, daß bei der nichtlinearen Methode bei idealer Kompensation der gegenphasigen Antwortmuster (zur Eliminierung der linearen Anteile, insbesondere der Nachschwingungen des Reizes) nur die Hälfte der insgesamt ausgelösten Teilantworten zur Summenantwort beiträgt.

Zur Klärung der Amplitudenunterschiede wurden TEOAE bei Klickreizpegeln von 0 dB mittels linearer

Methode registriert. Die Amplitudenmessung erfolgte separat in folgenden Zeitintervallen nach Reizgabe: A = (5,5–8,5) ms, B = (8,5–11,5) ms, C = (11,5–14,5) ms, D = (14,5–17,5) ms, E = (17,5–20,5) ms. Die entsprechenden Reizstärke-Erregungs(R-E)-Kennlinien für diese Zeitintervalle weisen hinsichtlich des Sättigungsverhaltens erhebliche Unterschiede auf. Während für die Intervalle A und B (in manchen Fällen bis C) linear ansteigende Kennlinien bis zu Reizpegeln von ca. 50 dB SL zu verzeichnen sind, münden die Kennlinien für die Intervalle C, D und E meist bereits bei niedrigen Reizpegeln in die Sättigung. Teilweise nimmt die TEOAE-Amplitude für die Bereiche D und E bei hohem Pegel sogar wieder etwas ab. Da eine Normierung der R-E-Kennlinien für eine Mittelwertbildung der Amplituden nicht praktikabel ist, wurde aus den R-E-Kennlinien von 10 Ohren für die einzelnen Zeitintervalle jeweils der mittlere Anstieg berechnet. Unter dem Anstieg ist die aufgetretene Änderung der TEOAE-Amplitude in dB SPL, dividiert durch die Reizpegeländerung in dB peSPL, zu verstehen, die in 5 dB Stufen gewählt wurde. Auf diese Weise wurden gemittelte, vom Reizpegel abhängige Anstiegsfunktionen für die Zeitintervalle gewonnen. Bei einem Reizpegel von 80 dB peSPL betragen die mittleren Anstiege (Zuwachsraten der TEOAE-Amplituden) ca. 0,4 im Intervall A, 0,3 in B und 0,1 in C. Bei der nichtlinearen Meßmethode der TEOAE erfolgt deshalb im Zeitbereich bis etwa 11,5 ms (teilweise bis 14,5 ms) nach Reizgabe eine Überkompensation um den Betrag der linearen TEOAE-Anteile, d.h., die TEOAE-Amplituden sind bei nichtlinearer Messung in diesem Zeitbereich kleiner als bei linearer Messung. Diese Konfigurationsunterschiede können leicht durch Differenzbildung von in einer Sitzung linear und nichtlinear gemessenen TEOAE gezeigt werden. Die linearen TEOAE-Anteile sind im Zeitbereich von mehr als 5,5 ms nach Reizgabe bei Reizpegeln von ≤85 dB SPL nicht durch Nachschwingungen des Reizes überlagert. Dies wurde durch entsprechende Messungen mit einem Ohrsimulator (Brüel & Kjaer 4157) geprüft. Damit ist abgesichert, daß neben den nichtlinearen auch lineare Anteile der TEOAE als echte Reaktionen anzusehen sind. Es scheint daher sinnvoll, zusätzlich zur nichtlinearen auch die lineare Meßmethode anzuwenden, da über die linearen TEOAE-Anteile ergänzende diagnostische Informationen erzielbar sein könnten.

F. Böhnke (München): Sind die dargestellten Ergebnisse möglicherweise davon abhängig, ob die Probanden spontane otoakustische Emissionen hatten?

H. Gobsch (Schlußwort):
Ja, die Messungen können auch durch die SOAE beeinflußt sein. Bei einem der demonstrierten Beispiele waren SOAE vorhanden.

12. J. Oeken, H. Müller (Leipzig):
Einsatz von DPOAE in der Begutachtung chronischer Lärmschäden

Die chronische Lärmschwerhörigkeit (CLS) gehört zu den häufigsten Berufskrankheiten und muß oft vom HNO-Arzt begutachtet werden. Die erforderlichen audiometrischen Tests lassen sich von den pathogenetischen Faktoren herleiten. Bei der CLS handelt es sich um eine aufgrund lärmbedingter chronischer Stoffwechselüberlastung der Sinneszellen ausgelöste reine Innenohrschwerhörigkeit (IOS), die sich zuerst in einer Schädigung der äußeren Haarzellen (äHz) der mittleren und etwas zeitversetzt der basalen Kochleawindung manifestiert. Erst bei ständig fortgesetzter Lärmexposition werden auch die äHz der apikalen Windung, die inneren Haarzellen sowie die sinneszellnahen Neurone in den Degenerationsprozeß einbezogen. Somit zeigt sich ein typisches, progredientes Bild des Hörverlusts. In den deutschen Richtlinien zur Begutachtung werden deshalb Tonschwellenaudiogramm, Sprachaudiogramm sowie mindestens zwei überschwellige Tests gefordert. Speziell die Forderung nach letztgenannten Tests wird kontrovers diskutiert. Die Einwände beruhen zum einen auf der Subjektivität der Tests seitens des Untersuchten bzw. Untersucher, zum anderen auf der aufsteigenden Neuronendegeneration in ausgeprägten, langjährig bestehenden Lärmschäden.

Die in den letzten Jahren in die Audiometrie eingeführten Messung der otoakustischen Emissionen (OAE) könnten hier Abhilfe schaffen. Insbesondere die bisher klinisch noch nicht voll zur Geltung gekommenen DPOAE bieten sich zur Untersuchung der CLS an, da sie eine den Funktionszustand der äußeren Haarzellen frequenzspezifisch beschreibende Untersuchungstechnik darstellen.

Um dies zu überprüfen, wurden bei 33 Personen (66 Ohren) mit einer zu begutachtenden CLS neben den üblichen audiometrischen Tests auch das DP-gramm mit dem ILO 92 abgeleitet. Die Ergebnisse wurden entsprechend dem audiometrischen Befund in 4 Gruppen A, B, C und D unterteilt. Gruppe A stellt die geringgradigen [C_5-Senke, Hochtonschwerhörigkeit mit Normakusis bis mindestens 2 kHz, Gesamtwortverstehen (GWV) ca. 295], Gruppe B die typischen (basokochleäre IOS, GWV ca. 220) und Gruppe C die ausgeprägten (diagonaler Schwellenverlauf mit Beteiligung der tiefen Frequenzen, GWV ca. 170) CLS-Fälle dar. Gruppe D waren alle nicht lärmbedingten Fälle, welche deshalb aus der Auswertung ausgeschlossen wurden. Insgesamt lagen bei 66 Hörbefunden 8mal Gruppe A, 42mal Gruppe B, 12mal Gruppe C und 4mal Gruppe D vor. In die Auswertung konnten demnach 62 Hörbefunde einbezogen werden.

Folgende Ergebnisse wurden gefunden. In Gruppe A fand sich ein gemitteltes Audiogramm mit folgenden Eigenschaften: Normakusis bis 2 kHz, höchster Schwellenabfall bei 4 kHz (ca. 40 dB HL), danach geringes Ansteigen der Schwelle. Das GWV lag im Mittel bei 292 (±15,5). Die durch das DP-gram ermittelten DP-Amplituden (sound-noise-difference mit 97%-Perzentile) waren im Mittel folgendermaßen charakterisiert: bis zum Primärtonfrequenzpaar 818/1001 Hz Störungen durch Umgebungsgeräusche (scheinbares Ansteigen der DP-Amplituden), bis zu 1636/2002 Hz horizontaler Verlauf mit DP-Amplitude von ca. 10 (±6) dB SPL, dann Abfall bis zum Tiefstpunkt bei 2759/3369 Hz, dann erneutes Ansteigen der Amplitude. Gruppe B als zahlenmäßig größte Gruppe bot im Schwellenaudiogramm eine basokochleäre IOS mit einem Hörverlust von ca. 15 (±10) dB bei 0,5 kHz dem Tiefstpunkt von 70 (±10) dB HL bei 6 kHz. Das GWV gemittelt bei 221 (±28). Die DP-Amplituden boten folgendes Bild: scheinbares Ansteigen bis 977/1184 Hz (Einfluß des tieftonigen Umgebungslärm), von 977/1184 bis 1953/2380 Hz kontinuierliches Absinken von 10 (±6) auf nahezu 0 dB SPL, von da an ist im wesent-

lichen kein DP mehr nachweisbar. Bei den ausgeprägten Fällen war im Mittel folgendes nachweisbar: im Audiogramm diagonaler Schwellenverlauf von 30 (±10) bei 0,5 auf 80 (±10) dB HL bei 8 kHz, GWV 157 (±32), im wesentlichen sind mit Ausnahme sporadischer DP geringer Amplitude im Tieftonbereich keine DP nachweisbar.

Die Fälle der Gruppe B erlauben eine Berechnung der Korrelation zwischen Hörverlust und DP-Amplitude im Bereich von 1 bis 2 kHz. Bezieht man nur die Mittelwerte ein, beträgt der Korrelationsfaktor $r = -0,997$, bezieht man alle 42 Einzelmessungen ein, beträgt $r = -0,51$.

Zusammenfassend läßt sich sagen, daß die DPOAE im Vergleich zu den überschwelligen und sog. objektiven Testverfahren eine mindestens ebenso aussagekräfte – evtl. sogar exaktere – Methode darstellen, einen kochleären Schaden zu diagnostizieren. Ihre Vorteile liegen in der spezifischen Funktionsprüfung der äHz, der fehlenden Beeinflussung durch eine evtl. aufsteigende Neuronendegeneration, der echten Objektivität (in bezug auf Untersucher *und* Untersuchten) sowie der frequenzspezifischen Aussage über die gesamte Basilarmembran. Es sollte deshalb ernsthaft in Erwägung gezogen werden, die DPOAE zumindestens alternativ in die Begutachtung miteinzubeziehen.

T. Lenarz (Hannover): Auch mit TEOAE ist bei Verwendung von frequenzspezifischen Sinus-Bursts eine frequenzspezifische Aussage mit Korrelation zum Audiogramm möglich.

Rhinologie I

13. Th. Hummel, G. Kobal (Erlangen):
Das Erlanger Modell – Erfassung von Geruchsstörungen mit psychophysischen und elektrophysiologischen Methoden

Der Erlanger Geruchstest umfaßt verschiedene methodische Ansätze. Olfaktorische Leistungen (Diskrimination, Identifikation, Schwellen) werden psychophysisch mit Hilfe weitestgehend non-verbaler Testverfahren abgefragt. Durch leichtes Eindrücken von flexiblen Polyethylenflaschen („squeeze bottles") werden kleine Mengen Duftstoff links- oder rechtsseitig angeboten. Die Patienten haben zunächst die Aufgabe, 8 Duftstoffpaare zu unterscheiden. Dabei wird je ein Duftstoff eines Paares zweimal verabreicht, und es ist Aufgabe des Patienten, die anders riechende der drei dargebotenen Flaschen zu bezeichnen („triple forced choice"). Geruchsschwellen für die beiden Duftstoffe Phenylethylalkohol und Pyridin werden mit Hilfe einer „Staircase-Methode" erfaßt. Die Testung der Identifikation von Duftstoffen erfolgt anhand von 8 aus dem Alltag bekannten Duftstoffen. Dabei wählen die Patienten eine von 4 Abbildungen auf einer Tafel aus, die zusammen mit der Duftstoffdarbietung vorgelegt werden („multiple choice"). Die Ableitung olfaktorisch evozierter Potentiale erfolgt mit Hilfe eines speziell dafür entwickelten Olfaktometers nach Reizung mit Schwefelwasserstoff und Vanillin, chemosomatosensorisch evozierte Potentiale (CSEP) werden nach Stimulation des N. trigeminus mit dem nicht-riechenden, aber schmerzhaften Kohlendioxid erfaßt. Dazu werden die Substanzen jeweils 16mal links- und rechtsseitig angeboten (Reizdauer 200 ms, Intervall ca. 40 s). Diese kombinierte Anwendung der psychophysischen und elektrophysiologischen Methoden ermöglicht eine weitgehend vollständige Aussage zu Störungen des Geruchssinnes. In Abbildung 1 sind die CSEP einer Patientin gezeigt, die an einer posttraumatischen Anosmie leidet.

Zur Validierung des Erlanger Tests wurde die Altersabhängigkeit der Geruchsempfindung an je 24 Männern und Frauen im Alter zwischen 15 und 74 Jahren untersucht. Mit zunehmendem Lebensalter zeigte sich eine Abnahme der Geruchsempfindung ($p < 0,05$), die am stärksten in der Gruppe der 55- bis 74jährigen Versuchs-

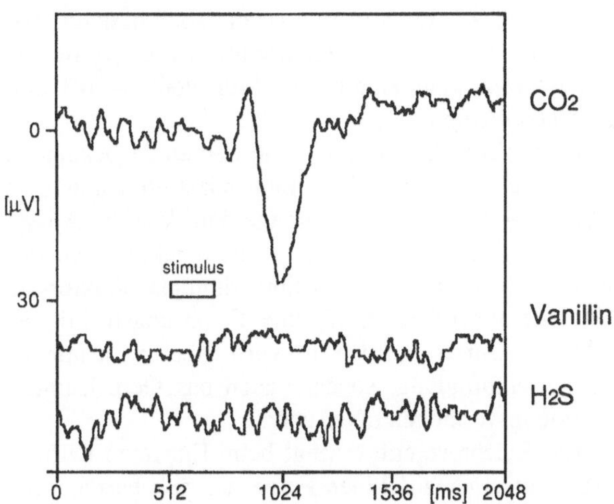

Abb. 1. Beispiel der CSEP einer Patientin (56 Jahre) mit Anosmie nach Schleudertrauma. Die CSEP sind an Position Cz gegen A1+A2 nach linksseitiger Reizung mit dem Trigeminusreizstoff Kohlendioxid (52% v/v) und den Olfaktoriusreizstoffen Vanillin (0,78 ppm) und Schwefelwasserstoff (2,06 ppm) abgeleitet. Nur nach Reizung mit CO_2 ist ein CSEP erkennbar

personen ausgeprägt war. Bei Patienten mit Parkinsonscher Erkrankung (n = 12) fand sich darüber hinaus eine signifikante Verminderung des Geruchsvermögens im Vergleich zu gesunden Kontrollpersonen ($p < 0,05$).

D. Mrowinski (Berlin): Die Probanden bei der Olfaktometrie haben oft Probleme, ihre Riechempfindung verbal auszudrücken. Welche Erfahrungen haben Sie beim Diskriminationstest?

Th. Hummel (Schlußwort):
Die Patienten müssen bei der Diskriminationsaufgabe die Duftstoffe nicht benennen. Ihnen werden 3 Flaschen angeboten, davon enthalten 2 Flaschen den einen Duftstoff, z.B. Methol, und eine Flasche einen anderen Duftstoff, z.B. Eukalyptol. Der Patient muß nun die anders riechende Flasche anzeigen, eine Benennung ist nicht notwendig. Beim Identifikationstest wird ein Multiple-choice-Verfahren angewendet, d.h., die Identifikation wird durch das Anbieten von 4 Lösungsvorschlägen zu jeder Flasche erleichtert.

14. D. Mrowinski, G. Matern, C. Matthias (Berlin):
Begutachtung von Riechstörungen mit Hilfe der objektiven Olfaktometrie

Störungen der Geruchswahrnehmung können als Anosmie, Hyposmie und Parosmie auftreten. Die Schädigungen können durch endonasale oder neuronale Ursachen bedingt sein. Traumatisch bedingte neuronale Riechstörungen sind in der Regel irreversible Anosmien. Eine Anosmie wird im allgemeinen Erwerbsleben mit einer Minderung der Erwerbsfähigkeit (MdE) von 10% eingeschätzt, führt also dann zu einer Rente, wenn vorher eine sog. Stütz-MdE von wenigstens 10% bestand. Bei speziellen Berufen, die ein normales Riechvermögen voraussetzen, kann eine höhere MdE von 15–20% eingeschätzt werden.

Beim Verdacht auf Simulation werden die bekannten subjektiven Tests mit Trigeminusreizstoffen und dem „gustatorischen Riechen" durchgeführt. Von der Aussage des Patienten unabhängig ist die objektive Olfaktometrie, bei der in unserer Klinik simultan olfaktorisch evozierte Potentiale (OEP) und Erwartungsreaktionen (CNV) registriert werden. Es wird dabei nicht nur die Geruchsempfindung, sondern auch das Geruchsunterscheidungsvermögen untersucht.

Ein Riechreizgerät erzeugt beim Einatmen Duftimpulse mit einer zufälligen Folge der Substanzen Fliederöl, Kampfer und als Kontrollsubstanz Wasser. Beide Riechreize haben nach einer Latenz von im Mittel 550 ms ein olfaktorisch evoziertes Potential zur Folge (vgl. Abb. 1), das bei Wasser fehlt. Einem der Reize (hier Fliederöl) folgt nach 1,5 s ein lauter Ton, den der Proband zur Steigerung der Aufmerksamkeit durch Knopfdruck beenden soll. Kann er beide Düfte unterscheiden,

führt seine Erwartunghaltung zu einem an der Vertexelektrode negativ abfallenden Erwartungspotential („contingent negative variation", CNV), das bei dem anderen Reiz fehlt. Im Fall einer Anosmie (Abb. 2) fehlen OEP und CNV; es ist nur die akustisch evozierte Reaktion auf den Ton zu erkennen.

Mit dieser Methodik sind in den letzten 3 Jahren Gutachten an 58 Patienten mit Riechstörungen durchgeführt worden, deren häufigste Ursachen Traumata und Infekte waren. Bei 12 Patienten waren die Ergebnisse wegen fehlender Kooperation bzw. Unruhe nicht auswertbar. Einige Patienten, bei denen ein Verdacht auf Simulation bestand, erschienen nicht zur Untersuchung und verzichteten auf ihre Ansprüche. Die objektiven Befunde stimmen bei Anosmie immer, bei Hyp- und Parosmie überwiegend mit den subjektiven Angaben überein; hier war in einigen Fällen eine Verfeinerung der Diagnose möglich.

Unsere Methode führt in den meisten Fällen zu gut auswertbaren Reaktionen, ist aber nicht in allen Fällen beweiskräftig. Schon akustisch evozierte kortikale Potentiale sind trotz der exakteren Reizgabe nicht immer eindeutig erkennbar, da sie von Vigilanzschwankungen und körperlicher Unruhe beeinträchtigt werden. Bei der Olfaktometrie können wegen der Belastung des Probanden nur wenige EEG-Summationen (30 pro Substanz) durchgeführt werden, wobei Bewegungen beim Einatmen zu Artefakten führen können. In ihrem Verlauf deutlicher erkennbar ist die CNV, deren Ausbildung aber von der Aufmerksamkeit und Kooperation des Pro-

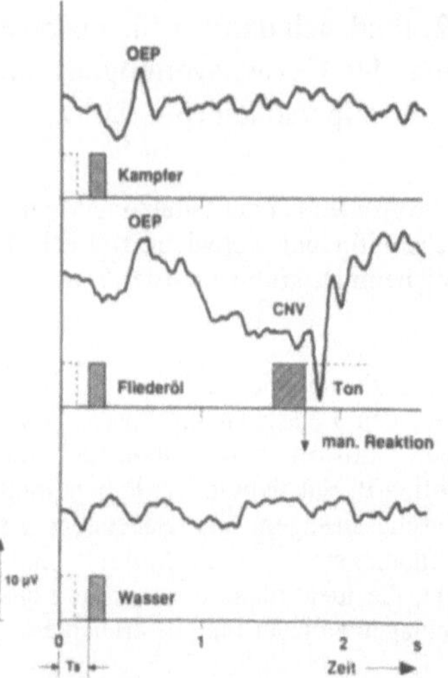

Abb. 1. Ergebnis der objektiven Olfaktometrie bei normalem Riechvermögen. *Ts* Strömungszeit, *OEP* olfaktorisch evoziertes Potential, *CNV* „contingent negative variation"

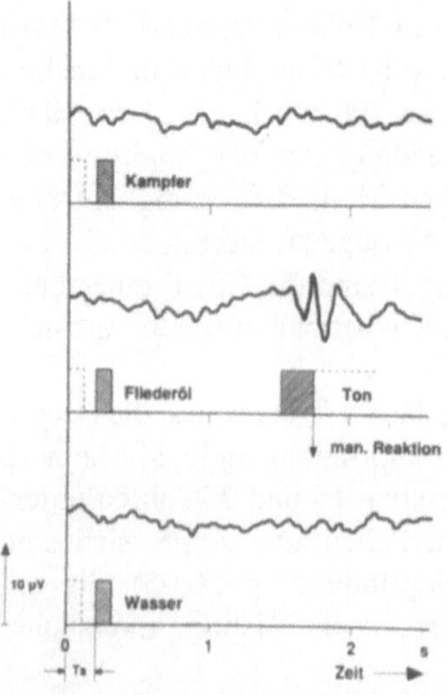

Abb. 2. Untersuchungsergebnis bei Anosmie. OEP und CNV fehlen. In der Spur B ist nur die Reaktion auf den akustischen Zweitreiz zu erkennen

banden abhängt. Die Beurteilung der Ergebnisse erfordert einige Erfahrung; bei wesentlichen Befunddifferenzen mit den subjektiv erhobenen Ergebnissen ist eine Wiederholungsuntersuchung anzusetzen.

A. Weber (Frankfurt am Main): Testen Sie in den Allergiezeiten Pollinosepatienten?

C. Claussen (Würzburg): Der Anteil von 13 Anosmien von 59 Fällen erscheint mir sehr hoch. Wenn wir mittels des Scheibenolfaktogramms regelmäßig Patienten mit Riechstörungen untersuchen, finden wir unter „nichtobstruktiv nasalen Dysosmien" zwar zahlreiche partielle Anosmien, die einzelne Geruchsqualitäten betreffen. Komplette Anosmien kommen aber in kaum mehr als 3% der Fälle vor. Deshalb sind wir immer wieder gezwungen, andernorts gestellte Pauschaldiagnosen „Anosmie" korrigierend zu differenzieren.

K. W. Delank (Münster): Fragen zum Aufbau des Olfaktometers: Gewährleistet die vorgestellte Ventiltechnik sicher eine ausschließlich olfaktorische Reizauslösung und sind trigeminale Überlagerungen ausgeschlossen? Haben Sie mono- oder birhinal gereizt?

G. Matern (Schlußwort):
Zu Herrn Weber:
Für die objektive Olfaktometrie ist ein ausreichender Luftstrom durch die Nase erforderlich, so daß bei akutem Schub einer Allergie und bei einer Pollinose die Untersuchung nicht durchgeführt wird.

Zu Herrn Delank:
Wir führen keinen objektiven Trigeminustest durch; bei der Olfaktometrie werden Trigeminusartefakte durch stoßweise Duftgabe und Verdünnung der Duftsubstanzen vermieden. Unsere Untersuchungen werden mittels Maske birhinal durchgeführt.

15. D. Schneider, M. Vollhardt, C.-F. Claussen (Würzburg):
Die Darstellung der olfaktorisch evozierten Hirnpotentiale mittels „brain electrical activity mapping"

Bis heute gibt es noch keine objektive Untersuchungsmethode des Geruchssinns, die sich im klinischen Alltag durchgesetzt hat.

In dem von uns konstruierten einfachen Flußolfaktometer benutzen wir die zentrale Luftversorgung der Klinik als Gasquelle für den Dauerfluß. Der Luftstrom wird mittels Durchströmung eines Wasserbehälters mit Feuchtigkeit angereichert und dann direkt über einen Silikonschlauch zur zu messenden Nasenhälfte des Probanden geleitet. Die Erzeugung der einzelnen Duftstöße erfolgt so, daß ein zweiter Luftstrom für die Zeit des Reizes den gelösten Duftstoff durchströmt, diesen aufnimmt und dann über Injektion in den Hauptluftstrom direkt dem Probanden zugeführt wird. Die Duftstoffinjektion wird durch ein Magnetventil, das manuell ausgelöst wird, aber innerhalb eines zuvor festgelegten Intervalls automatisch wieder schließt, elektronisch exakt gesteuert. Bei unseren Messungen beträgt der Luftstrom 6 l/min, die Duftstoffstöße werden über 200 ms inspirationssynchron appliziert, das duftstoßfreie Intervall dauert 35 ± 5 s. Bei dieser Applikation der Duftstöße bemerkt der Proband keinen Druckunterschied im Luftstrom, und somit treten auch keine taktilen Reizsensationen auf.

Jeweils 10 nacheinander applizierte Duftstöße eines bestimmten Duftstoffes bilden eine Einheit. Insgesamt werden dem Probanden in einer Sitzung 4 Duftstoffe dargeboten.

Die kortikale Reaktion auf diese Stimuli wird mittels 16 Elektroden, die nach dem internationalen 10/20-System angeordnet sind, abgeleitet und einem Schwarzer Brain Surveyor BS 2400 zugeführt. Dort werden die Hirnaktivitätsreaktionen von jeweils 10 aufeinanderfolgenden Duftstoßmessungen summiert und gemittelt

(„averaging"). Anschließend werden sie derart aufbereitet, daß nicht nur die üblichen Kurven evozierter Potentiale gezeigt werden, sondern zweidimensionale farbige Hirnaktivitätskarten („brain maps") entstehen. Die statistische Untersuchung umfaßt 20 Probanden mit einem mittleren Alter von 32,5 Jahren.

Das olfaktorisch evozierte Potential besteht aus den 3 Hauptwellen N1, P1 und N2. Der Beginn des Potentials (N1) wie auch seine Dauer variieren deutlich in Abhängigkeit vom Duftstoff (Tabelle 1).

Mittels t-Test bestimmten wir signifikante Unterschiede zwischen den Werten der 16 gemessenen Ableitungen, bezogen auf jeweils einen Duftstoff und die Latenz P1. Danach lassen sich die untersuchten Duftstoffe in 2 Gruppen unterteilen:

Tabelle 1. Verschiedene Duftstoffe in Abhängigkeit zum Beginn des Potentials N1 und zu seiner Dauer

	Ammoniak	Limone	Pyridin	Vanillin
Welle N 1	496,6 ms	457,6 ms	486,2 ms	480,8 ms
Latenz N 1–N 2	736,5 ms	920,4 ms	906,7 ms	892,9 ms

1. Gruppe: Überwiegend trigeminal reizende Duftstoffe: Ammoniak, Pyridin, Diallyldisulfid;
2. Gruppe: Überwiegend olfaktorisch reizende Duftstoffe: Vanillin, Limone.

Für diese beiden Duftstoffgruppen zeigen sich über dem Kortex 2 größere Regionen, deren Zentren voneinander verschieden sind, die aber in ihrer Ausdehnung einander überlappen können. Ein trigeminales Zentrum befindet sich frontopolar und frontal. Ein olfaktorisches Zentrum liegt über dem parietalen Kortex und links frontotemporal.

16. G. Kobal, S. Hermann, P. Schüler, Th. Hummel (Erlangen): Olfaktorisch evozierte Potentiale bei Patienten mit Temporallappenepilepsie

Manuskript nicht eingegangen.

17. O. Arndt, K. Nottelmann, J. Brock, G. Kundt (Hamburg, Rostock): Humane Papillomviren (HPV) in inverten Papillomen (IP). Eine Studie mit der PCR

Im Jahr 1854 beschrieb Ward erstmals eine papillomatöse Neubildung in der Nase. Ein Jahr später war es Billroth, der einen gleichen Befund als villiformen Krebs bezeichnete. Hoppmann beschrieb 1883 ein „hartes Papillom" in der Nase und erwähnte erstmals die maligne Transformation eines solchen Befundes. Sachsen war es, der 1924 einen ebenfalls mit dem inverten Papillom zu vereinbarenden Befund charakterisierte und ihn als Grenze zwischen „Gut und Böse" bezeichnete. Kramer benutzte den Terminus „echtes Papillom". Wegen der endophytischen Wachstumstendenz schlug Ringertz 1938 vor, von einem invertierten Papillom zu sprechen. Er beschrieb erstmals das histologische Bild, die Rezidivneigung und die mögliche karzinomatöse Entartung anhand von Beispielen. Berendes schlug den Namen „malignes Papillom" vor, und er dachte dabei an die Tendenz zum destruktiven Wachstum, an die Rezidivneigung und auch an die ebenfalls auftretenden Entartungen. Die Pathogenese der IP wird bis heute kontrovers diskutiert. Entzündliche Faktoren, Allergien und berufliche Noxen wurden benannt und verworfen. Durchgesetzt hat sich seit Jahnke 1971 die virale Assoziation in der Genese der IP.

Erstmals 1986 wurde von Syrjänen HPV in den IP nachgewiesen. In weiteren Studien konnte dieses Resultat von verschiedenen Autoren untermauert werden. Bei den HPV handelt es sich um doppelsträngige DNS-Viren, von denen bislang 67 verschiedene Typen charakterisiert wurden. Grob unterscheidet man die „low risk types" von den „high risk types". In die erstgenannte Gruppe gehören z.B. HPV 1, 2, 6, 11 usw. Für uns als HNO-Ärzte besonders interessant sind die Typen 6/11, die u.a. hundertprozentig in der juvenilen Larynxpapillomatose nachgewiesen werden können. Die „high risk types", wie z.B. 16/18 aber auch 33/35 und andere, sind primär mit malignen Gewächsen assoziiert. In unserem Fachgebiet finden wir eine gehäufte Assoziation dieser Viren mit Karzinomen der Zunge, der Tonsille und des Larynx.

In der vorliegenden Untersuchung wurde die E6 spezifische PCR zum Nachweis von HPV 6/11, 16 und 18 angewendet. 38 Befunde von 13 weiblichen und 25 männlichen Patienten mit einem Durchschnittsalter von 58 Jahren wurden in die Untersuchung miteinbezogen. Mit der beschriebenen Technik wurde in 26 Fällen; d.h. in 69% HPV 6/11 und/oder 16/18 nachgewiesen. Es ergaben sich keine statistisch signifikanten Unterschiede im Vergleich der Geschlechter und in der Altersverteilung zwischen HPV-negativen und HPV-positiven Befundträgern. HPV 18 wurde in keinem Papillom nachgewiesen. Die solitäre Detektion von HPV 6/11, also den primär benignen Typen, gelang in 5 Fällen (13%). Die Patienten waren im Durchschnitt 53 Jahre alt. Die alleinige Nachweisrate für HPV 16 lag bei 31%. Benigne und maligne HPV-Typen nebeneinander wurden in 24% der Fälle nachgewiesen. In vier Fällen (10,5%) wurde ein auf dem Boden des inverten Papilloms entstandenes Plattenepithelkarzinom diagnostiziert. Alle Befunde beherbergten HPV 16. Drei Papillome enthielten zusätzlich HPV 6/11.

Das Durchschnittsalter der Karzinomträger, die sich alle aus den männlichen Patienten rekrutierten, lag mit 69 Jahren signifikant über den lediglich HPV 16 positiven Patienten.

Im Endeffekt ist darzulegen, daß die Genese der IP HPV 6/11 und HPV 16 assoziiert ist. HPV 16 kann als Malignisierungsmarker angesehen werden, auch wenn erst nach Untersuchung größerer Fallzahlen diese Verallgemeinerung gelten kann.

Sollte jedoch eine Bestätigung der Resultate in naher Zukunft erfolgen, ist der HPV-Nachweis nach erfolgter Histologie stets zu fordern. Wenn sich am Anfang auch keine direkten therapeutischen Konsequenzen aus dem Nachweis ergeben und eine intensive Nachbeobachtung der Patienten mit inverten Papillomen ohnehin schon gängige Praxis ist, muß eine noch intensivere endoskopische Kontrolle des Operationsgebiets bei HPV 16-positiven Läsionen erfolgen.

18. P. Kurt, M. Petak, P. Federspil, W. Schätzle (Homburg/Saar): Schlafapnoe und Nasentamponade: eine Objektivierung mit dem Mesam-System

Beobachtungen am Menschen und Tierversuche konnten zeigen, daß eine Behinderung der Nasenluftpassage in Form einer Nasentamponade zum Auftreten oder zur Verstärkung eines Schlafapnoesyndroms führen kann. Die Genese der Apnoephasen kann sowohl peripher obstruktiv als auch zentral oder kombiniert sein. Das Mesam-4-System, welches in der Regel als OSAS-Screening in unserer Klinik eingesetzt wird, wurde in dieser Untersuchung zur Quantifizierung schlafbedingter Veränderungen benutzt, die durch eine Nasentamponade beeinflußt werden können. Das Mesam-4-System mißt 4 Parameter: die Sauerstoffsättigung des Blutes, die Schnarchgeräusche, die Herzfrequenz und die Körperlage. Zudem erlauben verschiedene Algorithmen die Bestimmung eines Entsättigungsindexes, eines Schnarchindex sowie eines Herzfrequenzvariationsindexes. Wir untersuchten 30 Patienten (5 Frauen, 25 Männer), die an unserer Klinik wegen eines Naseneingriffes (Septumplastik, Septorhinoplastik, Nasennebenhöhlenoperation) eine Nasentamponade erhielten. Das Durchschnittsalter lag bei 35 Jahren (Spanne 18–67 Jahre), das Durchschnittsgewicht bei 72 kg (50–108 kg), die Größe bei 174 cm (163–188 cm), der Brocaindex bei 98% (79–133%). Anamnestisch litten alle Patienten präoperativ an einer behinderten Nasenluftpassage, keiner beklagte ein Schlafapnoesyndrom. Bei jedem Patienten wurden 4 Messungen durchgeführt: 1. Messung präoperativ, 2. Messung am Operationstag, 3. Messung postoperativ mit der Nasentamponade, 4. Messung postoperativ ohne Nasentamponade. Die statistische Auswertung erfolgte mit dem Kruskal-Wallis-Test bzw. dem Wilcoxon-Test. Keine signifikanten Unterschiede fanden sich für die Mittelwerte der gemittelten basalen Sättigungen (1. Messung: 95%, 2. Messung: 94%, 3. Messung: 95%, 4. Messung: 96%; p > 0,05) und der niedrigsten Entsättigungen (1.: 80%, 2.: 81%, 3.: 81%, 4.: 78%; p>0,05). Ein signifikanter Unterschied fand sich jedoch für den Entsättigungsindex in Phasen/h: 1.: 16,7; 2.: 25,9; 3.: 25,2; 4.: 18,7; p < 0,05. Hierbei fällt auf, daß dieser signifikante Unterschied zwischen den Messungen mit und ohne Tamponade besteht. Es spielt der Einfluß der Narkose wohl keine Rolle für diese Werte. Auch fand sich kein Unterschied zwischen den Messungen 1 und 4. Keine signifikanten Unterschiede fanden sich in den prozentualen Schlafanteilen ohne Schnarchen, mit Schnarchen und mit lautem Schnarchen. Der Schlafindex in Phasen/h variierte jedoch in signifikantem Maße: 1.: 14,7; 2.: 25,4; 3.: 24,6; 4.: 19, p < 0,05. Während die Mittelwerte der mittleren Herzfrequenzen in Schlägen/min sich signifikant veränderten (1.: 65; 2.: 77; 3.:72, 4.: 67; p < 0,05), fand sich für den Herzfrequenzvariationsindex keine signifikante Differenz. Die durchgeführten Messungen zeigen bei 2 der 3 apnoetypischen Parameter signifikante Veränderungen im Sinne einer größeren Gefährdung für den Patienten mit Nasentamponade. Wenn auch in der alltäglichen Routine keine häufigen Probleme zu erwarten sind, so besteht doch im Einzelfall die Möglichkeit einer kritischen Gefährdung des Patienten in der postoperativen Phase.

R. Ripberger (Ulm): Sie haben keinen signifikanten Unterschied im Schnarchindex präoperativ nach Septumplastik gefunden. Schließen Sie daraus, daß eine Nasenatmungsbehinderung keinen Einfluß auf die Schnarchlautstärke ausübt?

M. Schedler (Homburg/Saar): Diese Untersuchungen werfen ein Licht auf die Bestrebungen im Rahmen der Gesundheitsreform, Nasenoperationen ambulant durchzuführen. Ist es Ihrer Meinung nach ein Risiko, beispielsweise Septumplastiken ambulant durchzuführen und die Patienten mit Nasentamponade nach Hause zu lassen?

C. Gammert (Luzern): Hat das zusätzliche Einbringen von luftdurchgängigen Röhrchen neben den Tamponaden einen Einfluß auf die Meßwerte?

P. Kurt (Schlußwort):
Zu Herrn Ripberger: Die fehlenden signifikanten Unterschiede zwischen Messung 1 und Messung 4 bzgl. des Schnarchens sind durch die Tatsache erklärbar, daß die 4. Messung am Tag der Tamponadenentfernung, also bei noch angeschwollenen Nasenschleimhäuten und mit Salbe durchgeführt werden mußte. Eine Reduktion des Schnarchens kann schon durch eine Septumplastik erwartet werden.
Zu Herrn Schedler: Die Arbeit enthält einige Argumente gegen das ambulante Operieren.
Zu Herrn Gammert: Das Einlegen von Ventilationsröhrchen hat bei unseren Patienten zu keiner Verbesserung der Meßwerte geführt.

19. M. Bartsch, J. Lamprecht, R. Kuckelkorn, S. Hegemann (Aachen): Autologe Nasenschleimhauttransplantation nach schwersten Verätzungen und Verbrennungen der Konjunktiva

Nach Verbrennungen oder Verätzungen der Augen entstehen teilweise ausgedehnte Vernarbungen der Bindehäute. Diese müssen plastisch versorgt werden. Die auf dem gesunden Auge vorhandene Bindehaut reicht in der Regel zur Rekonstruktion nicht aus, so daß auf Ersatzgewebe zurückgegriffen werden muß. Wir haben in der Vergangenheit bei kleinen Defekten Mundschleimhaut entnommen. In Fällen mit erhöhtem Schleimhautbedarf schlugen wir die Entnahme von Nasenschleimhaut vor. Wir verwenden eine Modifikation eines bereits in Erlangen (Wigand) beschriebenen Verfahrens. Von uns wurde ausschließlich die untere Nasenmuschel entfernt. In allen unseren Fällen bestand ein erhöhter Schleimhautbedarf, den die mittlere Muschel nicht decken konnte. Die Vorteile bestehen in der großen Schleimhautfläche, die zur Verfügung steht, sowie in der Transplantation von intraepithelialen Becherzellen, die langfristig die Benetzungsprobleme solcher Patienten verbessern helfen.

Im Zeitraum von Februar 1992 bis März 1993 wurden bei 13 Patienten freie autologe Transplantate aus der unteren Muschel gewonnen. Wie ist das rhinochirurgische Vorgehen?

Am Vortag wurden die Patienten endoskopisch untersucht. Hier wurde in Abhängigkeit von den anatomischen Gegebenheiten die Entnahmeseite festgelegt. Intraoperativ wurde zunächst ein Lokalanästhetikum mit Suprareninzusatz appliziert. Nach Medialisierung konnte die untere Muschel dann mit einer kräftigen Schere in toto reseziert werden. Die kritischen Strukturen des mittleren Nasenganges blieben bei diesem Vorgehen unberührt. Regelmäßig wurde für 24 Stunden eine Salbentamponade eingelegt. Eine Nachbehandlung mit Nasensalbe wurde angeschlossen. Die entnommene Schleimhaut wurde unter dem OP-Mikroskop weiter präpariert. Reste von Knochen und kavernösem Gewebe wurden entfernt. Die Fläche der für die Transplantation zur Verfügung stehenden Schleimhaut betrug zwischen 6 und 15 cm^2, die Dicke 1–2 mm. Nach Präparation der Bulbusoberfläche (Exzision des konjunktivalen Narbengewebes) durch den Augenarzt wurde das Transplantat mit Einzelknopfnähten fixiert. Hierdurch wurde eine bulbäre und tarsale Schleimhautfläche wiederhergestellt.

Bei 10 Patienten konnte eine Wiedereröffnung der Bindehautsäcke erreicht werden. In allen Fällen bildeten sich wieder zarte Vernarbungen aus. Diese hatten aber keinen nachteiligen Einfluß auf die Augenbewegungen.

Mittelfristig ist bei 7 Patienten eine Keratoplastik geplant. Es kann somit ein Einsatz der ebenfalls verätzten Hornhaut durchgeführt werden. Es zeigte sich im Schirmer-Test, daß die Becherzellen ihre Befeuchtungsfunktion nach Transplantation aufrecht erhielten. Postoperativ bestand eine deutliche Besserung bzw. Normalisierung der „Tränensekretion" (präoperativ 5,1 mm – postoperativ 14,2 mm).

Laut unserer Augenklinik stellt die autologe Bindehaut das unumstritten beste Material zur Behandlung von schweren Vernarbungen dar. Hier liegen Erfahrungen aus den letzten 10 Jahren bei weit über 100 Patienten mit schwersten Vernarbungen vor. Autologe Bindehaut eignet sich aber nur bei einseitigen Erkrankungen und bei kleinen Defekten. Erfahrungsgemäß stimmen die Patienten einer Exzision am gesunden Auge nur sehr ungern zu.

Viele Autoren bevorzugen Lippen- oder Mundschleimhaut, neuerdings auch Dünndarmschleimhaut. Diese Transplantate sind aber nur bedingt geeignet, da sie weder kosmetisch noch funktionell zufriedenstellend sind. Lippen- und Mundschleimhaut ist aufgrund der stärkeren Rotfärbung kosmetisch nicht zufriedenstellend. Der Anteil der intraepithelialen Becherzellen ist geringer. Eine atrophische Rhinitis wurde nicht beobachtet. Die vorgestellte Methode erscheint für schwerste Verbrennungen oder Verätzungen geeignet.

C. Bachert (Düsseldorf): Wie dick wird die Schleimhaut geschnitten?

T. Hummel (Erlangen): Haben Sie nach Schleimhautentnahme eine Veränderung in der Geruchsempfindlichkeit der Patienten bemerkt? Hier spielt ja auch der N. trigeminus eine wichtige Rolle.

G. Mlynski (Greifswald): Die untere Muschel ist für die respiratorische Funktion von großer Bedeutung. Deshalb sollten für die Deckung von Konjunktiva-Defekten andere Materialien verwendet werden.

W. Stoll (Münster): Um negativen strömungsphysiologischen Einflüssen nach Schleimhautresektion im Bereich der unteren Muschel aus dem Wege zu gehen, sollte versucht werden, primär das Transplantationsmaterial aus der mittleren Muschel zu gewinnen.

M. Bartsch (Schlußwort):
zu Herrn Bachert: Die Schleimhautdicke betrug 1–2 mm.
zu Herrn Hummel: In der Nachbeobachtungszeit gaben die Patienten subjektiv keine Riech-, Ventilationsstörungen an.
zu Herrn Stoll: Die Patienten wurden vorher untersucht, z.T. wurde die Seite mit größerer Nasenatmungsbehinderung ausgewählt.

20. B. Hauswald, H. Langer (Dresden):
Langzeitstudie zur Therapie der Rhinopathia pollinosa mittels Akupunktur und Laserakupunktur

Angeregt durch die steigende Anzahl der Allergiepatienten, die ungenügende therapeutische Wirkung der medikamentösen Therapie sowie Hyposensibilisierung, aber auch durch das steigende Interesse der Patienten an der Naturheilkunde, wandten wir uns der Akupunkturtherapie bei Patienten mit Rhinopathia pollinosa zu. Zur Akupunktur kamen von 1987 bis 1990 174 Patienten (95 weibliche, 79 männliche), das Durchschnittsalter lag bei 33 Jahren und die Erkrankungsdauer bei 12,5 Jahren. Nach dem Zufallsprinzip wurden 3 Patientengruppen gebildet. Die eine Patientengruppe (63 Patienten) erhielt Nadelakupunktur, die andere (73 Patienten) Laserakupunktur und die Kontrollgruppe (38 Patienten) wurde mit Placebolaserakupunktur behandelt. Die Nadelakupunktur erfolgte 3mal wöchentlich 3 Wochen lang je 20 min. Die Laserakupunktur wurde mit dem He-Ne-Laser HN 40 5mal wöchentlich 3 Wochen lang durchgeführt. Die Bestrahlungsdauer betrug 20 s pro Punkt, bei mittlerer Bestrahlung von 2,54 J/cm².

Die Placebolaserakupunktur wurde bei geschlossener Blende des laufenden Lasergerätes ebenfalls 5mal wöchentlich 3 Wochen lang durchgeführt. Akupunktiert wurden bei allen Patienten die Punkte Di20, NP12, B1, B2, PaM3, PaM10 (OP78), 3E17, Di4, Dü3. Die Patienten wurden jeweils vor der Behandlung (präsaisonal) bei Beginn der Heuschnupfensymptomatik und im Anschluß an die 3wöchige Akupunkturbehandlung nach folgenden Untersuchungskriterien:
- Nasenmuschelschwellung,
- Sekretfluß,
- Konjunktivitis,

- Niesreiz,
- Medikamentenverbrauch,
- Volumenstrom der Nase (Flowwert) und
- dem Arzt-Patienten-Urteil beurteilt.

Der nach der 3wöchigen Akupunkturtherapie untersuchende HNO-Arzt war von der gewählten Methode der Akupunktur nicht informiert. Es handelt sich also um eine Einfachblindstudie mit Fremdbeobachtung. Alle Daten wurden kodiert und mit dem χ^2-Test bzw. dem Fisher-Wilcoxon-Test statistisch ausgewertet. Die Werte, die nach der Behandlung erhoben wurden, sind gegenüber den Ausgangswerten (die mit 100% angesetzt wurden) signifikant p < 0,01.

Die Obstruktion der Nase, der Sekretfluß, der Niesreiz, die Konjunktivitis und der Medikamentenverbrauch haben sowohl in der Nadelakupunkturgruppe als auch in der Laserakupunkturgruppe gegenüber der Placeboakupunkturgruppe signifikant abgenommen. Nach dem Patientenurteil, das den Therapieeffekt am besten verdeutlicht, waren 86% der Patienten nach der Nadelakupunktur, 82% der Patienten nach der Laserakupunktur und 63% der Patienten nach der Placebolaserakupunktur beschwerdefrei. Bei der Placebogruppe trat jedoch ein bis zwei Wochen nach der Behandlung die Symptomatik erneut wieder auf. Bei der Befragung der Akupunkturpatienten nach der Saison wurde festgestellt, daß bei 58% der Patienten keine Symptome nach der Akupunktur in der Saison auftraten und bei 38% war die Symptomatik stark gebessert. Zusammenfassend kann festgestellt werden, daß die Akupunkturtherapie eine gute Wirkung auf die Heuschnupfensymptomatik hat.

21. H.-J. Ravens, C. Ravens (Essen):
Latex – ein Allergen mit Bedeutung für Typ-IV- und Typ-I-Sensibilisierungen

Die Latexexposition hat in den letzten Jahren stark zugenommen. Insbesondere medizinisches Personal ist durch Tragen von Latexhandschuhen als Schutz vor Infektionen und zur Wahrung der Sterilität bei Operationen betroffen.

Ausgangsstoff für die Latexhandschuhproduktion ist der aus dem Kautschukbaum Hevea brasiliensis stammende Milchsaft. Zusätzlich zu der Latexmilch werden bei der Produktion von Latexhandschuhen z.B. Vulkanisatoren, Akzeleratoren und Antioxidantien hinzugefügt, die auch als Allergene wirksam sein können.

Bei der allergischen Reaktion auf Latexprodukte unterscheidet man Typ-I- und Typ-IV-Reaktionen nach der Einteilung von Coombs und Gell. Der Auslöser der allergischen Reaktion vom Typ I ist v.a. die Latexmilch.

Die Typ-IV-Reaktionen werden hingegen wesentlich häufiger durch die Zusatzstoffe ausgelöst.

Je nach Schweregrad der allergischen Reaktion vom Typ I werden die klinischen Erscheinungsbilder der Latexallergie nach Krogh und Maibach in 4 Stadien eingeteilt:

Stadium I: Erythem und Quaddeln auf das Kontaktareal beschränkt (Prädilektionsstellen: Fingerknöchel, Daumen, Handgelenk),

Stadium II: generalisierte Urtikaria inklusive Angioödem und Rhinokonjunktivitis,

Stadium III: Urtikaria mit Bronchialasthma,

Stadium IV: Urtikaria mit schwerer anaphylaktischer Reaktion.

Wir untersuchten 62 Patienten mit anamnestisch rhinokonjunktivitischen und asthmatischen Beschwerden oder urtikariellen bzw. ekzematösen Hautveränderungen bei Latexhandschuhkontakt.

Die Testungen wurden in folgender Reihenfolge durchgeführt: Latex-rast, Reibetest mit Handschuh, Latex-Pricktest (Verdünnung von 1:10000 bis 1:10), Pricktest des Handschuhpuders, Epicutantest der Additiva, Epicutantest Desinfektionsmittel.

Bei 22 Patienten konnten wir eine Sensibilisierung gegen Latex bzw. Additiva nachweisen, 4 Patienten wiesen positive Reaktionen im Epicutantest auf Desinfektionsmittel auf.

Latex als Allergen rückt zunehmend in das Blickfeld der Allergologen. Insbesondere durch seine nicht zu unterschätzende Verbreitung im operativen Bereich, aber auch in der täglichen Umwelt, ist Latex ein potentes Allergen geworden. Für die Medizin ist Latex v.a. als Allergen in Handschuhen verbreitet. Hier ist durch die Notwendigkeit, steril zu arbeiten und dennoch das Tastgefühl beizubehalten, auf der anderen Seite sich vor Infektionen zu schützen, der dünne Latexhandschuh besonders geeignet. Durch den engen Hautkontakt über mehrere Stunden am Tag und zusätzliche Schweißbildung kann es leicht zu einer Sensibilisierung kommen.

Für die Hals-Nasen-Ohren-Heilkunde ist die Typ-I-Allergie auf Latex von besonderer Bedeutung: bei rhinokonjunktivitischen Beschwerden und auch Übergang ins Asthma bronchiale sollte vor allem bei medizinisch tätigen Personen unbedingt an eine Latexallergie gedacht werden.

C. Bachert (Düsseldorf): Welche Ausweichmöglichkeiten bestehen bei einer Sensibilisierung gegen die herkömmlichen Handschuhe?

H.-J. Ravens (Schlußwort):
Alternativen für Latexhandschuhe sind akzeleratorfreie Handschuhe: Puritee Pur und latexfreie Handschuhe: Elastyren Neolon.

22. H. Lenz, G. Lamshöft (Köln):
Indikationen verschiedener Operationstechniken bei der Nasenspitzenplastik mit und ohne Nasenatmungsbehinderung

Vortrag ist ausgefallen.

Laryngologie I

23. R. Dieler, J. Dämmrich (Würzburg):
Immunhistochemische Charakterisierung von primären Karzinoidtumoren des Larynx

Etwa 95% aller Malignome des Larynx sind histologisch Plattenepithelkarzinome unterschiedlicher Differenzierung. Primäre Karzinoidtumoren gehören zu der Gruppe der sog. neuroendokrinen Karzinome. Sie entstehen typischerweise im Gastrointestinaltrakt oder im Bronchialsystem, stellen jedoch im Larynx eine ausgesprochene Rarität dar und sind nur anhand weniger Beispiele in der Literatur dokumentiert. Bei histopathologischen Routineuntersuchungen können diese Tumoren unter Umständen als wenig differenzierte Plattenepithelkarzinome, Adenokarzinome oder amelanotische maligne Melanome fehlinterpretiert werden.

Seit 1991 konnte bei 3 Patienten, die an der Universitäts-HNO-Klinik Würzburg wegen eines Larynxmalignoms behandelt wurden, die Diagnose eines Karzinoidtumors gestellt werden. Vor allem zur Abgrenzung gegenüber wenig differenzierten Plattenepithelkarzinomen wurde das Gewebe dieser Tumoren für konventionelle lichtmikroskopische Untersuchungen sowie auch für immunhistochemische Charakterisierungen aufgearbeitet. Dazu wurde die Avidin-Biotin-Peroxidase-Komplex-Methode unter Verwendung des TissuGnost Uni-Pak-Kit (Merck, Darmstadt) eingesetzt mit 3,3-Diaminobenzidin als Chromogen. Die Schnitte wurden mit Hämatoxylin gegengefärbt. Folgende kommerziell erhältliche primären Antikörper wurden verwendet: Cytokeratin Kl 1 (Dianova, Hamburg); Cytokeratin CAM 5.2 (Becton Dickinson, Heidelberg); epitheliales Membranantigen (EMA), Calcitonin, Carcinoembryonales Antigen (CEA), Gastrin, neuronspezifische Enolase (NSE), S-100-Protein, Serotonin (alle Dako, Glostrup, Dänemark); Adrenocorticotropin (ACTH; Merck, Darmstadt); Chromogranin (Camon, Wiesbaden); Synaptophysin (Boehringer, Mannheim); Vimentin (Laboserv, Gießen). Als Vergleichsgewebe wurden nicht verhornende, wenig differenzierte Plattenepithelkarzinome des Larynx von 3 Patienten herangezogen und in gleicher Weise untersucht.

Die Karzinoide als Tumoren epithelialer Differenzierung zeigten eine positive Immunreaktion gegen deren Marker, nämlich gegen die Cytokeratine Kl 1 und CAM 5.2 sowie gegen EMA und CEA. Sie waren negativ für das Intermediärfilament Vimentin und das S-100-Protein. Gleiche immunhistochemische Reaktionen ergaben sich bei den wenig differenzierten Plattenepithelkarzinomen des Larynx beim Einsatz dieser primären Antikörper.

Ein deutlicher Unterschied zwischen Karzinoiden und Plattenepithelkarzinomen zeigte sich jedoch, wenn als primäre Antikörper Marker endokriner Eigenschaften verwendet wurden. Die Karzinoide waren immunhistochemisch deutlich positiv für Chromogranin und Synaptophysin, beides Marker endokriner Granula. Alle Karzinoide reagierten darüber hinaus gegen die Peptidhormone Calcitonin, Serotonin und ACTH. Ein Karzinoidtumor wies sogar eine deutliche Reaktion gegen Gastrin auf, wie sie sonst vor allem bei gastrointestinalen oder pankreatischen Karzinoiden angetroffen werden kann. Bei den Plattenepithelkarzinomen war dagegen keine positive Reaktion gegen Marker endokriner Eigenschaften oder gegen Peptidhormone zu erkennen. Sowohl bei den Karzinoiden wie auch bei den Plattenepithelkarzinomen reagierte NSE positiv, so daß eine Abgrenzung zwischen diesen beiden Tumorarten damit nicht möglich ist.

Mit den vorliegenden Untersuchungen konnte gezeigt werden, daß primäre Karzinoide des Larynx durch immunhistochemische Untersuchungen eindeutig klassifiziert werden können. Zur histopathologischen Diagnosesicherung sollte jedoch immer eine Serie von verschiedenen primären Antikörpern, die den endokrinen Charakter dieser Malignome demonstrieren, verwendet werden, statt sich auf die Spezifität und Sensitivität eines einzelnen Markers zu verlassen.

24. H. Hagedorn, M. Schreiner, M. Schmidt, I. Wiest, A. Nerlich (München): Analyse der Basalmembran – Komponenten bei Karzinomen des Larynx unter Berücksichtigung des biologischen Verhaltens

Im Bereich der Onkologie ist die Basalmembran (BM) insbesondere als Barriere zwischen den Tumorzellen auf der einen Seite und dem Stroma auf der anderen Seite diagnostisch wichtig. Benigne Tumoren besitzen eine intakte BM, wichtiges Kriterium maligner Tumoren ist dagegen bei der Stromainvasion eine Durchbrechung der epithelialen Basalmembran und bei Metastasierung eine Zerstörung der BM von Blut- und Lymphgefäßen.

Die Basalmembran ist aus einer Vielzahl von verschiedenen Glykoproteinen aufgebaut. Die wichtigsten Komponente der plattenepithelialen BM sind: Kollagen IV, Kollagen VII, Laminin, Heparansulfatproteoglycan, kurz HSPG, und Fibronektin.

Auf der Suche nach prognostisch bedeutsamen Faktoren wurde vereinzelt das Augenmerk auf die BM und ihre Zusammensetzung gerichtet. So konnte bei kolorektalen und urothelialen Karzinomen eine Korrelation zwischen einerseits dem Ausmaß der Defektbildung der BM und andererseits dem Differenzierungsgrad des Tumors und der Prognose der Patienten hergestellt werden.

Auf dem Gebiet der Larynxkarzinomforschung wurde bislang noch keine vergleichbare immunhistochemische Untersuchung durchgeführt.

In der vorliegenden Studie sind wir deshalb der Frage nachgegangen, ob eine immunhistochemische Analyse der BM eine Grading abhängige und damit prognostisch relevante Information über das Larynxkarzinom bietet.

Das Patientenkollektiv bestand aus insgesamt 50 Patienten, die in dem Zeitraum zwischen 1989 und 1993 in der HNO-Klinik Großhadern therapiert wurden. Diese immunhistochemische Untersuchung verwendete Antikörper gegen die wichtigsten plattenepithelialen BM-Komponenten. Die Auswertung der Präparate erfolgte lichtmikroskopisch, beurteilt wurden die Intensität der Anfärbung und die Intaktheit der BM. Als Positivkontrolle diente die intakte Anfärbung der BM der miterfaßten Kapillaren. Zudem wurden die Defektbildung in der BM morphometrisch erfaßt und das Ausmaß an BM-Verlust in 5 Kategorien eingestuft.

Im Gegensatz zu der intakten BM bei normalem Epithel konnten in der Mehrzahl der Karzinome Defekte in der BM festgestellt werden.

Die morphometrische Erfassung der verschiedenen Stufen an BM-Defekten in diesen Präparaten zeigt generell einen drastischen Verlust an BM-Expression mit zunehmender Dedifferenzierung der Tumoren.

Allerdings fällt auf, daß auch in hoch differenzierten Karzinomen bereits deutliche BM-Defekte auftreten können. Diese Defekte betreffen aber nicht alle BM-Komponenten im gleichen Ausmaß.

Beispielsweise konnten wir bei der immunhistochemischen Anfärbung von Kollagen IV in 50% der hoch differenzierten Karzinome noch eine intakte BM nachweisen (Abb. 1).

Im Gegensatz dazu konnte bei der Anfärbung von Kollagen VII bei der gleichen Gradingstufe nur in 8% der Fälle eine intakte BM dargestellt werden. Bei Präparaten mit G3-Karzinomen konnten wir weder bei Kollagen IV noch bei Kollagen VII eine defektfreie lineare Anfärbung nachweisen. Auch bei diesen gering differenzierten Karzinomen läßt sich eine deutliche Diskrepanz in der qualitativen und quantitativen Expression der verschiedenen BM-Komponenten aufzeigen (Abb. 1, 2).

Zusammenfassend läßt sich aus diesen vorläufigen Ergebnissen sagen:

- Die BM-Expression korreliert mit dem Grad der Tumordifferenzierung.
- Es können deutliche qualitative und quantitative Unterschiede bei der Darstellung der verschiedenen BM-Komponenten festgestellt werden. Daraus ist abzuleiten, daß die Untersuchung nur eines Parameters, z.B. Kollagen IV, für die Erfassung der BM-Veränderung ungenügend ist.
- Bei hochdifferenzierten Karzinomen kann im Verhältnis zu den anderen BM-Bestandteilen ein früher Verlust von Kollagen VII beobachtet werden. Dies könnte bedeuten, daß hier ein Parameter für eine frühe Stromainvasion vorliegen könnte.

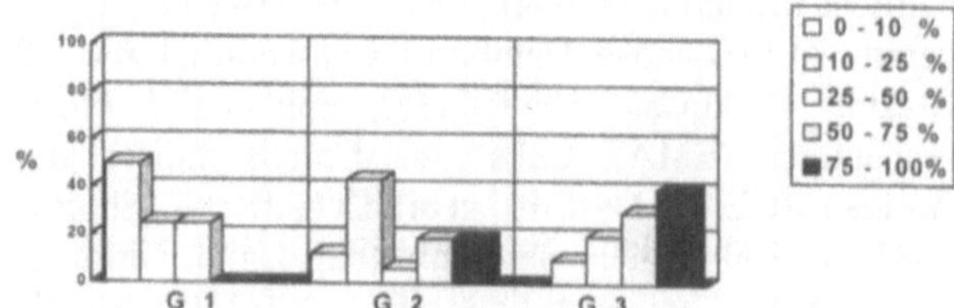

Abb. 1. Kollagen-IV-Defekte

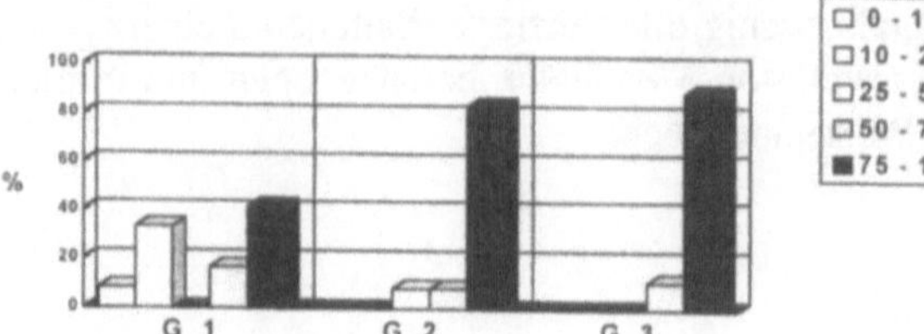

Abb. 2. Kollagen-VII-Defekte

25. Z. Szmeja, K. Szyfter, W. Szyfter, K. Hemminki (Poznan): Aromatische DNS-Addukte im Gewebe der operativ behandelten Larynxkrebskranken

Das erste Produkt der Zusammenwirkung von genotoxischen Faktoren mit der DNS sind sog. Addukte. Sie stellen das Mass der effektiven biologischen Dosis des genotoxischen Faktors dar. Dabei werden DNS-Addukte als vorklinisches Stadium des kanzerogenetischen Prozesses angesehen [2, 4].

Material und Methodik

Unser Krankengut umfaßt 43 Kranke mit primärem Larynxkrebs, qualifiziert als Plattenepithelkarzinom. Die Patienten, 40 Männer und 3 Frauen, hatten keinen beruflichen Kontakt mit PAH. Durch die Laryngektomie erhielten wir Untersuchungsmaterial aus dem Tumor und dem ihn umgebenden, histopathologisch gesunden Gewebe. In einigen Fällen entnahmen wir auch das periphere Blut. Wir hatten auch eine Kontrollgruppe von 12 Blutspendern, die wegen nichtkarzinomatösen Beschwerden in unserer Klinik behandelt wurden. Aus dem Blut haben wir eine Leukozytenfraktion isoliert. Die DNS-Addukte analysierten wir mit der $^{32}_{p}$-Postlabeling-Technik [1].

Ergebnisse und Diskussion

Dank der oben genannten Methode erhielten wir eine Reihe von gut getrennten Flecken, die den Addukten der aromatischen Verbindungen bis zu den DNS-Alkalien entsprachen. Die Identifikation des stärksten Fleckens bestätigte die Mitmigration mit dem synthetischen Benzopyren, verbunden mit dGMP und Position N2. Die Autoradiogramme aus der Analyse aller Gewebe waren qualitativ ähnlich und unterschieden sich voneinander nur quantitativ. Quantitative Werte waren bei einzelnen Patienten individuell sehr unterschiedlich. Die Differenzen galten sowohl für absolute Werte wie auch für Proportionen des DNS-Adduktenspiegels zwischen dem gesunden und krebsbefallenen Gewebe.

Der Vergleich der Durchschnittswerte des Adduktenspiegels zeigte die größte Konzentration der DNS-Adduktion im Tumorgewebe ($5,7/10^8$ normaler Nukleotiden). Der Spiegel der DNS-Addukte im gesunden, den Tumor umgebenden Gewebe war niedriger ($4,7/10^8$). Die Leukozyten des peripheren Blutes, entnommen von den Patienten mit Larynxkrebs, enthielten zweimal eine kleinere Anzahl von DNS-Addukten ($2,1/10^8$). Bei der Kontrollgruppe der nichtkrebskranken Patienten beobachteten wir auch DNS-Addukte, aber deren Spiegel betrug lediglich $1,32/10^8$.

Das Geschlecht konnte nicht als differenzierender Faktor angesehen werden, da wir nur 3 weibliche Patienten hatten. Wir haben aber den Zigarettenkonsum in Betracht genommen, denn 36 von unseren Kranken waren Raucher und 3 ehemalige Raucher, die diese Gewohnheit vor 1,5 und 30 Jahren aufgegeben hatten. Nur 2 Patienten waren Nichtraucher. Bei den Rauchern war der durchschnittliche DNS-Adduktenspiegel in allen Geweben höher als bei den Nichtrauchern und den Patienten, die das Rauchen aufgegeben hatten. Den größten Unterschied des DNS-Adduktenspiegels zwischen den Rauchern und Nichtrauchern beobachteten wir im Tumorgewebe; dabei war der Unterschied statistisch signifikant ($p < 0,02$).

Wir beurteilten statistisch die Korrelation zwischen dem DNS-Adduktenspiegel in verschiedenen Geweben. Die Korrelation zwischen dem DNS-Adduktenspiegel des gesunden und des krebsbefallenen Larynxgewebes war niedrig. Bei den Rauchern korrelierte dagegen der DNS-Adduktenspiegel des gesunden und krebsbefallenen Larynxgewebes mit dem der Leukozyten des peripheren Blutes. Das gibt die Möglichkeit, anhand der quantitativen Messung der DNS-Addukte in den Leukozyten des peripheren Blutes auf deren Spiegel im Kehlkopf zu schließen. Die dargestellten Ergebnisse haben vor allem einen Erkenntniswert. Die entsprechenden Mitteilungen aus der Fachliteratur beziehen sich auf Lungen und Blutzellen und im geringen Grade auf das Mundhöhlenepithel [1, 3]. Die Ergebnisse benutzte man bei den Bearbeitungen über die Molekularepidemiologie, die aufgrund des Molekularbefunds auf das Risiko der Entstehung einer Krebskrankheit schließt. Die Fachliteratur berichtet nicht über die durch genotoxische Umweltfaktoren bedingten Larynx-DNS-Schädigungen, deshalb tragen unsere Untersuchungsergebnisse zum besseren Verstehen der molekularen Grundlagen des kanzerogenetischen Prozesses im Larynx bei.

26. J. Reis, W. Bergler, A. Schadel, K. Hörmann (Mannheim): TGF-α- und EGF-Rezeptorausprägung bei HNO-Karzinomen

Der Rezeptor für den epidermalen Wachstumsfaktor hat für die Kopf-Hals-Karzinome Bedeutung erlangt, da seine im Vergleich zu nicht malignen Gewebe verstärkte Ausprägung bei Plattenepithelkarzinomen für einen therapeutischen Ansatz nützlich sein kann. Die verstärkte Rezeptorexpression wird mit der malignen Transformation und dem klinischen Verlauf in Verbindung gebracht. Neben dem physiologisch vorkommenden Wachstumsfaktor EGF bindet sich auch TGF-α an den Rezeptor und vermag die Zelle zur Proliferation zu stimulieren. TGF-α („transforming growth factor alpha") wird ebenso mit der malignen Transformation der Zelle in Verbindung gebracht und wird häufig von malignen Zellen, aber auch von normalen Zellen produziert. Diese autokrinen oder parakrinen Mechanismen können zur Tumorgenese beitragen. Für die Kopf-Hals-Karzinome liegen kaum Untersuchungen über das Vorkommen von TGF-α und der Korrelation zum EGF-Rezeptor (R) vor. Ziel unserer Untersuchung war es, die EGF-R- und TGF-α-Konzentration im Tumorgewebe von Patienten zu bestimmen und einen Zusammenhang von TGF-α und der EGF-Rezeptorexpression zu untersuchen. Insgesamt wurden 26 Gewebeproben untersucht, je 13 von Metastasen und vom Primärtumor unterschiedlicher Lokalisation, aber vorwiegend Oropharynxkarzinome. Das Tumorgewebe wurde homogenisiert und die EGF-R- und TGF-α-Bestimmung mit dem Extrakt durchgeführt. Verwendet wurde ein nichtradioaktives Immunoassay. Die Konzentrationen wurden bezogen auf die Proteinmenge im Tumorextrakt. Es zeigte sich eine inverse Korrelation der TGF-α-Konzentration und der EGF-Rezeptormenge im Tumorgewebe (nichtlineare Korrela-

tionsanalyse mit r = –0,665). Es fand sich keine Korrelation zum TNM-Stadium, Histologie und Entnahmeort. Um das Phänomen der inversen Korrelation von EGF-R und TGF-α näher zu untersuchen, führten wir eine Invitro-Bindungsstudie durch (Zellinie Hlac 79). Da die Menge des an den Rezeptor angelagerten Liganden proportional der EGF-Rezeptormenge auf der Zelloberfläche ist, verwendeten wir radioaktiv markiertes EGF, um zu sehen, ob sich die Rezeptoranzahl ändert, wenn sich die TGF-α-Konzentration in der Umgebung der Zelle ändert. Es zeigte sich, daß die mit TGF-α vorbehandelten Zellen wesentlich weniger radioaktives EGF gebunden hatten. Zur Verifizierung von diesem Zusammenhang im Gewebeverband haben wir ein Xenotransplantat verwendet. Subkutan auf Mäusen wachsende menschliche Tumoren wurden mit einer hohen Dosis an TGF-α für 24 h behandelt. Nach der Tumorentnahme wurde die EGF-R-Menge bestimmt. Tumoren mit TGF-α-Injektion zeigten eine niedrigere EGF-Rezeptorkonzentration als die ohne TGF-α. Das Ergebnis war statistisch signifikant bei a = 0,1.

Die in der Literatur z.T. unterschiedlichen Ergebnisse bzgl. der Interpretation der EGF-Rezeptorausprägung beruhen evtl. auf der TGF-α abhängigen EGF-Rezeptorexpression. Eine naheliegende Erklärung für diese Abhängigkeit bietet die Rezeptorinternalisierung. Koppelt ein Ligand an den Rezeptor, so verlagert sich der Rezeptor-Ligand-Komplex in das Zellinnere und reduziert so die Rezeptoren auf der Zelloberfläche. Für einen auf den EGF-R gerichteten therapeutischen antitumoralen Ansatz kann diese Abhängigkeit von Interesse sein.

27. I. Haas, P. Koldovsky, P. Stasiecki, H. Bier (Düsseldorf): Immunhistochemische Untersuchungen zur Wirkung des gegen den epidermalen Wachstumsfaktorrezeptor (EGF-R) gerichteten monoklonalen Antikörpers EMD 55 900 bei Kehlkopf- und Hypopharynxkarzinomen

Der murine monoklonale IgG 2a-Antikörper (MAk) EMD 55 900 ist gegen die Polypeptidkette der extrazellulären Domäne des epidermalen Wachstumsfaktorrezeptors gerichtet. Seine antiproliferative Wirkung in vitro wird in erster Linie mit der Blockierung des Wachstumsfaktorrezeptors erklärt. Für die Wachstumshemmung in vivo wurden antikörperabhängige zelluläre Zytotoxizität (ADCC) und komplementvermittelte Zytolyse (CDC) diskutiert. Denkbar ist weiterhin, daß das murine Fremdeiweiß eine erhöhte Makrophageninfiltration im Tumor bewirkt und damit eine verstärkte Erken-

nung verschiedener tumorassoziierter Antigene mit nachfolgender Stimulation des Immunsystems, unabhängig vom EGF-R-Antigen.

Wir konnten zeigen, daß die einmalige intravenöse EMD 55 900-Gabe 3 Tage präoperativ zu einer dosisabhängigen homogenen Bindung an EGF-R von fortgeschrittenen Kehlkopf- und Hypopharynxkarzinomen führt (Proc Am Assoc Cancer Res 34:472, 1993). Die 3 Tage nach der EMD 55 900-Gabe gewonnenen Operationspräparate wurden nun hinsichtlich der lokalen immunologischen Vorgänge immunhistochemisch untersucht. Verwendung fanden MAk gegen immunkompetente Zellen (T-Zellen, Makrophagen, NK-Zellen), gegen MHC-Klasse-I- und MHC-Klasse-II-Antigene, die bei der Immunerkennung von Bedeutung sind, gegen das Adhäsionsmolekül ICAM-1, gegen den auf aktivierten Lymphozyten häufig exprimierten IL-2-R und gegen C1q, iC3b und C4d der Komplementkaskade.

Nur Makrophagen und T-Zellen sowie DR-aktivierte Zellen wurden regelmäßig gefunden. Intratumoral fand sich eine mit der EMD 55 900 Dosis korrelierende Anreicherung der Makrophagen. Nur bei präoperativ hochdosiert (400 mg) mit anti-EGF-R behandelten Patienten ließen sich diese Makrophagen auch in der Basalschicht normaler Mukosa nachweisen, welche, wie zuvor gezeigt, mit dem EMD 55 900 gut reagierte.

EMD 55 900 zeigte keinen nennenswerten Einfluß auf die Intensität der Infiltration mit CD3-positiven Zellen. Die Färbung der T-Zellsubklassenantigene zeigte in den Tumoren und in der nichttumorbefallenen Kontrollschleimhaut der gleichen Patienten jeweils einen größeren Anteil von CD8- als von CD4-positiven Zellen. Diejenigen untersuchten Tumorpräparate, welche in vivo eine hohe EMD-Dosis erhalten hatten, deuteten einen größeren Überschuß an CD8 gegenüber CD4-positiven Zellen an als diejenigen, welche EMD nur in der 20 mg Dosis oder gar nicht erhalten hatten.

Bei der Interpretation der erhobenen Daten muß berücksichtigt werden, daß hier nur eine Stichprobe ausgewertet werden konnte. Bisherige therapeutische Ansätze mit diesem EGF-R-AK bei Gliomen und Mammakarzinomen haben keine unmittelbare immunologische antitumorale Reaktion gezeigt, was gegen die maßgebliche Beteiligung einer ADCC oder CDC spricht. ADCC und CDC wären zudem gefährlich, da durch diese auch gesunde EGF-R-tragende Gewebe geschädigt werden können. Andererseits könnte durch eine erhöhte Makrophageninfiltration, wie wir sie beobachteten, tatsächlich die Erkennung von tumorassoziierten Antigenen verstärkt werden. Ausblickend wichtig ist daher die Entwicklung von funktionellen Testsystemen zur zellulären antitumoralen Immunität, welche zeigen sollen, ob der Patient einige Monate nach Gabe des Antikörpers quantitativ und qualitativ anders gegen den eigenen Tumor reagiert als Patienten ohne diesen Antikörper.

28. W. Bergler, H. J. Gross, A. Schadel, K. Hörmann (Mannheim): Neue histobiochemische Methode zur Detektion des Sialylierungsgrades im Tumor

Die maligne Transformation von Zellen ist häufig begleitet von zahlreichen Veränderungen der Oberflächenstrukturen der Zellen. Man nimmt an, daß diese Alterationen im Zusammenhang mit den Metastasierungseigenschaften und dem Invasionsverhalten des Tumors stehen. Von besonderem Interesse in der Metastasenforschung sind Veränderungen in der Glykosylierung der Zelloberfläche. Die im Fokus des Interesses stehenden Glykoproteine in der Zellmembran haben am Proteinanteil einen durch Stickstoff gebundenen Zucker, an dem ein Sialylrest hängt. Der Sialylrest besteht aus Neuraminsäure und die Zuckersequenz aus Galaktose und Glukose und nennt sich Laktosaminylsequenz. Frühere Untersuchungen zeigten, daß z.B. Melanommetastasen eine vermehrte Anzahl von Sialylresten aufwiesen und Kolonmetastasen vermehrt die Zuckersequenzen exprimieren. Entscheidend für unsere Untersuchungen war die Frage, ob sich Kopf-Hals-Karzinome hinsichtlich der Glykosylierung der Zelloberfläche vom Primärtumor unterscheiden. Untersucht werden sollte der Grad der Sialylierung und die Menge der spezifischen Zuckersequenzen. Die üblichen Untersuchungsverfahren sind entweder aufwendige chromatographische Techniken oder Verfahren mit Antikörpern. Der Nachweis mit Antikörpern ist problematisch besonders bei geringer Antigenkonzentration. Das enzymatische Nachweisverfahren hat den Vorteil, auch bei geringer Antigenkonzentration eine Linearität der Detektion aufzuweisen. Die Anwendung der enzymatischen Nachweismethode bei histologischen Schnitten wurde bisher in der Literatur noch nicht beschrieben, weshalb keine Vergleichsmöglichkeiten bestehen. Für unsere Untersuchungen verwendeten wir Cryoschnitte vom Primärtumor und der Metastase von 25 Oropharynxkarzinomen. Zunächst wurden durch ein Enzym Neuraminidase die Sialylreste abgespalten, die eventuell vermehrt auf einem Teil der spezifischen Zucker angelagert sind. Anschließend wurde ein fluoreszierender Farbstoff, der an Neuraminsäure gekoppelt ist, mit einem weiteren Enzym (Sialyltransferase) an die spezifischen Zuckersequenzen angelagert. Bei den Metastasen haben wir, im Vergleich zum Primärtumor, eine vermehrte Intensität der Fluoreszenz festgestellt, was einer erhöhten Expression an Laktoaminylsequenzen entspricht. Die Auswertung ergab, daß 19 von 25 Metastasen vermehrt die Zuckersequenzen exprimierten, und je 3 zeigten eine schwächere und eine gleiche Intensität. Da die Intensitätsunterschiede oft nicht eindeutig zu bestimmen sind, wurde die Methodik verbessert, indem eine Doppelfärbung durchgeführt wurde. Wir nutzten die Tatsache, daß die EGF-Rezeptoren („epidermal growth factor") bei Kopf-Hals-Karzinomen verstärkt exprimiert sind. Die Rezeptoren wurden durch einen Antikörper detektiert und mit einem rotfluoreszenztragenden, sekundären Antikörper markiert. Sobald Karzinomzellen, die ja EGF-Rezeptor-positiv (Rotfluoreszenz) sind, auch eine verstärkte Laktosaminylsequenz aufweisen (Grünfluoreszenz durch enzymatische Methode), überlagern sich die beiden Farben und hinterlassen auf einem doppelbelichteten Film (Grünfilter und Rotfilter im Mikroskop) eine Gelbfärbung. Diese Gelbfärbung macht es einfacher die Laktosaminylsequenzen nachzuweisen. Zusammenfassend läßt sich feststellen, daß die histobiochemische Methode für die Glykananalytik durchaus brauchbare Resultate liefert, vor allem durch die Anwendung mit der Doppelfärbung. Wir konnten zeigen, daß die Metastasen von Oropharynxkarzinomen im Vergleich zum Primärtumor vermehrt Laktosaminylsequenzen aufweisen. Ein Unterschied im Grad der Sialylierung bestand nicht.

29. Th. Andl (Heidelberg):
Bcl-2-Expression in Plattenepithelien und Plattenepithelkarzinomen des Kopf-Hals-Bereichs

Molekulare Marker für Karzinome des Kopf-Hals-Bereichs und deren biologisches Verhalten, wie z.B. Metastasierungspotential, sind bis heute selten geblieben. Eine oft anzutreffende Fähigkeit von Tumorzellen ist ihre Resistenz gegenüber Chemo- und Radiotherapie. Damit eng verknüpft ist der Begriff der Apoptose, dem programmierten Zelltod. Ein möglicher Mechanismus zum Überleben der Zellen unter Therapie mag darin bestehen, daß sie Wege finden, die Apoptose zu unterdrücken. Ein sehr potenter Inhibitor der Apoptose ist das Bcl-2-Protein, dessen Überexpression auch in einer Reihe von Tumoren beschrieben ist, besonders in B-Zelllymphomen. Karzinome des Kopf-Hals-Bereichs wurden auf Bcl-2 hin unter dem Gesichtspunkt klinischer Relevanz, aber auch der Wechselwirkung mit anderen Faktoren, untersucht. Dazu wurden weitere Apoptoseassozierte Proteine, wie c-myc, p53 und das Tumorsuppressorprotein Rb, ausgewählt.

Die immunhistochemische Analyse normaler Schleimhäute ergab für Bcl-2 eine auf Basalzellen beschränkte Färbung. Bereits hier zeigte sich eine inverse Korrelation zur Rb-Expression. Die Bcl-2-positiven Basalzellen waren stets für Rb negativ, während die Rb positiven para- und suprabasalen Zellen stets Bcl-2-negativ waren. Die Bcl-2-positiven Basalzellen wiesen Charakteristika von Stammzellen auf. Dieses Phänomen der inversen Korrelation konnte auch in einer Reihe von malignen Läsionen nachvollzogen werden. In einigen Fällen war sogar der Übergang RB-positiver und Bcl-2-negativer Areale in Rb-negative, Bcl-2-positive zu beobachten. Das Auftreten von Tumoren, die sowohl Rb als auch Bcl-2 exprimieren, bedarf weiterer Untersuchungen, da hier mittels immunhistochemischer Analyse keine Unterscheidung zwischen mutierten, funktionell nicht aktivem Rb und Wildtyp Rb getroffen werden kann.

Was die Korrelation der Bcl-2-Expression zu klinischen Daten angeht, so konnten keine Beziehungen zur Metastasierung, Therapieresistenz, dem Auftreten von Zweitkarzinomen oder der Lokalisation des Tumors festgestellt werden. Berücksichtigt man jedoch die Ergebnisse der immunhistochemischen Analyse der beiden anderen Apoptose-assozierten Faktoren c-myc und p53, so ergab sich je nach Expressionsmuster durchaus eine Tendenz für erhöhtes Metastasierungspotential bestimmter Tumoren. Abbildung 1 zeigt, daß in der Gruppe der Tumoren, die immunhistochemisch für alle 3 Parameter positiv sind, also c-myc+, p53+ und Bcl-2+, nur ein Tumor metastasierend war, während 6 weitere als N_0 klassifiziert wurden. Interessanterweise zeigt die Gruppe der Tumoren, die sich von den erstgenannten nur in der Bcl-2-Expression unterscheidet, ein ganz anderes Verhalten. Hier (c-myc+, p53+, Bcl-2-) ist die ganz überwiegende Zahl der Karzinome metastasierend. Die kleinen Fallzahlen lassen jedoch noch keine endgültigen Aussagen zu, zeigen aber, daß das komplexe Geschehen der Tumorgenese nicht anhand eines Faktors dargestellt werden kann und Multiparameteranalysen hier ganz neue Zusammenhänge aufdecken könnten.

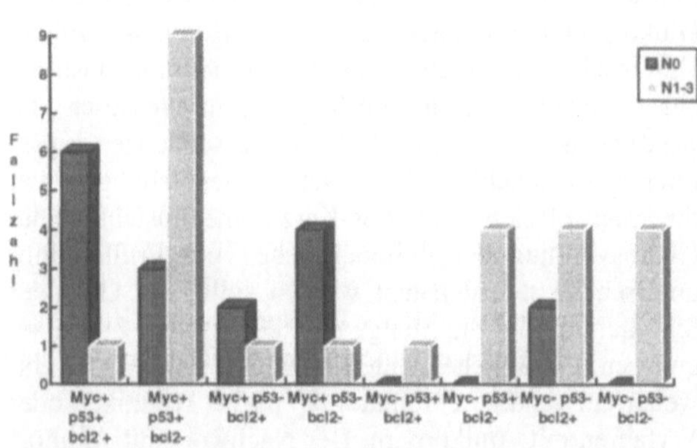

Abb. 1. Immunhistochemische Analyse von Kopf-Hals-Karzinomen auf c-myc, p53 und Bcl-2. N_0: nichtmetastasierend, N_{1-3} metastasierend

30. T. P. U. Wustrow, L. Hültner, W. J. Issing (München): Produktion von IL-6 und LIF von in vitro kultivierten Plattenepithelkarzinomzellen aus dem Kopf-Hals-Bereich

Das Wachstum und die Differenzierung von malignen Tumorzellen wird von einer Vielzahl von Zytokinen beeinflußt. Desweiteren zeigt die klinische Erfahrung, daß sich histologisch gleichartige Tumoren mit gleicher Lokalisation und Ausdehnung biologisch häufig sehr unterschiedlich verhalten. Dies mag einerseits durch Patientenfaktoren andererseits durch Tumorfaktoren begründet sein. Bezüglich der Tumorfaktoren sind von besonderer Bedeutung die Zytokine, die von den Tumorzellen selber abgegeben werden, die entweder direkt oder indirekt über tumorinfiltrierende Lymphozyten oder Makrophagen das Tumorwachstum regulieren. Von besonderem Interesse sind Zytokine wie Interleukin-6 (IL-6) und LIF („leukemia inhibiting factor"), die das Wachstum und die Differenzierung von Tumorzellen und von immunkompetenten Zellen beeinflussen. Entsprechend den verschiedenen biologischen Wirkungen finden sich für beide Proteine eine Vielzahl von Synonymen.

Synonyme entsprechend den biologischen Aktivitäten von IL-6 und LIF

IL-6:
BSF-2 („B cell stimulating factor 2"),
IFN-β_2 („β_2-interferon"),
HGF („hybridoma growth factor"),
PGF („plasmocytoma growth factor"),
HSF („hepatocyte-stimulating factor").

LIF:
LIF („leukemia inhibiting factor"),
HILDA („human interleukin for IL-3 dependent DA_1 leukemia cell line"),
GATS („growth stimulatory activity for TS1 cells"),
DIF („macrophage differentiation-inducing factor"),
DF („differentiation-stimulating factor"),
DIA („differentiation inhibitory activity"),
HSF-III („hepatocyte stimulating factor III).

IL-6 ist ein Glykoprotein von 23-30kD, das von T- und B-Zellen, Fibroblasten, Monozyten/Makrophagen, Endothelzellen, Mesangialzellen, Keratinozyten und von einer Reihe von Tumorzellen produziert wird. IL-6 hat ein breites Wirkungsspektrum auf eine Vielzahl von Immun- und Entzündungszellen, so daß die Tumorantwort des Patienten entscheidend beeinflußt wird. Hervorzuheben sind die Wirkungen auf das Wachstum von T- und B-Zellen. Einige der IL-6-bedingten Effekte können erst in Gegenwart von weiteren Stimulantien ablaufen; auch zeigt IL-6 z.B. zusammen mit IL-1 einen starken synergistischen Effekt auf die Induktion der T-Zellproliferation. IL-6 kann die Bildung von zytotoxischen T-Zellen fördern, die eine entsprechende Spezifität für Tumorzellen aufweisen. Die Stimulation der T-Zellproliferation durch IL-6 läuft einerseits direkt über ein wachstumsförderndes Signal, andererseits über eine Induktion von IL-2-Rezeptoren, so daß die T-Zellen auf IL-2 mit einer noch empfindlicheren Tumorantwort reagieren können. Auch das Wachstum von B-Zellen und deren Differenzierung in antikörperbildende Zellen wird durch IL-6 in Gegenwart von anderen Stimuli gesteigert. Für die Tumorantwort eines Patienten ist auch von Bedeutung, daß IL-6, ähnlich wie IL-1, die Induktion und den Verlauf einer Entzündungsreaktion unterstützt.

IL-6 wird sehr spezifisch und sensitiv (bis zur Nachweisgrenze von 0,002 ng/ml) in einem biologischen Test durch die Proliferation von IL-6-abhängigen Hybridomzellen im MTT-Test bestimmt. Von menschlichen Plattenepithelkarzinomzellen aus dem Kopf-Hals-Bereich (HLaC78, HLaC79 und FaDu), kultiviert in vitro unter standardisierten Bedingungen, wurde IL-6 spontan lediglich von der Hypopharynxkarzinomlinie FaDu sezerniert. Nach Stimulation mit TPA über 24 h zeigte sich keine Steigerung der IL-6-Bildung; nach 48stündiger Kultivierung fand sich für HLaC79 und besonders deutlich für FaDu eine signifikante Steigerung der IL-6 Sekretion. Diese konnte durch Stimulation mit TPA nicht weiter erhöht werden. Die Spezifität wurde durch Hemmung der IL-6-Aktivität mit antihumanem-IL-6 nachgewiesen.

LIF wurde zuerst als „leukemia inhibiting factor" identifiziert und ist heute für Wirkungen auf das Tumorwachstum und die Tumordifferenzierung bekannt. LIF bewirkt eine Induktion der Makrophagendifferenzierung und von Mäuse-M1-myeloiden Leukämiezellen, eine Hemmung der Differenzierung von Embryonalzellen, eine Kontrolle der Akut-Phasenproteinexpression von Leberzellen, eine Stimulation der Knochenresorption und eine Stimulation der cholinergen Funktion von neuronalen Zellen. LIF wurde ursprünglich als T-Zellprodukt angesehen; heute ist bekannt, daß es von hämatopoetischen Zellen, embryonalen Stammzellen, Hepatozyten, Osteoblasten, Fettzellen, Myoblasten, neuronalen Zellen (Astrozyten) und von einigen Tumorzellen gebildet wird. Als Tumoren mit LIF-Sekretion liegen Berichte von Sarkomen, Melanomen und Lymphomen vor. Da Keratinozyten nach Stimulation LIF bilden und LIF mit IL-6 ähnliche biologische Aktivitäten und trotz unterschiedlicher Rezeptoren einen gemeinsamen gp130-Signaltransduktionsweg besitzen, haben wir die Sekretion von LIF von Plattenepithelkarzinomzellen aus dem Kopf-Halsbereich untersucht. Als Stimulation sind für T-Zellen Antigene, Lektine und PHA, für Monozyten LPS, für Fibroblasten TNF-α und Retinosäure und für Astrozyten LPS und Zytomegalie-Viren bekannt. Die Aktivität von LIF haben wir durch Proliferationssteigerung von murinen TS1·C3 T-Zellen im MTT-Test bestimmt und die Spezifität durch spezifische Hemmung mit entsprechenden Antikörpern nachgewiesen.

LIF wurde von der Hypopharynxlinie FaDu in höchsten Konzentrationen nach Stimulation über 48 h mit TPA (um 100 U/ml), etwas geringer mit TNF-α in das Kulturmedium abgegeben. Die Kehlkopfkarzinomlinie HLaC79 konnte mit einem ähnlichen Muster stimuliert

werden, jedoch lagen die Maximalwerte für TPA nur noch bei etwa 16 U/ml. Auch die Kehlkopfkarzinomlinie HLaC78 sezernierte signifikant niedrigere Werte an LIF als FaDu, jedoch deutlich höhere Werte als die Kehlkopfkarzinomlinie HLaC79. Die Spezifität von LIF ließ sich mit antihumanem LIF-Antikörper nachweisen.

Diese Ergebnisse zeigen, daß Plattenepithelkarzinomzellen aus dem Kopf-Hals-Bereich signifikant unterschiedliche Konzentrationen an IL-6 und LIF produzieren, wodurch ein Faktor des klinisch bekanntermaßen so unterschiedlichen biologischen Verhaltens teilweise zu erklären wäre. Möglicherweise können derartige tumorbedingte Zytokine in der Zukunft als Prognosefaktoren herangezogen werden.

31. E. F. Meister, C. Kubel (Leipzig):
HPV-DNA-Typisierung am Abstrich bei Papillomatose und chronischer Laryngitis

HPV-Infektionen könnten außer für Papillome auch bei chronisch-hyperplastischer Laryngitis (cHL) und Karzinomen im Fachgebiet eine besondere Bedeutung besitzen. Im Jahr 1989 führten wir erste HPV-Typisierungen an Papillomabstrichen durch. HPV-Nachweise geschahen sonst nur am histologischen Material. Für Verlaufskontrollen ist die Exfoliativzytologie die Methode der Wahl. Die Entnahme ist unter hoher Patientenakzeptanz ambulant, einfach und kostengünstig.

Material und Methode

Der direkte Nachweis von Viruspartikeln erfolgte als In-situ-Hybridisation durch Biotin-markierte DNA-Sonden (Biohit) zum Nachweis von HPV 6, 11, 16, 18, 31 und 33. Positiv wird eine bräunliche Granulierung in den Zellkernen gewertet.

Ergebnisse

Unter 11800 Abstrichen von 6220 Personen befanden sich 446 Patienten mit cHL und 64 mit Papillomen, 184/30 davon sind langzeitkontrolliert. Zytologisch fand sich regelmäßig der HPV-Verdacht. 132 Typisierungen bei 82 Patienten und 15 Gesunden (2 positiv), davon 36mal Papillomatose und 32mal cHL, ergaben die höchste Positivrate – 96% unter den IIID-Abstrichen, gefolgt von 50% bei Papillomatose Gruppe III und 35% bei Papillomatose IIK.

Obwohl sich bei Papillomabstrichen ($n = 207$) nur in 31,1% HPV-assoziierte Veränderungen fanden, waren die typisierten Patienten zu 90% positiv. Die Dysplasien bei Papillomen waren fast alle mit HPV verknüpft. Vier zytologisch verfolgte Entartungen adulter Fibroepitheliome waren HPV 6-, 11/16/18/31-, 11/16/31-positiv und einmal negativ.

Einen zytologischen HPV-Verdacht zeigten 7,0% unserer 446 Patienten mit cHL. Bei einem ähnlichen Befall wie bei der Papillomatose könnten etwa 20% dieser Patienten HPV-infiziert sein. Das Karzinom beim einzigen Nichtraucher mit vorbestehender cHL hatte die HPV-Subtypen 11, 16, 18.

Während beim Papillom am häufigsten HPV 11 und 33 auftrat, war es beim Plattenepithelkarzinom der Typ 16, 18, 31. Bei cHL trat HPV 18 und 11, 31 mit einer Signifikanz des Subtyps 18 gegenüber allen anderen ($p < 0,05$) auf. Nach der Zytologiegruppe erwiesen sich 18 ($p < 0,025$) und 31 ($p < 0,05$) signifikant häufiger bei Papillomatose IIID. Trendmäßig ergaben höhere Gruppen mehr Subtypen, d.h. mit steigendem Dysplasiegrad stieg der HPV-Nachweis an. Im Mittel fanden wir beim Karzinom 1,5, bei Papillomen 1,2, bei cHL 0,7 und bei Gesunden 0,1 Subtypen. Der Unterschied zwischen Karzinomen und den anderen ist signifikant ($p = 0,05$) wie zwischen cHL und Papillomen ($p = 0,025$). Grundsätzlich fiel das häufige Vorkommen des bisher als harmlos angesehenen HPV 11, besonders bei den entarteten Fällen auf. Neben HPV 16 und 18 könnten unseres Erachtens 31 und 33 sowie evtl. 11 am Larynx auch zu den Hochrisikotypen gehören.

Nach unseren Ergebnissen scheint eine Risikowichtung und Einengung auf einzelne Subtypen wegen unzureichender wissenschaftlicher Daten, darunter fehlender Langzeituntersuchungen und epidemiologischer Zusammenhänge, verfrüht.

Zusammenfassend halten wir die Exfoliativzytologie mit HPV-Typisierungen als sensitives diagnostisches Hilfsmittel für geeignet, neben dem bekannten Risikoklientel Raucher bzw. Dysplasie eine dritte Kategorie von (Hoch?)risikopatienten aus der sehr großen Gruppe der Patienten mit chronisch-hyperplastischer Laryngitis zu selektieren, die auch einer intensiven Überwachung bedürfen.

H. E. Eckel (Köln): Nach zytologischen Kriterien haben Sie bei 31% der von Ihnen untersuchten Patienten Zeichen einer HPV-Infektion gefunden. Diese Zahl ist deutlich geringer als die in Hybridisierungstechniken gefundene. Ist die Zytologie also wirklich sinnvoll zur Aufdeckung einer HPV-Infektion?

C. von Ilberg (Frankfurt am Main): Sie sprachen von 64 Papillompatienten. Handelte es sich um Erwachsene oder Kinder? Bei Kindern fanden wir vorwiegend HPV 6, 9 und 11 Subtypen.

E. F. Meister (Schlußwort):
Zu Herrn Eckel: Die Zytologie halten wir für *ein* Hilfsmittel, um eine bessere Risikogruppenselektion durchführen zu können. Die Zytologie dient außerdem nicht nur zum Finden von HPV-Hinweisen.
Zu Herrn v. Ilberg: Es waren nur 5 Kinder.

32. B. Eistert, Th. Schmitt, H. Glanz (Gießen): Untersuchungstechnik der ultrasonographischen Kontrolle des Pharynxverschlusses nach Laryngektomie

Seit der ersten Laryngektomie am 31. Dezember 1873 durch Theodor Billroth stellt die Pharynxfistel immer noch die häufigste postoperative Komplikation dar. In einer durchgeführten Literaturzusammenstellung der Jahre 1983–1989 betrug die Häufigkeit der Pharynxfisteln nach Laryngektomie 18%, nach Laryngopharyngektomie 33% und nach Laryngektomie mit Vorbestrahlung sogar 34%. Neben allgemeinen Faktoren wie zum Beispiel einem bestehenden Diabetes mellitus sind es insbesondere lokale Faktoren wie zum Beispiel eine Vorbestrahlung, die zur Wundheilungsstörung nach Pharynxverschluß mit Ausbildung einer Fistel führen. Die verschiedenen Techniken des Pharynxverschlusses sind hinreichend bekannt. Der Pharynxverschluß wird dabei über liegender nasogastraler Nährsonde durchgeführt. In unserer Klinik wird eine dreischichtige gerade Pharynxnahtlinie, beginnend mit invertierenden Einzelknopfnähten, unter Verwendung von nichtresorbierbarem Nahtmaterial bevorzugt. Vor Entfernen der präoperativ gelegten nasogastralen Nährsonde wird in der Literatur etwa um den 10. postoperativen Tag bei klinisch unauffälligem Heilungsverlauf eine zusätzliche Kontrolle des Pharynxverschlusses durch die röntgenologische Darstellung des Pharynx mit einem wasserlöslichen Kontrastmittel empfohlen.

Ziel unserer Arbeit war es, diese radiologische Untersuchungstechnik mit einer neu entwickelten ultrasonographischen Untersuchungstechnik zu vergleichen und diese darzustellen. Bei 18 laryngektomierten Patienten konnte mit dieser neu entwickelten ultrasonographischen Untersuchungstechnik in Übereinstimmung mit der radiologischen Darstellung des Pharynx in 3 Fällen ein Fistelnachweis geführt werden.

Die Ultraschalluntersuchungen zur Kontrolle des Pharynxverschlusses nach Laryngektomie wurden unter Verwendung eines 7,5 MHz Sektorscanners mit Wasservorlaufstrecke im Real-time-Verfahren durchgeführt. Bei leicht überstrecktem Kopf wird der Hals in Transversalschnitten untersucht. Während der Untersuchung wird der Patient aufgefordert im Sinne eines Aerophagiemanövers Luft als Ultraschallkontrastmittel zu schlucken.

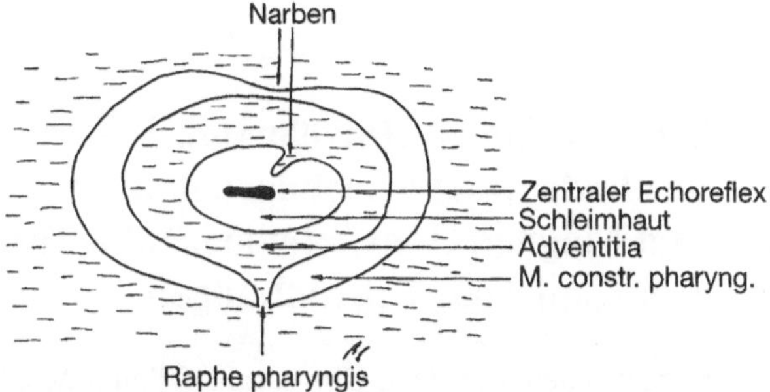

Abb. 1. Ultrasonographische Darstellung des Pharynx nach Laryngektomie

Die Sonoanatomie des normalen Neopharynx nach Laryngektomie zeigt eine targetförmige Struktur mit einem echoreichen Reflex mit Beginn der zirkulär verlaufenden Schleimhaut im Zentrum, einem echoarmen Schleimhautgewebe, einer echoreichen Adventitia und einem echoarmen M. constrictor pharyngis, so daß sich im Sinne eines Targets echoreiche und echoarme Strukturen nach außen hin ständig abwechseln. Außerdem sind die Raphe pharyngis und oftmals auch die ehemaligen Nahtgebiete als echoreiche Einschnürungen sichtbar (Abb. 1). Bei noch liegender nasogastraler Nährsonde sieht man diese mit kräftigem dorsalen Schallschatten (Abb. 2). Beim Aerophagiemanöver zeigt sich die ver-

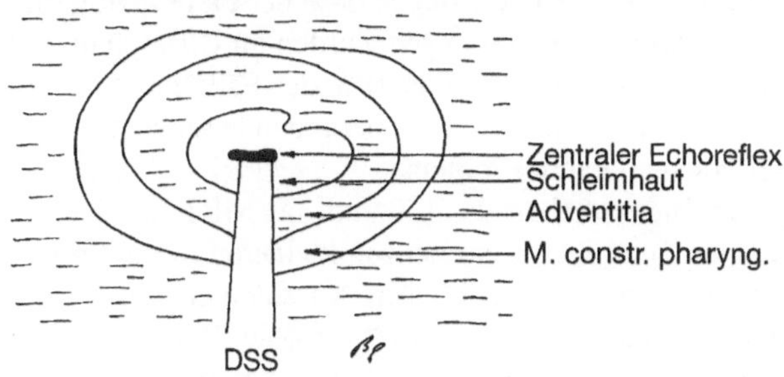

Abb. 2. Ultrasonographische Darstellung des Pharynx nach Laryngektomie mit liegender Nährsonde und dorsalem Schallschatten (DSS)

schluckte Luft als brillierende Echoreflexe mit Wiederholungsechos, die durch die Totalreflexionen an der Grenzschicht Luft und Gewebe zu erklären sind. Als unsichere ultrasonographische Kriterien für eine bestehende Pharynxfistel nach Laryngektomie zeigten sich uns eine peripharyngeale Raumforderung als Zeichen eines evtl. bestehenden Speichelsees und der peripharyngeale Luftnachweis. Diese kann man ebenfalls bei Seromen und Hämatomen bzw. bei Infektion mit Anaerobiern finden. Nur der neuauftretende Luftnachweis beim Aerophagiemanöver ist für eine Pharynxfistel beweisend.

Nach unseren bisherigen Erfahrungen stellt die hier aufgezeigte ultrasonographische Untersuchungstechnik eine sichere Methode zur Kontrolle des Pharynxverschlusses nach Laryngektomie dar. Sie zeichnet sich durch Einfachheit der Untersuchung, problemlose Wiederholbarkeit, fehlende Komplikationsmöglichkeiten und fehlende Strahlenbelastung sowie durch ihre Kostengünstigkeit im Vergleich zur radiologischen Untersuchungstechnik aus.

H. E. Eckel (Köln): Lassen sich sonographisch auch gedeckte Nahtinsuffizienzen nachweisen? Welche Konsequenzen ziehen Sie aus einem solchen Nachweis?

B. Eistert (Schlußwort):
Die sonographische Untersuchungstechnik ermöglicht auch die Aufdeckung von Ausstülpungen bzw. Divertikeln nach Pharynxverschluß, wie in der radiologischen Darstellung. Falsch-negative Untersuchungsergebnisse bei der sonographischen Methode wurden von uns nicht festgestellt. Die dargestellte sonographische Untersuchungstechnik zur Beurteilung des Pharynxverschlusses nach Laryngektomie sollte Standardmethode werden.

33. Th. Schmitt, A. Hutzelmann, B. Eistert, H. Glanz (Gießen): Die Bedeutung der bildgebenden Verfahren Ultraschall, Computertomographie und Magnetresonanztomographie für die Therapieplanung von Kopf-Hals-Erkrankungen

Die bildgebenden Verfahren Ultraschall, CT und MRT sind vor dem Hintergrund immer stärker einschneidender Sparmaßnahmen im Gesundheitswesen medizinisch und ökonomisch sinnvoll einzusetzen.

Die Ergebnisse von 898 Sonographien, 408 Computertomogrammen und 32 Magnetresonanztomogrammen wurden hinsichtlich ihrer Aussagefähigkeit zu den histologisch gesicherten Kriterien gutartig und bösartig beleuchtet. Bei der Beurteilung von nicht operativ entfernten Halslymphknoten wurde der klinische Verlauf als Kriterium zugrunde gelegt. Mittelgesichtsfrakturen wurden nur im CT berücksichtigt.

Die Treffsicherheit des CT bei Mittelgesichtsfrakturen und bei der Polyposis nasi et sinuum betrug nahezu 100%.

Gutartige Veränderungen wurden im Ultraschall und im CT in etwa 85%, im MRT in 70% der Fälle richtig erkannt.

Bösartige Veränderungen schätzten Ultraschall in 82%, CT in 78% und MRT in 64% der Fälle richtig ein.

Bösartige Veränderungen wurden im Ultraschall und im CT in 13%, im MRT in 18% der Fälle nicht richtig erkannt, die gutartigen Veränderungen bereiteten in dieser Hinsicht kaum Probleme.

Probleme haben das CT und das MRT bei der Erkennung und Interpretation von kleineren Stimmlippentumoren und oberflächlichen Karzinomen des Hypo- und Oropharynx sowie der Mundhöhle. Bei großen Tumoren war die genaue Ausdehnung und bei Larynxmalignomen die Schildknorpelinfiltration nicht immer richtig erkannt worden. Das MRT zeigt zusätzlich Schwächen bei der Interpretation von kleinen knöchernen Veränderungen. Die Sonographie konnte in wenigen Fällen laterale Halszysten nicht von malignen Lymphomen differenzieren.

Therapeutische Fehlansätze aufgrund der Bildgebung halten sich dank des Einsatzes moderner endoskopischer Techniken in Grenzen. Bei Halsweichteil- und Speicheldrüsenprozessen kann meist auf das kostenintensive MRT und oftmals auf das CT zugunsten des Ultraschalls verzichtet werden.

Nach unserer Erfahrung ergeben sich folgende Indikationen:

Ultraschall:
- Veränderungen der großen Kopfspeicheldrüsen,
- Beurteilung der Halslymphknoten bei Malignomen im Kopf-Hals-Bereich.

Computertomographie:
- Zentrale Mittelgesichtsfrakturen,
- Verdacht auf Nasennebenhöhlentumoren,
- bevorstehende Siebbeinoperation,
- Regionen, die durch Endoskopie und Sonographie nicht zu erreichen sind,
- mittelgroße Larynxtumoren, wenn eine funktionserhaltende Therapie diskutiert wird.

Magnetresonanztomographie:
- Akustikusneurinome,
- Gefäßbeteiligung,
- Zungengrundprozesse,
- Ergänzung des CT bei Schädelbasisarrosion zur Bestimmung der Tumorausdehnung ins Endokranium.

34. H.-J. Foth, P. Goedert, K. Hörmann, N. Stasche (Kaiserslautern, Mannheim): Medizinischer Einsatz von flexiblen Lichtleitsystemen für CO_2-Laserstrahlung

Aufgrund der geringen Eindringtiefe in wasserhaltiges Gewebe wird die Strahlung des CO_2-Lasers auch in der HNO-Heilkunde sehr vorteilhaft für die Lasermikrochirurgie eingesetzt. Die Strahlführung erfolgt hierbei über ein System aus Linsen und Spiegeln, deren drehbare Elemente es erlauben, den Strahl auf jeden gewünschten Punkt zu leiten. Da der Strahl stets einen geraden Weg zurücklegt, ist das Operieren mit dem CO_2-Laser auf die Areale beschränkt, die direkt einsehbar sind. Die Verfügbarkeit von flexiblen Transmissionssystemen würde den Einsatzbereich des CO_2-Lasers entscheidend erweitern.

Neben der geradlinigen Ausbreitung in einem homogenen Medium kann Strahlung durch Reflexion oder Streuung an Oberflächen oder durch Brechung an Grenzflächen weitergeleitet werden. Die beiden erstgenannten Prozesse nutzt man bei Hohlleitern aus. Bereits realisierte Konstruktionen bestehen aus dünnen, starren oder flexiblen Rohren, deren Innenfläche mittels einer Metallschicht oder dielektrischer Schichten die eingekoppelte Lichtstrahlung reflektierend transportiert. Das aus einem flexiblen Polymerschlauch mit einer inneren Goldschicht aufgebaute FlexiLas-System besitzt einen Innendurchmesser von 1,9 bzw. 0,9 mm. Die Gesamttransmission wurde mit ~50% gemessen, wobei dieser Wert durch geringe Verschmutzungen der inneren Wand schnell vermindert wird. Für die klinische Arbeit ist die Bewegungsfreiheit, die der flexible Hohlleiter gibt, sehr vorteilhaft; limitiert wird der Einsatz aber durch das relativ große Handstück.

Zwei andere Hohlleitersysteme, entwickelt für die Laparoskopie (Laprobe) und Arthroskopie (ArthroLas), bestehen aus starren Hohlrohren, deren Innenwandung durch eine weiße Keramikschicht ausgekleidet ist. Die experimentell bestimmten Transmissionsfaktoren und die Divergenzwinkel, unter denen am Ende der Faser das Laserlicht abgestrahlt wird, sind in der Tabelle 1 zusammengefaßt. Beide Systeme werden mit einem Einkoppelelement direkt an das Handstück des Spiegelarmes angeschlossen. Obwohl sie nicht wirklich flexibel sind, erlauben sie aufgrund ihres kleinen äußeren Durchmessers von nur 5 mm, durch Einführung z.B. in die Nasenöffnung, Areale zu koagulieren, die mit dem direkten Strahl nicht erreichbar sind. Besonders der 90°-Ablenkspiegel des ArthroLas-Systems stellte sich als sehr vorteilhaft für die funktionale endonasale Nebenhöhlenchirurgie heraus.

Analog zu den im sichtbaren und nahen Infrarot verwendeten Quarzfasern bemüht man sich auch im mittleren Infrarot-Bereich Laserstrahlung durch Totalreflexion in Lichtleitfasern zu transportieren. Die Wahl des geeigneten Fasermaterials ist allerdings sehr schwierig, denn viele Materialien, die im Wellenlängenbereich um 10,6 µm eine ausreichende Transmission besitzen, sind hochgiftig oder hygroskopisch oder so brüchig, daß sich aus ihnen keine Fasern herstellen lassen, die für Laseroperationen einsetzbar wären.

Als bestes Material, um Fasern für den mittleren Infrarotbereich, sog. MIR-Fasern, herzustellen, hat sich Silberbromid bzw. Silberchlorid $AgCl_xBr_{x-1}$ herausgestellt. Je nachdem wie groß der Wert für x (zwischen 1 und 0) und somit das Verhältnis des Chlor- und des Bromanteils gewählt wird, beträgt der Brechungsindex 1,98 bis 2,16. Zunächst war es technisch nur möglich kristalline Fasern eines homogenen Materials herzustellen, sog. reine Kernfasern, bei denen der Unterschied des Brechungsindexes zwischen dem Kern und der umgebenden Luft für die Totalreflexion ausgenutzt wird. Die Dämpfung beträgt 0,2 dB/m und ist somit recht zufriedenstellend, ebenso wie die erreichte Zerstörschwelle: Es konnte bis zu 30 Watt CO_2-Laserstrahlung aus einer 0,6 mm dicken Faser ausgekoppelt werden. Nachteilig ist allerdings, daß jede Berührung dieser Faser zu Auskoppelverlusten führt und daß die numerische Apertur, d.h. der Divergenzwinkel des angestrahlten Lichtkegels sehr groß ist (Tabelle 1); ein großer Wert der numerischen Apertur bedeutet, daß die Leistungsdichte im Laserstrahl nach dem Austritt aus der Faser sehr schnell abfällt.

Die aufgeführten Nachteile werden bei den seit kurzer Zeit herstellbaren Kern-Mantel-Fasern vermieden. Die Dämpfung dieser Fasern ist mit 0,3 dB/m etwas höher. Bei einer Faserlänge von 2 m wurden hier eine Transmission von 50% erreicht und bis zu 7,5 Watt kontinuierliche CO_2-Laserstrahlung transmittiert. Der Divergenzwinkel ist mit 9,5° gering genug, um bei einem Faserabstand von 6 mm zum Gewebe eine Leistungsdichte von 100 W/cm² zu erreichen, die zum Koagulieren des Gewebes ausreicht.

Fasern aus Silberhalogenid beinhalten eine Reihe von Problemen, auf die bei der Konstruktion von medi-

Tabelle 1. Zusammenstellung der experimentellen Ergebnisse für die untersuchten Transmissionssysteme

System	Transmission [%]	Divergenz [°]	flexibel
Hohlleiter			
Laprobe	74,8 ± 1,6	1,38 ± 0,15	nein
ArthroLas	80 ± 2	2,33 ± 0,5	nein
Lichtleitfaser			
Kern	54,5 ± 0,6	24,0 ± 0,5	ja
Kern/Mantel	47,5 ± 1,1	9,5 ± 0,4	ja

zinisch einsetzbaren Transmissionssystemen geachtet werden muß. Die Fasern besitzen eine mechanische Steifheit und erlauben zur Zeit nur Krümmungsradien in der Größenordnung von Zentimetern. Sie sind zwar gegenüber Wasser stabil, gehen aber in Kontakt mit unedlen Metallen wie Aluminium eine chemische Reaktion ein. Von großem Nachteil ist ferner ihr niedriger Schmelzpunkt von 412 °C. Wie bei eigenen Versuchen beobachtet wurde, kann bei einer Laserbestrahlung von Gewebe eine Kontamination des Faserendes durch aufgespritztes Wasser oder Gewebepartikel leicht zu einem Aufschmelzen des Faserendes führen. In einem ersten Schritt wurde ein Schutz des Faserendes durch eine Strömung durch CO_2-Gas vorgenommen. Hierbei konnte der Schutzmantel um die Faser sowie die Endkappe so klein gehalten werden, daß der gesamte Aufbau durch den 70 cm langen Arbeitskanal eines Bronchoskopes geführt werden konnte. Erste in-vitro Laserkoagulationen mittels CO_2-Laserstrahlung mit Leistungen von 7,5 Watt, transmittiert durch ein flexibles Bronchoskop, waren so möglich.

Auch wenn für den medizinischen Einsatz von Silberhalogenidfasern noch eine Reihe von technischen Problemen zu lösen ist, so wird doch in diesen Systemen eine große Zukunft für die CO_2-Laserchirurgie gesehen.

W. F. Thumfart (Innsbruck): Warum verwenden Sie nicht den KTP-Laser statt des CO_2-Lasers, um eine äquivalente Laserenergie problemlos über Fasern z.B. in den Tracheobronchialbereich einzuleiten? Dies würde einen „Faser"-CO_2-Laser erübrigen.

P. Ambrosch (Göttingen): Welches Gas wurde zur Spülung der Laserfaser verwendet?

H.-J. Foth (Schlußwort):
Zu Herrn Thumfart: Die Wellenlänge des in einem KDP-Kristall frequenzverdoppelten Nd-YAG-Laserstrahls beträgt 532 nm. Fasern, die diese Strahlung im grünen Spektralbereich übertragen, können für die CO_2-Laser-Strahlung nicht eingesetzt werden. Den CO_2-Laser durch den Nd-YAG inklusive KDP-Kristall zu ersetzen, ist eine Frage, die hier nicht untersucht wurde.
Zu Frau Ambrosch: CO_2; es kann aber auch Argon eingesetzt werden.

35. J. Zenk, H. Iro, Th. Feigl, J. Hornung, H. Heinritz, S. Schubert, R. Riedlinger (Erlangen, Karlsruhe, Jena): Die Anwendung von hochenergetischem gepulstem Ultraschall (HEPUS) zur Malignomtherapie im Kopf-Hals-Bereich – tierexperimentelle Untersuchungen

Hochenergetischer piezoelektrisch erzeugter gepulster Ultraschall (HEPUS) ist charakterisiert durch seine hohen Zugphasenanteile. Die dabei entstehende Kavitation ist verantwortlich für die auftretende Gewebewirkung. Nachdem gezeigt worden war, daß humane Tumorzellen, in Zellkulturen und Tumoren gezüchtet, auf thymusaplastischen Nacktmäusen durch HEPUS zuverlässig destruiert werden können (Iro et al. 1993), mußte vor einem klinischen Einsatz die Wirkung auf gesundes Gewebe im Kopf-Hals-Bereich tierexperimentell untersucht werden. Im Vordergrund standen dabei die Tiefenwirkung und das perifokale Schädigungspotential von HEPUS.

Methode

Mundboden, Zunge und Halsweichteile von 22 Kaninchen und 15 Schweinen wurden mit HEPUS unter sonographischer Lokalisierung und in Vollnarkose unter Variation der Pulsfrequenz, des Zielvolumens, der Pulsanzahl und der Eindringtiefe behandelt. Die Sektion der Tiere erfolgte 4 h (akut) und im Langzeitversuch eine Woche und zwei Wochen (chronisch) nach der Behandlung bei den Schweinen bzw. sechs, zwölf und 18 Tage bei den Kaninchen. Das Gewebe wurde makroskopisch proximal, distal und in direkter Umgebung des Zielgebietes sowie im eigentlichem Fokusvolumen untersucht, entnommen und histologisch aufgearbeitet. Besondere Berücksichtigung fanden das Gehirn und die großen Halsgefäße zum Ausschluß einer möglichen Fernwirkung von HEPUS.

Ergebnisse

Akuter Versuch (Sektion nach 4 h): makroskopisch und histologisch waren bei Sektion der Tiere deutlich Einblutungen und Zellödeme streng begrenzt auf den Fokusbereich erkennbar.

Langzeitversuch (chronischer Versuch, Sektion nach 6 bis 18 Tagen): bereits nach einer Woche war kein Unterschied zum unbehandelten Gewebe mehr erkennbar, histologisch zeigten sich kleine Bereiche mit Bindegewebsvermehrung und Einzelzellnekrosen. Eine schwere bleibende Läsion war in den behandelten Organen und in den ebenfalls untersuchten Gehirnen nicht nachweisbar. Bei den Tieren des chronischen Versuches wurde keine Änderung des Verhaltens festgestellt.

Schlußfolgerung

Mit Hilfe des von uns verwendeten Generators ist es möglich, ein genau definiertes Zielvolumen bis zu einer Eindringtiefe von mehr als 10 cm zu beschallen, ohne umliegendes und auch vor und hinter dem Fokus liegendes Gewebe zu beeinträchtigen. Dies und die Tatsache des experimentellen Ausschlusses einer systemischen Wirkung läßt auch den Einsatz am Menschen in Zukunft als möglich erscheinen.

Plastische Chirurgie I
Rekonstruktive Maßnahmen
an Lippen, Zunge, Mundboden, Unterkiefer und Oropharynx

36. H. Weerda, St. Remmert, R. Siegert (Lübeck):
Wiederherstellungschirurgie der Ober- und Unterlippe nach Tumorresektion

Im Gesichts-Hals-Bereich sind 90% der Hauttumoren zu finden, davon etwa 7–8% im Lippenbereich.

Durch aktinische Schäden sehen wir 90% dieser Tumoren im Unterlippenbereich.

Bei Defektverschlüssen steht einmal die funktionelle Rehabilitation im Vordergrund, d.h. der Versuch, den Verschlußmechanismus des Ringmuskels der Lippen zu rekonstruieren, um eine gute Abdichtung v.a. bei Einnahme von Flüssigkeiten zu erreichen und zum anderen eine ästhetische Rehabilitation. Dabei sind die ästhetischen Einheiten, die RSTL („relaxed skin tension lines") und die Spenderregion der Lappen zu berücksichtigen. Folgende Einteilung hat sich bewährt:
- Oberlippe ohne Lippenrotrekonstruktion,
- Oberlippe mit Lippenrotrekonstruktion,
- Rekonstruktion der Unterlippe,
- Rekonstruktion des Mundwinkels,
- Mundspaltenerweiterung.

Die Rekonstruktion der Oberlippe ohne Lippenrot

Bei kleineren Defekten im Bereich der Oberlippe und des Naseneinganges werden typische Lappen eingesetzt. Verschiedene Rekonstruktionstechniken wurden gezeigt.

Es wurde eine Rekonstruktion nach Karzinomexstirpation der Nase, der gesamten Oberlippe und der medialen Wangenweichteile vorgestellt, bei der das Lip-penrot der Oberlippe erhalten bleiben konnte. Zunächst werden durch Wangenrotation und Verschiebelappen die Oberlippe rekonstruiert und die ästhetischen Einheiten der Wange wiederhergestellt. Danach konnte mit einem Converse-scalping flap die Nase rekonstruiert werden. Nach Narbenkorrektur der Lippe konnten wir ein recht gutes Ergebnis erzielen.

Oberlippen- mit Lippenrotrekonstruktion

Neben der Rekonstruktion der medianen Oberlippe nach Bruhns wurden Rotations- und Verschiebelappen eingesetzt.

Bei einem großen Nasenkarzinom mit Verlust fast der gesamten Oberlippe einschließlich des Lippenrots wurde ein neurovaskulär gestielter Lappen der Wange gebildet und durch Vornähen der Vestibulumschleimhaut das Lippenrot der Oberlippe rekonstruiert. Bei einem riesigen Defekt der gesamten Wange, Oberlippe und des harten Gaumens einer Seite bei einer jungen Frau muß-ten ein großer „compoundflap" des Beckenkamms mikrovaskulär an die Fazialisgefäße angesetzt und so Oberkiefer, Wange und Oberlippe rekonstruiert werden.

Rekonstruktion der Unterlippe

In der Literatur werden über 300 Operationen zur Rekonstruktion der Lippen mit zahlreichen Modifikationen

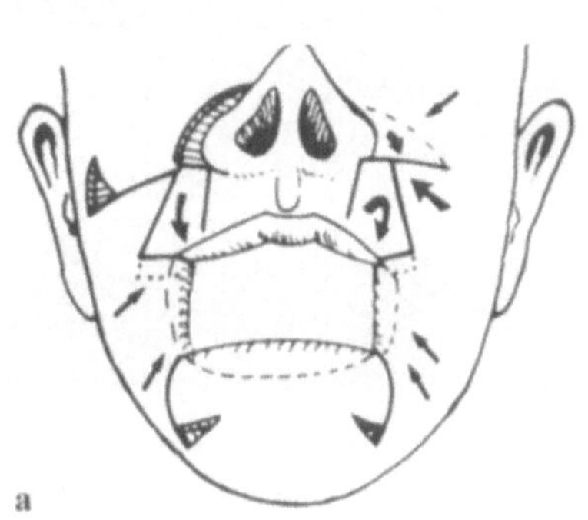

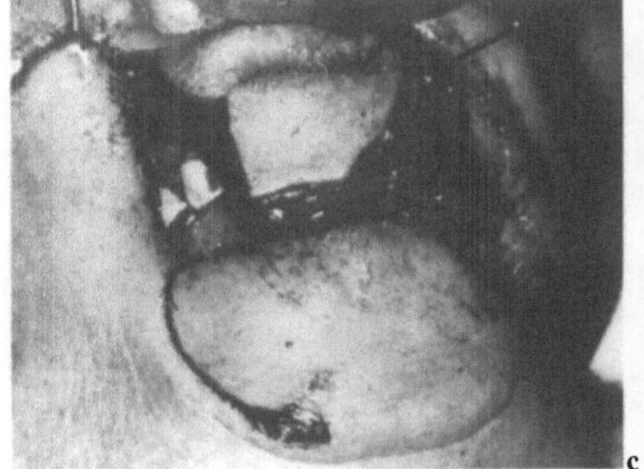

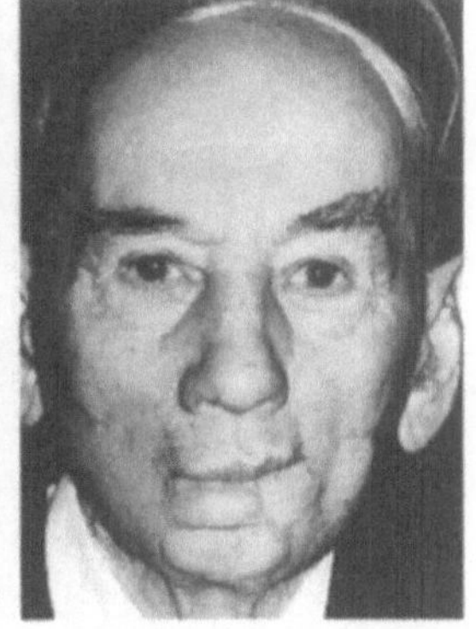

Abb. 1. a Operationsplanung bei Rezidiv eines Unterlippenkarzinoms mit viereckigem Estlander-Lappen (Erstoperation nach der Universalmethode). **b** Der rechte viereckige Estlander-Lappen ist nach unten in den riesigen Unterlippendefekt hineinrotiert. **c** Zustand $^{1}/_{2}$ Jahr nach Rekonstruktion der gesamten Unterlippe

angegeben, die meisten für die Unterlippe. Ich wollte hier nur auf einige wichtige Rekonstruktionsmöglichkeiten hinweisen, v.a. auf die Universalmethode nach Bernard (1852), Grimm (1966) und Fries (1971), die wir für große Defektrekonstruktionen eingesetzt haben.

Dabei haben wir sie mit von uns modifizierten viereckigen oder rhomboidförmigen Estlander-Lappen kombiniert (Abb. 1 a, b).

Sehr häufig mußte zusätzlich bei prothetischer Versorgung oder Asymmetrien der Lippenspalte eine Mundspaltenerweiterung durchgeführt werden.

E. Kastenbauer (München): Wie häufig war der metastatische Lymphknotenbefall bei den Lippenkarzinomen?

H. Weerda (Schlußwort):
Lippentumoren metastasieren sehr selten und spät. Nur bei T_3- oder T_4-Tumoren werden in der Literatur Metastasen angegeben, desgleichen haben wir ganz selten Lymphknotenmetastasen in den regionären Lymphknoten gefunden.

37. G. Grevers (München):
Wiederherstellungschirurgie in Mundhöhle und Oropharynx mit dem myofaszialen Pektoralislappen

Der Pectoralis-major-Lappen gehört heute zum Standardrepertoire des Kopf-Hals-Chirurgen und ist zur Weichteilgewebsdeckung in verschiedenen Gebieten der Kopf-Halsregion eine wichtige operative Alternative.

Im Bereich von Mundhöhle und Oropharynx wird er von manchen Autoren überwiegend deshalb nur ungern verwandt, weil es zum einen zu einer massiven Gewebevermehrung kommt, die in dieser für Nahrungsaufnahme und Artikulation wichtigen Region vom Patienten als sehr störend empfunden wird; außerdem kann es zu Haarwuchs kommen, und die Übertragung von Haut aus der Brustregion führt dort zu Verziehungen, die ästhetisch beeinträchtigend wirken können.

Neben den verschiedenen mikrovaskulär anastomosierten Lappen (Radialislappen, freies Jejunumtransplantat), die ebenfalls verschiedene Nachteile aufweisen, ist in den 80er Jahren von mehreren Autoren der myofasziale Pektoralislappen als alternative Weichteildeckungsmethode im Bereich von Mundhöhle und Oro-

pharynx beschrieben worden, da ein Teil der myokutanen Version dieses Lappens, und zwar insbesondere die Gewebsvermehrung, entfällt.

Wir haben vor 3 Jahren damit begonnen, den myofaszialen Pectoralis-major-Lappen zur Weichteildefektdeckung bei Tumoren dieser Region einzusetzen und haben hier insbesondere bei den T2- und kleinen T3-Tumoren sowohl im Bereich des vorderen Mundbodens als auch in der hinteren Zungenrandregion im Übergang zur Tonsillenloge gute Ergebnisse erzielen können (Abb. 1 und 2). Häufig angeführte Nachteile des myofaszialen Pektoralislappens, v.a. die narbige Schrumpfung des Transplantates, haben wir zwar auch beobachtet, sie sind jedoch bei Tumoren der genannten Größenordnung unserer Erfahrung nach funktionell nicht von so entscheidender Bedeutung, daß sie die Artikulations- und Schluckfunktion der Patienten stören. Bei größeren T3-Tumoren besteht sicherlich das Problem, daß aufgrund der Transplantatschrumpfung hier eine Funktionsbeein-

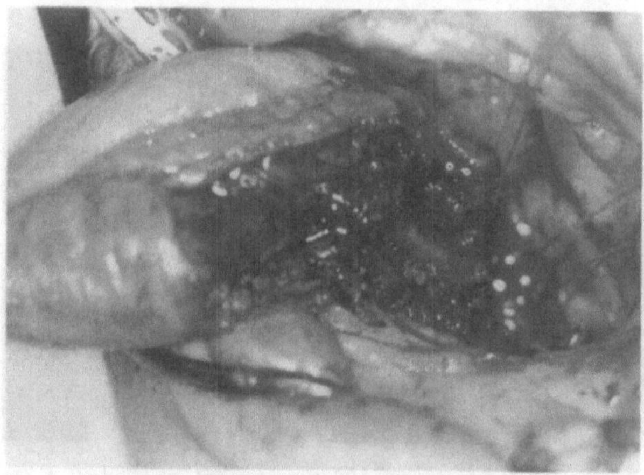

Abb. 1. Defekt im Bereich des linken, hinteren Zungenabschnitts nach Resektion eines T3-Zungen-Mundboden-Karzinoms

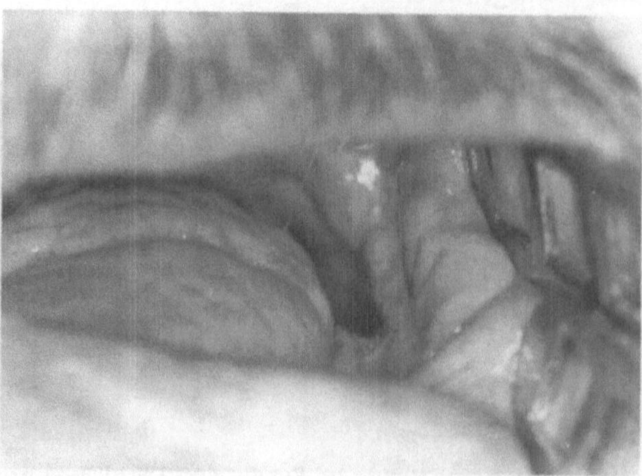

Abb. 2. Das Ergebnis 5 Monate postoperativ mit eingeheiltem myofaszialem Pektoralis-major-Lappen

trächtigung eintreten kann, so daß wir den Indikationsbereich für den myofaszialen Pektoralislappen auf die genannten Tumorgrößen beschränkt haben.

F. Bootz (Tübingen): Welche Indikationen stellen Sie für den Einsatz des myokutanen Insellappens unter Berücksichtigung der Möglichkeit der Rekonstruktion mit Hilfe mikrovaskulär reanastomosierter Transplantate?

R. Hagen (Würzburg): Unsere Erfahrungen mit faszienbedeckten Lappen in der Mundhöhle und im Oropharynx zeigten, daß die funktionellen Ergebnisse wegen der nicht sicher abzuschätzenden Schrumpfung der Transplantate teilweise wesentlich schlechter als bei epithelisierten Lappen sind. Wie schätzen Sie die Schrumpfungstendenz bei der Operationsplanung ab? Im Video habe ich die Darstellung der enoralen Verhältnisse vermißt, diese wären zur Demonstration des funktionellen Ergebnisses ebenfalls entscheidend wichtig.

G. Grevers (Schlußwort):

Zu Herrn Bootz: In der Tat sehen wir den Radialislappen als sinnvolle Alternative in der Rekonstruktionschirurgie von Mundhöhle und Oropharynx. Unter dem Aspekt der Komplikationsrate und insbesondere beim multimorbiden Patienten sind wir dennoch der Meinung, daß der myofasziale Pectoralis-major-Lappen immer noch seine Indikation besitzt, da er sich durch geringen operativen Zeitaufwand und hohe Belastbarkeit auch beim Rezidivtumorpatienten auszeichnet.

Zu Herrn Hagen: In der Tat haben wir auch bei unseren Patienten eine deutliche Transplantatschrumpfung von ca. 1/3 feststellen können. Dies können wir jedoch vertreten, da wir den Indikationsbereich bezüglich der Defektgröße mit ca. 6 cm annehmen, das Transplantat aber in einer Größe von 10–12 cm entnommen werden kann; d.h., selbst bei einer Transplantatverschrumpfung von 50% würde die Funktion nicht eingeschränkt. Eine Darstellung der Zungenmotilität im Rahmen des Videos haben wir aus Zeitgründen nicht zeigen können. Wir glauben aber, daß die Darstellung des Patienten bzgl. Artikulation, Schluckfunktion und Prothesenanpassung aussagefähig war.

38. I. Lammert, K. Haake (Berlin): Unsere Erfahrungen mit gefäßgestielten Myokutanlappen vom M. pectoralis major, M. latissimus dorsi und dem Faszienmuskelperiostlappen vom M. temporalis nach Geschwulstoperationen in Mundhöhle und Oropharynx

Aus der Vielzahl der uns heute zur Verfügung stehenden plastischen Rekonstruktionsmöglichkeiten werden in der HNO-Klinik der Charité bei ausgedehnten voluminösen Gewebsdefekten in Mundhöhle und Oropharynx nach T3 und T4-Tumorresektionen mit Beeinträchtigung der Kau-, Schluck-, Atem- und Stimmfunktion als Standardverfahren überwiegend die gefäßgestielten Myokutanlappen (ML) und der Temporalismuskellappen (TML) eingesetzt. Nur als Ausnahme, z.B. nach querer Pharynxresektion, würden wir den 2-Höhleneingriff mit dem freien Jejunuminterponat als Methode der Wahl ansehen. Das Ziel unseres therapeutischen Vorgehens besteht in der möglichst schnellen medizinischen und sozialen Rehabilitation mit Wiederherstellung der vitalen Funktionen, die dem Patienten eine akzeptable Lebensqualität ermöglicht. Diesen Ansprüchen werden unseres Erachtens die einzeitigen Operationen (Tumorresektion und definitive plastische Rekonstruktion) mit den oben genannten gefäßgestielten Muskel- und Myokutanlappen bei den meist multimorbiden Patienten gerecht. Aus den Eigenschaften der ML sowohl vom M. pectoralis major als auch vom M. latissimus dorsi wie: großvolumiger und großflächiger Gewebsersatz (8·10 cm und größer), geringe Schrumpfung durch Hautanteil, Kombinationsmöglichkeit mit Rippe oder Hautlappen bei dreischichtigen Defekten resultiert der Einsatz dieser Rekonstruktionsmethode als Patch überwiegend bei Defekten der Mundhöhle (Zungenkörper, Zungengrund, Mundboden, Unterkiefer und Wange). Der Chondro-ML (n = 7, seit 1986) wird in unserer Klinik ausschließlich zur Rekonstruktion im vorderen Zungen-, Mundboden-, Unterkieferbereich (Arcus mandibulae) eingesetzt. Die Indikation für den gefäßgestielten ML vom M. latissimus dorsi (n = 9, seit 1985) sehen wir bei Frauen, um die Entstellung im Brustbereich zu vermeiden, bei starker Brusthautbehaarung und bei einer dicken subkutanen Fettschicht oberhalb des Brustmuskels. Die Mehrzahl der Mundhöhlendefekte wurde mit dem ML vom M. pectoralis major durch kraniale superiore Rotation versorgt (n = 85 seit 1981). Die Vitalität der ML beträgt 93%. Die orale Nahrungszufuhr konnte nach ca. 20 Tagen begonnen werden.

Der Faszienmuskelperiostlappen vom M. temporalis mit einer Fläche von 4mal 5 cm ist dünn, geschmeidig, der Umgebung gut anzupassen und durch seine doppelte Gefäßversorgung durch die A. temporalis profunda anterior et posterior als sehr sichere Rekonstruktion anzusehen. Die Vitalität beträgt 98% bei 103 Operationen seit 1986. Aus diesen Eigenschaften resultiert der Einsatz des gefäßgestielten TML überwiegend zur Rekonstruktion im Mesopharynx (Tonsillenregion, laterale und hintere Mesopharynxwand, weicher und harter Gaumen und Zungengrund). Als Vorteil sind ebenfalls die wenig zeitaufwendige Präparation, die unsichtbaren Narben und die nur dezente Einsenkung im Schläfenbereich anzusehen. Nur nach Unterbindung der A. carotis externa und A. maxillaris verbietet sich seine Anwendung. Diese elegante Rekonstruktionsmethode zeigt nicht nur gute funktionelle, sondern auch gute ästhetische Ergebnisse. Die orale Nahrungsaufnahme konnte bereits nach 11 bis 13 Tagen erfolgen und damit die Radiotherapie zügig angeschlossen werden.

Der postoperativen Nachsorge kommt neben der operativen Therapie der gleiche Stellenwert zu, um die Lebensqualität der ohnehin physisch und psychisch stark belasteten Patienten zu verbessern. Dazu gehören Physiotherapie, logopädische Betreuung, prothetischer Zahnersatz, Beratung durch Sozialarbeiter, Anschlußheilbehandlung, Teilnahme an Selbsthilfegruppen und regelmäßige Nachkontrollen im Tumorzentrum in Zusammenarbeit mit dem Hausarzt.

H. Weerda (Düsseldorf): Herr Remmert hat ja einen neurovaskulär gestielten, infrahyoidalen Muskelfaszienlappen für die Zungenrekonstruktion entwickelt, weil bei erhaltener Ansa cervicalis aktiv der Muskel bewegt werden kann. Der M. temporalis wurde bei Ihnen ähnlich verwendet, bei Mitverpflanzung der Trigeminusäste müßte eigentlich auch eine aktive Muskelbewegung möglich sein. Haben Sie etwas ähnliches gesehen oder untersucht?

I. Lammert (Schlußwort):
Der infrahyoidale Faszienmuskellappen, der innerviert ist und damit die Beweglichkeit der Zunge ermöglicht, ist eine neue Rekonstruktionsmethode, die in Zukunft durchaus die nicht-innervierten Myokutanlappen verdrängen könnte. Es gibt viele Rekonstruktionsmethoden sowohl zur Unterkiefer- wie zur Zungenrekonstruktion. Der Operateur setzt diejenige Methode ein, mit der er gute funktionelle und kosmetische Ergebnisse erreichen könnte. Selbstverständlich ist auch ein Beckenkamminterponat zur Unterkieferrekonstruktion in Erwägung zu ziehen.

39. S. Remmert (Lübeck):
Moderne plastische Operationsverfahren zur Rekonstruktion der Stimm-, Schluck- und Atemfunktion nach ausgedehnten Tumorresektionen

Die operative Behandlung fortgeschrittener Tumoren des oberen Luft- und Speiseweges führt in der Regel zu kombinierten Defekten im Bereich von Schleimhaut, Muskulatur, Knochen und Nerven.

In der HNO-Klinik Lübeck wurden von Februar 1991 bis Januar 1994 bei 72 Patienten 68 mikrovaskulär reanastomosierte Gewebetransplantate und 23 neurovaskulär gestielte infrahyoidale Muskelfaszienlappen zur Rekonstruktion dieser Defekte verwendet. Die plastisch-rekonstruktiven Eingriffe erfolgten unter der Zielstellung, in einer kurzen Rehabilitationszeit eine möglichst gute Funktionalität mit entsprechender Lebensqualität für die betroffenen Patienten zu erreichen. Dabei wurde die Wahl der Rekonstruktionsmethode von der Lokalisation und Größe des Defektes und von der Funktion des teil- oder totalresezierten Organs bestimmt.

Zur Rekonstruktion von Zungenteil- oder Zungentotaldefekten verwenden wir einen neurovaskulären infrahyoidalen Muskelfaszienlappen. Durch die kontraktilen Eigenschaften dieses Lappens lassen sich die Transport- und die Artikulationsfunktion der Zunge sehr gut wiederherstellen. Der Lappen kann ein- oder beidseitig entwickelt werden und wird zur Ausformung eines Glossoalveolarsulkus und zur beweglichen Aufhängung an die Mandibula mit einem Jejunumpatch bedeckt. Zur Rekonstruktion angrenzender Unterkieferdefekte verwenden wir Beckenkamm- oder Fibulatransplantate.

Nach Pharynxteilresektionen mit erhaltenem Larynx streben wir die Wiederherstellung einer aspirationsfreien Schluckfunktion an. Mehretagige Pharynxdefekte und Defekte der Rachenhinterwand werden mit Jejunum- oder Radialistransplantaten rekonstruiert. Sie eignen sich besonders durch ihre gute Modellierbarkeit und die passende Gewebedicke. Für die Tonsillen-Gaumenregion und für die seitliche Hypopharynxwand setzen wir wegen der günstigen Lage zum Defekt zunehmend den neurovaskulären infrahyoidalen Muskelfaszienlappen ein. Über eine laterale Pharyngotomie kann er in die Mundhöhle verlagert und transoral eingenäht werden. Bei dieser Lokalisation wird die Muskulatur der sekundären Epithelisation von der angrenzenden Schleimhaut überlassen.

Besonders funktionsbeeinträchtigend sind Tumoren im laryngopharyngealen Bereich, die therapeutisch eine totale Pharyngolaryngektomie erforderlich machen. Für die einzeitige Wiederherstellung der Schluck- und Stimmfunktion kombinieren wir die Rekonstruktion des Pharynxschlauches mit dem Aufbau eines Sprechsiphons aus einem sehr langen Jejunumsegment. Zur Vermeidung von Aspirationen über den tracheohypopharyngealen Shunt lagern wir das kraniale Siphonknie auf einem Muskelzügel, der aus dem hinteren Biventerbauch und dem M. stylohyoideus beider Seiten gebildet wird. Die Muskeln werden nahe der Zwischensehne skelettiert, abgesetzt und mit den Muskeln der Gegenseite durch Naht vereinigt. Diese Muskelschlinge verhindert ein Absinken des Siphonknies und komprimiert durch aktive Kontraktion während des Schluckens den Siphon. Die Aspirationshäufigkeit konnte durch diese Technik ohne negative Auswirkungen auf die Phonation deutlich gesenkt werden.

Bei insgesamt 72 Patienten wurden 67 mikrovaskulär reanastomosierte Transplantate und 23 neurovaskuläre infrahyoidale Muskelfaszienlappen bei rekonstruktiven Eingriffen eingesetzt (Tabelle 1). Bei 2 Patienten erfolgte die Rekonstruktion nach Resektion beni-

Tabelle 1. Operierte Patienten, $n = 72$

Transplantate	67	Jejunum	42
		Radialishaut	10
		Beckenkamm	7
		Fibula	2
		infrahyoid. Muskelfaszienl.	6
Muskelinsellappen	23	infrahyoid. Muskelfaszienl.	23

Tabelle 2. Rehabilitation, Rekonstruktionen $n = 70$. N Nährsonde, K Kanüle, *ex* Entfernung

N ex	Dauer (Tage)	K ex	Dauer (Tage)
61 (87%)	28	31 von 46 (67%)	31

gner Stenosen, bei den anderen 70 Patienten nach ablativer Tumorchirurgie bei histologisch gesicherten Plattenepithelkarzinomen. In 73% handelte es sich um T3- und T4-Tumoren. Unter Berücksichtigung der Lymphknotenmetastasierung waren 91% der Patienten im Stadium III oder IV erkrankt. Innerhalb der ersten 2 Jahre nach der Operation verstarben 42% der Patienten mit einer mittleren Überlebenszeit von 9 Monaten. Die restlichen 58% lebten mit einem mittleren Kontrollzeitraum von 16 Monaten.

Trotz der schlechten Prognose dieser Tumoren halten wir die operative Therapie für notwendig und berechtigt. Mit den von uns beschriebenen Rekonstruktionsverfahren erhält die Mehrzahl dieser Patienten in einer durchschnittlichen Rehabilitationszeit von ca. 4 Wochen eine angemessene Lebensqualität. So konnten wir in 87% der Fälle nach einer mittleren Liegedauer von 28 Tagen die Nährsonde entfernen. Bei 67% der Nichtlaryngektomierten gelang nach durchschnittlich 31 Tagen ein Dekanülement (Tabelle 2).

B. Christoph (Osnabrück): Nach Ersatz der Zunge durch den infrahyoidalen Lappen muß die Funktion wieder trainiert werden. Ist die Epithelisierung des Lappens für die Funktion ebenso wichtig oder steht das Training der neuromuskulären Funktion im Vordergrund?

R. Hagen (Würzburg): Wir bevorzugen aus Gründen der Stabilität die stufenförmige Durchtrennung des Unterkiefers, hatten Sie bei gerader Durchtrennung damit keine Probleme? Wie ausgeprägt

ist die Schrumpfungstendenz beim infrahyoidalen Muskellappen in der Mundhöhle? Sie berichten über eine Aspiration bei der Dünndarmschlinge von 67%, dies erscheint sehr hoch im Vergleich zu den Zahlen der Wiener Arbeitsgruppe.

E. Kastenbauer (München): Von wem stammt der von Ihnen präsentierte Muskellappen zum Zungenaufbau, wenn man ihn unter Mitnahme von Haut und Subkutis präpariert?
In wie vielen Fällen mußten Sie aus onkochirurgischen Gründen den Muskellappen von der kontralateralen Seite nehmen? Vielleicht sollten Sie nochmals betonen, daß der „nackte" Muskellappen eine gute Abdeckung z.B. mit einem mikrovaskulär übertragenen Jejunumtransplantat benötigt, damit er ohne zu starke Schrumpfung funktionsgerecht bleibt.

S. Remmert (Schlußwort):
Zu Herrn Christoph: Ein Funktionstraining scheint sich auf das Bewegungsausmaß der Lappenmuskulatur positiv auszuwirken.

Zu Herrn Hagen: Die Unterkieferdurchtrennung führen wir immer in Form einer einfachen senkrechten Durchtrennung vor. Wenn der Muskellappen sekundär epithelisiert, kommt es zu einer leichten Schrumpfung. Die gehäufte Aspiration ohne Biventerzügel können wir dadurch erklären, daß der Innenradius des Siphonknies absinkt und der Außenradius durch Aufwärtsbewegung der Biventermuskulatur nach kranial gezogen wird. Die Dehnung des Siphonknies und das Absinken führten nach 6–8 Wochen zu gehäuften Aspirationen.

Zu Herrn Kastenbauer: Der Lappen ist als myokutaner Lappen in China beschrieben worden. Wir denken, daß er als neurovaskulärer Muskelfaszienlappen deutlich bessere Funktionseigenschaften besitzt. Onkologisch sehen wir natürlich eine Kontraindikation, wenn die Metastasierung den Gefäßnervenstiel oder den Muskel selbst erreicht hat. Wir mußten bei 29 Fällen bisher einmal die Lappenhebung verwerfen, da eine LK-Metastase die A. thyreoidea superior umwachsen hatte.

40. J. Alberty, F. Werner, T. Deitmer (Münster):
Der Temporalismuskellappen zur Rekonstruktion oropharyngealer Defekte. Erfahrungen und Analyse von 51 operierten Patienten

Nach ausgedehnten tumorresezierenden Eingriffen im Oropharynx auftretende Defekte stellen hinsichtlich einer funktionell wie ästhetisch akzeptalen Rekonstruktion große Ansprüche an die Kopf-Hals-Chirurgie. Eine der in diesem Bereich eingesetzten operativen Techniken ist der Temporalismuskelfaszienlappen. Von Golovine 1898 erstmals beschrieben, wurde der Temporalislappen anfänglich zur Obliteration der Augenhöhle nach Exenteratio orbitae genutzt. Erste Erfahrungen mit der Deckung oraler und oropharyngealer Defekte resultieren aus den 70er Jahren. Nach grundlegenden tierexperi-

mentellen und klinischen Untersuchungen von Bradley u. Brockbank (1981) berichtete Habel 1984 erstmals über eine größere Patientenserie. Durch ihn animiert führten auch wir diese Technik ein, deren erste Resultate 1986 mitgeteilt werden konnten. Über die in mittlerweile 10 Jahren gewonnenen Erfahrungen soll im folgenden berichtet werden.

Anatomische Grundlage der Technik ist der gleichseitige M. temporalis, der vaskulär durch die gleichnamigen Arterien versorgt wird. Diese ziehen im kaudalen Anteil spannungsfrei in den Muskel und ermöglichen so nach Präparation des Muskels mit Periost sowie seiner lateralen Faszie, Abtrennung des Processus coronoideus und Entfernung des Jochbogens praktisch ein Umklappen des Lappens um 180° und die Einbringung der lateralen, mit Faszie überzogenen Seite in Mundhöhle oder Oropharynx. Die zur Verfügung stehende, von Faszie bedeckte Fläche des Muskels kann präoperativ durch Palpation des bei festem Kieferschluß prominenten oberen Muskelwulstes abgeschätzt werden.

In den vergangenen 10 Jahren setzten wir an 45 männlichen und 6 weiblichen Patienten diese Technik zur oropharyngealen Rekonstruktion ein. Das mittlere Lebensalter der Patienten betrug 55,0 Jahre (36–76 Jahre). Es handelte sich um 50 Plattenepithelkarzinome und 1 Adenokarzinom der Stadien pT2 bis pT4 (28 pT2, 10 pT3, 13 pT4) der Tonsille (n = 27), des Zungengrundes (n = 7), des Velums (n = 2), des vorderen Gaumenbogens (n = 5) und der dorsalen Mundhöhle (n=10).

Der postoperative Verlauf war in der Regel komplikationslos. In 8 Fällen waren Randbezirke des Lappens nekrotisch (16%), einmal trat infolge einer unzureichenden Adaptation eine Oropharynxfistel auf. Nach einer mittleren Verweildauer von 14,1 Tagen konnte die Magensonde entfernt werden. Der postoperative stationäre Aufenthalt betrug im Mittel 25,8 Tage (12–52 Tage).

Das funktionelle Ergebnis war v.a. von der Art und Ausdehnung der Unterkieferresektion abhängig (keine Resektion: 3 Fälle, Kastenresektion: 15 Fälle, kontinuitätsunterbrechende Resektion: 33 Fälle). Dementsprechend waren 16 Patienten im Endresultat in der Lage, völlig normale Kost zu sich zu nehmen. Zwanzig Patienten aßen weiche oder pürierte Kost, und in jeweils einem Fall mußte die Nahrungsaufnahme postoperativ durch weitgehend flüssige Kost bzw. über eine PEG erfolgen. Bei 13 Patienten lag keine Information über die postoperative Ernährung vor.

Kosmetisch fand sich an der Entnahmestelle an der Schläfe eine mäßiggradige Einsenkung, die wie auch die Hautnarbe im Regelfall durch das Haupthaar abgedeckt wurde. Bei definitiver Entfernung des Jochbogens (22 Patienten) war in diesem Bereich eine Konturunterbrechung der Wange auffällig. Nach Wiedereindrahtung des Jochbogens resultierte ein in dieser Region kosmetisch günstigeres Resultat. In Abhängigkeit vom Volumen des Lappens kam es mitunter zu einer Auftreibung der Wange, welche sich in der Regel mit fortschreitender Atrophie des Lappens zurückbildete.

Zusammenfassend ist nach unserer Erfahrung der Temporalismuskelfaszienlappen ein zur Deckung oraler und oropharyngealer Defekte gut geeignetes Verfahren. Seine Vorteile liegen in der raschen Verfügbarkeit des Lappens und somit in einem im Vergleich zu distalen Lappen oder freien Transplantaten überschaubaren zeitlichen und operativen Aufwand. Die oftmals erstaunlich guten kosmetischen Endresultate sowie die dargestellten funktionellen Ergebnisse führten zu einer hohen Akzeptanz dieses Verfahrens bei den Operateuren sowie v.a. bei den sich uns anvertrauenden Patienten.

M. Münzel (Hamburg): Der Muskelfaszienlappen aus dem M. temporalis hat sich seit langem für die Fazialisersatzplastik bewährt. Kann es nicht bei intakter Funktion des Gesichtsnerven bei der Präparation und Mobilisierung des Lappens zu einer Schädigung der Funktion des N. facialis kommen?

J. Alberty (Schlußwort):
Es treten bei einem Teil der Patienten temporär Paresen des Fazialisstirnastes auf. Wir führen dies auf den Hakenzug bei Hebung des Lappens zurück. Die Paresen waren in allen nachuntersuchten Fällen rückläufig.

41. K. Koczik, S. Remmert, K. H. Ahrens, H. Weerda (Lübeck):
Klassifikation von Resektionsdefekten der Mundhöhle und des Oropharynx zur Vergleichbarkeit der funktionellen Ergebnisse von Rekonstruktionsverfahren

Bedingt durch Lokalisation und späte subjektive Symptomatik kommen Mundhöhlen- und Oropharynxkarzinome meist in fortgeschrittenen Stadien zur Diagnostik und Therapie. Sowohl tumorbedingt als auch durch die aggressive chirurgische Intervention kommt es zu Störungen der Schluck-, Atem- und auch Stimmfunktion. Zahlreiche Therapiekonzepte wurden in den letzten Jahren entwickelt. Der plastisch rekonstruktiven Tumorchirurgie sowie der Laserchirurgie kommen dabei eine immer größere Bedeutung zu. Es stellt sich also immer wieder die Frage nach einer optimalen Behandlungsmethode. Zur Beantwortung dieser Frage fehlen aber z.Z. sowohl vergleichbare funktionelle Parameter als auch eine einheitliche Klassifikation der Defekt-

regionen. Wir möchten eine entsprechende therapie- bzw. funktionsbezogene Klassifikation der Resektionsdefekte im Bereich der Mundhöhle vorstellen. Wegen der funktionellen Bedeutung der Zunge als wichtigste Struktur des oralen Schluckaktes haben wir sie zum zentralen Objekt unserer Klassifikation gemacht. Ausschlaggebend für die funktionellen Beschwerden ist das Ausmaß der muskulären, knöchernen und neurologischen Defizite. Da die Hauptmasse der Resektate aus Muskelgewebe besteht, bilden Art und Ausmaß der resezierten Muskulatur die Grundlage unserer Klassifikation. Die entsprechenden Muskelgruppen sind entweder Ziel- oder Nachbarstruktur der Therapie in Abhängigkeit von der Haupttumorlokalisation. Wir klassifizieren außerdem die neurologischen und knöchernen Defekte. Nach unserer Definition besteht die Zunge aus dem oralen Anteil und dem Zungengrund. Eine totale Glossektomie ist demzufolge eine Resektion der kompletten äußeren und der Binnenmuskulatur im Bereich von Zunge und Zungengrund. Dementsprechend definieren wir totale $^1/_4$-, $^1/_2$- bzw. $^3/_4$-Resektionen. Unter einer subtotalen Glossektomie verstehen wir die Entfernung der Binnenmuskulatur und der äußeren Zungenmuskulatur bis vor die Papillae vallatae unter Erhaltung des gesamten Zungengrundes. Dementsprechend werden subtotale Teilresektionen eingeteilt. Auch isolierte Defekte des Zungengrundes werden in gleicher Weise klassifiziert. Da sich das Tumorwachstum nicht an Organgrenzen hält, sondern häufig benachbarte Strukturen erreicht, schließen wir die Nachbarregionen in unsere Klassifikation mit ein. Dabei berücksichtigen wir den Mundboden, die Mandibula, die laterale Oropharynxwand, den weichen Gaumen sowie den Epipharynx.

Mit Hilfe dieser Klassifikation möchten wir verschiedene Behandlungsmethoden und deren Resultate vergleichbar machen. Des weiteren soll eine Möglichkeit für die Quantifizierung der tumor- bzw. behandlungsbedingten Funktionsstörungen der Betroffenen geschaffen werden. Letztlich wird auf diesem Wege ein Ansatz für eine Qualitätskontrolle in der Tumorchirurgie aufgezeigt.

42. E. Gehrking, S. Remmert, P. Oppermann (Lübeck): Elektrophysiologische Untersuchungen zur Funktion der infrahyoidalen Muskulatur und Morbiditätsstudie nach Hebung dieser Muskeln als Muskelfaszienlappen

Zur funktionellen Rekonstruktion von Mundhöhlen- und Oropharynxdefekten nach Tumorresektionen wird an unserer Klinik zunehmend der neurovaskuläre infrahyoidale Muskellappen nach Remmert eingesetzt. Hinsichtlich der Funktion der die Infrahyoidalmuskulatur aufbauenden Musculi sternohyoidei, omohyoidei, thyrohyoidei sowie die Mm. sternothyroidei werden in anatomischen Lehrbüchern und Atlanten verschiedene Bewegungsmuster genannt. Ziel dieser Studie war es, diese Bewegungsmuster durch elektromyographische Untersuchungen in Hinblick auf später durchzuführende Untersuchungen zu transplantierten Muskellappen zu überprüfen.

An 20 Patienten mit HNO-Tumoren wurde präoperativ die maximale Willkürinnervation des M. sternohyoideus bzw. M. sternothyroideus bei verschiedenen Bewegungsmustern elektromyographisch untersucht. Bei 4 Patienten wurden auch der M. omohyoideus beidseitig untersucht und zusätzlich eine Muskelaktionspotentialanalyse bei leichter Willkürinnervation in verschiedenen

Tabelle 1. Elektromyographische Ergebnisse bei Maximalinnervation des M. sternohyoideus (M. sternothyroideus). *Range* Variationsbreite; *MW* arithmetischer Mittelwert ($n = 20$)

		Amplitude [mV]		
	Nachweis [%]	Range	Median	MW
Kopfbeugung	100	0,3–4,0	1,25	1,2
Mundöffnung	100	0,1–3,0	0,6	0,9
Schlucken	85	0,2–1,5	0,5	0,6
Inspiration	80	0,2–1,5	0,5	0,6
Phonation	40	0,3–0,8	0,75	0,65
Kopfdrehung rechts/links	45/40	0,1–0,7/0,5	0,3	0,35
Zungenbewegungen seitlich	20	0,1–0,9	0,35	0,5
Zungenbewegungen sagittal	–	–	–	–

Tabelle 2. Elektromyographische Ergebnisse bei Maximalinnervation des M. sternohyoideus (M. sternothyroideus). *Range* Variationsbreite; *MW* arithmetischer Mittelwert ($n = 20$)

		Amplitude [mV]		
	Nachweis [%]	Range	Median	MW
Kopfbeugung	100	1,3–4,0	1,65	2,0
Mundöffnung	100	0,2–4,0	0,6	1,5
Schlucken	87,5	0,4–0,8	0,5	0,55
Inspiration	12,5 (einmal)	0,2	0,2	0,2
Phonation	–	–	–	–
M. omohyoideus rechts				
Kopfdrehung rechts	100	0,5–2,5	1,1	1,3
Kopfdrehung links	50	0,1–0,8	0,45	0,45
M. omohyoideus links				
Kopfdrehung rechts	50	0,4	0,4	0,4
Kopfdrehung links	100	0,7–4,0	1,6	2,0
Zungenbewegungen seitlich	25 (zweimal)	0,25	0,25	0,25
Zungenbewegungen sagittal	–	–	–	–

Muskelregionen des M. sternohyoideus und M. omohyoideus durchgeführt und registriert. Während sowohl M. sternohyoideus als auch M. omohyoideus an Kopfbeugung, Mundöffnung und zumeist am Schluckakt beteiligt sind, zeigt der Sternohyoideus darüber hinaus Muskelaktivität bei Inspiration (Atemhilfsmuskel) und teilweise auch bei Phonation. Im Gegensatz dazu ist der Omohyoideus motorisch nicht an der Inspiration, dafür aber an der ipsilateralen Kopfdrehung beteiligt (Tabelle 1, 2). Hinweise für eine Innervation der Infrahyoidalmuskulatur via Faseraustausch durch Anteile des N. hypoglossus, der teilweise die Ansa cervicalis profunda begleitet, haben wir nicht finden können, da wir elektrische Aktivität in der Infrahyoidalmuskulatur bei Zungenbewegungen nur als Mitinnervation finden konnten.

Die Muskelaktionspotentialanalyse der beiden untersuchten Muskeln ergab, daß die Amplitude ihrer Aktionspotentiale (M. sternohyoid: $\bar{x}$ = 280 µV; M. omohyoid: $\bar{x}$ =227 µV), die Potentialdauer (M. sternohyoid: $\bar{x}$ = 9,9 ms; M. omohyoid: $\bar{x}$ = 7,7 ms) und das Innervationsmuster v.a. der mimischen Gesichtsmuskulatur oder auch der Zungemuskulatur ähnelt. Basierend auf diesen elektromyographischen Ergebnissen wurden 15 Patienten nach Transplantation eines neurovaskulären infrahyoidalen Muskelfaszienlappens auf Funktionseinschränkung bei Kopfbeugung, Mundöffnung und Kopfrotation untersucht. Weitere Untersuchungen bestanden in der lupenlaryngoskopischen und stroboskopischen Kontrolle ihrer Kehlkopffunktion. Insgesamt sahen wir keine Einschränkungen obengenannter Bewegungsmuster; Rekurrensparesen fanden wir in keinem Fall, nur einmal wurde eine ovaläre Glottischlußinsuffizienz als möglicher Ausdruck einer Schädigung des R. externus n. laryngei superioris diagnostiziert.

Durch die besondere Hebetechnik, bei der der M. thyrohyoideus, welcher schützend über den Nn. laryngei liegt, belassen wird, können wahrscheinlich die meisten Nervenschädigungen vermieden werden.

43. H. Iro, G. Grabenbauer, R. Fietkau (Erlangen): Behandlung von Mundhöhlenmalignomen mittels enoraler Resektion und interstitieller Radiotherapie

Die enorale Tumorresektion beginnt sich insbesondere bei Mundhöhlenmalignomen als Alternative zu den klassischen Blockresektionstechniken zu etablieren. Mit der interstitiellen Radiotherapie steht eine Behandlungsform zur Verfügung, die geeignet erscheint, einen weiteren Beitrag zur lokalen Tumorkontrolle zu leisten. Im Rahmen einer prospektiven Studie wurde eine Kombinationsbehandlung aus enoraler Tumorresektion und postoperativer interstitieller und perkutaner Radiotherapie begutachtet.

Patienten und Methode

Bei insgesamt 48 Patienten mit Plattenepithelkarzinomen der Mundhöhle wurde zunächst eine enorale Tumorresektion ohne Defektdeckung durchgeführt. Eine funktionelle Neck dissection wurde in gleicher Sitzung oder 2–3 Wochen nach enoraler Tumorresektion 2zeitig durchgeführt. Nach spontaner Epithelisierung der Wundbezirke erfolgte eine interstitielle Radiotherapie im „Low-dose-rate-Verfahren". Hierzu wurden 5–20 Applikatoren in das klinisch definierte Zielvolumen eingebracht und mit ^{192}Iridium beladen. Die interstitielle Strahlenbehandlung erstreckte sich über einen Zeitraum von 48–72 h bis zu einer Gesamtdosis am Tumor von 20–25 Gy (30–70 cGy/h). Im Anschluß daran wurde die Radiotherapie perkutan fortgeführt. Hierbei wurden auf das Primärtumorgebiet 50 Gy sowie auf das Lymphabflußgebiet 50 Gy (pN0) bzw. 60 Gy (pN+) appliziert.

Bei 14 Patienten lag ein T1- und bei 22 Patienten ein T2-Tumor vor. Die Tumor-Eindringtiefe lag bei diesen 36 Patienten jeweils über 10 mm. 8 Patienten litten unter einem T3- und 4 Patienten an einem T4-Tumor. Es handelte sich bei 18 Patienten um ein Tumorstadium I und II, bei 14 Patienten um ein Stadium III und bei 16 Patienten um ein Tumorstadium IV. Die mediane Nachbeobachtungzeit betrug 62 Monate, die Mindestnachbeobachtungszeit 46 Monate.

Ergebnisse

Bei guten bis sehr guten funktionellen Ergebnissen (Schluck- und Sprechfunktion) wurde die Kombinationstherapie von den Patienten in zufriedenstellendem Maße toleriert. Eine umschriebene Weichteilnekrose, die in allen Fällen konservativ beherrschbar war, wurde bei 12 der 48 Patienten beobachtet. Eine Osteoradionekrose, jeweils mit der Notwendigkeit chirurgischer Maßnahmen, trat bei 3 der 48 Patienten (6%) auf. Im Nachbeobachtungszeitraum ergab sich bei 43 der 48 Patienten kein Hinweis auf ein lokales Rezidiv. Lediglich bei 3 der 22 Patienten (13%) mit T2-, bei 1 der 8 Patienten (12%) mit T3- sowie bei 1 der 4 Patienten (25%) mit T4-Tumoren mußte ein Lokalrezidiv festgestellt werden. Die Fünfjahresüberlebenszeiten („overall survival") betrugen im Stadium I/II 77%, im Stadium III 50% und im Stadium IV 38%.

Diese Untersuchungen wurden gefördert durch die Johannes und Frieda Marohn-Stiftung sowie den Sophie-Wallner-Fonds der Universität Erlangen-Nürnberg.

Schlußfolgerung

Die enorale funktionserhaltende Chirurgie, kombiniert mit einer interstitiellen postoperativen Radiotherapie, ermöglicht bei akzeptabler Nebenwirkungsrate eine hohe lokale Tumorkontrolle bei der Behandlung von Mundhöhlenmalignomen.

H. Weerda (Lübeck): Wurde bei freiliegendem Knochen dieser gedeckt?

R. Hagen (Würzburg): Wie waren die funktionellen Ergebnisse nach einer enoralen Resektion von T3 und T4-Tumoren, ich würde eine Rekonstruktion vorziehen.

H. Iro (Schlußwort):
Zu Herrn Weerda: Wir haben uns im Rahmen dieser prospektiven Studie ausschließlich mit der interstitiellen Therapie im Rahmen eines multimodalen Behandlungskonzeptes beschäftigt. Die lokale Rezidivhäufigkeit bei T1- und T2-Tumoren ist, verglichen mit der Literatur, sehr gering und unterstreicht den Stellenwert einer interstitiellen Radiotherapie zur Senkung der lokalen Rezidivhäufigkeit. Auch im Stadium T3 und T4 ist mit Hilfe einer interstitiellen Radiotherapie eine niedrigere lokale Redzidivrate zu beobachten. Sollte im Rahmen enoraler Resektionsmaßnahmen es zu einem Freilegen des Unterkieferknochens kommen, so kann eine interstitielle Radiotherapie erst nach Epithelisierung dieser Bereiche durchgeführt werden, da ansonsten eine zu große Gefahr einer Osteoradionekrose besteht.

Zu Herrn Hagen: Auch bei fortgeschrittenen Tumoren (T3, T4) ermöglicht eine enorale Resektion ohne primäre Defektdeckung in einer großen Zahl der Fälle gute funktionelle (Sprechen, Schlucken) Ergebnisse.

44. Th. Föller, S. Remmert, E. Rumpel, H.-J. Krammer (Lübeck): Epithelisationsverhalten und histomorphologsiche Befunde nach Muskeltransfer in die Mundhöhle

Zur Defektdeckung nach großen Tumoroperationen in Mundhöhle, Oro- und Hypopharynx verwenden wir in unserer Klinik zunehmend den neurovaskulären infrahyoidalen Muskelfaszienlappen nach Remmert. Der Hauptvorteil dieses Lappens gegenüber anderen Transplantaten liegt in der durchgehend erhaltenen Innervation.

Ziel dieser Studie war es, das Epithelisationsverhalten bei freier Transplantation und Vitalitätszeichen des Muskellappens nach der Operation und nach Bestrahlung in besonderer Hinsicht auf eine erhaltene Innervation zu untersuchen.

Hierzu wurden Proben von 10 Patienten mit Tumoren der Zunge, des Oro- und/oder Hypopharynx, die mit einem neurovaskulären infrahyoidalen Muskelfaszienlappen rekonstruiert wurden, licht- und elektronenmikroskopisch sowie immunfluoreszenzmikroskopisch mit Hilfe verschiedener neuronaler Marker untersucht.

Es zeigte sich, daß die Epithelialisierung des Muskeltransplantates mit Ausbildung eines verzahnten, mehrschichtigen, unverhornten Plattenepithels nach drei Wochen abgeschlossen ist (Abb. 1).

Die Muskulatur zeigt direkt nach der Operation zunächst Zeichen der Degeneration mit abgeblaßten Muskelfasern und teilweisem Kernverlust. In der ersten und dritten Woche nach der Operation tritt dann die Regeneration mit Neubildung dünner, runder Muskelfasern mit zahlreichen zentralständigen Kernen ein. Elektronenmikroskopisch erkennt man die typische, gleichmäßige myofibrilläre Querstreifung und einige Satellitenzellen.

Als Folge der Bestrahlung fanden wir am Muskeltransplantat eine Minderung der Muskelfaserdicke, einen partiellen Muskelfaseruntergang sowie auch eine Zunahme an Kollagenfasern.

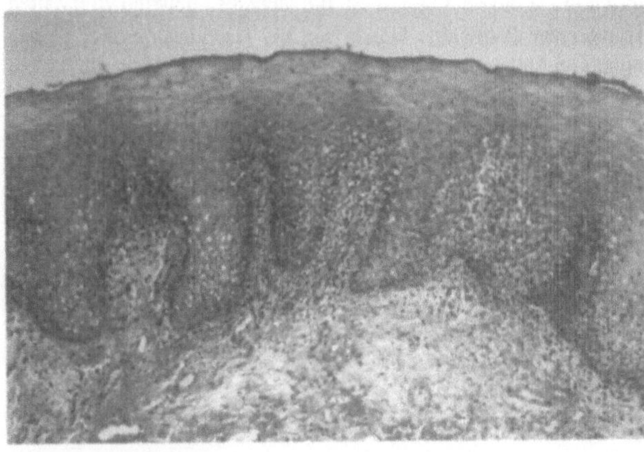

Abb. 1. Neugebildetes Epithel nach freier Muskeltransplantation. (Goldner-Färbung, Vergr. 25:1)

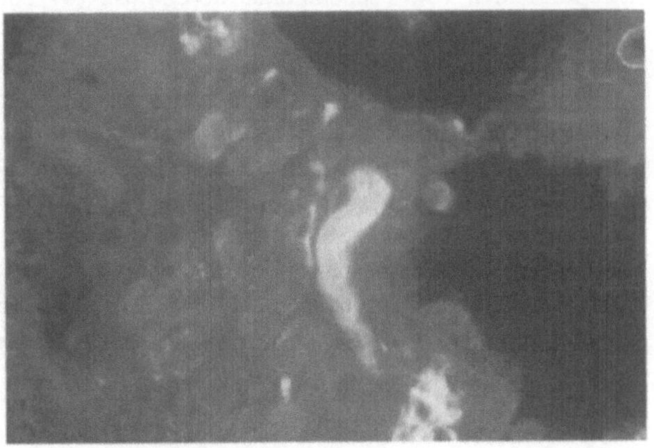

Abb. 2. Nerv im Epimysium der transplantierten Muskulatur nach Radiatio, neuronaler Marker S-100. (Vergr. 50:1)

Die Gefäße weisen nach Radiatio eine Intimafibrose auf.

Es gelang uns, als sekundäre Vitalitätszeichen des Muskeltransplantates, sowohl in der Routine-Histologie als auch mit Hilfe des neuronalen Marker S-100, Nervenfasern nachzuweisen (Abb. 2). Ein weiterer besonderer Befund ist der Nachweis von Muskelspindeln.

Unabhängig von der Lokalisation und der Bedeckung mit einem Jejunum-Patch konnten wir keine unterschiedlichen Befunde an der transplantierten Muskulatur erheben.

Wir konnten zeigen, daß der neurovaskuläre infrahyoidale Muskelfaszienlappen auch nach Bestrahlung über eine intakte, innervierte Muskulatur verfügt.

R. Hagen (Würzburg): Die Epithelisierung hängt doch entscheidend von der Größe des nichtepithelisierten Gebietes ab, eine feste Angabe von 21 Tagen halte ich für kritisch.

Th. Föller (Schlußwort):
Wir haben nur kleinere Defekte des Oro- und/oder Hypopharynx der freien Epithelisierung überlassen. Diese Defekte, die in der Regel 2·4 cm² groß waren, epithelisierten sich innerhalb von 21 Tagen. Sicher ist das Epithelisationsverhalten von der Größe der Defekte abhängig und damit bei großen Defekten länger.

45. B. M. Lippert, J. A. Werner, G. S. Godbersen, H. Rudert (Kiel):
Klinische Untersuchungen zur Wundheilung nach laserchirurgischen Eingriffen in der Mundhöhle

Die Wundheilung ist nach laserchirurgischen Exzisionen im Vergleich zur Skalpellwunde um ca. 10 Tage verzögert. Die Ausbildung einer breiten Nekrosezone mit verzögerter Wundheilung ist aber durchaus erwünscht und bildet die Grundlage dafür, daß die laserchirurgisch erzeugten Schleimhautdefekte nicht gedeckt werden müssen. Trotz vieler komplikationsloser Verläufe werden wiederholt über das erwartete zeitliche Maß hinaus Wundheilungsstörungen nach laserchirurgischen Eingriffen in Mundhöhle sowie Oro- und Hypopharynx beobachtet.

Aufgrund dieser Negativbeobachtungen haben wir den Krankheitsverlauf von 72 Patienten unserer Klinik retrospektiv analysiert, die zwischen 1979 und 1989 laserchirurgischen Eingriffen bei unterschiedlichen Erkrankungen von Mundhöhle und Oropharynx unterzogen wurden. Bei 13 dieser 72 Patienten kam es zu einer deutlichen Wundheilungsverzögerung länger als 6 Wochen mit zum Teil erheblichen Infektionen. Häufigste Erreger waren Staphylococcus aureus (9), vergrünende Streptokokken (6), Pseudomonas aeruginosa (4) und Haemophilus influenzae (4). In 9 Fällen bestand zusätzlich eine klinisch relevante Mykose.

Seit dem 1.1.1990 wird als Konsequenz auf die oben genannten Ergebnisse routinemäßig bei laserchirurgischen Eingriffen der Mundhöhle folgendes postoperative Behandlungsregime durchgeführt: über die ersten 4 postoperativen Tage ausschließliche Ernährung über die intraoperativ gelegte nasogastrale Nährsonde; 6mal täglich Mundspülungen mit Salbeitee; lokale Applikation einer Amphotericin-B-Suspension 4mal pro Tag sowie

die systemische Antibiose mit Cefuroxim (Zinacef 2mal 1,5 g/Tag) und Metronidazol (Clont 2mal 0,5 g/Tag). Die lokalen Behandlungsmaßnahmen werden bis zur deutlich erkennbaren Reepithelisierung fortgeführt.

Bei inzwischen 42 auf diese Weise behandelten Patienten kam es lediglich in 3 von 42 Fällen zur merklichen Wundheilungsverzögerung länger als 6 Wochen. Bei 2 Patienten war es postoperativ zu heftigen Nachblutungen gekommen. Als Erreger wurden zweimal Pseudomonas aeruginosa und einmal Klebsiellen nachgewiesen. Die postoperative Schmerzmedikation konnte im Vergleich zur historischen Kontrollgruppe um etwa die Hälfte gesenkt werden. Vom klinischen Eindruck her konnten die Reepithelisierung durch die Verwendung des oben genannten Therapieschemas deutlich verbessert und ausgedehnte Wundheilungsverzögerungen weitgehend vermieden werden.

W. F. Thumfart (Innsbruck): Haben Sie eine konkomitante Strahlentherapie (prä oder post) mitberücksichtigt für die Abheilungsphase? Als Ergänzung der lokalen Therapie führen wir Bakterien in Form von Yoghurt zu, um weniger Pilzbefall zu erhalten.

H. Weerda (Lübeck): Haben Sie bei laserchirurgischer Entfernung von Teilen der Zunge die Wunde der Granulation überlassen, oder haben Sie versucht, durch Übernähen den Defekt der Zunge mit der Schleimhaut des Zungenrestes zu verkleinern?

B. M. Lippert (Schlußwort):
Zu Herrn Thumfart: Durch die Antibiotika werden keine „sterilen Verhältnisse" in Mundhöhle und Oropharynx erzielt. Es wird aber die Wundfläche vor klinisch relevanten Infektionen geschützt.

Zu Herrn Weerda: Bei großen Defekten der seitlichen Zunge führen wir zur Verkleinerung der Wundfläche gelegentlich auch adaptierende Schleimhautnähte durch.

46. H. E. Eckel, P. Volling, O. Ebeling, W. F. Thumfart (Köln, Innsbruck): Transorale Laserresektion und zeitversetzte Neck-dissection zur Behandlung von Pharynxkarzinomen

Die transorale Resektion von Mundhöhlen- und Pharynxkarzinomen ist ein weit verbreitetes chirurgisches Verfahren zur Behandlung von kleinen Zungen-, Uvula- und Tonsillenkarzinomen. Der Einsatz des chirurgischen CO_2-Lasers in der transoralen Tumorchirurgie bietet heute nicht nur ein alternatives chirurgisches Instrumentarium zur konventionellen oder elektrochirurgischen Präparation; er scheint auch eine Erweiterung des Indikationsspektrums minimal invasiver tumorchirurgischer Eingriffe und eine Modifikation tumorchirurgischer Prinzipien bei der Behandlung von begrenzten Kopf-Hals-Karzinomen zu erlauben. Die hier vorliegende prospektive Untersuchung berichtet über die transorale laserchirurgische Resektion und zeitversetzte Neck-dissection zur Behandlung von infiltrierenden Karzinomen von Mundhöhle, Oropharynx und Hypopharynx.

Patienten und Methoden

Bei 10 Patienten mit Hypopharynx-, 53 Patienten mit Oropharynx- und 64 Patienten mit Mundhöhlenkarzinomen (insgesamt 127 Patienten) erfolgten, in kurativer Absicht eine transorale Laserresektion des Primärtumors und eine zeitversetzte, prophylaktische oder kurative Neck-dissection. In den Stadien III–IV erfolgte zusätzlich eine postoperative Radiatio. 32 Tumoren wurden als T1, 54 Tumoren als T2, 38 Tumoren als T3 und 3 Tumoren als T4 eingestuft. Lymphknotenmetastasen fanden sich in den Neck-dissection-Präparaten von 42 Patienten. Während nur wenige ausgewählte Patienten mit Hypopharynxkarzinomen in die vorliegende Studie aufgenommen wurden, erfolgte bei allen Patienten der Klinik mit Mundhöhlen- und Oropharynxkarzinomen eine transorale Laserresektion, bei denen eine Knocheninfiltration (in die Mandibula) oder eine tiefe Tumorinfiltration in die Halsweichteile ausgeschlossen war. Alle Patienten wurden für mindestens 2 Jahre nachbeobachtet.

Ergebnisse

Die mediane Nachbeobachtungszeit betrug 5 Jahre (2–7 Jahre). Im Stadium I und II betrug bei Oropharynxkarzinomen die absolute Überlebenszeit 74%, bei Mundhöhlenkarzinomen 69%. Im Stadium III betrug sie bei den Oropharynxkarzinomen 65% und bei den Mundhöhlenkarzinomen 66%. Nur 4 von 18 Patienten im Stadium IV überlebten 2 Jahre. Sieben von 10 Patienten mit Hypopharynxkarzinomen lebten zum Untersuchungszeitpunkt rezidivfrei. Die beobachteten absoluten und korrigierten Überlebenszeiten der Patienten mit Mundhöhlen- und Oropharynxkarzinomen sind in Abb. 1 dargestellt. Die behandlungsbedingte Morbidität war gering, und die funktionellen Ergebnisse bezüglich der Artikulation und des Schluckaktes waren gut oder zufriedenstellend. Bei keinem Patienten wurde eine Tracheostomie erforderlich. Bei 6 Patienten mußte eine Nachblutung chirurgisch versorgt werden.

Diskussion

Die laserchirurgische Resektion von Karzinomen der Mundhöhle und des Rachens unterscheidet sich von den gebräuchlichen transoralen Operationstechniken (scharfe oder elektrochirurgische Präparation) einerseits durch die konsequente Anwendung des Operationsmikroskops. Hierdurch wird die Tumorausdehnung besser sichtbar, und die blutungsarme laserchirurgische Operationstechnik erlaubt eine sehr präzise Präparation des Tumors. Die geringe Blutung aus dem Gewebe (nach Ligatur größerer Gefäße) erlaubt es zum anderen, die entstehenden Operationswunden ohne epitheliale Bedeckung der Sekundärheilung zu überlassen. Der bewußte Verzicht auf eine primäre Adaptation der Wundränder oder auf eine Deckung der Wundflächen durch entsprechende Lappenplastiken führt zu einer sekundären Überhäutung der Wundränder mit Schleimhaut aus der Peripherie der Wunde, wie sie auch nach der Tonsillektomie beobachtet wird. Es entwickelt sich dabei in der Regel nur eine zarte submuköse Narbenbildung, die häufig nur zu geringen funktionellen Einbußen führt. Die perioperative Morbidität ist gering, da auf eine Tracheostomie fast stets verzichtet werden kann, Fisteln und Wunddehiszenzen nicht auftreten, die postoperativen Wundschmerzen gering sind und die orale Ernährung bereits am ersten postoperativen Tag wieder aufgenommen werden kann. Die onkologischen Ergebnisse sind, verglichen mit den Resultaten früherer Studien, gut; ein direkter Vergleich der Ergebnisse ist jedoch wegen der Selektion der Patienten für diese Untersuchung nicht möglich. Immerhin lassen die hier mitgeteilten Ergebnisse vermuten, daß das von Steiner angegebene Konzept der transoralen Laserresektion mit nachgeschalteter Neck dissection (und postoperativer Radiatio in ausgesuchten Fällen) eine onkologisch zuverlässige und funktionell günstige therapeutische Strategie zur Behandlung ausgewählter Mundhöhlen- und Pharynxkarzinome ist. Die Indikation zur Durchführung transoraler tumorchirurgischer Eingriffe ist durch dieses Konzept deutlich erweitert worden.

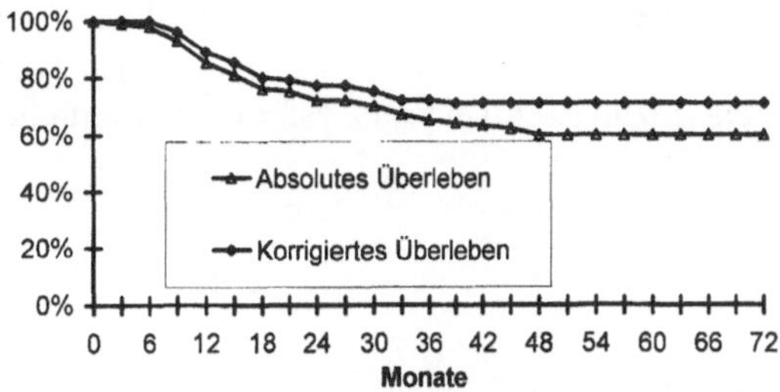

Abb. 1. Überlebenszeit nach laserchirurgischer Behandlung von Mundhöhlen- und Oropharynxkarzinomen ($n=117$)

47. J. Reuther (Würzburg):
Die Bedeutung des Unterkiefers bei der Behandlung von Karzinomen des Oropharynx

Für Klinik und Therapie des Plattenepithelkarzinoms im Oropharynx nimmt der Unterkiefer eine zentrale Stellung ein. Einerseits stellt er ein Hindernis für den Zugang zur Mundhöhle dar, andererseits garantiert seine Kontinuität Form und Funktion von Gesicht und Oropharynx. Von den häufigsten Primärlokalisationen des Mundhöhlenkarzinoms, Mundboden und Zunge, wird der Unterkiefer durch Ausbreitung in der Mukosa und Submukosa erreicht. Im bezahnten Unterkiefer erreicht der Tumor zunächst das Periost in Höhe der Linea mylohyoidea. Dabei stellt die linguale Kompakta in aller Regel eine relativ gute Barriere dar. Beim unbezahnten Kiefer erreicht der Tumor dagegen praktisch mit dem M. mylohyoideus den Alveolarkamm und dringt relativ rasch in die Spongiosa des Unterkiefers ein. Beim Sitz des Primärtumors im retromolaren Bereich ist die Gefahr für die Mitbeteiligung der Spongiosa auch bei Vollbezahnung sehr groß, da hier nur eine dünne Kompaktaschicht mit Perforationen vorhanden ist.

Die Diagnostik der frühen Beteiligung des Unterkieferknochens an der Tumorerkrankung und die sich daraus ergebenden Konsequenzen für die Erhaltung bzw. die Art und das Ausmaß der Unterkieferresektion ist noch nicht absolut gesichert. Auch Computertomographie und Kernspintomographie oder Skelettszintigraphie versagen häufig im Frühstadium der Knochenbeteiligung.

Die gravierenden Folgen nach Unterkieferteilresektion wurde sehr rasch nach der ersten Unterkieferteilresektion (Dupyutren, 1812) erkannt. Seit Ende des letzten Jahrhunderts wurde deshalb mit verschiedenen alloplastischen Endoprothesen die Stabilisierung der Kieferstümpfe versucht. Wir selbst haben seit 1972 mit einem eigenen Plattensystem gute Erfahrungen machen können. Allgemein kann mit Platten die Rekonstruktion praktisch aller Unterkieferdefekte durchgeführt werden, wobei die Resektionsstümpfe in ihrer anatomischen Position verbleiben.

Für die primäre Rekonstruktion haben wir Silastic, später Refobacin-Palacos und in neuerer Zeit Glasionomerzement eingesetzt. Alle diese Materialien zeichnen sich dadurch aus, daß sie relativ gut an den Knochendefekt anzupassen sind und daß durch Bohrungen Weichteile in ihnen fixiert werden können. Für den Erfolg dieser Rekonstruktionen ist neben der sorgfältigen Adaptation der Platten ganz besonders der Weichteilersatz entscheidend. In unserem Krankengut haben wir neben dem Pectoralis-major-Myokutanlappen und dem Akromiopektorallappen den mikrochirurgischen Dünndarmtransfer für die intraorale Rekonstruktion verwandt. Die guten funktionellen Ergebnisse, die wir bei einer Nachuntersuchung von 307 Patienten aus diesem Krankengut erheben konnten, bestätigten die Vorteile dieser Rekonstruktionsverfahren.

Für die endgültige Unterkieferrekonstruktion können die Plattensysteme mit freien Knochentransplantaten, vor allen Dingen von der Crista iliaca, kombiniert werden. Das erfolgreiche Einheilen dieser Knochenspäne ist nur bei gut durchblutetem Transplantatlager gegeben. In Fällen mit schlechten Weichteilverhältnissen z.B. nach Bestrahlung oder Infektion sind durchblutete Transplantate zu bevorzugen. Die Ergebnisse mit gestielten Osteomyokutanlappen sind recht variabel, weshalb wir heute den mikrochirurgischen Transfer von Knochentransplantaten aus unterschiedlichen Regionen vorziehen.

Das Fibulatransplantat ist das älteste mikrochirurgische Knochentransplantat, welches von Taylor et al. (1975) beschrieben wurde. Die Fibula wird v.a. bei ausgedehnten Defekten von Kieferwinkel zu Kieferwinkel eingesetzt. Für Rekonstruktionen im aufsteigenden Unterkieferast verwenden wir das Beckenkammtransplantat, das jedoch bei gleichzeitigem Weichteilersatz gewisse Schwierigkeiten bietet. Eine deutliche Verbesserung stellt in diesen Fällen das Skapulatransplantat dar, welches von Schwarz 1986 für die Rekonstruktion des Unterkiefers erstmals beschrieben wurde. Mit diesem Transplantat können verschiedene Weichteillappen der Skapula- und Paraskapularlappen sowie der Latissimus-dorsi-Lappen kombiniert werden.

Unsere Erfahrungen zeigen, daß mit den beschriebenen Techniken für die Wiederherstellung nach ablativer Chirurgie im Bereich des Unterkiefers es gelingen kann, die vitalen Funktionen des Oropharynx und die Gesichtskonturen zu erhalten, was zu einer relativ raschen sozialen Reintegration unserer Patienten beiträgt und ihnen damit hilft, ihr schweres Schicksal zu ertragen.

48. W. C. Richter, K. D. Peter, O. Seidl (Gummersbach): Die Behandlung des osteotomierten oder resezierten Unterkiefers

In einem Zeitraum von 5 Jahren wurden bei 54 Patienten Osteosynthesen am Unterkiefer vorgenommen. 17 Operationen waren unfallbedingt, 37 Osteosynthesen wurden im Rahmen der Tumorchirurgie ausgeführt. Die Zahl der Tumorpatienten, dies ist das Patientengut, über welches wir berichten, unterteilt sich in 18 temporäre Spaltungen, 12 Kontinuitätsresektionen, 4 Rekonstruktionen und 3 Pseudarthroseoperationen. Alle Tumorpatienten wurden einer Nachbestrahlung unterzogen.

Temporäre Spaltung

Die temporäre Spaltung als transmandibulärer Zugang zu Mundhöhle, Oropharynx und Parapharyngealraum mit angrenzender Schädelbasis wird im Angloamerikanischen als „mandibular swing" oder auch als „midline approach" bezeichnet. Die temporäre Spaltung wird dann gewählt, wenn zwischen dem Innenperiost des Unterkiefers und dem Tumor noch gesundes Gewebe vorhanden ist. Die Vorteile der transmandibulären Eröffnung sind die bessere Übersicht über das Tumorgebiet sowie das leichte und sichere Einarbeiten von Transplantaten. Nachteile erwachsen aus der Notwendigkeit zusätzlicher technischer Maßnahmen, den Osteosynthesen.

Mit der Osteotomie entsteht ein Sägespalt von 0,5–1 mm Breite, der zu Veränderungen der Zahnstellung, des Zahnhalteapparates oder der Kiefergelenke Anlaß geben kann.

Von den Osteosynthesen waren 3 Miniplattenosteosynthesen, 15 Kompressionen. Seit reichlich 4 Jahren setzen wir in der Tumorchirurgie ausschließlich das Verfahren der Kompression ein. Die Zahl der operationsbedingten Heilungs- und Funktionsstörungen war gering. Wir verzeichneten 1 Pseudarthrose (bei den Miniplatten) und insgesamt 2 verzögerte Heilungen. Bleibende Funktionsstörungen des gnathischen Systems traten nicht auf.

Aus den Erfahrungen dieser Operationen halten wir folgendes Vorgehen ein:
- Streng mediane Osteotomie,
- Einsatz von Kompressionssystemen,
- Deckung der Tumor- und Osteosyntheseregion durch stabile Transplantate, insbesonders myokutane.

Zur medianen Osteotomie
Bei der Osteotomie in der Unterkiefersymphyse liegt das Metall in möglichst großer Entfernung vom eigentlichen Tumor und damit am Rande oder außerhalb des Bestrahlungsfeldes.

Die Traumatisierung der Muskulatur des Mundbodens ist bei der Durchtrennung in dieser Region am geringsten.

In dieser Region besteht ein Gleichgewicht der Muskelkräfte von Kieferöffnern und -schließern, so daß die Dislokationskräfte am wenigsten ausgeprägt sind.
Zu den Kompressionssystemen
Wir verwenden am unbezahnten oder restbezahnten Kiefer eine EDCP-Kompressionsplatte („eccentric dynamic compression plate") mit lediglich 4 Schrauben und kleinster Dimensionierung. Die Methode erfordert allerdings den zusätzlichen Einsatz des Gewindeschneiders.

Kontinuitätsresektion

Die Indikation zur Kontinuitätsresektion (überwiegend im Seitenzahnbereich) ist dann gegeben, wenn der Tumor das Innenperiost des Unterkiefers erreicht hat bzw. der Sicherheitsabstand nicht ausreichend ist.

Nachteile ergeben sich aus dem Verlust der Stabilität des Unterkiefers und der daraus folgenden Störung der Muskelfunktionen, dem Verlust der Bißlage und den narbigen Verziehungen.

Um diese Komplikationen zu vermeiden, ist eine Überbrückungsosteosynthese (MRS-Platte) angezeigt. Dabei müssen die Stümpfe mit mindestens drei Schrauben gefaßt werden. Die Deckung des resektionsbedingten Schleimhautdefektes erfolgt ausschließlich mit myokutanen Transplantaten. Aufgrund des großen Volumens der myokutanen Transplantate geben sie einerseits ausreichend Material zur Deckung oraler und pharyngealer Schleimhautdefekte, andererseits bilden sie eine stabile Weichteileinscheidung der Überbrückungsplatte, so daß es zu keiner Wunddehiszenz bei der Nachbestrahlung kam.

Es mußten 3 Platten als Folge ostitischer Schraubenlockerung entfernt werden. Wir hatten 2 Plattenbrüche hinzunehmen. Diese wurden durch neue Platten ersetzt.

Rekonstruktion

Die 4 Rekonstruktionen des Unterkiefers führten wir alle sekundär in einem Abstand von mindestens einem Jahr nach Therapieende durch.

Wir benutzten stets autologen Knochen von der Beckenschaufel. Bei den Rekonstruktionen im horizontalen Unterkieferast konnte das Transplantat an die Platten unter Kompression angelagert werden. Zu Transplantatverlusten kam es in keinem Fall, obwohl einmal eine Schraubenlochostitis zur Entfernung einer Schraube Anlaß gab.

Für den bislang einzigen Fall einer Mittelstück-rekonstruktion benutzten wir mit Erfolg das Dumbach-Mesh, in welches kortikospongiöse Blöcke eingebracht und mit Minischrauben fixiert wurden.

Pseudarthrosen

Von den 3 Pseudarthroseoperationen entstammte eine unserem Krankengut.

Nach ausreichender Kürettage bis in den Bereich blutender Markräume und Auffüllen der Defekte mit Spongiosa erfolgte in der gleichen Sitzung die Kompressionsosteosynthese. Auf Okklusionsbeziehungen mußte keine Rücksicht genommen werden. Unter Abschirmung mit Breitbandantibiotika war der Heilungsverlauf in allen Fällen komplikationslos.

Rhinologie II

49. M. Gjuric, N. Thürauf, H. Hatt et al. (Erlangen, Bochum): Charakterisierung und Differenzierung cAMP/cGMP-abhängiger Ionenkanäle olfaktorischer Sinnes- und Stützzellen

In den letzten Jahren konnten durch molekularbiologische, biochemische und elektrophysiologische Arbeiten an Riechzellen die dem Riechen zugrundeliegenden Mechanismen zu einem großen Teil aufgeklärt werden. Aus der Summe der Einzelarbeiten über den Riechvorgang läßt sich folgendes Modell entwickeln: Nach Bindung eines Duftstoffmoleküls am Rezeptor kommt es, unter Vermittlung von G-Protein, zur Aktivierung der membranständigen Adenylatzyklase. Intrazellulär kommt es dadurch zur Bildung eines ca. 150 ms langen cAMP-Anstiegs. Durch direkte Bindung des second messanger cAMP wird ein unspezifischer Kationenkanal geöffnet und dadurch die Depolarisation der Zelle eingeleitet. Man nennt diesen Vorgang Signaltransduktion.

Ziel unserer Experimente war es, diesen unspezifischen Kationenkanal, den sog. Transduktionskanal, beim Menschen zu charakterisieren. Hierfür wurde versucht den Transduktionskanal im „inside-out patch" durch Pulse von c-AMP zu aktivieren. Die Riechzellen wurden aus kleinen Gewebeproben aus dem medialen Blatt der mittleren Nasenmuschel isoliert. Die Schleimhautproben wurden im Rahmen der endonasalen Eingriffe wie Septumkorrektur oder Nebenhöhlenoperation gewonnen.

In dem Zellpräparat fanden wir zwei Zelltypen. Der erste Zelltyp waren zylindrische Zellen mit relativ langen, geordneten und unbeweglichen Zilien. Auf dieser Zelle konnte ein schnell desensitisierender, durch cAMP/cGMP aktivierbarer Ionenkanal charakterisiert werden. Zur Identifizierung von reifen Riechzellen wur-de die immunhistochemische Untersuchung mit monoklonalen Antikörpern gegen olfaktorisches Markerprotein (OMP) durchgeführt. Dieser Zelltyp erwies sich als OMP negativ. Der zweite Zelltyp fand sich im Zellpräparat in sehr geringer Anzahl in Form konusförmiger Zellen mit nur kurzen Zilien. In der Immunfluoreszenz zeigte sich eine OMP-positive Zelle. Im „inside-out patch" zeigt sich an diesem Zelltyp, durch cAMP/cGMP, ein nichtdesensitisierender Kanal. Bei gleicher Konzentration der Agonisten kam es unter cGMP häufiger zu Kanalöffnungen. Zudem waren auch Superpositionierungen von Kanälen sichtbar. Die Einzelkanalantworten auf 100 ms lange cAMP-Pulse zeigten, daß die Kanäle noch ca. 500 ms nach dem Ende des cAMP-Pulses offen blieben und dann die Signale mit einer Zeitkonstante von 200 ms abnahmen. cAMP und cGMP besaßen die gleiche Effizienz, d.h. für beide war der maximale Peakstrom gleich, beide Agonisten hatten aber eine unterschiedliche Potenz. cGMP war ungefähr 12mal mehr potent als cAMP. Andere Nukleotide wie ATP, ADP usw. waren nicht wirksam.

Die Stromspannungskurve zeigte zwischen -80 mV und $+80$ mV ein lineares Spannungs-Stromverhältnis. Die Strom-Spannungskurve ging fast durch den Nullpunkt. Die Leitfähigkeit des Kanals betrug ca. 23 Pico Siemens. Substitutionsexperimente mit Cholin zeigten, daß es sich um einen unspezifischen Kationenkanal handelt.

50. A. Riederer, A. Fischer, S. Knipping (München): Lokalisation von Östrogen- und Progesteronrezeptoren in der menschlichen Nasenschleimhaut

Bis zu 20% der Schwangeren weisen eine sogenannte Rhinopathia gravidarum auf, welche durch eine behinderte Nasenatmung, vermehrten Nasenfluß und in einigen Fällen durch eine konsektutive Sinusitis gekennzeichnet ist. Die Genese dieses Krankheitsbildes ist bis heute noch nicht eindeutig geklärt. Als Hauptursache nimmt man eine Reaktion auf vermehrte Serumhormon-spiegel (Östrogen) an. Sowohl anamnestisch als auch ultrastrukturell lassen sich Charakteristika für eine allergische Rhinopathie finden. Elektronenhistochemisch kann außerdem ein vermehrter Cholinesteragehalt um Blutgefäße und Drüsen festgestellt werden. Dies spricht für eine erhöhte parasympathische Aktivität, welche in einer Vasodilatation und Drüsenüberfunktion resultiert.

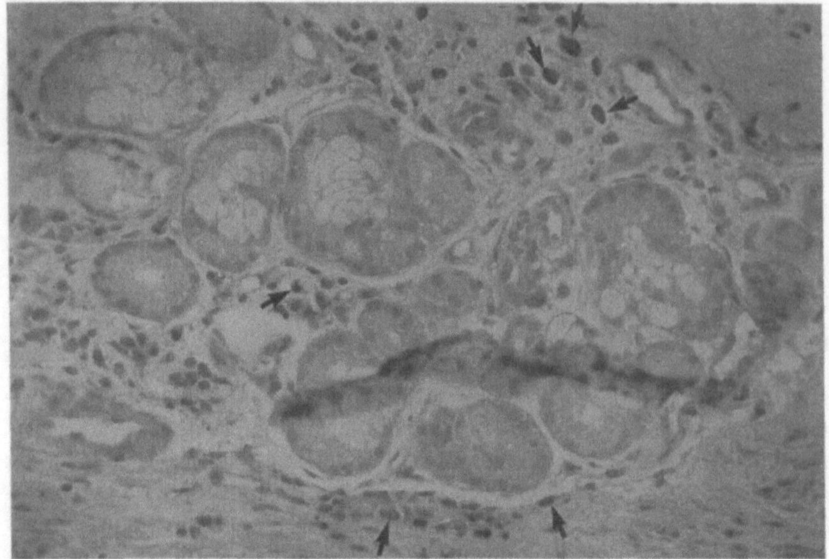

Abb. 1. Periglanduläre Progesteronrezeptorlokalisation in der Nasenmuschel. Patient: männlich; APAAP-Methode. (Vergr. 220:1)

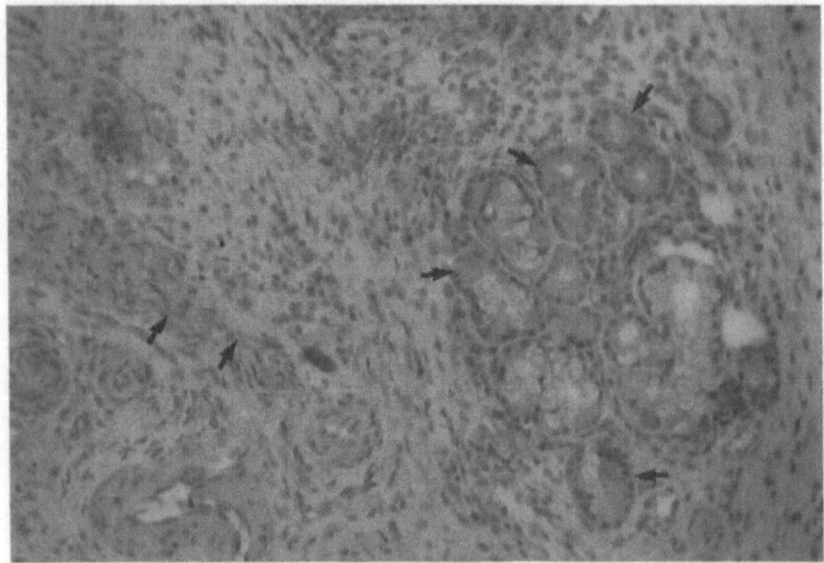

Abb. 2. Immunhistochemische Östrogenrezeptormarkierung mittels APAAP-Komplex in einigen Neuronen eines intranasalen Nervenbündels und in serösen Drüsen. Patient: weiblich. (Vergr. 160:1)

Ähnliche Wirkungen lassen sich sowohl im Tierversuch als auch beim Menschen durch die topische Anwendung von Geschlechtshormonen nachweisen. Desweiteren konnten in der Nasenschleimhaut von Säugetieren verschiedene Stoffwechselenzyme weiblicher Geschlechtshormone gefunden werden. Bisher war nur ein quantitativer Nachweis von Östrogenrezeptoren in der Nasenschleimhaut möglich. Über die Zielstrukturen von Geschlechtshormonen hingegen konnte noch keine eindeutige Aussage gemacht werden. Aufgabe dieser Studie war es deshalb, Östrogen- (ER) und Progesteronrezeptoren (PgR) im Bereich der menschlichen Nasenschleimhaut zu lokalisieren.

Hierfür wurden untere Nasenmuscheln nichtschwangerer Frauen und zusätzlich von Männern in Paraffin eingebettet. Nach der Entparaffinisierung und Inkubation konnten mit monoklonalen Antikörpern die entspre-

chenden Östrogen- und Progesteronrezeptorlokalisationen immunhistochemisch mit Hilfe der APAAP-Methode und mit dem Chromogen Neufuchsin dargestellt werden. Als Gegenfärbung diente Mayers Hämalaun.

Mit Hilfe des monoklonalen *PgR-Antikörpers* wurden in Zellen des periglandulären Gewebes positive Immunreaktionen (Abb. 1) gefunden. Desweiteren kamen im subepithelialen Bindegewebe PgR-positive Zellen zur Darstellung. Auch periarteriell ließen sich Progesteronrezeptoren aufzeigen. Der *ER-Antikörper* markierte in erster Linie intraglanduläre Strukturen in den serösen Drüsenabschnitten. Besonders auffällig war die positive Reaktion an einigen Neuronen in freien Nervenbündeln (Abb. 2) und in periarteriellen Nerven. Mit beiden Antikörpern konnten sowohl bei Frauen als auch bei Männern die gleichen Zielstrukturen markiert werden. Die positiven Rezeptorreaktionen an den Drüsen lassen vermuten, daß Östrogen und Progesteron hier einen direkten Einfluß auf die entsprechenden Funktionen ausüben. Nachdem bereits bei Tieren Androgen- und Östrogenrezeptoren im zentralen Nervensystem gefunden worden sind, konnte nun das Auftreten von ER an peripheren Nerven in der menschlichen Nasenschleimhaut nachgewiesen werden. Ob und inwieweit hier cholinerge Fasern stimuliert werden, kann jedoch noch nicht mit Sicherheit bestätigt werden.

Mit Hilfe von immunhistochemischen Verfahren war es möglich, die Hormonansatzpunkte von Progesteron und Östrogen im Bereich der menschlichen Nasenschleimhaut darzustellen. Weiterführende quantitative und morphologische Untersuchungen sollen zur Abklärung der Genese der Schwangerschaftsrhinopathie beitragen.

51. S. Röseler, G. Holtappels, C. Bachert, L. Ectors, P. von Cauwenberge (Düsseldorf, Gent/Belgien): Zytokinnachweis bei viraler Rhinitis

Zytokine sind definitionsgemäß Proteine von mehr als 5 kD. Sie werden zellspezifisch gebildet und sezerniert. Ihre Freisetzung steuert lokal die Interaktionen zwischen den Zellen, indem sie zum einen Zellen direkt zur Freisetzung von Radikalen stimulieren können oder aber die Freisetzung anderer Zytokine induzieren. Interleukine sind ursprünglich als von Leukozyten sezernierte Proteine definiert worden und bilden eine der vielen Subfamilien der Zytokine. Viele der Interleukine wurden erstmals im Rahmen von pathologischen Veränderungen entdeckt und gemessen. Dabei bleibt meistens offen, welcher Basislevel überhaupt für das einzelne Zytokin in dem betreffenden Organ anzunehmen ist.

Mit Hilfe der nasalen Lavage steht uns ein einfaches reproduzierbares System zur Verfügung, um die Interleukinproduktion der Nasenschleimhaut unter unterschiedlichen Konditionen zu messen.

Die virale Rhinitis ist eine der häufigsten Erkrankungen in der Bevölkerung und wird zu 50% der Fälle durch Rhinoviren ausgelöst. Davon sind z.Z. 110 verschiedene Serotypen bekannt. Diese sind ausschließlich für den Menschen pathogen und verursachen nach einer 1- bis 3tägigen Inkubationszeit eine seröse Rhinitis.

Die Studie wurde anhand der Daten von 70 Probanden erhoben. Davon waren 50 Probanden an einer viralen Rhinitis erkrankt, und 20 Studienteilnehmer bildeten die gesunde Kontrollgruppe.

Als Einschlußkriterium galt für die infizierten Probanden eine maximale Krankheitsdauer von 1–3 Tagen. Die gesunden Probanden waren sowohl subjektiv wie auch rhinoskopisch und rhinomanometrisch unauffällig.

Die Versuchsreihen wurden folgendermaßen angelegt:

- Einzelmessungen von Zytokinleveln bei Gesunden (n = 12),
- Einzelmessungen von Zytokinen bei viraler Rhinitis (n = 41),
- kontinuierliche Messungen über 5 Tage bei Gesunden (n = 8),
- kontinuierliche Messungen über 5 Tage nach Inokulation des Rhinovirus Typ 2 (n = 9).

Aus den Proben wurden die proinflammatorischen Zytokine Il-1β, Il-6 und Il-8 sowie das Interleukin Il-4 bestimmt. Alle Messungen erfolgten als Zweifachbestimmungen und wurden statistisch mit dem Wilcoxon-Rangsummentest ausgewertet.

Die Einzelmessungen ergaben für die virale Rhinitis eine signifikant höhere Konzentration der Interleukine Il-1β, Il-6 und Il-8 im Vergleich zur gesunden Kontrollgruppe. Das Signifikanzniveau erreicht für die 3 Interleukine 99%. Il-4 war in beiden Gruppen nur vereinzelt über der Nachweisgrenze meßbar. Bei den kontinuierlichen Messungen nach Inokulation des Rhinovirus Typ 2 kommt es zu einem deutlichen Anstieg der Interleukine Il-1β, Il-6 und Il-8 am 2. postinfektiösen Tag. Interleukin-8 zeigt einen zweiten Peak am 4. postinfektiösen Tag. Auch hier liegt wieder ein statistisch signifikant erhöhter Interleukinlevel von 99% für Il-6 und Il-8 und von 95% für Il-1β vor.

Die gesunden Probanden zeigen hingegen einen in etwa gleichbleibenden Level der Interleukine Il-1β, Il-6 und Il-8 über 5 Tage.

Diese ansteigende Zytokinsekretion nach Rhinovirusinfektion am 2. postinfektiösen Tag korreliert interessanterweise gut mit dem in älteren Studien beschriebenem Einstrom von Leukozyten. Die um den 2.–3. Tag nach Rhinovirusinfektion in das Gewebe migrieren. Sowohl für Il-8 als auch für Il-1β ist bekannt, daß sie neutrophile Zellen zur Migration aktivieren.

Il-8 wurde bei seiner Entdeckung 1989 zunächst als Neutrophile aktivierender Faktor beschrieben.

Dies wäre eine mögliche Antwort auf die bislang nicht verstandene Leukozytenmigration bei der viralen Rhinitis, deren Einstrom bislang meist als beginnende bakterielle Superinfektion gedeutet wurde, auch wenn ein entsprechender Bakteriennachweis nicht gelang.

52. M. Wagenmann, S. Vossen-Holzenkamp, C. Bachert, U. Ganzer (Düsseldorf): Erhöhte Basiswerte von Zytokinen im Nasensekret allergischer Rhinitiker

Die proinflammatorischen Zytokine Interleukin-1β (Il-1β, Interleukin-6 (Il-6), Interleukin-8 (Il-8) und Tumornekrosefaktor-α (TNF-α) spielen eine wichtige Rolle bei der Initiierung von Entzündungsvorgängen, indem sie über die Expression von Adhäsionsmolekülen zur Zellmigration in das Zielorgan führen und dort Entzündungszellen in ein höheres Aktivierungsstadium versetzen. Wir konnten in vorangehenden Studien einen Anstieg von Il-1β, Il-6, Il-8 und TNF-α im Nasensekret etwa 4–6 h nach Allergenprovokation beobachten. Entzündliche Veränderungen in der Nasenschleimhaut sind aber auch noch nach einem Tag zu beobachten. Um zu untersuchen, ob die genannten Zytokine hier eine Rolle spielen, führten wir eine Studie durch, bei der wir deren Ausschüttung in das Nasensekret 24 h nach Allergenprovokation untersuchten.

Zwanzig saisonale Allergiker außerhalb der Saison und 9 nichtallergische Kontrollpersonen wurden rekrutiert. Die allergische Sensibilisierung wurde durch Anamnese, Prick-Test, spezifisches IgE und nasale Provokationstests diagnostiziert. Die Allergenlösungen wurden mit Sprayflaschen appliziert, und nasale Lavagen mit physiologischer Kochsalzlösung wurden unmittelbar vor der Provokation, 1 h und 24 h später in der üblichen Weise durchgeführt. Im Nasensekret wurden mit Hilfe von spezifischen ELISAs Il-1β, Il-6, Il-8 und TNF-α quantifiziert.

Für TNF-α konnten in beiden Gruppen und an allen Meßpunkten nur in vereinzelten Proben Meßwerte oberhalb der Nachweisgrenze gefunden werden. Keines der Zytokine zeigte 24 h nach Provokation eine signifikante Erhöhung gegenüber dem Ausgangswert. Wir folgern daraus, daß ihre Ausscheidung bereits nach einem Tag auf das ursprüngliche Niveau zurückgegangen ist. Dies

bedeutet jedoch nicht, daß zu diesem Zeitpunkt auch die gesamte inflammatorische Reaktion beendet ist, denn durch Zytokine bedingte Effekte, wie die zelluläre Infiltration, können durchaus länger nachweisbar sein als sie selber. Andererseits sind die untersuchten Zytokine relativ unspezifische Aktivatoren, die sich bei Entzündungen unterschiedlichster Genese nachweisen lassen. Sie markieren den Beginn einer Reaktion, die sich in unterschiedliche Richtungen weiterentwickeln kann. Wir fanden jedoch signifikante Differenzen zwischen den Konzentrationen von Il-1β (Abb. 1) und Il-8 (Abb. 2) zwischen den Allergikern und der Kontrollgruppe. Auch für Il-6 lagen die Werte der Allergiker höher, dieser Unterschied verfehlte jedoch die statistische Signifikanz.

Wir konnten damit auf der Ebene der proinflammatorischen Zytokine Unterschiede zwischen saisonalen Allergikern und Normalpersonen nachweisen, die offenbar unabhängig von einem unmittelbar vorangehenden Antigenkontakt sind. Dies läßt sich als Ausdruck einer latenten Entzündungsreaktion auch im asymptomatischen Stadium der allergischen Erkrankung interpretieren oder könnte ein Teilaspekt der Genese der allergischen Sensibilisierung sein.

M. Wigand (Erlangen): Wurden die Lavagekonzentrate standardisiert vor der Untersuchung auf die Zytokinkonzentrationen?

M. Wagemann (Schlußwort):
Die Lavagetechnik ist inzwischen standardisiert und wurde in vielen Arbeitsgruppen benutzt. Diese Methode hat aber in der Tat den Nachteil, daß die Menge des gesammelten Nasensekrets nicht bestimmt werden kann. Dies läßt sich zum Beispiel durch Verwendung der Disc-Methode umgehen, bei der unverdünntes Nasensekret gesammelt wird und die Menge genau quantifiziert werden kann.

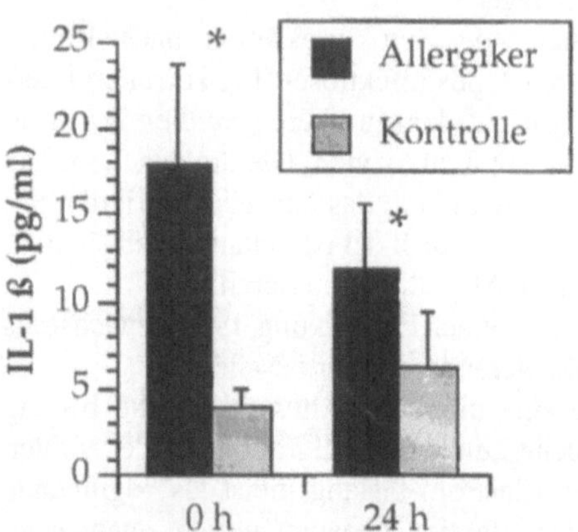

Abb. 1. Konzentration von Il-1β bei der Gruppe der Allergiker und der Kontrollgruppe

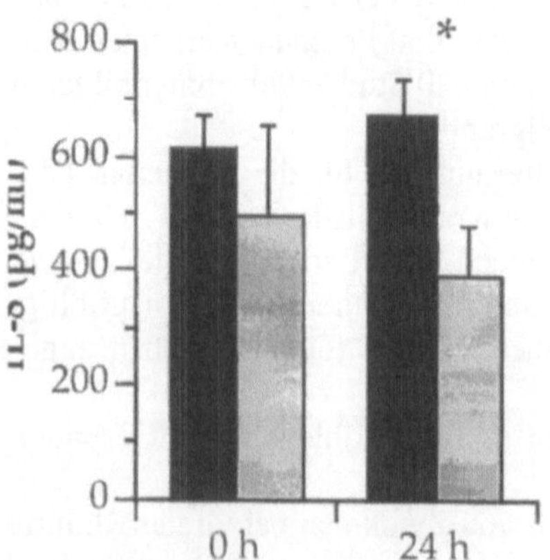

Abb. 2. Konzentration von Il-8 bei der Gruppe der Allergiker und der Kontrollgruppe

53. W. Heppt, G. Angres, C. Hauser-Kronberger (Hannover): Nervale Regulation der Nasenschleimhaut bei Rhinitispatienten

Neuropeptiden wird neben ihrer Wirkung auf Gefäße, Drüsen, Muskulatur und Epithel eine entscheidende Rolle in der Immunregulation zugeschrieben. Um ihren Einfluß in der Pathogenese der Rhinitis zu beurteilen, wurden 48 Patienten mit unterschiedlichen Rhinitisformen und 10 Normalpersonen untersucht. In den aus der unteren Nasenmuschel entnommenen Schleimhautbiopsien wurden mittels indirekter Immunfluoreszenz die Neuropeptide VIP („vasoactive intestinal protein"), NPY („neuropeptide tyrosine"), SP („substance P") und CGRP („calcitonin gene-related peptide") dargestellt.

Patienten mit perennialer allergischer (n = 12) und insbesondere hyperreaktiver Rhinitis (n = 6) zeigten im Vergleich zum Normalkollektiv eine Vermehrung von VIP, SP und CGRP in der Nasenschleimhaut. Im Unterschied hierzu waren alle untersuchten Neuropeptide bei Personen mit starker inhalativer Schadstoffexposition (Raucher, n = 8) reduziert. Keine auffälligen Befunde wiesen Patienten mit Polyposis nasi (n = 10) und chronisch infektiöser Rhinosinusitis (n = 12) auf.

Die Ergebnisse geben wichtige Aufschlüsse über die nervale Regulation der Nasenschleimhaut bei der allergischen und hyperreflektorischen Rhinitis. Von besonderem Interesse künftiger Studien wird sein, welchen Stellenwert die verschiedenen Neuropeptide bei der Aktivierung ortsständiger Mastzellen besitzen.

54. A. G. Kühn, R. J. Kau, W. Arnold (München): Expression von Neuropeptiden in den hinteren Muschelenden

Eine der Ursachen der behinderten Nasenatmung ist die Vergrößerung der unteren Nasenmuschel, insbesondere des hinteren Drittels. In der Regel liegt dieser Hypertrophie eine allergische oder vasomotorische Rhinitis zugrunde, nicht selten jedoch findet sich dieser Befund auch bei ansonsten Nasengesunden. Im repräsentativen HE-Schnitt durch das hintere Muschelende zeigt sich ein Wechsel zwischen Plattenepithel und respiratorischem Epithel. Unter der breiten Basalmembran erkennt man eine reichhaltige Vaskularisation mit venösen Sinusoiden, Arteriolen und einer insgesamt schwellkörperartigen Struktur. Zusätzlich finden sich Lymphozytenansammlungen im interstitiellen Stroma. Über die Bedeutung der hinteren Muschelenden ist bis heute wenig berichtet worden. Die meisten Studien beschäftigten sich mit Gewebeuntersuchungen aus dem vorderen und mittleren Drittel der unteren Nasenmuschel. Zur weiteren Klärung der Funktion dieses Organabschnitts wurden histologische und immunhistochemische Untersuchungen durchgeführt. Eine immunhistochemische Standardfärbung der neuroendokrinen Substanz ist die Versilberungstechnik nach Grimelius. Hierdurch wird eine deutliche Silberspeicherung in den apikalen und mittleren Zellen des Oberflächenepithels, der Basalmembran sowie im subepithelialen Stroma sichtbar. Auch periglandulär und perivaskulär Silber speichernde Granula beweisen eine reiche neuroendokrine Versorgung. Ausgehend von diesem Ergebnis und der Kenntnis, daß im oberen Respirationstrakt neben den klassischen Neurotransmittern Azetylcholin und Noradrenalin auch Neuropeptide nachgewiesen wurden, sollte in der vorliegenden Untersuchung das Verteilungsmuster verschiedener Neuropeptide an den hinteren Muschelenden dargestellt werden. In der vorliegenden Studie wurden 30 hintere Muschelenden im Rahmen einer Septumplastik bei ansonsten nasengesunden Patienten mittels Schlinge vollständig abgetragen. Nach Fixierung in Bouin'scher Lösung und Paraffineinbettung wurden 5 µm dicke Paraffinschnitte angefertigt. Der immunhistochemische Nachweis von vasoaktivem intestinalem Polypeptid (VIP), Calcitonin generelated peptide (CGRP), Substanz P (SP) und Somatostatin (SOM) erfolgte teils mit der Peroxydase-anti-Peroxydase, teils mit der Avidin-Biotin-Peroxydase-Complex-Methode. In allen 30 hinteren Muschelenden zeigte sich eine Expression von VIP, CGRP, SP und SOM haltigen Nervenfasern. Dichte Netzwerke VIP und CGRP immunreaktiver Nervenfasern fanden sich bevorzugt in enger Nachbarschaft zu Gefäßstrukturen und um Ausführungsgänge seröser Drüsen. SP-immunreaktive Nervenfasern konnten sowohl im interstitiellen Stroma als auch intrazellulär in serösen Drüsen nachgewiesen werden. In den Basalzellen des Epithels, perivaskulär und vereinzelt um Drüsenausführungsgänge herum fanden sich SOM-haltige Nervenfasern. Ein Vergleich der immunhistochemischen Schätzung der Verteilungsmuster der vorliegenden Untersuchung mit den Ergebnissen an Probeexzisionen der unteren Muschel zeigt einen vermehrten immunhistochemischen Nachweis von Somatostatin an den hinteren unteren Muschelenden. Weitere Untersuchungen, aufbauend auf dem Verteilungsmuster der oben aufgeführten Neuropeptide, sollen zeigen, welche Bedeutung den einzelnen Substanzen für die Regulation der Mikrozirkulation an den hinteren Muschelenden zukommt und ob die hinteren Muschelenden aufgrund der Lymphozytenansammlungen möglicherweise als lymphatisches Gewebe des Nasopharynx anzusehen sind.

M. Wagenmann (Düsseldorf): Gibt es eine Erklärung für die deutlich unterschiedliche Verteilung von Substance P in Ihrer Studie im Vergleich zur Studie von W. Heppt? Substance P führt nicht zur Freisetzung von Entzündungsmediatoren aus Mastzellen der menschlichen Nasenschleimhaut (und des Bronchialepithels), sondern aus Mastzellen der Haut.

M. Wigand (Erlangen): Haben Sie Unterschiede der Verteilungsmuster in den jeweils linken und rechten Muschelexzisaten gefunden, oder waren sie kongruent?

A. G. Kühn (Schlußwort):
Eine gehäufte Substanz P-Expression konnte in der vorliegenden Untersuchung im Bereich von Nervenfasern im interstitiellen Stroma, aber auch periglandulär nachgewiesen werden. Eine perivaskuläre Bevorzugung ergab sich nicht.
Ein Seitenvergleich der Neuropeptidverteilungsmuster an den hinteren unteren Muschelenden wurde nicht durchgeführt.

55. C. Bachert, C. Rudack, U. Hauser (Düsseldorf): Ein Schleimhautmodell zur Untersuchung von Adhäsionsrezeptoren

Entzündungsprozesse gehen mit der Migration und Gewebeinfiltration von Granulozyten einher, deren Voraussetzung die Expression von Adhäsionsrezeptoren über geeignete Zellbotenstoffe, z.B. proinflammatorische Zytokine, ist. Aus vorausgegangenen Untersuchungen wissen wir, daß diese Zytokine im Nasensekret sowohl bei gesunder Schleimhaut als auch bei der allergischen und viralen Rhinitis nachweisbar sind. Bei beiden Rhinitisformen sind die Konzentrationen im Sekret sowohl für Interleukin (Il)-1β als auch für Il-6, Il-8 und TNF (Tumornekrosefaktor)-α signifikant erhöht. Die proinflammatorischen Zytokine führen zur Expression verschiedener Gruppen von Adhäsionsrezeptoren sowohl auf dem Gefäßendothel als auch auf den Granulozyten des peripheren Blutes und ermöglichen so die transendotheliale Migration der Zellen. In der vorliegenden Studie haben wir ein menschliches Schleimhautmodell entwickelt, um unter möglichst natürlichen Bedingungen die Induktion der Expression des endothelialen Adhäsionsrezeptors E-Selektin, der eine frühe lockere Bindung der Zelle an das Endothel vermittelt, unter Einfluß von Il-1β, TNF-α und Allergen zu untersuchen. Dazu wurde Schleimhaut von der unteren Muschel entnommen, portioniert und mit den verschiedenen Stimuli über 2 h inkubiert, um dann die Expression von E-Selektin immunhistochemisch nachzuweisen.

Il-1β war bereits in einer Konzentration von nur 2 pg/ml in der Lage, E-Selektin am Gefäßendothel innerhalb von ein bis zwei Stunden zu exprimieren. Eine vergleichbare Expression konnte bei allergischen Schleimhäuten durch 1000 BE/ml Allergen erreicht werden, während TNF-α einen deutlich langsameren Effekt trotz zehnfach höherer Konzentration zeigte. Die Wirkung von Allergen ist auf die Freisetzung von proinflammatorischen Zytokinen durch ortsständige Zellen, z.B. Makrophagen, zurückzuführen. Die Expression des Adhäsionsrezeptors durch Allergen wurde durch lösliche rekombinante humane Il-1-Rezeptoren sowie durch TNF-Bindungsfaktoren reduziert. Eine weitgehende Hemmung der Expressionsinduktion konnten wir durch den Interleukin-1-Rezeptorantagonisten (Il-1ra) und durch Prednisolon erreichen. Dabei konnte Il-1ra zusammen mit dem Stimulus eingesetzt werden, während für Prednisolon eine 30minütige Vorinkubation notwendig war.

Unsere Untersuchungen zeigen, daß die proinflammatorischen Zytokine Il-1β und TNF-α in der Lage sind, den Gefäßendothelrezeptor E-Selektin rasch zu induzieren. Die Rezeptorinduktion infolge Allergenexposition wird offenbar vornehmlich durch Il-1β vermittelt, das von ortsständigen Zellen nach Allergenkontakt freigesetzt wird. Natürliche Antagonisten, wie lösliche Interleukinrezeptoren und Interleukinrezeptor-Antagonisten, können die allergeninduzierte Rezeptorinduktion verhindern. Die inhibitorische Wirkung von Steroiden bedarf der Präinkubation, da sie nicht auf die Adhäsionsrezeptoren direkt, sondern über eine Hemmung der Interleukinsynthese indirekt wirken. Aus diesen Modellen können sich zukunftsweisende therapeutische Ansätze für die Behandlung von Entzündungen ergeben.

K. Lamm (München): Worin werden die Schleimhautproben aufbewahrt, da Sie Inkubationszeiten über mehrere Stunden haben?

M. Wigand (Erlangen): In allen Grafiken war eine z.T. erhebliche Erhöhung der E-Selektionkonzentration auch für die Normalkontrollen zu erkennen. Wie deuten Sie dieses Phänomen?

H. Enzmann (Berlin): Wurde bereits die Wirkung der Interleukinantikörper in vivo, z.B. in der Muschel, während einer allergischen Reaktion nachgewiesen?

C. Bachert (Schlußwort):
Zu Frau Lamm und Herrn Wigand: Die Proben sind unter den genannten Umständen über 4 h gut zu halten.
Zu Herrn Enzmann: Steroide wenden wir bereits in der täglichen Praxis an; Il-1ra wurde bereits in USA erfolgreich eingesetzt.

56. C. Rudack, B. Prem, C. Bachert (Düsseldorf):
Nachweis von Adhäsionsrezeptoren auf Plasmazellen in der Nasenschleimhaut und Tonsille

Zur Abwehr von Mikroorganismen und inhalativen Noxen verfügt die Nasenschleimhaut neben unspezifischen mechanischen und enzymatischen Mechanismen über eine Immunprotektion, die unter der Kontrolle des Immunsystems steht.

Ganz im Vordergrund steht hierbei die Einwanderung von IgA und in zweiter Linie die Einwanderung von IgG synthetisierenden Plasmazellen aus dem Blutstrom. Neben Plasmazellen enthält die Nasenschleimhaut auch antigenpräsentierende Zellen, Makrophagen und T-Lymphozyten, die an der Antigenaufnahme und -verarbeitung beteiligt sind.

Die Einwanderung von immunkompetenten Zellen in ein extralymphatisches Erfolgsorgan wird im wesentlichen durch Expression von Adhäsionsrezeptoren auf immunkompetenten Zellen bewirkt. Während der immunologischen Prägung in primären und sekundären lymphatischen Organen wie Tonsille und Lymphknoten erhalten die Immunzellen durch Expression spezifischer Rezeptoren ihre Migrationseigenschaft. Diese Adhäsionsrezeptoren befinden sich in Form von Eiweißmolekülen auf den Immunzellen und erkennen einen entsprechenden Liganden auf dem Gefäßendothel des Erfolgsorganes. Um in dieses Organ zu gelangen heften sich die Lymphozyten an das Gefäßendothel und durchwandern es.

Wir untersuchten die Expression von Adhäsionsrezeptoren auf Plasmazellen in der Nasenschleimhaut und den Tonsillen, um ihre Bedeutung für den Lymphozyteneinstrom und die Verteilung ihrer Liganden in der Nasenschleimhaut darzustellen. Hierzu wurden Gefrierschnitte der Nasenschleimhaut und der Tonsille immunhistochemisch mit Antikörpern in folgender Reihenfolge angefärbt: zunächst wurde die Verteilung der IgA- und IgG-synthetisierenden Plasmazellen in Tonsille und Nasenschleimhaut anhand von Doppelfärbungen mit den monoklonalen Antikörpern gegen CD38 und polyklonalen gegen IgG bzw. IgA dargestellt. CD38 ist ein Zelloberflächenprotein, das Pre- und Pro-B-Zellen im Knochenmark markiert, aber auch von aktivierten immunglobulin-sezernierenden Plasmablasten und Plasmazellen exprimiert wird. In einem zweiten Schritt wurde das Expressionsmuster der Adhäsionsmoleküle LFA-1, ICAM-1, VLA-4, und H-CAM in einer Serienschnitttechnik mit CD38 dargestellt.

In der Tonsille zeigten sich extrafollikuläre Plasmazellen, und Plasmablasten sind in großer Zahl mit monoklonalen Antikörpern CD38 markiert. Innerhalb des Keimzentrums waren die B-Lymphozyten bereits schwach CD38-positiv. Der Hauptanteil dieser CD38-positiven Zellen entspricht in der Doppelmarkierung IgG synthetisierenden und in zweiter Linie IgA synthetisierenden Plasmazellen. In der Nasenschleimhaut handelt es sich bei den CD38-markierten Zellen hauptsächlich um IgA-synthetisierende Plasmazellen, die um die Drüsen angeordnet sind und im subepithelialen Stroma liegen. Ein deutlich geringerer Anteil läßt sich als IgG synthetisierende Plasmazellen identifizieren.

LFA-1 wurde in der Tonsille und Nasenschleimhaut auf einzelnen CD38-positiven Plasmazellen angetroffen. ICAM-positive Gefäße wurden sowohl in der Tonsille als auch in der Nasenschleimhaut zahlreich identifiziert.

VLA-4 markierte in der Tonsille zahlreiche extrafollikuläre Plasmazellen. Ähnlich zeigte sich in der Nasenschleimhaut, daß der größte Anteil subepithelial gelegener und um das Drüsenareal gelegener Plasmazellen VLA-4 tragen. Sein Ligand VCAM-1 wird nur auf Endothelzellen, Makrophagen und dendritischen Retikulumzellen exprimiert. Die Expression von VCAM-1 in der Nasenschleimhaut und der Tonsille wurde bereits in vorangegangenen Studien gezeigt.

CD44 ist ein Adhäsionsmolekül, dessen Funktion bisher noch kontrovers diskutiert wird. Dementsprechend wird ihm eine gewebespezifische Migrationseigenschaft, eine „Homing Funktion", für die Einwanderung von Lymphozyten in die Lamina propria des unteren gastrointestinalen Traktes zugeschrieben.

HCAM positive Zellen zeigten sich in der Tonsille subepithelial und extrafollikulär. Nur ein geringer Anteil entsprach IgA- und IgG-positiven Plasmazellen. Dies korreliert mit den Ergebnissen in der Nasenschleimhaut in dem Serienschnitt mit CD38.

In Übereinstimmung mit Literaturdaten von in vitro Studien zeigen unsere Ergebnisse, daß Plasmazellen und aktivierte Plasmablasten vor allem das $\beta 1$ Integrin VLA-4 auch in vivo exprimieren. Die Bindung an seinen Liganden VCAM könnte für die Einwanderung von aktivierten Plasmablasten und Plasmazellen aus dem Blutstrom verantwortlich sein. Durch Charakterisierung der für die B-Lymphozytenwanderung wesentlichen Adhäsionsrezeptoren gewinnen wir einen Einblick in die Immunregulation der Nasenschleimhaut. Veränderungen im Verteilungsmuster der Adhäsionsrezeptoren können z.B. bei Immundefiziten, wie es bereits beim Leukozyten-Adhäsions-Defekt bekannt ist, von Bedeutung sein.

57. A. Weber, A. May, U. Schröder, E. Frömter (Frankfurt): Elektrophysiologische Meßergebnisse fusionierter nasaler Fibroblasten von Patienten mit Polyposis nasi und zystischer Fibrose und Patienten mit Polyposis nasi ohne zystische Fibrose

Die zystische Fibrose (CF) ist die häufigste autosomal rezessive Erbkrankheit der weißen Rasse. Zum komplexen Krankheitsbild der zystischen Fibrose gehören überdurchschnittlich häufig auftretende Rhinosinusitiden und massive Nasenpolypenbildung.

Trotz eingehender klinischer Studien und licht- und elektronenmikroskopischer Untersuchung von Nasenpolypen konnte kein Aufschluß über die Genese der Nasenpolypen bei Kinder mit zystischer Fibrose und die Ursache der überproportional hohen Rezidivhäufigkeit der Nasenpolypen gefunden werden.

Erst die grundlegenden Arbeiten am Schweißdrüsenepithel zeigten, daß der hohe Salzverlust im Schweiß von CF-Patienten auf einer gestörten Chloridpermeabilität beruht und nicht auf einer Natriumresorptionsstörung (Schulz u. Frömter 1968, Quinton 1983).

Die Entdeckung des zystischen Fibrose Gens hat gezeigt, daß der Basisdefekt der Mukoviscidose im cAMP abhängigen Chloridkanal lokalisiert ist (Riordan et al. 1989, Rommens et al. 1989).

Es stellt sich die Frage in welchen Zellen wird das Genprodukt exprimiert und besteht auch ein Defekt in mesenchymalen Zellen?

Seit den 80er Jahren werden Chloridleitfähigkeitsstudien an Hautfibroblasten mit indirekten Meßmethoden durchgeführt. Diese Chlorid-Efflux-Studien haben zu kontroversen Ergebnissen geführt. Da der nasale Fibroblast das Grundgerüst des Nasenpolypen bildet, erscheint es uns wichtig zu untersuchen, ob der cAMP-abhängige Defekt der Chloridleitfähigkeit in nasalen Fibroblasten nachzuweisen ist.

Grundsätzlich ist zum Chloridtransport zu sagen, daß Chloridionen durch einen Kotransportmechanismus für Natrium, Kalium und Chlorid von außen aufgenommen werden, in die Zelle z.B. von einem Blutgefäß, und können dann nach Öffnung eines für Chloridionen spezifischen Ionenkanals die Zelle verlassen.

Solche Sekretionsvorgänge werden durch Nervensignale oder Hormone gesteuert. An den meisten Epithelzellen sind zumindest zwei Überträgerstoffe wirksam, Adrenalin und Azetylcholin, die unterschiedlich stimulierbare Chloridionenkanäle aktivieren können.

Nun zu unseren Ergebnissen, die an fusionierten Fibroblasten, die aus primären Zellkulturen stammen und mit der Mikropunktionsmethode gemessen wurden. Eine grundlegende Voraussetzung für die Durchführung von elektrophysiologischen Mikropunktionsuntersuchungen an mesenchymalen Einzelzellen ist die Anzüchtung von Primärkulturen mittels spezieller Zellkulturtechniken.

Die Bedeutung der Mikropunktionstechnik besteht in der Möglichkeit, direkte Messungen elektrogener Transportvorgänge der gesamten Zelle in Anwesenheit des normalen Zytoplasmas vornehmen zu können. Die kleine spindelförmige Gestalt des einzelnen Fibroblasten läßt keine Mikropunktion zu. Durch die Fusionierung der Fibroblasten konnte das Problem der Zellgröße gelöst werden.

Mikropunktionsuntersuchungen mit fusionierten nasalen Fibroblasten ergeben, daß die Fibroblasten von normalen und CF-Polypen elektrophysiologische Unterschiede aufweisen (Tabelle 1). Wir haben direkte Messungen an nasalen Fibroblasten vorgenommen und zeigen können, daß in CF-Patienten die cAMP-abhängige Chloridleitfähigkeit nasaler Fibroblasten nicht stimulierbar ist. Somit ist direkt nachweisbar, daß der CF-Defekt der cAMP-abhängigen Chloridleitfähigkeit auch in nasalen Fibroblasten besteht.

Der cAMP-abhängige Chloridkanal hat im Atemwegsepithel eine Transportfunktion für Elektrolyte und Wasser zwischen der luminalen Seite der Epithelzelle zur Außenwelt und der plasmazellulären Seite und dient der Konstanterhaltung des Elektrolytmilieus.

Der nasale Fibroblast besitzt die spezialisierte Funktion nicht. Er bildet aber das Grundgerüst des Polypen.

Durch entzündliche Stoffwechselprodukte der Lipoxygenasen oder Cyclooxygenasen wird der cAMP-abhängige Chloridkanal aktiviert. Insofern stellt sich die Frage, ob der Chloridkanal nicht eine zellregulative Funktion haben könnte und eine Rolle in der Nasenpolypenbildung spielt.

Zukünftige pharmakologische Studien könnten dann vielleicht eine neue Therapiemöglichkeit eröffnen.

Tabelle 1. Membranpotential. Forskolin führt zu einer cAMP-Erhöhung und stimuliert somit den cAMP-abhängigen Chloridkanal. ISE Isethionat

Membranpotential vor Forskolingabe	Unter Forskolin	ISE + Forskolin
Fusionierter Fibroblast CF -49,4 mV*	-50,5 mV*	+5,5 mV*
Fusionierter Fibroblast non CF -51,7 mV*	-32,6 mV*	+10,8 mV*

* Mittelwerte

H. Wurzer (Hannover): Haben Polypen von Patienten ohne CF eine verminderte Chloridleitfähigkeit von Fibroblasten?

K. Lamm (München): Gibt es Unterschiede in der Chloridleitfähigkeit der cAMP-abhängigen Chloridkanäle bei kultivierten im Vergleich zu frisch isolierten Fibroblasten?

E. Werner (Greifswald): Haben Sie auch Untersuchungen in gleicher Art an Familienangehörigen CF-erkrankter Kinder angestellt?

A. Weber (Schlußwort):
Zu Herrn Wurzer: Auch an Patienten mit chronischer Rhinosinusitis sowie Patienten mit asthmatischer ASS-Intoleranz wurden Untersuchungen durchgeführt. Es zeigten sich auch hier je nach Grunderkrankung unterschiedliche Cl-Leitfähigkeiten. Auch fand sich in den Primärzellkulturen ein unterschiedliches Wachstumsverhalten von Epithelzellen und Fibroblasten.
Zu Frau Lamm: Der cAMP-abhängige Cl ist in Patienten mit zystischer Fibrose im nasalen Fibroblastendefekt, wie wir zeigen konnten, und es handelt sich dabei um das CFTR, also das Genprodukt.
Vergleichende elektrophysiologische Untersuchungen zeigen, daß zwischen kultivierten und sog. frisch gewonnenen CF (cystische Fibrose)-Fibroblasten keine relevanten Unterschiede hinsichtlich des cAMP-abhängigen Chloridkanals bestehen.
Zu Herrn Werner: Eine solche Untersuchung konnte bisher nicht durchgeführt werden. Es wurden nur die von uns operierten Patienten mit CF untersucht.

58. U. Göde, A. Leuwer, F. Günthner, W. Hosemann, D. Schäfer, M. Schmid, H.-W. Baenkler (Erlangen/Regensburg): Untersuchungen zum Eicosanoidstoffwechsel bei Analgetikaintoleranz

Die Pathogenese der Analgetikaintoleranz ist ungeklärt. Das Krankheitsbild geht einher mit einer rezidivierenden, polypösen Sinusitis und einem häufig steroidpflichtigen Asthma. Auch in unserem Krankengut gibt es Todesfälle durch die akzidentelle Einnahme nichtsteroidaler Antiphlogistika.

Die Eicosanoide sind Stoffwechselprodukte der Arachidonsäure (AA). Diese wird durch Phospholipasen aus ubiquitären Membranphospholipiden abgespalten. Die AA kann auf 2 Wegen weiter verstoffwechselt werden. Erstens durch Zyclooxygenase zu Prostaglandinen und Thomboxanen, zweitens durch die Lipooxygenase zu Leukotrienen. Corticosteroide hemmen bereits die Abspaltung von AA aus Membranphospholipiden, und wirken damit unspezifisch der Bildung aller Eicosanoide entgegen.

Viele experimentelle und klinische Untersuchungen unterstreichen die Bedeutung der Eicosanoide bei der Pathogenese entzündlicher bzw. allergischer Rhinitiden. Besonders zu erwähnen ist die Hypothese der Verschiebung des Eicosanoidstoffwechsels zum Lipooxygenaseweg mit vermehrter Bildung von Leukotrienen (Szczeklik 1975).

Bisherige Untersuchungen des Eicosanoidstoffwechsels lassen sich kaum mit der Situation in vivo vergleichen und waren sehr aufwendig (z.B. HPLC = „high performance liquid chromatography"). Außerdem fanden die Messungen an Homogenaten statt an intaktem Gewebe statt.

Die Autoren stellen ein neues Untersuchungsverfahren vor. Mit Hilfe eines ELISA („enzyme linked immunosorbent assay") wurden Peptidleukotriene (pLT = LTC_4, LTD_4, LTE_4), Prostaglandin E_2 (PGE_2) und Thromboxan B2 (TXB_2) bestimmt. Wir haben das Verfahren zur Eicosanoidbestimmung bei analgetikaintoleranten Patienten angewandt. Zu unserem untersuchten Kollektiv gehörten 9 Patienten mit einer ausgeprägten Polyposis nasi et sinuum, Asthma und einer anamnestischen Analgetikaintoleranz. Als Kontrolle dienten acht „Nicht-Allergiker" ohne Hinweise auf eine Rhinisinusitis. Es wurden Mukosabiopsien aus der unteren Muschel, Blut, sowie Polypengewebe untersucht.

Bei den analgetikaintoleranten Patienten haben wir eine sog. adaptative Desaktivierung nach dem Schema von Menz (1986) durchgeführt. Den Gesunden wurden Proben vor und nach oraler Gabe von 500 mg Azetylsalizylsäure (ASS) entnommen.

Etwa 10000 Eicosanoidwerte konnten so ermittelt werden. Bei In-vitro-Zugabe von 10^{-5} molarer Arachidonsäure zu den Gewebeproben zeigten sich signifikante Unterschiede zwischen gesunden und intoleranten Patienten. Die Freisetzung von pLT, aber v.a. von PGE_2, ist bei intoleranten Patienten in der Mukosa deutlich herabgesetzt.

Untersucht man die PGE_2-Freisetzung bei Provokation der Patienten mit ASS, so zeigt sich eine deutlich höhere Basisfreisetzung bei Gesunden, diese nimmt, wie pharmakologisch zu erwarten, nach Einnahme eines Prostaglandinsynthesehemmers deutlich ab. Überraschenderweise steigt sowohl im Polypen als auch in der Mukosa von intoleranten Patienten bei Provokation mit ASS das PGE_2 deutlich an. Es findet sich somit kein Anhalt für den in der Literatur postulierten „Shift" zum Lipooxygenaseweg.

Umgekehrt steigt, wie zu erwarten, beim Gesunden das pLT nach ASS-Einnahme an, während die Leukotriene im Polypen nahezu unverändert sind, und nur in der intoleranten Mukosa ansteigen.

Zusammengefaßt ermöglicht die vorgestellte Methode kostengünstige und wenig belastende Untersuchungen des Eicosanoidstoffwechsels in nasalen Geweben. Aus über 10000 Einzelwerten gelang es uns, signifikante Unterschiede zwischen gesunder und intoleranter Mukosa herauszufinden, die die Diagnose einer Analgetikaintoleranz aus einer kleinen Mukosabiopsie ohne Provokation ermöglichen. Daneben ließen sich deutliche Unterschiede im Eicosanoidstoffwechsel von Mukosa und Polypen bei analgetikaintoleranten Patienten feststellen, die die bisherige Theorie der Pathogene-

se der Analgetikaintoleranz in Frage stellen und weitere Untersuchungen mit der vorgestellten Methode sinnvoll erscheinen lassen.

M. Wagenmann (Düsseldorf): Was ist die Alternativhypothese, falls ein „Shift" in Richtung Leukotriene nicht zutrifft?

U. Göde (Schlußwort):
Aus den bisherigen, vorläufigen Untersuchungen läßt sich noch keine alternative Pathogenese postulieren.

59. A. Schuck, B. Krampert, G. Rasp (München): Einfluß einer kombinierten lokalen und systemischen Steroidtherapie auf Il-4 und GM-CSF bei der Polyposis nasi

Die Therapie von Nasenpolypen ist in der HNO-Heilkunde ein seit langem kontrovers diskutiertes Thema. Während im angelsächsischen und skandinavischen Raum die konservative Therapie im Vordergrund steht, ist im deutschsprachigen Raum die chirurgische Therapie vorrangig. Histopathologisch zeigt sich eine Entzündungsreaktion, bei der die Zytokine eine wichtige Rolle spielen. Der Granulozytenmakrophagen koloniestimulierende Faktor (GM-CSF) ist ein Wachstumsfaktor in der Differenzierung von multipotenten Knochenmarkszellen. Interleukin 4 (Il-4) spielt eine Rolle als Botenstoff, der unter anderem die Produktion von Immunglobulin E (IgE) induziert. Im Rahmen unserer Studie haben wir nun den Vorteil der guten Wirkung einer systemischen Steroidtherapie mit den geringen Nebenwirkungen einer lokalen Steroidtherapie kombiniert.

Material und Methode

Insgesamt wurden 37 Patienten im Alter von 16 bis 66 Jahren untersucht. Die Patienten erhielten eine ausschleichende orale Therapie mit Methylprednisolon über 11 Tage, die ab dem 8. Tag durch eine lokale Therapie mit Budesonid ergänzt wurde. Vor der Therapie, nach 8 sowie nach 28 Tagen, wurden Serumproben entnommen und die klinischen Daten festgehalten. Il-4 und GM-CSF wurden mittels ELISA bestimmt. Um die Auswirkung der Steroidtherapie auf die Nasenpolypen besser beurteilen zu können, haben wir die Polypen in folgende Stadien eingeteilt: Im Stadium 1 sind die Polypen nur endoskopisch im Infundibulum sichtbar; Stadium 2 zeigt Polypen, die auf den mittleren Nasengang begrenzt bleiben, während im Stadium 3 die mediale Begrenzung der mittleren Nasenmuschel bereits überschritten ist. Im Stadium 4 füllen die Nasenpolypen die gesamte Nasenhaupthöhle aus.

Ergebnisse und Diskussion

Nach der Steroidtherapie kam es zu einer Reduktion von Stadium 3 auf das Stadium 1 im Mittel der Patienten. Dieser Befund spiegelt sich auch in den subjektiven

Symptomen wider, die v.a. in den ersten 8 Tagen unter der systemischen Steroidtherapie deutlich reduziert waren. Il-4 reduzierte sich von 205 pg/ml über 167 pg/ml am 7. Tag auf 144 pg/ml. Il-4 zeigt somit einen langsamen Abfall über die gesamte Dauer der Therapie, so daß hier ein gleich starker Effekt der lokalen Steroidtherapie gegenüber der systemischen Therapie möglich ist, bzw. die systemische Steroidtherapie einen Langzeiteffekt nach Absetzen der Präparate zeigt. Dies könnte bedeuten, daß eine erhöhte Il-4 Produktion zumindest zu einem Teil von nasalen Entzündungszellen stammt. IgE fiel von ca. 260 U/ml auf ca. 140 U/ml am 7. Tag und stieg dann bis zum 28. Tag auf ca. 210 U/ml wieder an. Dieser Anstieg könnte durch einen Rückkopplungsmechanismus bedingt sein, wobei besonders die T-Zellen daran beteiligt sind. GM-CSF betrug zu Beginn 11,6 IE, was 580 pg/ml entspricht, sank dann von 8,8 IE (440 pg/ml) nach 8 Tagen auf 8 IE (400 pg/ml) nach 28 Tagen. Damit zeigt sich für GM-CSF eine relativ schnelle Antwort unter der systemischen Therapie mit einer Stabilisierung unter lokaler Therapie.

Zusammenfassung und Schlußfolgerung

Unter der kombinierten systemischen und lokalen Steroidtherapie kommt es zu einem signifikanten Abfall von Il-4 und GM-CSF. Dabei sinken die Werte unter systemischer Therapie stärker als unter lokaler Therapie. Interleukin-4 und IgE verhalten sich in den ersten 7 Tagen gleichsinnig, während danach IgE wieder ansteigt, ohne jedoch den Ausgangswert zu erreichen. Wir folgern daraus, daß die Zytokine Il-4 und GM-CSF durch eine systemische und lokale Steroidtherapie beeinflußt werden, wodurch es zu einer spezifischen Hemmung von Zellwachstum und Immunglobulinsynthese kommt und dadurch eine antiinflammatorische Wirkung in Nasenpolypen erreicht wird.

60. U. Hauser, C. Bachert, U. Ganzer (Düsseldorf): Suppression der Il-8-Spiegel im Nasensekret durch spezifische Immuntherapie

In der Behandlung der allergischen Rhinitis ist der positive Effekt der spezifischen Immuntherapie (IT) durch zahlreiche klinische Studien nachgewiesen. Trotzdem bestehen aufgrund des nach wie vor unbekannten Wirkprinzips weiterhin Vorbehalte gegenüber dieser Therapieform. Einen erfolgsversprechenden Ansatz liefern die Arbeiten von Durham et al. Sie beschrieben eine Umkehr des beim Allergiker pathologischen Verhältnisses von T_{H1}- zu T_{H2}-Zellen nach einer IT. Mittels In-situ-Hybridisierung wurde intrazelluläre messenger-RNA nachgewiesen, um die beiden T_H-Subpopulationen anhand ihres unterschiedlichen Zytokinmusters zu differenzieren. Da das Vorhandensein von intrazellulärer messenger-RNA keinen definitiven Rückschluß auf die tatsächliche Synthese eines Proteins zuläßt, beschäftigten wir uns mit der Frage, ob eine IT auch den Gehalt von Zytokinen im Nasensekret, als Ausdruck ihrer Freisetzung, beeinflussen kann. Unser Interesse richtete sich hierbei auf die Interleukine Il-4, Il-6 und Il-8. Il-4 ist als typischerweise von T_{H2}-Zellen synthetisiertes Lymphokin v.a. für die Stimulation der IgE-Produktion verantwortlich. Das multifunktionelle Monokin Il-6 ist als unspezifisches, proinflammatorisches Protein hinsichtlich der allergischen Entzündungsreaktion von Interesse. Il-8 ist als Chemokin für das Einwandern granulozytärer Entzündungszellen in die Nasenschleimhaut verantwortlich.

Im Rahmen einer randomisierten, placebokontrollierten Doppelblindstudie behandelten wir 34 gräserallergische Probanden. Davon wurden 17 mit einem handelsüblichen Gräser-Allergoidpräparat therapiert. Den restlichen 17 Patienten wurde eine histaminhaltige Plazebolösung injiziert. Die Gewinnung von Nasensekret erfolgte mittels nasaler Lavage. Die Zytokinkonzentrationen wurden in ELISA-Technik doppelbestimmt. Die Lavage wurde jeweils vor und nach Therapie noch im allergenfreien Intervall durchgeführt. Zusätzlich erfolgten Waschungen 8 h nach einer nasalen Allergenprovokation. Um auch die Verhältnisse unter der natürlichen Allergenbelastung zu erfassen, führten wir zu Beginn, in der Mitte und am Ende der Gräsersaison weitere Lavagen durch. Die statistische Auswertung erfolgte mit dem Wilcoxon-Test. Hierbei kam es zu folgenden Ergebnissen:

Ein meßbarer Gehalt an Il-4 in der Lavageflüssigkeit war nur in wenigen Ausnahmefällen nachweisbar. Das Detektionsniveau wurde dabei nicht erreicht. Verwertbare Aussagen zu Il-4 im Nasensekret sind daher nicht möglich. Bei Il-6, das bei Allergikern im Sekret erhöht ist, unterscheiden sich die Werte im Vergleich „vor" zu „nach Therapie" weder in der Verum- noch in der Plazebogruppe. 8 h nach Provokation steigen die Werte um das 3- bis 7fache des Ausgangswerts. Diese Dynamik wird durch die Therapie allerdings nicht beeinflußt. Ein Therapieeffekt ist somit weder unter allergenfreien Bedingungen noch unter artefizieller Exposition erkennbar. Ein ähnliches Resultat findet sich bei Il-8, das ebenso wie Il-6 im Sekret von Allergikern vermehrt nachweisbar ist. Die Il-8-Konzentrationen vor der Behandlung entsprechen denen nach Therapieabschluß. Nach 8 h kommt es, im Gegensatz zu Il-6, zu einer nicht signifikanten aber reproduzierbaren Abnahme des Zytokingehalts. Ein Einfluß der Therapie ist auch nach Provokation nicht zu verzeichnen. Eine andere Situation findet sich für beide Zytokine, sobald man das Verhalten unter der natürlichen Exposition in der Saison betrachtet. Bei Il-6 unterscheiden sich die Werte der Verum- und der Plazebogruppe an keinem der 5 Beobachtungszeitpunkte (Abb. 1). Vergleicht man die Konzentrationen „in Saison" mit dem Ausgangswert vor Therapie, erkennt man beidesmal eine Abnahme der Werte. Zwar ergibt sich gegen Ende der Saison in der Verum-Gruppe rein rechnerisch ein Unterschied zum Ausgangswert, dieser er-

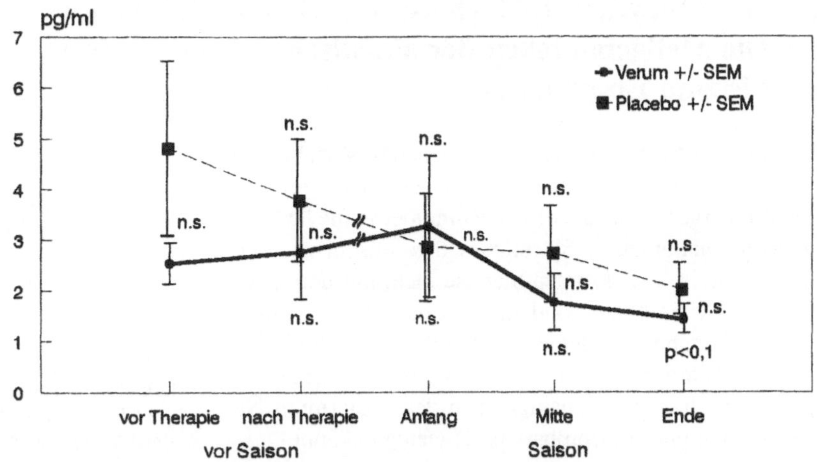

Abb. 1. Verlauf der Il-6-Konzentrationen im Nasensekret im Verlauf der Studie. Nur in der Verumgruppe besteht am Saisonende ein schwach signifikanter Unterschied zum Ausgangswert

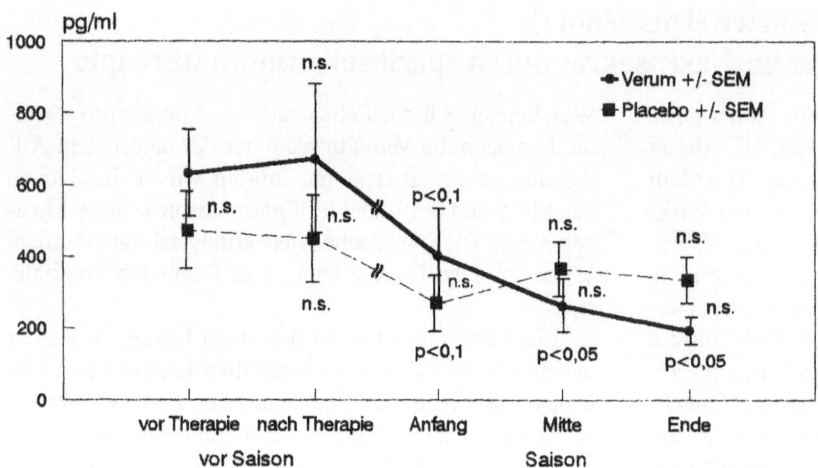

Abb. 2. Verlauf der Il-8-Konzentrationen im Nasensekret im Verlauf der Studie. Nur in der Verumgruppe kommt es in der Saison zu signifikant reduzierten Il-8-Spiegeln. Kein derartiger Einfluß ist nach Placebotherapie erkennbar

reicht aber nicht das erforderliche Signifikanzniveau. Ein Therapieeffekt läßt sich somit allenfalls tendenziell erkennen. Auch bei Il-8 bestehen im direkten Vergleich Placebo/Verum keine signifikanten Unterschiede (Abb. 2). Die Gegenüberstellung der Werte „vor Therapiebeginn" und „in Saison" läßt nun aber einen Effekt klarer erkennen. Zu Saisonbeginn unterscheiden sich die Werte zunächst nur schwach signifikant vom Ausgangswert. Während sich dieser Trend in der Placebogruppe zur Mitte und am Ende der Saison nicht mehr nachvollziehen läßt, verstärkt er sich in der Verumgruppe. Hier unterscheiden sich beide Werte signifikant vom Ausgangswert.

Zusammenfassend läßt sich festhalten, daß wir erstmals einen inhibierenden Effekt der IT auf die Freisetzung eines Zytokins nachweisen konnten. Bei Il-8 handelt es sich um ein wesentliches Chemokin, welches für das Einwandern von granulozytären Entzündungszellen in die Nasenschleimhaut verantwortlich ist. Wie wir in früheren Studien zeigen konnten, wird diese Zellmigration, die das Bindeglied zwischen der allergischen So-

fortreaktion und den chronischen Entzündungsvorgängen darstellt, durch eine IT gehemmt. Es spricht daher einiges dafür, daß die Suppression der Il-8-Freisetzung, zumindest teilweise, für die Begrenzung der Entzündungsreaktion verantwortlich ist.

G. Rasp (München): 1. Frage zur Wiederfindung der Sekretion in der Nasenlavage.
2. Haben Sie eine Korrelation von Il-8 und zellulären Elementen der Nasenschleimhaut, z.B. neutrophilen Granulozyten, hergestellt?

U. Hauser (Schlußwort):
Die Berücksichtigung unterschiedlicher Sekretproduktion stellt ein generelles Problem bei der Lavagetechnik dar. Um den Verdünnungseffekt zu quantifizieren, können gleichzeitig Albumine bzw. Totalproteinmessungen in der Lavageflüssigkeit durchgeführt werden. Erfahrungsgemäß ändert diese „Korrektur" nichts wesentliches an den Meßwerten. Wir haben daher bewußt darauf verzichtet, zumal die Proteinbestimmung selbst in der Lavageflüssigkeit nicht ganz problemlos ist.

Ein Korrelation zwischen Il-8-Spiegel und Migrationshemmung auf inflammatorische Zellen ist nicht erfolgt, da es sich um Ergebnisse aus 2 unterschiedlichen Studien (Probanden, Präparat, Zeitpunkt) handelt.

61. H. Terheyden, J. Mertens, A. Fiebach, M. Podvinec (Kiel, Aarau): Die Meßgenauigkeit der akustischen Rhinometrie vom Isthmus nasi bis zum Epipharynx

Die akustische Rhinometrie ist ein neues Verfahren in der Diagnostik funktioneller Nasenerkrankungen. Im Idealfall ergänzt die akustische Rhinometrie die bewährte Rhinomanometrie. Sie erlaubt theoretisch, zu einer aerodynamisch wirksamen Stenose nicht nur den Querschnittsflächeninhalt, sondern auch den Ort der Einengung anzugeben. In der Praxis liefert die Methode bislang für anterior gelegene Nasenanteile verwertbare Ergebnisse. Über die Genauigkeit in den posterioren Nasenanteilen und im Epipharynx ist wenig bekannt.

Material und Methoden

Bei 24 Patienten, die aus verschiedenen Gründen eine Computertomographie der Nase benötigten, wurden bei maximaler Abschwellung der Nasenschleimhaut eine CT-Untersuchung und unmittelbar danach eine akustische Rhinometrie durchgeführt. Nach Befundung der CT-Bilder konnten 6 Patienten ohne pathologische Befunde und mit normaler Anatomie der Nasenhaupthöhle ausgewählt werden. In den CT-Schichtbildern wurden rechnerisch die luftgefüllten Nasenflächen hervorgehoben und deren Umrißlinien digitalisiert. Aus den Einzelschichten wurden dann in einem Personal Computer im Programm AutoCAD 3dimensionale virtuelle

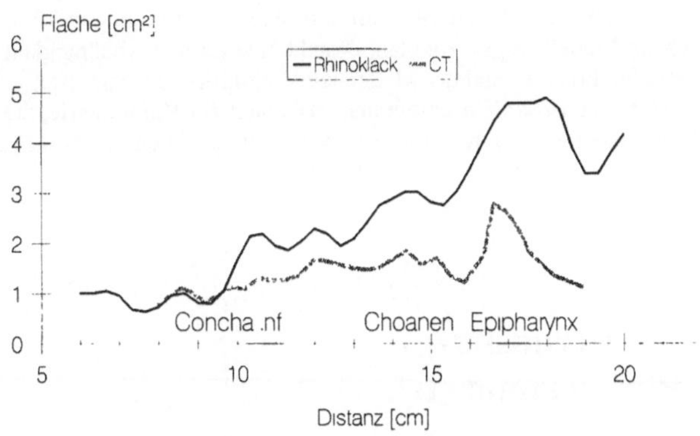

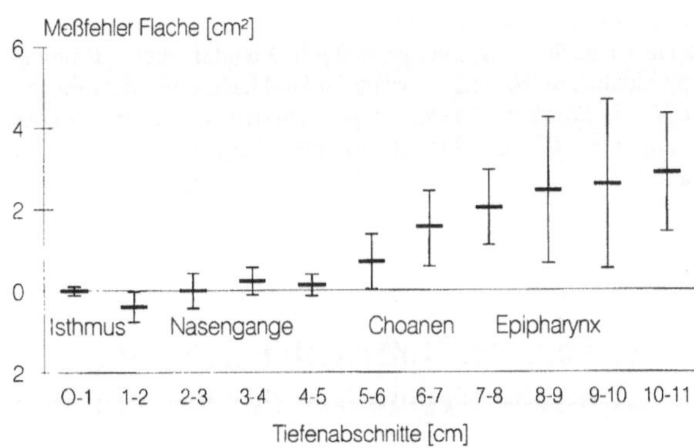

Abb. 1. Akustische Rhinometrie und Daten der CT-Rekonstruktion, in einer gemeinsamen Flächen-Distanz-Kurve aufgetragen. Hohe Meßgenauigkeit im anterioren Nasenbereich. Nach posterior kontinuierlich ansteigende Meßungenauigkeit

Abb. 2. Mittelwerte und Standardabweichung des Meßfehlers der akustischen Rhinometrie für die Tiefenbereiche Nase im Zentimeterabstand

Modelle der Nasenlufträume rekonstruiert (Lenders et al. 1992). Die Querschnittsflächen dieser Nasenmodelle wurden mit den akustischen Rhinometrien der Patienten verglichen.

Physikalisch gesehen ist die Nase für den akustisch rhinometrischen Meßimpuls ein schalleitendes Rohrsystem (Wellbrock et al. 1993). Die Schallwelle folgt durch Schallwellenbrechung den Wandbegrenzungen der Naseninnenräume und wandert auf einer Mittelpunktslinie des Nasenvolumens durch die Nase hindurch. Senkrecht zu dieser Volumenmittelpunktslinie, radiologisch Centerline, liegen die gemessenen Querschnittsflächen. In zwei Rechenschritten wurde in den Modellen die individuelle Centerline jeder Nasenseite bestimmt. Senkrecht zur individuellen Centerline lagen die gesuchten Meßebenen. Das Modell wurde entlang der Meßebenen geschnitten, wurden und die Querschnittsflächeninhalte wurden zu einer Flächen-Distanz-Kurve aufgetragen. Diese Kurve konnte direkt mit der akustisch rhinometrischen Flächen-Distanz-Kurve verglichen werden.

Ergebnisse

Es zeigt sich eine hohe Übereinstimmung beider Meßkurven im Bereich des Isthmus nasi. Der Meßfehler beträgt hier nur 0,005 cm² (0,6% der Normalfläche am Isthmus). Nach posterior entwickeln sich beide Meßkurven allmählich auseinander. Hinreichende Genauigkeit wird auch im Bereich der Nasengänge mit 0,03–0,23 cm² Abweichung (2–15%) erreicht. Eine Maximum erreicht die Abweichung beider Kurven voneinander im Epipharynx mit einem Meßfehler 2 cm² (100%).

Diskussion

Eine Abweichung von nahezu 100% im Epipharynx ist zu hoch, um genaue diagnostische Aussagen, etwa bei adenoiden Vegetationen, zu treffen. Obwohl die absoluten Flächeninhaltswerte im Epipharynx akustisch weit überschätzt werden, ist doch erstaunlich, wie parallel die Kurven im posterioren Bereich laufen. Flächenänderungen erkennbar als Buckel und Täler in der roten CT Kurve werden mit einer guten örtlichen Zuordnung in der akustischen Kurve wiedergefunden. Offenbar ist, wenn auch die Größenordnungen ungenau sind, eine Information über die dorsalen Nasenanteile in der Meßkurve enthalten. Dieses Muster der Kurven wurde bei der gegebenen Streuung in allen 12 Fällen gleichermaßen beobachtet. Vermutlich liegt der Überschätzung der Flächeninhalte die Veränderungen des Meßimpulses durch die anteriore Stenose, den Isthmus nasi, als gemeinsame physikalische Ursache zugrunde (Terheyden et al. 1993). Wünschenswert wäre es, diese Ursache weiter aufzuklären, um eine Korrekturfunktion in die Auswertung der akustischen Messung einzuführen. So kann die offensichtlich in der Rhinometriekurve vorhandene Information für Fragestellungen im hinteren Nasenbereich nutzbar gemacht werden.

Zum gegenwärtigen Zeitpunkt muß festgestellt werden, daß sich die diagnostischen Anwendungen der akustischen Rhinometrie auf Nasenatmungsbehinderungen im vorderen und mittleren Nasenanteil beschränken müssen. Nasenatmungsbehinderungen durch anteriore Obstruktionen und die Allergiediagnostik sind klinische Beispiele. In diesen Bereichen sind Aussagen mit hoher Präzision möglich.

C. Bachert (Düsseldorf): Wir haben bei Messungen mit den käuflich erhältlichen Nasenadaptern eine geringe Reproduzierbarkeit der Messungen auch in den vorderen Nasenabschnitten gesehen. Welche Adapter verwenden Sie?

S. Röseler (Düsseldorf): Wie groß war der zeitliche Abstand zwischen CT und akustischer Rhinometrie?

G. Rasp (München): Die Erfahrung zeigt, daß bei Stenosen im vorderen Bereich im hinteren Bereich die Messungen ungenau werden.

G. Mlynski (Greifswald): Hinweis auf Unterschied der akustisch gemessenen Fläche und dem für die Strömung wichtigen hydraulischen Durchmesser.

H. Terheyden (Schlußwort):
Zu Herrn Bachert: Wir verwendeten in Kenntnis dieses Problems individualisierte Nasenadapter durch Umkleiden mit Schaumstoff.
Zu Herrn Röseler: Die Messungen wurden unmittelbar im Anschluß an das CT im selben Raum unter maximaler Abschwellung durchgeführt.

Zu Herrn Rasp: Wie wir 1993 auf der Jahresversammlung in Münster am Modell zeigen konnten, besteht eine direkte Abhängigkeit vom Durchmesser und der Meßgenauigkeit hinter der Stenose.
Zu Herrn Mlynski: Wir empfehlen zusätzlich zur Rhinometrie, die Rhinomanometrie durchzuführen. Wir stimmen Ihnen zu.

62. K. Vogt, H. Hoffrichter, J. Schläger, B. Hansen (Rendsburg): Klinische Ergebnisse der hochauflösenden Rhinomanometrie

Manuskript nicht eingegangen.

63. K.-W. Delank, W. Stoll, H. D. Papenfuß (Münster, Bochum): Das Profil der endonasalen Strömungsgeschwindigkeiten: Eine experimentelle Nasenmodellstudie mit Laser-Doppler-Anemometrie

Visualisierungsstudien an Nasenmodellen lassen Wirbelbildungen, Stau- und Kriechströmungen erkennen, die auf örtlich sehr unterschiedliche Strömungsgeschwindigkeiten hindeuten. Meßtechnisch ist es jedoch ausgesprochen schwierig, diese schnell wechselnden Strömungsgeschwindigkeiten punktgenau und artefaktfrei in der Nase abzugreifen. Meßsonden (z.B. Heißdrahtanemometer) verändern das Strömungsbild ganz erheblich und führen zu Meßfehlern. Die Laser-Doppler-Anemometrie ermöglicht eine berührungslose, sondenunabhängige Geschwindigkeitsmessung mit einem Auflösungsvermögen unter 0,1 mm. Es handelt sich dabei um eine seit Jahren in der fluiddynamischen Forschung etablierte Meßtechnik. Die Untersuchungen wurden an einem originalgetreuen Halbnasenmodell mit einem 70:30-Wasser-Glycerin-Gemisch durchgeführt. Das Modell enthielt sämtliche Nebenhöhlen, Ostien, ein weiches knorpelähnliches Vestibulum mit Nasenklappe und die relevanten Septumstrukturen. Unter Beachtung der physikalischen Ähnlichkeitsgesetze wurde eine in- und exspiratorische Ruheatmung von 9,86 l/min Atemminutenvolumen simuliert. Als lichtstreuende Partikel dienten Silikoncarbidteilchen.

Die Durchschnittsgeschwindigkeit betrug über dem gesamten Modellquerschnitt während der Inspiration 145 cm/s, während der Exspiration 166 cm/s. An einzelnen physiologisch wichtigen Meßpunkten ließen sich erhebliche Tempounterschiede nachweisen, die Abb. 1 zu entnehmen sind. Der Laser tastete auf seinem Weg vom Septum zur korrespondierenden lateralen Nasenwand alle 0,6 mm die lokale Strömungsgeschwindigkeit neu ab. Die auf diese Art ermittelten Temposchwankungen werden durch die Balkenlängen in Abb. 1 ausgedrückt. Es läßt sich erkennen, daß die Schwankungsbreiten an allen Meßpunkten in der Ausatmungsphase erheblich größer waren als während der Inspiration. Diese Tatsache ist als Indiz für einen höheren Turbulenzanteil in der Exspiration zu werten. Die Inspiration ist hinsichtlich der Strömungsgeschwindigkeiten sehr viel gleichförmiger. Die unterschiedlichen Schwankungsbreiten hängen offensichtlich von der Architektur der Innennase ab, wobei insbesondere die Intumescentia septi anterior eine fluiddynamisch wichtige Struktur darstellt. Der Septumschwellkörper liegt immer vor dem Kopf der mittleren Muschel, dort wo die laterale Nasenwand individuell unterschiedlich exkaviert ist. Berücksichtigt man die originalen Septumstrukturen im Modellversuch nicht, so werden bis zu 110% zu hohe Geschwindigkeitswerte gemessen. Die Intumescentia septi anterior bremst insbesondere in der Riechregion den inspiratorischen Strom um ca. 52% ab, riechende Moleküle verweilen also länger am olfaktorischen Epithel. Weil dieser Bremseffekt

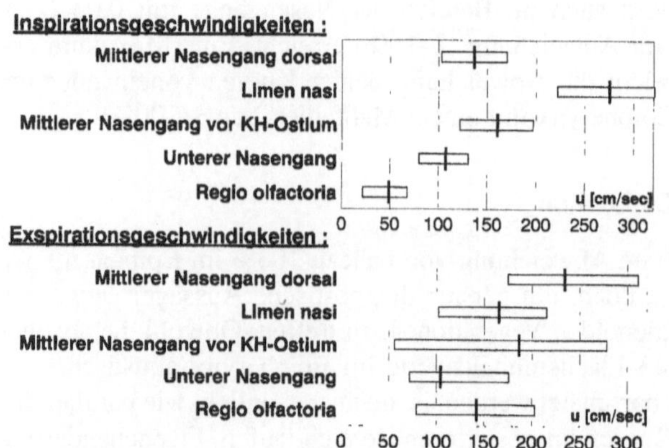

Abb. 1. Strömungsgeschwindigkeiten im Nasenmodell bei 9,86 l/min Atemvolumen

nur inspiratorisch auftritt, ist es denkbar, daß dem Septumschwellkörper eine besondere, Riechreiz-vermittelnde Rolle beim Schnüffeln zufällt.

Die vorgestellten Ergebnisse stammen aus Modellversuchen und sind daher nur begrenzt auf die Situation in vivo übertragbar. Vielleicht sind es aber gerade die Modellversuche, die in Kombination mit moderner Meßtechnik helfen, das Verständnis der endonasalen Strömungsphysiologie zu vertiefen.

Otologie I

64. O. Gleich, G. A. Manley, R. J. Dooling, J. Strutz (Regensburg): Erbliche Hypacusis aufgrund morphologischer Abnormität der Cochlea am Beispiel eines Singvogels

Tiermodelle spielen in der Erforschung von Hörstörungen eine wichtige Rolle. Für die Erforschung erblich bedingter Hörstörungen wurden bisher überwiegend Stämme unterschiedlicher Mäusemutanten herangezogen. Untersuchungen in jüngster Zeit haben gezeigt, daß bei Vögeln, durch Schallschädigung oder ototoxische Substanzen, zerstörte Haarzellen ersetzt werden können und auch eine funktionelle Erholung der gestörten Cochleafunktion erfolgt. Vor einigen Jahren wurde über eine Kanarienvogelrasse berichtet, die eine erblich bedingte Hörstörung aufweist. Dabei handelt es sich um sogenannte Belgische Wasserschläger (BWS). Bei diesen Tieren findet man, im Vergleich zu Kanarienvögeln anderer Rassen, vor allem im Frequenzbereich oberhalb von 2 kHz, um bis zu über 40 dB erhöhte Schwellen. Der BWS ist das erste Tiermodell einer genetisch bedingten Hörstörung in einer Wirbeltierklasse, die für die Regenerationsfähigkeit ihrer Haarzellen bekannt ist. Deshalb erscheint es uns wichtig, die Ursachen, die dieser Schwerhörigkeit zugrunde liegen, genauer zu untersuchen. Ziel dieses Projekts war es festzustellen, ob im Vergleich zu normalen Kanarienvögeln in der Cochlea des BWS pathologische Veränderungen gefunden werden.

Die Cochlea der Vögel wurde nach Standardmethoden für eine rasterelektronenmikroskopische Untersuchung der Oberfläche der Papilla basilaris (entsprechend dem Corti-Organ) aufbereitet. Diese Präparate erlaubten ein Vermessen der Papilladimensionen und eine detaillierte Untersuchung einzelner Haarzellen.

Bei den BWS war die Länge des Sinnesepithels im Vergleich zu anderen Rassen unverändert. Die Breite und die Anzahl der Haarzellen war jedoch bei den BWS im Mittel um 30% verringert, obwohl erhebliche individuelle Schwankungen auftraten. Bei allen untersuchten BWS wurden ausgeprägte Haarzell-Anomalien gefunden. Im Gegensatz zu den regulär aufgebauten und angeordneten Haarzellen bei normalen Kanarienvögeln wurden bei den BWS häufig Haarzellen mit extrem vergrößerter Oberfläche gefunden. Ein quantitativer Vergleich der Oberflächen ausdifferenzierter Haarzellen ergab, daß die Haarzellen von BWS im Mittel systematisch größere Oberflächen aufwiesen als bei Kontrolltieren.

Bei den meisten Haarzellen wiesen auch die Stereovilli-Bündel eine Vielzahl von pathologischen Veränderungen auf. Bei einigen Zellen schienen nur einzelne Stereovilli im Bündel zu fehlen. Einige Bündel wichen von der typischen, länglich ovalen Form ab. Bei vielen Haarzellen waren die Stereovilli nicht in einem, sondern in 2 (im Extrem bis zu 4) Subbündeln angeordnet. Einige Haarzellen hatten nur wenige, verdickte Stereovilli, während bei anderen extrem dünne Formen auftraten. Durch die pathologischen Veränderungen der Stereovillibündel war auch die systematische Ausrichtung im Vergleich zu den Kontrollen gestört.

Neben den oben aufgeführten Formen wurden auch Zellen beobachtet, die erstaunliche Ähnlichkeiten zu sich regenerierenden Haarzellen aufwiesen. Dabei konnten verschiedene Grade der Haarzellentwicklung aufgrund der Differenzierung des Stereovillibündels erkannt werden.

W. Arnold (München): *Wie haben Sie die Schwerhörigkeit bei den „Wasserschlägern" festgestellt? Haben Sie auch die Haarzellen bei den „Wasserschlägern" im Querschnitt untersucht?*

O. Gleich (Schlußwort):
Wir haben CAP- und Verhaltensaudiogramme gemessen und die Schwellenerhöhungen so bestätigt. Nein, bisher nicht. Wir wollen dazu aber eine eigene Zucht aufbauen, um die interindividuellen, vermutlich genetisch bedingten Variabilitäten, zu vermindern.

65. U. Reineke, N. Stasche, K. Hörmann (Mannheim, Kaiserslautern): Einfluß der Felsenbeinmorphologie auf die akustischen Eigenschaften des Mittelohrsystems – eine Modell-, Felsenbein- und klinische Studie

Der Zusammenhang zwischen der Schwingungscharakteristik des Trommelfellgehörknöchelchenapparats (TGA) und den akustischen Eigenschaften des Mittelohrsystems läßt sich mittels der Laser-Doppler-Vibrometrie (LDV) erfassen. Das Trommelfell schwingt bei überschwelliger Reizung mit Amplituden im Bereich von Nanometern. Die berührungsfreie Messung solch geringer Schwingungsamplituden ist die Domäne des LDV. Ziel dieser Untersuchung war, den Einfluß der anatomischen Parameter Trommelfelldurchmesser, Mittelohrvolumen, Gehörgangslänge und Mastoidvolumen auf die Schwingungscharakteristik des Trommelfells zu überprüfen.

In unserem Mittelohrmodell (MOM) führte die Verkleinerung des Trommelfelldurchmessers (Abb. 1) sowie die Verringerung der Gehörgangslänge (Abb. 2) zu einer Verschiebung der Eigenresonanz in den höheren Frequenzbereichen. Die Vergrößerung des Mittelohrvolumens hatte eine Verringerung der Resonanzfrequenz zur Folge.

Um den Einfluß des Mastoidvolumens auf das Resonanzverhalten des TGA zu untersuchen, haben wir einen Tonraum simuliert. Die beiden Hohlräume des Tonraumes stellen akustische Nachgiebigkeiten dar, während der Verbindungskanal, dem der aditus ad antrum entspricht, als Hohlraummasse aufgefaßt werden darf. In unserem Modell haben wir den Verbindungskanal konstant klein gehalten, weshalb die Variation des Mastoidvolumens nur geringen Einfluß auf das Resonanzverhalten hatte.

Bei den Felsenbeinmessungen konnte ein eindeutiger Zusammenhang der Gehörgangslänge mit der Lage der Resonanzfrequenz gemessen werden. Dagegen zeigte weder die tympanometrisch ermittelte Compliance des Trommelfells sowie das Gehörgangsvolumen noch das röntgenplanimetrisch erfaßte Mastoidvolumen eine Korrelation mit der Lage der Resonanzfrequenz.

Unsere Probandenmessungen bestätigten die im Felsenbeinpräparat gefundenen Ergebnisse. Es besteht ein eindeutiger Zusammenhang zwischen den akustischen

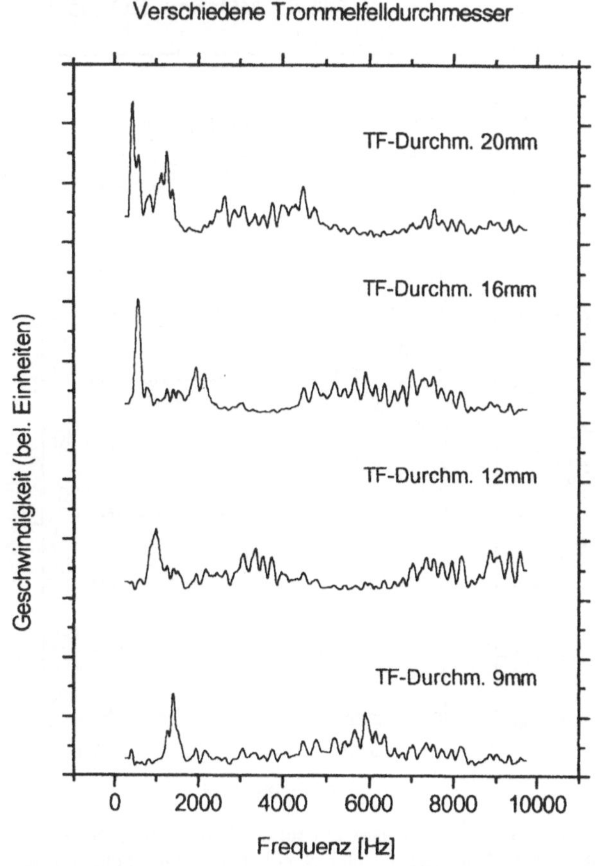

Abb. 1. Ringmodell

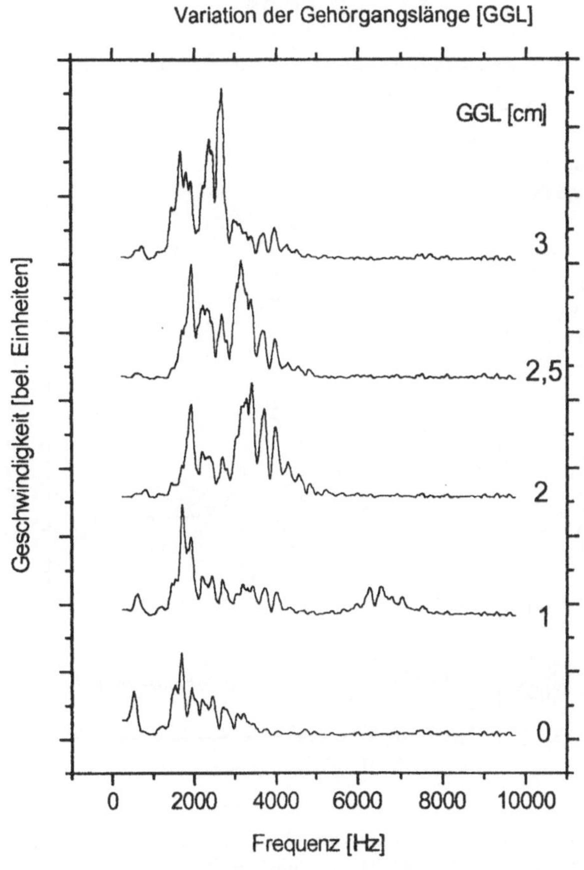

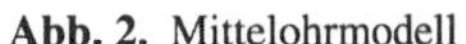

Abb. 2. Mittelohrmodell

Eigenschaften des TGA und den anatomischen Parametern des Felsenbeines. Den entscheidenden Einfluß hatte die Gehörgangslänge.

K. B. Hüttenbrink (Dresden): Haben Sie die Trommelfellvibration gemessen? Diese ändert sich frequenzabhängig lokal, d.h. die Resonanzverschiebung ist ortsabhängig. Oder haben Sie die Vibration des Umbo gemessen?

U. Reineke (Schlußwort):
Aus holographischen Untersuchungen ist eine frequenz- und intensitätsabhängige unterschiedliche Schwingungscharakteristik des Trommelfells bekannt. Unsere Messungen wurden deswegen grundsätzlich auf dem Umbo durchgeführt.

66. N. Stasche, U. Reineke, K. Hörmann (Kaiserslautern, Mannheim): Messung der Mittelohrresonanz bei der Barootitis. Eine Modell- und Felsenbeinstudie

Das Barotrauma, wie es beim Fliegen und beim Tauchen vorkommt, ruft am Mittelohr typische Veränderungen durch eine Druckdifferenz zwischen Mittelohr und äußerem Gehörgang hervor. Hierbei spielt sowohl die absolute Druckdifferenz als auch die Geschwindigkeit der Druckänderung eine Rolle.

Beim Fliegen kommt es beim Aufsteigen nach dem Start schon bei einem positiven Druck im Mittelohr von 20–25 cm/Ws zu einer passiven Tubenöffnung, so daß diese Phase des Fluges für die Entstehung einer Barootitis nicht so entscheidend ist. Gefährlicher ist dagegen die Landung, da beim relativen Unterdruck im Mittelohr von mehr als 80–120 cm/Ws eine aktive Tubenöffnung nicht mehr möglich ist. Bei mehr als 2 Stunden bestehendem Tubenverschluß entsteht ein Ödem der Mukosa, und es bildet sich ein serös homorrhagischer Erguß der Paukenhöhle aus. Es entsteht die sog. Aero- oder Barootitis.

Ziel der vorgestellten Untersuchungen war es, das akustische Verhalten des Trommelfellgehörknöchelchenapparates bei der Barootitis zu untersuchen. Wir haben dazu die Schwingungscharakteristik des Trommel-

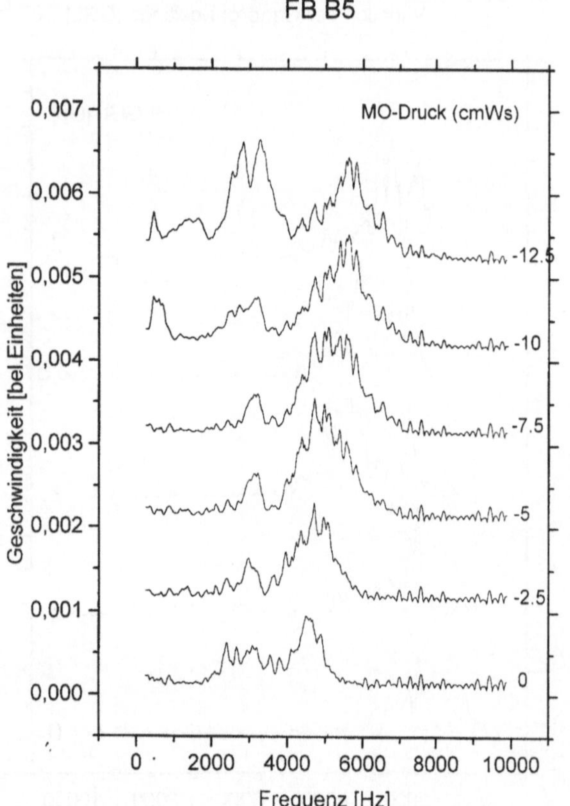

Abb. 1. Schwingungscharakteristik des Trommelfells bei experimentellem Barotrauma am menschlichen Felsenbein

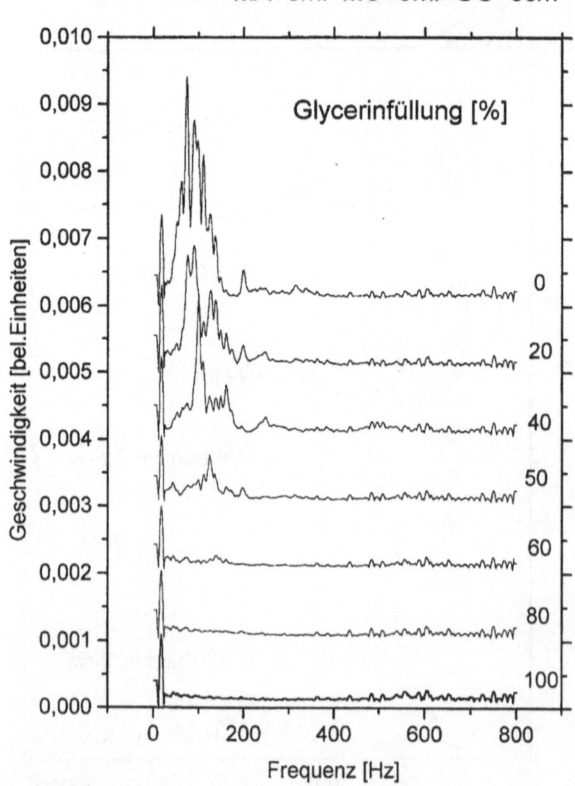

Abb. 2. Schwingungscharakteristik des Trommelfells bei experimentellem Paukenerguß unterschiedlicher Füllungshöhe am Mittelohrmodell

fells mittels Laser-Doppler-Vibrometrie an Mittelohr-modellen und Felsenbeinpräparaten gemessen.

Hierzu wurde einerseits der Mittelohrdruck relativ zum atmosphärischen Druck der Umgebung variiert, andererseits wurden die Modell- und Felsenbeinmittelohren mit Flüssigkeit unterschiedlicher Viskosität und unterschiedlichem Füllungsvolumen untersucht.

Bei den Versuchen am Modell und am Felsenbein (Abb. 1) zeigte sich, daß sowohl bei einer Drucksteigerung als auch bei einem Unterdruck bis 15 cm/Ws eine Amplitudenreduzierung der Hauptresonanz meßbar war und andererseits eine Frequenzverschiebung der Hauptresonanz festzustellen war.

Ursache ist die Änderung der von der Einspannung herrührenden Flächenspannung der Trommelfellmembran entlang des Membranrandes.

Bei unterschiedlicher Füllungshöhe eines Paukenergusses kommt es mit zunehmender Paukenfüllung z.B. mit Glycerin zu einer Abnahme der Schwingungsamplitude und begleitend damit zu einer Verlagerung der Hauptresonanz in den höheren Frequenzbereich. Dieses konnte laserdopplervibrometrisch am Felsenbein und am Mittelohrmodell (Abb. 2) gemessen werden.

Die Viskosität des Paukeninhaltes, bei vollständiger Füllung der Pauke, hatte keinen Einfluß auf die Schwingungscharakteristik des Trommelfells.

67. M. Linnarz, J. U. G. Hopf, H.-J. Merker, V. Prapavat, J. Beuthan (Berlin): Histomorphologische Analyse zu Anisotropie, Absorptions- und Streuungsverhalten operationsrelevanter Mittelohrstrukturen und der Eustachischen Röhre

Zur minimal-invasiven Chirurgie pathologischer Veränderungen des menschlichen Schalleitungsapparates und der durch die Mikroendoskopie ermöglichten Chirurgie obstruktiver Veränderungen innerhalb der Eustachischen Röhre steht potentiell eine Vielzahl von Lasersystemen zur Verfügung.

Laserlicht ist eine kollimierte, kohärente und monochromatische Strahlung und im Wellenlängenbereich von 300 bis 2300 nm gut über Lichtwellenleiter übertragbar. Wenn Laserstrahlung auf biologisches Gewebe trifft, treten immer Wechselwirkungen der Photonen mit den verschiedenen Gewebemolekülen bzw. -molekülverbänden (Wasserbindungen, Proteine, Chromophore) ein. Die Wirkung auf biologisches Gewebe ist einerseits von den Eigenschaften der Laserstrahlung (Energiedichte, Zeitverhalten und Wellenlänge) und andererseits von den optischen und thermischen Eigenschaften des biologischen Gewebes abhängig.

Eine genaue Kenntnis der optischen Eigenschaften ermöglicht eine effiziente und vorhersagbare Veränderung der pathologischen Strukturen und möglicher komplikativer Effekte auf das umgebende gesunde Gewebe.

Effekte, wie Vaporisation und Koagulation, können damit gezielt induziert, das Risiko unerwünschter oder sogar gefährdender Nebenwirkungen minimiert werden.

Charakteristische optische Parameter sind:
- Absorptionskoeffizient µa,
- Streuungskoeffizient µs,
- Anisotropiefaktor g.

Zur Bestimmung der optischen Gewebeeigenschaften verwendeten wir einen speziellen Meßplatz, der sich im wesentlichen aus einer durchstimmbaren Lichtquelle und einem Doppel-Ulbricht-Kugel-System zusammensetzt.

Um dünne Gewebeschichten von ca. 100 bis 200 µm messen zu können und somit Fehler in der Messung der kollimierten Strahlung zu umgehen, wurden die Proben in flüssigem Stickstoff schockgefroren und anschließend mit dem Mörser zerkleinert. Mit diesem Verfahren war es möglich, daß der Zellverband weitestgehend erhalten bleibt. In pulverisiertem Zustand wurde die Gewebeprobe in runde Quarzküvetten eingebracht, die definierte Schichtdicken erzeugen. Knochen wurde mit der Innenlochsäge präpariert. Die Signale der Detektoren wurden an einen PC übermittelt und über eine entsprechende Software ausgewertet.

Berechnet wurde aus den ermittelten Daten des Absorptionskoeffizienten, des Streuungskoeffizienten und des Anisotropiefaktors die gewebespezifische Eindringtiefe der Strahlung, die das mittlere Verteilvolumen der eingestrahlten Photonen repräsentiert.

Analysiert wurde das Verhalten bei den Wellenlängen 308 nm, 337 nm, 488 nm, 514 nm, 532 nm, 633 nm, 850 nm und 1064 nm. Die Werte für 2010 nm (Holmium: YAG) wurden extrapoliert.

Zum Vergleich operationsrelevanter Strukturen kamen Tubenknorpel, M. tensor veli palatini, Tubenmukosa und -submukosa, A. carotis interna, Knochen am Isthmus aus dem Tiermodell Schaf sowie Mittelohrschleimhaut, Cholesteatom und Os tympani vom Menschen.

Eine grundsätzliche Beobachtung für alle untersuchten Einzelgewebe ist der kontinuierliche Anstieg der mittleren Eindringtiefe für monochromatisches Licht bei zunehmender Wellenlänge. Dies gilt für den Bereich 308–1064 nm. Dies ist als Effekt der massiven Abnahme des Absorptionskoeffizienten bei gleichzeitiger Abnahme des Streuungskoeffizienten zu deuten. Die hohe Absorption im UV-Bereich ist determiniert durch den Proteingehalt der Strukturen. Die für alle Gewebe ermittelte geringe Eindringtiefe bei 2100 nm begründet sich durch die hohe Absorption der Strahlung an Wasser.

Zur Voraussage der spezifischen, zu erwartenden Laser-Gewebe-Interaktionen wurden jeweils zwei regional unmittelbar benachbarte Gewebetypen bezüglich der Eindringtiefe und ihrer histomorphologischen Strukturen verglichen. Herangezogen wurden dafür raster- und transmissionselektronenmikroskopische sowie lichtmikroskopische Schnitte der jeweiligen Gewebe.

Unsere Untersuchungen wurden von der DFG unter dem AZ.: Ho 1429/2-1 (Kenntwort: Laserchirurgie der Eustachischen Röhre) gefördert.

68. G. S. Godbersen, B. Kroker, E. Henze, J. A. Werner (Kiel): Tympanoventilationsszintigraphie mit ^{133}Xe. Ein neues Verfahren zur Objektivierung der Tubenfunktion

Für die qualitative Beurteilung der Funktionsfähigkeit der Tuba Eustachii stehen uns unterschiedliche audiometrische Verfahren zur Verfügung. Schwierig war bisher eine quantitative Darstellung. In Anlehnung an die szintigraphischen Lungenventilationsanalysen wurde am Klinikum der CAU-Kiel eine Methode zur szintigraphischen Tubenventilationsanalyse erarbeitet.

Material und Methode

Bei 14 Patienten im Alter von 18 bis 81 Jahren, 4 Frauen und 10 Männer wurde radioaktives Gas (^{133}Xe) auf unterschiedliche Weise in das Mittelohr eingebracht. ^{133}Xe hat eine Halbwertszeit von 5,6 Tagen, eine β-Komponente von 81 keV und eine ß-Komponente mit einem Energiemaximum von 350 keV. Zunächst erfolgte die Applikation des Gases (10 MBq ^{133}Xe in 10 ml) bei 2 Patienten mit einer tumorbedingten Tubenobstruktion mit einer Butterfly-Kanüle durch ein Paukenröhrchen direkt in das Mittelohr. Der Gehörgang wurde luftdicht abgeschlossen (Versuchsansatz 1). Bei vier Patienten erfolgte die Applikation (50 MBq ^{133}Xe in 50 ml) über einen transnasal gelegten Silikonschlauch direkt in den Nasenrachen. Die Patienten wurden gebeten, 3mal hintereinander ein Valsalvamanöver durchzuführen (Versuchsansatz 2). Bei weiteren 8 Patienten wurde die gleiche Aktivität ^{133}Xe-Gas vor den Valsalvamanövern mit einer Nasenolive in die Nase eingebracht (Versuchsansatz 3). Mit einer γ-Kamera erfolgten sequentielle Aufnahmen über 30 min, zunächst 10mal eine Minute, dann 4mal 5 min und eine Summationsdarstellung über die gesamte Zeit. Daraus konnte die initiale Gasaufnahme sowie die nachfolgende Clearance in konventioneller Weise in ROI-Technik („region of interest") bestimmt werden.

Ergebnis

In allen 3 Versuchsansätzen konnte ^{133}Xe in den Mittelohrräumen mit der γ-Kamera dargestellt werden (Abb. 1 und 2). Die Clearancefunktion war biexponential, wobei der schnell abfallende frühe Teil bestimmt wurde durch ein Verringern der ^{133}Xe Konzentration im Nasopharynx bei Ausatmung. Der spätere Teil der Kurve zeigte eine Clearancehalbwertszeit der Mittelohrbelüftung von 4 bis 96 min (Median=28 min). Beide Mittelohrräume waren nicht immer symmetrisch darstellbar; der Seitanteil, gemessen in den ersten drei Minuten, betrug 32–50% im Rechts-Links-Vergleich. In den nachfolgenden 30 min wurde die Auswaschphase unter physiologischen Bedingungen beobachtet. Hier kam es im Versuchsansatz 2 und 3 zu einer langsamen Verringerung der Gaskonzentration, entsprechend der Auswaschphase durch die Tube. Im Versuchsansatz 1, bei Patienten mit einem Tubenverschluß, war diese Phase nicht zu beobachten. Das Gas blieb im Mittelohr.

Diskussion

Ansätze zu einer ähnlichen Untersuchung von Riu et al. (1966) hatten nicht den erwarteten Erfolg gehabt und waren auch nicht weiter bearbeitet worden.

Die vorliegende Studie beschreibt einen neuen, bisher nicht gebräuchlichen Tubenfunktionstest, in dem die Mittelohrräume abhängig von der Funktion der Tube bildlich dargestellt werden können. Die asymmetrische Darstellbarkeit der Mittelohrräume, mit einem Seitanteil von 32 bis 50% im Rechts-Links-Vergleich, liegt möglicherweise an der unterschiedlichen individuellen Belüftung des Mittelohres. Dies wurde in einem Fall deutlich, als es zu einer Mehranreicherung in den Mittelohrräumen auf der Seite kam, auf der zuvor die Nase mit einem Gemisch von Xylometazolin und Lidocain intensiv anästhesiert und abgeschwollen worden war, um die Einlage des Silikonschlauches in den Nasenrachen zu ermöglichen. Die unterschiedliche Belüftung beider Mittelohren bestätigte sich auch bei einer bisher nicht abgeschlossenen Nachfolgestudie mit Patienten, die vor einer Mittelohroperation einer Septumplastik unterzogen werden sollten, um die Mittelohrbelüftung zu verbessern. Die Darstellung der Mittelohrräume nach drei Valsalvamanövern entspricht nicht vollständig physiologischen Gesichtspunkten. Diese werden eher durch die Beobachtung der Auswaschphase in den nachfolgenden 30 min respektiert. Die Verringerung der Gaskonzentration im Mittelohr unter physiologischen Gesichtspunkten muß der Tubenbelüftung zugesprochen werden, weil

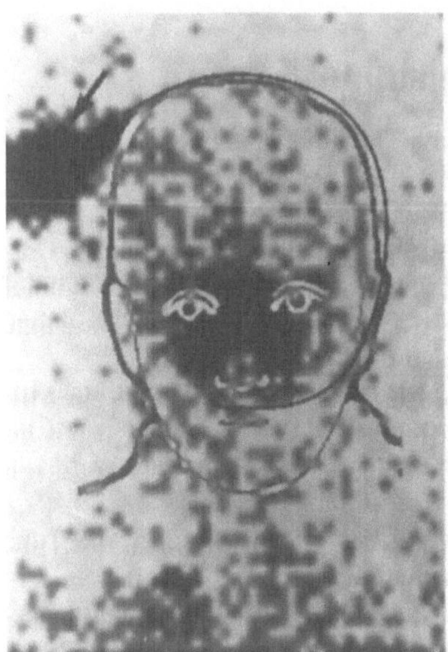
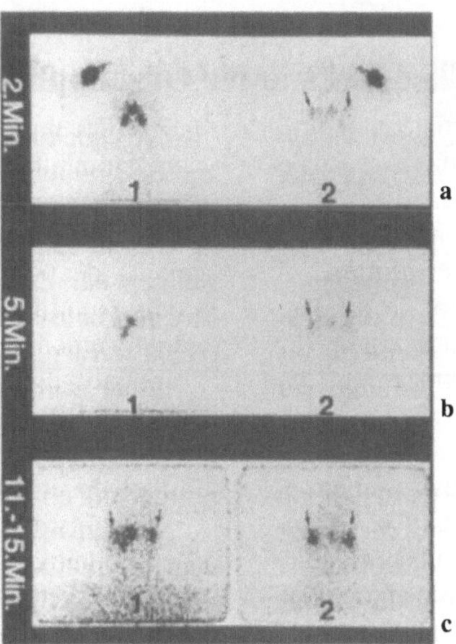

Abb. 1   **Abb. 2**

Abb. 1. Die ^{133}Xe-Gaskonzentration innerhalb der 1. min nach Applikation und nach 3 Valsalvamanövern im Nasenrachen und in den Nasennebenhöhlen. Die γ-Kamera befindet sich oberhalb des liegenden Patienten. Daher ist die Gaskonzentration in den Mittelohren nur schwach dargestellt. Die Applikation des ^{133}Xe erfolgte in diesem Fall über einen Ballon (Pfeil) und einen Silikonschlauch, der um den Kopf herum durch die rechte Nase in den Nasenrachen vor die Tube plaziert wurde

Abb. 2 a–c. Bildsequenzen nach Applikation des ^{133}Xe, wie in Abb. 1 beschrieben. **a** Zustand in der 2. min, 1 von vorne, 2 von hinten. In a1 kommen die beiden Kieferhöhlen und der Nasenrachen zur Darstellung, in a2 sind die Mittelohrräume schwach zu sehen (kleine Pfeile). **b** Zustand in der 5. min, 1 von vorne, 2 von hinten. Der Applikationsschlauch, der in a1 und a2 noch zu sehen ist, wurde inzwischen entfernt. In b1 kommen nur noch die rechte Kieferhöhle und eine weitere Gaskonzentration, bei der es sich um das Siebbeinsystem oder die rechte Stirnhöhle handeln muß, zur Darstellung. Auf der linken Seite sind die Nebenhöhlen inzwischen „ausgewaschen". In b2 sind die Mittelohrräume weiterhin schwach zu sehen *(kleine Pfeile)*. **c** Summationsbild aus der 11.–15. min, 1 von vorne, 2 von hinten. In c1 kommen die Mittelohren nun auch von vorne und die rechte Kieferhöhle zur Darstellung. In b2 sind die Mittelohrräume durch den Summationseffekt über 5 min jetzt deutlich zu sehen *(kleine Pfeile)*

die Diffusion des Gases und die als „Xenon-Trapping" bekannte Aufnahme des Gases in das Blut und Bindung an Hämoglobin, Myoglobin und Fett viel geringer sind. Außerdem war im Versuchsansatz 1 die längere Verweildauer des Gases im Mittelohr nachgewiesen worden.

Die Strahlenbelastung ist für Patienten außerordentlich gering und nebenwirkungsarm. Die Lungenventilationsszintigraphie wird mit 16facher Aktivität (800 MBq ^{133}Xe) durchgeführt und ist eine allgemein akzeptierte nuclearmedizinische Untersuchungsmethode. Bei Beachtung aller üblichen Sicherheitsmaßnahmen besteht auch keine Gefahr für das medizinische Personal.

Die Tatsache, daß die Nasennebenhöhlen immer wieder zur Darstellung gebracht werden konnten, hat die Autoren veranlaßt, eine Methode zur szintigraphischen Nebenhöhlenventilationsdiagnostik zu erarbeiten.

Schlußfolgerung

Die Tympanoventilationsszintigraphie ist ein einfach zu handhabender Tubenfunktionstest mit niedriger Strahlenbelastung.

H. W. Pau (Rostock): Halten Sie die Einführung dieses „neuen", aber auch unphysiologischen Verfahrens für erforderlich, da Unmengen an (zwar ebenfalls unphysiologischen aber gleich aussagekräftigen) Methoden bereits zur Verfügung stehen?

U. Koch (Hamburg): Für eine Bestimmung der physiologischen Tubenfunktion ist nach meiner Meinung die Methode nicht geeignet, da wichtige Parameter, u.a. die aktive und passive Tubenfunktion, mit dieser Methode nicht meßbar sind.

G. S. Godbersen (Schlußwort):

Zu Herrn Pau: Ich glaube nicht, daß die Methode unphysiologisch ist. Sie ist beides, sowohl unphysiologisch – nämlich beim Einbringen des Gases in das Mittelohr durch Valsalva – aber auch physiologisch – nämlich in der Auswaschphase, in der in ca. 30 min die Verringerung der ^{133}Xe-Aktivität mit der ROI-Technik ohne äußere Einflußnahme gemessen wird.

Auch in Kenntnis der Publikation von Riu 1966 muß man die vorgestellte Methode als „neu" bezeichnen.

Für die Einführung dieses Verfahrens sprechen die bestechend einfache Handhabung und die geringe radioaktive Belastung (0,15 mdr).

Zu Herrn Koch: Die vorgestellte Methode erlaubt zunächst auch nur die Aussage, daß die ventilierten Mittelohrräume darstellbar sind. Klinische Befunde der pathologischen Tubenfunktion sammeln wir zur Zeit. Bisher haben wir 46 Patienten mit Tubenfunktionsstörung, darunter 2 mit klaffender Tube, untersucht.

Wir werden darüber im nächsten Jahr berichten.

69. C. Juncker (Mannheim):
Erhöhung des Tubenöffnungsdrucks unter Organophosphatintoxikation

In den industrialisierten Ländern diagnostizieren wir immer häufiger Tubenfunktionsstörungen, die Ursache der Krankheitszunahme ist jedoch unklar.

Die Funktion der Eustachischen Röhre kann man durch Messung des Tubenöffnungsdruckes beurteilen.

Dabei wird durch eine Luftinsufflation in die Paukenhöhle der Druck im Mittelohr solange erhöht, bis sich die Ohrtrompete öffnet, das Druckmaximum vor dem Druckabfall entspricht damit dem Tubenöffnungsdruck.

Ziel unserer Untersuchung war es festzustellen, ob eine systemische Organophosphatbelastung des Organismus mit einer Veränderung des Tubenöffnungsdruckes einhergeht und ob diese Veränderung durch Surfactant, eine oberflächenaktive Substanz, reversibel ist.

Da Organophosphate sehr starke insektizide Wirkungen besitzen und nach Anwendung relativ schnell zerfallen, haben sie weite Verbreitung als Pflanzenschutzmittel gefunden.

Wir haben Paraoxon, ein Metabolit von E605 (Nitrostigmin) als charakteristischen Vertreter eines Organophosphates ausgewählt. Dieses wurde in einer Dosis von 27 mg/kg KG Göttinger Miniaturschweinen verabreicht.

Neben unserer Untersuchung wurde bei den Schweinen auch eine Surfactant-Untersuchung der Lunge durch unsere anästhesiologische Abteilung durchgeführt. Als Narkoseform wurde die Zestrani-Methode gewählt, da sich diese bei Surfactant-Studien an der Lunge besonders bewährt hat. Basisnarkotika sind Fentanyl, Halothan und Lachgas.

Um das Trommelfell freizulegen, wurde der bei Schweinen sehr enge Gehörgang aufgebohrt.

Die Spitze eines Kunststoffkatheters wurde durch eine Perforation im Trommelfell in die Paukenhöhle eingeschoben. Zur Abdichtung wurde der Katheter im Gehörgang geblockt.

Zur Druckmessung diente ein Siemensgerät, wie es zur Bestimmung des Vorhofdruckes bei Herzkatheteruntersuchungen verwendet wird. Der Monitor zeigte eine On-line-Digitalanzeige sowie eine graphische Darstellung der Zeit-Druck-Kurve. Manuell konnte unter Monitorkontrolle der Druck um 10 mm Hg/sek solange erhöht werden, bis sich die Ohrtrompete öffnete.

12mal wurde die Messung wiederholt und ein Mittelwert des Tubenöffnungsdruckes errechnet. Nach intravenöser Gabe von Paraoxon und 3stündiger Wartezeit erfolgte die erneute Bestimmung des TÖD.

Nach Instillation von 1,5 ml Surfactant in die Tube und 10minutiger Inkubation wurde mit Luft das Surfactant herausgeblasen, und es erfolgte eine erneute Messung. Der Median-Druck der Kontrolle betrug 52 mm Hg, nach Intoxikation mit Paraoxon stieg er auf 92 mm Hg an.

Durch Gabe von Surfactant in die Tube konnte der TÖD wieder normalisiert werden. Als statistisches Verfahren wurde der Mann-und-Whitney-Rank-Order-Test angewandt. Das Signifikanzniveau betrug a = 0,005.

Bei fünf Schweinen wurde als Kontrolle nicht Surfactant, sondern Kochsalzlösung in die Tube instilliert. Hier war der Druckanstieg nicht reversibel.

Verschiedene Mechanismen kommen als Ursache für die Tubenfunktionsstörung durch Paraoxon in Frage.

Eine erhöhte Schleimproduktion im Mittelohr und der Tube läßt sich als Ursache dadurch ausschließen, daß die Kontrolluntersuchung mit der Kochsalzlösung nicht zu einer Reduktion des TÖD führt.

Auch ein Schleimhautödem läßt sich ausschließen, da Surfactant in diesem Falle nicht in der Lage wäre, den Druckanstieg auf Normalniveau zu reduzieren.

Es ist daher am wahrscheinlichsten, daß die Paraoxonintoxikation über eine Interferenz mit oberflächenaktiven Substanzen zu einer Erhöhung des TÖD führt.

70. J. Pahnke, S. Braitinger (Würzburg, Passau):
HR-MR-Anatomie der Pars cartilaginea tubae auditivae

Ziel dieser Untersuchung ist es, die Strukturelemente der Pars cartilaginea tubae auditivae an hochaufgelösten Kernspintomogrammen zu identifizieren und nach Morphologie sowie Signalverhalten zu charakterisieren.

Es wurden 29 ohrgesunde Erwachsene im Alter von 23 bis 54 Jahren an dem Kernspintomographen Magnetom SP 63 (Fa. Siemens, 1,5 Tesla) mit T1-gewichteten Spinechosequenzen untersucht. Bei 15 Untersuchungen wurde das Kontrastmittel Gadolinium-DTPA intravenös appliziert. Dabei wurden axiale (transversale), frontale und angulierte Schnittführungen gewählt. Folgende Untersuchungsparameter wurden angewandt: TR 450–600 ms, TE 15 ms, Matrix 512 × 512, FOV (field of view) 220–250 mm, 3 oder 4 Akquisitionen. Zum Vergleich standen 35 Sägeschnittserien von fixierten und tiefgefrorenen anatomischen Präparaten der Tubenregion zur Verfügung mit einer Schichtdicke von 1,7 bis 7 mm. Zwanzig Präparate waren senkrecht zur Tubenlängsachse geschnitten (doppelt anguliert), 10 frontal und 5 transversal. An den frontalen MR-Tomogrammen ließen sich die Lamina medialis des Tubenknorpels und der M. tensor veli palatini vom Ostium pharyngeum beginnend bis zur Ebene des Foramen ovale bzw. des N. mandibularis in allen Fällen identifizieren. In 18 von 29 Fällen ließ sich die Lamina lateralis abgrenzen. Ab der Foramen-ovale-Ebene wird die Identifizierung zunehmend unsicher. In Höhe des Formaen ovale ist der M. tensor veli palatini typischerweise nach lateral konvex, wodurch seine öffnende Wirkung auf die Tube begünstigt wird.

Eine transversale Schichtführung der MR-Tomogramme erlaubt die Abgrenzung des Tubenknorpels und des M. tensor veli palatini auch in Isthmusnähe. Hilfreich bei der Lokalisierung der knorpeligen Tube ist die enge topographische Beziehung zum N. mandibularis und zur A. meningea media.

Eine komplette Darstellung der knorpeligen Tube über ihre gesamte Länge gelingt nur durch Angulierung, da sie mit der Mediansagittalebene (MS) einen Winkel bildet 43° und gegen die Deutsche Horizontale (DH) um 35° geneigt ist. Wir beschränkten uns auf eine Angulierung gegenüber der DH von 35°. Dabei werden die Mm. tensor et levator veli palatini, der Tubenknorpel (Lamina medialis) und der Ostmannsche Fettkörper in gesamter Länge abgebildet.

Das Gewebe zwischen der Lamina medialis des Tubenknorpels und dem M. tensor veli palatini zeigt in der Nähe des pharyngealen Ostiums überwiegend intermediäres, drüsentypisches Signal. In den mittleren und isthmusnahen Tubenabschnitten wird die Signalintensität zunehmend typisch für Fettgewebe. Dies korreliert mit den anatomischen Befunden, wonach der Ostmannsche Fettkörper seine größte Dicke erst etwa 2 cm dorsolateral vom pharyngealen Tubenostium erreicht. Die Mm. tensor et levator veli palatini waren im Signalverhalten mit den Mm. pterygoidei vergleichbar. Die Lamina medialis des Tubenknorpels war im Vergleich zur Muskulatur teils hypo-, teils hyperintens. Dieses Verhalten könnte durch die häufigen Zerklüftungen bedingt sein, in denen sich Fett- und Drüsengewebe befinden.

Mit der detailgetreuen Wiedergabe der funktionell wichtigen Tubenanteile bietet die hochaufgelöste Kernspintomographie die Möglichkeit, Patienten mit Belüftungsstörungen des Mittelohres auf Abweichungen von der normalen Tubenanatomie zu untersuchen.

71. H. W. Lindörfer, K. B. Hüttenbrink (Münster, Dresden): Untersuchungen über die Hysterese bei der Ableitung von Tympanogrammen

Bei der Tympanometrie normaler Mittelohren verschiebt sich der typische Kurvengipfel (das Compliancemaximum), je nachdem, ob die Druckänderung vom Über- zum Unterdruck gefahren wurde oder umgekehrt. Einige Autoren vermuten die Ursache für diese Hysterese in der Mittelohrmechanik, andere in den elastischen Bauelementen des Tympanometers, z.B. in der Druckzuleitung.

In Felsenbeinversuchen mit Änderungen des statischen Luftdruckes fiel auf, daß der Umbo nach Entlastung eines starken Über- bzw. Unterdruckes im Gehörgang nie auf den vorherigen Nullpunkt zurückkehrte. In Versuchen mit 8 frischen Leichenfelsenbeinen wurde daher die exakte Position des Umbo berührungsfrei mit einem optischen Mikrofon bei gleichzeitiger Registrierung des Tympanogramms und des applizierten Gehörgangsdruckes bestimmt. Die Plazierung des optischen Mikrofons machte die Entleerung des Innenohrs erforderlich. Außerdem waren die Mittelohrmuskeln ohne Tonus. Im Rahmen einer Vorversuchsmeßreihe fand sich bei 34 anamnestisch, binokularmikroskopisch und tonaudiometrisch im Bereich 250 bis 2000 Hz unauffälligen Ohren eine durchschnittliche Hysterese von 39,8 mm H$_2$O. Bei den Felsenbeinen zeigte sich bei Messung mit demselben Tympanometer eine durchschnittliche Hysterese von 42,1 mm H$_2$O. Diese Meßergebnisse, die innerhalb der jeweiligen Standardabweichung liegen, zeigen, daß die Innenohreröffnung mit Ablassen der Innenohrflüssigkeit und der fehlende Tonus der Mittelohrmuskeln keinen signifikanten Einfluß auf die Hysterese haben.

In insgesamt 3 verschiedenen Versuchsanordnungen wurde die Hysterese mit einem Grason-Stadler-Tympanometer Typ 1720 Otoadmittance Meter im Originalzustand, dann mit demselben Tympanometer unter Ersetzen des ca. 100 cm langen flexiblen Schlauches in der Druckzuleitung durch ein 5 cm langes, starres, hartes Metallrohr und schließlich mit einer selbstkonstruierten elektrischen Pumpe ohne flexible Bauelemente bestimmt. Der die Hysterese darstellende Positionsunterschied des Trommelfells bzw. Umbo war bei wiederholten Messungen für jedes einzelne Felsenbein konstant und gut reproduzierbar, er variierte jedoch für die verschiedenen Felsenbeine zwischen 11 und 120 μm, der Mittelwert betrug 45 μm. Es machte hierbei keinen Unterschied, ob mit dem flexiblen Silikonschlauch oder mit dem starren Metallrohr gemessen wurde. Fast alle Ergebnisse bei Messung mit der Pumpe lagen im Bereich des mit dem Tympanometer Gemessenen, bei einem Präparat war die Hysterese bei Messung mit der Pumpe geringfügig größer. Alle Felsenbeine mit gering ausgeprägter Hysterese zeigten deutliche Verwachsungen im Bereich der Ossikelkette. Nach Lösen dieser Verwachsungen fand sich bei allen diesen Präparaten eine wesentlich stärker ausgeprägte Hysterese. Als Ursache der bekannten Hysterese des Tympanogramms ist die Materialeigenschaft des Trommelfell-Gehörknöchelchen-Apparates anzusehen, dessen Elastizität nicht ausreichend ist, um nach einer einseitigen erheblichen Auslenkung (Über- bzw. Unterdruck im Gehörgang) bei Druckausgleich das Trommelfell wieder auf den exakten Ausgangswert zurückzuführen.

Die deutlich geringere Hysterese bei Verwachsungen im Mittelohr und ihre Zunahme nach Durchtrennung dieser Verwachsungen im Felsenbeinversuch läßt auch Rückschlüsse auf den Zustand des Mittelohres beim Lebenden zu. Es sind noch weitere Versuche mit gezielten Manipulationen an der Kette geplant, um mögliche Zusammenhänge zwischen Lokalisation und Verwachsungen mit dem Grad der Hysterese festzustellen. Die Messung der Hysterese nach Tympanoplastik könnte möglicherweise Hinweise auf den Zustand der Kette bzw., falls eingesetzt, der Ossikelprothese liefern. Bei einer Schalleitungsschwerhörigkeit nach Tympanoplastik könnten unterschiedliche Hysteresegrade möglicherweise diferentialdiagnostisch zwischen narbiger Fesselung der Prothese vs. fehlendem Kontakt zwischen Prothese und Innenohr unterscheiden helfen.

Otologie II

72. B. Hussl, G. Egg, N. Romani, W. Kong, A. Schrott-Fischer (Innsbruck): Dendritische Zellen im normalen Trommelfell

Dendritische Zellen bilden ein System von antigenpräsentierenden Zellen, das im Körper weit verbreitet ist. Sie sind charakterisiert durch typische dendritische Zellfortsätze und durch die Expression von MHC-Klasse-II-Molekülen aus ihrer Zelloberfläche. Sie kommen in 2 Formen vor: In nichtlymphoiden Organen, wie z.B. in der Haut, treten sie als unreife dendritische Zellen auf. Als solche besitzen sie die Fähigkeit der Antigenerkennung und -verarbeitung und der Migration über die Blutzirkulation bzw. über efferente Lymphgefäße in Lymphknoten. In lymphoiden Organen (Lymphknoten, Milz) finden sich reife dendritische Zellen, die antigenspezifische T-Lymphozyten finden und stimulieren können. Dendritische Zellen sind somit in hohem Maße befähigt, eine primäre Immunantwort auszulösen.

Die Langerhans-Zellen (LZ) der Epidermis wurden ursprünglich als Zellen des Nervensystems angesehen, später als „abgenützte" Melanozyten, und wurden erst kürzlich als unreife dendritische Zellen erkannt. Sie besitzen außer den dendritischen Zellfortsätzen typische Zellorganellen, die tennisschlägerförmigen Birbeck-Granula sowie charakteristische Zelloberflächenmarker (MHC-Klasse-II-Moleküle, Fc- und Komplimentrezeptoren). Funktionell stellen LZ den periphersten Teil des Immunsystems dar.

Während LZ in der Cholesteatommatrix in reichem Maße vorkommen, wurden sie bisher im normalen Trommelfell nicht bzw. nur ganz vereinzelt nachgewiesen. Um diese Frage zu klären, haben wir Trommelfelle von 15 ohrgesunden Patienten postmortal entnommen und immunhistochemisch bzw. elektronenmikroskopisch untersucht. Außerdem wurden sog. „Häutchenpräparate" der Epidermisschichten der Trommelfelle angefertigt und mit folgenden monoklonalen Antikörpern (AK) gefärbt: HLA-DR, OKT 6 (CD1a), Lag (spezifisch für Birbeck Granula). Zusätzlich wurde in 3 Fällen die Auswanderung von dendritischen Zellen aus dem Trommelfell in der Gewebekultur untersucht. In den Epidermisschichten aller Trommelfelle konnte ein dichtes Netz von dendritischen Zellen nachgewiesen werden. Sie reagierten positiv mit HLA-DR (Abb. 1), jedoch negativ mit OKT 6 und Lag und unterscheiden sich somit in ihren immunhistochemischen Eigenschaften von den klassischen LZ der Haut. Elektronenoptisch wurden dendritische Zellen, jedoch ohne Birbeck Granula, nachgewiesen. Dies erklärt die negative Reaktion mit dem Lag-AK. Aus den kultivierten Trommelfellen wanderten nach 3 Tagen typische dendritische Zellen in das Kulturmedium aus, die durch Zytospin gewonnen wurden und immunhistochemisch mit HLA-DR positiv, mit OKT 6 negativ reagierten.

Somit konnten wir nachweisen, daß auch das normale menschliche Trommelfell dendritische Zellen besitzt. Dies ist für das Verständnis des Immunstatus des Mittelohres von Bedeutung.

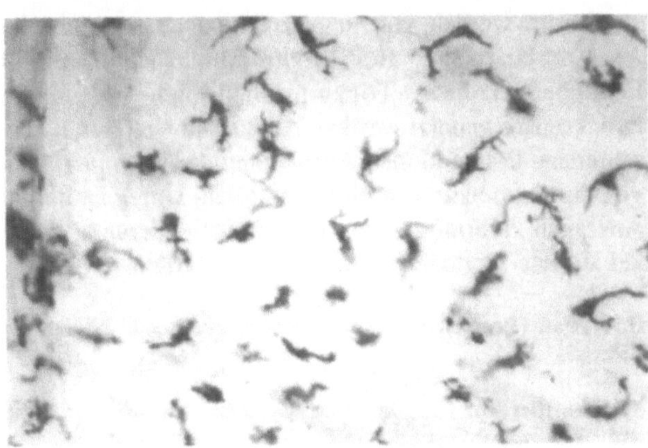

Abb. 1. Epidermisschicht eines normalen Trommelfelles. Zahlreiche HLA-DR-positive dendritische Zellen. Peroxidasemethode (Amersham System)

73. U. Vorwerk, L. Scheinpflug, M. Hey, K. Begall (Magdeburg): Methodische Aspekte hochfrequenzkinematographischer Aufnahmen von Trommelfellbewegungen

Das Mittelohr entspricht einem Drucksensor, der im wesentlichen auf zwei Arten von Druckschwankungen reagiert (Tonndorf 1966). Zum einem handelt es sich um dynamische Druckschwankungen, die bei akustischen Reizen auftreten, zum anderen um statische Druckschwankungen, wie wir sie bei Höhenveränderungen oder dem Valsalva-Manöver finden.

Zwischen beiden Belastungsarten ist die Funktionsweise der Mittelohrmechanik strikt zu unterscheiden. Bei ersterer arbeiten die Gelenke der Ossikelkette funktionell, bei letzteren kommt es zu Gleitbewegungen in den Gelenken (Helmholtz 1868; Hüttenbrink 1988).

Aufgrund dieser kleinen Amplituden bei dynamischen Vorgängen ist keine direkte optische Beobachtung des Trommelfelles (TF) möglich (Amplitude von ca. 7 nm). Dafür sind laservibrometrische oder holografische Verfahren geeignet. Ein besonders interessanter Aspekt bei der Betrachtung statischer Druckveränderungen stellt aufgrund seines schnellen Bewegungsablaufes das Valsalva-Manöver dar. Es handelt sich um einen einmaligen Vorgang von einer Zeitdauer von 5–30 ms. Beim Valsalva-Manöver treten Drücke bis ca. 300 mm WS auf. Die Amplitude der TF-Bewegung beträgt bis 0,6 mm und ist damit endoskopisch sichtbar. Für diese Untersuchungen ist ein Verfahren notwendig, welches eine Zeitauflösung im ms-Bereich ermöglicht.

In Abb. 1 ist ein spezielles hochfrequenzkinematographisches System dargestellt. Es handelt sich um eine CCD-Hochgeschwindigkeitskamera mit integriertem Restlichtverstärker der Fa. Kodak. Die von uns durchgeführten Experimente erfolgten mit dem Kodak Image Intensified Imager (I3) EKTAPRO 1000 Motion Analyzer.

Die Erfassung der Trommelfellbewegungen erfolgte endoskopisch über starre Optiken 0 Grad verschiedener Firmen. Die Kamera beinhaltet einen CCD „image sensor" mit bis zu 1500facher Restlichtverstärkung. Das maximal darstellbare Bild enthält 48,000 Pixel pro Matrix. Die Auflösung erfolgt in 256 Graustufen, das entspricht 8 Bit. Die Kamera ist in der Lage, bei voller Bildgröße Aufnahmen mit 1000 Bildern/s zu machen. Das entspricht einem Datenfluß von 400 Mbit/s. Diese riesigen Datenmengen werden im RAM gepuffert. Bei diesem Gerät sind Aufnahmen bis 1,6 s möglich. Anschließend kann auf Video gesichert werden oder eine weitere Bearbeitung über einen PC erfolgen.

Unsere Aufnahmen wurden an Probanden durchgeführt. Für solche In-vivo-Aufnahmen haben wir den Startzeitpunkt handgetriggert, d.h. der Proband löst beim Valsalva-Manöver den Aufzeichnungsvorgang selbst aus.

Sichtbar waren zeitlich versetzte Auswärtsbewegungen verschiedener Trommelfellareale mit ausreichender Schärfentiefe. Diese Bewegungen waren aber nur qualitativ und nicht quantitativ erfaßbar, da die Bewegungsachse in der optischen Achse des Objektives liegt.

Darum werden von uns verschiedene methodische Ansätze bearbeitet. Bei In-vitro-Untersuchungen am Felsenbein können Triggermechanismen mit einem Drucksensor genutzt werden. Außerdem sind durch verschiedene Präparationen Aufnahmen des Trommelfelles von der Seite bzw. von hinten möglich. Um quantitative Aussagen zu ermöglichen, können reflektierende Partikel auf das Trommelfell aufgebracht werden.

H. W. Pau (Rostock): Gibt es schon entsprechende Bilder oder Videos?

M. Hess (Berlin): Der Vorteil des Systemes (digitale Aufnahme und Wiedergabe) liegt auch in der Synchronisation von Schallereignissen mit (visuellen) Bewegungen, wie es sich bei unseren Stimmlippenschwingungsanalysen gezeigt hat.

U. Vorwerk (Schlußwort):
Geplant ist die hochfrequenzkinematografische Beschreibung des gesamten Gehörknöchelchen-Trommelfell-Systems via Tube zur Beschreibung der funktionellen Bewegungsabläufe. Die Besonderheit der Methode besteht in der genauesten zeitlichen Zuordnung zum Vorgang der Druckänderung.

A: KODAK EktaPro 1000 Motion Analyzer
B: EktaPro High Gain Imager (CCD-Sensor mit Restlichtverstärker)
C: Electronic Memory Processor und Steuereinheit
D: Videorecorder
E: PC + Videokarte
F: Kaltlichtquelle

Abb. 1. Schematischer Untersuchungsaufbau

74. L. Scheinpflug, U. Vorwerk, K. Begall (Magdeburg):
Resonanzbedingte Schalldruckpegelerhöhung im äußeren Gehörgang

Mittelohrerkrankungen beeinträchtigen vermutlich nicht nur durch eine Minderung der Schalleitung im Mittelohr, sondern auch durch eine Veränderung der resonanzbedingten Schalldruckverstärkung im äußeren Gehörgang die Wahrnehmung von Sprachsignalen.

Durch Simulation von pathologischen Mittelohrzuständen an einem geeigneten Gehörgangs-Mittelohr-Modell müßten die theoretisch bekannten Einflüsse auf das Resonanzverhalten des äußeren Gehörganges genauer charakterisiert werden können.

Als Modellvorlage dienten uns maximal 12 h post mortem entnommene Felsenbeinpräparate, bei denen die tympanometrisch bestimmte Mittelohrcompliance im Bereich der Werte für ohrgesunde Patienten lagen. Diese Bedingungen lagen nur bei 8 von 13 uns zur Verfügung stehenden Felsenbeinpräparaten vor.

Über einen durch das Antrum geschaffenen Zugang zur Pauke simulierten wir an jedem der 8 Felsenbeinpräparate nacheinander verschiedene Mittelohrzustände und konnten somit eine mögliche Änderung des Resonanzverlaufs in ein und demselben äußeren Gehörgang registrieren.

Simuliert wurden eine gut belüftete Pauke, eine nicht belüftete Pauke und ein Paukenerguß. Registriert wurden Veränderungen des Gehörgangsvolumens, der Mittelohrcompliance, der maximalen Schalldruckverstärkung im äußeren Gehörgang und der Resonanzfrequenz. Besonders bei Paukenergüssen konnte signifikant eine Verkleinerung des Gehörgangsvolumens, eine Erhöhung der Resonanzfrequenz und eine höhere Schalldruckverstärkung nachgewiesen werden.

H. W. Pau (Rostock): Es gibt nicht nur negative, sondern durchaus auch positive Drücke hinter dem Trommelfell, die „Hydropse-vacuo-Theorie" ist wohl überholt.

L. Scheinpflug (Schlußwort):
Compliancewerte, die gegen Null gehen, konnten von uns sowohl experimentell als auch klinisch bestimmt werden. Wie in der letzten Abbildung dargestellt, wurden die Gehörgangsvolumina von uns ebenfalls volumetrisch ausgemessen. Wie auch andere Autoren, haben wir z.T. bis zu 3–5 dB höhere Schalldruckpegel vor dem Trommelfell messen können. Klinische Studien mit großen Patientengruppen konnten unsere Felsenbeinmessungen ebenfalls stützen.

75. A. Baker-Schreyer, N. Stasche, U. Reineke, K. Hörmann
(Mannheim, Kaiserslautern):
Einfluß von Form, Lage und Größe einer Perforation des Trommelfells auf das Resonanzverhalten des Mittelohrs

Der Einfluß einer Trommelfellperforation auf die Übertragungsfunktion des Mittelohrs ist, wie wir aus der Literatur wissen, vielfältig und insbesondere von Größe und Lage der Perforation abhängig. Die meisten der uns heute vorliegenden Erkenntnisse über den Einfluß einer Trommelfellperforation auf die Übertragungsfunktion des Mittelohrs wurden aus audiometrischen Untersuchungen gewonnen. Jedoch gibt es nach unserem Kenntnisstand kaum genaue Angaben über das Schwingungsverhalten des Trommelfells bei vorhandener Perforation. Aus diesen Gründen führten wir mit der bereits heute mittag vorgestellten Untersuchungsmethode, der Laser-Doppler-Vibrometrie, eine Versuchsreihe durch, bei der wir die Schwingungsweise des Trommelfells bei dessen Perforation untersuchten.

Mit der Laser-Doppler-Vibrometrie steht uns eine ausreichend empfindliche Methode zur Verfügung, um kleinste Änderungen der Trommelfellschwingung bei dessen Perforation festzustellen.

Von allen den zur Trommelfelluntersuchung eingesetzten Untersuchungstechniken ist die Laser-Doppler-Vibrometrie bei weitem die empfindlichste. Sie kann Schwingungsamplituden von bis zu 0,001 nm messen und ist damit 10000mal empfindlicher als die generell im klinischen Alltag verwandte Tympanometrie.

Bei unseren Versuchen wurde ein entsprechend gehaltertes Felsenbeinpräparat in ein Schallfeld gebracht, dessen Wellenform durch einen Rauschgenerator über einen Lautsprecher erzeugt wurde. Die dadurch auftretenden Schwingungen wurden von einem Laser-Doppler-Vibrometer als zeitabhängige Geschwindigkeitswerte gemessen. Diese wurden dann zu einem FFT-Analysator weiter geleitet, wo durch Fouriertransformation die Amplitude errechnet wurde.

Wir fokussierten den Laserstrahl auf den Umbo und führten zunächst eine Messung bei intaktem Trommelfell durch. Anschließend setzten wir mit einer heißen Nadel eine Perforation in das Trommelfell und führten danach erneut eine Messung durch. Insgesamt wurden 20 Felsenbeine auf diese Weise durchuntersucht. Die Ergebnisse wurden linear graphisch dargestellt.

Bei den intakten Trommelfellen zeigte sich ein Frequenzspektrum mit einer deutlichen Hauptresonanz. Nach der Trommelfellperforation war die Hauptresonanz deutlich reduziert. Bei Perforationen in den hinteren Quadranten kam es zu einer Reduktion der Schwingungsamplitude um den Faktor 4! Im Vergleich dazu führten die Perforationen in den vorderen Quadranten lediglich zu einer Halbierung der Schwingungsamplitude.

Wir führten einen Versuch durch, bei dem wir eine Perforation, beginnend im vorderen Quadranten immer weiter, bis hin zum subtotalen Trommelfelldefekt, vergrößert haben. Es zeigt sich hierbei zunächst, daß es bereits bei einer kleinen Perforation, die nur 10% der Gesamtfläche ausmacht, zu einer deutlichen Amplitudenreduktion im Bereich der Hauptresonanz kommt.

Des weiteren fällt auf, daß die Perforation zu einer Frequenzverschiebung der Hauptresonanz in den Tieftonbereich führt.

Was sind die Ursachen der Amplitudenreduktion und damit der schlechteren Impedanzanpassung? Zum einen führt die Trommelfellperforation zu einer Reduktion der schallaufnehmenden Trommelfellfläche und damit zu einer Verschlechterung des Flächenverhältnisses zwischen Trommelfell und Steigbügel. Das Flächenverhältnis zwischen Trommelfell und Steigbügel ist der wichtigste Mechanismus unseres Mittelohrs zur Impedanzanpassung.

Man kann das Trommelfell in Annäherung als kreisförmige, schwingende Membran betrachten. Die Schallgeschwindigkeit entlang der Membran setzt sich aus der Wurzel der Flächenspannung durch die Dichte des Membranmaterials zusammen. Durch die Perforation kommt es zu einer Reduktion der Flächenspannung und

damit zu einer Reduktion der Schallgeschwindigkeit entlang der Membran. Diese Schallgeschwindigkeit entlang der Membran ist wiederum der Schwingungsamplitude proportional, so daß sich hierdurch eine Amplitudenreduktion erklären läßt.

Die in der Literatur häufig erwähnte fehlende Rundfensterprotektion kann man unter Umständen für die stärkere Amplitudenreduktion bei der Perforation der hinteren Quadranten verantwortlich machen. Eine weitere plausible Begründung könnte durch die unterschiedliche Struktur und Elastizität der Präparate geliefert werden.

Der Grund für die Frequenzverschiebung der Hauptresonanz in den Tieftonbereich bei der Perforation des Trommelfells läßt sich mit der Akustik für einseitig offene Rohre erklären. Für diese gilt, daß eine Verlängerung des Rohres zu einer Verschiebung der Resonanzfrequenz zu tieferen Frequenzen führt. Unserer Meinung nach führt die Perforation des Trommelfells zu einer Verlängerung eines solchen einseitig offenen Rohres.

Zusammengefaßt zeigen die vorgestellten Ergebnisse, daß die Laser-Doppler-Vibrometrie zur Messung kleinster Trommelfellschwingungen geeignet ist und reproduzierbare Ergebnisse liefert, und daß eine Trommelfellperforation zu einer Verschiebung der Hauptresonanz zu tieferen Frequenzen führt. Des weiteren verursachen Perforationen in den hinteren Quadranten stärkere Reduktionen der Schwingungsamplituden im Vergleich zu Perforationen der vorderen Quadranten.

J. Helms (Würzburg): Haben Sie evtl. schon Meßwerte, die erklären könnten, weshalb Perforationen hinten zu einer stärkeren Schalleitungsschwerhörigkeit führen als vorne liegende?

K. B. Hüttenbrink (Dresden): Haben Sie die Vibration (Resonanz) des Trommelfells oder des Hammergriffs gemessen?

A. Baker-Schreyer (Schlußwort):
Eine Schwingungsmessung mit der Laser-Doppler-Vibrometrie am runden Fenster ist ohne größere Einflußnahme z.Z. technisch nicht möglich.

76. F. Schön, B. Wengeler, A. Lomas (Würzburg): Ein Mittelohrmodell mit mehreren Freiheitsgraden

An von medial aufgeschliffenen Felsenbeinpräparaten wurden die Relativbewegungen der Ossikel im Frequenzbereich bis 10 kHz mit einem Laser-Doppler-Vibrometer gemessen. Bei tiefen Frequenzen liegt die Stapesamplitude unter 50% der Umboamplitude. Im Bereich um 6 kHz übertrifft sie diese resonanzartig um mehr als 100%. Abbildung 1 zeigt dieses Verhalten für ein Felsenbein an Hand von Mittelwerten aus 7 Messungen. Die nach Stapesentfernung gemessene Relativbewegung zwischen Umbo und Processus lenticularis folgt einem ähnlichen Muster. Es liegt nahe, aus diesen Er-

gebnissen auf eine Nachgiebigkeit der Gelenke zuschließen. Zwingend für diese Deutung spricht der Verlauf des Phasenganges. Bei tiefen Frequenzen bewegen sich die Knöchelchen wie in einem steifigkeitskontrollierten System konphas. Mit wachsender Frequenz bestimmen die Trägheitskräfte zunehmend die Bewegung, und die Phasendifferenz geht bei 10 kHz gegen 180 Grad. Umbo und Stapes schwingen in diesem Bereich gegeneinander.

Diese Ergebnisse ließen ein Modell mit 3 Freiheitsgraden plausibel erscheinen. Wegen mangelnder Konsi-

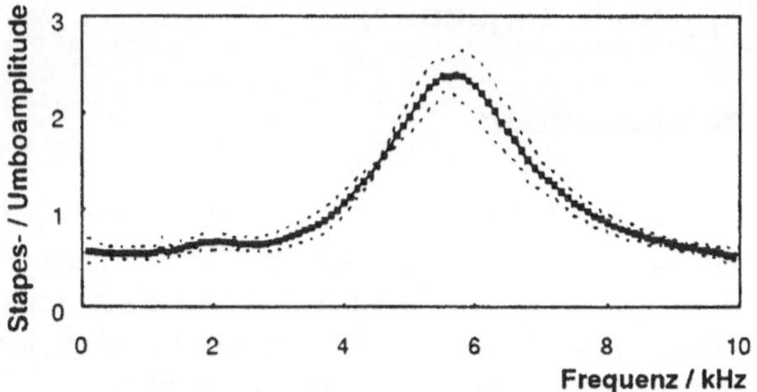

Abb. 1. Verhältnis der Stapes- zur Umbobewegung. Mittelwert +/– Standardabweichung für ein Felsenbein

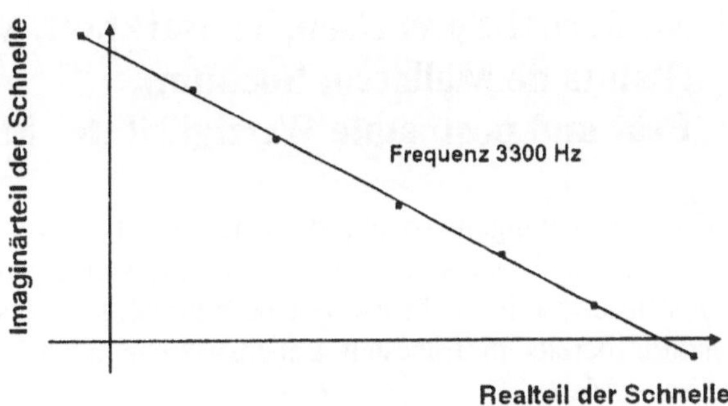

Abb. 2. Koppelschwingung des Incus

stenz wurden die Messungen an Hammer und Amboß auf mehrere äquidistant liegende Punkte ausgedehnt. Abbildung 2 zeigt eine beispielhafte Messung am Incus. Dargestellt sind die Endpunkte der die Schwingung repräsentierenden Zeiger in der komplexen Ebene. Die 7 Meßpunkte ziehen im Abstand von 1 mm vom Processus lenticularis zum Incuskörper. Dem Verhalten eines festen Körpers entsprechend liegen die Zeigerendpunkte auf einer Geraden. Allerdings geht diese hier nicht wie bei einer einfachen Drehbewegung durch den Nullpunkt des Koordinatensystems. Durch das Hinzutreten von mindestens einer zweiten Drehschwingung wird die Gerade aus dem Nullpunkt heraus verschoben. Deutlich ausgeprägt ist diese Verschiebung bei mittleren Frequenzen, da sich hier die dominierenden Eigenschwin-

gungen deutlich in der Phase unterscheiden. Bei Beschränkung auf die hauptsächliche Bewegungsrichtung hat man für Hammer und Amboß die Bewegung eines Festkörpers mit je zwei Freiheitsgraden in Betracht zu ziehen. Hieraus resultiert ein Modell mit 5 Freiheitsgraden. Möchte man auch die Bewegung der Gehörknöchelchen in Längsrichtung berücksichtigen, so hat man mindestens für Hammer und Amboß je einen zusätzlichen Freiheitsgrad hinzuzufügen. Das resultierende Modell mit 7 Freiheitsgraden setzt einer experimentellen Verifikation erhebliche Schwierigkeiten entgegen. Andererseits wird man ohne das Wissen um diese Komplexität der Mittelohrmechanik kaum zu konsistenten Messungen und befriedigenden Näherungen gelangen.

77. J. Müller (Würzburg):
Über die Stapesbewegungen im normalen und rekonstruierten Mittelohr

Über die Sanierung potentiell lebensbedrohlicher entzündlicher Komplikationen hinaus dienen mittelohrchirurgische Eingriffe auch der Wiederherstellung des Gehörs. Konsequenterweise muß die Operationstechnik eine optimale Schallübertragung gewährleisten. Als wesentliche, das Hörvermögen beeinflussende Faktoren haben schon Riemann (1867) und Frank (1923) die Bewegung des Stapes herausgestellt. Am Felsenbeinmodell wurde die Stapesbewegung untersucht. Hierzu wurde die Schnelle mit modernen Laser-Doppler-Vibrometern gemessen. Schnelle und Amplitude sind einander proportional und lassen sich ineinander umrechnen. So ist die Analyse auch kleinster Bewegungsamplituden möglich.

Während sich im normalen Mittelohr der Stapes kolbenförmig bewegte, fand sich nach Tympanoplastik Typ III PORP eine Kippbewegung. Durch zusätzliche Fixierung der eingestellten Prothese verstärkte sich der Kippeffekt.

Nach einer Tympanoplastik Typ III TORP zeigte sich in der Stapesfußplatte ein Schwingungsmaximum in der Region des aufgestellten Prothesenschaftes. Die Stapesfußplatte bewegte sich nicht mehr als fester Körper.

Die Entstehung der Kippbewegungen wird verständlich, wenn man sich vergegenwärtigt, daß der Hammer sowohl seitlich gegenüber dem Stapesköpfchen verschoben ist als auch in der Tiefe erheblichen Variationen unterliegt.

Bei der Rekonstruktion der Schallübertragung mit einer Prothese sollte diese achsengerecht auf dem Stapes plaziert werden.

78. M. Bernal-Sprekelsen, M. Barkhoff, S. Phillippou, T. Bajanowski (Palma de Mallorca, Bochum): Prä- und postnatale Wertigkeit der Mittelohrschleimhaut

In Voruntersuchungen von an plötzlichem Kindstod verstorbenen Säuglingen konnte anhand von Messungen an hochauflösenden Felsenbein-CTs eine Raumbildung des Mastoids bereits in frühesten Lebenswochen nachgewiesen werden.

Die Resultate jener Untersuchung dienten zur Bekräftigung der Hypothese, daß eine Raumbildung des Mastoids, in individuell unterschiedlicher Ausprägung, schon pränatal erfolgt und eine hereditäre bzw. kongenitale Disposition zur Luftraumbildung wahrscheinlich erscheint.

Die vorgestellte Studie soll anhand histologischer Schnitte Eigenschaften der prä- und postnatalen Mittelohrschleimhaut untersuchen, miteinander vergleichen und ggf. einen Beitrag zur Klärung der Luftraumbildung leisten.

Hierfür wurden die histologischen Befunde 27 pränataler und 31 postnataler Felsenbeine erhoben und gegenübergestellt.

Ein besonderes Augenmerk galt den Entzündungsmerkmalen um den Perivasalraum und im embryonalen Bindegewebe, da sie als Ausdruck eines ablaufenden resorptiven Prozesses interpretierbar sind.

Elf von 27 pränatalen Felsenbeinen im Alter zwischen 6 und 8 Monaten fanden sich völlig entzündungsfrei. Leichte Entzündungszeichen, meist in Form perivasaler Lymphozyteninfiltrate, fanden sich bei 16 Felsenbeinen. In einigen Präparaten war eine Lymphozyteninfiltration auch im embryonalen Bindegewebe des Meso- und Epitympanons nachweisbar.

Bei 16 von 31 Felsenbeinen postnatal am plötzlichen Kindstod verstorbener Säuglinge im Alter zwischen einem und 12 Monaten fanden sich histologisch keine Entzündungsmerkmale. Bei 10 Präparaten fanden sich geringgradige, perivasale Lymphozyteninfiltrate, in 2 weiteren ebenfalls im embryonalen Bindegewebe. Zwei Felsenbeine wiesen ein gleichmäßig dichtes Infiltrat auf, ein anderes ein sehr dichtes Lymphozyteninfiltrat.

Weder in prä- noch in postnatalen Felsenbeinen waren Makrophagen nachweisbar.

Die beschriebenen Lymphozyteninfiltrate sind als Hinweis auf einen chronisch ablaufenden Prozeß zu deuten. Ein Rückschluß auf die auslösende Ursache ist nicht möglich.

Insgesamt lassen die Befunde die Annahme einer myxoiden Degeneration mit resultierender Hohlraum- bzw. Luftraumbildung zu. Das Vorliegen dieser Infiltrate in der pränatalen Phase ließe sich als eine bereits vor der Geburt initiierte Raumbildung deuten. Die postnatalen Befunde einer zunehmenden Lymphozyteninfiltration sind als Folgezustand und Fortführung eines pränatal begonnenen Prozesses interpretierbar.

Die Ergebnisse dieser Untersuchung untermauern die Felsenbein-CT-Studie insofern, als die Luftraumbildung bereits vor der Geburt ihren Anfang nimmt und somit eher dispositionsbedingt zu sein scheint denn primär erworben.

Die klinische Bedeutung ist darin zu sehen, daß auch die Neigung, an Mittelohrerkrankungen zu leiden – hier spielt die Pneumatisationsausdehnung eine gewichtige Rolle – ebenfalls veranlagungsbedingt zu sein scheint.

Otologie II: Hauptvortrag I

79. K. Lamm (München): Aktuelle Therapieaspekte von Innenohrerkrankungen

Wir haben in den letzten Jahren zweifelsohne großartige neue Erkenntnisse über die Funktionsweise des Innenohres, insbesondere über die Funktion der Haarzellen, gewonnen. Diese wichtigen Ergebnisse aus der Wissenschaft konnten jedoch noch nicht in neue Behandlungsmethoden umgesetzt werden. Daher scheint unsere Aufgabe zunächst noch darin zu bestehen, die gestörte Funktion des Hörorgans wiederherzustellen, auch ohne daß wir die zugrundeliegenden Pathomechanismen genau kennen.

In der täglichen Praxis werden wir mit sehr verschiedenen Formen von akuten und chronischen Innenohrschwerhörigkeiten konfrontiert.

Hereditäre Innenohrerkrankungen können monosymptomatisch oder Teil eines Syndroms sein. Die Folgen eines übertragbaren Gendefektes müssen noch als solche hingenommen werden. Inwieweit hier molekularbiologische Eingriffe weiterhelfen können oder dürfen, bleibt noch offen. Anders könnte es sich mit den vererbten chronisch-progredient verlaufenden Innenohrschwerhörigkeiten verhalten. Aktuelle Untersuchungen an genetisch manipulierten Mausmutanten, die innerhalb der ersten drei Lebensmonate ertauben, haben gezeigt, daß eine progressive Degeneration des Corti-Organs und der neuronalen Strukturen die Ursache der Ertaubung ist. Wenn man nun diese Tiere von Geburt an mit Kortison behandelt, bleibt das Hörorgan morphologisch unversehrt, und die Funktion kann sich normal entwickeln (Park et al. 1994). Daraus ließe sich auf einen Immunpathomechanismus schließen, den man therapeutisch beeinflussen kann.

In unserem Berufsalltag sehen wir jedoch viel mehr akute oder chronisch-progrediente Innenohrschwerhörigkeiten, die im Verlauf von Grund- oder Begleiterkrankungen auftreten. Grundsätzlich gilt für all diese *symptomatischen Innenohrschwerhörigkeiten*, daß die Behandlung der Grund- oder Begleiterkrankung im Vordergrund steht, auch aus prophylaktischen Gründen. Hierzu gehören auch die *psychogenen Hörstörungen*, die zumeist beidseitig und seitengleich in Prüfsituationen auftreten können. Getrennt davon kann man in einzelnen Fällen eine fluktuierende Tieftonschwerhörigkeit ohne vestibuläre Symptomatik als Folge einer *psychosomatischen Fehlreaktion* deuten. Akute Tieftonschwer-

hörigkeiten können auch Folge einer *Spinalanästhesie oder Lumbalpunktion* sein. Diese Innenohrschwerhörigkeiten erholen sich in der Regel nach mehrtägiger Bettruhe ohne weitere Behandlungen. Beim *Akustikusneurinom oder Kleinhirnbrückenwinkeltumor* kann die Hörverschlechterung zum Beispiel durch eine venöse Stauung tatsächlich im Innenohr entstehen und somit ebenfalls ein Symptom einer übergeordneten Krankheit sein. Auf die verschiedenen Typen und histopathologischen Korrelate der *entzündlich, immunologisch und ototoxisch bedingten Innenohrschwerhörigkeiten* kann an dieser Stelle nicht eingegangen werden. So sollen nur 2 Beispiele hierzu erwähnt werden, zum einen der M. Menière und zum anderen eine besondere Form der ototoxischen Innenohrschwerhörigkeit. Jochen Schacht hat schon 1974 erkannt, daß der Angriffspunkt der *ototoxischen Aminoglykosidantibiotika* bestimmte sekundäre Botenstoffe, die Phosphoinositide, in den äußeren Haarzellen sind. Diese Botenstoffe werden jedoch nicht von den Antibiotika selbst blockiert, sondern von einem verstoffwechselten Produkt, einem Metaboliten. Und diese Mechanismen können sowohl in vitro als auch in vivo durch Antioxidantien, z.B. Gluthathion, vermindert werden (Garetz et al. 1994).

Das morphologische Korrelat des *M. Menière* ist der endolymphatische Hydrops. Er wird durch eine gestörte Resorption der Endolymphe im Saccus endolymphaticus verursacht. Der Saccus ist das übergeordnete Immunorgan des Innenohres, welches seine zellulär vermittelten Informationen aus den peripheren Geweben des Immunsystems erhält. So können sensibilisierte Lymphozyten, aber auch andere Zellen des Immunsystems in den Saccus endolymphaticus einwandern und dort sowohl spezifische als auch unspezifische immunologische Reaktionen induzieren. Dies kann zu zellulären Funktionsstörungen führen, die sich auf die Resorptionsleistung des Saccus endolymphaticus auswirken. Im fortgeschrittenen Stadium kann darüber hinaus der Ductus endolymphaticus infolge fibrotischer Veränderungen zunehmend obliterieren. Rask-Andersen et al. (1994) hat kürzlich bei Patienten mit einem manifesten M. Menière die Zeichen einer spezifischen Entzündung immunhistochemisch nachweisen können. Demnach erscheinen der Begriff Saccusitis endolymphatica als pathologisch-morphologisches Substrat des M. Menière berechtigt und die Therapie mit Kortison oder anderen immunsupressiven Pharmaka kausal begründet. Die symptomatische Therapie ist weitgehend bekannt (Jahnke 1992): Betahistidine, Antiemetica, Sedativa, unterstützt durch eine Diät. Bei persistierenden Drehschwindelattacken können verschiedene chirurgische Maßnahmen, wie die transtympanale Gentamycinapplikation, die Dekompression des Saccus oder sogar die Vestibularisneurektomie angeboten werden.

Zur Behandlung jener symptomatischen Innenohrschwerhörigkeiten, die bei Patienten mit *Stoffwechselstörungen oder Herz-Kreislauf-Erkrankungen* beobachtet werden, sollten wir vielleicht häufiger, als es bisher üblich war, den Internisten in die Behandlung einbeziehen. Ein klassisches Beispiel dafür, daß sich die Behandlung der Grunderkrankung auch positiv auf das Gehör auswirkt, stellt die akute Hörverschlechterung bei einer *manifesten Polyglobulie* dar. In solchen Fällen wird die Hämodilution mit einem Plasmaexpander die Therapie der ersten Wahl bleiben. Bei dem vorgestellten Fallbeispiel normalisierten sich die Blutwerte schon nach der ersten Infusion, und dies ging auch mit einer Gehörverbesserung einher. Im Verlauf der 10tägigen Infusionstherapie blieben die Hörschwellen jedoch unverändert, obwohl sich die hämatologischen Befunde weiterhin verbesserten.

Das bekannteste Beispiel für eine Innenohrschwerhörigkeit, deren Ursache uns gänzlich unbekannt ist (*idiopathische Innenohrschwerhörigkeiten*), stellt der Hörsturz dar. Er ist für uns nicht nur eine diagnostische, sondern auch eine therapeutische Herausforderung, obwohl nachWeinaug (1984) 68% der Patienten unter 50 Jahren auch ohne Behandlung wieder ein normales Gehör erlangen. Nach Schuknecht (1993) beträgt der Anteil spontaner Remissionen nur 35%. Für die symptomatische Behandlung können wir einige verbesserte therapeutische Ansätze vorschlagen (s. unten).

Der Begriff *„kortisonsensible Innenohrschwerhörigkeit"* (Vischer und Arnold 1991) rekrutierte sich aus klinischen Beobachtungen und wurde erstmals von Arnold u. Morgenstern (1980, 1985) vorgeschlagen. Das vorgestellte Fallbeispiel zeigt die Tonschwellenverläufe von 1978 bis 1984 eines Patienten mit einer kortisonsensiblen idiopathischen chronisch-progredienten Innenohrschwerhörigkeit. Dies zeigt, daß sich nach einer Kortisontherapie in einzelnen Fällen doch eine deutliche und auch anhaltende Hörverbesserung erzielen läßt.

Ob sich die *vermeintliche Altersschwerhörigkeit* (Lehnhardt 1984) in das Innenohr, einschließlich des Ganglion spirale, lokalisieren läßt, oder ob hier doch eine physiologische Degeneration im Verlauf der terminalen und zentralen Hörbahnanteile im Vordergrund steht, können wir noch nicht beurteilen. Experimentell und klinisch gesicherte Daten über eine medikamentöse Be-

handlung der Schwerhörigkeit im Alter liegen nicht vor. Die beste therapeutische Intervention scheint eine frühzeitige und möglichst beidohrige Hörgeräteversorgung zu sein.

Die Ätiologie und Pathogenese *traumatisch bedingter Innenohrerkrankungen* ist weitgehend bekannt. Sie können durch eine *Ruptur im Bereich des runden oder ovalen Fensters* entstehen. Viel häufiger werden diese Innenohrschwerhörigkeiten jedoch durch *Kontusionen, Explosionen oder Knall-, und Lärmtraumata* verursacht. Hier entstehen primär mechanische Schäden im Bereich des Corti-Organs. Typische morphologische Befunde, zum Beispiel nach Lärmeinwirkungen, sind Schäden im Bereich der Stereozilien beider Haarzelltypen. Sie werden wahrscheinlich durch die exzessive Bewegung der subtektoriellen Lymphe verursacht. Dadurch verlieren die Zilien ihre Rigidität, wodurch der initiale mechanoelektrische Transduktionsprozeß gestört wird. Über Fissuren in der Retikularmembran kann kaliumreiche subtektorielle Lymphe in die normalerweise kaliumarme Corti-Lymphe eindringen. Auch dies behindert molekulare elektrophysiologische Transduktionsvorgänge, hier in den Membranen der äußeren Haarzellen. Darüber hinaus verbrauchen intrazelluläre biochemische Transduktionsvorgänge vermehrt energiereiche Phosphate und damit auch vermehrt Sauerstoff. Außerdem werden reversible Schwellungen der terminalen Hörnervenfasern und ihrer vorwiegend efferenten Synapsen an den äußeren Haarzellen, sowie ihrer vorwiegend afferenten Synapsen an den inneren Haarzellen beobachtet. Diese relativ einförmigen und potentiell reversiblen morphologischen Reaktionsmuster werden aber nicht nur bei traumatisch bedingten Innenohrschwerhörigkeiten beobachtet, sondern auch nach Hypoxien, Ischämien und einigen Intoxikationen. So können sich experimentelle Lärmbelastungen dazu eignen, die Wirksamkeit der Innenohrtherapeutika zu überprüfen, die angeblich die Durchblutung und Sauerstoffversorgung des Innenohres verbessern sollen. Hierfür haben wir ein Tiermodell entwickelt, bei dem es ohne Behandlung zu einer zunächst bleibenden Funktionseinschränkung des Innenohres kommt. Die Veränderungen des Sauerstoffpartialdruckes in der Perilymphe der Scala tympani wurden mit Hilfe der polarographischen kontinuierlichen Meßtechnik nach Baumgärtl und Lübbers (1987) aufgezeichnet. Die Innenohrdurchblutung wurde ebenfalls kontinuierlich mit einer Lasersonde über dem Ligamentum spirale und der Stria vascularis gemessen. Während einer 30 min dauernden Belastung mit einem weißen Rauschen einer Intensität von 106 dBSPL kommt es nur zu einem diskreten Sauerstoffmangel und einer geringen Durchblutungsstörung des Innenohres. Diese Parameter verschlechtern sich jedoch zunehmend nach Beendigung der Lärmexposition im Verlauf der zwei Stunden dauernden Erholungsphase. Ausweislich der elektrokochleographischen Meßergebnisse (ECochG: kochleäre Mikrophonpotentiale = CMs und Summenaktionspotentiale des Hörnerven = SAPs) sowie der hirnstammaudiometrischen Daten (BERA: Welle III nach Jewett) hatte sich auch die Funktion des Innenohres in einem Beobachtungszeitraum von drei Stunden nach der Lärmbelastung nicht spontan erholt. So konnten wir verschiedene Therapeutika bzgl. ihrer Wirksamkeit auf ein akut geschädigtes Innenohr überprüfen. Wir haben nach Beendigung der Lärmbelastung eine Stunde abgewartet und dann erst in der zweiten Stunde nach der Lärmbelastung mit der Therapie begonnen. Ginkgo biloba (8,75 mg in 12 ml 0,9%ige NaCl, 8 ml in 60 min) beeinflußte weder die Durchblutung noch die Sauerstoffversorgung eines lärmgeschädigten Innenohres. Dies hatten wir schon in früheren Versuchen am gesunden Innenohr gemessen und können das jetzt auch am geschädigten Innenohr reproduzieren. Allerdings könnten die Ergebnisse der ECochG-, und BERA-Messungen ein interessanter Aspekt bzgl. der pharmakologischen Einordnung dieser Substanz sein. Die Amplituden der SAPs vergrößerten sich zunehmend, geringgradig auch die Amplituden der CMs. Am auffälligsten waren hier jedoch die Latenzzeitverkürzungen der SAPs, vor allem der Hirnstammpotentiale, der Welle III. Diese Ergebnisse deuten darauf hin, daß Ginkgo eine zentral-neurale Wirkung hat, möglicherweise im Sinne einer Synchronisationsverbesserung der Entladung afferenter Hörnervenfasern. Aber selbst dieser Wirkmechanismus kann solchen Patienten, die an einem chronischen therapieresistenten Tinnitus leiden, nicht helfen, wie aktuelle placebo-kontrollierte Studien aus den USA (Fucci et al. 1992), Schweden (Holgers et al. 1994) und aus Deutschland (Walger et al. 1993) belegt haben, auch nicht in Verbindung mit der sogenannten *Softlasertherapie*. Die Softlasertherapie ist genauso wenig wirksam wie unsere Softlasersonde, mit der wir ja die Innenohrdurchblutung messen und keinen Effekt feststellen konnten. Auch Hydroxyethylstärke, ein Plasmaexpander mit einem Molekulargewicht von 200 000 (*10% HAES 200/0,5*), ebenfalls über eine Stunde infundiert, hatte keinen Effekt auf die Sauerstoffversorgung eines lärmgeschädigten Innenohres. Und dies, obwohl sich die Innenohrdurchblutung sogar über die Ausgangswerte hinaus steigern ließ. 10% HAES 200/0,5 verursachte zwar eine deutliche Amplitudenvergrößerung der Hirnstammpotentiale, der Welle III, die CMs und die SAPs blieben jedoch unverändert. Kombiniert man *HAES 200/0,5 mit der hyperbaren Sauerstofftherapie (HBO, 100% Sauerstoffatmung unter 1,5 bar Überdruck in einer Druckkammer =2,5 ATA)*, dann stieg der Sauerstoff im Innenohr um 598% der Ausgangswerte an, mit der alleinigen hyperbaren Sauerstofftherapie um 560%. Der Sauerstoffpartialdruck läßt sich während einer hyperbaren Sauerstofftherapie im Innenohr deswegen auf diese Werte erhöhen, weil auch der arterielle

Sauerstoffpartialdruck von normalerweise 98 mm Hg auf 1800 mm Hg steigt. Dabei handelt es sich um physikalisch im Blut gelösten Sauerstoff. Weil sich hierdurch auch die Sauerstoffkonzentrationsdifferenz zwischen Blut und Gewebe vergrößert, diffundiert erheblich mehr Sauerstoff in die Gewebe, also auch in die Perilymphe. Wir hatten schon in einem gesunden Innenohr während der hyperbaren Sauerstofftherapie infolge der generellen sauerstoffbedingten Vasokonstriktion eine Durchblutungsminderung um 30% der Ausgangswerte gemessen. Dies konnten wir nun in einem vorgeschädigten Innenohr bestätigen. Mit dem Vorschaden (lärmbedingte Durchblutungsminderung um 20% der Ausgangswerte) verminderte sich die Innenohrdurchblutung um insgesamt die Hälfte der Ausgangswerte. Dies konnte mit der simultanen Infusion eines Plasmaexpanders vermieden werden. Die alleinige hyperbare Sauerstofftherapie hatte zwar einen deutlich steigernden Effekt auf die SAPs, in Kombination mit dem Plasmaexpander aber auch auf die Hirnstammpotentiale, die Welle III. *Pentoxifyllin, in isotonischer Kochsalzlösung infundiert,* hat die besten Ergebnisse erzielt: es steigerte sowohl die Durchblutung als auch den Sauerstoffgehalt in einem lärmgeschädigten Innenohr um 10% über die Ausgangswerte hinaus. *Pentoxifyllin in HAES 200/0,5* hatte zwar einen deutlicheren durchblutungssteigernden Effekt, aber die Hämodilution (die Blutverdünnung) verhindert, daß auch der Sauerstoffgehalt im Innenohr ansteigt. Ähnliches gilt für *Ginkgo biloba in HAES 200/0,5* infundiert, was jedoch Pentoxifyllin in HAES 200/0,5 oder Pentoxifyllin in NaCl infundiert unterlegen war, so auch *Ginkgo biloba in NaCl* infundiert. Die *Kochsalz-Infusionen ohne andere Medikamente* (0,9% NaCl, 8 ml in 60 min) sowie Kortison (Prednisolon, 7 mg/kg KG i.v. im Bolus 60 min nach Beendigung der Lärmexposition, 60 min Nachbeobachtung) hatte, wie zu erwarten war, keinen Effekt auf die Durchblutung und den Sauerstoffgehalt eines geschädigten Innenohres. Andererseits konnten, wie auch mit allen anderen Medikamenten, die zunehmende Verschlechterung der Durchblutung und Sauerstoffversorgung aufgehalten werden, die wir ja bei den unbehandelten Kontrolltieren gemessen hatten. Interessant war hier auch der Vergleich eines niedermolekularen mit einem hochmolekularen Plasmaexpander. Da die Hämodilution mit dem niedermolekularen Expander (*Expafusin, 70000 Mol.gew.*) nicht so stark ausgeprägt ist, hatte dieser auch eine leichte sauerstoffsteigernde Wirkung im geschädigten Innenohr, die jedoch immer noch der Wirkung von Pentoxifyllin in Kochsalz unterlegen war.

Die Durchblutung und Sauerstoffversorgung sind jedoch nicht allein ausschlaggebend für die *Funktionswiedererholung eines geschädigten Innenohres*. In unserem Tiermodell hat sich erwiesen, daß die alleinige Kortisontherapie die beste Wirkung von allen Therapeutika auf die Funktionswiedererholung eines geschädigten Innenohres hat (EcochG und BERA), gefolgt von der Kombinationstherapie hyperbarer Sauerstoff mit Hydroxyethylstärke. Hiermit erreichte man zwar einen besseren Effekt auf die Hirnstammpotentiale als mit Kortison alleine oder mit hyperbarem Sauerstoff und Kortison, mußte aber dafür eine Verminderung der Mikrophonpotentiale in Kauf nehmen, die wir mit Kortison alleine nicht hatten. *Zusammengefaßt* ergab sich aus unseren Versuchen, daß *Kortison* und *hyperbarer Sauerstoff (HBO) mit simultaner Infusion eines Plasmaexpanders (10% HAES 200/0,5)* die beste Wirkung auf die Funktionswiedererholung eines akut lärmgeschädigten Innenohres hatte.

Im Augenblick ist das akustische Trauma das zuverlässigste Modell, mit dem wir eine lokale Schädigung des Innenohres experimentell erzielen und reproduzieren können. Ich habe Ihnen heute die ersten und auch die einzigen Ergebnisse über die Wirkung bestimmter Therapiekombinationen auf die Durchblutung, Sauerstoffversorgung und auf die Funktion des akut geschädigten Innenohres vorgestellt. Andere Schädigungsmechanismen müssen wohl in gleicher Weise untersucht werden, um herauszufinden, welche therapeutischen Ansätze möglich und sinnvoll sind. Allerdings bleibt dann immer noch die Frage offen, ob wir bei der Behandlung einer am Menschen auftretenden Innenohrschwerhörigkeit mit unseren therapeutischen Vorstellungen auch den tatsächlichen Pathomechanismus treffen und behandeln. Auch wenn wir in Zukunft andere Untersuchungsmethoden anwenden, um eines Tages spezifische Medikamente komponieren zu können, die bestimmte Ionenkanäle, Rezeptoren oder intrazelluläre Botenstoffe und Enzyme, ja sogar die Gene verändern, die diese Strukturen kodieren. Bis dahin müssen wir jedoch noch einen weiten Weg gehen.

Literatur

Arnold W, Morgenstern C (1980) Zur Problematik der unklaren kindlichen Innenohrschwerhörigkeit. HNO (Berlin) 28:10–14

Arnold W, Pfaltz CR, Altermatt HJ (1985) Evidence of serum antibodies against inner ear tissues in the blood of patients with certain sensorineural hearing disorders. Acta Otolaryngol (Stockh) 99:437–444

Baumgärtl H (1987) Systematic Investigations of Needle Electrode Properties in Polarographic Measurements of Local Tissue pO_2. In: Ehrly AM, Hauss J, Huch R (eds) Clinical Oxygen Pressure Measurement. Tissue Oxygen Pressure and Transcutaneous Oxygen Pressure. Springer, Berlin Heidelberg New York:17–42

Fucci MJ, Martin WH, Foster WP, Schwegler JW, Ronis ML (1992) Effects of Ginkgo biloba extract on tinnitus: a double-blind study. In: Association for Research in Otolaryngology (Hrsg) Abstract of the 15th Midwinter Research Meeting, USA, 1992:112

Garetz SL, Rhee DJ, Schacht J (1994) Sulfhydryl compounds and antioxidants inhibit cytotoxicity to outer hair cells of a gentamicin metabolite in vitro. Hear Es: in press

Garetz SL, Altschuler RA, Schacht J (1994) Attenuation of gentamicin ototoxicity by glutathione in the guinea pig in vivo. Hear Res: in press

Holgers KM, Axelsson A, Pringle I (1994) Ginkgo biloba extract for the treatment of tinnitus. Audiology (Basel) 33:85–92

Jahnke K (1992) Zur Pathogenese, Diagnostik und Therapie der Menière'schen Krankheit. HNO-Informationen 4: Beilage Nr. 12 der HNO-Leitlinien

Lehnhardt E (1984) Klinik der Innenohrschwerhörigkeiten. Arch Otorhinolaryngol Suppl I:58–218

Park K-Y, Hozawa K, Kusakari C, Takasaka T (1994) Effect of steroid administration on immune-mediated sensorineural hearing loss in MRL/MP-1pr/1pr mice. In: Abstracts of the 4th International Academic Conference on Immunobiology in Otology, Rhinology and Laryngology. Oita, Japan, 4.–7.4.1994:124

Rask-Andersen H, Danckwardt-Lillieström N, Friberg U, Kinnefors A (1994) Evidence of endolymphatic saccitis in active Menière's disease. A TEM histopathological investigation. In: Abstracts of the 4th International Academic Conference on Immunobiology in Otology, Rhinology and Laryngology. Oita, Japan, 4.–7.4.1994:130

Schacht J (1974) Interaction of neomycin with phosphoinositide metabolism in guinea pig inner ear and brain tissues. Ann Otol Rhinol Laryngol 83:613–618

Schuknecht HF (1993) Pathology of the Ear. Lea & Febiger, Philadelphia:524–529

Vischer M, Arnold W (1991) Kortisonsensible Innenohrschwerhörigkeit. Otorhinolaryngol Nova (Basel) 1:75–79

Walger M, von Wedel H, Calero L, Hoenen S, Rutwalt D (1993) Ergebnisse einer Studie zur Effektivität einer kombinierten Low-Power-Laser- und Ginkgo-Therapie auf den chronischen Tinnitus. HNO-Informationen 4:35–36

Weinaug P (1984) Die Spontanremission beim Hörsturz. HNO (Berlin) 32:346–351

M. Handrock (Hamburg): Sie haben bei der Gabe von Pentoxilin eine deutliche Steigerung der Durchblutung und der O_2-Sättigung gemessen, bei Kortisongabe dagegen keine Veränderung. Andererseits wurden die CM und SAP durch Kortison günstig beeinflußt. Wie ist dies zu erklären, und kommt der besseren O_2-Sättigung bzw. Durchblutung überhaupt eine Bedeutung zu?

C. von Ilberg (Frankfurt am Main): Aus Ihren vorzüglichen Untersuchungen über tierexperimentelle Lärmschädigungen lassen sich m.E. keine unmittelbaren Rückschlüsse auf die Pathogenese und Therapie des idiopathischen Hörsturzes ziehen. Welche Beziehung stellen Sie zu klinischen Studien her, in denen z.B. der Einfluß einer erhöhten Plasmaviskosität oder des erhöhten Hämatokrits nachgewiesen wurde (Desloovere et al.)?

F. Pfander (Bremen): Grundsätzlich ist zu sagen, daß das Ohr nach akustischer Belastung durch Knalle eine große spontane Erholungsfähigkeit zeigt.

Die TTS_2 ist als Beurteilungsfaktor nach unseren über 10 000 audiometrischen Untersuchungen im zeitlichen Zusammenhang mit Knallen verschiedener Waffen nicht ausreichend. Vielmehr spielt die Erholungszeit die entscheidende Rolle. Da die Abgrenzung zwischen Adaptation und Erholung nach einer Schädigung schwer zu beurteilen ist, haben wir den Verlauf bis zum Status vor der Belastung als Rückwanderungszeit bezeichnet, die uns für die Beurteilung als entscheidender Faktor, da sie ja die TTS_2 enthält, maßgeblich erschien. In seltenen Fällen haben wir nach Messung der TTS_2 eine akute Progredienz gesehen, die sich fast regelmäßig wieder zurückbildete. Ist dieser Prozeß auf eine zunehmende Kernschwellung in den Haarzellen zurückzuführen?

K. Jatho (Amerang): Ätiologie der Altersschwerhörigkeit hält die Referentin für fraglich. Verwiesen sei auf Untersuchungen von Rosen und Plester: signifikant minimale Hörverluste in allen Lebensdekaden bei afrikanischem Naturvolk ohne Lärmstreß. Statistisch größere „Normalhörverluste" der Zivilisationspopulationen und statistisch gesicherte C^5-DIPS als unterschwelliges prolongiertes Dauerlärmtrauma sind Mitursache der Altersschwerhörigkeit.

Zivilsatorische Exitanzien, Alkohol, Nikotin, Fetternährung mindern auch andere sensorische Leistungen. Blutzirkulatorische Störungen als vorwiegende Ursache von Innenohrerkrankungen. Labyrinthäres Kapillarsystem in vivo nicht zu beobachten. Indirekter diagnostischer Rückschluß allenfalls aus einsehbarem Gefäßbild der Netzhaut zu ziehen als Abbild des zerebralen und labyrinthären Kapillarstatus. Für viele Innenohrinsulte ist das Gefäßbild der Netzhaut ein hilfreiches Diagnostikum.

K. Lamm (Schlußwort):
Zu Herrn Pfander: Das morphologische Korrelat einer progredienten Hörverschlechterung nach Knall- und Lärmtraumata könnten die beschriebenen Schwellungen der terminalen Hörnervenfasern und Synapsen an den inneren Haarzellen sein. Diese sind potentiell reversibel, im Akutversuch (bis zu 3 h nach den Exposition) infolge einer Medikation mit Kortison und/oder hyperbarem Sauerstoff. Dies kann auch für Langzeitversuche gelten, inwieweit hier jedoch eine spontane Rückbildung der Synapsenschäden eine Rolle spielt, die mit einer spontanen Erholung des Gehörs einhergeht, wurde noch nicht systematisch untersucht. Nach Abschluß unseres Projekts über die therapeutische Beeinflussung akuter Knall- und Lärmschäden werden wir Langzeituntersuchungen diesbezüglich durchführen.
Zu Herrn Handrock: Ausweislich unserer Untersuchungsergebnisse, die bisher vorliegen, erscheint bei Knall- und Lärmtraumata eine therapeutische Reoxygenierung der Kochlea wirksamer bezüglich der Funktionswiedererholung zu sein als eine sog. durchblutungsfördernde Therapie. An dieser Stelle sei nochmals bemerkt, daß eine isobare Sauerstofftherapie (100% O_2-Atmung unter atmosphärischen Bedingungen) den Sauerstoffpartialdruck in den Innenohrlymphen nur geringgradig und temporär erhöht, im Gegensatz zur hyperbaren Sauerstofftherapie. Bezüglich der Aussagefähigkeit der kochleären und retrokochleären auditorisch evozierten Potentiale können wir mit Sicherheit sagen, daß sich die Veränderungen der Amplitudengrößen deswegen auswerten lassen, weil die Ableitelektroden über den gesamten Versuchszeitraum in ihrer Lage nicht verändert werden. Somit bleiben die Hörpotentiale ohne Schallbelastungen und ohne therapeutische Interventionen über mehrere Stunden (nur unter dem Einfluß der Narkose) konstant. Für Langzeitversuche (z.B. über mehrere Tage)

hingegen läßt sich diese Meßmethode nicht verwenden. Hierfür gibt es noch keine optimale Methode, auch implantierte Elektroden verändern ihre Eingangsimpedanz aufgrund z.B. narbiger Gewebealterationen. So sind Langzeituntersuchungen bei dem heutigen Stand der Technik noch eine methodische Herausforderung.
Zu Herrn von Ilberg: Selbstverständlich sind unsere Untersuchungsergebnisse nicht auf die Therapie der akuten idiopathischen Innenohrschwerhörigkeit (sog. Hörsturz) übertragbar. Hierfür gibt es noch kein experimentelles Modell. Andererseits wissen wir aus den in der Literatur niedergelegten Befunden (referiert in: Beck 1984, Arch Otorhinolaryngol, Suppl I), daß die morphologischen Schäden nach Hypoxien, Ischämien und Lärmtraumata relativ einförmig sind. So können sich experimentelle Lärmschäden dazu eignen, verschiedene Therapeutika auf ihre Wirksamkeit zu überprüfen. Der pathophysiologische kausale Zusammenhang zwischen einer erhöhten Plasmaviskosität und einem erhöhten Hämatokrit und dem Auftritt eines „Hörsturzes" wurde bisher weder experimentell noch klinisch-empirisch bewiesen. Der Anteil jener Hörsturzpatienten, bei denen pathologische rheologische Parameter gemessen wurden, ist auch sehr gering. Ausweislich plazebokontrollierter klinischer Studien, z.B. von der Arbeitsgruppe Probst (Basel), sind hämorheologische Therapeutika (z.B. Dextran 40 mit und ohne Pentoxifyllin, sowie Pentoxifyllin in 0,9% NaCP oder oral) bei Lärmschäden und bei der Behandlung von Hörsturzpatienten nicht wirksam.
Zu Herrn Jatho: Die Pathogenese der sog. Altersschwerhörigkeit ist nicht geklärt. In der Literatur wird diskutiert, daß eine Summation verschiedener Noxen, die im Laufe eines Lebens auf das Innenohr einwirken, eine Schwerhörigkeit im Alter verursachen könnten. Diese Hypothese bleibt indes bislang nicht bewiesen. Pathologische Gefäßveränderungen am Augenhintergrund lassen keine Rückschlüsse auf den Zustand der Gefäße im Innenohr und/oder eine postulierte Durchblutungsstörung des Innenohres zu. Aus anatomisch-funktioneller Sicht ist die Gefäßversorgung des Augenhintergrundes keinesfalls mit der kochleären Durchblutung vergleichbar. So sind zum Beispiel arteriosklerotische Veränderungen im Innenohr bisher nicht beschrieben worden (Friedmann u. Arnold 1993; Schuknecht 1994: Pathology of the ear; beide Lehrbücher erschienen unter demselben Titel).

80. H. Löwenheim, P. C. Dartsch, H.-P. Zenner (Tübingen):
Die organotypische Kultur des Corti-Organs als Modell zur Untersuchung degenerativer und reparativer Prozesse am Beispiel der Aminoglykosidototoxizität

In jüngster Zeit spielt die organotypische Kultur eine zentrale Rolle bei Experimenten zur Haarzellregeneration. Die Fähigkeit zu spontaner Regeneration von Haarzellen konnte zunächst im Hör- und Gleichgewichtsorgan des Vogels, später überraschenderweise auch im Gleichgewichtsorgan des Säugers nachgewiesen werden, und zwar in allen Fällen sowohl in vitro als auch in vivo. Es ist davon auszugehen, daß die Haarzellregeneration von einer Stützzellproliferation getragen wird, die wiederum durch den Verlust von Haarzellen aus dem Sinnesepithel induziert wird. Offen bleibt bisher die Frage, ob Haarzellregeneration auch im Corti-Organ des Säugers möglich ist.

Nach Lefebvre et al. (Science 260, 1993) wird eine Haarzellregeneration nach Schädigung mit Neomycin im Corti-Organ 3 Tage alter Ratten beschrieben. Insbe-

sondere im Hinblick auf Regenerationsexperimente war es daher Ziel dieser Untersuchung, zunächst ein Nachweisverfahren zum Verlust, d.h. Zelltod von Haarzellen, zu entwickeln. Zusätzlich sollten auch Zeit und Ort der auftretenden Schädigung beobachtet werden können. Nur bei einem streng kontrollierten Schädigungsverfahren kann später auf eine mögliche Regeneration von Sinneszellen geschlossen werden.

Bereits während der Präparation wurden verschiedene kochleäre Segmente von basal nach apikal gewonnen und der späteren Auswertung zugänglich gemacht. Entsprechend den Angaben von Lefebvre et al. erfolgte die Explantation am 3. postnatalen Tag. Nachdem sich die Organkultur über einen Tag etablieren konnte, erfolgte die Zugabe von Neomycinsulphat in 1 mM Konzentration über verschiedene Expositionszeiten bis zu 48 h.

Zur Auswertung diente die Fluoreszenzmikroskopie. Mit deren Hilfe gelang die Visualisierung der Stereocilienbündelmorphologie durch Markierung von filamentösem Aktin mit Phalloidin. Mittels einer Vitalfärbung gelang eine Unterscheidung lebender und toter Zellen in der Doppelfluoreszenz. In 3 Tagen alten Kontrollkulturen ließen sich in allen kochleären Segmenten sowohl mittels der Aktinfärbung als auch der Vitalfärbung jeweils 3 Reihen äußerer Haarzellen und eine Reihe innerer Haarzellen darstellen. Lebende Haarzellen waren in der Färbung mit Calcein-AM grün fluoreszierend. Bei Exposition mit Neomycin werden zunächst die basalen Cochleaabschnitte geschädigt. Dies zeigt sich am Verlust der Stereocilienbündelmorphologie. Später werden auch zunehmend apikal gelegene Abschnitte geschädigt. Wie zu erwarten, lassen sich im geschädigten Organ Zellkerne toter Zellen durch ihre rote Fluoreszenz mit der DNA-Färbung mit Ethidium-homodimer-1 nachweisen. In den apikalen Abschnitten überleben die Haarzellen auch nach 48stündiger Exposition.

Zusammengefaßt treten bei Neomycinschädigung Stereociliendegeneration und Zelltod als Gradienten von basal nach apikal auf. Die Stützzellen bleiben im Sinnesepithel erhalten. In Bezug auf Experimente zur Regeneration wird daher darauf zu achten sein, ob basale oder apikale Cochleaabschnitte betrachtet werden sollen.

V. H. Ross (Freiburg): Können Sie Angaben zur Überlebensdauer der Organe ohne Ototoxikaeinfluß machen? Welche Kulturmethode haben Sie angewendet?

K. B. Hüttenbrink (Dresden): Warum waren in der apikalen Cochlea zuerst die inneren Haarzellen zerstört?

H. Löwenheim (Schlußwort):
Zu Herrn Ross: Als Kulturtechnik verwenden wir eine Modifikation der von Hanna Sobkowicz beschriebenen Methode. Die Stria vascularis wird hierbei entfernt und das Corti-Organ auf dem Boden eines Kulturbrunnens aufgebracht. Bei gutem Erhalt der Morphologie (Lichtmikroskopie) lassen sich Explantate bis zu 14 Tagen in Kultur halten. Darüber hinaus überleben die Explantate zwar, zum Beispiel verlieren aber die Stereocilienbündel ihre typische Anordnung.
Zu Herrn Hüttenbrink: Die beobachtete größere Empfindlichkeit innerer Haarzellen auf Neomycinschädigung entspricht nicht den ultrastrukturellen Beobachtungen von Richardson et al. Allerdings wurden von Richardson et al. nur Expositionszeiten bis zu einer Stunde betrachtet. Es ist daher möglich, daß ein tatsächlicher Verlust innerer Haarzellen bei längeren Expositionszeiten bis 48 h zumindest im apikalen Teil der Cochlea dem äußerer Haarzellen vorausgeht.

81. H. G. Kempf, T. U. Brändle, B. P. Weber, W. Wisden (Hannover, Tübingen, Heidelberg): Kainat-2-Rezeptor-mRNA-Nachweis in der Mausotozyste

Der sog. Kainatrezeptorkomplex bildet eine Unterform der Glutamatrezeptorfamilie (Tabelle 1, Seeburg et al. 1990), d.h. er ist Glutamat-sensibel, und Kainat (Ka), eine exzitatorische Aminsosäure (EAA), bindet spezifisch. Kainat gilt als neurotoxisch, und es wird vermutet, daß diese Toxizität durch einen ionotropen Rezeptortyp vermittelt wird. Kainat wird mit hoher Affinität im nanomolaren Bereich am Rezeptor spezifisch gebunden (Werner et al. 1991). Fehlsteuerungen im System der EAA, zu denen neben Kainat auch AMPA und NMDA gerechnet werden, können als pathophysiologische Grundlage für verschiedene neurologische Krankheiten postuliert werden. Dazu zählen z.B. die Chorea Huntington, M. Alzheimer, Formen der Epilepsie, M. Parkinson, die amyotrophe Lateralsklerose und der Komplex der Demenz (Gasic u. Hollmann 1992). Für den Menschen ist ein Kainatrezeptorprotein des Gehirns charakterisiert worden, sog. humEAA-1, welches in hoher Homologie zum Kainatrezeptor der Ratte steht (Ka-1, Werner et al. 1991) und eine Kainatbindungscharakteristik zeigt, die zur Annahme berechtigt, daß es sich um eine Untereinheit des Kainatrezeptorkomplexes handelt (Kamboj et al. 1994). Homologien in der Aminosäuresequenz zu anderen Untereinheiten der Glutamatrezeptorfamilie bestätigen diese Vermutung.

Das glutaminerge Rezeptorsystem selbst ist ein wichtiger Baustein der afferenten Signalübertragung des auditorischen Systems. Eine Untergruppe bilden, wie oben dargestellt, Kainat-bindende Rezeptoren, wobei für diese Studie eine Sonde für den am häufigsten exprimierten Kainat-2-Subtyp zum Einsatz kam. Die In-situ-Hybridisierungstechnik (Kempf et al. 1994) erfolgte an Gefrierschnitten von Maus-Otozysten, die am 16. Gestationstag entsprechend der von Van de Water angegebenen Methode explantiert und in Kurzzeitkultur gehalten wurden. Als Kontrollen dienten Gefrierschnitte von

Tabelle 1. Untergruppen des Glutamatrezeptors; pharmakologische und strukturelle Zuordnung

Subtyp	Untereinheiten
NMDA	NMDAR1, NMDAR2 A–D (oder NR-1, NR-2 A–∂)
AMPA	GluR 1, GluR 2, GluR 3, GluR 4
Kainat	Ka-1, Ka-2, GluR 5, GluR 6, GluR7

Tabelle 2. mRNA-Nachweis für Kainat Ka-2-Untereinheit mittels In-situ-Hybridisierung

Gewebe	Positive Markierung
Mausotozyste	Anlage der Cochlea, geringere Expression Anlage Vestibularorgan
Embryonales Gehirn	diffuse Expression in vielen Neuronen
Gehirn Ratte	Cerebellum, kortikale Regionen Hippocampus
Negativkontrollen	keine signifikante Markierung über Hintergrundrauschen hinaus

Mausembryoköpfen sowie von Rattengehirn (adult). Die mit S35-ATP radioaktiv markierte (terminale Transferase Reaktion) Oligonukleotidsonde (Kainat-2-Subunit, Herb et al. 1992) mit einer Länge von 45 Basen reagierte für 18 Stunden mit den Gefrierschnitten. Nach Autoradiografie (4–6 Wochen) der mit Photoemulsion beschichteten Objektträger erfolgte die Gegenfärbung mit Hämatoxillin/Eosin. Die Auswertung der Präparate erbrachte eine positive Markierung für die mRNA des Kainat-2-Rezeptors in den kochleären wie auch vestibulären Anteilen der Otozysten (Tabelle 2). Ebenso waren große Areale des embryonalen Gehirns positiv markiert als Hinweis auf eine verbreitete Rezeptorexpression in diesem Entwicklungsstadium. Die Expression der Kainat Ka-2-Rezeptor mRNA in Schnitten des Rattengehirns konnte sowohl im Cerebellum und Hippocampus wie auch in Neuronen der kortikalen Regionen nachgewiesen werden. Negativkontrollen aller Gewebearten erbrachten keine signifikante Markierung. Die In-situ-Hybridisierungstechnik erlaubt somit den Nachweis einer Rezeptorexpression des exzitatorischen Aminosäurerezeptors Kainat-2 auf molekularer Ebene im sich entwickelnden Innenohr der Maus, was die Bedeutung der glutaminergen Neurotransmission für das auditorische System untermauert.

82. M. M. Maaßen, W. Hemmert, I. Morioka, H.-P. Zenner, A. W. Gummer (Tübingen):
Messung der Bewegung zellulärer Strukturen im Corti-Organ des Meerschweinchens bei elektrischer Stimulation[1]

Viele Untersuchungen im basalen Teil der Cochlea deuten darauf hin, daß die äußeren Haarsinneszellen mit ihrer Fähigkeit zur aktiven, schnellen Längenänderung die Wanderwelle verstärken und verschärfen. Bisherige Untersuchungen konnten jedoch noch nicht klären, ob durch die Kopplung des elektromechanischen und des mechanoelektrischen Transduktionsprozesses ausreichend Energie in die Wanderwelle eingespeist werden kann, um die bei Säugetieren nachgewiesenen, scharfen Abstimmkurven sowie die niedrigen Schwellen zu erklären. Dazu haben wir Versuche an frischen Felsenbeinpräparaten des Meerschweinchens durchgeführt, die eine Annäherung an die In-vivo-Bedingungen der Mikromechanik der Cochlea erlauben.

Mit einem Laserinterferometer wurde die Bewegung des Cortischen Organes von Felsenbeinpräparaten im apikalen Teil der Cochlea des Meerschweinchens gemessen. Die Cochlea wurde am apikalen Ende vorsichtig eröffnet, so daß der Laserstrahl durch die intakte Reissner-Membran auf jede beliebige Zelle der Oberfläche des Corti-Organs fokussiert werden konnte. Die Schallstimulation erfolgte über das intakte und luftgefüllte Mittelohr, die elektrische Stimulation mit einer Elektrode über der Spitze der Cochlea und einer Masseelektrode am Felsenbein nahe der Cochleabasis.

Wurde sinusförmig stimuliert (360 Hz, 74 µA), betrug die Bewegungsantwort der Hensen-Zellen 91 µm/s. Dies entspricht einer akustischen Stimulation mit etwa 80 dB SPL. Von besonderem Interesse ist, daß bei dieser elektrischen Stimulation im äußeren Gehörgang elektrisch evozierte otoakustische Emissionen von etwa 31 dB SPL nachweisbar waren.

Die Bewegungsantwort der äußeren und inneren Haarzellen sowie der Hensen-Zellen in der dritten und vierten Windung im Felsenbeinpräparat des Meerschweinchens ist frequenzselektiv und tonotop organisiert. Die Frequenzselektivität entsprach in etwa der von In-vivo-Ableitungen des Hörnerven bei niedrigen und mittleren Pegeln und des AC-Rezeptorpotentials äußerer Haarzellen im apikalen Teil der Cochlea. Die Oberfläche des Corti-Organs sowie der Basilarmembran eines radialen Segmentes schwingen bei akustischer Stimulation als eine Einheit.

Der elektromechanische Transduktionsprozeß ist in der Lage, die Wanderwelle bei niedrigen und mittleren Pegeln zu beeinflussen. Jedoch ist der aktive Prozeß zur Verschärfung des mechanischen Tunings im apikalen Bereich der Cochlea weit weniger ausgeprägt als basal.

---

[1] Gefördert von der Deutschen Forschungsgemeinschaft SFB 307.

K. B. Hüttenbrink (Dresden): Die Eröffnung der Cochleawand zur Lasermessung beeinflußt den Schalldruck (Abfluß nach außen) im Innenohr. Hat das Konsequenzen für die gemessene Basilarmembranbewegung?

P. Segschneider (Daun): Können Sie sich eine *tetanische*, efferenz-induzierte Aktivität der Myostrukturen der OHZ vorstellen, die zum Sistieren der Basilarmembran-Bewegungen bzw. zu einem hochfrequenten Zittern der Membran führen könnte?

M. M. Maaßen (Schlußwort):
Zu Herrn Hüttenbrink: Um einen guten physiologischen Zustand des Felsenbeinpräparates zu gewährleisten, wurde die Cochlea des Meerschweinchens im apikalen Teil vorsichtig eröffnet, so daß das Helikotrema bei der Präparation intakt blieb. Außerdem wurde auf die Cochlea ein Tropfen Hanks-Lösung gegeben und das Felsenbein in gesättigter Atmosphäre gelagert.
Zu Herrn Segschneider: Bisherige Untersuchungen an äußeren Haarzellen der Meerschweinchencochlea konnten zeigen, daß efferente Rezeptoren, wie etwa Actylcholinrezeptoren, an äußeren Haarzellen sowohl immunhistochemisch als auch pharmakologisch nachzuweisen sind. Diese Experimente deuten auf eine efferente Innervation äußerer Haarzellen hin.

83. M. Knipper, U. Zimmermann (Tübingen):
Motilitätselemente in äußeren Haarzellen

Um den motilen Phänotyp der OHC zu charakterisieren, haben wir die Immunreaktion verschiedener motiler Proteine, wie Aktin, Myosin, Myosin-leichte-Kette (MLK) und Myosin-leichte-Kette-Kinase (MLKK) in unterschiedlichen motilen Zellformen, der glatten Muskulatur, der Herzmuskulatur, einer amoeboid beweglichen Zelle, der Thrombozyten und einer Zelle, die zu massiven Zellformveränderungen in der Lage ist, der Erythrozyten, mit der in äußeren Haarzellen (OHC) verglichen. Mit Hilfe der hochsensitiven ELISA-Technik und des Immunoblot-Verfahrens wurden Quantität und Größe der reaktiven Proteine verglichen. Aktin der OHC, ist vergleichbar mit Isoformen der Nichtmuskelzelle. Myosin, MLK und MLKK der OHC zeigen strukturelle und teilweise quantitative Parallelen zu Erythrozytenproteinen, sind aber verschieden von Thrombozyten, glatten Muskelzellen oder Herzmuskelzellen. Dies deutet auf eine Aktomyosinkontraktilität in OHC, vergleichbar einer Motilität in Erythrozyten, hin. In Erythrozyten ist Myosin an ein Zytoskelettprotein, das 4.1-Protein, gekoppelt. Dieses bindet N-terminal an Membranproteine wie das Bande-3-Protein oder Glykophorin und C-terminal an Spektrin, Myosin oder Tubulin. Das 4.1-Protein reguliert die ATPase des Myosins. Die Interaktion des 4.1-Proteins mit den Membranproteinen und Zytoskelettproteinen wird in Erythrozyten über Kinasen, Ca^{2+}, Calmodulin und ATP reguliert, wodurch die Stabilität und aktive Strukturveränderung der Zellen gewährleistet werden. Quantität und molekulare Größe verschiedener Membranproteine und Zytoskelettproteine in OHC wurden verglichen mit Erythrozyten, Thrombozyten, vestibulären Zellen (VHC) und Zellen des Corti-Organs. OHC und Erythrozyten unterscheiden sich von allen anderen analysierten motilen Zellen in ihrer vergleichbar hohen Expression an spectrinanalogen Proteinen (Spektrin bzw. Fodrin), ein Hinweis auf ein funktionell analog spezialisiertes Zytoskelett. Ein 4.1-Protein wurde in äquivalenten Konzentrationen in allen motilen Zellformen nachgewiesen. Eine 80-kDa-4.1-Isoform wurde allerdings nur in Erythrozyten und OHC nachgewiesen, während in allen anderen Zellen Isoformen höheren Molekulargewichts exprimiert werden. Die 80-kDa-4.1-Isoform ist z.Z. die einzige Isoform, von der eine Funktion als Brückenprotein zwischen Membran und Zytoskelett bekannt ist. Das Bande-3-Protein (Anionenaustauscher) wurde in äquivalenten Konzentrationen und mit vergleichbaren reaktiven Proteinen in allen Zellen nachgewiesen. Dieses Protein wird z.Z. als Mechanotransducer diskutiert. Die äquivalente Verteilung und molekulare Größe deuten darauf hin, daß sich eine mögliche Funktion dieses Proteins als Mechanotransducer nicht in einer außergewöhnlichen Dichte in OHC zeigt. Darüber hinaus konnte gezeigt werden, daß das molekulare Äquivalent des Mechanotransducers nicht das intakte Anionenaustauscherprotein sein wird, sondern eine integrale 55-kDa-Domäne dieses Proteins. Wir gehen von einer zentralen Funktion des Bande-3-Protein (Anionenaustauscher/4.1-Protein-Komplexes,

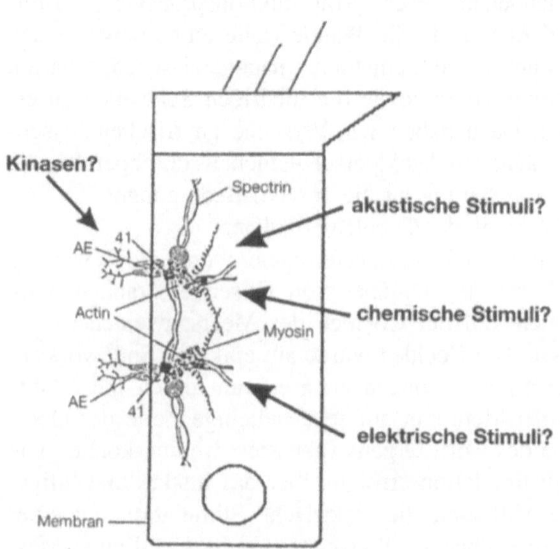

Abb. 1. Motilität in äußeren Haarzellen

für die langsame und schnelle Längenänderungen in den OHC aus. Der Nachweis, daß chemische und elektrische Stimuli über eine Regulation der Interaktion dieser Proteinkomplexe Längenänderungen in OHC induzieren, steht aus. Da Funktionsstörungen und Defekte des Bande-3-Proteins und 4.1-Proteins in Erythrozyten zu erhöhter Fragilität, frühem Altern und frühem Zelltod führen, (Anämie, vererbbare Elliptozytose, vererbbare Okulazytose) könnten sich in Analogie dazu in Zukunft Funktionsstörungen und Defekte dieser beiden Proteine in OHC als Ursache für Innenohrschwerhörigkeiten erweisen (Abb. 1).

84. A. Schrott-Fischer, W. J. Kong, G. Egg, M. Ebyalin (Montpellier/Frankreich): Ultrastruktureller Nachweis von Cholinacetyltransferase im menschlichem Innenohr

Die efferente Innervation des Innenohres entspringt im oberen Olivenkomplex, wie erstmals von Rassmussen im Jahre 1942 beschrieben wurde. Nach Ursprung und Projektion unterscheidet man zwei verschiedene Systeme: ein mediales und ein laterales. Die medialen Efferenten bilden synaptische Kontakte zu den äußeren Haarzellen, die lateralen Efferenten innervieren die inneren Haarzellen.

Aufgrund pharmakologischer und biochemischer Ergebnisse wird angenommen, daß Azetylcholin der wichtigste Neurotransmitter der efferenten Innervation der Säugetiercochlea ist.

Histochemische Untersuchungen der Acetylcholinesteraseaktivität wurden beim Menschen von Uzichono et al. (1967) und Ishi et al. (1967) durchgeführt. Mit der Entwicklung mono- und polyklonaler Antikörper eröffneten sich auch in der Innenohrforschung neue Wege. In den letzten Jahren wurde die Immunreaktivität für Cholinazetyltransferase, ein Syntheseenzym für Acetylcholin, in Meerschweinchen- und Rattencochlea von Ebyalin et al. (1987) und Altschuler et al. (1985) nachgewiesen. In einer früheren Untersuchung konnten wir Cholinacetyltransferase-positive Immunfärbung in der menschlichen Cochlea feststellen, allerdings mußten wir uns auf eine lichtmikroskopische Aufarbeitung beschränken.

Arnold u. Anniko (1991) konnten einen Acetylcholinrezeptor im Lichtmikroskop an der menschlichen Cochlea feststellen.

Immunelektronenmikroskopische Untersuchungen über das Verteilungsmuster von Acetylcholintransferase fehlten bisher.

Die größte Schwierigkeit bei der Untersuchung der menschlichen Cochlea besteht darin, gute morphologische Ergebnisse zu bekommen und gleichzeitig die Antigenizität zu erhalten.

Anoxie führt zur Degeneration der Zellen und Nervenbahnen und dadurch zu falsch negativen Ergebnissen, da die Antigenizität verloren geht. Oft finden sich jedoch auch falsch positive Resultate, bei denen es sich um Artefakte handelt, wie sie z.B. durch starke Anfärbung von Zelldetritus verursacht werden.

Bei dieser Studie verfolgten wir 2 Ziele:

Erstens wollten wir das Verteilungsmuster der efferenten Innervation untersuchen, die ja laut Spoendlin u. Schrott (1987) bei menschlichen Felsenbeinen wesentlich schwächer ausgeprägt ist als bei der Cochlea der anderen Säugetiere. Im Spiralganglion verlaufen die Nervenfasern in Bündeln, die mehr entmyelinisierte als myelinisierte Fasern enthalten. Dies deckt sich mit den Ergebnissen von Arnesen (1984) bei vestibulokochleären Anastomosen. Auch im Corti-Organ sind die efferenten Fasern weniger stark vertreten als bei den anderen Säugetieren.

Zweitens versuchten wir, eine reproduzierbare Methode für immunhistochemische Untersuchungen am menschlichen Felsenbein zu entwickeln, die sowohl für licht- als auch für elektronenmikroskopische Fragestellungen zu verwenden ist.

Zehn menschliche Felsenbeine wurden in einem Zeitraum von 5 h post mortem mittels perilymphatischer Perfusion mit einer für die Immunhistochemie adäquaten Lösung fixiert.

Nach erfolgter Immersionsfixation wird die knöchernde Labyrinthkapsel unter dem Operationsmikroskop abgebohrt, so daß nur eine hauchdünne Knochenschicht über dem membranösen Labyrinth bestehen bleibt.

Diese wird dann abpräpariert. Die durch Mikrodissektion gewonnenen Präparate des Corti-Organs werden immunhistochemisch mittels einer Preembeddingtechnik aufgearbeitet. In der vorliegenden Arbeit wurden ein mono- und ein polyklonaler Antikörper gegen Cholinacetyltransferase, ein Enzym, das Acetylcholin synthetisiert, verwendet. Die Präparate wurden sowohl für die Licht- als auch für die Elektronenmikroskopie aufgearbeitet.

Cholinacetyltransferaseaktivität wurde an der Basis der inneren Haarzellen, an den inneren Spiralfasern, dem inneren Spiralfaserbündel und in den efferenten Endigungen an der Basis der äußeren Haarzellen nachgewiesen.

Diese Ergebnisse zeigen sehr klar, daß auch in der menschlichen Cochlea Acetylcholin als efferenter Neurotransmitter wirkt.

85. G. Reuter, A. Wannenmacher, A. W. Gummer (Hannover, Tübingen): Messungen des intrazellulären Natriumspiegels an äußeren Haarzellen der Meerschweinchencochlea unter Anwendung natriumselektiver Fluoreszenzfarbstoffe

Äußere Haarzellen des Innenohrs von Mammaliern sind zu langsamen ATP- und Ca^{++}-abhängigen Kontraktionen entlang ihres zylindrischen Zellkörpers befähigt. Aufgrund der Kontraktilität, des Vorkommens von Aktin und Myosin, den Subsurface Zysternen als möglichen Kalziumspeichern sind die Haarzellen als muskelähnlich beschrieben worden. Neben der eigentlichen Aufrechterhaltung des Natriumgleichgewichtes, der Ionengradient und das Membranpotential zeigen in die gleiche Richtung, ist Na^+ an der Aufrechterhaltung des Zellvolumens zusammen mit Li^+, und an der Aufrechterhaltung des pH-Wertes innerhalb der Zelle beteiligt. Die intrazelluläre Natriumkonzentration einzelner isolierter äußerer Haarzellen wurde mit Hilfe des Fluoreszenzindikators SBFI („sodium binding benzofuran isophthalate"; Minta u. Tsien 1989) und Änderungen nichtinvasiv bestimmt. Isolierte äußere Haarzellen wurden mit dem Azetoxymethylesther des Fluoreszenzfarbstoffs beladen und die intrazelluläre Natriumausgangskonzentration über das Ratio der beiden Excitationswellenlängen 340 nm/380 nm bestimmt. Die Fluoreszenzemissionen wurden mit einem Photomultipliersystem und einer lichtstarken (SIT) Kamera aufgenommen, Gradienten innerhalb einer ÄHZ mit einem digitalen Bildauswertersystem quantifiziert. Für Kontrollen, um die Spezifität des Na-Indikators zu testen, verwendeten wir den Fluoreszenzfarbstoff Fura 2, einen Ca^{++}-Indikator. Zusätzlich ist es möglich, das Membranpotential mit Hilfe der Patch-clamp-Technik, zu messen.

Die intrazelluläre Na-Konzentration betrug bei 40 ÄHZ 4,3+/–3 mM. Das deutet auf einen guten physiologischen Zustand der Zellen hin, da die Außenkonzentration 140 mM ist. Durch Zugabe von Natriumionophoren (Sodium Ionophore II u. III, 10^{-4} bzw. 10^{-5}M; jeweils n=10) konnte ein sofortiger Anstieg der intrazellulären Natriumkonzentration gezeigt werden. Im Gegensatz zu den Ca-Ionophoren wird bei nur kurzzeitiger (30 s) Zugabe bei Sodiumionophoren kein vollständiger Ausgleich zwischen innen und außen erreicht. Eine vergleichbare Zunahme der Natriumkonzentration konnte auch durch Stimulation mit Gramicidin, aber auch mit Ouabain (G-Strophantin, $10^{-3}/10^{-5}$ M; $n = 20$), welches die Na^+/K^+-ATPase hemmt, induziert werden. Sowohl bei Zugabe der Na-Ionophoren als auch bei Ouabain zeigten sich nicht nur ein Na_i^+-Konzentrationsanstieg, sondern auch deutliche Zellverkürzungen. Kontrollmessungen in natriumfreiem Kulturmedium ergaben dagegen keine intrazelluläre Natriumerhöhung. Zusätzlich konnten regelmäßige zyklische Änderungen der Fluoreszenz registriert werden, die in Abwesenheit von extrazellulärem Kalzium nicht zu beobachten waren. Durch Abpuffern des extrazellulären Kalziums wurde geprüft, inwieweit die zyklischen Änderungen kalziumabhängig sind. In Ca^{++}-freier Lösung konnte ein solcher Effekt nicht beobachtet werden, es kam nur zu einer Erhöhung des Natriuminnenspiegels. Weitere Kontrollmessungen: Zugabe der Na-Ionophore und Messung des Ca^{++}-Spiegels zeigen einen Ca^{++}-Anstieg in Medien mit hoher Ca^{++}-Außenkonzentration. Bei Ca^{++}-freiem Kontrollmedium mit dem Kalziumindikator Fura 2 werden keine Kalziuminnenspiegeländerungen gemessen. Die Ergebnisse zeigen, daß mit Hilfe einer nichtinvasiven Methode, der Fluoreszenzmessung mit den jeweiligen ionensensitiven Farbstoffen, der Ionenhaushalt einzelner äußerer Haarzellen bestimmt werden kann. In den Haarzellen erlaubt die Anwesenheit eines Na^+/Ca^{++}-Austauschers, die Na-Pumpe indirekt die zytosolische Ca^{++}-Konzentration zu kontrollieren. Die Inhibition der Na-Pumpaktivität durch Ouabain resultiert in einem Anstieg der intrazellulären Na^+-Konzentration, der den Na^+/Ca^{++}-Austausch inhibiert und so zu einem Anstieg des zytosolischen Ca^{++} führt, das führt ebenso wie bei den Muskelzellen zu einer Erhöhung einer Kontraktion.

86. O. Michel, G. Egg, P. Neugebauer, A. Schrott-Fischer (Köln, Innsbruck): Prostaglandinbildungsorte im Innenohr des Meerschweinchens

Zahlreiche Methoden erlauben die quantitative und qualitative Messung von Prostaglandinen und ihrer Metabolite, darunter Gaschromatographie, HPLC, Massenspektrometrie, RIA und Bioassay. Mit diesen Methodiken konnten Prostaglandine im Innenohr und insbesondere in der Stria vascularis/Ligamentum spirale nachgewiesen werden, so daß ihr Vorkommen im Innenohr mittlerweile als gesichert gelten kann (Matthias 1983; Escoubet et al. 1984; Jung et al. 1984; Jung u. Juhn 1984; Sauer et al. 1986; Franz et al. 1992). Es wird angenommen, daß die Prostaglandine eine wichtige Rolle in der Regulierung des Blutflusses und der Ionentransportvorgänge in der lateralen Cochleawand spielen.

Die verwendeten Bestimmungsmethoden beruhten auf der Zerkleinerung von Gewebe und der Extraktion der löslichen Bestandteile. Bei diesem Verfahren kann eine Differenzierung zwischen einzelnen Zellen, Gewebestrukturen oder Zellbestandteilen nicht erfolgen. Auch erfahren die kurzlebigen Prostaglandine und die meta- bzw. katabolisierenden Enzyme bei der Verarbeitung Veränderungen in ihrer quantitativen und qualitativen Zusammensetzung oder werden aus ihrer Membranbindung in höheren Mengen freigesetzt. Aus überschüssigem Prostaglandinperoxiden kann ein falsches Spektrum von nichtenzymatisch gebildeten Prostaglandinperoxidemetaboliten ($PGF_{2\alpha}$, PGD_2) entstehen.

Mit einer immunhistochemischen PAP-Methode haben wir erstmals versucht, PGH-Synthase und PGI_2-Synthase in der Stria vascularis mit monoklonalen Antikörpern nachzuweisen. Beide Enzyme sind an der Synthese von Prostacyclin beteiligt. Um eine möglichst hohe Nachweiskraft und -sicherheit zu erreichen, wurde ohne Fixierung mit tiefgefrorenem Gewebe gearbeitet. Die schlechtere morphologische Auflösung wurde für die hohe Antigenizität in Kauf genommen.

In der Stria vascularis des Meerschweinchens lagen weder PGH-Synthase noch PGI_2-Synthase über der Nachweisschwelle der PAP-Methode. In der Gefäßwand der A. spiralis des Modiolus konnte jedoch Immunreaktivität auf PGI_2-Synthase gefunden werden. Die A. spiralis besitzt eine Muskularis und damit die Fähigkeit zur Gefäßverengung. Dieses Ergebnis ist in Übereinstimmung mit den Befunden in anderen Organen, bei denen in glatten Muskelzellen und Endothelzellen Prostaglandin synthetisierende Enzyme nachgewiesen wurden.

In den durchgeführten Kontrollen war die PGH-Synthasereaktivität im Darm und in der Aorta des Meerschweinchens am stärksten. PGI_2-Synthase ließ sich in der Gefäßwand der Aorta nachweisen und durch systemische Vorgabe von Acetylsalicylsäure unterdrücken. Prostaglandin H-Synthase-2 ließ sich in allen 3 Geweben (Stria vascularis, Modiolus, Dünndarm, Aorta) nicht nachweisen.

Die geringe Enzymausstattung für die Prostacyclinsynthese in der lateralen Cochleawand ließe den Prostaglandinen in der Regulation der Homöostase dort eine geringere Rolle zukommen, als bisher angenommen wurde. Auch liefert der fehlende Nachweis eine Erklärung dafür, warum klinisch eingesetzte Prostaglandine bei verschiedenen Innenohrerkrankungen (Hörsturz, M. Menière) auch nicht den Erfolg gezeigt haben, der aus den Gewebespiegelbestimmungen zu erwarten gewesen wäre.

In anderen Geweben ist Prostazyklinsynthase nur in glatten Muskelzellen und Endothelzellen nachgewiesen worden. In der Stria vascularis besitzen die Gefäße keine Muskularis, so daß nur dem Endothel und den Perizyten eine regulative Fähigkeit zukommen könnte. Der zelluläre Nachweis der synthetisierenden Enzyme gelang jedoch in der Gefäßwand der Spiralarterie (A. spiralis modioli), so daß hier – auch in Hinsicht auf die Schlingengefäße (Vascular spring coils) der Aa. radiatae – die nächsten Untersuchungen durchgeführt werden sollten (Tabelle 1).

Tabelle 1. Ergebnisse der immunhistochemischen Untersuchung in der Zusammenfassung.

Probe	PG I_2	PG HS_1	PG HS_2	Mouse IgG 2b (Kontrolle)	Phosphatpuffer (Kontrolle 2)
Stria	negativ	negativ	negativ	negativ	negativ
Modiolus	positiv (+)	negativ	negativ	negativ	negativ
Aorta	positiv (+)	positiv (+)	negativ	negativ	negativ
Darm	positiv (+)	positiv (+)	negativ	negativ	negativ

87. D. Höhmann, S. Müller, I. Kranemann, N. Baas (Würzburg): Niederfrequenzmodulation kochleärer Reizantworten nach Lärmtraumatisierung

Es ist bekannt, daß die Technik der Niederfrequenzmaskierung den Nachweis spezifischer kochleärer Veränderungen bei experimentell induziertem endolymphatischen Hydrops sowie Veränderungen der kochleären Mikromechanik nach Gentamycin-induzierter Intoxikation erlaubt (Höhmann 1993, 1994).

Im Rahmen der vorliegenden Arbeit sollte die elektrocochleographische Technik an einem Tiermodell nach Lärmtraumatisierung unter folgenden Bedingungen untersucht werden:

- Vertäubung mit 117 dB weißem Rauschen für 60 min,
- Vertäubung mit 122 dB weißem Rauschen für 30 min,
- Vertäubung mit 122 dB weißem Rauschen für 60 min.

Material und Methoden

Untersucht wurden 36, 4–8 Wochen alte Meerschweinchen mit einem positiven Preyer-Reflex und einem Körpergewicht zwischen 250 und 350 g. Die Tiere wurden in 3 Gruppen zu je 12 Tieren aufgeteilt, 6 Tiere in jeder Gruppe dienten als Kontrolle.

Zur Stimulierung wurden „tonebursts" der Frequenzen 1, 2, 4 und 8 kHz mit einer Anstiegsflanke von 1 ms und einer Dauer von insgesamt 14 ms verwandt. Zur Hörschwellenbestimmung wurde eine Reizantwort mit einer extrapolierten Amplitude von 5 μV als Hörschwelle gewertet. Im Anschluß an die Ermittlung dieser Hörschwellen wurde der 52-Hz-Masker zugeschaltet. Die Maskierungsmessungen erfolgten für die Frequenzen 1, 2, 4 und 8 kHz bei Testton-Masker-Intensitätskombinationen von 70/70 dB SPL, 70/80 dB SPL, 70/90 dB SPL, 80/80 dB SPL und 80/90 dB SPL.

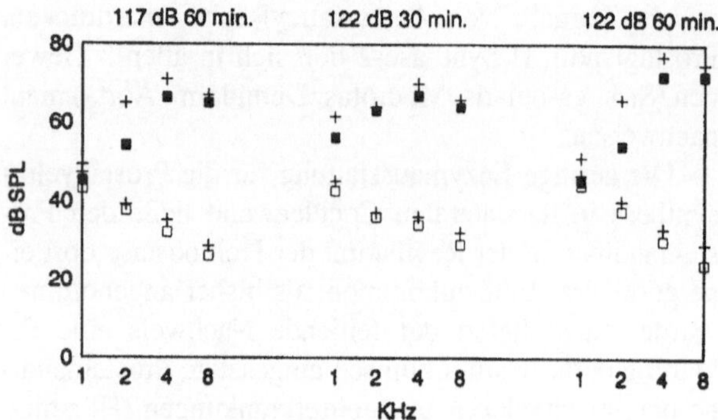

Abb. 1. Pseudohörschwellen für das 5 µV-Kriterium in dB SPL für die Frequenzen 1, 2, 4 und 8 kHz. Vergleich der Kontrollgruppen (offene Quadrate, n = 6) mit den Gruppen nach Lärmtraumatisierung (geschlossene Quadrate, n = 6) nach 117 dB für 60 min, 122 dB für 30 min und 122 dB für 60 min. Hörschwelle in dB SPL, Bereich der einfachen Standardabweichung mit einem Pluszeichen markiert

Ergebnisse: Kollektive nach Lärmtraumatisierung

Summenaktionspotential. Unter Heranziehung des 5 µV-Kriteriums wurden unterschiedliche Grade der Hörschwellenabwanderungen registriert (Abb. 1). Das Ausmaß der Hörschwellenabwanderung korrelierte mit der Intensität der Vertäubung. Die resultierenden Hörschwellen nach Vertäubung mit 117 dB für 60 min und 122 dB für 30 min zeigten sich annähernd deckungsgleich. Die niederen Frequenzen (1 und 2 kHz) waren in Relation weniger betroffen. Das Muster der Hörschwellenabwanderung nach Traumatisierung mit 122 dB für 60 min fand sich abweichend. Die höheren Frequenzen waren im Vergleich zu den niederen Frequenzen ausgeprägter betroffen.

Im Vergleich zur Kontrollgruppe fand sich die Amplitude des CAP während der 8 Meßphasen für alle getesteten Intensitäten niedriger (Abb. 2 und 3). Eine geringer ausgeprägte Modulation der CAP-Amplituden wurde für alle gemessenen Intensitätskombinationen notiert. Die Tiere der Kontrollgruppe zeigten für die CAP-Amplituden eine 3-phasische Modulation mit Maximalwerten von 300 µV für 1 kHz und 150 µV für 2 kHz. Die Modulationskurve nach Lärmtraumatisierung war nahezu flach. Die maximalen Amplituden wurden für 1 kHz mit 100 µV erreicht, während die Amplituden höherer Frequenzen niedriger waren. Die Modulationsspanne als Wert zwischen maximal und minimal erreichter Amplitude überstieg nicht den Wert von 50 µV bei allen gemessenen Intensitätskombinationen nach Reizung mit einem 1 kHz Toneburst und 25 µV für alle getesteten Intensitätskombinationen für die höheren Frequenzen, während diese Modulationsspanne bei den Kontrolltieren jenseits der 50 µV lag.

Summationspotential. Bei den lärmexponierten Tieren war das Summationspotential initial bei positiver Polarität amplitudenreduziert. Nach Maskierung fanden sich ausschließlich negative Werte. Die typische dreiphasige Modulation des Summationspotentials der Kontrolltiere wich einer multiphasischen Modulation mit einer Modulationsspanne <25 µV. Im Vergleich zur Kontrollgruppe zeigte sich eine geringer ausgeprägte Modulation.

Diskussion

Seit den Untersuchungen von Deatherage (1967), Zwicker (1977) und Strelioff (1986) ist bekannt, daß niederfrequente, phasenverschobene und hochintense kontinuierliche Sinustöne die Hörschwelle höherfrequenter Stimuli bei Testpersonen mit normalem Hörvermögen beeinflussen können. Da ein endolymphatischer Hydrops mechanische und biomechanische Veränderun-

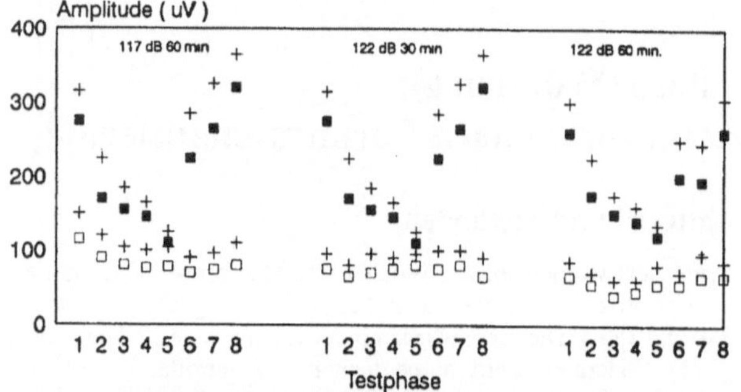

Abb. 2. Amplituden des Summenaktionspotentials dargestellt in µV für die Testphasen 1 bis 8 (entsprechend 0, 45, 90, 135, 180, 225, 270, 315° Phasenverschiebung zum 52 Hz-Masker) nach Stimulation mit einem 1 kHz Toneburst (70 dB SPL) und einem 52 Hz Sinus (80 dB SPL). Kontrollgruppen (offene Quadrate, n = 6) und Gruppen nach Lärmtraumatisierung (geschlossene Quadrate 117 dB für 60 min, 122 dB für 30 min, 122 dB für 60 min). Bereich der einfachen Standardabweichung markiert durch ein Pluszeichen. Signifikanz: * p < 0,05; ** p < 0,005

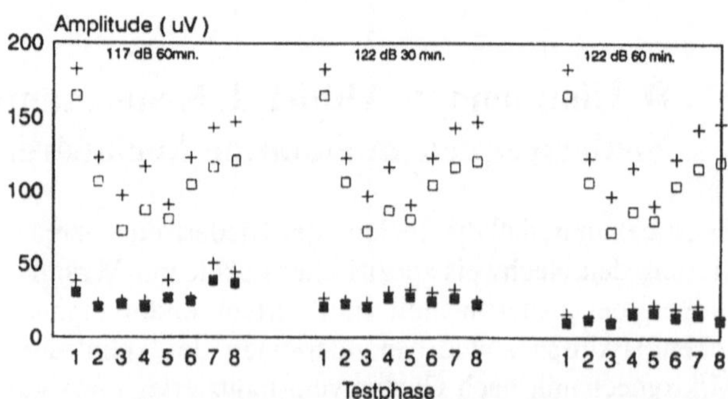

Abb. 3. Amplituden des Summenaktionspotentials dargestellt in µV für die Testphasen 1 bis 8 (entsprechend 0, 45, 90, 135, 180, 225, 270, 315° Phasenverschiebung zum 52 Hz-Masker) nach Stimulation mit einem 2 kHz Toneburst (70 dB SPL) und einem 52 Hz Sinus (80 dB SPL). Kontrollgruppe (offene Quadrate, n = 6) und Gruppen nach Lärmtraumatisierung (geschlossene Quadrate 117 dB für 60 min, 122 dB für 30 min, 122 dB für 60 min). Bereich der einfachen Standardabweichung markiert durch ein Pluszeichen. Signifikanz: * p < 0,05; ** p < 0,005

gen in der Mikromechanik der Basilarmembran, des Corti-Organs und der Cochlea bewirkt, kann ein hochintenser Masker offenbar keinen ausgeprägten sekundären Effekt auf die Mikromechanik haben. Dies zeigte sich in einer nur geringen Modulation der Amplituden und Latenzen des Summenaktionspotentials und der Amplitude des Summationspotentials (Höhmann 1993, 1994) bei Vorliegen eines endolymphatischen Hydrops.

Der ausbleibende Modulationseffekt des Maskers ist nicht notwendigerweise spezifisch für eine hydropische Innenohrsituation, da auch andere Erkrankungen zu einer Veränderung der Mikromechanik der Cochlea führen können (Höhmann 1993).

Die Analyse der Modulationsspanne der Summenaktionspotentialamplitude nach Vertäubung mit Lärmpegeln zwischen 117 und 122 dB SPL zeigte ein Absinken der Spanne auf Werte unter 50 µV für niedrige Frequenzen und unter 25 µV für die höheren Testfrequenzen. Auf diesen Meßwerten basierend erscheint die Modulationsspanne ein nützliches Kriterium zur Unterscheidung der Kollektive nach Lärmtraumatisierung von den Kontrollgruppen. Die frequenzspezifische Analyse der gewonnenen Daten aller Testgruppen zeigte eine geringe Modulation für höherfrequente Testtöne. Ausgeprägtere Modulationseffekte auf die Summenaktionspotentialantworten wurden für Testfrequenzen gesehen, die näher zur Frequenz des Maskers lagen (1 und 2 kHz). Tiere mit einem endolymphatischen Hydrops im Frühstadium und nahezu normalen Hörschwellen zeigten in vorangehenden Untersuchungen eine Modulationsspanne für die Testfrequenzen von unter 50 µV, wohingegen Tiere nach Lärmtraumatisierung und einer Hörschwellenabwanderung zwischen 20 und 45 dB (frequenzabhängig) eine Reduzierung der Modulationsspanne des CAP von unter 25 µV bis 50 µV zeigten.

Die Kontrolltiere zeigten eine triphasische Modulation des Summationspotentials mit negativen und hochpositiven Werten, während alle Tiere nach Lärmtraumatisierung uniform negative Summationspotentiale mit multipel-phasischen Modulationen boten. Die Gegenüberstellung von Daten nach tierexperimentell erzeugtem endolymphatischen Hydrops (Höhmann 1993) zeigt, daß bei endolymphatischem Hydrops positive und negative Werte in den Meßphasen gefunden wurden. Unter beiden Bedingungen (nach Lärmtraumatisierung und nach induziertem endolymphatischen Hydrops) fand sich für alle getesteten Intensitätskombinationen eine nur geringe Modulation des Summationspotentials im Vergleich zu den Kontrollgruppen.

Zusammenfassung

Eine lärmtraumatisierte Cochlea konnte aufgrund der Hörschwellenabwanderung, einer gering ausgeprägten Modulationsspanne der Amplituden des Summenaktionspotentials und einer reduzierten, positiven Summationspotentialamplitude mit negativem, nichtmodulierenden Meßwerten innerhalb der vorgegebenen Testphasen identifiziert werden.

Die vorliegenden Befunde erlauben den Schluß, daß die Technik der Niederfrequenzmaskierung die Erfassung spezifischer Veränderungen der Cochlea erlaubt, denen eine Störung der Mikromechanik zugrunde liegt. Es ergeben sich hieraus potentielle Möglichkeiten der klinischen Anwendung.

C. von Ilberg (Frankfurt am Main): Zu welchem Zeitpunkt erfolgten die Messungen?
Mir scheint, daß zu einem späteren Meßzeitpunkt sich ganz andere – wesentlich schlechtere – Ergebnisse zeigen würden.

K. Lamm (München): Sie verwenden Albinomeerschweinchen für Ihre Untersuchungen. Haben Sie Erfahrung mit bunten Meerschweinchen, die weniger lärmempfindlich sind?

D. Höhmann (Schlußwort):
Zu Herrn von Ilberg: Die dargestellten und vorgetragenen Ergebnisse stellen nur eine Auswahl der Vielzahl von uns durchgeführten Messungen dar. Zusätzlich erfolgten Schwellenmessungen nach 90 und 180 min nach Vertäubung, um sicherzustellen, daß in jedem Fall ein PTS vorlag. Untersuchungen mit moderaten und höherintensen Vertäubungen haben prinzipiell vergleichbare Effekte gezeigt. Einzelheiten hierzu werden in den entsprechenden Veröffentlichungen diskutiert.
Zu Frau Lamm: Erfahrungen mit pigmentierten Meerschweinchen liegen nicht vor, für diese Tiere ist eine geringere Sensitivität und Lärmschädigung denkbar.

88. M. Suckfüll, S. Holtmann, R. Hecht (München): Repetierbarkeit von Messungen der Innenohrfunktion für rheologische Untersuchungen im Tiermodell

Die Pathogenese des Hörsturzes ist nicht geklärt. Überwiegend werden vaskuläre Ursachen diskutiert. Dementsprechend beruht die Therapie des Hörsturzes auf der Behandlung mit durchblutungsfördernden Medikamenten. Klinisch ist es jedoch nicht möglich, die Diagnose einer Durchblutungsstörung zu stellen. Wir haben daher ein tierexperimentelles Modell entwickelt, das es ermöglicht, Untersuchungen zur Pathogenese des Hörsturzes durchzuführen. Der experimentelle Ansatz beruht auf einer exakten Messung des Blutflusses und der Funktion der Cochlea. Die angewandten Meßprinzipien und deren Validierung einer Kontrollgruppe werden dargestellt.

Es wurden Neuseeland-Kaninchen eines Gewichts von 3 kg anästhesiert und volumenkontrolliert beatmet. Blutdruck, Puls, Blutbild und Blutgasanalyse wurden kontrolliert. Messungen der Durchblutung mittels farbiger Mikrosphären und Messungen der Funktion mittels otoakustischer Emissionen (DPOAE) wurden zu Beginn der Versuche und nach 120 min durchgeführt.

Messung des regionalen Blutflusses in der Cochlea

Farbige Mikrosphären sind Polystrolkugeln (15 µm), die mit einer definierten Menge eines auswaschbaren Farbstoffes beladen sind. Verschiedene Farben ermöglichen Messungen zu mehreren Zeitpunkten während eines Versuches. Diese werden in den linken Ventrikel injiziert und mit dem Blutstrom ins Kapillarbett transportiert, welches sie nicht passieren können. Je größer der regionale Blutfluß, desto größer die Anzahl der Mikrosphären pro Gewebeeinheit. Gleichzeitig wird arteriell eine Referenzprobe mit definierter Geschwindigkeit entnommen, die eine Berechnung des absoluten Blutflusses erlaubt. Am Versuchsende werden die Felsenbeine der Versuchstiere entnommen, entkalkt und die Cochlea freipräpariert. Die Cochlea wird in KOH aufgelöst, und die darin enthaltenen Mikrosphären werden filtriert und mikroskopisch ausgewertet.

Messungen der Kontrollgruppe (5 Kaninchen; n = 10) zu Versuchsbeginn und nach 120 min ergaben einen kochleären Blutfluß von 3,8 ± 1,1 µl/min bzw. 4,3 ± 1,3 µl/min.

Messungen der Funktion der Cochlea

Verzerrungsprodukte otoakustischer Emissionen sind besonders für Messungen der Innenohrfunktionen im Tiermodell im Hinblick auf Änderungen der Durchblutung geeignet, da diese eine aktive energieabhängige Leistung der äußeren Haarzellen der Kochlea darstellen. Messungen wurden mit dem Gerät ILO 92 der Fa. Hortmann durchgeführt. Das Verhältnis der Frequenzen f1 und f2 betrug 1,22, die Reizlautstärken L1 und L2 waren gleich. Die Reizpegel wurden zwischen 35 und 65 dB SPL variiert.

Messungen in der Kontrollgruppe zu Beginn und nach 120 min zeigten eine gute Reproduzierbarkeit (Spearman Korrelationskoeffizient) bei hohen Reizpegeln (65 dB SPL – 0,83; 55 dB SPL – 0,79) und eine geringe Reproduzierbarkeit bei niedrigen Reizpegeln (40 dB SPL – 0,35; 35 dB SPL – 0,29). Die Sensitivität ist jedoch bei niedrigen Reizpegeln deutlich höher. Post mortem, also nach vollständigem Sistieren des Blutflusses, konnten bei einem Reizpegel von 45 dB SPL schon nach 15 min nicht mehr nachgewiesen werden. Nach Reizung mit 65 dB SPL waren DPOAE post mortem, wenn auch deutlich leiser, noch nach 120 min nachweisbar. Für weitere Untersuchungen werden DPOAE mit hohem Reizpegel (65 dB SPL) und niedrigem Reizpegel (45 dB SPL) ausgelöst.

Nachdem die Messungen der Funktion und Durchblutung in diesem Tiermodell validiert sind, soll im ersten experimentellen Ansatz untersucht werden, welchen Einfluß akute Erhöhungen des Hämatokrits haben. Diese können beim Patienten nach stärkeren Flüssigkeitsverlusten (Dursten, Schwitzen, behinderte Nasenatmung nachts) auftreten.

F. Böhnke (München): Wie erklären Sie sich den fehlenden Einbruch des Distorsionsproduktpegels in Ihrem ersten Bild der in vivo gemessenen DPOAE, den Sie in den weiteren Bildern richtig darstellen?

M. Handrock (Hamburg): Laboruntersuchungen bei Hörsturzpatienten haben gezeigt, daß in den meisten Fällen keine Viskositätsveränderungen nachweisbar sind. Es stellt sich insofern die Frage, ob die Viskositätsänderung tatsächlich ein geeignetes Hörsturzmodell ist.

K. B. Hüttenbrink (Dresden): Wieso bleiben bei lauter Beschallung (65 dB) die Distorsionsproduktion 2 h post mortem vorhanden, bei leiser (45 dB) nur 15 min? Passive Elemente? Meartefakte analog zum akustischmechanischen Effekt des Stapediusreflexes

K. Lamm (München): Die Mikrosphärentechnik wurde schon 1983 von Axelsson u. Angelborg sowie von der Arbeitsgruppe um Prazma (1983, 1984) zum Studium der Innenohrdurchblutung technisch verbessert, so daß quantitative Angaben für einzelne Strombahngebiete im Vergleich zu der Menge Mikrosphären, die in einem Referenzblutvolumen gezählt werden, möglich sind. Für In-vivo-Studien, bei denen während der Experimente entsprechend den Fragestellungen eine dynamische fortlaufende Durchblutungsmessung durchgeführt werden muß, ist die Mikrosphärentechnik *nicht geeignet.* Es handelt sich um eine einmalige statische Methode. Es konnte bisher nicht bewiesen werden, ob die Zahl und Verteilung der Mikrosphären in den Kapillaren des Innenohres den tatsächlichen Perfusionsverhältnissen entspricht (Miller J, 1990), zumal die Cochlea nur 1/10000 des Herzzeitvolumens erhält.

M. Suckfüll (Schlußwort):

Zu Herrn Böhnke: Das erste Bild zeigt eine Mittelung von 10 Messungen an 5 unterschiedlichen Tieren. Der Einbruch ist zwar bei jedem Tier vorhanden, liegt jedoch nicht immer exakt in derselben Frequenz. Durch die Mittelung wird der Einbruch geglättet.

Zu Herrn Handrock: Unsere erste Fragestellung ist, den Einfluß einer akuten Hämatokriterhöhung zu untersuchen. Es handelt sich um die stärkste mögliche Erhöhung der Viskosität durch Erhöhung der zellulären Anteile. Änderungen der Plasmaviskosität haben einen weit geringeren Einfluß. Für die Entstehung des Hörsturzes ist dies vielleicht nicht die alleinige Ursache, dürfte jedoch eine Rolle spielen.

Zu Herrn Hüttenbrink: Eine Erklärung bieten Untersuchungen von Lonsbury u. Martin, die davon ausgehen, daß DPOAE sich aus einer passiven Reaktion der Basilarmembran und einer aktiven Komponente der äußeren Haarzellen zusammensetzen. Die passive Reaktion überdauert wahrscheinlich um Stunden.

Zu Frau Lamm: Die Arbeitsgruppe von Angelborg ist uns bekannt. Wir haben eine entscheidende Verbesserung durch die Verwendung sog. farbiger Mikrosphären. Diese sind seit einem Jahr neu auf dem Markt und gestatten das Auslösen des Farbstoffes aus den Mikrosphären. Wir sind daher in der Lage, sehr präzise hohe Anzahlen, wie etwa in der Referenzprobe, zu messen und können präzise kleine Zahlen, wie in der Cochlea, unter dem Mikroskop auszählen. Die häufig angegebenen prozentualen Werte anderer Arbeitsgruppen, die mit anderen Methoden messen, halten wir für unzureichend. Man ist nicht in der Lage, die kritische Untergrenze des Blutflusses für die Funktion zu bestimmen, man kann seine Meßwerte nicht mit anderen Arbeitsgruppen vergleichen und hat keine Möglichkeit zu überprüfen, ob die eigenen Werte sinnvoll sind.

Otologie IV

89. J. Maurer, S. Hennig, W. Mann (Mainz):
Veränderungen akustisch evozierter Potentiale unter Perfusion des Perilymphraumes mit Kalzium und verschiedenen Kalziumantagonisten

Beim Hörvorgang haben Kalziumionen verschiedene, noch nicht bis ins Detail geklärte Funktionen innerhalb der Cochlea. Uns interessierte die Frage, ob bei Veränderungen der Ca^{++}-Konzentration in der Perilymphe Veränderungen der elektrophysiologischen Parameter der Cochlea auftreten und ob solche Veränderungen ähnlich auch bei einer Applikation von Ca^{++}-Antagonisten beobachtet werden können.

Für die Versuche wurden insgesamt 32 Meerschweinchen verwendet, die in 4 Gruppen zu je 8 Tieren eingeteilt wurden. Es wurde eine künstliche Perilymphe nach Jenison (1985) benutzt, die Kalziumchlorid in einer 2 millimolaren Konzentration enthält. Basierend auf dieser Perilymphe wurden dann die Versuche durchgeführt mit Kalzium in verschiedenen höheren und niedrigeren Konzentrationen. Außerdem wurden die Kalziumantagonisten Diltiazem, Nimodipin und Isradipin der künstlichen Perilymphe in verschiedenen Konzentrationen zugesetzt und ebenfalls untersucht. Für die Untersuchung wurden die Tiere narkotisiert, tracheotomiert und beatmet. Danach wurde die Hörschwelle mittels Hirnstammaudiometrie ermittelt. Es wurde dann ein ventrolateraler Zugang zur Cochlea angelegt. Hierauf wurden in der unteren Schneckenwindung 2 Bohrlöcher in die Scala vestibuli und ein Bohrloch in die Scala tympani gelegt. Anschließend wurde die Hörschwelle durch Elektrocochleographie über einen 200 µm Teflondraht ermittelt, der über eines der Bohrlöcher in die Scala vestibuli eingebracht wurde. Hieran schloß sich noch einmal eine Hörschwellenermittlung durch Hirnstammaudiometrie an. Waren die Potentiale bei gleicher Lautstärke gleichgeblieben, so wurden die Versuche fortgesetzt und die Perfusionen begonnen. In der Elektrocochleographie wurden das CAP, die N1-Latenz und das SP gemessen. Stimuliert wurde mit einem 8KHz-Reinton, der in Lautstärken von 85 dB bis 15 dB in 10er Schritten absteigend angeboten wurde. Gemessen wurde vor und nach jeder Perfusion. Die Perfusion selbst wurde über eine in die Scala tympani eingebrachte Mikropipette vorgenommen. Es wurde mit einer Geschwindigkeit von 2,5 µl/min über 10 min injiziert. Dabei wurde zunächst 2mal mit Perilymphe gespült, dann wurde die Testsubstanz in

einer ersten Konzentration gegeben, danach wieder Perilymphe, dann die Testsubstanz in einer zweiten Konzentration usw.

Das CAP zeigte bei Verringerung der Kalziumkonzentrationen zunächst keine deutlichen Veränderungen gegenüber einer Perfusion mit normaler Perilymphe. Bei einer Perfusion mit einer Perilymphe, die kein Kalzium mehr enthielt, kam es aber zu einem Anstieg der Hörschwelle und auch zu einer Verkleinerung der Amplitude der gemessenen CAP-Werte. Betrachtet man das CAP bei 75 dB SPL, so kommt es bei geringer werdenden Kalziumkonzentrationen zu einem Abfall der Amplitude, der jedoch nur signifikant ist, wenn kein Kalzium mehr in der Perilymphe enthalten ist. Bei den höheren Konzentrationen (4 und 5 mM) kommt es zu keinen deutlichen Veränderungen des CAP. Ähnlich sehen auch die Ergebnisse für das negative SP bei 75 dB SPL aus, bei dem sich ebenfalls nur bei der Spülung mit einer Perilymphe ohne Kalzium signifikante Veränderungen ergeben. Bei der Spülung mit den Kalziumantagonisten Diltiazem, Nimodipin und Isradipin kam es bei gleicher Lautstärke zu einer dosisabhängigen Abnahme des CAP und zu einer Verschlechterung der Schwelle für das CAP. Auch das negative SP zeigt dosisabhängige Verkleinerungen, teilweise wurden sogar positive Werte erreicht. Insgesamt konnten durch die Kalziumantagonisten ähnliche Potentialveränderungen ausgelöst werden wie durch Verringerung der Kalziumkonzentration in der Perilymphe. Dabei waren die Wirkungen beim Isradipin in geringeren Konzentrationen nachweisbar als bei den anderen getesteten Substanzen.

Unter der Perfusion mit absteigenden Konzentrationen von Kalzium kommt es zu einer Abnahme von CAP und negativem SP sowie bei höheren Konzentrationen auch zu einer Verschlechterung der Hörschwelle. Gleichartige Veränderungen sind auch zu erreichen durch eine Perfusion des Perilymphraums mit Kalziumantagonisten in verschiedenen Konzentrationen. Dabei zeigte sich, daß die Wirkung von Isradipin stärker als die von Nimodipin und Diltiazem ist, wenn gleiche Konzentrationen perfundiert werden. Als Hinweis darauf, daß es sich bei diesen Reaktionen um Rezeptor-vermittelte Vorgänge handelt, waren alle Veränderungen voll reversibel, wenn die Medikamente mit Perilymphe ausgewaschen wurden.

Aus diesen Beobachtungen kann geschlossen werden, daß spannungsabhängige Kalziumkanäle des L-Typs eine Bedeutung für die Funktion der Cochlea haben. Die Veränderungen des negativen SP deuten auf eine Modulation des langsamen Kontraktionsmechanismus der äußeren Haarzellen hin, der für die Entstehung des SP verantwortlich gemacht wird. Die Veränderungen des CAP einschließlich der herabgesetzten Hörschwellen könnten das Korrelat einer erniedrigten Transmitter-Freisetzung an den inneren Haarzellen sein, oder sie könnten durch eine veränderte cochleäre Mikromechanik bedingt sein, die dann sekundär sich auf die Höhe des CAP auswirkt.

D. Höhmann (Würzburg): Haben Sie Viskositätsunterschiede der von Ihnen verwandten Perfusionslösungen beobachtet?

M. Handrock (Hamburg): Da der Wirkmechanismus der Ca^{++}-Antagonisten im Innenohr offensichtlich anders ist als der der meisten übrigen angewandten Therapeutika bei Innenohrstörungen, wäre ja eine Kombinationsbehandlung sinnvoll.

J. Maurer (Schlußwort):
Zu Herrn Höhmann: Viskosität und Osmolarität der Perfusionslösungen wurden konstant gehalten.

Zu Herrn Handrock: Leider haben die Ca^{++}-Antagonisten, wie auch an der Herzmuskulatur nachgewiesen, auch im Innenohr ihre beste protektive Wirkung, wenn sie vor einem akuten Ereignis, also präventiv, gegeben werden. Insofern gilt es, für die Hörsturztherapie eine Substanz zu finden, die auch bei einem Ereignis nachher noch wirksam ist.

90. A. M. Meyer zum Gottesberge (Düsseldorf): Morphologische und metabolische Grundlage des Glyceroltestes

Der Glyceroltest, eines der wichtigsten Kriterien in der Diagnostik der Menière'schen Erkrankung, ist in seinem Wirkungsmechanismus noch nicht ausreichend geklärt. Es wird allgemein angenommen, daß Glycerol aufgrund seiner Hyperosmolarität eine Flüssigkeitsverschiebung verursacht und den endolymphatischen Raum entwässert. Es wurde experimentell gezeigt, daß tägliche geringe Gabe von Glycerol den endolymphatischen Raum verringern kann (Magliulo et al. 1990). Jedoch kann Glycerol auch einen Hydrops verursachen, wenn man mit der gleichzeitigen Gabe von Colchizin die sekretorische Aktivität des Saccus endolymphaticus blockiert, die in Zusammenhang mit der Regulation des Druckes und des Volumen diskutiert wird (Takumida et al. 1989). Die kontroversen Befunde brachten wieder die Frage des Wirkungsmechanismus des Glycerols im Innenohr, speziell beim Hydrops, in den Vordergrund und wurden zum Stimulus für die durchgeführte Studie.

In der vorliegenden experimentellen Studie verglichen wir morphologische und planimetrische Daten von Gruppen: mit einseitig induziertem experimentellem Hydrops (28–44 Tage nach der Obliteration) und von gesunden Tieren, denen 2 g/kg KG Glycerol i.v. verabreicht worden war, mit Daten von unbehandelten Tieren. Nach durchgeführten Messungen des EP und der endolymphatischer Ca^{++}-Konzentration (Meyer zum Gottesberge u. Tsujikawa, Arch Otorhinolryngol, Suppl II, 1991) wurden die Felsenbeine mit Boin fixiert, entkalkt und in Paraffin eingebettet. Die morphologischen Befunde wurden mit Licht- und Rasterelektronenmikroskop, die Volumenänderung der Innenohrstrukturen mit der computerisierter Planimetrie (MOP Kontron) begutachtet und mit den elektrophysiologischen Messungen korreliert.

Die morphologischen und planimetrischen Auswertungen zeigen, daß die Glycerolgabe individuell unterschiedliche Reaktionen des Innenohres hervorrufen kann, die von Faktoren wie der Dauer nach der Obliteration, der Entwicklung des Hydrops und der endolymphatischen Ca^{++}-Konzentration abhängig ist. In den nichthydropischen Innenohren zeigte sich eine geringe Abnahme des endolymphatischen Raumes von der basalen zur apikalen Windung, die mit der abfallenden Ca^{++}-Konzentration nach Gylcerolbelastung korrelierte. Im Unterschied dazu reagierten einige hydropische Innenohren (5/14) mit einer überschüssigen, auf 1 bis $1^{1}/_{2}$ Windungen begrenzten Reduktion des endolymphatischen Raumes in Bereich der zweiten Windung, die wiederum mit der Abnahme der Ca^{++}-Konzentration begleitet war. Diese Reduktion jedoch wurde von einer lokalen Veränderung des subtektorialen Raumes, der Tektorialmembran und des Corti-Organs, begleitet. Wir beobachteten zeitabhängige Schwellung der Zellen des Sulcus internus, dessen Zellen den ganzen subtektorialen Raum ausfüllen können, Reorganisation der Faseranordnung der Tektorialmembran (des Hauptkörpers und „Hensen's stripe") und verbesserte Ankopplung der Stereocilien der äußeren und inneren Haarzellen an die Tektorialmembran. Obwohl die Steifheit der Tm bei der Signalübertragung eine wesentliche Rolle spielt, zeigen unsere Ergebnisse, daß die Tektorialmembran eine dynamische Struktur ist, deren Fasern sich neu orientieren können.

Schlußfolgerung

Die experimentellen Ergebnisse haben Beweise erbracht, daß Glycerol signifikant die zellulären Strukturen, die an dem Transduktionsprozess beteiligt sind, moduliert. Die zeitabhängigen Veränderungen der Faseranordnung der Tektorialmembran deuten auf eine Änderung des Hydrationszustandes der Tm als Folge der Interaktion des Glycerol mit glykoproteinhaltigen Fasern der Tm und/oder deren Sensitivität zur Änderung der Ca^{++}-Konzentration (Kronester-Frei 1979). Die verbesserte Ankopplung der Stereocilien an die Tektorialmembran wie auch die mögliche Verschiebung der Masse an der Basilarmembran durch die Anschwellung der Zellen des subtektorialen Raums kann die Mikromechanik des Innenohres modulieren.

Weiterhin verdeutlichen die Ergebnisse die unterschiedlichen Reaktionen von „kranken" und gesunden Ohren auf eine Belastung. An Hand dieser Ergebnisse glauben wir, daß Glycerol einen metabolischen Effekt auf die lokalen homöostatischen Mechanismen hat, die jedoch während der Entwicklung des Hydrops nicht mehr intakt sind und schließlich nach Glycerolbelastung zu überschüssigen Reaktionen führen können.

Die Unterschiede zwischen den beiden Gruppen verdeutlichen die Notwendigkeit entsprechender experimenteller Modelle für die Grundlagenforschung. Weiterhin unterstreichen sie die Gefahr, pharmakodynamische Rückschlüsse aus gesunden Ohren zu ziehen, bei denen die homöostatischen Mechanismen intakt sind und die zugefügte Belastung unmittelbar ausgleichen können. Diese Mechanismen sind jedoch unter pathologischen Bedingungen verändert.

91. B. Ströhmann (Berlin):
Signaltransmission in auditorischen Neuronen im Thalamus

Akustische Signale liegen in der Hörbahn als Folgen von Aktionspotentialen vor. Damit eröffnet sich die Möglichkeit, elektrische Korrelate akustischer Signale in den einzelnen Ebenen der Hörbahn zu untersuchen. Ein Verständnis des Signaltransfers im Netzwerk der Hörbahn erfordert die Kenntnis der elektrischen Eigenschaften seiner Komponenten. Die Neurone stellen solche morphologisch gut definierten Komponenten dar. Das elektrische Verhalten der neuronalen Membranen beeinflußt die Ausbreitung der einzelnen Aktionspotentiale, die gewissermaßen auf Membraneigenschaften reiten. Es erhebt sich die Frage, wie die Membraneigenschaften auditorischer Neurone helfen, akustische Signale zu entschlüsseln. Mit der Wholecell-Patch-clamp-Technik wurden deswegen thalamische auditorische Neurone untersucht. Im Corpus geniculatum mediale der Ratte bestand eine klare Abhängigkeit der Entladungsmuster der Neurone vom Membranpotential, das mit überlagertem Gleichstrom systematisch verstellt wurde (tonisches Feuern bei relativer Depolarisation, Burst-Feuern auf langsamen Ca^{2+}-Spikes bei relativer Hyperpolarisation). Die potentialabhängige Aktivierung eines Ca^{2+}-Stroms führte zu der paradox erscheinenden Situation, in der der gleiche Puls, der beim Ruhepotential unterschwellig blieb, im hyperpolarisierten Neuron Aktionspotentiale auslösen konnte! Interessant wird diese Fähigkeit der thalamischen Neurone, in Abhängigkeit vom Membranpotential zwischen zwei Entladungsmodi wechseln zu können, durch die Verbindung zu einem in-vivo-Befund aus dem visuellen Thalamus: das Membranpotential von Neuronen ändert sich zyklisch. Wachsein und REM-Schlaf sind mit einer relativen Depolarisation verbunden, non-REM-Schlaf geht mit einer Hyperpolarisation einher. Die Synthese der beiden Beobachtungen erlaubt folgendes Szenarium: In Abhängigkeit von der aktuellen Bewußtseinslage leiten thalamische Neurone von Säugetieren Inputs qualitativ unterschiedlich zum Kortex. Im Wachzustand und REM-Schlaf (Depolarisation) passiert das originalgetreu und unverzerrt („faithfully"). Die relative Depolarisation versetzt die Neurone dabei in den *tonischen Modus*. Sie feuern Aktionspotentiale für die Dauer eines überschwelligen Pulses. Während des non-REM-Schlafes entfernt sich der Kortex funktionell vom Thalamus. Im *Burst-Modus* ist trotz der Hyperpolarisation die Auslösung von Aktionspotentialen möglich, allerdings nur über die langsamen Ca^{2+}-Spikes. Damit geht die Beziehung zwischen dem Stimulus und der Zahl von ihm ausgelöster Aktionspotentiale verloren. Die Informationsübertragung wird sehr nichtlinear. Mit diesem Modell lassen sich möglicherweise auch einige Besonderheiten akustisch evozierter Potentiale erklären. So sind Hirnstammpotentiale, die nicht den Thalamus passieren, relativ unabhängig vom Bewußtseinszustand. Hirnrindenpotentiale müssen den Thalamus passieren und sind abhängig von der Vigilanz. Geradezu folgerichtig sind sich aber akustisch evozierte Rindenpotentiale im Wachen und während des REM-Schlafs ähnlich, was sich in bester Übereinstimmung mit der Ähnlichkeit der elektrophysiologischen Situation im Thalamus in diesen zwei Phasen befindet! Die Rolle des Thalamus als Tor zum Bewußtsein läßt sich elektrophysiologisch belegen.

92. U. H. Ross, M. J. Reinhardt, P. Reuland (Freiburg):
Modelluntersuchungen zur tympanokochleären Szintigraphie (TCS).
Eine topographisch-anatomische Studie am Felsenbeinpräparat

Die tympanokochleäre Szintigraphie (TCS) ist neben der vergleichsweise aufwendigen hochauflösenden CT derzeit das einzige Verfahren, aktive Stoffwechselveränderungen des Labyrinthknochens bei Otosklerose, Osteogenesis imperfecta und M. Paget in vivo sichtbar zu machen. Bisherige klinische Studien zeigten, daß anhand der TCS semiquantitative Aussagen zum Ausmaß der Stoffwechselveränderungen des Labyrinthes durchaus möglich sind, jedoch gelingt die topographische Zuordnung der Aktivitätsmuster bislang nur näherungsweise oder aber unter Einsatz der CT. Die Aussagekraft dieser Methode ist allerdings insbesondere in Bezug auf die vergleichsweise häufigen kleinen Otoskleroseherde wegen möglicher Partialvolumeneffekte deutlich eingeschränkt. Vor diesem Hintergrund haben wir experimentelle Untersuchungen zur Leistungsfähigkeit der TCS hinsichtlich Ortsauflösung und Sensitivität am Modell durchgeführt. Hierzu wurden 10 Felsenbeine mit erhaltener Pars squamosa und Proc. zygomaticus zunächst i.S. einer Radikaloperation präpariert. Es folgte eine 15- bis 20stündige Inkubation in einer wässrigen Lösung ^{99m}Tc-markierter, knochengängiger Diphosphonate [Methylendiphosphonat (MDP) bzw. Diphosphonopropandicarboxylat (DPD)], einer Aktivität von 150–200 MBq, um eine Grundaktivität zu erhalten, die derjenigen etwa 2 h p.i. in vivo entspricht. Zur Markierung der Felsenbeinbegrenzungen sowie der anatomischen Feinstrukturen wurden Tracer von etwa 0,5–1 mm Durchmesser einer Aktivität von jeweils 0,05–0,06 MBq angebracht.

Für die statischen Aufnahmen wurden hochauflösende Szintigraphiesysteme verwendet, deren speziell konstruierte Kollimatoraufsätze Lochblendendurchmesser von 2–4 mm aufwiesen.

Der topographischen Zuordnung der am Modell gewonnenen Szintigramme lagen konventionelle Röntgenaufnahmen der Felsenbeine zugrunde, anhand derer spezielle Masken unterschiedlichen Maßstabs erstellt wurden, die der Erläuterung wichtiger Bezugspunkte sowie der labyrinthären Feinstrukturen dienen. Die Röntgenprojektion entsprach der Kollimatoreinstellung bei der Szintigraphie i.S. einer modifizierten Mayer-Projektion.

Nach der Inkubation der Präparate stellen sich szintigraphisch zunächst Grobstrukturen wie der Processus zygomaticus und die Clivusregion dar. Diese bildet eine wichtige Leitstruktur für die Feinstrukturen des eigentlichen Felsenbeins, da das Labyrinth etwa auf der Mittelorthogonalen zur Clivusebene in dorsokranialer Richtung zu finden ist.

Unter Verwendung der oben genannten Tracer lassen sich bei Aufnahme in einem Lochblendenobjektabstand von ca. 3 cm mit einer Computermatrix von 128 mal 128 Bildelementen Feinstrukturen wie die Labyrinthfenster sowie die Bogengänge mit einer Ortsauflösung von 3–4 mm szintigraphisch darstellen. Durch Verringerung des Objektabstandes auf 1 cm sowie durch Verwendung einer feinkörnigeren Computermatrix von 512 mal 512 Bildelementen läßt sich eine noch bessere Auflösung bis zu 2,5 mm erzielen.

Das vorgestellte Verfahren einer korrelativen Bilddarstellung von Röntgenaufnahme und Szintigramm, d.h. von Struktur und Funktion, bietet die Möglichkeit, auch sehr kleine aktive Otoskleroseherde mit Hilfe der hochauflösenden TCS zukünftig exakter nachweisen und lokalisieren zu können. Das Verfahren kann zudem eine wertvolle Entscheidungshilfe bei der Wahl eines geeigneten Operationszeitpunkts vor einer Stapesoperation sein.

K. B. Hüttenbrink (Dresden): Inwieweit korreliert die Inkubation toten Felsenbeinknochens mit der Anreicherung in dem lebenden Knochen bei Blutantransport des Markers? Wieso reichert sich die Gegend des ovalen und runden Fensters an, obwohl hier praktisch kein Knochen ist?

D. Höhmann (Würzburg): Welche Auflösung erachten Sie für in-vivo-Messungen für möglich, wenn neuere CT- und MR-Techniken im Hinblick auf die Otosklerose inzwischen eine Auflösung von unter 1 mm erlauben?

U. H. Ross (Schlußwort):
Zu Herrn Hüttenbrink: Auch in avitalem Knochen lagern sich Diphosphate ein, so daß die Modelluntersuchungen durchaus Rückschlüsse auf die Situation in vivo zulassen.
Zu Herrn Höhmann: Laut Literaturangaben liegt das Auflösungsvermögen für die CT bis 1–2 mm. Klinische Erfahrungen zeigen aber, daß eine dezidierte Aussage zum Vorliegen aktiver Otosklerose-Herde dieser Größenordnung aufgrund möglicher Partialvolumeneffekte nicht möglich ist.

93. C. Stenglein, C. Födra, K. Cidlinsky (Erlangen):
MR-angiographische Befunde im Kleinhirnbrückenwinkel bei Normalpersonen und Patienten mit verlängerter Hirnstammlaufzeit

Für verschiedene Funktionsstörungen seitens des Nervus vestibulocochlearis scheint ein enger Kontakt zwischen der Arteria cerebellaris inferior anterior (AICA) und dem Nerven verantwortlich zu sein. Eine flußkompensierte 3D-Gradientenechosequenz (MR-Angiographie) ermöglicht die gleichzeitige Darstellung nervaler und vaskulärer Strukturen ohne die Gabe von Kontrastmittel.

Mit der MR-Angiographie wurden ein Normalkollektiv (90 Kleinhirnbrückenwinkelregionen von 45 normalhörenden Personen) und 22 Patienten mit einseitiger Hörstörung (pathologisch verlängerte Hirnstammlaufzeit, MR-tomographischer Ausschluß eines Akustikusneurinoms) untersucht. Die Darstellung der AICA gelang in mehr als 90% der Fälle. Die topographischen Verlaufsformen der AICA, die MR-angiographisch gefunden wurden, stehen in Einklang mit Angaben in anatomischen Untersuchungen. Im Vergleich zwischen Normalkollektiv und den Patienten mit verlängerter Hirnstammlaufzeit zeigt sich im Patientenkollektiv (82%) ein gehäuftes Vorkommen einer AICA-Schlinge in Porusnähe, d.h. der Region der sensiblen Wurzeleintrittszone (57% im Normalkollektiv). In Tierversuchen hatte Mika Latenzverzögerungen der Wellen II–V während Ballonpulsationen in Porusnähe beobachtet, die sich nach Aussetzen der Pulsationen innerhalb von 1–33 Tagen komplett erholten.

Es bleibt abzuwarten, ob sich in einem Kollektiv von Patienten mit Latenzverzögerungen insbesondere der frühen Wellen und MR-angiographischem Nachweis einer Gefäßschlinge in Porusnähe die in Einzelfällen beschriebenen Erfolge der Neurolyseoperation am achten Hirnnerv bestätigen lassen.

J. Helms (Würzburg): Können Sie zusätzlich zur Gefäßdarstellung im MR auch pathologische Veränderungen im Nerven an der Kompressionsstelle sichtbar machen?

D. Höhmann (Würzburg): Konnten Sie bei den Patienten mit nachgewiesenen Gefäßschlingen im inneren Gehörgang eine Beziehung zwischen Lebensalter und möglicherweise auftretenden klinischen Symptomen herstellen?

C. Stenglein (Schlußwort):
Zu Herrn Helms: Neben dem z.Z. zur Verfügung stehenden Gadolinium als Kontrastmittel läßt die nähere Zukunft gefäßspezifische Kontrastmittel erwarten, so daß eine weitere Verfeinerung der Diagnostik abzusehen ist.
Zu Herrn Höhmann: Für eine alterspezifische Analyse der Patienten ist im Moment das Patientenkollektiv zu klein, so daß ich größere Fallzahlen abwarten möchte.

94. W. Mann, J. Maurer, G. Haibt, H. Welkoborsky (Mainz):
Patienten mit bilateralem Akustikusneurinom (NF2) – das letzthörende Ohr

Die Behandlung des letzthörenden Ohres bei Patienten mit bilateralem Akustikusneurinom stellt ein schwieriges Problem dar. Da die Wachstumsgeschwindigkeit des Akustikusneurinoms von Patient zu Patient variiert, muß für jeden Patienten individuell der optimale Therapiezeitpunkt bestimmt werden. Danach muß eine Entscheidung über die optimale Behandlungsmethode gefällt werden, da das höchste Ziel fraglos der Hörerhalt ist. Gelingt dies nicht, muß dem Patient die Option verbleiben, durch ein kochleäres Implantat oder ein Hirnstammimplantat versorgt zu werden.

Üblicherweise wird die Wachstumstendenz eines Akustikusneurinoms auch bei NF2-Patienten funktionell anhand des Ton- und Sprachaudiogramms überwacht. Die BERA hat sich hier als wenig zuverlässig erwiesen. Üblicherweise werden kernspintomografische Kontrollen im halbjährlichen Abstand durchgeführt. In unseren Händen hat sich die Ableitung der TEOAE bewährt. Diese sind leider bei 30% der Patienten, die sich mit einem Akustikusneurinom vorstellen, nicht mehr registrierbar. Bei Patienten mit gutem Gehör sind sie aber in der Regel vorhanden. Bei Kontrolle der otoakustischen Emissionen der von uns behandelten Patienten mit bilateralen Akustikusneurinomen zeigte sich, daß es zu einer Amplitudenverringerung der otoakustischen Emissionen kam, bevor sich im Tonaudiogramm die Hörschwelle veränderte. Gelang es, während der chirurgischen Entfernung des Akustikusneurinoms das Gehör zu erhalten, ließen sich auch postoperativ otoakustische Emissionen nachweisen.

Zellbiologische Untersuchungen von Akustikusneurinomen der rechten und linken Seite ergaben bei den von uns behandelten Patienten unterschiedliche Proliferationsraten (PCNA zwischen 2 und 7%) sowie in der DNA-Analyse diploide Tumorzellen auf der einen Seite und hyperdiploide Tumorzellen auf der anderen Seite. Dementsprechend variierten auch das Wachstumsverhalten und die Proliferationstendenz der verschiedenen Tumoren bei ein und demselben Patienten. Der optimale Therapiezeitpunkt für jeden Patienten ist stark beeinflußt vom Alter des Patienten, von seinem Allgemeinzustand, von Begleiterkrankungen und von der Hörfunktion auf dem zuletzt noch verbliebenen Ohr. Vor Einsetzen jeglicher Therapie muß der Patient einen Lippenablesekurs absolviert haben. Als Therapieverfahren steht einmal die Bestrahlung mit dem Linearbeschleuniger und eine Herddosis von 100 Gy, die Bestrahlung mittels Gamma-Knife sowie die operative Entferung zur Verfügung. Dabei wird der Tumor entweder über einen subtemporalen oder suboccipitalen Zugang entfernt. Manche Autoren empfehlen auch eine subtotale Tumorentfernung, um das Gehör zu schonen. Wir versuchen in jedem Fall die vollständige Tumorentfernung, da es unklar ist, welche Wachstumstendenz der Tumor individuell auf dieser Seite hat und zum zweiten die subtotale Entfernung des Tumors keine größere Garantie eines Hörerhaltes gewährt, da die Gefäßversorgung des Innenohres bei totaler wie bei subtotaler Tumorentfernung gefährdet ist und sich intraoperativ der Zeitpunkt einer Gefäßschädigung nicht abschätzen läßt.

Grundsätzlich gilt das Prinzip, daß das optimale Zeitfenster für eine Therapie des Akustikusneurinoms auf dem letzthörenden Ohr für jeden Patienten gefunden werden muß. Dabei gilt, daß die Chance für den postoperativen Funktionserhalt des Gehörs am größten ist, solange präoperativ ein gutes Gehör vorhanden ist. Andererseits muß versucht werden, dem Patienten so lange wie möglich das natürliche Gehör zu belassen, solange der Tumor keine oder nur eine sehr geringe Wachstumstendenz erkennen läßt. Gelingt es trotz allem Bemühen nicht, bei einem Patienten während der Operation die Hörfunktion zu erhalten, sollte auf jeden Fall darauf geachtet werden, die anatomische Integrität des N. cochlearis zu schonen. Die erhaltene anatomische Integrität des Nervus cochlearis ermöglicht es, diese Patienten postoperativ mit einem cochleären Implantat zu versorgen. Sollte die Implantation eines cochleären Implantates nicht möglich sein, kann man das Einsetzen eines Hirnstammimplantates diskutieren.

Bislang haben wir 8 Patienten mit bilateralem Akustikusneurinom und einem letzthörenden Ohr behandelt. Bei 3 Patienten wird die Wachstumsprogression des Tumors funktionell und mittels bildgebender Verfahren kontrolliert, ohne daß momentan eine Wachstumstendenz festzustellen ist. Eine Patientin steht an zur Tumorentfernung über einen suboccipitalen Zugang. Vier Patienten wurden bislang operiert. Bei 3 Patienten gelang der Gehörerhalt auf einem Niveau, das der präoperativen Hörschwelle entsprach. Bei einer Patientin kam es am 7. postoperativen Tag zu einer sekundären Ertaubung. Die Patientin wurde ein Jahr später mit einem kochleären Implantat versorgt und kommuniziert gut.

Zusammengefaßt dreht es sich darum, für jeden Patienten individuell den optimalen Zeitpunkt der Tumortherapie auf dem letzthörenden Ohr festzulegen. In unseren Händen hat sich die funktionelle Kontrolle des Gehörs mittels TEOAE bewährt. Eine Amplitudenverringerung wurde vor Absinken der Hörschwelle beobachtet. Sollte eine operative Entfernung des Tumors geplant sein, muß die Operation zu einem Zeitpunkt erfolgen, zu dem das Gehör noch gut ist, da dann der Hörerhalt wahrscheinlicher ist. Eine Bestrahlungstherapie kommt in unserem Konzept nur für ältere Patienten in Frage, bei denen sich mittels funktioneller und bildgebender Verfahren eine deutliche Wachstumstendenz abzeichnet.

K. B. Hüttenbrink (Dresden): Wenn die TEOAE stabil bleiben, aber im NMR Wachstum erkennbar ist, besteht dann auch eine Operationsindikation?

W. Mann (Schlußwort):
Die TEOAE eignen sich zur Messung des Wachstums von Tumoren im Kleinhirnbrückenwinkel, wenn sie präoperativ vorhanden sind. Dies ist bei 30% der Patienten mit Akustikusneurinom nicht der Fall. Rein im Kleinhirnbrückenwinkel wachsende Tumoren können sich theoretisch auch ausdehnen, ohne daß eine Amplitudenverringerung eintritt. Bei uns war dies nicht der Fall.

95. L. Yu, F. Schön (Würzburg):
Experimente zur Messung der Durchgängigkeit des Ductus endolymphaticus

An menschlichen Felsenbeinen wurde untersucht, in welchem Ausmaß der Ductus endolymphaticus intrakranielle Druckänderungen ins Innenohr überträgt. Die Untersuchungen gliedern sich in 2 Gruppen. Diese Aufteilung legten Hinweise aus den Vorversuchen nahe. An menschlichen Felsenbeinen stehen postmortal möglicherweise Perfusionswege offen, die in dieser Weise am Lebenden nicht vorhanden sind.

In der ersten Gruppe wurden Druckpulse über eine Membran auf den Saccus ausgeübt. Die Zwischenschaltung einer Membran verhinderte ein Eindringen des zur Druckerzeugung benutzten Mediums ins Innenohr über nicht kontrollierte Verbindungswege. Als Indikator für eine Druckänderung wurde die Stapesbewegung mit einem Laserinterferrometer bei unversehrtem Innenohr gemessen. Auf sprungartige Druckänderungen am Saccus reagiert der Stapes mit einer exponentiellen Ausgleichsbewegung. Diese konnte in den Vorversuchen teilweise schon durch einen Fingerdruck auf den Saccus ausgelöst werden. Im Mittel beträgt die Zeitkonstante für die Auswärtsbewegung 4,3 s, für die Einwärtsbewegung 5,8 s. Der richtungsabhängige Unterschied ist auf dem 5%-Niveau signifikant. Die Größe der Stapesauslenkung wächst nichtlinear mit dem Druck. Bei einem Druck von 5 kPa beträgt die mittlere Auslenkung 15 μ. Insgesamt wurden 6 Felsenbeine auf diese Weise untersucht. Bei 2 Felsenbeinen konnte aus unbekannten Gründen keine Stapesauslenkung gemessen werden.

In der zweiten Gruppe wurde an 9 Felsenbeinen die Konduktanz des Ductus endolymphaticus gemessen. Hierzu wurde in den Saccus eine Abbocath mit 0,8 mm Außendurchmesser dicht eingestochen und bei eröffnetem Vestibulum mit Ringerlösung perfundiert. Zur Berechnung von Durchflußrate und Konduktanz wurden der Perfusionsdruck und der Druckabfall an einem Schlauchstück bekannter Konduktanz gemessen. In den Vorversuchen zeigte sich, daß Flüssigkeit aus dem Saccus in den Sinus sigmoideus, den Bulbus V. jugularis und den Sinus petrosus superior übertreten kann. Die Rückseite des Saccus endolymphaticus wurde daher mit Hystoacryl abgedichtet. Bei Versuchsende wurde die Ringerlösung zur Kontrolle gegen Tinte ausgetauscht. In allen Fällen färbte sich der Ductus endolymphaticus an, in 7 von 9 Felsenbeinen auch der Ductus perilymphaticus.

Auch hier zeigt sich eine nichtlineare Abhängigkeit des Flusses von der Größe und Richtung. Der Mittelwert der gemessenen Konduktanz des Ductus endolymphaticus steigt sigmoidförmig von 0,11 nl/(Pa · s) bei einem negativen Perfusionsdruck von von 3,0 kPA über 0,28 nl/(Pa · s) beim Nulldurchgang auf 0,55 nl/(Pa · s) bei einem positiven Druck von 6 kPa.

Aus den Werten von Cancura errechnet man eine Stapesauslenkung bei abgetrenntem Hammer und Amboß von 40 μ bei einem Druck von 3,3 kPa. Eigene Messungen an einem Felsenbein ergaben einen ähnlichen Wert von 47 μ. Um eine gleich große Stapesauslenkung durch eine Druckerhöhung am Saccus zu erreichen, braucht man einen Druck von ungefähr 10 kPa. Aus dieser Überlegung und den Konduktanzmessungen schließt man, daß ein beachtlicher Teil einer intrakraniellen Druckschwankung über den Saccus und Ductus endolymphaticus in das Innenohr übertragen werden kann.

96. K. Gosepath, J. Maurer, W. Mann (Mainz): Druckrelationen zwischen endokraniellen und intrakochleären Flüssigkeitsräumen bei Patienten mit Innenohrerkrankungen

Über den Aquaeductus cochleae stehen Perilymphe und Endolymphe des Innenohrs in direkter Verbindung zu den endokraniellen Flüssigkeitsräumen. Tierexperimentell konnte nachgewiesen werden, daß Veränderungen des endokraniellen Druckes über den Aquaeductus cochleae auf die Perilymphe und über die Reissner-Membran auch auf die Endolymphe übertragen werden. Neuerdings steht ein von Robert Marchbanks entwickeltes Meßsystem zur Verfügung, der „tympanic membrane displacement analyzer" (TDA), mit dem Veränderungen des intrakochleären Druckes durch eine nichtinvasive Methode erfaßt werden können. Das Prinzip der Messung beruht auf der Auslösung von Stapediusreflexen und der Aufzeichnung der daraus resultierenden Trommelfellbewegung. Die Kontraktion des Musculus stapedius bewirkt eine Bewegung des Stapes, die sich über die Gehörknöchelchenkette fortsetzt und eine Bewegung des Trommelfells auslöst. Die Trommelfellbewegung verursacht eine Volumenveränderung im äußeren Gehörgang, die von der Meßsonde erfaßt wird. Druckveränderungen der Perilymphe führen zu einer Stellungsveränderung der Stapesfußplatte in der ovalen Fensternische. Bei normalem Perilymphdruck steht die Stapesfußplatte in Normalstellung. Bei Kontraktion des Musculus stapedius entsteht eine Bewegung der Gehörknöchelchenkette nach lateral, und das hat eine Trommelfellbewegung nach außen zur Folge. Bei erhöhtem Perilymphdruck ergibt sich eine Verlagerung der Stapesfußplatte nach lateral, die bei Auslösung des Stapediusreflexes zu einer medialen Bewegung der Gehörknöchelchenkette und einer Einwärtsbewegung des Trommelfells führt. Bereits feine Druckveränderungen, wie sie bei Positionswechsel vom Sitzen zum Liegen auftreten, können mit dem TDA registriert werden.

Nachdem beim M. Menière an histologischen Präparaten ein endolymphatischer Hydrops nachgewiesen werden konnte, setzten wir dieses Meßsystem bei Patienten mit einseitigen Innenohrerkrankungen ein, um evtl. Druckveränderungen zu erfassen. Dazu zählten 9 Patienten mit gesichertem M. Menière, bei 9 Patienten lag der Verdacht auf einen M. Menière vor und bei 11 Patienten ein Hörsturz. Als Kontrollgruppe galten 20 gesunde, normalhörende Probanden im Alter zwischen 18 und 31 Jahren. Die Meßergebnisse sowohl der jeweils gesunden als auch der jeweils kranken Ohren aller 3 Patientengruppen unterschieden sich nicht statistisch signifikant von den Meßergebnissen, die beim Normalkollektiv gefunden wurden. Zur Diagnosesicherung eines M. Menière kann der TDA also nicht herangezogen werden.

Da aber bereits geringfügige Druckveränderungen mit dem TDA zu erfassen sind, interessierte uns nun, ob nach Einnahme von Glycerol in einer Gruppe von 9 Patienten mit M. Menière und in einer 7köpfigen Kontrollgruppe Druckveränderungen überhaupt meßbar sind und ob es dabei Unterschiede zwischen den beiden Gruppen gibt. In beiden Gruppen wurden vor Einnahme von 1,5 g Glycerol/kg KG TDA-Messungen angefertigt und jeweils 1 h, 4 h und 24 h nach Einnahme von Glycerol wiederholt. Bei den Menièrepatienten zeigte sich auf dem betroffenen Ohr nach 1 h eine relative Drucksenkung, die nach 4 h kaum noch und nach 24 h überhaupt nicht mehr nachweisbar war. Die gleichen Druckänderungen zeigten sich auch auf dem gesunden Ohr der Menièrepatienten und in der Kontrollgruppe. Ein statistisch signifikanter Unterschied zwischen den beiden Gruppen konnte also nicht gefunden werden.

Zusammenfassend läßt sich sagen, daß der TDA zum Einsatz in der Diagnostik des M. Menière nicht geeignet ist. Allerdings besteht für dieses Meßsystem ein anderes, sehr interessantes Einsatzgebiet, da es bei offenem Aquaeductus cochleae Auskunft über die intrakraniellen Druckverhältnisse gibt. Bei Kindern mit Hydrozephalus gelang es Reid u. Marchbanks, in 75% der Fälle vor Anlage eines Shunts einen erhöhten intrakraniellen Druck nachzuweisen, der sich bei einer zweiten Messung, nach Anlage eines Shunts, normalisiert hatte. Die Methode scheint daher geeignet zu sein zur prä- und postoperativen Überwachung von Patienten mit Hydrozephalus.

97. H. Sudhoff, J. Bujia, A. Fisseler-Eckhoff, H. Hildmann (Bochum/München): Funktionelle Charakterisierung von Mittelohrschleimhautresten im Cholesteatom

Das Wachstumsverhalten des Cholesteatoms zeichnet sich durch die Proliferation von Keratinozyten des verhornenden Plattenepithels mit Destruktion der Mittelohrschleimhaut aus. Das veränderte Wachstumsverhalten der Cholesteatommatrix scheint durch die Freisetzung von Zytokinen und Wachstumsfaktoren aus Zellen des entzündlichen Infiltrats sowie des teilweise vorhandenen Granulationsgewebes gesteuert zu werden. Mittelohrschleimhautreste fanden sich histologisch als Teil des mukokutanen Übergangs zwischen der Cholesteatommatrix und der entzündlich veränderten Mittelohrmukosa sowie als zystenartige Strukturen innerhalb der Perimatrix. In der vorliegenden Arbeit sollte das immunhistochemische Verteilungsmuster von unterschiedlichen Wachstumsfaktoren, Zytokinen, Proliferations- und Aktivierungsmarkern in Mittelohrschleimhautresten von Cholesteatompräparaten im Vergleich zur Cholesteatommatrix untersucht werden.

Tabelle 1. Herkunft der gegen die Wachstumsfaktoren, Zytokine, Proliferations- und Aktivierungsmarker gerichteten Primärantikörper

Antigen	Antikörper	Klone-produzierte Tiere	Verdünnung	Quelle
epidermal growth factor (EGF)[a]	Anti Human EGF, Ab-3 (polyklonal)	Kaninchen	1:300	Oncogene Science, New York, USA
transforming growth factor α (TGF α)[a]	Anti Hman EGF-R, Ab-4 (polyklonal)	Maus	1:150	Oncogene Science, New York, USA
epidermal growth factorreceptor (EGF-R)[a]	Anti Human TGF α, Ab-2 (monklonal)	Maus	1:300	Oncogene Science, New York, USA
Interleukin-11α +β (Il-α + β)[b]	Anti Human Il-α+β (polyklonal)	Kaninchen	1:20	Genzyme, Boston, USA
4 F 2[c]	Anti Human F 1/8 (monoklonal)	Maus	1:1	Professor Sanchez, Madrid, Spain
c-myc[c]	Anti Human c-myc kodiertes 67 KD Protein (monoklonal)	Maus	1:20	Oncogene Science, New York, USA
Ki-67[c]	bakterielles exprimiertes 1002 bp Ki-67cDNA Fragment (monoklonal)	MIB 1	1:8	Oncogene Science, New York, USA

[a] Avidin-Brohn-Methode.
[b] PAP-Methode.
[c] APAAP-Methode.

Material und Methoden

Fünfzig Cholesteatome mit Mittelohrschleimhautresten wurden immunhistochemisch (PAP-, APAAP-, ABC-Methode) mit Hilfe monoklonaler und polyklonaler Antikörper auf die Expression von Interleukin-1 (Il-1), „transforming growth factor alpha" (TGFα), „epidermal growth factor" (EGF), „epidermal growth factor receptor" (EGF-R), des Proliferationsmarkers MIB 1 (Ki-67-Antigen), des Onkologenproduktes c-myc und des Aktivierungsmarkers 4F2 untersucht (Tabelle 1).

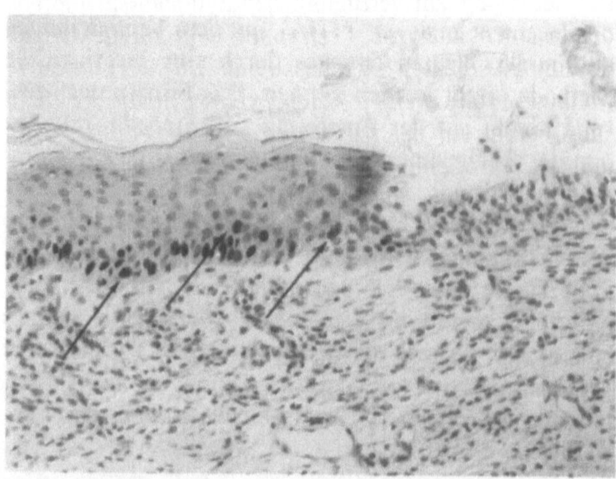

Abb. 1. Übergangszone zwischen Cholesteatommatrix und Mittelohrschleimhaut, inkubiert mit dem monoklonalen Antikörper MIB 1 (Ki-67 Antigen); APAAP-Methode. Expression von MIB 1 in der Cholesteatommatrix (Pfeile). (Vergr. 200 : 1)

Ergebnisse und Diskussion

Im Vergleich zu der Cholesteatommatrix, die für Il-1, c-myc, MIB 1 (Abb. 1), TG-α und EGF-R positiv markiert wurden, zeigte die Mittelohrschleimhaut keine Expression von Il-1, c-myc, 4F2, TGFα, EGF und EGF-R und nur vereinzelt MIB 1 positive Zellen. Innerhalb der Perimatrix der untersuchten Cholesteatome stellte sich eine im Schweregrad unterschiedliche entzündliche Reaktion mit Histiozyten, Lymphozyten, mit teils lymphofollikulären Reaktionszentren, einigen mehrkernigen Riesenzellen, Makrophagen, Fibroblasten und Granulozyten dar. In den einzelnen Stromazellen konnte eine unterschiedliche Immunoreaktivität für Il-1, TGFα, EGF, EGF-R, MIB 1 und 4F2 nachgewiesen werden. Die Untersuchungsergebnisse belegen unterschiedliche immunhistochemische Expressionsmuster der untersuchten Zytokine, Proliferationsmarker, Aktivierungsmarker und Wachstumsfaktoren im Epithel der Mittelohrschleimhaut und Keratinozyten der Cholesteatommatrix. Die Epithelzellen der Mittelohrschleimhaut scheinen nicht auf die aus dem Stroma freigesetzten Zytokine und Wachstumsfaktoren zu reagieren. Die Resultate können als Erklärungansatz für die Progression des Cholesteatomwachstums unter Destruktion der Mittelohrschleimhaut dienen.

98. G. Borkowski, H. Sudhoff, H. Luckhaupt, H. Hildmann (Bochum): Vergleichende Untersuchungen zur Immunreaktion der Mittelohrschleimhaut beim Seromukotympanum

Die immunologische Reaktion der Mittelohrschleimhaut als möglicher pathogenetischer Faktor des Seromukotympanums (SMT) war Gegenstand dieser Untersuchung. Die humorale Immunität stellt einen wesentlichen Faktor der Schleimhautbarriere gegen eindringende pathogene Substanzen oder Mikroorganismen dar. Eine Besonderheit der Mittelohrschleimhaut (MOS) ist, daß sie zusätzlich einen Raum auskleidet, der noch physikalische Barrieren in Form des Trommelfells und der Tuba Eustachii aufweist und daher nur wenigen antigenen Stimuli ausgesetzt ist. Daher werden in der entzündungsfreien MOS nur wenig immunkompetente Zellen gefunden. An Immungslobulinen (IG) finden sich spärliche Mengen von IgG, IgM und IgA und den entsprechenden IG+ Plasmazellen. Erst unter entzündlichen Bedingungen weist die MOS typische Merkmale einer immunreaktiven Schleimhaut mit z.B. Lymphfollikeln, Makrophagen, B- und T-Zellen auf.

Unter entzündlichen Bedingungen erfolgt ein starker Anstieg der immunkompetenten Zellen, beim SMT konnten IG in verschiedenen Konzentrationen sowohl im Sekret als auch in der Schleimhaut nachgewiesen werden.

Material und Methode

Wir verglichen Schleimhautproben aus der Region des Promontoriums auf den Gehalt an IG-produzierenden Zellen. Die immunhistochemische Färbung erfolgte nach der Avidin-Biotin-Methode auf IgA, IgG, IgM und IgE. Ausgezählt wurden die positiven Plasmazellen bei 640facher Vergrößerung auf Zellzahl/Gesichtsfeld. Von allen Patienten wurden außerdem die Serumwerte von IgA, IgG und IgM bestimmt, die alle in der Norm lagen.

Das Patientenkolletiv bestand aus 38 Kindern mit einem chron. Seromukotympanum, die zur Adenotomie und Parazentese bzw. zur Einlage von Dauerpaukenröhrchen kamen. Das Vergleichskollektiv bestand aus entzündungsfreien Schleimhautproben (9 Otosklerosen, 2 Paukenfibrosen, 2 Akustikusneurinome, 2 Tympanoskopien) und entzündlich veränderten Proben (17 Cholesteatome, 28 chronische mesotympanale Otitiden).

Ergebnisse

Die entzündungsfreien Proben zeigten eine spärliche Verteilung von IG-produzierenden Plasmazellen, IgE war in allen Präparaten nicht nachweisbar. Auch die Schleimhaut beim Cholesteatom wies ein gleichmäßiges Verteilungsmuster an IG auf, nennenswerte Abweichungen zu den entzündungsfreien Präparaten fanden sich nicht. Die chron. mesotympanale Otitis zeigte 2 unterschiedliche Verteilungsmuster der IG-Produktion: Fälle mit relativ hohen Werten von IgG und IgA und ohne IgE-Produktion und Fälle mit niedrigen IgA und IgG bei deutlich erhöter IgE-Expression.

Das SMT ergab 2 Auffälligkeiten. Bei insgesamt erhöhten IgA und IgG war bei ca. 2/3 der Faktor IgA/IgG zum IgA verschoben. Weiterhin war in allen Proben vom SMT IgE nachweisbar. In der Altersgruppe bis 8 Jahre in nahezu gleicher Konzentration scheint der IgE-Gehalt mit zunehmendem Alter deutlich kleiner zu werden. Bei einem geringen Prozentsatz bleibt der erhöhte IgE-Gehalt bestehen.

Disskussion

Auffälligstes Ergebnis dieser Arbeit ist das Vorhandensein von IgE in der Schleimhaut beim SMT. Wir halten dies jedoch nicht für eine allergische Reaktion vom Typ I. Gegen die Typ-I-Allergie spricht, daß in allen Proben IgE nachgewiesen werden konnte und daß bei allen Kindern eine manifeste Typ-I-Allergie nicht bekannt war. Gegen die Allergie spricht auch der Abfall von IgE mit zunehmendem Alter.

Wir halten die IgE-Expression in der Schleimhaut des SMT für das Produkt eines viralen Infektes. Für die Bronchialschleimhaut konnte bereits eindeutig nachgewiesen werden, daß virale Infekte, z.B. mit Influenza A oder RS-Viren, zu einer lokalen Zunahme der IgE-Bildung führen. Durch eine Immunkomplexbildung und Freisetzung von Entzündungsmediatoren entsteht eine lokale Schleimhautläsion. Die Ergebnisse zeigen, daß virale Infekte möglicherweise doch eine entscheidende Rolle bei der Entstehung des chronischen SMT spielen.

99. K. Bergmann, F. Hoppe, E.-M. de Villiers, J. Helms (Heidelberg, Würzburg): Nachweis von Papillomvirus-DNA in der Cholesteatommatrix durch Polymerase-chain Reaktion

Das Cholesteatom des Mittelohres nimmt wegen seiner Häufigkeit und der Schwere seiner Komplikationen in der Otologie eine wichtige Stellung ein. Die Erkrankung war bereits mehrfach Hauptthema internationaler wissenschaftlicher Tagungen. Trotz intensiver Forschungsarbeit gibt es keine überzeugenden Möglichkeiten einer Prävention, die Ätiologie des Cholesteatoms ist bisher nicht geklärt.

Histologische Schnitte der Matrix von aggressiven Cholesteatomen weisen als besondere Charakteristika ein papilläres Tiefenwachstum des Epithels und das Vorhandensein von Koilozyten auf. Diese Charakteristika lassen sich gleichermaßen in histologischen Schnitten von Papillomvirus-induzierten Läsionen aus dem HNO-Bereich, z.B. bei invertierten Papillomen oder Larynxpapillomen, nachweisen.

Die Übereinstimmung der histologischen Besonderheiten wirft die Frage auf, inwieweit humane Papillomviren eine Rolle in der Ätiologie der Cholesteatome spielen. Bei der Jahrestagung im vergangenen Jahr präsentierten Stremlau et al. eine Arbeit, bei der in einem Fall der Nachweis von HPV11-verwandter DNA mit Hybridisierungsexperimenten gelang.

Ziel dieser Untersuchung waren der Nachweis von HPV-DNA in einer Serie von Biopsien und die Feststellung der HPV-Typen mit Hilfe der Polymerase-chain-Reaktion. 51 Biopsien von 42 an der Universitäts-HNO-Klinik Würzburg wegen eines Cholesteatoms operierten Patienten im Alter von 5 bis 75 Jahren wurden untersucht, darunter waren 45 Cholesteatome, 5 Proben von Gehörgangshaut und eine Paukenschleimhautprobe.

Die Polymerase-chain-Reaktion ist eine enzymatische In-vitro-Methode zur Amplifikation und damit dem Nachweis sehr geringer DNA-Mengen. Sie basiert auf der zyklischen Wiederholung von 3 Schritten:

1. Denaturierung: die komplementären DNA-Stränge werden bei 94 °C getrennt.
2. „Primer annealing“: komplementäre Startsequenzen, sog. Primer, koppeln an die jeweiligen DNA-Einzelstränge bei 54 °C.
3. „Primer extension“: die fehlenden komplementären DNA-Abschnitte werden längs der als Matrize dienenden Einzelstränge von thermostabiler Polymerase bei 72 °C synthetisiert.

Es entsteht eine vollständie Kopie des ursprünglichen DNA-Doppelstrangs. Durch automatische Wiederholungen der Temperaturzyklen in einem PCR-Gerät wird die gewünschte DNA-Sequenz exponentiell vermehrt.

In der vorliegenden Untersuchung wurden von Shamanin et al. [1] entwickelte, sog. „degenerative primer“, verwendet, die als Gemisch von Oligonukleotiden die Amplifikation aller bekannten und zusätzlich möglicher neuer Papillomvirustypen erlauben. Die Primer B1 und C mit einer Länge von 28 Nukleotiden amplifizieren ein ca. 650 bp großes Fragment aus dem hochkonservierten offenen L1-Leseraster des Papillomvirusgenoms.

Die PCR-Produkte wurden elektrophoretisch im Agarosegel aufgetrennt und mit Ethidiumbromid gefärbt, unter UV-Licht konnten Banden der gewünschten Größe von 650 bp nachgewiesen werden. Anschließend erfolgten DNA-Transfer auf Nylonmembranen nach Suothern und Hybridisierung mit radioaktiv markierten Gensonden, die eine als sog. „general probe“ zum Nachweis aller bekannten und möglicher neuer HPV-Typen, eine weitere spezifisch für HPV Typ 11, bestehend aus einem klonierten PCR-Produkt mit 98% Homologie zu HPV 11. Bei stark positiven Signalen nach Ethidiumbromid-Färbung wurden Banden aus dem Agarosegel ausgeschnitten. In 4 Fällen gelang es, genügend DNA zum direkten Sequenzieren des PCR-Produkts zu extrahieren.

Die Sequenzdaten wurden mit den Gendatenbanken des Deutschen Krebsforschungszentrums und des EMBL in Heidelberg verglichen. Bei 3 Cholesteatomproben wiesen die PCR-Produkte Sequenzhomologien größer als 97% zu HPV 11 auf.

Der Nachweis von HPV-DNA durch Ethidiumbromidfärbung des Agarosegels gelang eindeutig bei 6 von 45 Cholesteatomen, entsprechend 13,3%, 3 weitere Proben waren fraglich positiv. In der Vergleichsgruppe fanden sich 2 von 5 GG-Hautproben positiv, die Paukenschleimhautprobe ist nur fraglich positiv.

Mit der „General-probe-Gensonde“ wurden 29 Cholesteatome, 2 Gehörgangshautproben und 1 Paukenschleimhautprobe untersucht. Eine Cholesteatomprobe ist eindeutig positiv, 9 weitere Proben werden als fraglich positiv eingestuft. Die niedrige Zahl positiver Proben beruht auf einer 10- bis 100fach geringeren Sensitivität gegenüber spezifischen Gensonden, die aber hier wegen des möglichen Nachweises neuer HPV-Typen in Kauf genommen wurde.

Die mit der HPV11-spezifischen Gensonde hybridisierten Proben teilen sich in 2 Gruppen: Gruppe A enthält Proben, die mit der „general probe" und der HPV11-spezifischen Sonde hybridisiert wurden, und Gruppe B besteht aus Proben, die nur mit der HPV11-spezifischen Sonde hybridisiert wurden. Sie werden getrennt gewertet.

In der Gruppe A sind 11 von 29 Cholesteatomproben (37,9%) positiv, eine zusätzliche Probe ist fraglich positiv. Die restlichen 17 Proben bleiben nach Hybridisieren negativ. Weder GG-Haut noch Paukenschleimhautprobe ist positiv.

In der Gruppe B sind 5 von 16 (31,2%) der Cholesteatome positiv, eine weitere Probe ist fraglich positiv. Bei den GG-Hautproben dieser Gruppe reagieren 2 von 3 positiv, die dritte bleibt fraglich positiv.

Bei rund einem Drittel der Cholesteatomproben läßt sich durch Hybridisieren mit HPV11-spezifischen Gensonden der Nachweis von HPV-DNA führen.

Die vorliegenden Ergebnisse beweisen noch keine ätiologische Rolle von HPV beim Cholesteatom, weitere Untersuchungen mit größeren Vergleichsgruppen und anderen Techniken, wie z.B. in-situ-Hybridisierung, sind dazu notwendig. Es konnte aber gezeigt werden, daß eine HPV-Infektion im Bereich des Mittelohres kein Einzelfall ist. Möglicherweise eröffnet sich mit den Cholesteatomen eine weitere Gruppe von Erkrankungen, die mit Papillomviren in Verbindung gebracht werden können.

E. Steinbach (Reutlingen): Sicher ist die virale Genese nicht die einzige Ursache. Beispiel: Nach vollständiger Entfernung der Gehörgangshaut beim Kaninchen war es nicht mehr möglich, Cholesteatom zu erzeugen.

W. Mann (Mainz): Haben Sie Paralleluntersuchungen am Respirationstrakt durchgeführt, z.B. Vestibulum nasi oder Tonsille, um eine Durchseuchung des Gewebes bei positiven Patienten auszuschließen?

K. Bergmann (Schlußwort):
Zu Herrn Steinbach: Eine Infektion der Gehörgangshaut *und* des Cholesteatoms ist möglich.
Zu Herrn Mann: Schleimhaut des Aerodigestivtraktes der untersuchten Patienten stand nicht zur Verfügung.

100. H. Niedermeyer, W. Arnold (München):
Nachweis von Masernvirusgenom mittels RT-PCR in otosklerotischen Fußplatten

Die Ätiologie der Otosklerose ist trotz intensiver Bemühungen ungeklärt. Inzwischen ist aber allgemein akzeptiert, daß die floride Form der Otosklerose, die Otospongiose, alle histopathologischen Kriterien einer chronischen Entzündung zeigt, wie von Arnold, Altermatt und Lim belegt wurde. Immunhistochemische Untersuchungen zeigen im otosklerotischen Herd Antikörperablagerungen der IgG- und IgA-Klasse sowie Komplement C3. Elektronenmikroskopische Beobachtungen von McKenna erbrachten in Osteoblasten und mehrkernigen Riesenzellen Paramyxovirus-ähnliche Strukturen. Immunhistochemisch konnten Arnold und McKenna in Chondrozyten, Osteoblasten und Osteoklasten sowie im perivaskulären Bindegewebe otospongiotischen Gewebes Nukleokapsid- und Phosphoproteine von Masernviren zeigen. Der Nachweis von Masernvirusgenom mittels Co-Kultivierung oder in-situ-Hybridisierung war aber bislang erfolglos. Das Ziel unserer Studie ist es, mit der PCR, einer inzwischen etablierten hochsensitiven und -spezifischen molekularbiologischen in-vitro-Genamplifikationsmethode, Masernvirusgenom in otosklerotischen Fußplatten nachzuweisen.

Material und Methoden

Neun otosklerotische Fußplatten sowie Mittelohrschleimhaut oder Gehörgangsknochen von Patienten mit klinisch bekannter Otosklerose und Stapedes von 2 Patienten mit Felsenbeintumoren wurden nach Stapedektomie in flüssigem Stickstoff asserviert. Klinische und serologische Anhaltspunkte für eine akute Masernvirus-Infektion oder Reaktivierung gab es bei keinem der Patienten. Das Gewebe wurde fein zermahlen, die Gesamt-RNA extrahiert und das RNA-Extrakt mit spezifischen Primern für Masernvirusgenom und mRNA revers transkribiert. Anschließend wurde die cDNA in einer „nested primer" PCR eingesetzt. Zur Bestätigung der Spezifität der PCR-Produkte wurde Southern blotting mit einem ^{32}P-endmarkierten Oligonukleotid durchgeführt.

Ergebnisse

Mit der „nested primer" PCR wurde in 4 von 9 Otosklerosepatienten Maservirusgenom nachgewiesen. In allen positiven Fällen erhielten wir Amplifikate von genomischer und mRNA. In den Stapedes der übrigen 5 Otosklerosepatienten sowie in den Fußplatten der Tumorpatienten konnten keine Masernvirussequenzen, aber humane, genomische RNA zum Beweis der gelungenen RNA-Extraktion gefunden werden. Die Spezifität der PCR-Amplificate wurde durch Southern blotting bestätigt.

Diskussion

Unsere Untersuchungen haben in 4 von 9 Stapedes von Patienten mit der klinischen Diagnose Otosklerose den Beweis für das Vorhandensein von Masernvirusgenom erbracht. Der nicht erfolgte Nachweis in den übrigen Patienten könnte auf die tatsächliche Abwesenheit von Masernviren zurückzuführen sein, da beispielsweise auch die Masernvirus-haltigen Zellen im Laufe der Eburnisierung zu Grunde gehen. Weiterhin ist zu berücksichtigen, daß in diesem sehr spärlichen und extrem harten Ausgangsmaterial mit dem im Vergleich zu gesundem bzw. noch nicht eburnisierten Knochen deutlich reduzierten Zellgehalt unter Berücksichtigung der limitierten Effizienz der Reversen Transkriptase falschnegative Ergebnisse nicht sicher auszuschließen sind; ferner ist auch eine morphologische Kontrolle des in der PCR eingesetzten Materials nicht möglich. Unsere Ergebnisse unterstützen die Hypothese, daß die Otosklerose eine Masernvirus-assoziierte Erkrankung ist. Zudem ist bekannt, daß Masernviren einen ausgeprägten Tropismus zur Cochlea haben. Sicherlich bleiben Fragen nach zusätzlichen kopathogenetischen Faktoren bei der in über 50% der Fälle familiären Prädisposition noch offen.

E. Steinbach (Reutlingen): Es gibt ganz verschiedene Stadien der Otosklerose. Gelten Ihre Ergebnisse für alle die verschiedenen Otosklerosestadien?

T. Lenarz (Hannover): Es gibt auch bei M. Paget Hinweise auf eine Virusinfektion im Sinne eines „slow virus disease". Wie erklären Sie sich die Pathogenese der Otosklerose durch Masern-Virus-Infektion, und stellt die Otosklerose eine Sonderform des M. Paget dar?

H. Niedermeyer (Schlußwort):
Sicherlich haben zusätzlich zum Masernvirus noch weitere Faktoren wie bestimmte HLA-Typen eine ätiopathogenetische Bedeutung in der Otosklerose.

Um ein morphologisches Korrelat zwischen Otosklerosestadium und Masernvirusinfektion zu erhalten, müßten Methoden wie in-situ-Hybridisierung oder in-situ-PCR angewandt werden.

Unsere Vorstellung zur Ätiopathogenese der Otosklerose unter Berücksichtigung der kontroversen Ergebnisse des M. Paget ist folgende: ein bestimmter Virusstamm führt bei entsprechender HLA-Konfiguration zu latenter Infektion. Diese ergibt über veränderte Antigenexpression eine chronische Entzündung, welche schließlich in der Sklerosierung, der Otosklerose, endet.

Laryngologie II

101. H. Glanz, B. Eistert, U. Eysholdts (Gießen, Erlangen): Zur Problematik der Re-Anastomosierung der Nn. recurrentes

Manuskript nicht eingegangen.

102. N. Kleinsasser, D. Krosdorf, M. Chirst, A. Merkenschlager, S. Holtmann, K. Mantel (München): Das Laryngometer zur endoskopischen Objektvermessung

Die Beurteilung der Größenausdehnungen von Neoplasien und Stenosen in Larynx und Trachea ist für die Therapieplanung sowie die Verlaufskontrolle der Krankheitsbilder wichtig. Da die Larynxkarzinome in der neuesten TNM-Klassifikation nach Millimetern Oberflächenausdehnung eingeteilt werden, erscheinen eine planimetrische Erfassung der Flächen und eine Objektivierung der Tiefenausdehnungen von Neoplasien wünschenswert. Ähnliches gilt für die Dokumentation von Larynx- und Trachealstenosen. Einheitliche Definitionskriterien, etwa ähnlich einer TNM-Klassifikation, fehlen hier vollkommen. Somit wird auch die Erfolgsbeurteilung verschiedener Therapieansätze sehr erschwert. Herkömmlicherweise behilft man sich mit Schätzungen der verbleibenden Restlumen und mit Kathetern verschiedenen Durchmessers, welche in diese eingeführt werden. Natürlich kommen auch Schichtaufnahmetechniken zur Anwendung. Da der Atemwegswiderstand nach dem Hagen-Poiseuille-Gesetz in vierter Potenz vom Radius der Restöffnung und proportional von der Länge eines Fließhindernisses abhängt und das neue TNM-System eine metrische Erfassung endolaryngealer Prozesse fordert, entwickelten wir eine skalierte, videoendoskopische Objektvermessung. Diese basiert auf einer digitalen Bildverarbeitung und dem Laryngometer.

Methode

Aufbauend auf dem Karzinometer nach H. Glanz wurde eine Art Schiebelehre mit einer Storz-Hopkins-Optik zur Laryngotracheoskopie kombiniert (Abb. 1). Dies ermöglicht erstens, die Tiefenausdehnung einer Stenose oder einer Neubildung endoskopisch zu bestimmen und am Handgriff abzulesen. Zweitens kann entweder der in einem fixen Abstand zur Optik stehende proximale Meßpunkt oder der distale, ausfahrbare Meßpunkt als Größenmaßstab verwendet werden.

Es wird somit eine skalierte, computerunterstützte, digitalisierte Flächenbestimmung möglich. Hierfür wird ein Videobild, gewonnen bei der endoskopischen Untersuchung, in ein Bildanalysesystem eingelesen und digitalisiert. Die entsprechenden Grenzlinien werden umfahren, die Flächen farbig gekennzeichnet. In Voruntersuchungen zur digitalen Auswertung ohne das Laryngometer, die wir bereits im Vorjahr vorstellen durften, wurden relative Lumeneinengungen bestimmt. Heute berichten wir über eine Modellstudie, in der das Laryngometer erprobt wurde: hierfür wurden $n = 12$ Modelle angefertigt, die unterschiedliche Lumeneinengungen und Stenosenlängen wiedergeben. Diese Modelle wurden zwischen zwei Metallrohre eingesetzt, von $n = 6$ Untersuchern „endoskopiert", die Längenausdehnungen gemessen, der Grad der Einengung zunächst geschätzt und anschließend mit Hilfe des Auswertesystems analysiert. Mit diesem System können nun absolute Größenausdehnungen in Millimetern bzw. Quadratmillimetern angegeben werden. Nach Abschluß der Untersuchungen wurden die Modelle demontiert und die Längenausdehnungen mittels einer geeichten Schiebelehre erneut gemessen. Die tatsächlichen Flächen des Restlumens und des Ausmaßes der Stenosierung wurden mit Hilfe ihrer Abbildungen auf Millimeterpapier erneut bestimmt. Somit erhielt man einen Standard:

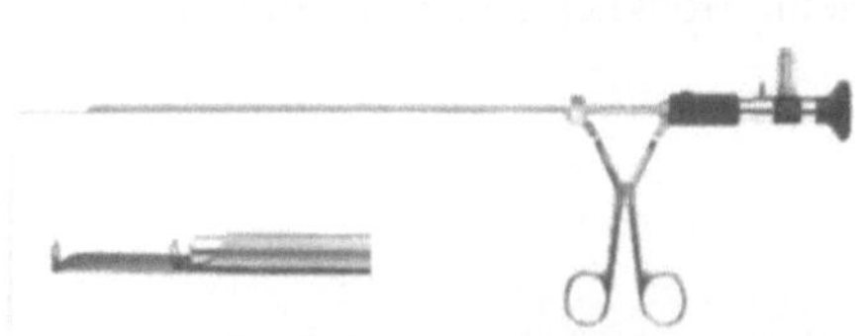

Abb. 1. Laryngometer (Fa. Karl Storz, Tuttlingen)

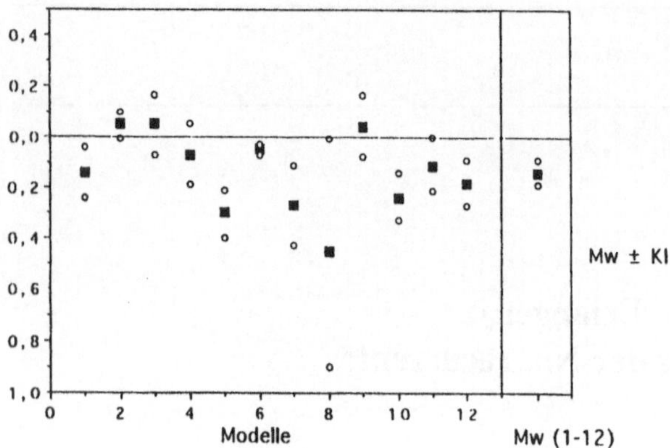

Abb. 2. Vergleich Laryngometrie – Schätzung. Aufschlüsselung nach $n = 12$ Modellen und Mittelwerte der standardisierten Werte aller $n = 12$ Modelle und $n = 6$ Untersucher

Formeln:
- standardisierte laryngometrische Werte (Laryngometriestandard)/Standard,
- standardisierte Schätzung (Schätzungsstandard)/ Standard,
- Konfidenzintervall für ein Signifikanzniveau von $<5\% = 1{,}96 \cdot \mathrm{h}/\sqrt{\mathrm{n}}$.

Laryngometrisch erhaltene Werte und Schätzwerte wurden mit dieser Formel standardisiert, um Konfidenzintervalle angeben zu können.

Ergebnisse

In der Modellstudie erhält man positive Werte, wenn die Schätzung (oder Laryngometrie) größer als der Standard ist. Negative Werte erhält man, wenn die Schätzung (oder Laryngometrie) kleiner als der Standard ist (Abb. 2, Mittelwerte Modell 1–12). Analysiert man alle 72 Untersuchungen und vergleicht Schätzung und Laryngometrie, so ergeben sich signifikant bessere Werte für die laryngometrisch erhaltenen Daten.

Schlüsselt man nun nach den 12 Modellen auf, so zeigte sich, daß alle 12 Schätzungen signifikant geringer als der Standard waren, d.h. in allen 12 Fällen zu gering eingeschätzt wurde.

Bei der Laryngometrie mit unserem Meßinstrument ergaben sich positive und negative Werte, d.h. stärkere bzw. geringere Stenosierungen, als der Standard aufwies.

Im Vergleich von Laryngometrie und Schätzung ergab sich (Abb. 2): Bei der Analyse über sechs Untersucher, aufgeschlüsselt nach 12 Modellen, lag die Laryngometrie bei neun Modellen näher am Standard als die

Schätzung. Bei den Modellen 1, 5, 6, 7, 8, 10, 12 war der Unterschied signifikant. Bei den Modellen 4 und 11 enthält das Konfidenzintervall den Wert 0; d.h. ein Trend ist zu erkennen, jedoch konnte wegen der geringen Zahl der Untersucher eine Signifikanz nicht nachgewiesen werden. Bei den Modellen 2, 3, 9 lag die Laryngometrie nicht näher am Standard, eine Signifikanz wurde aber nicht nachgewiesen.

Analysiert man nach Untersuchungen, so zeigen sich für alle Untersucher genauere Daten für die laryngometrisch erhaltenen Werte. Für 3 von 6 Untersuchern konnten signifikant bessere Ergebnisse nachgewiesen werden.

Diskussion

Ziel unserer Studien ist es, Ausmaß und Längen von Stenosen und Neubildungen im Bereich des Larynx und der Trachea zu erfassen. Dies erscheint in Hinblick auf Neuerungen der Tumor-Klassifizierung sowie einer wünschenswerten einheitlichen Stenosenklassifizierung als sinnvoll. Das hierfür entwickelte Laryngometer ist ein Hilfsmittel bei der ohnehin durchzuführenden Laryngotracheoskopie. Den unterschiedlichen anatomischen Verhältnissen des kindlichen Larynx und der kindlichen Trachea wird eine Weiterentwicklung gerecht, bei der eine Optik mit 1,2 mm Außendurchmesser und auswechselbare Meßarme eingesetzt werden.

Aufwendige zusätzliche Untersuchungen wie CT oder NMR werden oftmals entbehrlich. Allerdings setzt unser Verfahren neben einer Videoanlage auch ein geeignetes Bildanalysesystem voraus. Zur Zeit sammeln wir erste Erfahrungen mit dem Laryngometer im klinischen Routineeinsatz. Hierbei zeigt sich, daß dieses Instrument auch in Kombination mit dem Operationsmikroskop einsetzbar ist.

Der Vollständigkeit halber muß erwähnt werden, daß gerade bei Larynxstenosen die Festlegung der ursprünglichen Lumenweiten und die daraus resultierende relative Einengung mitunter Schwierigkeiten bereiten kann.

H. E. Eckel (Köln): Wo sehen Sie den Vorteil der laryngometrischen Messung von Trachealstenosen im Vergleich zur computertomographischen Messung?

N. Kleinsasser (Schlußwort):
Bei Kindern kann eine zusätzliche Narkose vermieden werden, eine Strahlenbelastung wird vermieden, Kostenersparnis.

103. D. Knöbber, H.-J. Merker (Berlin):
Elektronenoptische und immunfluoreszenzmikroskopische Untersuchungen der Basalmembran bei Erkrankungen der Stimmlippen

Die Basalmembran (BM) stellt eine extrazelluläre Struktur dar, die u.a. Epithelzellen vom Propriabindegewebe trennt. Lichtmikroskopisch einschichtig, bereits 1857 von Todd beschrieben, erscheint die BM im Elektronenmikroskop 3schichtig: Lamina lucida (LL), Lamina densa (LD) und Lamina fibroreticularis (LF). Vom Aerodigestivtrakt wurden von verschiedenen Autoren die Schleimhäute der Nase und Bronchien beschrieben, während in der vorliegenden Untersuchung die feinstrukturellen Veränderungen der Basalmembran des Stimmlippenepithels bei häufigen gutartigen Erkrankungen, Reinkeödem und chronischer Laryngitis, aufgezeigt und den Befunden beim Plattenepithelkarzinom gegenübergestellt wurden.

Bei 34 Patienten, die zur Abklärung einer Heiserkeit der Mikrolaryngoskopie zugeführt worden waren, erfolgten neben der Routinehistologie auch die elektronenmikroskopische und immunmorphologische Untersuchung des Stimmlippenepithels. Folgende Antigene konnten nachgewiesen werden: Kollagen Typ IV und Laminin in der LD, Heparansulfatproteoglykan in der LL.

Chronische Laryngitis: Abhängig vom Ausmaß des klinischen Bildes findet sich eine weitgehend normale oder stark verdickte BM, wobei vorwiegend die LF betroffen ist. Dann treten in der sonst zellfreien Schicht vermehrt mobile Bindegewebszellen auf, d.h. Mono- und Lymphozyten, Neutrophile sowie vereinzelt auch Baso- und Eosinophile. Ähnliches beobachteten Agha-Mir-Salim et al. (1993) bei entzündlichen Erkrankungen der Nasenschleimhaut.

Reinkeödem: Bei diesem Krankheitsbild verdickt sich stellenweise die LD, was von Dikkers et al. (1993) auch bei Stimmlippenpolypen und -knötchen beobachtet wurde. Es erstreckt sich häufig LD-ähnliches Material in die LF bandförmig hinein. Als Erklärung könnte die vermehrte Produktion von LD-Material durch die Epithelzellen mit damit verstärkter Haftung an der LF im ödematösen Stroma diskutiert werden.

Beim *Plattenepithelkarzinom* findet man ein sehr polymorphes Verhalten der BM. Auf der einen Seite existieren Abschnitte der Epithel-Bindegewebs-Grenze, in denen die LD fehlt (Abb. 1, Pfeile). Dieses Bild entspricht den morphologischen Verhältnissen nach der lokalen Applikation von Kollagenase. Es dürfte sich also um eine enzymatische Auflösung der LD durch die Tumorzellen handeln. Auch bei anderen Malignomen (Adenokarzinom der Lunge, Ästhesioneuroblastom) konnten ähnliche feinstrukturelle Veränderungen der BM gesehen werden. Auf der anderen Seite kann sich aber auch die LD verdicken, und LD-ähnliches Material tritt zwischen den Tumorzellen auf. Dieser Befund könnte als Kompensationsversuch (Verlust der BM) und als Verlust der Polarität der Tumorzellen, d.h. Sekretion von LD-Material nach allen Seiten, gewertet werden. Ein vergleichbares Verhalten wur-

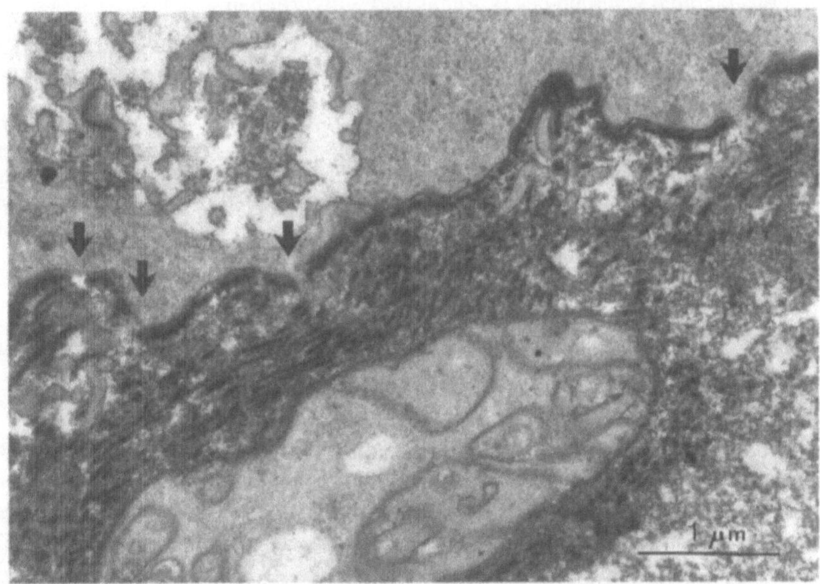

Abb. 1. Veränderungen der Basalmembran bei Plattenepithelkarzinom. Fehlende LD (*Pfeile*)

de beim Plattenepithelkarzinom des Hypopharynx (Köpf-Maier u. Merker 1991) beschrieben. Das intraepitheliale LD-Material organisiert sich aber nicht zu einer geordneten Schicht und konnte immunfluoreszenzmikroskopisch als Laminin nachgewiesen werden.

Die Untersuchung zeigt, daß die klinisch eigenständigen Krankheitsbilder auch im feinstrukturellen Bereich charakteristische Veränderungen aufweisen, wobei die BM einen besonders sensibel reagierenden Indikator darstellt.

104. M. Hess, M. Gross, H. Nemitz et al. (Berlin): Kontaktdruck der Schleimhaut im Interarytänoidbereich während Phonation

Es wird eine neue Methode der Kontaktdruckmessung zwischen den Aryknorpeln während Phonation vorgestellt. In Oberflächenanästhesie wird ein Miniaturdrucksensor (Durchmesser 1,5 mm) unter videolupenlaryngoskopischer Sicht plaziert. Während Phonation werden Drucksignal, akustisches Signal und Elektroglottographiesignal mit einem Mehrkanalrekorder aufgezeichnet. Die Messungen werden nach vorgegebenem Protokoll bei Stimmgesunden und Patienten mit organischen bzw. funktionellen Dysphonien durchgeführt. Nach Digitalisierung der analogen Signale erfolgt die softwaregestützte Auswertung im PC.

Ergebnisse

Bei multipler Regressionsanalyse zeigte sich: geringe Drücke waren interarytänoidal meist bei leiser Phonation und hohem Grundton nachweisbar. Bei Phonation in habitueller Tonhöhe um 65 dB wurden Druckwerte zwischen 5 und 40 kPa ermittelt. Es ergeben sich hohe Druckwerte zwischen den Stellknorpeln während lauter Phonation und niedriger Grundfrequenz im Brustregister. Bei einigen (meist hohen) Stimmeinsätzen war initial ein kurzer hoher Druckgipfel, meist in etwa doppelter Höhe der während der stabilen Phonationsphase gemessenen Druckwerte zu verzeichnen. Maximale Drücke wurden interarytänoidal während des Würgens und willkürlichen Pressens mit z.T. weit über 50 kPA registriert:

- tiefe Frequenzen erfordern meist höhere Kontaktdrücke im Vergleich zu hohen Frequenzen (negative Korrelation),
- die Lautstärke korreliert positiv mit den Kontaktdrücken der Aryknorpel, aber in der Tendenz meist nicht so deutlich wie die Grundfrequenz,

- Husten und Räuspern sowie harte Einsätze zeigen erhöhte Drücke im Vergleich zu stabiler Phonation.

Diskussion

Bisher konnten die absoluten Druckwerte in verschiedenen Regionen aufgrund der fehlenden Mikrosensorik beim wachen Patienten während Phonation nicht gemessen werden, allenfalls oberhalb oder unterhalb der Glottis im Lumen (also aerodynamische Drücke) oder in Narkose (Schutte u. Miller 1988; Donati et al. 1991). Angaben über regionale Kontaktdruckprofile fehlen (Titze u. Talkin 1979). Mit unserer Methode wird eine direkte Untersuchung von physiologischen und biomechanischen Funktionsabläufen während Phonation gewährleistet. Erhöhte Drücke, z.B. beim Stimmeinsatz oder bei tiefer mittlerer Sprechstimmlage, weisen darauf hin, daß (diese) mechanischen Belastungen als ätiologischer Faktor bei der Entstehung von organischen Veränderungen eine Rolle spielen können. Dies erscheint uns insofern wichtig, weil wir damit unsere bisherigen subjektiven Einschätzungen bei Dysphonien besser erklären könnten, z.B. bei der Entstehung von Kontaktgranulomen. Die Ergebnisse ermutigen uns, Messungen auch bei anderen Phonationsvorgängen zu untersuchen.

F. R. Frank (Wien): Haben Sie bei Ihren Untersuchungen auch geschlechts- und altersspezifisch differenziert?

M. Hess (Schlußwort):
Geschlechtsbezogene Regressionsanalysen zeigen eine Korrelation zum interarytänoidalen Druck.
Altersspezifische signifikante Korrelationen können bei 22 Probanden/Patienten nicht angegeben werden.

105. E. Kruse, C. Kiese-Himmel (Göttingen): Neue Aspekte zur Ätiologie des Kontaktgranuloms

Die vorliegende prospektive Studie berichtet über eine erste Analyse von 27 männlichen und einer weiblichen Kontaktgranulompatientin mit einer mehrdimensionalen ärztlich-psychologischen Differentialdiagnostik einerseits unter der ätiologischen Fragestellung, zum anderen

unter dem Aspekt der auffälligen Seltenheit dieser Erkrankung bei Frauen.

Aus den Ergebnissen ist zum einen als offenbar ätiologisch spezifischer stroboskopischer Befund eine Längsdissoziation der Stimmlippenschwingungen zu nennen in eine z.T. sehr ausgeprägte hypofunktionelle Komponente im ligamentären Anteil bei gleichzeitigem Spasmus im hinteren Drittel mit fehlender Öffnung im Sinne einer Längseinschränkung nach Schönhärl. Die psychologischen Resultate stützen insgesamt die psychosomatische Genese, zeigen in der Persönlichkeitsstruktur erhöhte Mittelwerte für Erregbarkeit, emotionale Labilität, Beanspruchung und Gehemmtheit, verweisen mit lebensverändernden Ereignissen auf existentielle Bedrohungs- und Verlustsituationen als psychodynamisches Agens und betonen mehr die laryngeale Schluck- als die Stimmfunktion.

Die für das Kontaktgranulom typische Längsdissoziation im stroboskopischen Bild mit komplettem Schluß auch des hinteren Glottisdrittels ist bei Frauen insofern bemerkenswert, als sich hier als Normalbefund laryngoskopisch und stroboskopisch ein physiologisches Transversusdreieck findet und somit ein phonatorischer Hammer-Amboß-Effekt im Sinne einer mechanischen Genese normalerweise kaum wirksam werden kann. Auch funktionell bzw. hyperfunktionell ist dieses pathologische Schwingungsmuster nicht erklärbar, da dann gerade bei Frauen Knötchen resultieren müßten.

Wir halten die nur stroboskopisch erkennbare Schwingungsdissoziation für das Substrat einer psychosomatischen Dysphonie bzw. einer Larynxpsychosomatose, die offenbar erst durch eine zusätzliche, möglicherweise phonotraumatisch induzierte Schleimhautläsion zum Kontaktgranulom führt. Wir präferieren somit die psychosomatische Genese mit der Konsequenz, daß weder Logopädie noch Mikrochirurgie letztlich Kausaltherapien sein können. Lediglich für die offensichtlich psychodynamisch bedeutsame Karzinophobie wäre einer Mikrochirurgie über den dann möglichen histologischen Beleg der absoluten Gutartigkeit ein kurativer Effekt einzuräumen.

O. Kleinsasser (Marburg): Ich bin ganz Ihrer Meinung, daß Kontaktgranulome eine überwiegend psychosomatisch bedingte Krankheit darstellen, und finde es wichtig, daß Sie nun versuchen, die einzelnen psychischen Faktoren zu evaluieren, die wir früher etwas salopp oft als „midlife crisis" bezeichnet haben. Es gibt aber auch „phoniatrisch bedingte" Kontaktgranulome, die ich dreimal, nach einer wohl übermäßig forcierten Stimmübungsbehandlung bei unilateralen Recurrensparesen und Glottisinsuffizienz nach ein-

seitiger Chordektomie gesehen habe. Zur Pathogenese ist noch hinzuzufügen, daß in vielen Fällen nicht nur der membranöse Abschnitt der Stimmlippen bei Phonation sich nicht schließt, sondern auch der Vorgang der Adduktion der Stellknorpel gestört ist. Die Aryknorpel pressen sich nicht in breiter Front lückenlos aneinander, sondern die Spitze eines Processus vocalis bohrt sich in den anderen Aryknorpel, an dem dann die Epithelläsion und das daraus resultierende (stets einseitige) Granulom entsteht. Ganz dorsal bleibt zwischen den Aryknorpeln ein kleines Dreieck offen, eine Beobachtung, die man eben auch an Ihrem Videostreifen machen konnte.

Bezüglich der operativen Abtragung der Granulome teile ich Ihre Meinung nur insofern, daß dies keine kausale Behandlung ist, sondern nur eine Behandlung der Folgen. Trotzdem blieben etwa 70% der von uns erstmalig operierten Fälle rezidivfrei.

G. Böhme (München): In letzter Zeit mehren sich Stimmen, daß das CT des Larynx im Bereich des Aryknorpels Hinweise auf eine Perichondritis bzw. Chondritis zeigen kann. Die Aryknorpelveränderungen müssen in Zusammenhang mit dem Kontaktgranulom gesehen werden.

H. Glanz (Gießen): Haben Sie Erfahrungen mit der psychosomatischen Therapie bei Kontaktgranulomen?

E. Kruse (Schlußwort):
Zu Herrn Kleinsasser: Auch wir halten die im übrigen dorsal ja meist inkomplette Arykompression für ein typisches Symptom, aber eben nicht im Sinne des primären Pathomechanismus, sondern für sekundär auf der Basis einer psychosomatischen Disposition.
Bei den von Ihnen gesehenen Granulomen nach Logopädie handelt es sich m.E. allenfalls um mechanische Wund-, aber keinesfalls um Kontaktgranulome.
Zu Herrn Böhme: Ein CT haben wir noch nicht veranlaßt, sehen hierzu allerdings auch keine Indikation. Eine Chondritis wäre u.E. nur als Folge eines Phonotraumas denkbar, aber wiederum nicht als primäre Ursache. Wir haben nämlich Patienten mit einer stroboskopischen Schwingungsdissoziation, aber (noch) ohne Kontaktgranulom. Für diese diagnostische Differenzierung böte eine Chondritis keine ausreichende ätiologische Erklärung.
Zu Frau Glanz: Eine Psychotherapie haben wir bislang nicht eingeleitet, erwarten hiervon aufgrund unserer bisherigen Erfahrungen mit den vorherrschenden Verfahren auch keine wesentlichen Vorteile für eine Lösung der konkreten psychosozialen Situation. Therapeutisch halten wir, wie gesagt, weder die Mikrochirurgie noch die Logopädie für notwendig. Wir erläutern den aktuellen Befund anhand unserer Videoaufnahme, versuchen die Karzinophobie zu reduzieren und kontrollieren den Befund. Bessere Resultate erwarten wir primär nicht, da der Verlauf eben abhängt von der Beeinflußbarkeit der psychosozialen Dynamik. Wir kennen Abheilungen nach psychodynamischer Entlastung, aber ebenso Rezidive bei erneuter Belastung. Wesentlich erscheint uns aber die Information des Patienten über diese Zusammenhänge.

106. M. Tigges, U. Eysholdt, U. Pröschel, M. Moser (Erlangen): Hochgeschwindigkeitsglottographie zur Analyse von Stimmlippenschwingungen bei organischen Stimmstörungen

Für die endoskopische Diagnostik von Kehlkopfveränderungen stehen bisher die Lupenendoskopie und die Stroboskopie zur Verfügung. Der Einschwingvorgang und andere Aperiodizitäten können mit Hilfe der Stroboskopie grundsätzlich nicht beobachtet werden. Ein indirektes Untersuchungsverfahren zur Beschreibung der Stimmlippenschwingungen ist die Elektroglottographie. Diese Methode liefert jedoch keine seitengetrennten

Aussagen über die Stimmlippenschwingungen. Die Nachteile beider Verfahren können mit einer Hochgeschwindigkeitsaufnahmetechnik vermieden werden. Durch die Kombination mit einem Lupenendoskop können wir eine entsprechende Kamera auch in der laryngologischen Diagnostik einsetzen. Das Kamerasystem liefert Bildsequenzen von 1 Sekunde. Die Aufnahmegeschwindigkeit kann auf bis zu 5600 Bilder/sec gesteigert werden.

Als Videobeispiele werden der Einschwingvorgang bei einem Intubationsgranulom, ein rechtsseitiger Stimmlippenpolyp und ein Normalbefund demonstriert. Dabei sind neben mediolateralen auch dorsoventrale Schwingungsmodi sichtbar.

Zur quantitativen Auswertung der Stimmlippenschwingungen wurde eine besondere Bildverarbeitungsmethode entwickelt. Die Standardmethoden der Bildverarbeitung (Sobel-Filter, optischer Fluß) versagen für diese Anwendung. Zum einen verursacht die ultrahelle Lichtquelle störende Reflexionen. Zum anderen muß stets das Gesamtbild berechnet werden, so daß sich die Rechenzeit unnötig verlängert. Für unsere vereinfachte Direkt-Auswertung sind wir von folgenden Annahmen ausgegangen: 1. die Glottisfläche entspricht annähernd einem Dreieck, 2. die Fläche ist in der Mitte dunkel und wird durch helle scharfe Ränder begrenzt. Da Verkantungen bei der Aufnahme nicht immer zu vermeiden sind, wird eine Längsachse in die Fläche gelegt. Von dieser Mittelachse laufen in gleichen Abständen drei Senkrechte. Die Schnittpunkte dieser Senkrechten mit den Stimmlippenrändern sind die Positionen, die im

Verlauf der Stimmlippenschwingung verfolgt werden. Nach Auswertung jedes Einzelbildes der gesamten Bildsequenz entstehen so Weg-Zeit-Diagramme für drei Punkte auf jeder Stimmlippe. Zusätzlich errechnet das Bildverarbeitungsprogramm für jede Kurve Geschwindigkeit und Beschleunigung.

Im Unterschied zur Elektroglottographie können wir die Bewegungsabläufe der Stimmlippen seitengetrennt darstellen. Markierungen im vorderen, mittleren und hinteren Bereich der Stimmlippen ermöglichen es, auch die dorsoventralen Schwingungsmuster zu untersuchen. Weitere rechnerische Auswertungen führen zur Bestimmung von Öffnungs- und Schließungszeit bzw. -quotienten. Außerdem können die Grundfrequenz der Schwingung sowie die Perturbationsparameter wie Jitter und Shimmer errechnet werden.

B. Eistert (Gießen): Bei der hervorragenden Methode hatten Sie die Stroboskopie noch nötig?

F. R. Frank (Wien): Sie haben sicher jeden einzelnen Probanden mehrmals untersucht; haben Sie dabei immer die gleichen Einschwingvorgänge gefunden? Dies wäre nach bisherigen Erfahrungen sehr erstaunlich.

M. Tigges (Schlußwort):
Zu Herrn Eistert: Die Stroboskopie zur Beurteilung der Stimmlippenschwingungen soll langfristig durch die Hochgeschwindigkeitskinematographie ersetzt werden. Bis jetzt erscheint jedoch die bessere Auflösung der Stroboskopieaufnahmen für bestimmte Fragestellungen von Vorteil.
Zu Herrn Frank: Untersuchungen unterschiedlicher Phonationsarten beim gleichen Individuum werden zu einem späteren Zeitpunkt vorgestellt werden.

107. P. Genser, G. Friedrich, D. Szolar, J. Kainz (Graz):
Ultrafast CT (UF-CT) bei laryngealen Motilitätsstörungen

Vortrag mußte wegen Erkrankung ausfallen.

108. M. Zech, M. Scheer, H. Maier, W. Heppt (Heidelberg):
Endosonographie des Larynx

Die flexible Endosonographie eignet sich in der HNO-Heilkunde zur Diagnostik benigner und maligner Tumoren in Mundhöhle und Oropharynx. Untersuchungen des Larynx waren bislang aus technischen Gründen nicht möglich.

In der vorliegenden Studie wird erstmals über den endolaryngealen Einsatz dieses Verfahrens berichtet. Zur Endosonographie des Larynx wurden neuentwickelte kleindimensionierte biplane Ultraschallsonden verwendet, die nach der Phases-Array-Technik bei einer Frequenz von 7,5 MHz arbeiten.

An anatomischen Präparaten widmeten wir uns der Frage, ob es mit dieser Untersuchungsmethode möglich ist, anatomische Landmarken wie Taschenband, Sinus

Morgagni und Stimmband zu erkennen. Dazu verwendeten wir einen Computersonograph CS 192 der Firma Picker in Verbindung mit der bereits erwähnten biplanen Endosonographiesonde. Die Sonde ist wie ein Endoskop aufgebaut, sie besitzt an ihrem Ende einen flexiblen Kopf, der sich über ein Stellrad bewegen läßt. Dieser trägt die beiden senkrecht zueinander angeordneten Ultraschallköpfe.

Die in vitro an Alkohol-Glycerin-fixierten Kehlköpfen durchgeführten Untersuchungen zeigen, daß es mit dieser Methode möglich ist, intralaryngeale anatomische Strukturen zu erkennen und zuzuordnen. Erste Erfahrungen in vivo bestätigen dies, darüber hinaus lassen sich submuköse Tumorausdehnungen darstellen und abgrenzen.

109. R. Struck, W. J. Issing (München):
Einsatz von Retinolpalmitat bei Larynxleukoplakien

Die Bedeutung der Vitamine als essentielle Bestandteile unserer Ernährung, steht heute außer Frage. Dennoch wird der Grundbedarf eines gesunden Menschen kontrovers diskutiert. Angaben diesbezüglich differieren nicht selten um 10er-Potenzen. Bekannt ist, daß unsere durchschnittliche Ernährung den Tagesbedarf an fettlöslichen Vitaminen häufig nicht decken kann und wir zudem durch die Belastung mit Schadstoffen und Streß einem erhöhten Vitaminverbrauch unterliegen. Empfehlungen über täglichen Vitamin-A-Grundbedarf von 5000 bis 10 000 I.E. und einer prophylaktischen Dosis beispielsweise bei Rauchern von 10 000 bis 30 000 sind, gemessen am heutigen Erkenntnisstand, nicht aus der Luft gegriffen. Grundsätzlich ist zwischen Grundbedarf, Prophylaxe und Therapie, die eine deutliche höhere Dosierung erfordert, zu trennen.

Die therapeutische Anwendung von Vitamin-A-Derivaten basiert auf langjährigen experimentellen Untersuchungen sowie umfangreichen epidemiologischen Erhebungen. Aus diesen geht hervor, daß spontan auftretende oder kanzerogen induzierte neoplastische Veränderungen der Epithelien in ihrem Differenzierungsstatus bzw. Wachstum durch Vitamin-A-Derivate beeinflußt werden können.

Der Auslöser für diese Studie waren Patienten mit einem erhöhten anästhesiologischen Risiko sowie Rezidivfreudigkeit, so daß von einem operativen Eingriff abgesehen werden konnte. In dieser Anwendungsbeobachtung bei Larynxleukoplakien benutzten wir Retinolpalmitat-Hochkonzentrat. Das Präparat wurde peroral verabreicht. Am ersten Tag mit 300 000 I.E./Tag, wöchentlich um weitere 300000 I.E. steigernd bis zu einer Gesamtdosis von 1,5 Mio. I.E. Die Kontrollen erfolgten lupenlaryngoskopisch mit Photodokumentation. Bisher wurden 17 Patienten in diese Studie aufgenommen. Bei allen Patienten war die Diagnose stützautoskopisch gesichert. Das Durchschnittsalter lag bei 57,9 Jahren, die Geschlechtsverteilung bei 13 männlichen und 4 weiblichen Patienten. Bei den bisher 17 Patienten zeigte sich bei allen eine deutliche Rückbildungstendenz, wobei bei 9 Patienten eine vollständige Remission beobachtet werden konnte. Die durchschnittliche Behandlungsdauer bis zur Vollremission betrug 52,5 Tage. Die anderen 8 Patienten befinden sich weiterhin unter Retinolpalmitat in therapeutischen Dosen. Als Nebenwirkungen traten in 5 Fällen die für Vitamin-A typischen Nebenwirkungen der Haut auf, die jedoch bei einer Reduzierung der Dosis of 300 000 I.E./Tag verschwanden. In 2 Fällen kam es zu einem moderaten Anstieg der Transaminasen, in einem Fall zu Gelenkschmerzen.

Trotz der niedrigen Fallzahl erscheint uns eine Therapie mit A-Mulsin-Hochkonzentrat als sehr günstig. In dem bisherigen Behandlungszeitraum von jetzt 10 Monaten kam es unter Therapie bzw. bei einer Erhaltungsdosis von 30000 I.E. zu keinem Wiederauftreten von Leukoplakien.

Laryngologie III

110. F. Wallner, A. Born, H. Weidauer (Heidelberg):
Granularzelltumoren des oberen Aerodigestivtraktes – ein Beitrag zur Histiogenese und Differentialdiagnose

Manuskript nicht eingegangen.

111. R. Hagen (Würzburg):
Stimmrehabilitation nach Laryngektomie mit dem Unterarmlappen – Bilanz nach 5 Jahren

An der Würzburger Universitäts-HNO-Klinik wird seit März 1989 die Stimmrehabilitation nach Laryngektomie routinemäßig mit einer mikrovaskulären Operationstechnik (Laryngoplastik nach Hagen) ausgeführt, bei der ein Unterarmlappen als Kehlkopfersatz zwischen Trachealstumpf und Zungengrund eingesetzt wird. In den letzten 5 Jahren wurden 70 Laryngoplastiken durchgeführt (65 primär, 5 sekundär), demgegenüber erfolgten im gleichen Zeitraum 60 Laryngektomien in konventioneller Weise (Versorgung wenn möglich mit Stimmprothese). Die Berechnung der Überlebenswahrscheinlichkeit nach Kaplan-Meier ergaben folgendes: die Patienten mit der mikrovaskulären Plastik erreichten eine 5-Jahres-Überlebenswahrscheinlichkeit von 58%, die konventionell operierten Patienten von 45%. Bei den postoperativen Komplikationen stand die Ausbildung einer Pharynxfistel im Vordergrund, die bei den Patienten mit Unterarmlappen-Plastik in 6 Fällen, bei den konventionell operierten in 12 Fällen eintrat. Leider kam es im Rahmen der begleitenden Wundinfektion in 3 Fällen zu einer Thrombose der Transplantat-Venen, so daß eine Lappennekrose resultierte. In der Folgezeit zeigten 20 der 70 Laryngoplastikpatienten eine temporäre Aspiration, insbesondere während und einige Wochen nach der in den meisten Fällen durchgeführten postoperativen Bestrahlung. Bei 4 Patienten persistierte die Aspiration, so daß die Patienten den Verschluß der Sprechöffnung wünschten. Im Abstand bis zu 4 Jahren postoperativ entwickelten 5 Patienten eine Narbenstenose am Übergang vom Trachealstumpf zum Unterarmlappen, so daß ein Platzhalter eingesetzt werden mußte. Bei den Stimmprothesen-Trägern mußte die Stimmprothese durchschnittlich 4/Jahr wegen einer Undichtigkeit und 2/Jahr wegen mangelnder Durchgängigkeit durch eine neue Prothese

ersetzt werden, wobei diese Frequenz von Patient zu Patient erheblich variierte. In 8 Fällen kam es zu einer Ausweitung des Stimm-Shunts mit einer Aspiration an der Prothese vorbei, der Stimmshunt mußte dabei bei 4 Patienten verschlossen werden. Weitere Nachsorgeprobleme waren eine rezidivierende Granulationsbildung (10mal) um die Stimmprothese, ein Umkippen der Prothese (ESKA-Herrmann) nach unten (3mal) und ein versehentliches Entfernen der Prothese (3mal).

65 der 70 Laryngoplastik-Sprecher konnten mit einer zufriedenstellenden oder guten Stimme nach Hause entlassen werden und bedurften in der Regel gar keiner oder nur einer kurzen logopädischen Betreuung, demgegenüber waren die Primär-Ergebnisse bei den Stimmprothesen deutlich schlechter, so daß auch eine intensivere logopädische Betreuung erforderlich war; Hauptproblem war dabei in den meisten Fällen ein hoher Anblasedruck zur Stimmbildung. In 12 Fällen war keine primäre Stimmrehabilitation möglich.

Messungen physikalischer Stimmparameter ergaben folgende Durchschnittswerte (eigene und publizierte Ergebnisse).

- *Tonhaltedauer:* Ösophagussprecher ($n = 50$) 3 s, Stimmprothesensprecher ($n = 103$) 10,5 s, Laryngoplastiksprecher ($n = 20$) 16,5 s (Normalwert 20 s).
- *Stimmlautstärke:* Ösophagussprecher 50–70 dB (Intraindividueller Dynamikbereich –20 dB), Stimmprothesensprecher 64–90 dB (intraindividueller Dynamikbereich –28 dB), Laryngoplastiksprecher 52–90 dB (intraindividueller Dynamikbereich 36 dB) (Normalwert 50–100 dB)
- *Trachealdruck* (beim Sprechen): Stimmprothesensprecher 2–8 kPa, Laryngoplastiksprecher 0,5–3 kPa (Normalwert: subglottischer Druck 0,8–2 kPa)

- *Flow* (Luftstrom beim Sprechen): Ösophagussprecher 25–100 ml/s, Stimmprothesen-Sprecher 50–200 ml/s, Laryngoplastiksprecher 50–500 ml/s (Normalwert: 150–300 ml/s).
- *Strömungswiderstand* beim Sprechen: Stimmprothesensprecher 50 Pas/ml, Laryngoplastiksprecher 5 Pas/ml (Normalwert 4 Pas/ml).
- *Grundfrequenz:* Ösophagussprecher 50–70 Hz, Stimmprothesensprecher 69 Hz, Laryngoplastiksprecher 91 Hz (Normalwerte: männlich 120 Hz, weiblich 240 Hz).
- *Stimmumfang:* Stimmprothesensprecher 4 Ganztöne, Laryngoplastiksprecher 1 Oktave (Normalwert: < 2 Oktaven).
- *Formantenanalyse* (Vokal A): Ösophagussprecher F1 980 Hz, F2 1360 Hz, F3 2830 Hz, Laryngoplastiksprecher F1 778 Hz, F2 1258 Hz, 3099 Hz (Normalwerte F1 750 Hz, F2 1000 Hz, F3 2500 Hz).

Die günstigen physikalischen Stimmparameter bei den Laryngoplastiksprechern ergaben auch eine bessere Sprachverständlichkeit (Telefontest nach Zenner: Stimmprothesensprecher 79%, Laryngoplastiksprecher 84%; Einsilberverständlichkeitstest nach Schön: Normalprobanden 87%, gute Ösophagussprecher 43%, Servoxsprecher 40%, Stimmprothesensprecher 48%, Laryngoplastiksprecher 60%).

Zusammenfassend werten wir die Ergebnisse mit der Unterarmlappen-Plastik nach 5 Jahren klinischem Einsatz so, daß der einmalige operative Mehraufwand von 2–3 h verbunden mit dem Risiko einer Aspiration und dem zusätzlichen Defekt am Unterarm durch die Langzeitergebnisse gerechtfertigt ist, neben den stimmlichen Resultaten v.a. wegen dem geringeren Nachsorgeaufwand, der Kostenersparnis – eine neue Stimmprothese kostet immerhin fast 300 DM – und dem minimierten logopädischen Übungsbedarf.

112. U. Pröschel, M. Tigges, U. Eysholdt (Erlangen): Pro und Contra der Niederdruckstimmventilprothesen

Seit der ersten dokumentarisch belegtenLaryngektomie 1878 durch Theodor von Billroth in Wien wurde die Indikation zur Totalexstirpation des Kehlkopfes unterschiedlich streng gestellt. Besonders seit der Einführung der endolaryngealen Laserresektion und der Möglichkeit der Radiatio ohne Gefährdung des Knorpelgerüsts wird die Laryngektomie nur noch bei primär sehr ausgedehnten Tumoren oder Rezidivtumoren mit weitgehender Knorpeldestruktion vorgenommen. Die Lebenserwartung dieser Laryngektomierten ist deshalb eingeschränkt. Die postoperative Stimmlosigkeit bedeutet eine einschneidende Einschränkung der Kommunikationsfähigkeit gegenüber allen Mitmenschen und macht den Betroffenen präoperativ die meiste Angst. Die Anbahnung einer Ersatzstimme ist deshalb eine zentrale Aufgabe in der Rehabilitation Laryngektomierter. Eine befriedigende Stimmrehabilitation sollte unmittelbar nach der Wundheilung einsetzen, rasch durchführbar sein und zu einer Stimmgebung führen, die dem physiologischen Stimmklang ähnlich ist.

Seit einigen Jahren ist eine neuartige Stimmventilprothese im Handel, die in eine mit einem gebogenen Trokar angelegte tracheoösophageale Fistel eingebracht wird und dort verbleiben kann. Diese Provox-Stimmprothese ist von uns seit Januar 1991 bis heute bei 63 Patienten eingesetzt worden. Die Einlage erfolgte in 49 Fällen unmittelbar bei der Laryngektomie, also primär, bei den übrigen 14 Patienten sekundär 8 bis 60 Monate nach der Entfernung des Kehlkopfes.

Die in einem Stück gegossene Prothese hat etwa die Form einer Kabeltrommel mit einem asymmetrischen, größeren weichen Ende, das in die Trachea zu liegen kommt. Der übrige Teil der Prothese besteht aus härterem Silikon. Im Lumen der Prothese befindet sich das Ventil, im Körper ein röntgendichter Markierungsring. An der in der Speiseröhre liegenden Seite besteht ein Silikonüberhang, der ähnlich einem Dach zusätzlich zu dem Ventil den Übertritt von Speisen und Flüssigkeit vom Ösophagus in die Trachea verhindern soll. Die Prothesen sind 6 mm, 8 mm oder 10 mm lang, so daß sie nach den individuellen Verhältnissen ausgewählt werden können.

Zum Sprechen atmet der Patient wie gewohnt aus und verschließt gleichzeitig das Tracheostoma mit einem Finger. Der Ventilöffnungsdruck ist mit im Mittel 1,9 kPa gering, so daß kein erhöhter intrathorakaler Druck aufgebaut werden muß, um die Luft durch das Ventil in den Ösophagus zu blasen. Die Stimmrehabilitation kann bei primärer Einlage der Prothese unmittelbar im Anschluß an die Wundheilung begonnen werden, bei sekundärer Einlage nach dem Erwachen aus der Narkose. Manchmal gelingt die Produktion von Stimme sofort, im Mittel benötigen die Patienten jedoch 1 bis 2 Wochen, bis sie die neue Koordination von Ausatmung, Verschluß des Tracheostomas und Sprechen erlernt haben.

Nur 5 unserer 63 Patienten war es bisher nicht möglich, mittels der Stimmventilprothese Stimme zu produzieren. Zum Teil ist bei diesen Patienten die Protheseneinlage sekundär erfolgt. Sie hatten vorher erfolglos versucht, eine andere Ersatzstimme zu erlernen. Die anderen Ersatzstimmen hatten eine Dissoziation von Atmung und Sprechen erfordert, und das erneute Umlernen auf die normalerweise physiologische Koordination zwischen Ausatmung und gleichzeitigem Sprechen war ihnen nicht mehr möglich. Vier Laryngektomierte haben Probleme, das Tracheostoma abzudichten, weil es für den Daumen zu groß ist, ungünstig eingezogen ist oder sie manuell ungeschickt sind. Bis auf diese 5 Patienten sprechen alle gut verständlich. Die Grundfrequenz der Stimme liegt um 60 Hz und ist damit ähnlich tief wie bei der Ösophagusstimme. Der Redefluß ist jedoch normal, da für das Sprechen das Atemzugvolumen zur Verfügung steht.

Das Lumen der Prothese muß vom Patienten oder dessen Angehörigen täglich gereinigt werden. Dazu werden kleine Bürstchen verwendet, die einem Pfeifenputzer mit kurzem Kopf ähneln. Bis auf 2 Patienten reinigen alle Patienten die Prothese ohne Probleme selbst.

Der Wechsel der Prothese ist im Durchschnitt nach etwa 8 Monaten erforderlich, weil dann allmählich eine Pilzbesiedlung einsetzt, die zu einer Undichtigkeit des Ventils führen kann. Für den Prothesenwechsel wird, ähnlich wie bei der Einlage, ein Führungsdraht durch die Prothese bis vor den Mund geschoben. Der weiche äußere Ring der Prothese wird mit einem Skalpell abgetrennt, und der harte Prothesenkörper wird mit dem Führungsdraht aus dem Mund herausgeschoben. Anschließend wird die neue Prothese am Führungsdraht fixiert, zurückgezogen und in der Fistelöffnung positioniert. Der Wechsel wird fast ausnahmslos ambulant in Oberflächenanästhesie durchgeführt und dauert in der Regel nicht mehr als 10 min. Dadurch ist er prinzipiell auch in der Praxis möglich. Im Moment fehlt aber den meisten Kollegen noch die Erfahrung mit dieser verhältnismäßig neuen Technik, so daß der Wechsel de facto fast ausschließlich bei uns in der Klinik durchgeführt wird. Lediglich bei 2 Patienten bereitete der Prothesenwechsel aufgrund einer zirkulären Stenose im Bereich der ösophagopharyngealen Anastomose zeitweise erhebliche Probleme. Bei einem der beiden Patienten mußte deshalb vor mehreren Prothesenwechseln eine Bougierung durchgeführt werden.

Bei 3 Patienten kam es vorübergehend zu Granulationsbildung im Bereich der Fistelöffnung, die die Prothese zum Teil überdeckte. Bei 4 Patienten mußte die Prothese inzwischen wegen einer Wundheilungsstörung unter der Bestrahlung bzw. wegen eines lokalen Tumorrezidivs endgültig entfernt werden.

Alles in allem ist die Verwendung einer Provox-Stimmventilprothese unseres Erachtens derzeit die beste Methode zur Stimmrehabilitation nach Laryngektomie. Mit ihr ist die Stimmgebung für fast alle Patienten schnell zu erreichen. Die Handhabung und Pflege der Prothese ist einfach, die Komplikationsrate gering, und der Stimmklang ist dem physiologischen ähnlich. Mehr als 90% der Patienten, bei denen wir diese Prothese bisher eingesetzt haben, empfehlen ihre Verwendung deshalb in den Selbsthilfegruppen für Laryngektomierte anderen Betroffenen.

H.-J. Schultz-Coulon (Neuss): Ich wäre vorsichtig, die prothetische Stimmrehabilitation uneingeschränkt als „beste Methode der Stimmrehabilitation" zu bezeichnen. Circa $^1/_3$ der Patienten bekommen Schwierigkeiten mit der Prothese, für diese sind dann Oesophagusersatzstimme oder Elektrolarynx die besseren Verfahren. Da es zu den großen Vorteilen der Stimmprothese gehört, das Erlernen des Ructus nicht wesentlich zu behindern, sollte man jedem Patienten neben der primären Versorgung mit der Stimmprothese auch logopädischen Unterricht zum Erlernen der Oesophagusersatzstimme anbieten, damit er auch postoperativ zu entscheiden in der Lage bleibt, mit welchem Stimmersatzmechanismus er endgültig sprechen möchte.

U. Pröschel (Schlußwort):
Wir zeigen den Patienten nach der Aufklärung zur Laryngektomie ein Video mit Beispielen der verschiedenen Ersatzstimmen bei guten Sprechern. Alle Patienten haben sich bisher spontan für die Stimmventilprothese entschieden. Ist diese funktionsfähig, besteht in der Regel keine Motivation, die Oesophagusersatzstimme zu erlernen.

113. P. Zwirner (Göttingen):
Botulinumtoxininjektionen für Patienten mit spasmodischer Dysphonie: Effekte auf die Stabilität des oberen und unteren Vokaltraktes

In den letzten Jahren berichteten verschiedene Autoren über die erfolgreiche symptomatische Therapie von Patienten mit spasmodischer Dysphonie mittels Botulinumtoxininjektionen. Die Instabilität der Glottis bei diesen Patienten und deren Beeinflussung durch das Toxin wurde akustisch, aerodynamisch, videoendoskopisch, elektromyographisch und auf perzeptueller Basis dokumentiert. Bisher ist wenig über die Stabilität des oberen Vokaltraktes bekannt.

Zielsetzung dieser Studie war es zu prüfen, inwieweit Botulinumtoxin sich nur auf die Stabilität der Glottisebene auswirkt oder auch den oberen Vokaltrakt beeinflußt. Diese Differenzierung ist klinisch von Bedeutung, da eine Störung in primär der einen oder der anderen Ebene unterschiedliche therapeutische Angriffspunkte erfordert.

Stimmproben von 16 Patienten (13 Frauen, 3 Männer) mit adduktorischer spasmodischer Dysphonie wurden vor und 10 Tge nach Botulinumtherapie akustisch analysiert und mit einer stimmgesunden Kontrollgruppe (10 Frauen, 4 Männer) verglichen. Die Injektion erfolgte nach Lokalanästhesie mit 2% Xylocain perkutan durch das Ligamentum conicum unter simultaner elektromyographischer Kontrolle. Zwei verschiedene computergestützte akustische Analysen wurden durchgeführt: 1. die Standardabweichung der Grundfrequenz (SDF0); SDF0 ist ein valider akustischer Parameter für die Ermittlung der laryngealen Stabilität, und 2. die Variabilität des 1. und 2. Formanten (ausgedrückt als „root mean squared error") als Parameter für die Stabilität des oberen Vokaltraktes. Als Methode zur inversen Filterung wurde die lineare prädiktive Analyse nach Davis benutzt, durch die die Peaks des 1. und 2. Formanten bestimmt wurden. Die Analysen wurden jeweils 2mal durchgeführt: für die initiale Sekunde und eine Sekunde vom Mittelsegment der gehaltenen Phonation mit der Vokalqualität (a).

Die Ergebnisse zeigten für SDF0 bei der Patientengruppe signifikant höhere Werte als bei der Kontrollgruppe. Nach Botulinumtherapie sanken die Werte durchschnittlich um 2/3 des Ausgangswertes. Botulinumtoxin bewirkte bei der Patientengruppe eine eindrucksvolle Verbesserung der laryngealen Instabilität und steht somit im Einklang mit der aktuellen Literatur. Die Variabilität des 1. und 2. Formanten zeigte bei den Patienten die höheren Werte im Vergleich zur Kontrollgruppe, jedoch war dieser Unterschied nicht signifikant. Nach der Injektion zeigte sich bei den untersuchten Patienten keine Veränderung in der Variabilität des 1. und 2. Formanten, d.h. laryngeale Botulinumtoxininjektionen hatten keinen akustisch nachweisbaren Effekt auf den oberen Vokaltrakt. Wir konnten damit die Ergebnisse von Cannito (1989) nicht bestätigen, der bei Patienten mit spasmodischer Dysphonie eine deutlich höhere Instabilität der Artikulatoren gefunden hatte.

R. Chilla (Bremen): Gibt es Komplikationen wie Aspiration? Wie ist die rechtliche Situation? Zulassung durch das BGA?

W. F. Thumfart (Innsbruck): Bezüglich der Sicherheit und geringster Nebeneffekte des Botox im Kehlkopfbereich ist darauf hinzuweisen, daß die gezielte videoskopisch überwachte Applikation im transoralen lupenendoskopischen oder direkt mikrolaryngoskopischen Verfahren Vorteile gegenüber dem transkutanen bietet.

Haben Sie auch Untersuchungen im Intervall 6 Wochen nach Injektion durchgeführt, also dem Zeitraum der Hauptwirkung des Botox? Sind Messungen in der Phase des Wirkungsabklingens, also ca. 4 Monate nach Injektion, gemacht worden?

P. Zwirner (Schlußwort):
Zu Herrn Chilla: In England kam es bei Torticollis spasmodicus in 4 Fällen zu Komplikationen nach Injektion von Dysport, davon ein Fall mit letalem Ausgang durch Aspirationspneumonie bei Dysphagie. Ursache war vermutlich falsche Injektion oder zu hohe Dosierung. Das Risiko einer falschen Injektion ist bei der laryngealen Injektion für Patienten mit spasmodischer Dysphonie sehr gering, da bei perkutaner Methode die korrekte Lage der Nadelspitze durch das EMG verifiziert wird und bei transoraler Methode die Injektion unter direkter optischer Kontrolle erfolgt. Außerdem ist die im Larynx verwendete Toxindosis um ca. das 20fache geringer. Zur rechtlichen Situation: Botulinumtoxin Typ A ist als das von uns verwendete amerikanische Botox (Allergan) und als englisches Dysport (Porton) auf dem Markt; beide Produkte sind seit Herbst letzten Jahres vom BGA zugelassen (bisher nur für Blepharospasmus, Spasmus hemifacialis), jedoch wurde von der NIH die Empfehlung für die spasmodische Dysphonie u.a. fokale Dysphonien ausgesprochen.

Zu Herrn Thumfart: Für diese Studie war der unilaterale Injektionsmodus Auswahlkriterium. Unsere vorherige, bereits publizierte Studie konnte aufzeigen, daß bei unilateraler Injektion im Vergleich zu bilateraler Injektion die Nebenwirkung der verhauchten Stimme kürzer andauert und die Stimmqualität bereits nach einer Woche relativ stabil war. Ich pflichte Ihnen bei, daß für die bilaterale Injektion das von uns gewählte Untersuchungszeitintervall von 10 Tagen zu kurz wäre. Bislang haben wir Untersuchungen nach einem längeren Zeitintervall als 4 Wochen noch nicht durchgeführt.

114. J. Czigner (Szeged/Ungarn):
Funktionserhaltende Chirurgie beim glottischen Larynxkarzinom

Seit Jahrzehnten hat sich der Stellenwert der Chirurgie und auch der Strahlentherapie bei der Behandlung des Larynxkarzinoms in Abhängigkeit von verschiedenen therapeutischen Gewohnheiten und Traditionen ausgestaltet. Dennoch zeigt sich derzeit eine deutliche Tendenz zur funktionserhaltenden Chirurgie. Einerseits werden die konventionellen Teilresektionen neu diskutiert, andererseits findet die endoskopische Resektion mit dem CO_2-Laser zunehmende Verbreitung. Kaum erörtert ist jedoch bisher, wie sich die steigende Anzahl der endolaryngealen Lasereingriffe auf das Verhältnis zu den offenen Kehlkopfteilresektionen auswirkt.

Die vorliegende Studie stellt eine Auswertung unserer Erfahrungen mit funktionserhaltender Kehlkopfchirurgie beim glottischen Karzinom in den letzten sechzehn Jahren dar. Zwischen 1978 und 1990 wurde bei 326 Patienten ein glottisches Larynxkarzinom diagnostiziert, davon wurden 144 Patienten (44%) mit diesen Methoden primär operiert. Inzwischen wurden außerdem 27 Fälle nach erfolgloser Strahlentherapie und ein Pat. wegen Lokalrezidiv nach Chordektomie mit diesen Eingriffen als „Salvage-Operation" behandelt. Insgesamt wurden also 172 dieser 326 Patienten (53%) mit funktionserhaltenden chirurgischen Methoden operiert.

In der I. Gruppe wurden *84 Chordektomien* (69 Primär- und 15 Salvage-Operationen) aufgeteilt nach Methoden: 1. *Thyreotomie:* 13, 2. *Laryngomikrochirurgie:* 29 und 3. Endoskopische *Laserchordektomie:* 42 durchgeführt. Die primäre Chordektomie war insgesamt in 86% erfolgreich.

Ich möchte hinzufügen, daß in unserer Klinik in den letzten 7 Jahren schon keine klassische Chordektomie mittels Thyreotomie durchgeführt wurde.

Zur frontolateralen Teilresektion eignen sich Stimmlippenkarzinome, die nicht weiter als maximal 6–8 mm auf die gegenseitige Stimmlippe übergreifen und nur geringe subglottische Ausdehnung besitzen. Taschenbänder und laterale Ventrikelwand müssen tumorfrei sein (Kleinsasser, 1983). Die Indikation zur antero-frontalen Teilresektion besteht seltener, dennoch sind unterschiedliche Operationstechniken bekannt. Die geschlossene Hemilaryngektomie aufgrund „klassischer Indikationen" ist auch heute sowohl ein primäres als auch Salvage-Operationsverfahren.

So wurden in der II. Gruppe 88 vertikale Kehlkopfteilresektionen (75 Primär- und 13 Salvage-Operationen) durchgeführt. Die Heilungsergebnisse dieser Verfahren betragen 77%. Davon waren 43 frontolaterale Teilresektionen mit 80%-, 10 anterofrontale Teilresektionen mit 67%- und 35 *Hemilaryngektomien* mit 77%iger mindestens 3-Jahres-Überlebensrate. Die funktionellen Ergebnisse sind meist als gut einzuschätzen, natürlich ist die Stimme nach der Hemilaryngektomie heiserer, nach frontolateraler Resektion fallweise aber fast normal.

Die Entscheidung zur funktionserhaltenden Teilresektion ist auch heute noch in zahlreichen Fällen schwierig, sie setzt langjährige Erfahrungen und genaue Kenntnisse voraus. Dabei muß eine ausreichende Radikalität immer den Vorrang vor funktionserhaltenden Gesichtspunkten sichern, dies bedeutet eine strenge Indikationsstellung zur Teilresektion. Unsere Ergebnisse mit diesen funktionserhaltenden kehlkopfchirurgischen Methoden entsprechen im Durchschnitt den Literaturangaben anderer Autoren, d.h. sie waren und sind nach wie vor ausgezeichnete Verfahren zur funktionserhaltenden Therapie der glottischen Karzinome.

Was die Zukunft betrifft, bin ich – aufgrund unserer neuesten Beobachtungen mit den erfolgreichen endolaryngealen CO_2-Laseroperationen – überzeugt, daß die sog. klassischen Kehlkopfteilresektionen künftig seltener zur Anwendung kommen werden.

115. H. Rudert, J. A. Werner (Kiel):
Ergebnisse der transoralen Lasermikrochirurgie von Larynxkarzinomen

Im Jahr 1993 wurden in Münster Resektionstechniken gezeigt, durch deren Einsatz auch größere Larynxkarzinome als T1a-Karzinome der Stimmlippen oder als T1-Karzinome der Supraglottis mit dem CO_2-Laser reseziert werden können. Diese Tumoren können nicht mehr in einem Stück entfernt werden. Sie müssen mit dem CO_2-Laser geteilt und in mehreren Stücken reseziert werden. Diese unkonventionelle Technik ist nur aufgrund der charakteristischen Wirkung des CO_2-Lasers am Gewebe möglich. Man erkennt auf der Schnittfläche aufgrund der guten Hämostase die Grenze zwischen Tumor und gesundem Gewebe unter dem Opertionsmikroskop und kann somit sicher im Gesunden resezieren.

Von 1979 bis 1992 wurden 115 Stimmlippenkarzinome (Ti.s.–T3) in kurativer Absicht transoral mit dem CO_2-Laser behandelt. Von 8 Karzinomen in situ sahen wir kein Rezidiv, von 88 T1a-Karzinomen 7 Rezidive, von 10 T1b-Karzinomen 2 Rezidive, von 8 T2-Karzinomen 1 Rezidiv, 1 T3-Karzinom blieb rezidivfrei. Drei Rezidive konnten durch nochmalige Laserresektion, 3 durch Bestrahlung und 3 durch Laryngektomie kurativ behandelt werden. Bisher ist kein Patient an seinem Tumor gestorben. Ein historischer Vergleich der T1-Karzinome mit der Strahlentherapie ergibt für die laserchirurgisch behandelten Patienten eine wesentlich geringere Rezidivrate (7,3% gegenüber 34,4%) sowie eine wesentlich geringere Laryngektomierate im Rahmen der Rettungschirurgie (2,4% gegenüber 14,9%). Es starb kein Patient an seinem Tumor (gegenüber 7,1% der bestrahlten Fälle). Die onkologischen Ergebnisse sind mit denjenigen nach vertikaler Teilresektion von außen vergleichbar.

Zwischen 1981 und 1993 wurden 47 Patienten mit einem supraglottischen Karzinom laserchirurgisch behandelt. Palliativ wurden 17 im Sinne eines Tumordebulkings behandelt. Damit konnte die Nottracheotomie vermieden werden. Später wurden 16 Patienten laryngektomiert. Kurativ behandelt wurden 30 supraglottische Karzinome. Es handelte sich um 4 T1-, 11 T2-, 8 T3- und 7 T4-Karzinome. Zwei Patienten starben an einem Zweitkarzinom, 6 tumorunabhängig. Wir sahen 4 Rezidive. Drei Patienten starben an ihrem Tumor. Von den 18 rezidivfreien Patienten leben 11 länger als 2 Jahre. Der Lymphabfluß wurde entweder durch Strahlentherapie oder durch „neck dissection" behandelt. Die onkologischen Ergebnisse sind mit denjenigen nach supraglottischen Teilresektionen von außen vergleichbar. Der große Vorteil der transoralen Laserchirurgie gegenüber der supraglottischen Laryngektomie von außen ist, daß die funktionellen Störungen Aspiration und Dysphagie sowie die Morbidität wesentlich geringer sind, so daß es praktisch kein Alterslimit gibt und auch Patienten in schlechtem Allgemeinzustand operiert werden können.

F.-J. Broicher (Köln): Sind die Rezidive bei der Laserchirurgie echte Rezidive aus zurückgelassenem *nicht* erreichtem Gewebe *oder* sind es bereits Lasertumore? Dabei ist natürlich die Zeit des Auftretens der Rezidive von entscheidender Bedeutung, ergo, wann traten diese Rezidive bei Ihrem Patientengut auf?

J. Czigner (Szeged, Ungarn): Was die endolaryngeale CO_2-Laseranwendung betrifft, bin ich aufgrund meiner Erfahrungen einerseits mit der Laserchordektomie ganz zufrieden, aber andererseits mit „endolaryngealer supraglottischer Laserresektion" wegen der hohen Lokalrezidive unzufrieden.

V. Jahnke (Berlin): Gibt es Gründe, daß an Ihrem Krankengut nach Lasermikrochirurgie rezidivierte Glottiskarzinome ausschließlich eine Strahlentherapie oder Laryngektomie erhielten, nicht aber eine vertikale Teilresektion?

J. Oeken (Leipzig): Wozu „palliative Indikation" des sog. „Laser-debulking", wenn ohnehin eine Laryngektomie geplant ist?

W. F. Thumfart (Innsbruck): Bei supraglottischer Teilresektion ist immer eine bilaterale Neck-dissektion durchzuführen, bei Lymphknotenbefall erst die Radiatio.
Haben Sie Untersuchungen zum Funktionserhalt des N. laryngeus superior bei Laserresektion durchgeführt, der meist bei Teilresektion von außen geschädigt wird?
Die postoperative Schluckfähigkeit ist durch den „computerized laryngeal analyzer" (CLA) erheblich zu verbessern.

C. v. Ilberg (Frankfurt/Main): Wie handhaben Sie die Indikation zur Neckdissektion bei N0 und N1?

M. Vollrath (Mönchengladbach): 21 von 30 Patienten wurden nach supraglottischer Laserteilresektion von Ihnen bestrahlt. Wie war die Indikation zur Bestrahlung? Was machen Sie, wenn Sie nach der Bestrahlung ein Rezidiv antreffen? Überspitzt gesagt: Gibt es überhaupt eine Indikation zur Bestrahlung nach funktionserhaltener Larynxteilresektion, da ja im Fall eines Rezidivs dann nur noch die Laryngektomie bleibt – ein Ergebnis, das Sie ja primär vermeiden wollten.

H. Rudert (Schlußwort):
Zu Herrn Broicher: Die Rezidivrate ist genau so niedrig wie nach den Teilresektionen von außen und deutlich niedriger als nach Strahlentherapie. Ich weiß deshalb nicht, in Relation zu welcher

Behandlungsmethode die Rezidivrate relativ hoch sein soll. Die Rezidive traten zu 90% innerhalb der ersten 2 Jahre auf. Es handelt sich damit sicher nicht um laserinduzierte Karzinome aufgrund von zurückgelassenen Kohlepartikeln.
Zu Herrn Czigner: Wir können, wie aus der vorgestellten Statistik hervorgeht, nicht eine hohe Zahl von Rezidiven nach supraglottischer Laserresektion bestätigen. Wichtig ist die Einhaltung einer adäquaten Technik mit konsequenter Teilung der Epiglottis und Resektion des tumortragenden Supralarynx in 2 oder mehreren Teilen.
Zu Herrn Jahnke: Die durch Bestrahlung und Laryngektomie erfolgreich behandelten Rezidive von Glottiskarzinomen eigneten sich aufgrund ihrer Ausdehnung nicht zu einer vertikalen Teilresektion. Bei den 3 durch erneute Laserchirurgie kurierten Patienten hätte man theoretisch auch eine vertikale Teilresektion durchführen können.
Zu Herrn Oeken: Die Patienten kamen mit hochgradiger Atemnot in die Klinik, so daß als Alternative zum Laser-debulking als Noteingriff nur die Tracheotomie in Frage gekommen wäre.
Zu den Herren Thumfart, von Ilberg und Vollrath: Eine Indikation zur Bestrahlung nach funktionserhaltender supraglottischer Teilresektion, gleichgültig ob konventionell von außen oder transoral mit dem Laser reseziert wurde, gibt es nicht. Bei Tumornachweis in den Resektionsrändern muß entweder nachreseziert oder laryngektomiert werden.
Bei der transoralen supraglottischen Teilresektion mit dem CO_2-Laser handelt es sich um eine chirurgische Methode, die den gleichen onkologischen Gesetzmäßigkeiten wie die Teilresektionen von außen (z.B. Alonso) unterliegt. Mit Ausnahme kleiner T1-Karzinome des Epiglottisrandes muß wegen der hohen Metastasierungsfrequenz stets der beidseitige Lymphabfluß in die Therapie einbezogen werden. Beim N0-Hals (durch B-Sonographie und MRT erhärtet) wird entweder eine prophylaktische Bestrahlung oder eine prophylaktische suprahomohyoidale Neckdissection (Ballantyne) durchgeführt. Beim H+-Hals wird eine therapeutische Neck-dissektion durchgeführt. Beim histologischen Nachweis von mehr als 2 besiedelten Lymphknoten und bei Kapselruptur wird zusätzlich bestrahlt, wobei wegen unliebsamer Reaktionen der Schleimhäute der Restkehlkopf aus den Strahlenfeldern ausgeblendet wird.
Wir haben keine Untersuchungen zum Funktionserhalt des N. laryngeus cranialis durchgeführt, da sich keine Aspirationsprobleme ergaben, solange nicht ein Aryknorpel reseziert wurde.
Wir haben keine Erfahrungen mit dem CLA, sahen bisher aufgrund der fehlenden Schluckstörungen auch keine Notwendigkeit seines Einsatzes.

116. J. A. Werner, M. Köllisch, B. M. Lippert, H. Rudert (Kiel): Vergleich der funktionellen Ergebnisse nach supraglottischer Teilresektion: Operation nach Alonso vs. transorale Lasermikrochirurgie

Die Behandlung supraglottischer Karzinome wird in der internationalen Literatur keineswegs einheitlich diskutiert. Unter den chirurgischen Techniken sind die konventionellen Teilresektionen von außen für die noch nicht fortgeschrittenen Tumorstadien am verbreitetsten. Besonders anerkannt sind hier die Technik nach Alonso und Modifikationen derselben. Seit den frühen 80er Jahren werden supraglottische Karzinome in zunehmendem Ausmaß auch transoral lasermikrochirurgisch behandelt (Davis et al. 1983; Steiner 1984 u. 1993; Rudert 1991; Davis u. Hayes 1994). Unter den Vorteilen dieser Therapie wurden v.a. gute funktionelle Ergebnisse genannt.

An der Kieler Universitäts-Klinik für Hals-Nasen-Ohren-Heilkunde, Kopf- und Halschirurgie wurden zur chirurgischen Behandlung supraglottischer Karzinome im wesentlichen 2 Techniken eingesetzt: das konventionell-chirurgische Vorgehen von außen in der Technik nach Alonso und die transorale Lasermikrochirurgie. Zum Vergleich der funktionellen Ergebnisse beider Behandlungsverfahren konnten zwei im Hinblick auf Tumorstadium (sog. Alonso-Gruppe ($n = 20$), T1 und T2, 15 Patienten, T3 und T4, 5 Patienten; sog. Lasergruppe ($n = 26$), T1 und T2, 18 Patienten, T3 und T4, 8 Patienten) und Durchschnittsalter (sog. Alonso-Gruppe: 63,1 Jahre;

sog. Lasergruppe: 62,4 Jahre) weitgehend vergleichbare Gruppen gebildet werden.

Die onkologischen Resultate unterscheiden sich in der Berechnung nach Kaplan u. Meier nicht signifikant. Deutliche Unterschiede ergeben sich hingegen bei der Analyse der funktionellen Behandlungsergebnisse. So mußte die bei der supraglottischen Teilresektion regelmäßig intraoperativ gelegte Nährsonde nach Laserchirurgie bei 4 von 26 Patienten und nach konventioneller Chirurgie bei 8 von 20 Patienten über mehr als 2 Wochen belassen werden. In der sog. Alonso-Gruppe wurden 17 Patienten tracheotomiert; 10 Patienten behielten das Tracheostoma länger als 4 Wochen. In der Laser-Gruppe wurden 4 Patienten im Rahmen der transoralen supraglottischen Teilresektion tracheotomiert. Ein weiterer Patient mußte 6 Wochen später wegen eines sich unter der angeschlossenen Strahlentherapie entwickelnden massiven endolaryngealen Ödems tracheotomiert werden. Dieser Verlauf sollte zur sehr sorgfältigen Indikationsstellung zur Strahlentherapie nach Laserchirurgie supraglottischer Karzinome auch aus funktioneller Sicht Anlaß geben.

Die hinsichtlich der postoperativen nasogastralen Ernährung, Tracheotomiefrequenz und Tracheostomadauer erhobenen Befunde finden ihren Ausdruck in der Anzahl diagnostizierter Aspirationspneumonien. Eine Aspirationspneumonie wurde in der sog. Alonso-Gruppe bei 8 von 20 Patienten diagnostiziert, in der Lasergruppe bei 3 von 26 Patienten.

Wenn auch die Aussagekraft retrospektiv erhobener Befunde grundsätzlich eingeschränkt und prospektiv erhobenen Ergebnissen nicht gleichgesetzt werden darf, läßt die vorliegende Untersuchung den Schluß zu, daß die transorale Lasermikrochirurgie supraglottischer Karzinome zu besseren funktionellen Ergebnissen führt als die supraglottische Teilresektion von außen.

Die guten laserchirurgischen Ergebnisse dürfen aber keineswegs zu unüberlegten Laseranwendungen bei supraglottischen Karzinomen verleiten. Vor allem tiefe Infiltrationen der Zungenbasis und das Übergreifen auf den inneren Larynx sowie den Hypopharynx geben Behandlungsgrenzen vor. Ebenso muß unbedingt eine beidseitige Arytaenoidektomie vermieden werden, da diese unweigerlich zu erheblichen, in der Regel nicht beherrschbaren Schluckstörungen und Aspirationen führt.

117. M. Kautzky, P. Krafft, P. Franz, M. Zrunek (Wien): Effekte nach blinder oraler Augustin-Guide-Intubation

Der Augustin Guide ist eine neuartige Intubationshilfe zur blinden oralen Intubation unter Beibehaltung einer Neutralposition des Patientenkopfes und Halses. Zielsetzung dieser Studie war, die Auslenkung der Halswirbelsäule während der Intubation mit dem Augustin Guide und nachfolgend mit direkter Laryngoskopie unter Bildwandler-Kontrolle vergleichend zu testen, sowie festzustellen, ob die blinde orale Intubation ein erhöhtes Risiko für laryngooropharyngeale Verletzungen in sich birgt. Bei 30 Patienten wurde der glottische und subglottische Aspekt unmittelbar nach Intubation mittels diagnostischer Mikrolaryngoskopie beurteilt und videodokumentiert. Zehn Patienten ohne Wirbelsäulentraumata wurden zunächst mit dem Augustin Guide und in weiterer Folge direkt laryngoskopisch intubiert. Hierbei

zeigte sich im Vergleich zur konventionellen Intubation eine um 17° geringere mediane Auslenkung der Halswirbelsäule bei Augustin-Guide-Anwendung, wobei die Zervikalgelenke C1–C3 als funktionelle Einheit aufgefaßt wurden. 9,2% der Patienten zeigten Verletzungen der Larynxregion hauptsächlich im Sinne von passageren Schleimhautschwellungen und Hämatomen in der Vallecularegion, sowie im Sinne von passageren Hämatomen im Bereich der Stimmbänder. Schwerwiegende Verletzungen wurden nicht beobachtet. Unter der Annahme einer noch größeren Auslenkung einer traumatisierten Halswirbelsäule bei direkter laryngoskopischer Intubation ist der Augustin Guide für diese spezielle Patientengruppe tatsächlich als vorteilhaft anzusprechen.

118. A. Aschendorff, A. Laubert, R. Laszig (Freiburg) Endoskopisch-mikroskopische Schwellendurchtrennung beim Zenker-Divertikel mit dem Multifire-Endo-Gia-30-Klammerinstrument

Das Zenker-Divertikel stellt eine Ausstülpung von Mukosa und Submukosa des Hypopharynx durch das Killian-Dreieck dar. Nach kranial wird das Divertikel durch die Pars obliqua des M. cricopharyngeus, nach distal

durch die Pars fundiformis begrenzt. Pathogenetisch wird eine Koordinationsstörung des Schluckaktes mit nicht zeitgerechter, phasenverzögerter Öffnung der Pars fundiformis des M. cricopharyngeus angenommen. An

Therapiemöglichkeiten stehen die Divertikulektomie oder Divertikulopexie von außen oder die endoskopische Durchtrennung der sog. Schwelle zwischen Ösophagus und Hypopharynxdivertikel zur Verfügung. Diese kann bisher mit der Schere, per Diathermie oder mit dem CO_2-Laser durchgeführt werden.

Kritiker der endoskopischen Schwellendurchtrennung postulieren ein nicht kalkulierbares Risiko einer lebensbedrohlichen Blutung, z.B. aus einer A. subclavia dextra lusoria oder einer Eröffnung des Mediastinums.

Die Schwellendurchtrennung mit dem Endo-Gia-30-Klammernahtinstrument stellt eine Möglichkeit dar, diese Risiken zu minimieren.

Das Endo-Gia-30, ursprünglich für die laparoskopische Chirurgie entwickelt, ermöglicht eine je dreireihige Klammerung der Schwelle und gleichzeitige Durchtrennung in einem Arbeitsgang. Damit wird eine optimale Blutstillung ermöglicht und gleichzeitig eine Eröffnung des Retropharyngealraumes und des Mediastinums verhindert.

Die Darstellung der Schwelle erfolgt unter mikroskopischer Kontrolle mit dem Spreizdivertikuloskop nach Weerda. Das geöffnete Endo-Gia-30 wird in der Mittellinie auf der Schwelle plaziert. Nach Setzen der Klammern und gleichzeitiger Durchtrennung der Schwelle in definierter Länge stellt sich ein Auseinanderweichen der Wundränder ein, die durchtrennte Pars fundiformis ist deutlich zu erkennen. Die nahezu V-förmige Lage der Klammern stellt sich auch in der seitlichen Röntgenaufnahme dar, sie entspricht der nun geöffneten Schwelle. Die postoperativ durchgeführte Breischluckröntgenaufnahme zeigt im Vergleich zum präoperativen Bild eine deutliche Verkürzung der Schwelle. Insbesondere das pathogenetische Korrelat, die Pars fundiformis des M. cricopharyngeus, ist postoperativ nicht mehr darstellbar.

Das freie Abschlucken des Kontrastmittels kann röntgenkinematographisch dokumentiert werden.

Schwellendurchtrennungen mit dem Endo-gia-30 wurden bisher bei 5 Patienten im Alter zwischen 39 und 80 Jahren durchgeführt. Präoperativ bestanden bei allen Patienten Regurgitation und Schluckbehinderung. Postoperativ klagte noch ein Patient über eine leichte Schluckbehinderung; dieser 80jährige Patient hatte ein sehr großes Zenker-Divertikel von ca. 10 cm Durchmesser und bereits seit 20 Jahren Beschwerden. Komplikationen traten nicht auf.

Die Komplikationsrate der bisher üblichen Operationsverfahren sei beispielhaft nach den Berichten von Payne [3] und van Overbeek [2] gegenübergestellt. Payne [3] beschrieb die Ergebnisse von 888 Divertikulektomien von außen (mit und ohne Myotomie). Die Mortalitätsrate lag bei 1,2%, Infektionen wurden bei 3,1% der Patienten beobachtet, Rezidive traten in 4,8% auf, Recurrenspapesen in 3,6% der Patienten. Van Overbeek berichtete 1994 über 216 endoskopische Schwellendurchtrennungen mit dem CO_2-Laser. Infektionen wurden bei 2,3% beobachtet, Rezidive in 1,9%.

Erfahrungen mit dem Endo-Gia-30 liegen von Collard et al. [1] vor, der über 6 Schwellendurchtrennungen mit dem Endo-Gia-30 berichtete, Komplikationen traten nicht auf.

Zusammengefaßt scheint die Schwellendurchtrennung mit dem Endo-Gia-30 Klammerinstrument eine sichere und effektive Methode zu sein. Die gleichzeitige Durchtrennung und Klammerung ermöglicht eine optimale Hämostase und verhindert eine Kontamination des Mediastinums. Eine Kontraindikation stellt das sehr kleine Zenker-Divertikel dar, bei dem aus anatomisch-technischen Gründen eine ausreichende Myotomie nicht erfolgen kann.

119. P. Koldovsky, H. Bier, U. Ganzer (Düsseldorf) In-vitro-Untersuchungen zur Rolle der Fibroblasten bei Transformation von Atemwegsepithelien

Für die In-vitro-Transformation der Epithelzellen aus Atemwegen stellen Organkulturen die Methode der Wahl dar, weil hier Epithelzellen in verschiedenen Differenzierungsstadien vorliegen und auch fibroblastisches Stroma vorhanden ist. Wir haben Organkulturen aus der Trachea für 6 Wochen chemischen Karzinogenen [Benzo(a)pyrene, MNNG] ausgesetzt. Danach wurden die Zellen dieser Organkulturen mit Fibroblasten aus derselben Biopsie kokultiviert. Dabei sollten eine Selektion und eventuelle weitere Transformationen der initiierten Zellen stattfinden. Nach 15 Monaten wuchsen Zellen mit Merkmalen einer Transformation (z.B. 3dimensionales Wachstum, Produkte des mutierten p53 Onkoge-

nes). Nach weiteren 10 Monaten verlangsamte sich das Wachstum dieser Zellen sehr. Es ist möglich, daß Fibroblasten bei der Transformation und Progression eine Doppelrolle spielen: unter bestimmten Bedingungen aktivieren sie, bei anderen inhibieren sie das Wachstum. Die inhibierenden Eigenschaften werden hauptsächlich den alten (d.h. in hohen Passagen befindenden) Fibroblasten zugeschrieben. Im anschließenden Experiment haben wir die Organkultur aus einer Tracheabiopsie denselben Karzinogenen exponiert und Mischkulturen mit Fibroblasten vorbereitet. Die weitere Anzüchtung wurde in 4 Wegen durchgeführt:

● Kulturpassagen nach Bedarf,

- Passagen mit monatlicher Zugabe von Karzinogenen,
- monatliche Reduzierung des Fibroblastenanteils über einen Percollgradienten,
- Reduzierung von Fibroblasten und Zugabe von Karzinogenen.

Nur bei den 2 letzten Verfahren sind Zellinien entstanden, die länger als 15 Monate wachsen.

Schon nach 8 Monaten war die Transformationstufe erreicht, die im Experiment ohne Fibroblastenreduktion 15 Monate brauchte. Für die Transformation war die Reduktion der Fibroblasten allein wichtiger als die Zugabe von Karzinogenen allein. Die Experimente über die Bösartigkeit der Zellen sind noch nicht abgeschlossen.

Es ist bekannt, daß besonders über 40 Passagen alte und dicht wachsende Fibroblasten in der Zellmembran ein Protein enthalten, das die DNA-Synthese allogener Tumorzellen inhibiert. Die Frage ist ungeklärt, ob sie auch die Proliferation der Tumorzellen inhibieren können. Wir haben Fibroblasten aus 3 Tracheabiopsien über mehr als 40 Passagen in den Zellkulturen gehalten und

aus diesen Fibroblasten subzelluläre Fraktionen vorbereitet. Diese Fraktionen wurden mit Zellsuspension von 3 Tumorlinien für 2 h inkubiert. Danach erfolgte eine Übertragung dieser Tumorzellen in 96er Mikroplatte. Die Proliferation wurde 8 und 13 Tage später im MTT-Test gemessen. Die Vertiefungen, die eine 5- bis 10fach niedrigere Zellmenge als erwartet enthielten, wurden als reduziert bezeichnet. Die Anzahl (%) der reduzierten Vertiefungen ergibt dann die Prozentzahl der Reduktion. Die Fibroblasten aller 3 Tracheabiopsien hatten eine vergleichbare Fähigkeit, eine starke Reduktion zu induzieren. Die stärkste Inhibition wurde mit der konzentrierten mikrosomalen Fraktion (Sediment bei 100000 g) erzielt.

Die Fibroblasten im Stroma eines Tumors haben wahrscheinlich nicht nur eine passive (Skelett) sondern auch eine aktive, regulierende Rolle. Einerseits können sie lösliche wachstumstimulierende Faktoren produzieren und andererseits über ihre Membranen bei Kontakt das Wachstum hemmen.

120. O. Kaschke, H. J. Gerhardt, K. Böhm, M. Wenzel (Berlin)
Die Adhäsion, Proliferation und Differenzierung von respiratorischen Epithelzellen auf verschiedenen Biomaterialien in vitro und in vivo

Ausgedehnte Defekte der Trachea nach intensivmedizinischer Behandlung, nach Traumen oder tumorchirurgischen Resektionen bilden eine der größten Herausforderungen in der plastisch-rekonstruktiven Chirurgie. Die mit aufwendigen Rekonstruktionsverfahren nicht befriedigend zu versorgenden Defekte zeigen den Bedarf für einen vollständigen, alloplastischen Tracheaersatz. Die

bisherigen experimentellen und klinischen Erfahrungen bei der Entwicklung alloplastischer Tracheaprothesen weisen aus, daß die Hauptursachen für Mißerfolge neben inadequaten biophysikalischen Eigenschaften des Prothesenmaterials und ungünstigen Prothesenformen in dem Fehlen einer epithelialen Auskleidung der luminalen Prothesenfläche zu suchen ist. Mit der Anwendung

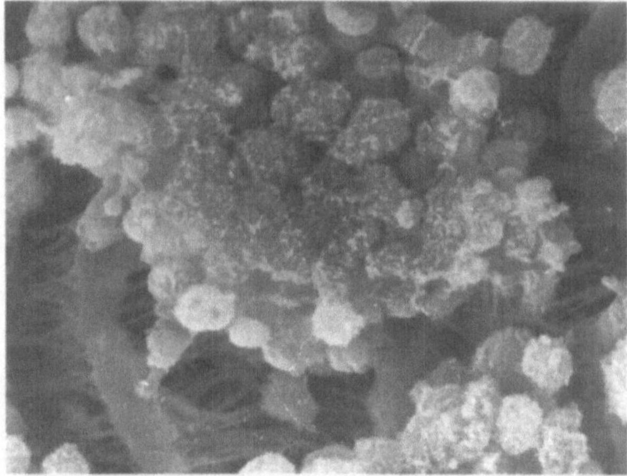

Abb. 1. Epithelzellkomplex auf einer expandierten PTFE-Prothese 3 Wochen nach einem Zellseeding mit isolierten respiratorischen Epithelzellen. Erkennbar sind Zusammenlagerungen kugeliger Zellen mit deformierten Oberflächenstrukturen (REM, Vergr. 400:1)

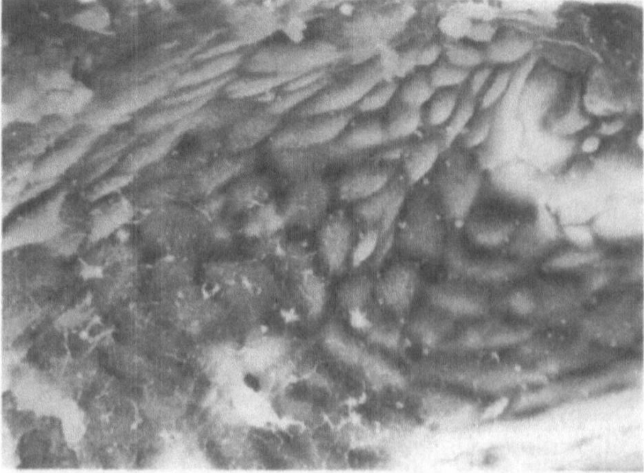

Abb. 2. Flächiges, pflastersteinartiges, squamöses Epithel auf der luminalen Fläche einer PTFE-Prothese 6 Wochen nach einem Zellseeding mit isolierten respiratorischen Epithelzellen (REM, Vergr. 450:1)

eines in vitro getesteten Modells zur Besiedelung von Biomaterialien sollte die Epithelisierung inkorporierter Tracheaprothesen untersucht werden. In tierexperimentellen Studien wurden mittels Zellseeding isolierte respiratorische Epithelzellen in das Lumen implantierter rohrförmiger Gefäßprothesenabschnitte von 5–7 cm Länge eingebracht, die an den offenen Enden durch aufgeklebte Silastikfolie oder speziell gefertigte Deckel verschlossen waren, so daß ein Einwachsen von Bindegewebe in den Hohlraum und das Auslaufen von Zellsuspension verhindert wurde. Verwendet wurden bei 15 Versuchsserien 8mal ePTFE-Gefäßprothesenstücke mit einer Porengröße von 30 µ (Goretex, W.L. Gore Inc., Flagstaff, Az.) und 60 µ (Impra, Impra Inc., Tempe, Az.). und in 7 Versuchsserien poröse Polyurethanprothesenstücke (ITV Denkendorf).

Die Entnahme der Implantate erfolgte zu definierten Zeitpunkten: 1, 3, 4 und 6 Wochen nach einem Zellseeding (Abb. 1 und 2).

Das für die Gewinnung der isolierten Zellen notwendige respiratorische Epithel wurde bei 7 Versuchen (Hunde, ein Minischwein) aus der Trachea gewonnen.

In weiteren 8 Versuchen (Minischweine) wurde nach einem ca. 5 cm langen Haut-Periostschnitt unterhalb des Auges die Kieferhöhlenwand freigelegt und anschließend abgefräßt. Nach Eröffnung der Kieferhöhle erfolgte die Entnahme der gesamten Kieferhöhlenschleimhaut.

Licht- und rasterelektronenmikroskopische Untersuchungen zeigten die Epithelisierungstendenz auf den luminalen Prothesenflächen. Vitale Zellschichten, teilweise als Monolayer, überwiegend als mehrschichtige Zellbeläge in Form eines squamösen, pflastersteinartigen Epithels waren nachweisbar. In keinem Fall konnten differenzierte Flimmer- oder Becherzellen nachgewiesen werden. Mit den vorliegenden Ergebnissen kann die Aussage getroffen werden, daß die Epithelisierung bindegewebig und mikrovaskulär inkorporierter Implantate möglich ist. Dabei wurde eine bessere Epithelisierungstendenz auf expandierten PTFE-Materialien im Vergleich mit Polyurethan gefunden. In weiteren Untersuchungen, mit Interposition dieser Implantate in einen Tracheadefekt, muß die Stabilität und Differenzierung des Epithels kontrolliert werden. Die Realisierbarkeit eines klinisch einsetzbaren Tracheaersatzes nach dem Prinzip eines biohybriden Organes kann dann objektiv beurteilt werden.

121. Ch. P. Hommerich (Göttingen): Möglichkeiten der rekonstruktiven Chirurgie bei kombinierter Ringknorpel- und langstreckiger Trachealstenose

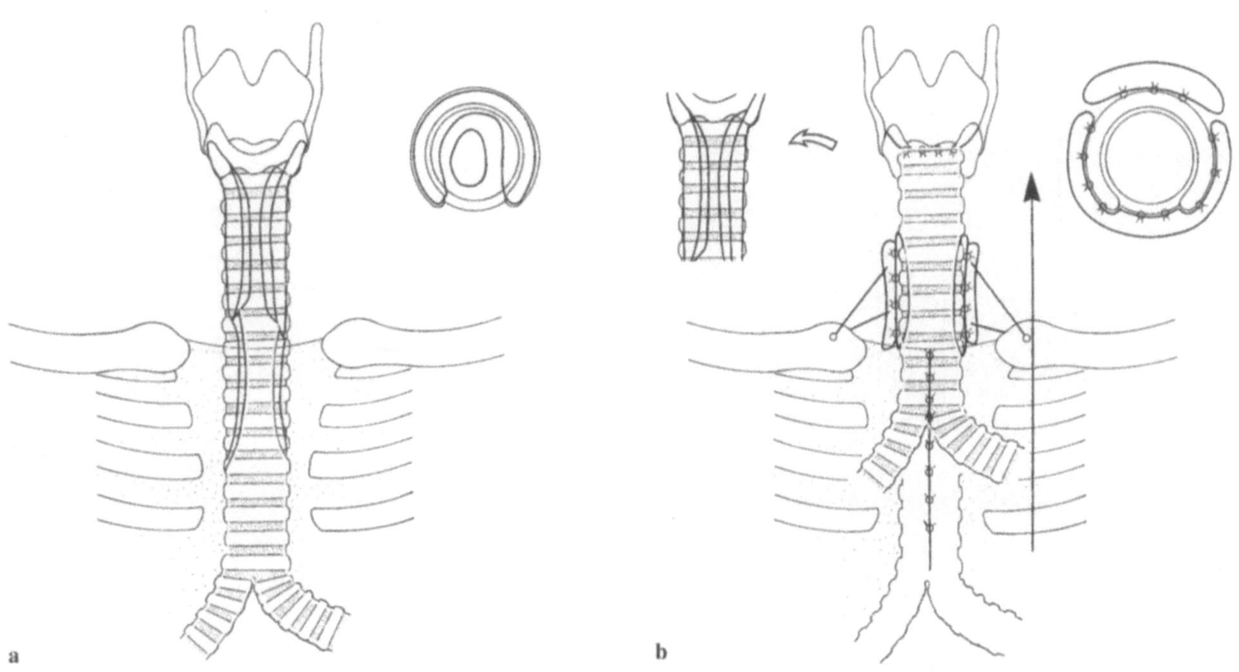

Abb. 1 a, b. Partielle Krikoidektomie und Tracheaquerresektion mit End-zu-End-Anastomose und Thyreotracheopexie

Die sichere chirurgische Behandlung von langstreckigen auch retrosternal gelegenen Trachealstenosen ist nach wie vor ein großes Problem. Erschwerend kommt in diesen Fällen die gleichzeitige Stenosierung im Ringknorpelbereich hinzu. Es wird über eine Serie von 8 Patienten berichtet, bei denen eine langstreckige Tracheal- und gleichzeitige Ringknorpelstenose beseitigt werden konnten. Die Stenose betrug bis zu höchstens 10 cm. Alle Patienten waren im Verlauf von Monaten und Jahren mehrfach voroperiert. Die Therapie bestand in einer Tracheaquerresektion des betroffenen Areals sowie einer gleichzeitigen Cricoidteilresektion (Abb. 1a, b). Bei der meist schrägen Resektion des vorderen Ringknorpelbogens ist auf die sorgfältige Schonung der Nn. recurrentes zu achten, ebenso wie auf die Unversehrtheit der Speiseröhre, die oft mit einer festen Narbenplatte bedeckt ist. Die Mobilisierung der Trachea im Mediastinum gelingt digital erstaunlich gut. In 2 Fällen war wegen einer gleichzeitigen retrosternalen Tracheomalazie eine Sternotomie notwendig. Dabei konnte das Operationsverfahren mit einer Knorpelaugmentation kombiniert werden. Die Vorteile der ausgedehnten Resektion bestehen im einzeitigen Operationsverfahren sowie in der primären Vitalität von Knorpel und Schleimhaut im Anastomosebereich. Ein Nachteil ist die Spannung auf der Anastomose, die aber durch einen Spezialgips deutlich verringert werden kann. Die erhebliche Verkürzung der Trachea scheint klinisch nicht so bedeutsam zu sein. Der Nachbeobachtungszeitraum beträgt bisher 18 Monate. In 7 von 8 Fällen war die Operation erfolgreich. Bei einem Patienten wurde wegen erneuter Stenosierung eine Tracheatransplantation notwendig.

Speicheldrüsen

122. P. Hoffmann, J. Brossmann (Dresden, Kiel):
Die sonographisch und sialographisch kontrollierte Dilatation bei Gangstenosen der großen Kopfspeicheldrüsen

Schmerzhafte Drüsenschwellungen der Kopfspeicheldrüsen können bedingt durch Speichelabflußbehinderungen infolge postentzündlicher narbiger Strikturen rezidivierend auftreten. Der Nachweis der Gangengen gelingt mittels hochauflösender B-Sonographie anhand der darstellbaren poststenotischen Gangerweiterung oder mittels digitaler Subtraktionssialographie (DSS).

Ostiumnahe Stenosen werden durch Bougierung und Gangschlitzung behoben, bei drüsennahen Engen gilt meist die Drüsenexstirpation mit den bekannten Narkose- und Operationsrisiken als Standardtherapie. Als risikoarme und dennoch erfolgreiche Behandlungsalternative setzten wir die Ballondilatation ein.

Zur Dilatation wurden die für Coronardilatationen üblichen 3–5 Charr.-Katheter mit aufblasbaren, blockbaren Ballons und zentralem Lumen zur Kontrastmittelapplikation angewandt. Die Katheter lassen Ballondrücke bis 12 atü zu und sind somit geeignet, fibrotische Gangstrikturen zu sprengen. Die Katheter wurden unter sonographischer Kontrolle oder wesentlich exakter unter sialographischer Kontrolle in subtraktionsangiographischer Technik in der zu behandelnden Stenose plaziert. Die Ballons wurden zur besseren Ortung bei der

sonographisch gesteuerten Dilatation mit physiologischer Kochsalzlösung und bei der sialographischen Technik mit dem Kontrastmittel Solutrast 300 gefüllt.

Mit dieser Technik konnten bei bisher 14 Patienten Strikturen erfolgreich behandelt werden. Der Therapieerfolg wurde sialoszintigraphisch und mikroendoskopisch bestätigt. Die sialographisch gesteuerte Behandlung erwies sich gegenüber der sonographischen als geeigneter, da eine Stenose sicherer zu diagnostizieren ist, die Katheterplazierung präziser möglich ist und eine Erfolgskontrolle eindeutig darstellbar ist. Kontrastmittelunverträglichkeiten oder Extravasate wurden nicht beobachtet. Nachteile gegenüber der sonographischen Methode sind die Strahlenbelastung und die höheren Behandlungskosten.

Diese Methode der Strikturbehandlung ist „blinden" Bougierungs- und Dilatationsversuchen als effiziente und risikoarme Therapie vorzuziehen. Bei Stenosen des Ductus parotideus empfiehlt sich die Methode als Therapie der Wahl. Als hilfreiche auxiliäre Therapie kann die Methode auch bei Patienten mit Sialolithiasis eingesetzt werden, bei denen der Desintegratabgang nach extrakorporaler Lithotripsie durch Stenosen behindert ist.

123. H. Braun, J. Kainz, D. Szolar, P. Genser (Graz):
Ultrafast-CT-Sialographie bei Parotistumoren

Die Ultrafast-CT-Untersuchung stellt eine neue Anwendungsmöglichkeit im Hals-, Nasen-, Ohrenbereich dar. Mit einem ultraschnellen Elektronenstrahlcomputertomographen ist es möglich, dynamische Prozesse, wie z.B. Gewebeperfusionsuntersuchungen, durchzuführen.

Eine wesentliche Verbesserung für die klinische Diagnostik und Operationsplanung ergibt sich bei Parotistumoren. Wir untersuchten 13 Patienten mit klinisch und sonographisch suspektem Parotistumor. Ein wasserlösliches Kontrastmittel wurde sowohl über einen Sialographiekatheter als auch i.v. verabreicht. Im Anschluß daran wurde sofort die ultraschnelle CT-Untersuchung (Schichtdicke: 1,5 mm, Scanzeit: 0,1 s) durchgeführt.

Aufgrund der Schnelligkeit des ultraschnellen Elektronenstrahlcomputertomographen beeinträchtigt ein Auslaufen des Kontrastmittels aus dem Gangsystem die Darstellung desselben nicht. Durch „continous volume scanning" (kontinuierlicher Tischvorschub) ist es außerdem möglich, den Parotisausführungsgang in 3D zu rekonstruieren. Nicht relevante Strukturen können durch Subtraktion entfernt, die Projektion in allen Richtungen des Raumes gedreht und die Läsion somit von verschiedenen Seiten betrachtet werden.

Durch kombinierte Auswertung der Schichtaufnahmen und der 3D-Rekonstruktionen können folgende Kriterien beurteilt werden:

- Ausdehnung des Tumorwachstums,
- räumliche Darstellung des Gangsystems,
- Gangstenose, prästenotische Dilatation,
- Gangabbruch,
- Sekundärinfiltrationszeichen (Pelotierung, Wandunregelmäßigkeiten).

Die Beurteilung der Aussagekraft dieser neuen Methode erfolgte durch den Vergleich mit dem intraoperativen Situs und den histologischen Serienschnittuntersuchungen des Operationspräparates. Die Vorteile und Möglichkeiten dieser neuen Methode werden anhand von Fallbeispielen demonstriert.

H. Heinritz (Erlangen): Sie haben sehr schöne Bilder der Speicheldrüsen mit dem Elektronenstrahl-CT (UFCT) gezeigt. Die Domäne dieser neuen Untersuchungstechnik ist allerdings die Darstellung von Bewegungen z.B. in der Kardiologie. Warum haben Sie eigentlich mit dem UFCT einen stationären Vorgang untersucht, wo dazu doch das Spiral-CT, welches viel weiter verbreitet ist und eine höhere Ortsauflösung ermöglicht, viel besser geeignet wäre? Unsere Erlanger Erfahrungen mit der CT-Sialographie in Spiraltechnik insbesondere nach Submillimeterrekonstruktion bezüglich der Abbildungsgenauigkeit sind sehr gut.

H. Braun (Schlußwort): Sie haben recht, dieses CT wurde primär für dynamische Prozesse entwickelt, wie kardiologische Untersuchungen und Gelenksbewegungen. Wir versuchten diese Untersuchung auch im MR. Hierbei zeigte sich jedoch, daß das Auslaufen des Kontrastmittels zu schnell, d.h. das MR zu langsam war. Da die Grazer Universitätsklinik für Radiologie noch kein schnelles Spiral-CT besitzt, führten wir die Untersuchung im Ultrafast-CT durch. In Kürze wird die Grazer Radiologie auch über ein schnelles Spiral-CT verfügen. Wir werden dann diese Untersuchung auch auf diesem neuen Tomographen durchführen.

124. W. Kater, C. Deslovere, J. Peters, T. Wehrmann, E. Marlinghaus (Bad Homburg): Die Fortentwicklung der extrakorporalen Stoßwellenlithotripsie von Speichelsteinen mit dem Minilith

Mit unserer ersten Anwendung extrakorporaler Stoßwellenlithotripsie bei Speichelsteinen im Jahre 1989 eröffnete sich die Aussicht auf eine nichtinvasive Alternative zur operativen Steinentfernung. Mit einem für Nieren- und Gallensteine konzipierten Gerät (Modulith SL 10, Fa. Storz, Kreuzlingen) konnten auf diese Weise 120 Steine sicher desintegriert werden, wobei der in-line angeordnete Ultraschallkopf ein kontinuierliches Monitoring des Zertrümmerungsprozesses erlaubte.

Ermutigt durch die guten Behandlungserfolge, insbesondere bei Parotissteinen, konnte ein neues Gerät speziell für die Lithotripsie von Speichelsteinen entwickelt werden, dessen hochauflösende 7,5 MHz-Ultraschallquelle die optische Erfassung selbst kleinster Konkremente ermöglicht. Zudem berücksichtigt die kleine Fokusgestaltung (2,4 ·25 mm) bei gleichzeitig großer Apertur (84°) die besonderen Anforderungen des Kopf-Hals-Bereiches, so daß auf Lokalanästhesie oder Sedierung völlig verzichtet werden kann. Die fein regulierbare elektromagnetische Druckwellenquelle des Minilith SL 1 liefert bei 9–16 KV einen maximalen Fokusdruck von 38 MPa. Bei wasserbadfreier Ankopplung über eine flexible Aufhängung der Druckwellenquelle kann die Behandlung patientenfreundlich wahlweise im Sitzen oder im Liegen erfolgen.

Ziel der Behandlung ist eine therapeutisch adäquate Desintegration mit Fragmentgröße kleiner als 2 mm im Durchmesser, so daß mittels forcierter Salivation die Konkrementausschwemmung gelingt.

Im einjährigen Beobachtungsintervall wurden 51 Patienten behandelt, wobei sich 37 Patienten einer Nachuntersuchung unterzogen (Tabelle 1).

Sono- und/oder sialographisch waren 17 der 26 Submandibularissteine sowie 8 der 11 Parotissteine nach erfolgreicher ESWL eliminiert. Bei 3 Submandibularissteinen und 2 Parotissteinen darf aufgrund der Restkonkrementgröße von weniger als 2 mm mit einem Spontanabgang gerechnet werden. Bei Beschwerdefreiheit der restlichen Patienten wird die Behandlung fortgeführt.

Die Liste der unerwünschten Effekte konnte infolge der verbesserten Ultraschallortung deutlich reduziert werden:
- akute Sialadenitis (3),
- Blutung aus dem Ductus (4),
- Petechiale Hautblutung (6).

Die histologische Aufarbeitung von operativ entfernten Drüsen, die wegen intraglandulärer Steine der ESWL mit hohen Energiestufen bis 95 MPa (Modulith SL 10) unterzogen waren, zeigten ins Drüsenparenchym versprengte Steinfragmente, so daß das heutige Behandlungskonzept die schonendere fraktionierte Lithotripsie bei geringen Drücken (bis 38 MPa) rechtfertigt.

Die ambulant durchführbare ESWL von Speichelsteinen stellt somit eine nichtinvasive und zudem wirtschaftliche Alternative zur operativen Steinentfernung dar.

Tabelle 1. Behandlungsdaten mit dem MINILITH

	Submandibularis	Parotis
Anzahl der Konkremente	26	11
Steinfrei	17	8
Rest <2 mm	3	2
Rest >2 mm	6	1

125. R. Gutmann, M. Schreiner, C. Peyerl, J. Feyh (München):
Die endoskopische und extrakorporale Stoßwellenlithotripsie von Speichelsteinen

Seit 1989 werden in unserer Klinik Speichelsteine mit Stoßwellen zertrümmert. Zwei unterschiedliche Verfahren werden eingesetzt: Die endoskopische intrakorporale Stoßwellenlithotripsie (EISL; Calcutript) und die extrakorporale Stoßwellenlithotripsie (ESWL; Minilith).

Methoden

Bei der EISL wird der Ausführungsgang der Drüse mit Hilfe eines 2 mm-Endoskops untersucht und der Stein dargestellt. Über einen Arbeitskanal des Endoskops wird eine Ultraschallsonde an den Stein geführt und der Stein mit 5 bis maximal 200 Stoßwellen zertrümmert. Die Bruchstücke des Steins werden über den Drüsenausführungsgang in die Mundhöhle ausgespült. Dies wird endoskopisch kontrolliert. Bei der ESWL werden die Steine sonographisch dargestellt und in den Fokus der Stoßwelle zentriert. Die Applikation der Stoßwellen erfolgt perkutan. Es sind 2000 bis über 10 000 Stoßwellen nötig. Die Bruchstücke des Steins werden innerhalb der nächsten Tage ausgespült.

Ergebnisse

Bei 31 von 35 der mit der EISL-behandelten Patienten war der Eingriff erfolgreich. Die ESWL war bei 24 von 27 Patienten erfolgreich. Häufig (23 von 27 Patienten) waren bei der ESWL mehrere Behandlungen (bis zu 5) erforderlich.

Zusammenfassung

Mit der EISL lassen sich Steine im Bereich der Ausführungsgänge rasch und zuverlässig zertrümmern. Der Stein muß im Bereich des Ausführungsganges der betroffenen Drüse liegen. Mit der ESWL können auch intraglanduläre Steine behandelt werden. Die Rate der erfolgreichen Behandlungen ist bei beiden Methoden ähnlich hoch. Steine im Bereich des Ausführungsganges der Glandula submandibularis sind mit dem Minilith jedoch bisweilen schwer einstellbar, so daß hier die EISL angewendet werden sollte, die zudem meist bereits nach einer Behandlung zum Erfolg führt.

126. J. Kainz, C. Beham-Schmid, H. Braun, G. Höfler (Graz):
Das Non-Hodgkin-Lymphom vom Malt-Typ im HNO-Bereich

Seit der Erstbeschreibung von Isaacson 1983 wird diese seltene Neoplasie auch im HNO-Bereich diagnostiziert. An der Grazer HNO-Klinik wurden in den letzten 10 Jahren (1984–1993) 11 Fälle dieses Lymphomtyps gefunden. Die Lokalisation betraf in 1. Linie die Glandula parotis und erst in 2. Linie Gaumen und Tonsille. Etwas häufiger tritt dieser Tumor in anderer Lokalisation auf: Magen, Dickdarm, Schilddrüse, Lunge und andere.

Das sog. Malt-Lymphom stellt ein extranodales Non-Hodgkin-Lymphom dar, das vom Mukosa-assoziierten lymphatischen Gewebe ausgeht („mucosa associated lymphoid tissue"), es handelt sich hierbei um B-Zellymphome mit folgenden Charakteristika:

- lymphoepitheliale Läsion (die Tumorzellen zeigen gekerbte Kerne im Unterschied zu den normalen Lymphozyten mit runden Kernen; diese Tumorzellen infiltrieren die Drüsenacini des Parotisparenchyms und werden mit Zytokeratin gefärbt);
- Follikelbildung [follikuläre Infiltration, wobei die follikulären dentritischen Retikulumzellen reine reaktive Follikel bilden (konzentrische Anordnung). Daneben findet man auch ein Netzwerk mit dazwischengestreuten Tumorzellen];
- zentrozytenähnliche Lymphozyten (Lymphozyten mit gekerbten Kernen im Unterschied zu den normalen Lymphozyten mit runden Kernen, außerdem findet man in allen, also auch bei den niedrig-malignen Lymphomen, vereinzelte Blasten);
- Plasmazellen (polyklonal oder monoklonal);
- Monoklonalität (der Nachweis der Leichtkettenrestriktion ist beweisend für die Diagnose: monoklonale Vermehrung von entweder κ- oder λ-Ketten). Dies ist auch der einzige Unterschied zur myoepithelialen Sialadenitis.

Die Diagnose wird also morphologisch vermutet und immunhistochemisch und z.T. monoklonal-genetisch gesichert. Man unterscheidet 2 verschiedene Typen, den hoch-malignen und den niedrig-malignen Typ. Alle von uns gefundenen Fälle zeigten den niedrig-malignen Typ dieses Lymphoms. Früher wurde häufig die Diagnose „Pseudolymphom und Sjögren-Syndrom" gestellt. Gelegentlich wurde aufgrund der morphologischen Ähnlichkeit fälschlicherweise die Diagnose „niedrig-malignes Non-Hodgkin-Lymphom vom zentroblastisch-zentrozytischen Subtyp" gestellt. Da jedoch das biologische Verhalten wesentlich anders ist und die Diagnose sicher zu stellen ist, wird auch ein völlig verschiedenes Therapiekonzept angewandt.

Man findet eine wesentlich bessere Prognose, sowohl beim niedrig- als auch beim hoch-malignen Typ, jeweils verglichen mit einem entsprechenden nodalen malignen Lymphom. Das heißt, daß das niedrig-maligne Malt-

Lymphom eine wesentlich bessere Prognose hat als ein niedrig-malignes nodales Non-Hodgkin-Lymphom. Dies erklärt sich vielleicht dadurch, daß eine große Ähnlichkeit der Tumorzellen mit den Zellen der Marginal-Zone der Milz zu finden ist. Diese Zellen in der marginalen Zone der Milz sind dadurch charakterisiert, daß sie nicht auswandern und daher nicht zu einer Metastasierung neigen.

Auch das hoch-maligne Malt-Lymphom hat eine wesentlich bessere Prognose als die nodalen Non-Hodgkin-Lymphome. Hierbei sind die Tumorzellen noch größer (blastös) und schauen eben aus wie Zentroblasten.

In der Diagnostik muß das komplette Lymphomstaging (CT vom Kopf bis ins kleine Becken, Knochenmarkspunktion, Labor) durchgeführt werden, da eine erhöhte Wahrscheinlichkeit für das Vorhandensein eines weiteren Malt-Lymphoms besteht.

Die Therapie besteht in der Exstirpation des Tumors oder (als mittel 2. Wahl) in der Radiotherapie.

F. Hoppe (Würzburg): In wieviel Fällen eines Lymphoms der Glandula parotis lag ein M. Sjögren vor?

D. Kleemann (Rostock): Wie erfolgt die sichere histopathologische Abgrenzung des Malt-Lymphoms zum lymphoepithelialen Karzinom Typ „Schmincke"?

F. Waldfahrer (Erlangen): 1. Staginguntersuchungen bei Malt-Lymphom? 2. Therapiekonzepte bei Malt-Lymphom?

H. Braun (Schlußwort):
Zu Herrn Hoppe: Da mir bei der retrospektiven Untersuchung diese Daten nicht vorlagen, kann ich diese Frage nicht beantworten.
Zu Herrn Kleemann: Diese Differentialdiagnose ist nur histologisch zu stellen, nämlich durch immunhistochemischen Nachweis der Leichtkettenrestriktion (Monoklonalität).
Zu Herrn Waldfahrer: Therapie der Wahl: 1. Chirurgisch, 2. Strahlentherapie. Des weiteren muß ein vollkommenes Staging durchgeführt werden (CT bis ins kleine Becken), da möglicherweise ein Zweit-Malt-Lymphom vorhanden sein könnte, z.B. im Magen.

127. G. Angres, K. Metzger, H. Maier, W.-D. Lehmann (Heidelberg): Quantifizierung von Eicosanoiden im Speichel von Patienten mit Plattenepithelkarzinomen im oberen Aerodigestivtrakt

Im Misch-, Parotis- und Submandibularisspeichel von 16 Patienten mit Plattenepithelkarzinomen des oberen Aerodigestivtrakts wurden die Spiegel von 5-, 8-, 9-, 11-, 12- und 15-Hydroxyeicosatetraensäure (HETE) und 9- und 13-hydroxyoktadekadiensäure (HODE) als Produkte der Lipoxygenasen sowie 12-Heptadekatriensäure (12-HHT) als Marker für den Zyklooxygenasemetabolismus mit gaschromatographisch-massenspektrometrischen Methoden bestimmt. Als Kontrollgruppe dienten 8 gesunde Probanden. Der Mischspeichel von gesunden Personen zeigte eine 12(S)-Lipoxygenaseaktivität, die vermutlich auf der Anwesenheit von polymorphkernigen Leukozyten in der Mundhöhle beruht. Speichel aus der Glandula parotis und aus der Glandula submandibularis zeigte bei der Kontrollgruppe keine Lipoxygenaseaktivität, von den monohydroxylierten Fettsäuren waren nur Spuren nachweisbar.

Auch im Drüsenspeichel der Tumorpatienten konnte keine Lipoxygenaseaktivität gefunden werden. Der Mischspeichel der Karzinompatienten jedoch wies deutlich erhöhte Werte der Gesamtheit aller Eicosanoide auf. Insbesondere waren die Werte für 5-HETE 14fach und die Werte für 15-HETE bei diesem Kollektiv signifikant 13,5fach erhöht. Außerdem konnte eine signifikante Erhöhung der Arachidonsäure, des Ausgangsstoffes für die Lipoxygenase, festgestellt werden. 12-HHT war nur in den Speichelproben der Karzinompatienten, nicht jedoch in denen der Kontrollgruppe nachweisbar.

Es gibt Hinweise darauf, daß Produkte der Lipidperoxidation DNA-Addukte, Strangbrüche und DNA-Protein-crosslinking verursachen können. Dies spricht für eine Beteiligung der Produkte des oxidativen Stoffwechsels der Arachidonsäure an Alterung und Karzinogenese. Ein Einfluß von Nikotin auf die Spiegel der Eicosanoide konnte nicht nachgewiesen werden, es gibt jedoch Untersuchungen, die für deren Beteiligung an der Tumorpromotion, z.B. durch Alkohol, sprechen. Zukünftige Untersuchungen sollten zum Ziel haben, das Vorkommen und die biologische Wirkung von freien Fettsäuren und ihren oxygenierten Metaboliten im Speichel weiter zu klären.

128. D. Kleemann, T. Mentzel, A. J. MacRobert, S. G. Bown (Rostock, London): Die nekrotisierende Sialometaplasie. Ein experimentelles Modell[1]

Die nekrotisierende Sialometaplasie ist ein selten diagnostizierter Befund. Sie entspricht nach allgemeinen pathologischen Gesichtspunkten einem Speicheldrüsen-

[1] D. Kleemann und T. Mentzel wurden durch ein Stipendium des DAAD unterstützt.

infarkt. Die Kenntnis des morphologischen Bildes ist für die histopathologische Differentialdiagnostik von Bedeutung, da Verwechslungen mit Plattenepithel- oder Mukoepidermoidkarzinomen möglich sind. Folgende histomorphologische Zeichen werden bei der nekrotisierenden Sialometaplasie gefunden:

- eine lobuläre Infarzierung mit nekrotischen Azini,
- eine Plattenepithelmetaplasie des zentralen Gangepithels,
- eine ausgeprägte Entzündungsreaktion,
- der spätere Ersatz der Nekrosen in der Läppchenperipherie durch Fettgewebe sowie das Auftreten einer epithelialen Atrophie und einer periduktalen Fibrose/Sklerose.

Das wesentliche Kriterium der Benignität des Prozesses ist die Erhaltung der lobulären Strukturen.

Wir sind im Rahmen von Grundlagenuntersuchungen zu den Effekten photodynamischer Behandlung normalen Speicheldrüsengewebes auf das Phänomen der nekrotisierenden Sialometaplasie gestoßen. Weiße Neuseeländerkaninchen wurden durch i.v.-Applikation von 1 mg/kg KG Phtalocyanin (AlS_2Pc) in der ersten Gruppe und 100 mg/kg KG bzw. 200 mg/kg KG 5-Aminolävulinsäure (ALA) in einer zweiten Gruppe lichtsensibilisiert. Eine Stunde nach Phtalocyaningabe bzw. zwei bis drei Stunden nach Applikation von ALA führten wir unter Allgemeinnarkose die operative Exposition der rechten Glandula submandibularis durch. Die Drüsen wurden mit rotem Laserlicht der Wellenlänge 630 nm (nach ALA) bzw. 675 nm (nach AlS_2Pc) bestrahlt. Bei einer Ausgangsleistung des Kupferdampflaser gepumpten Farbstofflasers von 100 mW am Faserende betrug nach der Bestrahlungszeit von 700–900 s (in Abhängigkeit der bestrahlten Fläche) die applizierte Gesamtenergie 100 J/cm². Nach der Bestrahlung erfolgte der schichtweise Wundverschluß, die Tiere erholten sich schnell. Zu verschiedenen Zeitpunkten – 2 Tage, 2 Wochen und 6 Wochen – nach der Behandlung wurden die Tiere getötet und die behandelten Drüsen sowie die Drüsen der Gegenseite als Kontrolle entnommen und für die lichtmikroskopische Beurteilung aufgearbeitet. In 2 weiteren Kontrollgruppen fand die alleinige Lichtsensibilisierung bzw. die alleinige Laserbestrahlung statt.

Weder nach alleiniger Photosensibilisierung noch nach alleiniger Lichtbestrahlung wurden makroskopische Veränderungen der Drüsen gefunden. An histomorphologischen Veränderungen traten nach alleiniger Lichtbestrahlung lediglich leichte Ödeme und eine mäßige, diffuse zellulär-entzündliche Infiltration im bestrahlten Gewebe auf. Zwei Tage nach Sensibilisierung mit Phtalocyanin und anschließender Bestrahlung fanden sich focale epitheliale Nekrosen neben diffusen Hämorrhagien, Ödemen und einer entzündlichen Infiltration im Drüsengewebe. Diese Veränderungen waren nach zwei Wochen in das typische Bild einer nekrotisierenden Sialometaplasie übergegangen. Nach sechs Wochen fand sich makroskopisch eine stark geschrumpfte Drüse. Im histologischen Bild waren die Azinusnekrosen der Läppchenperipherie durch Fettgewebe ersetzt. Weiterhin wurden eine epitheliale Atrophie und periduktale Fibrose gefunden. Nach Sensibilisierung mit ALA und folgender Lichtbestrahlung traten neben einem bereits makroskopisch stark imponierenden Ödem die histologischen Zeichen der nekrotisierenden Sialometaplasie schon nach 2 Tagen auf. Dieses Bild fand sich auch nach 2 Wochen mit einer zusätzlichen starken periduktalen und interlobulären Fibrose, aber abgezogenem Ödem. Nach 6 Wochen sahen wir ein dem Zustand der vorher beschriebenen Behandlungsgruppe vergleichbares Bild der Atrophie, Fibrose und Fetteinlagerung.

Mit dem vorgestellten experimentellen Ansatz liegt uns ein leicht reproduzierbares Modell für die nekrotisierende Sialometaplasie vor. Die Ergebnisse bisheriger Grundlagenuntersuchungen zur nekrotisierenden Sialometaplasie, insbesondere auch die von Donath auf unserer 50. Jahresversammlung berichteten tierexperimentellen Ergebnisse, werden durch die aktuellen Befunde bestätigt. Der Donath-Methodik der Gefäßligatur entsprechen die von uns induzierten photochemischen Effekte auf die vaskulären Wandstrukturen und Gangepithelien, welche in vorher durchgeführten fluoreszenzmikroskopischen Untersuchungen eine hohe Sensibilitsatoranreicherung aufwiesen. Somit bestätigen die Ergebnisse dieser Untersuchung gleichzeitig bisher vorliegende Erkenntnisse betreffs eines Wirkungsmechanismus der photodynamischen Therapie über die mikrovaskulären Strukturen behandelter Gewebe.

129. A. Walczok, N. Stasche, K. Hörmann (Kaiserslautern, Mannheim): Transorale Operation als Therapiealternative bei pleomorphen Adenomen der Fossa pterygopalatina

Pleomorphe Adenome der Glandula parotis wurden früher enukleiert. Wegen der damit verbundenen Rezidivrate von bis zu 50% kam man nun dahin, einen solchen Tumor im Rahmen einer laterofazialen Parotidektomie zu entfernen. Der Sinn dieses Eingriffes liegt darin, das Adenom mitsamt seiner unbeschädigten Kapsel und dem umgebenden, gesunden Drüsengewebe vollständig zu entfernen.

Jedoch läßt sich dieses Konzept der Entfernung des Tumors mitsamt dem perifokalen gesunden Drüsengewebe bei zwei Tumorlokalisationen nicht beibehalten. Zum einen bei den von der Parotis ausgehenden, sich hantelförmig in den Retromaxillarraum ausbreitenden Adenomen, zum anderen den primär im Parapharyngealraum wachsenden Tumoren, von einer aberrierenden kleinen Speicheldrüse ausgehend.

In unserer Klinik sahen wir in den letzten 3 Jahren 3 Fälle von pleomorphen Adenomen in dieser Lokalisation. Nach bioptischer Sicherung eines benignen Tumors stellte sich nun die Frage des therapeutischen Vorgehens. Entweder eine Operation von außen im Sinne eines transpterygoidalen Zuganges, mit Abklappung der gesamten buccalen Gesichtsweichteile inklusive der Glandula parotis, sowie temporärer Durchtrennung des aufsteigenden Unterkieferastes, der ebenfalls mit abgeklappt wird.

Als Alternative konnten wir den Patienten einen transoralen Zugang anbieten, der im Vergleich dazu ein wesentlich besseres kosmetisches Ergebnis erbringt, zudem noch weniger komplikationsträchtig ist.

Der Zugang erfolgte über eine transorale Pharyngotomie mit folgendem stumpfen Auseinanderdrängen der parapharyngealen Weichteile bis zum Darstellen der Tumorkapsel.

Bei ausgedehntem Befund und der schon durch die Biopsie eröffneten Tumorkapsel wurden die Tumormassen intrakapsulär morcelliert, danach die nicht mehr unter Spannung stehende Tumorkapsel in toto ohne weitere Kapselverletzung aus den Weichteilen exstirpiert. Die umgebenden Weichteilstrukturen werden durch diese Vorgehensweise maximal geschont.

Der operative Zugang von außen gegenüber dem transoralen Vorgehen bietet lediglich eine etwas bessere Übersicht. Bei einem gesicherten Adenom in der Fossa pterygopalatina kann dieses auch nur aus den umgebenen Weichteilen enukleiert werden – eine größere Radikalität und somit ein sicherer Schutz vor einem Rezidiv läßt sich nicht erreichen.

Demgegenüber steht ein schonender, komplikationsarmer Eingriff mit sehr gutem funktionellen und vor allem auch kosmetischen Ergebnis.

Auch bei Auftreten eines Rezidives wäre ein Zweiteingriff transoral weniger problematisch, zumal bei einem radikalen chirurgischen Vorgehen der Zugang von außen nicht durch postoperative Narbenbildung noch zusätzlich erschwert wäre.

P. Chilla (Bremen): Vor einer PE muß dringend gewarnt werden. Eine Tumorzellausstreuung in das Gewebe ist fast unausweichlich, Rezidive in dieser komplizierten Region sind vorprogrammiert, und damit steigt die Gefahr der Ca-Entstehung in diesen Tumoren mit äußerst schlechter Prognose für die betroffenen Patienten.

Z. Szmeja (Poznan, Polen): Der transorale Zugang ist sehr gut; man kann den Tumor mit dem Finger exakt auspräparieren. Bei dieser Methode ist es möglich, mit dem Finger große Gefäße sehr gut zu tasten. Wir haben im letzten Jahr 4 solcher Tumoren transoral entfernt – 3 pleomorphe Adenome und 1 Fibrom. Es ist wichtig zu vermeiden, die Tumorkapsel zu öffnen, da dann Rezidive entstehen. Bei hantelförmigen Tumoren ist es nicht immer möglich, sie von einer Seite zu entfernen, deshalb machen wir einen kombinierten Zugang von außen und transoral, und dann ist es nötig, den Tumor in der Mitte durchzuschneiden.

A. Walczok (Schlußwort):
Zu Herrn Chilla: Die Tumorart ist primär unbekannt. – Die Operation durch den TU bei dicker Kapsel dient dem Schutz der Umgebung.
Zu Herrn Szmeja: Ich bedanke mich für die Bestätigung und Zustimmung.

130. H.-G. Schroeder, O. Kleinsasser, E. Rehberg (Marburg): Gutartige Parotistumoren: Standardisierte Radikalchirurgie oder individualisierte befundbezogene Chirurgie

Bei gutartigen Parotistumoren wird seit Jahrzehnten unverändert eine standardisierte Radikalchirurgie gefordert, deren kleinster Eingriff eine komplette laterale Parotidektomie zu sein habe. Demgegenüber wird in der Marburger Universitäts-HNO-Klinik seit 20 Jahren eine individualisierte Chirurgie durchgeführt, die an die Art des Tumors, seine Größe und Lokalisation angepaßt ist.

Von 1973 bis 1992 wurden in Marburg neben 69 Karzinomen 301 gutartige Parotistumoren operativ entfernt, bei denen es sich in 60,2% um pleomorphe Adenome, in 33,2% um Adenolymphome und in 6,6% um seltene Tumoren wie Basalzelladenome, Onkozytome und andere handelte.

Die routinemäßig präoperativ durchgeführte B-Bildsonographie ermöglicht es dem Operateur, sich ein genaueres Bild über Größe, Anzahl, Lokalisation, Konfiguration und Topographie der Tumoren zu machen.

Kleine, gut verschiebliche, oberflächlich gelegene, singuläre Tumoren werden unter Zuhilfenahme des Operationsmikroskopes mikrochirurgisch exstirpiert (77,6%), wenn nötig auch unter Darstellung einzelner oder mehrerer Fazialisäste. Eine laterale Parotidektomie war nur in 13% der Fälle nötig, wenn es sich um große, tiefer gelegene Tumoren des Außenlappens mit geringerer Verschieblichkeit handelte. Eine totale konservative Parotidektomie war nur in 9,4% erforderlich, bei multizentrischen Tumoren oder sog. Innenlappentumoren.

Rezidive von pleomorphen Adenomen traten während einer Verlaufsbeobachtung von 1–20 Jahren in 3,1% der Fälle auf. Es wurden Rezidive bei 2 von 97 mikrochirurgischen Exstirpationen, bei keiner der 21 lateralen Parotidektomien und bei 2 der 12 totalen Parotidektomien beobachtet, wobei die letzte Gruppe eine Negativauslese der größten und am schwierigsten zu operierenden Tumoren darstellt.

Beeinträchtigungen des Gesichtsnerven traten erwartungsgemäß verschieden oft auf in Abhängigkeit vom Operationsverfahren: passagere, partielle Paresen nach Exstirpation in 1,8%, nach lateraler Parotidektomie in 30,4%, nach totaler Parotidektomie in 52,6%. In knapp drei Viertel der Fälle bildeten sich die Paresen innerhalb kurzer Zeit zurück.

Bleibende Paresen mit einem medianen Pareseindex von 10% wurden registriert nach Exstirpation in 0,6%, nach lateraler Parotidektomie in 9,8%, nach totaler Parotidektomie in 16,7%.

Über gustatorisches Schwitzen (Frey-Syndrom) unterschiedlicher Ausprägung klagten insgesamt 4,8% (nach mikrochirurgischer Exstirpation 2,6%, nach lateraler Parotidektomie 9,4%, nach totaler Parotidektomie 15%).

Die Auswertung der Operationszeiten ergab mediane Operationsdauern von 60 min für mikrochirurgische Exstirpationen, 160 min für laterale Parotidektomien und 175 min für totale Parotidektomien.

Die Ergebnisse zeigen, verglichen mit anderen Autoren, daß das Marburger Konzept der individualisierten befundbezogenen Chirurgie benigner Parotistumoren große Vorteile hat. Bei kürzeren Operationsdauern lassen sich geringere Komplikationsraten und bessere Erfolge bzgl. der Rezidive erzielen.

E. Stennert (Köln): Angemeldete Diskussionsbemerkung

Herr Schroeder, Sie haben Ihrem Vortrag den Titel gegeben: Gutartige Parotistumoren: Standardisierte Radikalchirurgie oder individualisierte befundbezogene Chirurgie? Ein solcher Titel ist unüberhörbar tendenziös, denn er erweckt den Eindruck, daß die Einen unkritisch und unreflektiert alles radikal wegschneiden, während die Anderen eine selbstkritische, den wahren Bedürfnissen des Patienten angepaßte Individualchirurgie betreiben, die zu besseren Ergebnissen führt. Da hier wohl jeder weiß, wer der Adressat dieser Kritik ist, möchte ich diesen Fehdehandschuh gerne aufgreifen und Ihnen einige Zahlen aus unserem eigenen Krankengut und Hinweise auf die Literatur entgegen halten, soweit dies in diesem Rahmen möglich ist.

Die Gegenüberstellung in Tabelle 1 zeigt zunächst, daß in Marburg in den vergangenen 20 Jahren 370 und in Köln in den vergangenen 9 Jahren 410 Parotistumo-

Tabelle 1. Parotistumoren: Übersicht

	Marburg	Köln
Beobachtungs- zeitraum	1973–1992 (20 Jahre)	1985–1993 (9 Jahre)
Tumoren gesamt	370	410
maligne	69	88
benigne	301	323
Pleomorphe Adenome	181 (60,2%)	181 (56,0%)
Adenolymphome	100 (33,2%)	112 (34,7%)
Seltene Entitäten	20 (6,6%)	30 (9,3%)

ren operiert wurden. Ich erwähne dies nur, um deutlich zu machen, daß auch wir in dieser Chirurgie nicht ganz unerfahren sind. Bei Ihnen befanden sich darunter 69 Malignome, bei uns waren es 88. Die numerische und prozentuale Verteilung der benignen Tumoren, und darunter insbesondere der pleomorphen Adenome, stimmen sehr gut überein, so daß sich das Zahlenmaterial wirklich miteinander vergleichen läßt.

Nun zunächst zu den Operationsmethoden (Tabelle 2). Bei Ihnen wurden 72,4% der benignen Tumoren durch eine „mikrochirurgische Exstirpation" entfernt. Wir nennen dies, ebenso wie fast alle anderen mit dieser Operation Vertrauten, schlicht „Enukleation". Sie erfolgt selbstverständlich auch bei uns mikroskopisch, macht aber nur insgesamt 10,2% aller Fälle aus. Bei den Prozentzahlen für die laterale Parotidektomie ist das Verhältnis genau umgekehrt: Während Sie diese in nur 15,3% ausführen, ist sie bei uns die häufigste Operationsmethode und entspricht mit 72,1% exakt der Häufigkeit Ihrer Enukleationen. Auch laterale Parotidektomien werden bei uns grundsätzlich mikroskopisch ausgeführt. Die totalen Parotidektomien sind in beiden Kliniken etwa gleich häufig (Marburg 12,3%, Köln 16,7%). Der von Ihnen verwendete Ausdruck „totale konservative Parotidektomie" ist mir allerdings nicht verständlich und eher eine contradictio in adjecto, denn eine „totale Chirurgie" kann nie „konservativ" sein. Sollten Sie allerdings mit dem Wort „konservativ" andeuten wollen, daß Sie dabei im Unterschied zu Anderen den Nerven erhalten, so muß ich Ihnen sagen, daß auch bei uns die totale Parotidektomie wiederum prinzipiell mikroskopisch und selbstverständlich nerverhaltend durchgeführt wird.

Tabelle 2. Benigne Parotistumoren: Operationsmethoden

Marburg	Köln
Mikrochirurgische Exstirpation 72,4%	Enukleation (mikroskopisch) 10,2%
Partielle oder komplette Laterale Parotidektomie 15,3%	Laterale Parotidektomie (mikroskopisch) 72,1%
Totale „konservative" Parotidektomie 12,3%	Totale Parotidektomie (mikroskopisch, Nerv erhalten) 16,7%

Tabelle 3. Pleomorphe Adenome: Operationsergebnisse bei selbst durchgeführten Erstoperationen

	Marburg [%]	Köln [%]
Lokalrezidive	2,3	0,3
Partielle Fazialisparesen	2,8	0,3
Frey-Syndrom	9,9	0–23,8

Damit komme ich zu den Operationsergebnissen, die sich v.a. an 3 Komplikationen bewerten lassen müssen (Tabelle 3): Bei den selbst durchgeführten Erstoperationen traten bei Ihnen Lokalrezidive in 2,3%, bei uns in 0,3% der pleomorphen Adenome auf. Ähnlich verhält es sich mit den partiellen Fazialisparesen: In Marburg 2,8%, in Köln 0,3%. Bezüglich Ihrer Angaben zur Häufigkeit des Frey-Syndroms, das bei Ihnen angeblich in rund 10% auftritt, habe ich eine genauere Angabe zur Art der Verifizierung vermißt. Bei uns liegt die Häufigkeit je nach Beurteilung der subjektiven Beschwerden und der objektiven Nachweisbarkeit zwischen 0 und 23,8%.

Tabelle 4 macht noch einmal an unserem eigenen Zahlenmaterial das ganze Desaster einer inadäquaten Entfernung der pleomorphen Adenome deutlich: Unter den uns von auswärts zugewiesenen Rezidiven fanden sich 40 Erst-, 7 Zweit-, 3 Dritt- und 4 Viertrezidive, wobei ersichtlich wird, daß mit zunehmender Rezidivhäufigkeit die Gefahr einer irreversiblen Nervenschädigung trotz sorgfältigster Präparationstechnik zunimmt. In diesem Frühjahr hat sich die Zahl der irreversiblen totalen (kompletten) Paresen um 2 weitere Fälle auf 3 erhöht: In all diesen Fällen war der Nerv im Stammbereich derart von tumortragendem Narbengewebe umgeben, daß er trotz aufwendigster Bemühungen nicht mehr isoliert und somit komplett reseziert werden mußte. Spätestens diese Katastrophen gilt es mit allen Mitteln zu verhindern. Erwähnenswert ist auch, daß sich bei 2 Revisionsoperationen ein Malignom fand. Hier muß also die Richtigkeit der histologischen Erstdiagnose bezweifelt werden.

Zur Inzidenz des Frey-Syndroms hat bereits 1957 Laage-Hellman ein sehr eindeutiges und bis heute nicht widersprochenes Zahlenmaterial vorgelegt: Er konnte bei 123 Patienten mit Hilfe des Jodstärketests nach Minor in 97,6% den objektiven Nachweis dieses Syndroms

Tabelle 4. Pleomorphe Adenome: zugewiesene Rezidive (1985–1993). Korrelation: Rezidivhäufigkeit – post operationem Fazialparese. Darunter 2 Fälle, die sich bei Revisionsoperation von 12 Monaten als maligne erwiesen

Rezidive Häufigkeit	(n)	Reversible Fazialisparese partiell	total	Irreversible Fazialisparese partiell	total
1. Rezidiv	40	15			
2. Rezidiv	7	1		1	
3. Rezitiv	3		1	1	
4. Rezidiv	4			2	1
Gesamt	54	16	1	4	1

Tabelle 5. Frey-Syndrom – Inzidenz

Objektiver Nachweis (Jodstärketest nach MINOR 1928)		
Laage-Hellman (1957)	n=123	97,6%
Fischhuber (1993)	n= 81	97,5%

Subjektive Wahrnehmung	Kassen-patienten [%]	Privat-patienten [%]
Herkömmliche laterale Parotidektomie	29,5	45,9
Modifizierte laterale Parotidektomie	0	23,8

erbringen (Tabelle 5). Kürzlich hat Herr Fischhuber bei uns im Rahmen einer Dissertation 81 Patienten mit dieser Methode nachuntersucht und ist auf exakt denselben Prozentsatz gekommen. Anders verhält es sich mit der subjektiven Wahrnehmung, wobei wir interessanterweise deutliche Unterschiede zwischen Kassen- und Privatpatienten fanden: Bei der „herkömmlichen" lateralen Parotidektomie litten subjektiv knapp 30% der Kassenpatienten und knapp 46% der Privatpatienten unter diesem Syndrom. Der Unterschied erklärt sich damit, daß Privatpatienten einerseits selbstkritischer sind und andererseits alle präoperativ genauestens über diese Komplikation aufgeklärt wurden und somit geradezu in einer Erwartungshaltung standen. Wenn man allerdings die von uns jetzt propagierte modifizierte Operationstechnik mit exakter Präparation des Wangenhautlappens zwischen Wangenfaszie und Parotiskapsel anwendet und abschließend zusätzlich einen Muskelschwenklappen vom M. sternocleidomastoideus verwendet, so klagte kein einziger Kassenpatient mehr über subjektive Beschwerden, und auch bei den Privatpatienten ließ sich die subjektive Wahrnehmung um etwa die Hälfte reduzieren.

Um dem Vorwurf entgegen zu treten, daß wir mit der „Miehlke-Schule" unreflektiert an einem Schema F festhalten, muß noch ein kurzer Hinweis auf die Literatur gegeben werden. Die in Tabelle 6 aufgeführten Autoren sind nur eine kleine Auswahl, die sich erheblich erweitern ließe. In ihren Publikationen werden die Rezidivraten nach Enukleation einerseits und nach lateraler Parotidektomie andererseits im eigenen Krankengut gegenübergestellt. Tabelle 6 zeigt eindeutig, daß bei allen die Zahl der Rezidive nach Enukleationen um ein Vielfa-

Tabelle 6. Pleomorphe Adenome – operatives Management (Literaturhinweise) Rezidive

Autoren	Enukleation (n)	Rezidive [%]	Laterale Parotidektomie (n)	Rezidive [%]
Lanier et al. (1972)	20	70	88	4
Mann et al. (1985)	59	49	123	6
Maimaris (1986)	49	12	42	0
Federspil et al. (1994)	21	14	108	3
Wennmo et al. (1988)	33	6	57	9

Tabelle 7. Pleomorphe Adenome – operatives Management (Literaturhinweise). Multizentrische Tumormanifestation

Autoren	Operationen (n)	Inzidenz [%]	Nachweis
De Larue (1965)	83	20,0	mikroskopische Serienschnitte
Micheau (1974)	282	3,5	makroskopisch
Alajmo et al. (1989)	239	2,0	mikroskopisch
von Glaß et al. (1989)			
retrospektiv	123	6,0	mikroskopisch
prospektiv	35	11,0	mikroskopische Serienschnitte

ches höher liegt als nach lateralen Parotidektomien. Eine Ausnahme findet sich lediglich bei Wennmo et al. (1988), bei denen die Rezidivquoten etwa gleich hoch sind.

Schließlich gibt es eine Reihe von Hinweisen darauf, daß pleomorphe Adenome auch multizentrisch entstehen können (Tabelle 7), wobei wiederum die Zahlen von der Präzision der histologischen Aufarbeitung abhängen. Bei Serienschnittuntersuchungen fanden De Larue (1965) ein solches multizentrisches Wachstum immerhin in 20% und von Glaß et al. (1989) aus der Erlanger Klinik in 11%, weshalb die Erlanger Klinik nicht nur eine laterale sondern sogar eine totale Parotidektomie propagiert.

Abschließend sei mir noch der Hinweis erlaubt, daß ich Ihnen 2 schöne histologische Bilder demonstrieren könnte, die zeigen, daß pleomorphe Adenome auch mit einer unvollständig ausgebildeten Kapsel wachsen können. Eine Enukleation in solchen Fällen würde unweigerlich zur Aussaat von Tumormaterial führen. Auch aus diesem Grund gilt deshalb für uns die Devise: Das beste pleomorphe Adenom ist jenes, das man bei der Entfernung gar nicht erst zu Gesicht bekommt.

P. A. Federspil (Homburg/Saar): Wir wissen, daß die vielen Rezidive pleomorpher Parotisadenome erst nach 5 Jahren und später auftreten, so daß zur Beurteilung der „wahren" Rezidivrate nur Patienten einbezogen werden sollten, die tatsächlich 10 Jahre und länger beobachtet wurden. Wir konnten in unserem Patientengut, welches wir im Januar dieses Jahres in der HNO veröffentlichen (HNO, 1994, 42:28–35) nachweisen, daß die dann ermittelten Rezidivraten wesentlich höher liegen. Welchen Prozentsatz der Patienten konnten Sie noch nach 10 Jahren kontrollieren?

O. Kleinsasser (Marburg): Als Mitautor dieses Vortrages erlauben Sie mir bitte einige Bemerkungen zur angemeldeten Diskussion von E. Stennert: Die Diskussion, ob die laterale Parotidektomie immer der kleinste Eingriff zur Entfernung eines Parotistumors sein müsse, ist schon seit Jahren überfällig. Der Titel unseres Vortrages ist demnach nicht tendenziös sondern umschreibt nur die Fragestellung. Ich möchte mich nur dagegen verwehren, daß man immer wieder etwas abwertend die Exstirpation von Parotistumo-

ren eine „Enukleation" nennt. Wenn wir ein Ei aus dem Hühnernest nehmen, dann „exstirpieren" wir es; wenn wir es dann kochen, köpfen und auslöffeln, dann haben wir den Inhalt des Eies „enukleiert". Natürlich exstirpieren wir Parotistumoren und vermeiden bei unserem mikrochirurgischen Vorgehen peinlichst, die Kapsel zu verletzen. Im übrigen ist der Unterschied nicht allzu groß: bei vielen lateralen Parotidektomien liegt der Tumor ja tiefer im Parotisparenchym medial dem Fazialisfächer in mehr oder weniger breiter Front an und muß dann von den Fazialisästen abgelöst werden. Die alte Forderung, daß man während der lateralen Parotidektomie den im Parotisparenchym eingebetteten Tumor gar nicht sehen dürfe (und damit auch gar nicht verletzen könne), ist wohl nur bei kleinen Parotistumoren in die Praxis umzusetzen, bei denen wiederum nach unserer Meinung eine laterale Parotidektomie gar nicht nötig ist.

H.-G. Schroeder (Schlußwort):
In Erwiderung der ausführlichen Diskussionsbemerkung von Herrn Prof. Stennert möchte ich zunächst einmal folgendes feststellen. Niemand wird die großen Verdienste, die sich Herr Prof. Miehlke und seine Schüler im Hinblick auf die Parotis- und Fazialischirurgie erworben haben, mindern wollen. Die Zeiten haben sich aber geändert, und die großen Fortschritte in der präoperativen Diagnostik sowie in der mikrochirurgischen Operationstechnik dürfen nicht unberücksichtigt bleiben, so daß wir der Meinung sind, daß operative Konzepte nicht so starr angewendet werden sollten, sondern eher der gegebenen Situation angepaßt werden müssen. Da von uns Ärzten in zunehmendem Maße wirtschaftliches Denken und Handeln verlangt wird, haben wir auch auf den Zeitgewinn durch kürzere Operationsdauern hingewiesen, dieses ist bei der Anwendung unseres Konzeptes zu erzielen, ohne daß dadurch Nachteile für die Patienten entstehen. Die Angabe von Operationszeiten habe ich allerdings bei Ihrem Vergleich der Marburger Ergebnisse mit den Kölner Ergebnissen vermißt.
Zur Terminologie: Wir möchten unser Vorgehen der mikrochirurgischen Exstirpation deutlich abgrenzen gegenüber der Enukleation, unter der wir, wie H. H. Naumann schon 1959 definiert hat, die Freilegung und Spaltung der Tumorkapsel, Auslöffeln des Tumors und folgende Entfernung der Kapsel verstehen. Ein ähnliches Vorgehen hörten wir im vorangegangenen Vortrag, dieses lehnen wir ab. In der Literatur finden sich für die von uns angewandte Technik verschiedene Bezeichnungen wie: „pericapsular excision", „extracapsular lumpectomy", „local excision (resection)", „limited excision", „modified parotidectomy". Alle diese Termini bezeichnen die Exstirpation mitsamt der unverletzten Kapsel, ohne daß eine laterale oder totale Parotidektomie durchgeführt wird. Bei Ihren Ergebnissen liegt ein maximaler Beobachtungszeitraum von 9 Jahren zugrunde, bei unseren beträgt er 20 Jahre, wobei über 60% der Fälle 10 Jahre und mehr beobachtet wurden. Da Mischtumorrezidive bekanntlich noch nach weit über 10 Jahren auftreten können, sind die Resultate bzgl. der Rezidive nicht als definitiv zu betrachten.
Zu den 4,4% Fazialisparesen in unserer Serie haben wir jeden Patienten mit auch nur angedeuteter Fazialisasymmetrie gezählt. Bei den meisten handelte es sich um isolierte Mundast- bzw. Unterlippenparesen. Was das Frey-Syndrom betrifft, haben wir dies nur dann als positiv gewertet, wenn der Patient auf Befragung die typischen Beschwerden angab. Den Jodstärketest haben wir nicht durchgeführt. Unser Konzept der individualisierten chirurgischen Behandlung benigner Parotis-Tumoren soll im Vergleich zur schematisiert durchzuführenden lateralen bzw. totalen Parotidektomie eine Alternative darstellen, die weniger aufwendig ist und für den Patienten keine Nachteile mit sich bringt.

Nervus facialis

131. R. Laskawi, S. Freier, H. Böttcher, J. R. Wolff (Göttingen): Motoneuronzählungen im Fazialiskern nach verschiedenartigen Läsionen des N. facialis der Ratte[1]

Läsionen des peripheren N. facialis der Ratte ohne Regenerationsmöglichkeit führen mit der Zeit zu einer Verringerung der zählbaren Motoneuronzellkörper im Fazialiskern. Durch histochemische Verfahren lassen sich Motoneuronzellkörper im Fazialiskern markieren und zählen.

Hier berichten wir über Zählungen immunhistochemisch markierter Motoneuronzellkörper (Antikörper SMI 32 gegen nicht-phosphorylierte Neurofilamentepitope (npNF)) im Fazialiskern der Ratte nach verschiedenartigen Läsionen des peripheren Nerven.

Es handelte sich hierbei um Nervendurchtrennungen mit und ohne Anbringen eines Metallclips an den Nervenstamm (d.h. ohne oder mit Möglichkeit zur Nervenregeneration), Reanastomose nach Nervendurchtrennung, Nervenquetschungen (crush) sowie um die Applikation von Botulinumtoxin, das die Ausschüttung von Acetylcholin an der neuromuskulären Synapse verhindert. Die Überlebenszeiten nach Axotomie betrugen bis zu einem Jahr.

Nach Läsionstypen, die eine Axonregenertion zulassen, kam es auch nach langen Überlebenszeiten zu keinem erkennbaren Verlust von (npNF) markierten Zellkörpern im Fazialiskern auf der behandelten im Vergleich zur nichtbehandelten Seite. Wurde ein Metallclip

zur Verhinderung der Regeneration angebracht, zeigte sich erst nach einem Jahr allenfalls eine tendenzielle Abnahme (npNF) markierter Zellkörper.

Diese Resultate weisen auf die Möglichkeit einer „operativen Verlängerung" der Überlebenszeit von Motoneuronen nach Nervenläsionen (z.B. Nervenplastiken) durch bestimmte Maßnahmen hin. Die dargestellten Resultate stehen in guter Übereinstimmung mit der Beobachtung, daß durch Anbringen eines Metallclips ebenso eine verlängerte Astrogliareaktion auftritt (Laskawi et al. 1993), und untermauern, daß bei derartigen Mechanismen für Motoneuronzellkörper eine evtl. protektive Funktion der Astroglia von Interesse ist.

E. Stennert (Köln): Ihre soeben geschilderten Befunde scheinen im Gegensatz zu Befunden zu stehen, die wir im Rahmen unserer neuroanatomischen Studien der Hypoglossus-Fazialis-Anastomose im Tierversuch gewonnen haben. Danach kommt es sehr schnell, d.h. innerhalb weniger Stunden, zum signifikanten Abfall der Zahl der Motoneurone des durchtrennten Nerven, ein Prozeß, der erst durch eine Reanastomosierung bzw. „Fremdnervenpfropfung" rückläufig gemacht werden kann. Haben Sie eine Erklärung für diese divergierenden Befunde?

R. Laskawi (Schlußwort):
Die „einfache" Durchtrennung der Fazialisnerven der Ratte ermöglicht, daß Axone neu auswachsen können, und erlaubt somit Regeneration. Dies wird von uns als Erklärung für den fehlenden Motoneuronverlust angesehen. Resektion eines Nervenstückes führt zur Abnahme der Motoneuronzellzahl. Daher kommen unsere Gruppen zu differenten Resultaten.

[1] Unterstützt durch die Deutsche Forschungsgemeinschaft (La:823/1-1).

132. A. Gunkel, D. N. Angelov, W. F. Neiss, E. Stennert (Köln): Beschleunigung der Aussprossung durchtrennter Motoneurone durch Gabe von Nimodipin am Beispiel der Hypoglossus-fazialis-Anastomose

Seit einiger Zeit wird der Kalziumkanalblocker Nimodipin (Nimotop) eingesetzt zur Verbesserung neuronaler Regenerationsvorgänge, z.B. nach Hirninfarkten, aber auch in jüngerer Zeit zur positiven Beeinflussung von Heilungsvorgängen in peripheren motorischen Nerven sowie den zugehörigen motorischen Nervenkerngebieten. An Wistarratten haben wir die Auswirkungen der

postoperativen Gabe von Nimodipin auf die Wachstumsgeschwindigkeit und die Regeneration der Motoneurone im Hypoglossus- bzw. Fazialiskern nach peripherer Nervendurchtrennung und nachfolgender unilateraler Hypoglossus-fazialis-Anastomose (HFA) untersucht.

Material und Methode

Bei 108 adulten weiblichen Wistarratten führten wir eine unilaterale Hypoglossus-Fazialis-Anastomose durch. Hierbei wurde bewußt der zentrale Fazialisnervenstumpf nicht ligiert, sondern unversorgt liegen gelassen. Die Anastomose (HFA) erfolgt epineural mit atraumatischer Naht 11-0 (Ethicon EH 7438G) und lag ca. 3 mm neben dem zentralen Fazialisstumpf. Postoperativ wurde die Hälfte des Kollektivs mit Placebo gefüttert, die andere mit Nimodipin-haltigem Futter (1000 ppm). 48 h vor der Aufarbeitung der Versuchstiere wurde beidseits in den „whisker pad" (Schnurrhaare – M. labialis superior) der Tiere Horseradish Peroxidase (HRP, Sigma Nr. P-6782 in 0,2 ml aqua dest.) zum retrograden Nerventracing injiziert. Von 1 bis 32 Wochen post operationem wurden die Tiere transkardial perfusionsfixiert und die HRP-markierten Motorneurone im Kerngebiet von Hypoglossus und Fazialis mit der Fraktionatormethode gezählt. Gezählt wurden behandelte und unbehandelte Seite im Seitenvergleich.

Ergebnisse

Auf der unbehandelten Kontrollseite zeigte sich bei allen Tieren eine Anfärbung von Motoneuronen nur im lateralen Kerngebiet des Nucleus n. facialis, also den Neuronen, die normalerweise zum „whisker pad" projezieren (1238 ± 36 Neurone). Eine Anfärbung im Hypoglossuskern fand sich auf der Kontrollseite nie.

Die Gesamtzahl der mit HRP angefärbten Neurone im Hypoglossus- und Fazialiskern war nach der Behandlung mit Nimodipin signifikant unterschiedlich im Vergleich zur Placebogruppe.

Placebo: In der Placebogruppe zeigten sich die ersten HRP-markierten Motoneurone im Hypoglossuskern der operierten Seite nach 4 Wochen (46 ± 21; n = 6 Ratten), nach 6 Wochen fanden sich 566 ± 62, nach 8 Wochen 1096 ± 52, nach 32 Wochen 1244 ± 47 markierte Neurone. Der „whisker pad" der Operationsseite wurde nach der HFA beim Placebotier nun überwiegend durch ipsilaterale Hypoglossusneurone versorgt. Daneben zeigte sich aber auch, daß aus dem bewußt nicht weiter ligierten zentralen Fazialisstumpf eine zunehmende Anzahl von Fazialisaxonen mit in die HFA einwuchsen – diese lag ca. 3 mm vom durchtrennten Fazialisstamm entfernt – und über den Weg des peripheren Fazialisfächers ebenfalls in den „whisker pad" der operierten Seite projizierten. Durch diese zusätzliche Innervation aus dem Fazialisnerven ergab sich eine deutliche Hyperinnervation, d.h. die Summe aus den in den whisker-pad projizierenden Hypoglossus- und Fazialisneuronen war beim Placebotier deutlich höher als auf der unbehandelten Kontrollseite (1238 ± 36) und ebenso deutlich höher als bei der Nimodipingruppe. 16 Wochen post-operationem fanden wir beim Placebotier 1969 ± 58 projizierende Hypoglossus- und Fazialisneurone, d.h. 54% mehr als unter Normalbedingungen. Beim Placebotier zeigte sich somit eine ausgeprägte Hyperinnervation des whisker-pad.

Nimodipin: Mit Nimodipin fanden wir eine Beschleunigung der Aussprossung der Hypoglossusneurone gegenüber der Placebogruppe. Die ersten HRP-markierten Hypoglossusneurone fanden sich bereits nach 2 Wochen (63 ± 29, n = 6 Ratten), nach 4 Wochen fanden sich mit Nimodipin schon 177 ± 51 Neurone gegenüber 46 ± 21 Neuronen beim Placebotier. Die Aussprossung der Hypoglossusneurone in den „whisker pad" der operierten Seite wurde durch Nimodipin signifikant beschleunigt.

Der zweite entscheidende Effekt der postoperativen Nimodipingabe zeigte sich im Fazialiskern der Operationsseite. Bei Nimodipingabe sproßten zwar ebenfalls Fazialisneurone mit in die HFA ein, aber ihre Zahl war gegenüber dem Placebotier deutlich geringer. Nach 16 Wochen betrug die Summe aus HRP-markierten Hypoglossus- und Fazialisneuronen beim Placebotier 1969 ± 58, dies entspricht einer deutlichen Hyperinnervation. Bei Nimodipingabe lag die Summe HRP-markierter Hypoglossus- und Fazialisneurone nur bei 1097 ± 97; dieser Wert liegt im Bereich des Normalen. Durch Nimodipingabe wurde somit eine Hyperinnervation verhindert.

Schlußfolgerung

Bei der Wistarratte verbessert Nimodipin die motorische Reinnervation in zweifacher Weise: In der Frühphase (1–6 Wochen) nach einer Nervenanastomose wird die Geschwindigkeit der Aussprossung der durchtrennten Axone gegenüber der Placebogruppe erhöht. In der Spätphase wird durch Nimodipin eine postoperative Hyperinnervation des „whisker pad", die beim Placebotier regelmäßig entsteht, verhindert. Die einzelnen motorischen Einheiten bleiben also unter Nimodipingabe normal.

W. F. Thumfart (Innsbruck): Gibt es Versuche mit Reanastomosierung des N. facialis und Nimodipingabe, welche einen günstigen Einfluß auf Hyperkinesien nach Nervenaussprossung nachweisen? Könnte dies evtl. auch Synkinesien beeinflussen?

M. Jäckel (Berlin): Die vorgestellten Resultate wirken auf den ersten Blick einander widersprüchlich. Einerseits beschreiben sie in der Frühphase eine Förderung der Nervenaussprossung, andererseits eine Hemmung der Hyperinnervation durch Nimodipin. Wie erklären Sie sich das?

A. Gunkel (Schlußwort):
Zu Herrn Thumfart: Die durchgeführten Tierexperimente dienen u.a. zur theoretischen Untermauerung der praktischen Anwendung von Nimodipin beim Menschen. Denkbar wäre die Behandlung von Läsionen peripherer Nerven oder die Gabe nach Nervenrekonstruktionen.
Zu Herrn Jäckel: Es ist kein Widerspruch. Das Wachstum von Hypoglossus und Fazialis geschieht kompetitiv, d.h. der Hypoglossus erreicht unter Nimodipin den „whisker-pad" früher, und der Fazialis muß somit nicht mehr so stark mit aussprossen. Die pathologische Hyperinnervation wird somit vermieden.

133. R. Metzler et al. (Mannheim)
Gefäßweiten – Regulation der Widerstandsgefäße des N. facialis

Die Durchblutung von Organen ist vom Blutdruck und von der Gefäßweite abhängig. Nach dem Hagen-Poiseuille-Gesetz ist das Stromzeitvolumen am effektivsten durch Änderungen des Gefäßdurchmessers zu beeinflussen.

Mit der Image-splitting-Methode können Änderungen der Gefäßdurchmesser unter dem Mikroskop bestimmt werden.

Die Gefäßweitenregulierung ist durch nervale, lokale, humorale und hormonale Regulationsmechanismen zu beeinflussen.

Wir haben in einem in-vitro-Modell die Widerstandsgefäße des N. facialis dem Einfluß verschiedener gefäßaktiver Transmitter ausgesetzt.

Es zeigte sich, daß solche Versuche am in-vitro-Modell über einige Stunden durchführbar und die Versuchsergebnisse denen von in-vivo-Modellen vergleichbar sind. Ein vollständiger Gefäßverschluß ist unter halbwegs physiologischen Bedingungen nicht zu realisieren, auch exzessive Gefäßdilatationen sind wegen des Gewebegegendruckes nicht möglich.

134. L. Stork, A. Schadel, W. Bergler, K. Hörmann (Mannheim):
Neurophysiologisches in-vitro-Modell für den N. facialis

In-vitro-Versuche sind, im Gegensatz zu in-vivo-Versuchen, in Baden-Württemberg lediglich anzeigepflichtig. Unabhängig von den juristischen Hemmnissen bieten in-vitro-Modelle gegenüber in-vivo-Modellen eine Reihe von Vorteilen. Die Beeinflussung des Versuchsergebnisses durch eine wechselnde Narkosetiefe, wechselnde Schmerzsensibilität oder wechselnde Herz-Kreislauf-Situationen entfallen. Darüber hinaus lassen sich in einem in-vitro-Versuch auch Bedingungen simulieren, die in vivo unmöglich wären.

Vor diesem Hintergrund haben wir in Zusammenarbeit mit dem physiologischen Institut der Universität Heidelberg eine Versuchskammer zur Untersuchung z.B. des N. facialis konstruiert, die uns die Möglichkeit gibt, über Stunden hinweg, unter in-vitro-Bedingungen, experimentelle Untersuchungen am N. facialis vorzunehmen. Die Meßkammer besteht aus einer einfachen Plexiglaswanne, in der Metallträgerelektroden fest installiert sind. Die Temperatur der Meßkammer kann durch eine beheizbare Unterlage reguliert und über das installierte Thermometer kontrolliert werden. Durch das Erwärmen der Kammer bildet sich im Inneren aus der zugesetzten Elektrolytlösung (ev. mit Glukose- oder Laktatzusatz) ein Elektrolyt-gesättigter Wasserdampf für die Versorgung des Nerven. Werden der Elektrolytlösung Pharmaka zugesetzt, so läßt sich deren Wirkung auf den Nerv testen. Auch ist die Ableitung weiterer Potentiale am Nerven selbst oder eines EMG von einem dem Nerv zugehörigen Muskel möglich.

Zusammenfassend bietet das vorgestellte In-vitro-Modell bzw. die gezeigte Meßkammer einen breiten Spielraum bei der Durchführung elektrophysiologischer und pharmakologischer in-vitro-Untersuchungen an fast jedem Nerven. Daneben sind die Versuche lediglich anzeigepflichtig und somit fast umgehend ausführbar.

135. O. Bürstner, F. Brügel, G. Grevers (München-Großhadern): Transkortikale Magnetstimulation des N. facialis im Langzeitintervall nach Akutereignis

Untersucht wurden 50 Patienten mit mindestens ein Jahr zurückliegender, idiopathisch aufgetretener Fazialisparese. Die Paresen wurden klinisch mittels des Stennert-Index und apparativ mittels Elektromyographie (EMG), Nervenleitgeschwindigkeit (NLG) und Magnetstimulation (MST) nach Schweregrad eingeteilt. Drei Patienten wurden wegen Zweifeln an der Ätiologie der Parese ausgeschlossen.

Die EMG-Muskelaktivitäten wurden zwischen Nullinie und Interferenzmuster eingeteilt und mit 0 bis 5 Punkten bewertet, die Muskeleinzelwerte seitengetrennt addiert. Summendifferenzen zwischen Pareseseite und gesunder Seite von 2 bis 3 Punkten wurden als schwach pathologisch, Differenzen ab 4 Punkten sowie Spontanaktivität oder Muskeleinzelwerte unterhalb des Übergangsmusters auf der Pareseseite als deutlich pathologisch eingestuft.

Bei der NLG wurden die Amplituden beider Seiten bei supramaximaler Reizstärke verglichen. Amplitudenreduktionen auf der Pareseseite von > 50% wurden als schwach, Reduktion > 75% als deutlich pathologisch bewertet.

Bei der Magnetstimulation wurden die Antworten mittlerer Latenz abgeleitet. Die Werte der gesunden Seite wurden als Referenzbereich für die jeweiligen Ableitmuskeln verwendet. Seitendifferenzen eines Patienten in der Latenz von mehr als einer Standardabweichung wurden als schwach pathologisch, schwach pathologische Abweichungen in 2 oder mehr Muskeln sowie Differenzen von mehr als 2 Standardabweichungen wurden als deutlich pathologisch eingestuft. Ebenso wurden die Amplituden der Antworten verglichen.

In der statistischen Analyse zeigte sich, daß die Latenz auf der Pareseseite zwar tendenziell in jedem der 3 Muskeln verlängert war, eine Signifikanz ließ sich jedoch in keinem Fall nachweisen. Bei der Analyse der Amplituden fand sich ebenso kein statistisch wertbarer Unterschied.

Vergleicht man EMG, NLG und MST, so zeigt sich, daß bei höhergradigen Paresen die MST ähnlich häufig wie die NLG Hinweise auf eine zurückliegende Parese erbringt, am ehesten ist das EMG jedoch in der Lage, den Defektzustand zu objektivieren.

Gerade bei Patienten mit höhergradigen Paresen ist unsere Fallzahl aber noch sehr gering und somit die Aussagekraft unserer Zahlen begrenzt und mit Zurückhaltung zu bewerten.

Zusammenfassung

Im Langzeitintervall nach Fazialisparese stellt die MST eine, wenn auch sicherlich begrenzte Bereicherung der Diagnostik dar. Zusammen mit EMG und NLG ist sie in der Lage, gerade bei Gutachtenfragen zu einer besseren Objektivierung des Defektzustands beizutragen. Die ideale Einsatzmöglichkeit der MST bleibt weiterhin die Ableitung der kurzen Latenz im frühen Stadium einer Fazialisparese, wie von zahlreichen Autoren beschrieben.

Tabelle 1. MST verschiedener Muskeln

MST Latenz [ms] Amplitude [mV]	Musculus frontalis	Musculus orbicularis oculi	Musculus orbicularis oris
Gesunde Seite	15,10 ± 3,75 ms 0,20 ± 0,17 mV	12,89 ± 1,78 0,29 ± 0,28 mV	17,71 ± 3,62 0,27 ± 0,32 mV
Pareseseite	16,63 ± 3,46 ms 0,23 ± 0,20 mV	13,89 ± 4,21 ms 0,28 ± 0,25 mV	18,86 ± 3,87 ms 0,35 ± 0,28 mV

Tabelle 2. Vergleich von MST, EMG und NLG

(n)	Stennert Index	MST schwach [%]	deutlich pathologisch	EMG schwach [%]	deutlich pathologisch	NLG Amplitudenreduktion [%] > 50%	> 75%
18	0	7	21	33	8	20	0
14	1	27	27	11	44	22	22
6	2	25	25	25	50	0	75
5	3	0	25	20	60	20	20
3	4	33	67	33	0	0	33
1	5	0	0	0	100	0	100

136. J. W. H. Krause, C. Pfeifer, S. R. Wolf, W. Schneider (Erlangen): Prognosefaktoren bei idiopathischer Fazialisparese

Die Behandlung der idiopathischen Fazialisparese reicht vom Abwarten einer Spontanheilung bis zu einer intensiven, stationären und kostenträchtigen Therapie. Untersuchungen von Peitersen haben gezeigt, daß sich bei 25% der Patienten mit idiopathischer Fazialisparese im spontanen Verlauf Defekte entwickeln. An unserem Patientenkollektiv haben wir anhand von 98 Krankheitsverläufen von Patienten mit idiopathischer Fazialisparese retrospektiv untersucht, ob für die Ausheilungswahrscheinlichkeit unter intensiver stationärer, verglichen mit ambulanter Therapie prognostische Kriterien ermittelt werden können.

Im Sinne einer Ausschlußdiagnostik wurde bei 98 Patienten eine idiopathische Fazialisparese, sogenannte Bellsche Parese, festgestellt. Eine Zuführung zu unterschiedlichen Therapiekonzepten erfolgte zufällig, je nach Therapieregime des zuerst aufgesuchten Therapeuten. Die Krankheitsverläufe wurden klinisch und elektromyographisch bewertet.

Es bestand weder eine geschlechtsbegünstigte Ausheilungsrate, noch eine Korrelation zum Alkohol- oder Nikotinkonsum, noch zum Vorliegen einer arteriellen Hypertonie. Auch das Vorliegen von Ohrenschmerzen korrelierte nicht mit einer schlechteren Heilungsrate. Als prognostisch unerheblich im Sinne der Vorhersage einer Ausheilung haben sich die Befunde des Stapediusreflexes und der chemischen Schmeckfähigkeit erwiesen. Hingegen zeigte die Pareseausprägung, ausgedrückt in den Pareseindices nach Stennert und nach House, zum Zeitpunkt der Erstvorstellung eine signifikante Beziehung zu der Heilungsrate mit einer höheren Restparesequote und Defektheilungsrate bei stärkerer Anfangsparese. Bei einem geringen Pareseausmaß von House II oder III zum Zeitpunkt der Erstvorstellung stellte sich bei 39 von 42 Patienten, entsprechend 93%, eine Restitutio ad integrum ein. Bei stärkerer Anfangsparese heilte hingegen nur bei 33 von 52 Patienten, entsprechend 61%, die Parese vollkommen aus. Eine Wiederholung einer idiopathischen Fazialisparese hatte sich bei elf Patienten ereignet. Die Rate der Restitutio ad integrum verringerte sich in dieser Gruppe auf 46% gegenüber 83% bei erstmaliger Parese des betreffenden Gesichtsnerven. Ebenso nachteilig wirkte sich eine Verzögerung der Therapieaufnahme über 10 Tage nach Eintritt der Parese aus. Der Behandlungserfolg sank drastisch von

93% auf 50% bei verzögerter Therapieaufnahme (p = 0,005). Eine hoch signifikante Korrelation (p < 0,001) bestand zwischen zunehmendem Lebensalter und einer vermehrten Anzahl von Restparesen. Eine deutliche Zunahme der Restparesen wurde jenseits des vierzigsten Lebensjahres festgestellt. Eine pathologische Seitendifferenz im Schirmertest erbrachte ebenso wie die Nadel-Elektromyographie die höchste prognostische Aussage für das Eintreten einer Restparese. Wurden im EMG pathologische Spontanaktivitäten nachgewiesen, so litten 9 von 24 Patienten, entsprechend 38%, unter Synkinesien. Wurde jedoch im EMG keine pathologische Spontanaktivität nachgewiesen, so traten bei diesen Patienten nur in knapp 9% zumeist milde Defektheilungen ein.

Im Hinblick auf die schlechte Ausheilungsrate beim Zutreffen eines oder mehrerer als prognostisch ungünstig zu bewertender Kriterien, kann eine rasche Aufnahme einer stationären Therapie zumindest empfohlen werden. Auch in Anbetracht möglicher Nebenwirkungen halten wir die Gabe von HAES nicht für erforderlich.

R. Laskawi (Göttingen): Welche Therapie haben Sie bei Ihren Patienten durchgeführt?
Haben Sie unterschiedliche Ergebnisse bzgl. Ihrer prognostischen Parameter in Abhängigkeit von der Therapie erhalten? In einer eigenen Untersuchung konnten wir zeigen, daß bei erfolgter Infusionstherapie (nach Stennert) auch Paresen mit Degenerationszeichen im EMG defektfrei ausheilten (Laskawi et al. 1994).

P. A. Federspil (Homburg/Saar): Das House-Brackman-Grading ist unserer Meinung nach etwas problematisch, da motorische Funktion und sekundäre Defektheilung in einen Score eingehen.
Hatten Sie Probleme mit dem House-Brackman-System? Können Sie bitte noch etwas zum Stennert-Parese- und Defektheilungsindex sagen? Haben Sie eine Korrelation zwischen den Systemen errechnet?

J. W. H. Krause (Schlußwort):
Zu Herrn Laskawi: Der fehlende Nachweis pathologischer Spontanaktivitäten im Nadel-EMG im Frühzustand darf nicht zur Aussage Anlaß geben, daß sich keine späteren Synkinesien entwickeln werden. Bei zwei Patienten, die in unserem Kollektiv keine pathologischen Spontanaktivitäten zum Untersuchungszeitpunkt zeigten und eine kombiniert antiphlogistisch-rheologische, stationäre Therapie erhielten, zeigten sich milde Synkinesien in der Folgezeit.
Zu Herrn Federspil: Die klinische Bewertung erfolgte sowohl nach dem Stennert-Defektheilungsindex als auch nach dem House-Brackman-Index. Die dargestellten Ergebnisse sind auf demselben Niveau für beide Indices signifikant.

137. E.-J. Haberland, R. Fikentscher (Halle): Kennlinien – Elektrogustometrie

Zur Funktionsprüfung des Schmeckorgans mit inadäquaten Reizen wird mit der Aufnahme der Kennlinie eine Möglichkeit aufgezeigt, aus elektrogustometrischen Untersuchungen mehr Information über dessen Funktionszustand zu gewinnen.

Die Reizzeit-Reizstärke-Kennlinie wird wegen der mehrere Zehnerpotenzen umfassenden Zeit- und Reizstärkebereiche doppeltlogarithmisch dargestellt (Abb. 1). Analog den akustischen Dezibel wird die Reizstärke als dekadischer Logarithmus des quadratischen Stromverhältnisses mit 3 µA als Bezugsstrom skaliert (dBg). Trotz der außerordentlich großen interindividuellen Variabilität haben die Kennlinien den prinzipiell gleichen invers s-förmigen Verlauf. Zur Aufnahme der Kennlinie stehen mehrere Verfahren zur Verfügung, die sich hinsichtlich Zeitaufwand und Genauigkeit unterscheiden. Allen gemeinsam ist, daß sie als „subjektive" Verfahren die konzentrierte Mitarbeit des Probanden oder Patienten verlangen. Aus Gründen der Zeitökonomie wird zur Kennlinienermittlung ein sequentielles Verfahren verwendet, bei dem von kurzen Reizzeiten ausgehend die Schwelle von höheren Reizstärken absteigend mit wenigen Oszillationen um den wahrscheinlichen Wert bestimmt wird.

Die 14 Kennlinienpunkte, wie sie in den Beispielen 1, 2 und 4 der Abb. 1 vorkommen, lassen sich so in weniger als 30 Minuten ermitteln. Sehr viel Zeit benötigt die Kennlinienaufnahme mit einem statistischen Verfahren, bei dem pseudozufällig verteilte Reize innerhalb eines Reizstärkefensters bei konstanter Reizzeit angeboten werden. Kurve 3 in Abb. 1 ist so aus 4200 Reizen in 140 Schwellenbestimmungen, die an 60 Tagen durchgeführt wurden, erstellt worden.

Zur Quantifizierung der Kennlinie wird vorgeschlagen, sie in drei Abschnitten einer linearen Regression zu unterziehen (Abb. 2).

Das zugrundeliegende Modell sind Potenzfunktionen. Aus den Koordinaten der Schnittpunkte und den Anstiegen sind Parameter wie „klassische" Schmeckschwelle (Ordinate von A), elektrogener Dynamikbereich des Schmeckorgans, sensible Empfindungsschwelle (Ordinate von B) und Exponent der Potenzfunktion (Geradenanstieg) zu entnehmen. Das Verfahren soll zuerst in der Diagnostik von Erkrankungen, die den Fazialisnerven betreffen, eingesetzt werden. Weitere Anwendungen sind in Vorbereitung.

E. Stennert (Köln): Sie haben aus gutem Grund die enge Korrelation zwischen sensorischer und sensibler Reaktion auf Stimulationsreize hervorgehoben, eine Beziehung, auf die bereits Kida und Rollin aufmerksam gemacht haben. Würden Sie uns bitte noch einmal deutlich machen, bis zu welchem Grad und wie gut reproduzierbar die von Ihnen gezeigte Methode diese beiden Qualitäten – Chordafunktion und Trigeminusafferenzen – differenzieren kann.

H. G. Demus (Halle): In welcher Weise ändert sich die Kennlinie mit zunehmendem Alter?

E.-J. Haberland (Schlußwort):
Es sind von einer Reihe Patienten gut reproduzierbare Kennlinien mit der beschriebenen sequentiellen Reizmethode aufgenommen worden. Es ist aber darauf zu achten, daß der gleiche Reizort benutzt wird und der Patient genügend motiviert ist.

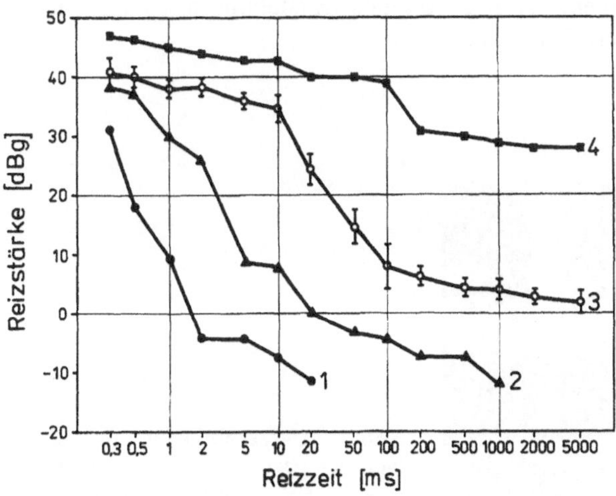

Abb. 1. Interindividuelle (1, 2, 4) und intraindividuelle (3) Schwankungsbreite (Standardabweichung) der Kennlinien von 4 willkürlich ausgewählten Probanden. Die Meßpunkte sind der Anschaulichkeit wegen durch einen Polygonzug verbunden

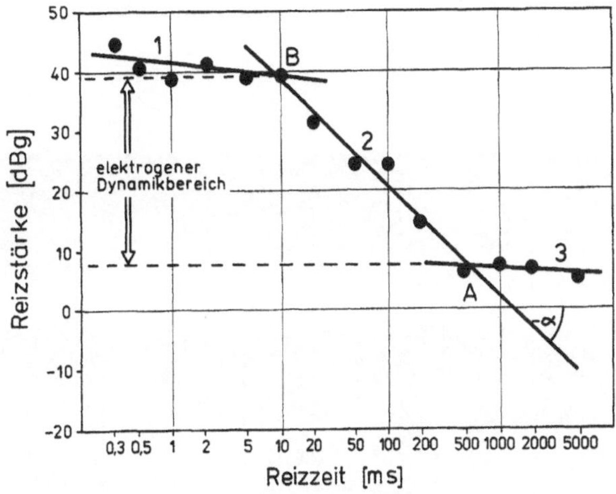

Abb. 2. Parameterermittlung aus den 3 approximierten Geraden für eine Kennlinie. Die Koordinaten der Schnittpunkte A und B sowie die Geradeanstiege kennzeichnen die Kennlinie modellhaft

Der Übergang zwischen sensibler und sensorischer Empfindung wird definiert als Schnittpunkt der Regressionsgeraden des oberen flachen und des steil abfallenden Kennlinienteils. Dieser Punkt ist am besten reproduzierbar. Ob er den Übergang am genauesten beschreibt, kann mit dieser Methode nicht ermittelt werden.

Zur Altersabhängigkeit: Die mit dieser Methode ermittelte „sensible" Schwelle verschiebt sich mit zunehmendem Lebensalter viel weniger als die sensorische Schwelle zu höheren Werten. Gleichzeitig verschiebt sich der obere Abknickpunkt deutlich zu größeren Reizzeiten.

138. N. Marangos, A. Berlis (Freiburg): Hochauflösendes Felsenbein-CT im Knochenalgorithmus und 2D-Rekonstruktion zur Beurteilung des Fazialiskanals

Felsenbeinfrakturen lassen sich radiologisch mit der hochauflösenden Computertomographie im Knochenfenster darstellen. Der Fazialiskanal kann dabei nur mit mehreren Schichten in verschiedenen Ebenen erfaßt werden; dies ist mit großem zeitlichen Aufwand und entsprechender Strahlenbelastung verbunden, Schichten in koronarer Ebene sind häufig bei polytraumatisierten Patienten nicht durchführbar. Ausgehend von einer klassischen axialen hochauflösenden Tomographie des Felsenbeins im harten Knochenalgorithmus nehmen wir „off line" eine 2D-Rekonstruktion entlang des mastoidalen Fazialisverlaufs vor. Ein Rekonstruktionswinkel von 45 Grad zur median-sagittalen Ebene erlaubt die Darstellung des gesamten mastoidalen Fazialiskanals, bis zum Foramen stylomastoideum (Abb. 1).

Bei 2 polytraumatisierten Patienten mit kompletter peripherer Fazialisparese sahen wir nach dieser Rekonstruktion eine eindeutige Stufe des Fazialiskanals, und deshalb dekomprimierten wir den Nerven über einen mastoidalen Zugang. Intraoperativ fanden wir in beiden Fällen eine Frakturlinie, die den mastoidalen Fazialiskanal in Höhe des Chorda-Fazialis-Winkels kreuzte und das Perineurium lädierte. Die Nervenfunktion erholte sich sowohl klinisch als auch elektromyographisch in beiden Fällen innerhalb von 4–6 Monaten.

Zwei weitere Patienten, die primär bewußtlos waren, sahen wir erst einige Wochen nach dem Unfall. Die Fazialisparese war in beiden Fällen fast komplett, elektromyographisch waren jedoch Reinnervationspotentiale registrierbar. Im Felsenbein-CT und nach der 2D-Rekonstruktion war zwar eine Frakturlinie durch den mastoidalen Fazialiskanal, aber ohne Stufenbildung, sichtbar. Unter konservativer Therapie kam es auch hier zu einer Restitution.

Wir sehen in dieser Technik der Darstellung des Fazialiskanals mehrere Vorteile. Sie basiert auf einer hochauflösenden axialen Computertomographie, die bei fast allen wachen und komatösen Patienten durchführbar ist; im Idealfall kann sie bei polytraumatisierten Patienten mit Kopfverletzungen im Rahmen der Primärdiagnostik vorgenommen werden, da solche Patienten heutzutage bereits in der Notaufnahme ein kranielles Computertomogramm erhalten. Dadurch kann eine Beteiligung des Fazialiskanals mit Stufenbildung sehr früh erkannt werden, selbst wenn der Patient bewußtlos ist und daher eine Funktionsprüfung nicht möglich ist. Eine spätere CT-Untersuchung und die Anfertigung weiterer Schichten in verschiedenen Ebenen können vermieden werden, was die Strahlenbelastung des Patienten erheblich reduziert. Der zeitliche Aufwand für die Untersuchung ist minimiert, die Rekonstruktion wird „off line" in beliebigen Ebenen in Abwesenheit des Patienten vorgenommen, bis eine optimale Darstellung des Fazialiskanals erreicht wird.

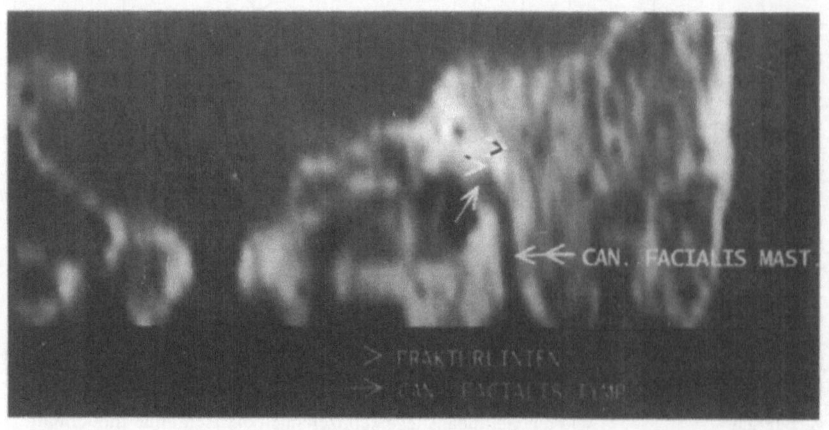

Abb. 1. 2D-Rekonstruktion zur Darstellung des Fazialiskanals; in einer Rekonstruktionsebene von 45° zur median-sagittalen Ebene sind der gesamte mastoidale Verlauf, Anteile des tympanalen Verlaufs und die Frakturlinie – hier ohne Stufenbildung – sichtbar

E. Stennert (Köln): In einem der von Ihnen gezeigten CTs sah man eine Fraktur, die in das Ganglion geniculi einstrahlte. Diese Region stellt auch hinsichtlich der präoperativen Diagnostik die eigentliche Problemzone dar. Die bereits von Ulrich 1926 publizierte Feststellung, daß der N. facialis in der Region der Ganglien durch eine Zweitschädigung mitbetroffen ist, wurde kürzlich von Brackmann et al. bestätigt.
Die von Ihnen vorgestellte Methode gibt über diese Zweitlokalisation keine Informationen.

H. Heinritz (Erlangen): Obwohl Sie zur Felsenbein-CT nur eine 2 mm-Schichtdicke verwendeten, haben Sie sehr schöne Bilder gezeigt. 3D-Rekonstruktionen und multiplanare Darstellungen lassen sich jedoch besser mit einem Volumenscanning, wie dies mittels der Spiral-CT möglich ist, durchführen. Hochauflösende Detaildarstellungen können insbesondere mittels Submillimeterrekonstruktionen (bis 0,1 mm Schichtabstand) durchgeführt werden und Aufschlüsse über das von Prof. Stennert angesprochene Ganglion geniculi geben. Warum haben Sie nicht mittels Spiral-CT untersucht?

C. Stenglein (Erlangen): Warum haben Sie eine Schichtdicke von 2 mm gewählt? Wir bevorzugen üblicherweise eine Schichtung in 1 mm-Schichtdicke.

N. Marangos (Schlußwort):
Zu Herrn Stennert: Der tympanale Fazialisverlauf und die Ganglion-geniculi-Region kann mit dem axialen HR-CT dargestellt werden, die der Ausgang für unsere Rekonstruktionen war. Trotzdem gibt es Qualitätseinschränkungen, die den sicheren Ausschluß einer Fraktur in diesem Bereich erschweren.
Zu Herrn Heinritz: Ich bin ganz Ihrer Meinung. Sobald unsere Neuroradiologische Abteilung das Spiral-CT bekommt, werden wir es einsetzen und versprechen uns bessere Bildqualität mit geringerer Strahlenbelastung.
Zu Frau Stenglein: 1,5 oder 1 mm Schichten sind beim konventionellen axialen HR-CT mit mehr Strahlenbelastung verbunden; wir beurteilen die Bildqualität der vorgestellten Technik als ausreichend und verzichten auf mehrere Schichten. Mit dem Spiral-CT wäre es sicherlich möglich und die Qualität besser.

139. W. Schneider, B. H. Suchy, S. R. Wolf, J. W. H. Krause (Erlangen-Nürnberg): Neurophysiologisches Monitoring in der Parotischirurgie

Nachdem neurophysiologisches Monitoring (NM) des N. facialis für Revisionsoperationen an der Ohrspeicheldrüse vereinzelt in der Literatur als sehr hilfreich beschrieben wurde, sollte in der vorliegenden Untersuchung der Frage nachgegangen werden, ob ein Monitoring des Gesichtsnerven in der Routinechirurgie der Glandula parotis Vorteile bietet.

Wegen eines gutartigen Ohrspeicheldrüsentumors erhielten 59 Patienten von Assistenten in Weiterbildung eine komplette Parotidektomie. Die Patientenverteilung erfolgt in eine Kontrollgruppe ($n=24$) ohne NM sowie in 2 Patientengruppen, bei denen ein NM mit jeweils dem gleichen zweikanaligen Neurophysiologiegerät vorgenommen wurde: Gruppe I ($n=19$ mit dem NIM2-Gerät der Firma XOMED) mit monopolarer Stimulationsart, Gruppe II ($n=16$ mit dem Neuroscreen der Firma INOMED) mit der nach Erlanger Plänen entwickelten bipolaren, koaxialen Stimulationselektrode.

Neben einer direkten elektrischen Reizung mit speziellen Stimulationselektroden zur Nervensuche und -identifikation kann mit dem NM intraoperativ kontinuierlich die spontane Gesichtsmuskelaktivität mittels eines Elektromyogramms gemessen werden. Als Ausdruck einer inadäquaten mechanischen oder thermischen Schädigung des N. facialis können kurzzeitige Entladungen („bursts") oder salvenartige Entladungen („trains") als Warnsignale eines gefährlichen Operationsmanövers auftreten.

Während die monopolare Stimulationsart mehrfach falsch-positive Reizantworten zeigte, zeichnete sich die bipolare, koaxiale Stimulationselektrode wegen ihres kleinen elektrischen Reizfelds durch eine exzellente Selektivität aus und stellt die optimale Stimulationselektrodenart dar. Ein Vergleich der durchschnittlichen Operationsdauer erbrachte eine signifikante Verkürzung der Operationszeit durch das NM gegenüber der Kontrollgruppe. Während die Patientengruppe mit monopolarer Stimulation, verglichen mit der Kontrollgruppe, keine eindeutig besseren Ergebnisse der Gesichtsmuskelfunktion (beurteilt nach dem House-Brackmann-Index) weder am ersten Tag noch 3 Monate postoperativ aufwies, hatte die Gruppe II mit bipolarer koaxialer Stimulation sowohl am ersten postoperativen Tag als auch 3 Monate postoperativ prozentual einen höheren Anteil von Patienten mit völlig normaler Gesichtsmuskelfunktion (House-Index I) oder nur minimaler Funktionsbeeinträchtigung (House-Index II).

Wegen der Vorteile einer kürzeren Operationsdauer und einer unmittelbar postoperativ besseren Gesichtsmuskelfunktion führen wir ein NM bei kompletten Parotidektomien durch Weiterbildungsassistenten mittlerweile routinemäßig durch.

P. Federspil (Homburg/Saar): Seit mehreren Jahren wenden wir neben der Beobachtung durch transparente Abdeckfolien im Gesichtsbereich ein mono- und bipolares elektrophysiologisches Monitoring bei der Parotischirurgie an und verfügen über sehr gute Ergebnisse. Die Verfahren sind auch für den erfahrenen Parotischirurgen wertvoll. Hatten die Patienten in der Kontrollgruppe eine durchsichtige Folienabdeckung im Gesichtsbereich, und welche Randomisierung haben Sie gewählt?

M. Jäckel (Berlin): Kommt es bei der Parotidektomie aufgrund permanenter mechanischer Reizung des N. facialis nicht zu vielen unnötigen akustischen Signalen, die den Operateur vor vermeintlich gefährlichen Manövern warnen?

W. Schneider (Schlußwort):
Zu Herrn Federspil: Eine Abdeckung der gleichseitigen Gesichts-

muskulatur mit einer Klarsichtfolie wurde nicht vorgenommen. Nach unserer Erfahrung bietet die Anwendung von Klarsichtfolien keine wesentliche Verbesserung, da die Beobachtung der Muskelzuckungen während der Operation als Ausdruck einer spontanen Muskelaktivität zu ungenau und unsensibel ist. Die spontane Muskelaktivität, die bei der Anwendung des neurophysiologischen Monitoring auftreten kann, zeigt sich bei gefährlichen Operationsmanövern viel früher als spontane klinische Muskelzuckungen. Auf der anderen Seite können die durch direkte elektrische Nervenstimulation ausgelösten Muskelzuckungen auch manuell durch nicht durchsichtige Operationstücher palpiert werden, falls der Operateur dies für wünschenswert hält.

Die Randomisierung war gegeben insofern, als die Kontrollgruppe von Patienten gebildet wurde, die vor dem routinemäßigen Einsatz des neurophysiologischen Monitoring an unserer Klinik eine komplette Parotidektomie erhielten. Die Geschlechtsverteilung und die Tumorverteilung ebenso wie das durchschnittliche Alter der Patienten waren in den 3 Patientengruppen ähnlich.

Zu Herrn Jäckel: Natürlich kommt es vor, daß der Operateur auch elektrostatische Entladungsartefakte über Monitor und Lautsprecher wahrnehmen muß, obwohl er gerade nicht den N. facialis präpariert. Mit den neuen auf dem Markt vorhandenen Monitoringgeräten und mit einer gewissen Erfahrung, die für diese Methodik ebenso wie für andere Techniken erforderlich ist, ist eine Unterscheidung zwischen elektrostatischem Artefakt und tatsächlicher Spontanaktivität gut möglich, so daß eine Störung des Operateurs nicht erfolgt.

140. V. Bonkowsky, J. Strutz, P. Pere, W. Arnold (Regensburg, München): Periphere Fazialisparesen nach komplikationslosen Mittelohroperationen: Eine Herpesvirusreaktivierung?

Jedem Ohroperateur ist bekannt, daß in seltenen Fällen einige Tage nach einem unkomplizierten Mittelohreingriff eine vom Operationsablauf her nicht erklärbare Fazialisparese auftreten kann. Eine mögliche Ursache für diese Fazialisparese ist eine mechanische Reaktivierung von Herpesviren im Ganglion geniculi z.B. durch Reizung oder Dehnung der Chorda tympani während der Operation.

Daß eine solche mechanische Reaktivierung von latenten Herpesviren in einem sensiblen Ganglion möglich ist, zeigen die Untersuchungen von Pazin und Janetta: Bei der sog. „Dekompressionsoperation nach Janetta" kommt es bei ca. 40% der Patienten zu einer Reaktivierung von Herpes-simplex-Typ-1-Viren (HSV-1) aus dem Trigeminalganglion, die sich klinisch als einige Tage nach der Operation auftretender Herpes labialis bemerkbar macht. Da bei dieser Operation eine gefäßbedingte Kompression der Trigeminuswurzel beseitigt wird – ein invasiver Eingriff am Nerven nicht stattfindet – und es trotzdem zur häufigen Auslösung von HSV-Rekurrenzen kommt, genügen offensichtlich geringe mechanische Manipulationen im Verlauf des Nerven für eine Reaktivierung der Viren.

Wir konnten in unserem Krankengut bei 521 Mittelohroperationen 5 postoperative Fazialisparesen beobachten, bei denen eine mechanische Reaktivierung von Herpesviren in Frage kam. Diese Fazialisparesen erfüllten folgende Kriterien:

- Auftreten nach einem komplikationslosen Mittelohreingriff,
- Beginn der Parese frühestens 48 h nach der Operation.

Damit ist eine iatrogene Fazialisparese ausgeschlossen.

Bei diesen Fazialisparesen wurden nun serologische und immunologische Untersuchungen durchgeführt. In einem Fall ließen sich im ELISA igM-Antikörper gegen Varizellen-Zoster-Viren (VZV) nachweisen, bei 3 weiteren Paresen ein erhöhter IgG-Titer gegen HSV-1. Bei den immunologischen Untersuchungen fand sich eine Befundkonstellation wie bei einem Virusinfekt (CD4/CD8 Ratio erniedrigt, aktiv. CD8-Zellen erhöht, NK-Zellen erhöht).

Bei 3 Patienten wurde ein postoperatives MR durchgeführt, dabei zeigte sich in allen 3 Fällen eine Gadoliniummmehranreicherung in der Region des Ganglion geniculi.

Entsprechend diesen Ergebnissen ist die wahrscheinliche Ursache der hier beschriebenen Fazialisparesen eine mechanische Reaktivierung von Herpesviren (VZV, HSV-1) im Ganglion geniculi des N. facialis.

M. Jäckel (Berlin): Als Ort der Virusaktivierung führten Sie das Ganglion geniculi auf. Die dort befindlichen Zellkerne gehören jedoch zu den Geschmacksfasern des N. facialis. Wie kommt es dann zu der motorischen Fazialisparese?

V. Bonkowsky (Schlußwort):
Die Viren gelangen nach Primärinfektion der Mundschleimhaut in das Ganglion geniculi – das einzige sensible Ganglion im Verlauf des N. facialis. Eine Reaktivierung dieser Viren führt zu einer virusinduzierten Immunreaktion, die dann den gesamten N. facialis – auch den motorischen Anteil – schädigt und zu einer Parese führt.

141. E. Meyer-Breiting (Frankfurt): Operative Verfahren bei Glomustumoren

Ausgefallen.

142. A. Nischwitz, H. Heß, I. Lammert (Berlin): Seltene Befunde im retromaxillären Raum

Der retromaxilläre Raum ist ein klinisch definiertes Gebiet, das begrenzt wird durch den Oberkiefer und den angrenzenden Gesichtsschädel, den aufsteigenden Unterkieferast, den Jochbogen, den Processus styloideus, die Pars petrosa der Schläfenbeinschuppe und den großen Keilbeinflügel. Aufgrund seiner Lage zwischen Schädelbasis und Oberkiefer wird der retromaxilläre Raum oft zum Ausbreitungsgebiet von Nachbarschaftstumoren. Es gibt aber auch primäre Neubildungen, Metastasen und entzündliche Prozesse, die in dieser Region lokalisiert sind. Frühsymptome bei primären Tumoren sind selten und zeigen sich in diskreten Sensibilitätsstörungen im Bereich von Wange und Mundwinkel, Vorwölbungen im weichen Gaumen bzw. im lateralen Epipharynx, Tubenfunktionsstörungen und nasaler Obstruktion. Fortgeschrittene Prozesse sind gekennzeichnet durch Tiefenschmerz (Rachen, Kiefer, Ohr), Okklusionsstörungen ohne Kieferklemme, Infiltrationen und Destruktionen. Die konventionelle Röntgentomographie wurde durch moderne bildgebende Verfahren, wie CT, MRT und MR-Angiographie weitestgehend abgelöst. Es werden eine Anzahl von charakteristischen und differentialdiagnostisch seltenen Befunden aufgrund unterschiedlicher Histologien vorgestellt. Auf die Ausbreitungsformen, die Verläufe und die damit verbundenen Schwierigkeiten einer schnellen und exakten Diagnostik sowie der Therapie dieser Neubildungen soll eingegangen werden.

Onkologie I

143. O. Kleinsasser, H.-G. Schroeder, J. Mayer-Brix (Marburg/Lahn): Terminaltubuluszelladenokarzinome der Nase

Unter den Adenokarzinomen der Nase, die bisher noch nicht näher klassifiziert wurden, gibt es eine besondere Entität, die wir als Terminaltubuluszelladenokarzinom 1985 hervorgehoben haben. Wir konnten inzwischen 25 Fälle sammeln, die klinisch licht- und elektronenoptisch untersucht werden konnten. Alle Tumoren waren im mittleren Nasengang lokalisiert und schon im Frühstadium endonasal sichtbar. Nur 2 der Patienten waren gegenüber Holzstaub exponiert, 11 der 25 Patienten waren Frauen, die Patienten waren im Durchschnitt 66 Jahre alt. Das histologische Bild ist hochcharakteristisch (Abb. 1), gekennzeichnet durch tubuläre, papilläre und trabekuläre zystadenomatöse Strukturen. Die kubischen Tumorzellen bilden stets nur eine Lage, liegen oft Rücken an Rücken aneinander und sondern nur in geringem Maße schleimige Substanzen ab. Es finden sich häufig Bilder, die den Sekretröhrchen, den Terminaltubuli der kleinen seromukösen Drüsen, ähnlich sind, so daß wir auch in Hinblick auf die elektronenoptischen und histochemischen Befunde die Bezeichnung Terminaltubuluszelladenokarzinom vorschlagen. Unter 20 Fällen, deren Verlauf bis zu 13 Jahren verfolgt werden konnte, waren 5 Patienten, die an den Folgen des Tumors starben. In einem dieser Fälle wurden auch Lungenmetastasen nachgewiesen. Histologisch zeigten diese höher malignen Fälle schon frühzeitig Kernatypien und einen Verlust der charakteristischen Strukturen zugunsten solider Formationen.

Die Terminaltubuluszelladenokarzinome gehören überwiegend zu den niedrig malignen Tumoren. Wir haben in der Literatur keine Beschreibung eines gleichartigen Tumors an anderen Stellen, wo es seromuköse Drüsen gibt, gefunden. Nach dem bisherigen Stand der Kenntnis handelt es sich um eine nur in der Nase und nur an einer bestimmten Stelle der Nase auftretende Entität.

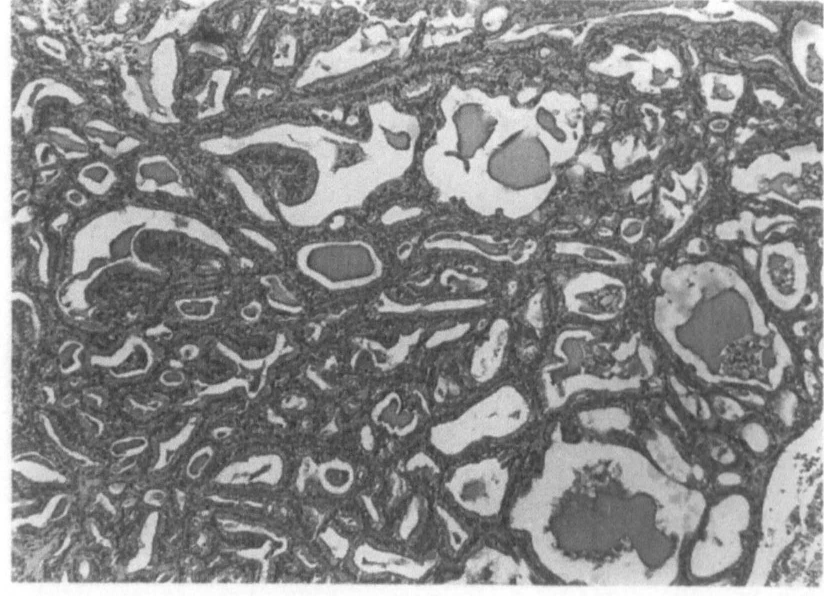

Abb. 1. Histologisches Bild des Terminaltubuluszelladenokarzinoms. (Vergr. 30:1)

144. B. Wollenberg, A. Ollesch, E. Wilmes (München):
Prognostische Relevanz von Tumorzellen im Knochenmark von Patienten mit Karzinomen des Kopf-Hals-Bereichs

In der vorgestellten Studie wird der Nachweis von Tumorzellen im Knochenmark, als ein sehr wesentliches Organ der Blutbahn, mit klinischen Daten von Patienten mit Plattenepithelkarzinomen des Kopf-Hals-Bereichs verglichen. Eines der Hauptziele war herauszufinden, inwieweit das Auftreten von frühzeitig disseminierten Tumorzellen im Knochenmark die weitere klinische Prognose von Patienten mit Kopf-Hals-Tumoren beeinflussen kann.

Mittels immunhistochemischer Techniken und dem Einsatz von monoklonalen Antikörpern gegen die Zytokeratinkomponente Nr. 19 konnten bei 41 von 108 Patienten (37%) mit Plattenepithelkarzinomen des Kopf-Hals-Bereiches einzeln disseminierte epitheliale Tumorzellen im Knochenmark nachgewiesen werden.

Eine Stadieneinteilung gemäß der UICC-Klassifikation wird dem Bild der Tumorerkrankung gerechter, da die Gesamttumormasse des Körpers besser berücksichtigt wird. In Stadium I (T1 N0) 26,2% Patienten, die diese Zellen tragen, in Stadium II (T2 N0) finden sich nur unwesentlich mehr mit 28,5%. Ein deutlicher Sprung von ca. 10% findet sich im Übergang auf Stadium III (T3 N0, bzw. alle T N1) (35,4%), und fast eine Verdoppelung der betroffenen Patienten findet sich beim Übergang auf Stadium IV (T4 N0, T4 N alle, M1) (47,7%). Der Einfluß der verschiedenen anatomischen Lokalisationen auf den Nachweis von Tumorzellen im Knochenmark kann bislang noch nicht detailliert beschrieben werden. In einem Kontrollkollektiv von 18 Patienten mit nicht maligner Erkrankung konnten keine Zellen nachgewiesen werden.

Schließt man diese Daten getrennt bezüglich der großen und kleinen Tumorgröße, des lokalen Lymphknotenstatus und des histologischen Gradings auf, so erreicht man die folgende Aussage: Die Tumorgröße scheint in der Bahnung einer hämatogenen Streuung eine deutliche Rolle zu spielen, je mehr Barrieren durch invasives Tumorwachstum durchbrochen werden, desto eher kommt es zur Aussaat der beschriebenen Zellen. Weniger wird das Auftreten von Tumorzellen im Knochenmark durch den lokalen Lymphknotenstatus bzw. den histologischen Differenzierungsgrad bestimmt.

Die klinische Relevanz dieser Zellen wird offensichtlich, wenn das Auftreten einer Rezidiverkrankung mit dem initialen Knochenmarkstatus verglichen wird. 73 Patienten wurden in einer Verlaufsstudie mit einem mittleren Zeitraum von 25 Monaten (4–52 Monate) nachuntersucht. Der Nachweis von Tumorzellen zu Beginn der Therapie weist auf ein hoch signifikantes Risiko hin, ein Rezidiv der Erkrankung zu entwickeln

(p = 0,01). 63% aller Patienten, die anfänglich Tumorzellen im Knochenmark hatten, entwickelten im späteren klinischen Verlauf ein Wiederauftreten der Erkrankung (lokoregionäres Rezidiv oder Fernmetastase), dagegen nur 30% derjenigen, die keine Zellen hatten (p = 0,01). Um auszuschließen, daß dies auf einen besonders hohen Anteil der fortgeschrittenen Tumorstadien zurückzuführen ist, haben wir die Rezidivrate nochmals nach UICC-Klassifikation aufgespalten. Es wird offensichtlich, daß ein Stadium III oder IV an sich klinisch schon besonders rezidivgefährdet ist, jedoch durch die frühzeitige Streuung von Tumorzellen eine fast doppelt so schlechte Prognose hat.

Eine Kaplan-Meier-Analyse der durchschnittlichen krankheitsfreien Intervalle zeigt, daß sich mit der frühzeitigen Streuung von Tumorzellen auch das krankheitsfreie Intervall bis zum Auftreten des lokoregionären Rezidives oder zur Ausbildung einer Fernmetastase verkürzt. Bei einem Beobachtungszeitraum von bis zu 60 Monaten tritt in der Gruppe der Patienten mit Tumorzellen im Knochenmark nach 24 Monaten bei 70% ein Krankheitsrezidiv ein. Bei den Patienten ohne initialem Zellnachweis tritt im gleichen Beobachtungszeitraum nur bei 30% ein erneutes Aufflackern der Erkrankung auf. Dies entspricht einem signifikant verkürzten Krankheitsverlauf bis zum Eintritt des Rezidives bei den Patienten, bei denen initial Tumorzellen nachweisbar waren (p = 0,002).

Eine Cox-regression-Analyse zeigt statistisch, daß der Nachweis okkulter Tumorzellen im Knochenmark zum Zeitpunkt der initialen Therapie als eine unabhängige prognostisch signifikante Variable eines späteren klinischen Krankheitsrezidives gesehen werden kann (p = 0,01).

H. J. Welkoborsky (Mainz): Der initiale Nachweis von Tumorzellen im Knochenmark würde eine Knochenmarksmetastase, somit eine Fernmetastase, prädisponieren. Wieviele Ihrer Patienten haben im klinischen Verlauf eine Knochenmetastase entwickelt, und haben Sie eine Theorie, warum die Tumorzellen im Knochenmark der restlichen Patienten nicht zur Metastase progredient waren?

M. Münzel (Hamburg): Es erscheint mir schon sehr interessant zu erfahren, wieviele lokoregionale Rezidive und wie viele Fernmetastasen Sie in Ihrem Untersuchungsgut hatten.

C. Herberhold (Bonn): Die vorgetragenen Resultate bieten offenbar ein faszinierendes Phänomen zur Tumorhistologie des erkrankten Organismus, vordergründig nicht so sehr einen Beitrag zur Frage der Fernmetastasierung, darauf hat die Autorin hingewiesen.
Aus den eigenen Untersuchungen zum zervikalen Lymphsystem wissen wir, daß in der Tat lymphogen wie auch hämatogen von

Anfang an Zellen das Tumorquellgebiet verlassen. Das Angehen als Metastase hängt von quantitativen und tumorhistologisch-qualitativen Parametern ab. Zellnachweis im Knochenmark ist somit ein wichtiger prognostischer Faktor.

B. Wollenberg (Schlußwort):
Knochenmetastasen aus diesen Zellen sind theoretisch möglich, aber die Tumorzellen sind eher als „dormant cells" zu sehen, nicht als Metastase.
Die Metastasierung im LK-System des Halses entspricht einer rein mechanischen Problematik.

145. M. Jäckel, P. Köpf-Maier, R. Tausch-Treml (Berlin, Halle): Korrelation zellkinetischer und zytostatischer Effekt von Cisplatin in menschlichen Kopf-Hals-Tumoren in vitro

Patienten mit fortgeschrittenen Kopf-Hals-Tumoren werden derzeit mehr oder weniger ungezielt mit Platinkomplexen chemotherapiert, wobei man sich an weitgehend festen Behandlungsschemata orientiert. Da die Tumoren jedoch sehr unterschiedlich auf eine derartige Behandlung ansprechen, wären Aussagen über den voraussichtlichen Therapieerfolg von großer Bedeutung. In den letzten Jahren konnte an heterotransplantierter menschlichen Kopf-Hals-Tumoren in vivo eine enge Korrelation zwischen dem therapeutischen Ansprechen und den Zellzyklusveränderungen nach Gabe von Cisplatin nachgewiesen werden (Cancer Chemother Pharmacol 27:464–471, 1991). Es stellte sich heraus, daß in sensiblen Tumoren kurz nach Behandlung Zellansammlungen in der S-Phase auftraten, die stets von einer nachhaltigen antineoplastischen Wirkung gefolgt waren. Resistente Tumoren zeigten derartige Veränderungen dagegen nicht. In der vorliegenden Arbeit sollte untersucht werden, inwieweit diese Korrelation für Cisplatin auch in vitro Gültigkeit besitzt.

Material und Methode

Zelleinsaat und Behandlung
Vier menschliche Kopf-Hals-Tumorlinien (UM-SCC 2, 6, 11B und 22B; kultiviert von T. E. Carey, Michigan, USA) wurden in einer Konzentration von 10^5 Zellen pro ml Medium (Dulbecco's MEM + 10% FKS) als Monolayer eingesät und bei 37°C und 5% CO_2 inkubiert. Nach 24 h erfolgte eine eintägige Behandlung mit 10^{-6} Cisplatin.

Untersuchung der zytostatischen Effekte
24, 48 und 72 h nach Therapiebeginn wurde die Zahl vitaler Tumorzellen pro Kulturflasche mit der Trypanblaumethode bestimmt und zu der unbehandelter Kulturen ins Verhältnis gesetzt.

Untersuchung der zellkinetischen Veränderungen
12, 24 und 48 h sowie 3, 4, 5 und 6 Tage nach Therapiebeginn wurden jeweils 2 Kulturen pro Tumorlinie durch Inkubation mit Pepsin (3500 U/l in 0,2% HCl; 8 min) in Zellkernsuspensionen überführt. Nach Färbung mit Ethidiumbromid (10 mg/l) erfolgte die DNA-Durchflußzytometrie mit einem Epics Profile II Zytometer (Coulter Electronics Co.).

Befunde

Die Tumorlinien UM-SCC 11B und 22B erwiesen sich als hochempfindlich gegenüber Cisplatin und zeigten 72 h nach Substanzgabe im Vergleich zu unbehandelten Kontrollkulturen eine Verringerung ihrer Zellzahlen um rund 80%. In den Linien UM-SCC2 und 6 betrugen die Wachstumsrückstände zum gleichen Zeitpunkt dagegen nur 30%.

Die Abbildung zeigt die Entwicklung der in der S-Phase befindlichen Zellanteile (Werte vor Behandlung zwischen 36 und 47%) innerhalb der einzelnen Tumoren nach Applikation von 10^{-6} mol/l Cisplatin. Während in den beiden gering empfindlichen Linien UM-SCC2 und 6 ein fast stetiger Rückgang des S-Phaseanteils zu beobachten war, kam es in den UM-SCC 11B und 22B initial zu einem statistisch signifikanten Anstieg (p < 0,01 bzw. p < 0,05), der 24 h nach Behandlung maximal aus-

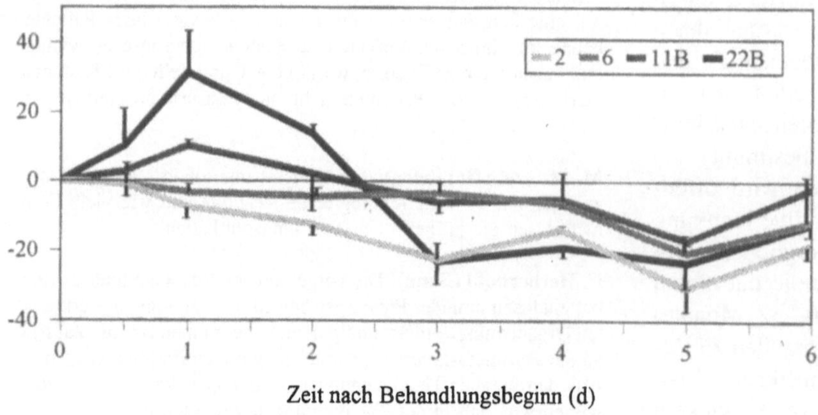

Abb. 1. Änderung des in der S-Phase befindlichen Zellanteils in Prozentpunkten nach 24stündiger Behandlung mit 10^{-6} mol/l Cisplatin jeweils im Vergleich zum Ausgangswert

geprägt war. In unbehandelten Kontrollkulturen aller vier Linien reduzierte sich der Zellanteil der S-Phase kontinuierlich zugunsten der G_0/G_1-Phase.

Zusammenfassung

Initial auftretende Blockaden des Zellzyklus in der S-Phase zeigen sowohl in vivo als auch in vitro eine hohe therapeutische Effizienz von Cisplatin an und gehen im Fall eines Ansprechens der Tumoren der antineoplastischen Wirkung deutlich voraus. Klinisch könnten diese Ergebnisse dazu beitragen, bei Verfügbarkeit eines geeigneten in-vitro-Modells individuelle Therapiekonzepte für den einzelnen Patienten zu erstellen.

Änderung des in der S-Phase befindlichen Zellanteils in Prozentpunkten nach 24stündiger Behandlung mit 10^{-6} mol/l Cisplatin jeweils im Vergleich zum Ausgangswert.

146. D. M. Saumweber, R. J. Kau, W. Arnold (München): In-vivo-Untersuchungen zu Gewebeoxygenierung und Gewebe-pH an Normal- und Tumorgewebe des Oro- und Hypopharynx

Hinsichtlich der Sensibilität maligner Tumore auf nicht chirurgische Therapieverfahren nimmt neben genetischen Faktoren vor allem die Tumordurchblutung eine zentrale Rolle ein. Insbesondere die Oxygenation und pH-Unterschiede im Tumorgewebe beeinflussen dabei das Ausmaß eines erreichbaren radiotherapeutisch gewünschten Zellschadens im Tumorgewebe (Radiosensibilisierung durch O_2) sowie die Pharmakodynamik verschiedener zytostatischer Substanzen (Bleomycin, Mitomycin, Adriamycin). Für die bisher v.a. an tierexperimentellen Tumormodellen gewonnenen Erkenntnisse liegen bei Humantumoren, insbesondere Tumoren des HNO-Fachgebietes, nur wenige in-vivo-Untersuchungen aufgrund bisher vor allem meßtechnischer Schwierigkeiten bei der Gewebe-pO_2-Bestimmung vor.

Berichtet wird über eine Untersuchungsreihe mit polarographischer Erfassung von Gewebe-pO_2 und Gewebe-pH in Normal- und Tumorgewebe mittels Mikronadelelektroden an bisher 20 Patienten mit noch nicht therapierten Oro- und Hypopharynxtumoren. Alle Patienten unterlagen standardisierten Untersuchungsbedingungen hinsichtlich ihrer Kreislauf- und Beatmungsverhältnisse. Zusätzlich erfolgte bei allen Patienten eine Größenbestimmung der erfaßten Tumoren über CT bzw. NMR. In allen Tumoren wurden im Vergleich zu Normalgewebe ein signifikant erniedrigter Gewebe-pO_2 und erniedrigte pH-Werte observiert. Ebenso zeigten sich deutliche Unterschiede zwischen Tumoren des Oropharynx und Hypopharynx mit insgesamt niedrigsten Gewebe-pO_2-Werten in Hypopharynxtumoren.

Eine Abhängigkeit der Gewebeoxygenierung von der Tumorgröße ließ sich nicht nachweisen. Die Wertigkeit der im Vergleich zu Normalgewebe in Oro- und Hypopharynxtumoren gemessenen Gewebehypoxie in Bezug auf die Effektivität strahlentherapeutischer Maßnahmen, wie sie für Tumoren des gynäkologischen Fachbereiches (Mammakarzinom, Zervixkarzinom) bereits klinisch nachgewiesen werden konnte, erfordert weitere Untersuchungen an einer größeren Anzahl Patienten unterschiedlicher Tumorstadien des HNO-Bereichs.

147. M. Jungehuelsing, K. Scheidhauer (Köln): FDG-PET im Vergleich mit CT, MRT und Sonographie zum Staging von Kopf-Hals-Plattenepithelkarzinomen

[18]Fluor-Deoxy-D-Glucose (FDG) reichert sich in Geweben mit hoher Hexokinaseaktivität an. Plattenepithelkarzinome und deren Metastasen weisen eine hohe Hexokinaseaktivität auf und können daher mit Hilfe der FDG-Positronenemissionstomographie (PET) lokalisiert werden. Den etablierten bildgebenden Verfahren steht damit ein stoffwechselbezogenes bildgebendes Verfahren gegenüber. Ziel unserer Studie war die Validisierung der FDG-PET bei Patienten mit Plattenepithelkarzinomen des Kopfes und des Halses im Vergleich zu Sonographie, Magnetresonanztomographie (MRT) und Computertomographie (CT).

Vor der operativen Therapie mittels Sonographie wurden 32 Patienten mit bioptisch gesicherten Plattenepithelkarzinomen (T2 N0 M0–T4 N3 M1) CT und/oder MRT und FDG-PET im Bereich vom Nasopharynx bis zur oberen Thoraxapertur untersucht.

Sonographie, CT und MRT wurden in üblicher Weise durchgeführt, die FDG-PET wurde nach mindestens 4stündiger Nahrungskarenz mit einem Siemens Ecat Exact 921-Gerät durchgeführt. Die Untersuchungsdauer betrug bei 47 Schichten und 15 min Transmissions- sowie 15 min Emissionszeit ca. 1 h. Als goldener Standard dienten die postoperativen histologisch-anatomischen

Ergebnisse. Die Primärtumordarstellung gelang mittels FDG-PET bei 29/32 Patienten, mittels CT und/oder MRT bei 25/32 Patienten. Die Sonographie wurde hierfür nicht berücksichtigt. Bei 2 Patienten mit unbekanntem Primum (CUP-Syndrom) lag das Primum außerhalb des mittels FDG-PET untersuchten Bereiches, wurde aber von CT beziehungsweise MRT nachgewiesen.

Bei 21 von 32 Patienten wurde eine ein- oder beidseitige Neck-Dissektion durchgeführt, insgesamt lagen 32 Neck-Dissektionspräparate vor. Zur Bewertung der bildgebenden Verfahren wurde der histologische Nachweis bzw. Ausschluß von Lymphknotenmetastasen pro Präparat zugrunde gelegt.

Die hohe Spezifität der FDG-PET ist bei präselektioniertem Krankengut (bioptisch gesichertes Plattenepithelkarzinom) nur eingeschränkt bewertbar. Zusammenfassend zeigt das neue Verfahren FDG-PET jedoch

Tabelle 1. Ergebnisse der unterschiedlichen bildgebenden Verfahren

	(n)	richtig positiv	falsch negativ	richtig negativ	falsch positiv	Sensitivität [%]	Spezifität [%]
Sono	32	17	5	6	4	77	60
CT	26	13	4	6	3	76	67
MRT	21	12	2	2	5	86	29
FDG-PET	32	18	4	10	0	82	100

auch eine hohe Sensitivität zum Nachweis von Kopf-Hals-Plattenepithelkarzinomen und -metastasen. Damit erscheint es uns als vielversprechendes Verfahren im Staging dieser Karzinome, insbesondere bei Patienten, bei denen mit Hilfe Sonographie, CT oder MRT eine Beurteilung des Lymphknotenstatus nicht sicher gelingt.

148. M. Schrader, J. Schipper, St. Müller, K. Jahnke (Essen):
Die Bedeutung der Positronenemissionstomographie für die Indikation zur Salvage-Chirurgie bei unserer simultanen Radio-Chemo-Therapie

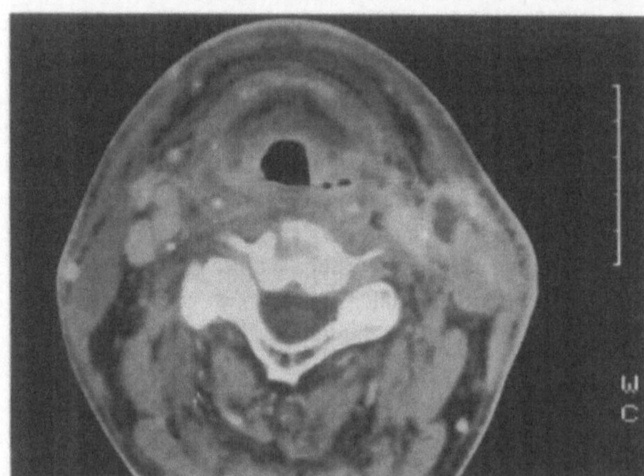

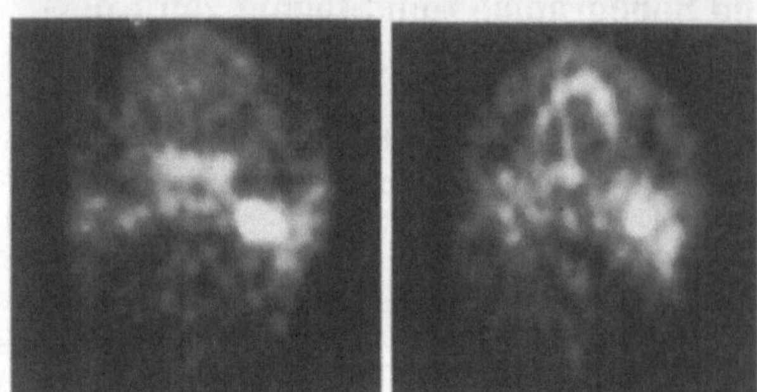

Abb. 1 a, b. CT und korrespondierendes PET einer Halslymphknotenmetastase links bei Zustand nach simultaner Radio-Chemotherapie. Im CT zwei verdächtige Halslymphknoten; im PET ist lediglich der medial gelegene Knoten residual-tumorverdächtig, was sich histologisch bestätigte

Ein wesentlicher Punkt unserer simultanen Radio-Chemo-Therapie ist die Möglichkeit der Salvage-Chirurgie bei evtl. Residualtumor. Anders als der Primärtumor, der in der Regel einer Probeexzision zugänglich ist, ist es bei Halslymphknotenmetastasen außerordentlich schwierig, zwischen Resttumor und radiologisch und chemotherapeutisch zerstörtem Tumor zu unterscheiden.

Von 12 chirurgisch-kontrollierten Fällen waren nur in 7 Fällen tatsächlich Halslymphknotenmetastasen nachweisbar. Da die klassischen radiologischen Zeichen für eine Halslymphknotenmetastase – Knotengröße, unregelmäßige Binnenstruktur und Kontrastmittelenhancement – sowohl für vitales Tumorgewebe als auch avitales Tumorgewebe gelten, versagen hier CT und NMRT.

Die Positronenemissionstomographie hingegen ist anders als die CT in der Lage, unterschiedliche Stoffwechselvorgänge in vivo bildlich darzustellen. Durch die Wahl eines geeigneten Radiotracers läßt sich im Organismus ein ganz bestimmter Metabolismus nachweisen, wie z.B. der veränderte Stoffwechsel in einem Tumor.

Im Gegensatz zu gesundem Gewebe überwiegt in einem Tumor die anaerobe Glykolyse.

Dies hängt v.a. damit zusammen, daß die Neovaskularisation mit dem Tumorzellwachstum nicht Schritt halten kann. Dadurch kommt es zu einem Sauerstoffmangel und zu einer Umschaltung von aerobem auf anaeroben Stoffwechsel.

Entsprechend kommt es in den Tumoren zu einem erhöhten Anstieg der Metaboliten der anaeroben Glykolyse, den Glucose-6-Phosphat Metaboliten.

Wird eine geeignete radioaktiv markierte Vorstufe dieses Metaboliten – z.B. Fluor-18-Doxyglucose – appliziert, als im gesunden Gewebe zu Fluor-18-Deoxy-Glukose-6-Phosphat metabolisiert.

Da solche Stoffwechselabbauprodukte nur noch durch einen aktiven Zelltransportmechanismus die Zelle verlassen können, kommt es zu einer Kumulation der radioaktiv markierten Substanzen in den Tumorzellen.

Die Aktivität kann dann durch entsprechende Scanner ortsspezifisch nachgewiesen werden (Abb. 1).

Bisherige Untersuchungen zur Positronenemissionstomographie befaßten sich im wesentlichen mit der Untersuchung der Sensitivität. Dies ist jedoch bei der Verlaufskontrolle nach unserer simultanen Radio-Chemo-Therapie nicht von wesentlicher Problematik. Uns geht es vor allem um eine hohe Spezifität, um eine unnötige Operation nach der simultanen Therapie zu vermeiden.

Während nach einer simultanen Radio-Chemo-Therapie die CT nicht besonders spezifisch ist (Tabelle 1), ist die PET sehr spezifisch.

Tabelle 1. Spezifität der CT und der PET

	Falsch-positiv	Richtig-positiv
CT	5	7
PET	0	6

Zur Sensitivität kann aufgrund dieser Studie keine Aussage gemacht werden, da – auch wegen der hohen Kosten der Untersuchung – nur ausgewählte Fälle mit einem hochgradig verdächtigen CT-Befund untersucht wurden. Nach Angaben aus der Literatur soll aber auch die Sensitivität der PET höher als bei der CT liegen.

M. Jäckel (Berlin): Wie kommt es, daß bei den Patienten mit residualen Halstumoren lediglich Fernmetastasen in 7/19 Fällen ein Hindernis für eine Neck-Dissektion im Sinne einer Salvage-Surgery waren?

M. Schrader (Schlußwort):
Bei 7 der 19 Patienten mit einem tumorverdächtigen Befund im Bereich der Halslymphknoten nach simultaner Radiochemotherapie wurde deshalb keine Salvage-Chirurgie durchgeführt, weil Fernmetastasen und unverändert unresektable Primärtumoren nachweisbar waren und die Patienten durch die Operation voraussichtlich keinen Vorteil in bezug auf Lebensqualität und Überlebenszeit erzielt hätten.

149. S. Lang, R. Baumgartner, R. Struck, J. Feyh (München): Experimentelle Untersuchungen zur Fluoreszenzdetektion nach topischer Applikation von 5-Aminolävulinsäure auf Basaliome

Im Rahmen der photodynamischen Therapie von Tumoren im HNO-Gebiet haben die systemisch zu applizierenden Hämatoporphyrinderivate den Nachteil einer mehrere Wochen andauernden Photosensibilisierung der Haut. Die topische Applikation von 5-Aminolävulinsäure (5-ALA), welche in den fluoreszierenden Photosensibilisator Protoporphyrin IX umgewandelt wird, hat den Vorteil einer lokalen Sensibilisierung im 5-ALA-applizierten Hautareal, die maximal 24 h anhält. Eine Einsatzmöglichkeit könnte nicht nur im therapeutischen, sondern aufgrund der ausgeprägten Fluoreszenz auch im diagnostischen Bereich liegen.

Studienziel war, das Fluoreszenzsignal von Tumorgewebe im Vergleich zum tumorumliegenden Gewebe zu erfassen und die tumorselektive Anreicherung anhand der Fluoreszenzintensitätsverteilung 5-ALA-induzierter Porphyrine zu beurteilen.

Patienten und Methode

Bei 5 Patienten wurde auf histologisch gesicherte Basaliome 10% 5-ALA in einer Wasser-in-Öl-Emulsion topisch appliziert. Nach sechs Stunden wurde vor Laserbestrahlung das Fluoreszenzsignal des tumorumliegenden Gewebes sowie des Basaliombefundes nach 5-ALA-Applikation detektiert: Ein bildgebendes Verfahren war die visuelle Erfassung durch Fluoreszenzdarstellung mit Kryp-

tonionen-Laserlicht (410 nm), ein nicht bildgebendes Verfahren der quantitative Fluoreszenznachweis nach Anregung mit einem Diodenlaser (635 nm). Aus dem Quotienten des detektierten Fluoreszenzlichtes sowie des rückgestreuten Lichtes war eine abstandsunabhängige Messung der Fluoreszenzintensität möglich. Anschließend wurde unter photodynamischer Laserbestrahlung (635 nm, 100 J/cm^2) die Änderung des Fluoreszenzsignals im Tumorgewebe registriert.

Ergebnisse

Ausgehend von der Autofluoreszenz der unbehandelten Haut zeigte das tumorumliegende Gewebe 6 h nach topischer 5-ALA-Applikation und vor Laserbestrahlung nur eine leichte Erhöhung des Fluoreszenzsignals. Demgegenüber wies das tumorhaltige Gewebe eine um ein mehrfaches erhöhte Fluoreszenzintensität 5-ALA-induzierter Porphyrine auf, die unter photodynamischer Laserbestrahlung kontinuierlich bis auf das Autofluoreszenzniveau tumorfreier Haut abnahm.

Diskussion

Ein Vergleich der unterschiedlichen Fluoreszenzsignale des tumorhaltigen und des tumorumliegenden Gewebes nach topischer Applikation von 5-Aminolävulinsäure und vor Laserbestrahlung zeigte eine deutlich tumorselektive Anreicherung. Damit wird die Möglichkeit aufgezeigt, Tumorgrenzen nach topischer Applikation von 5-ALA durch eine Fluoreszenzdetektion erfassen zu können. Jedoch sind für die Zuverlässigkeit der Methode histologische Kontrolluntersuchungen notwendig.

Weiterhin konnte als mögliches Kriterium zur prognostischen Beurteilung des Therapieeffektes unter photodynamischer Laserbestrahlung durch eine simultane Fluoreszenzmessung die Intensitätsabnahme des Fluoreszenzsignals als Folge einer Inaktivierung des Porphyrinderivates („photobleaching") semiquantitativ registriert werden. Im Sinne einer Dosimetrie könnte somit die erforderliche Energiedosis individuell ermittelt werden.

H. Heinritz (Erlangen): Wir haben in Erlangen mit der photodynamischen Therapie mit 5-ALA ähnliche gute Erfahrungen gemacht und konnten ebenfalls einen Fluoreszenzabfall unter der Therapie sehen. Wie kommen Sie jedoch auf den Zeitpunkt der Bestrahlung 6 h nach Auftragen der ALA-Salbe? Haben Sie präoperativ ein kontinuierliches Fluoreszenzmonitoring gemacht?

S. Lang (Schlußwort):
Die initiale Fluoreszenzintensität ist bis zu 6mal höher im Tumor im Vergleich zu ALA-behandeltem Normalgewebe. Das ist ein mögliches Prognosekriterium für den Therapieeffekt.

Onkologie II

150. H.-J. Welkoborsky, H. P. Dienes, G. Haibt-Lüttke, J. Pies, W. Mann (Mainz): Tumorbiologische Prognosefaktoren beim Plattenepithelkarzinom des Oropharynx

Studien zur Prognoseabschätzung beim Plattenepithelkarzinom des Oropharynx beruhen meist auf der uni- oder multivariaten Analyse von klinischen oder morphologischen Faktoren und deren Korrelation zur Überlebenszeit. Untersuchungen zur Tumorbiologie werden demgegenüber nur selten berücksichtigt. Die Zielsetzung der vorliegenden Studie war die uni- und multivariate Analyse von klinischen und tumorbiologischen Faktoren hinsichtlich ihrer Prognoserelevanz.

Für die vorliegende Pilotstudie wurden die Resektionspräparate von 34 Patienten, die wegen eines Oropharynxkarzinoms operiert wurden, untersucht. Ca. 25% der Patienten befanden sich im Stadium I und II der Erkrankung, ca. 75% der Patienten hatten einen Tumor im Stadium III und IV.

In einem durchschnittlichen Beobachtungszeitraum von 36,3 Monaten entwickelten 10 Patienten ein lokoregionäres Tumorrezidiv, 9 Patienten waren an der Tumorerkrankung verstorben.

Tumorbiologische Untersuchungen umfaßten ein aus 6 Faktoren bestehendes morphologisches Tumorfrontgrading, immunhistochemische Analysen von Proliferationsmarkern mittels monoklonaler Antikörper gegen das „proliferating cell nuclear antigen" (PCNA) und Ki67 (MIB1) sowie quantitative DNA Messungen. Die Auswertung der positiven Zellen im Rahmen der Immunhistochemie erfolgte an der Tumorfront.

Für die statistische Auswertung wurden folgende Verfahren angewandt:

1. Korrelation der tumorbiologischen Untersuchungen mit dem klinischen Verlauf.
2. Überprüfung der Prognoserelevanz der Einzelparameter mittels univariater Cox-Regression.
3. Schrittweise multivariate Cox-Regression unter der Option „selection forward". Hiermit konnte eine Rangfolge der am stärksten prognoseassoziierten Parameter festgelegt werden.
4. Basierend auf den Ergebnissen der multivariaten Regression wurden Modellrechnungen zur Bestimmung des Sterberisikos erstellt.

Der Vergleich der tumorbiologischen Untersuchungen in rezidivierenden und nicht-rezidivierenden Tumoren ergab signifikant höhere Werte aller untersuchten Parameter in den rezidivierenden Tumoren, weitgehend unabhängig vom Tumorstadium oder dem Differenzierungsgrad. Diese Befunde deuten darauf hin, daß sich in den rezidivierenden Tumoren eine höhere Proliferationsrate, Zellen mit einem höheren DNA-Gehalt und mehr aneuploide Zellen als in den nicht rezidivierenden Tumoren nachweisen lassen.

Bei der univariaten Cox-Regression erwiesen sich von den klinischen Parametern lediglich das T- und N-Stadium als prognoseassoziiert (p = 0,05 bzw. p = 0,005). Für die übrigen klinischen Parameter (z.B. Alter bei Erstdiagnose, Patientengeschlecht, Differenzierungsgrad des Tumors) bestanden keine Korrelationen zur Prognose. Demgegenüber zeigten alle untersuchten tumorbiologischen Parameter enge Korrelationen zur Prognose, insbesondere der 2c DI, 5c ER, DNA Malignitätsgrad, Ki67- und PCNA-Score sowie das Tumorfrontgrading (p = jeweils < 0,005).

Die multivariate Testung ergab nur noch für die tumorbiologischen Parameter signifikante Prognoserelevanz. Die Variablen T- und N-Stadium erreichten das Signifikanzniveau von 0,05 nicht. Im nächsten Schritt wurde eine multivariate Cox-Regression unter der Option „selection forward" durchgeführt. In diese Analyse wurden nur noch die Faktoren mit der höchsten Signifikanz integriert, und es wurde eine Rangfolge der Prognosefaktoren erstellt. Am stärksten prognoseassoziiert waren der Ki67-Score, der 2c DI, der DNA-Malignitätsgrad, das Tumorfrontgrading sowie der PCNA-Score (Tabelle 1).

Tabelle 1. Ergebnisse der multivariaten Cox-Regression unter der Option „Selection forward" mit Festlegung der Rangfolge der aussagekräftigsten Prognoseparameter beim Oropharynxkarzinom

Rang	Parameter	χ^2	p-Wert
1.	Ki67-Score	21,63	0,0001
2.	2cDI	9,14	0,0024
3.	DNA MG	8,28	0,004
4.	Tumorfrontgrading	6,31	0,012
5.	PCNA-Score	6,28	0,0122

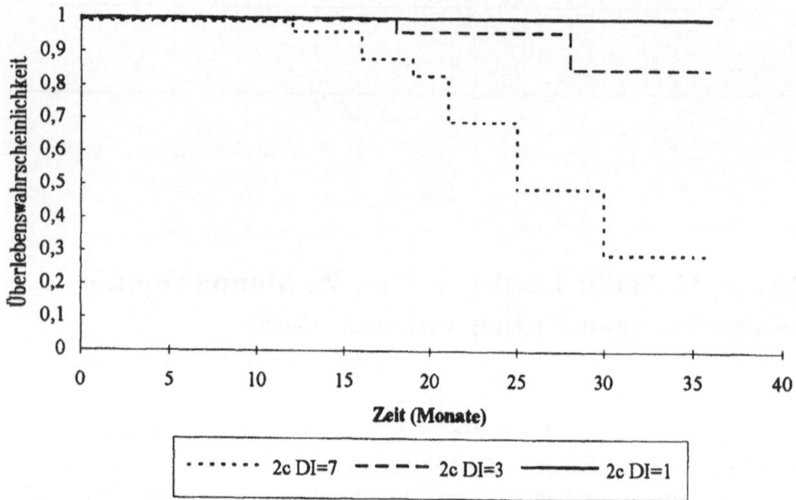

Abb. 1. Risikoberechnungen der Überlebenswahrscheinlichkeit unter Berücksichtigung des 2c-Deviationsindexes (2c-DI)

Basierend auf den Ergebnissen der multivariaten Cox-Regression konnten Modellrechnungen zur Abschätzung des individuellen Sterberisikos durchgeführt werden. Hierbei wurde eine Variable variiert, während die anderen Prognosefaktoren mit ihrem Durchschnittswert eingesetzt und konstant gehalten wurden. Mit derartigen Berechnungen kann das individuelle Risiko interpoliert werden, wodurch prospektive Aussagen zum Krankheitsverlauf möglich sind. Abbildung 1 gibt ein Beispiel für die Berechnung der Überlebenswahrscheinlichkeit in Abhängigkeit vom 2c DI. Hieraus ist ersichtlich, daß ein Patient mit einem Tumor mit einem 2c DI von 1 eine Überlebenswahrscheinlichkeit nach 30 Monaten von 100% hat. Demgegenüber hat ein Patient mit einem Tumor mit einem 2c DI von 7 eine Überlebenswahrscheinlichkeit nach 30 Monaten von unter 30%.

Zusammengefaßt ergaben sich aus der vorgestellten Pilotstudie die folgenden Konsequenzen:

- Tumorbiologische Faktoren sind klinischen Faktoren und dem Differenzierungsgrad hinsichtlich der Prognoserelevanz deutlich überlegen.

- Die stärkste Prognoserelevanz hatten in unserer Studie der 2c DI, der DNA MG, das Tumorfrontgrading und die Ki67- und PCNA-Scores.

- Mittels Risikoberechnungen auf der Basis der multivariaten Cox-Regression kann die individuelle Prognose abgeschätzt werden, woraus sich prospektive Aussagen über den zu erwartenden Krankheitsverlauf ergeben.

- Da die tumorbiologischen Untersuchungen bei Probebiopsien möglich sind, könnten sich hieraus Konsequenzen hinsichtlich der Entscheidung über die geplante Therapieform ergeben.

M. Bohndorf (Tübingen): Als tumorbiologischer Prognosefaktor hat in den letzten Jahren p53-Protein von sich reden gemacht. Haben Sie dies als Prognosefaktor beim Plattenepithelkarzinom untersucht? Und falls ja, welchen Trend kann man inzwischen ableiten?

T. P. U. Wustrow (München): Wie haben Sie den 2c-Deviationsindex bestimmt?

H.-J. Welkoborsky (Schlußwort):
Zu Herrn Bohndorf: Wir haben immunhistochemische Untersuchungen mit p53 sowohl beim invasiven Karzinom als auch bei Tumorvorstufen durchgeführt. Hierbei konnten wir eine Expression der p53 insbesondere in den Frühstadien der Tumoren wie auch in sehr späten Stadien nachweisen. Dies wurde auch von anderen Gruppen beobachtet. Die Korrelationen zwischen p53-Expression und der Gesamtüberlebensrate bzw. dem Rezidivrisiko waren bisher jedoch nicht befriedigend. Somit besteht die Notwendigkeit der Durchführung weiterer Studien mit p53, bevor dieser von Onkologen als Prognosefaktor eingesetzt werden kann.
Zu Herrn Wustrow: Der Nachteil der Durchflußzytometrie besteht in deren schlechterem Auflösungsvermögen bei der Erkennung von amorphoiden Zellen sowie der fehlenden Kontrollmöglichkeit darüber, was gemessen wurde. Demgegenüber ist die quantitative DNA-Zytometrie ein interaktives Verfahren. Der 2c DI ist ein Faktor der von uns benutzten quantitativen DNA Zytometrie. Er errechnet sich aus dem DNA-Gehalt der Einzelzellen.

151. B. Donnerstag, R. Knecht, M. Penna-Martinez, L. Träger, Ch. v. Ilberg (Frankfurt/Main): Immunologisches Profil von Patienten mit Kopf-Hals-Karzinomen

I. Methodik

Bei Patienten (n = 26) mit Plattenepithelkarzinomen des oberen Aerodigestivtraktes interessierte die Beeinflussung des Immunsystems sowohl durch massive operative Eingriffe, wie radikale Neck-Dissektion, Laryngektomie etc., als auch durch Chemotherapie oder Strahlenbehandlung. In die durchgeführte Studie wurden folgende Tumortypen einbezogen: Mundhöhlenkarzinom, Oropharynxkarzinom, Larynxkarzinom und Hypopharynxkarzinom. Die Untersuchungen zur Erstellung des Immunprofils wurden in monatlichen Abständen vorgenommen, eine Gruppe von 10 gesunden Probanden wurde im gleichen Zeitraum zum Vergleich herangezogen. Zur Ermittlung von Normwerten waren bereits früher die Lymphozyten von 46 gesunden Kontrollpersonen auf ihre zytotoxische Aktivität untersucht worden.

Die folgenden immunologischen Assays wurden durchgeführt:

- Phänotypisierung peripherer Lymphozyten mittels Durchflußzytometrie,
- Funktionsanalyse peripherer Lymphozyten und
- quantitative Bestimmung von Interleukin-2-Spiegeln im Serum.

Für die Beurteilung der Lymphozytenprofile wurden folgende Parameter untersucht: CD4, CD8, CD3, CD19, CD16, CD56, CD25, CD2, CD45 und HLA-DR. Zur Messung der zytotoxischen Aktivität diente ein Europiumassay mit Fluoreszenz.

152. R. Knecht, B. Donnerstag, M. Penna-Martinez, C. von Ilberg, L. Träger (Frankfurt/Main): Immunologisches Profil von Patienten mit Kopf-Hals-Karzinomen

II. Klinik

Bei bisher 25 Patienten mit Karzinomen des oberen Aerodigestivtraktes wurde vor, während und nach Behandlung (Zeitraum bis zu einem Jahr) der Immunstatus peripherer Lymphozyten (PBL) ermittelt. Die Lymphozyten wurden durchflußzytometrisch phänotypisiert, deren Zytotoxizität an Zellinien (K 562, Raji/Methodik s. oben) gemessen.

Untersucht wurden Patienten mit Oro-, Hypopharynx- und Larynxkarzinomen sämtlicher Stadien unter chirurgischer Therapie sowie den Anschlußbehandlungen Chemotherapie und Radiatio.

Bisher zeigen sich folgende Ergebnisse: CD4-Lymphozyten reagieren sehr rasch auf chirurgische Therapiemaßnahmen mit einer Erniedrigung der Zellzahl. Unter Tumorprogression fallen sie ab. CD8-Lymphozyten steigen postoperativ an und reagieren insbesondere unter Chemotherapie mit einer Zellzahlabnahme. CD56-Zellen sind postoperativ erhöht und fallen unter Chemotherapie ab. Der Interleukin-2-Rezeptor (CD25) wird in der Regel postoperativ und unter Chemotherapie vermindert exprimiert. Die T-Zellaktivität (nicht MHC-restringiert) ist häufig schon präoperativ stark erniedrigt und fällt unter allen Therapien weiter ab. Die NK-Zellaktivität (natürliche Killerzellen) fällt insbesondere unter Chemotherapie und nach anfänglichem Anstieg auch unter Radiatio ab.

Der mittels oben genannter Methodik ermittelte Immunstatus läßt Rückschlüsse auf die Immunmodulation unter Therapie zu und stellt ein Screeningverfahren für den Einsatz von therapeutischen Immunmodulatoren dar. Seine Bedeutung im Rahmen einer potentiellen Tumorimmunität werden zukünftige Untersuchungen erhellen.

Dabei wurden mit Interleukin-2-stimulierte periphere Lymphozyten als Effektorzellen eingesetzt, während die Targets aus kommerziell erhältlichen Zellinien bestanden, die zum einen NK-Zell sensibel (K 562) und zum anderen NK-Zell resistent waren. Hierbei messen wir also einerseits die zytotoxische Aktivität der NK-Zellen und andererseits die Aktivität der nicht-MHC restringierten zytotoxischen T-Lymphozyten. Die quantitative Bestimmung von Interleukin-2-Spiegeln im Serum erfolgte mit Hilfe eines Enzymimmunoassays. Bisher wurden 26 Patienten über den Zeitraum eines Jahres in regelmäßigen Abständen untersucht.

Zusammenfassend lassen sich im Vergleich mit dem klinischen Verlauf Rückschlüsse auf den Einfluß verschiedener Therapien bei Patienten mit Plattenepithelkarzinomen des oberen Aerodigestivtraktes ziehen. Beim Einsatz einer adjuvanten Immuntherapie ist die Ermittlung dieser Daten von großer Wichtigkeit.

153. C. Motsch, D. Eßer, B. Christoph, G. Michael (Magdeburg, Osnabrück): Palliativtherapie des Ösophaguskarzinoms unter Berücksichtigung selbstexpandierender Metallgitterstents

Karzinome des Ösophagus haben mit einer 5-Jahres-Überlebensrate von weniger als 5% eine sehr schlechte Prognose. Infolge langer klinischer Inapparenz des Tumors stellt die Frühdiagnose eine Seltenheit dar. Dysphagie und Gewichtsverlust sind häufig die ersten Symptome, die dann bereits ein fortgeschrittenes Erkrankungsstadium kennzeichnen. Zum Zeitpunkt der Diagnose sind weniger als 40% der Patienten für eine Tumorresektion unter kurativer Zielsetzung geeignet.

Von 1990 bis 1993 wurde an der Universitäts-HNO-Klinik Magdeburg bei 87 Patienten ein inoperables Ösophaguskarzinom im Stadium III bzw. IV diagnostiziert. Das mediane Alter betrug 68 Jahre bei einer Dominanz des männlichen Geschlechts mit 83%. Der Tumor war bei einem Drittel der Patienten im zervikalen Ösophagus und bei zwei Drittel der Patienten im intrathorakalen Ösophagus lokalisiert. Die durchschnittliche Länge der Tumorstenose betrug 8 cm.

Als palliative Therapiemaßnahmen kamen die palliativ endoskopische Pertubation des Ösophagus mittels Plastiktubus oder selbstexpandierendem Metallgitterstent, die perkutane endoskopisch kontrollierte Gastrostomie, die Witzel- oder Kader-Fistel über eine Laparotomie sowie die Radiatio zum Einsatz. 59% (n=51) der Patienten befanden sich zum Diagnosezeitpunkt in einem kachektischen Ernährungszustand, teils mit Zeichen der Exsikkose. Der Dysphagiegrad wurde bei allen Patienten prätherapeutisch mit 4 eingestuft (Dysphagie für Flüssigkeiten).

Therapieunabhängig betrug die mittlere Überlebenszeit nach dem ersten Auftreten der Dysphagie 8 Monate und bei Feststellung der Inoperabilität nur noch 3 bis 5 Monate.

Selbstexpandierende hochflexible Nitinolstents (Ultraflex, Boson Scientific, USA) haben sich in den vergangenen 2 Jahren fest in das breitgefächerte Palliativtherapiespektrum maligner Ösophagusstenosen etabliert. Sie haben gegenüber den Kunststoffendoprothesen den Vorteil, daß sie bei kleinem Durchmesser des Implantationssystems (8 mm) nach Freisetzung ein großes Lumen (18 mm) haben und kaum dislokationsgefährdet sind. Der Stent, der durch ein wasserlösliches Gel in komprimiertem Zustand auf einem Trägerkatheter gehalten wird, entfaltet sich im feuchten Milieu selbsttätig.

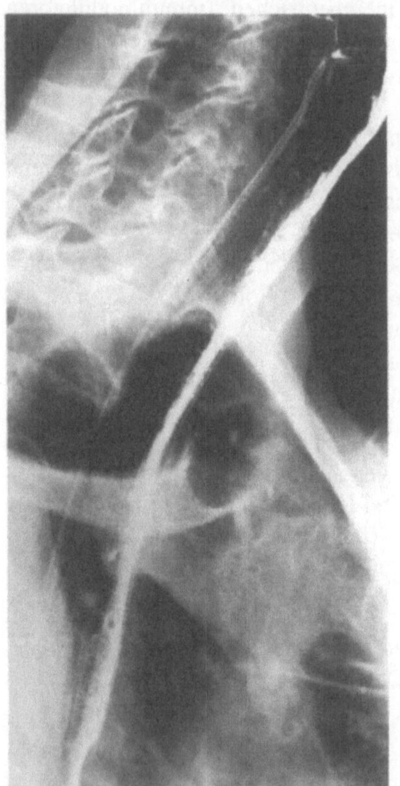

Abb. 1. Metallgitterstent

Tabelle 1. Palliativtherapie des inoperablen Ösophaguskarzinoms, n = 87, 1990–1993, posttherapeutisch. 0 keine Dysphagie, 1 normale Kost bis auf einzelne besondere Speisen, 2 Dysphagie für feste Speisen, 3 Dysphagie für weiche Speisen, 4 Dysphagie für Flüssigkeiten

	Alter (Jahre)	Karnofsky-Index	Sicherung der enteralen Ernährung	Dysphagie-grad	mittlere Überlebenszeit (Monate)
symptomatische Therapie n = 5	60 [42–86]	< 30%	–	4	0,5
Witzel-Fistel n = 9	71 [53–95]	40–50%	++	4	1,5
PEG n = 15	66 [35–89]	50%	++	4	3 (0,5–5)
Radiatio n = 23	67 [46–86]	50–60%	(+)	3,3	3 (1–7)
Radiatio + PEG n = 12	62 [44–80]	50–60%	++	3,2	9 (2–18)
Kunststofftubus n = 15	66 [50–90]	70%	+	2,2	4 (1–7)
Metallgitterstent n = 8	59 [46–69]	70%	+	1,5	5 (3–7)

Nachteilig ist ein mögliches Tumorwachstum durch die Metallmaschen mit einer Restenosierung. Wegen der offenen Maschenkonstruktion ist der Stent für Stenosen mit ösophagotrachealen Fisteln kontraindiziert. 1993 haben wir bei 8 Patienten 15 cm lange Metallgitterstents implantiert (6mal im proximalen Ösophagusdrittel, 2mal im mittleren Ösophagusdrittel). Die Metallgitterstents haben sich auch bei Stenosen nahe des Ösophagusmundes bewährt (Abb. 1).

Jede Palliativtherapie des Ösophaguskarzinoms muß der individuellen Situation des Patienten angepaßt sein. Keines der Verfahren ist dem anderen in allen Bereichen überlegen. Alter, AZ, Tumorlokalisation, Passierbarkeit der Tumorstenose sollten einen wesentlichen Einfluß auf die Indikationsstellung haben (Tabelle 1).

H. Brandt (Erfurt): In welcher Weise entstehen bei den Drahtstents am Endoprotheseneingang proximal Invaginationen der Schleimhaut und Ulzerationen, die durch die kugelige Kopfgestaltung der Kunststoffprothese vermeidbar sind?

T. P. U. Wustrow (München): Welche tumorbedingten Kriterien haben Sie für die Inoperabilität zugrunde gelegt? Haben Sie bei kardianahen Stents einen Reflux bekommen?

C. Motsch (Schlußwort):
Zu Herrn Brandt: Bei der Kunststoffbulbusimplantation tritt häufiger eine Tumorüberwachung am proximalen Ende der Prothese auf. Die Tumordurchwanderung ist das Hauptproblem des Metallgitterstents.
Zu Herrn Wustrow: Ca. 120 Ösophaguskarzinome wurden insgesamt diagnostiziert. Die Operabilität wurde gemeinsam mit den Chirurgen festgelegt. Reflux trat bei beiden Arten der endoskopischen Pertubation des Ösophagus auf.

154. J. Büntzel, K. Küttner (Suhl): Stellung des Megestrolacetates in der Behandlung der Kachexie bei Kopf-Hals-Tumoren

Patienten mit fortgeschrittenen malignen Tumorleiden sind überdurchschnittlich häufig von Anorexie und Kachexie betroffen. Es ist nicht überraschend, daß schlechter Appetit, großer und schneller Gewichtsverlust sowie der Verfall des eigenen Körpers die Lebensqualität des Patienten und seiner Familie beeinträchtigen. Mitunter sind Kachexie und Anorexie mit Depression, Angst, Verlust des Selbstwertgefühls und Asthenie verbunden. Letztlich führt der Gewichtsverlust auch zu einer schlechten Gesamtprognose hinsichtlich der Akzeptanz der antitumoralen Therapie und des Überlebens. 60–70% aller Todesfälle bei Kopf-Hals-Tumoren sind mit einer Kachexie verbunden.

Nun werden für die Entwicklung der Tumorkachexie in unserem Fachgebiet hauptsächlich 2 Mechanismen angeschuldigt:
- Aufgrund der lokalen Verhältnisse, d.h. des Ortes und der Größe des Tumors, der lokalen Behandlung in Form einer Operation und/oder einer Bestrahlung ist die mechanische Passage des oberen Aerodigestivtraktes sehr erschwert, was zu einer deutlichen Reduktion der Nahrungszufuhr führt.
- Da die meisten Patienten in einem sehr späten Tumorstadium in die Klinik kommen, ist meist auch von einer weit fortgeschrittenen Tumorkrankheit mit ihrer katabolen Gesamtstoffwechsellage auszugehen.

Nach neueren biochemischen Untersuchungen liegt die Ursache der letztgenannten Problematik in der gesteigerten Produktion eines Zytokins durch tumoraktivierte Makrophagen, des Kachektins – identisch mit dem Tumornekrosefaktor. Über Prostaglandin E und Vasopressin werden Eiweiße und Fette abgebaut, die Glukoneogenese gesteigert.

Zur medikamentösen Beeinflussung dieser pathologischen biochemischen Entwicklung sind 5 Stoffgruppen unseres Wissens bisher eingehender untersucht worden. Glukokortikoide und anabole Steroide sind am längsten bekannt und wohl auch am nebenwirkungsreichsten. Cyproheptadin und Hydrazinsulfat waren bisher weniger erfolgreich, auch wenn man ihre Wirkung biochemisch noch am ehesten nachvollziehen kann. Progesteronanaloga als steroidale Substanzen bilden die letzte Gruppe, die in den vergangenen Jahren in mehreren Doppelblindstudien ihre Wirksamkeit nachgewiesen hat (Megestrolacetat, Medroxyprogesteronacetat); Dosisfindungsstudien sind aber auch hier noch in vollem Gange.

Wie stellt man sich die Wirkung dieser Stoffgruppe nun vor? Verglichen mit den biochemischen Zyklen zur Entstehung der Tumorkachexie ist unser Wissen hierüber eher bescheiden: Es soll keine Flüssigkeitsretention, sondern die Ansammlung von Fettgewebe sein. Eine Appetitsteigerung soll zu erhöhter Kalorienzufuhr führen. Anabole und steroidale Effekte werden ebenfalls etwas verschwommen postuliert.

Wir haben das Megestrolacetat erstmals in einer milden Dosierung von 160 mg/die an einer Gruppe von 38 Patienten mit Karzinomen im Kopf-Hals-Bereich angewandt, die alle einen Gewichtsverlust von mindestens 10% ihres Körpergewichts erlitten hatten. Vorwiegend zum Einsatz kam das Medikament bei Patienten mit ausgeprägten Tumoren, wo mit einer Tumorkachexie stärkeren Ausmaßes jede Therapie insgesamt sinnlos gewesen wäre.

Mindestzeitraum der Behandlung 16 Wochen. Es handelte sich um die Einnahme einer Tablette, so daß die Compliance der Patienten weitgehend gut war.

Die Ergebnisse selbst waren differenziert, insgesamt jedoch positiv. In jedem Fall bestätigt sich die Indikation für unsere weiblichen Patienten (n=5), die durchweg ihr Normalgewicht, das sie vor Beginn der Erkrankung hatten, wieder erreichten. Beeindruckend gerade hier die ja auch eingangs erwähnte psychische Komponente, die dann entscheidend zur Genesung der Frauen beitrug. Bei den männlichen Patienten erreichten wir auch Gewichtssteigerungen, bei weitem jedoch nicht in dem Ausmaße wie bei den Frauen. Auch wenn nach 8 Wochen bereits ein statistisch signifikanter Anstieg des Körpergewichtes zu verzeichnen war und dieser nach 16 Wochen auch 4,58 ± 3,29 kg betrug, sollte man unseres Erachtens zwei Dinge berücksichtigen:

- es handelt sich erstens um ein recht teures Medikament, dessen monatliche Kosten gegenwärtig noch die 500-DM-Grenze übersteigen, so daß eine entsprechend harte Indikationsstellung zu verlangen ist;
- es gibt zweitens eine erhebliche Nebenwirkung, die

aber fast allen der behandelten Männer Probleme bereitete – ein ausgeprägter Libidoverlust.

Bei uns haben sich damit 2 Anwendungsgebiete für den Einsatz des Megestrolacetates zur Behandlung der Tumorkachexie herausgebildet:

- zum einen bei Frauen, die an einer solchen im Rahmen ihrer malignen Grunderkrankung leiden;
- zum anderen bei Männern, die eine Kachexie aufweisen, einen beherrschbar erscheinenden Lokalbefund haben und die die nötige Compliance für die Gesamttherapie mitbringen.

Weitere Nebenwirkungen bleiben geschlechtsunabhängig migräneartige Kopfschmerzen und thrombophlebitische Störungen, die allerdings sehr selten auftreten.

Jeder noch so effektiven medikamentösen Therapie der Kachexie und Anorexie muß jedoch gerade bei Kopf-Hals-Tumoren die Sicherung der enteralen Ernährung über hochkalorische Trink- oder Sondennahrung (via PEG) vorausgehen.

155. E. K. Walther (Bonn):
Sequentielle Computermanometrie des Schluckaktes nach etagenbezogener Pharynxrekonstruktion

Nach früheren Untersuchungen zur Schluckphysiologie korreliert das Schluckvermögen nach pharyngealen Tumorresektionen nicht mit der Tumorgröße, sondern vielmehr mit dem Ort der Resektion. 81 Patienten wurden nach pharyngolaryngealen Rekonstruktionen mit der pharyngealen Sequenzcomputermanometrie untersucht. Die allgemeine Schluckkoordination ist nicht eine Frage des oropharyngeal erzeugten Druckpumpenstoßes und der Passagezeit, sondern der Schluckinitiierung. Die kritischen Bereiche liegen dabei am Pharynxeingang zu Beginn und am Pharynxausgang zum Ende der pharyngealen Schluckphase (Tabelle 1). Die topographischen Korrelate dafür sind der Zungengrund und das pharyngoösophageale Segment. Resektionen am Zungengrund führen zu einem Volumenmangel, der sich manometrisch in einer Druckminderung äußert. Distal kommt eine verspätete Sphinkterrelaxation zum Tragen, so daß kranial durch Drucksteigerung und Nachschluckaktion kompensiert werden muß. Das Volumendefizit muß bei beidseitigen Zungengrundresektionen plastisch rekonstruiert werden. Das Gewebsvolumen myokutaner Insellappen gewährleistete bei allen plastisch rekonstruierten Patienten im Gegensatz zur fehlenden Volumenrekonstruktion eine effektive Schluckinitialisierung. Dies war auch bei zusätzlichen Zungendefekten der Fall.

Bei Resektionen am pharyngoösophagealen Übergang resultierten zirkuläre Defekte. Sowohl der direkte Verschluß durch ortsständige Pharynxschleimhaut als

auch die Defektüberbrückung durch Hochzug des mediastinal mobilisierten Ösophagus erhöhen den Kalibersprung zwischen dem weitlumigen Pharynxrohr und Ösophaguseingang. Diese funktionelle Enge wirkt wie eine narbige Stenose, so daß der Passagewiderstand vor dem Bolus ansteigt. Hieraus ergibt sich die Notwendigkeit, die Kontinuität zwischen Ösophagusstumpf und Pharynxrohr so auszugleichen, daß der trichterförmige Kalibersprung am Pharynxausgang und damit der Passagewiderstand für den Bolus möglichst so gering

Tabelle 1. Auswirkungen pharyngolaryngealer Resektionen auf den Schluckakt und Konzept der etagenbezogenen plastischen Pharynxrekonstruktion

Problem	Pharynxeingang	Pharynxausgang
Funktion	Schluckinitialisierung	Boluspassage
Lokalisation	Zungengrund	pharyngoösophagealer Übergang
Morphologie	Volumenmangel	Kalibersprung
Manometrie	Druckminderung	Widerstandserhöhung
Klinik	Leaking-gestörte Initialisierung	Passagebehinderung Ösophaguseingangsstenose
Resultat	Dyskoordination, Sphinkterdyskinese, Aspiration	
Konsequenz	Volumenausgleich Aktivität Vitalität	Kaliberanpassung Passivität Sensibilität
Lösung	Myokutaner Insellappen	Myofaszialer Insellappen

bleibt, daß erforderlichenfalls auch ein passiver Bolusdurchtritt gelingt. Myokutane Lappen überbrücken zwar den Operationsdefekt, bedeuten aber aufgrund ihres Volumens einen spürbaren Passagewiderstand für die Boluspropulsion, so daß vermehrte Schluckarbeit im Zungengrund geleistet werden muß. Der individuell konfigurierbare myofasziale Pektorallappen dagegen kann den pharyngoösophagealen Übergang aufgrund seiner Geschmeidigkeit als rohrförmig modellierter Neopharynx nicht nur ersetzen, sondern gleichzeitig den Passagewiderstand am Pharynxausgang reduzieren und damit die ohnehin gesteigerte Zungengrundarbeit entlasten. Nach totaler Glossektomie und distraler Pharyngektomie mit zu erwartender Ösophaguseingangsstenose stellt der kombinierte Insellappen mit dem Myokutananteil kranial und dem Myofaszialanteil distal die operationstechnisch konsequente Umsetzung der vorgenannten pathophysiologischen Überlegung dar.

156. J. H. Schipper, D. Arweiler, J. Lautermann, K. W. Sievers, T. Bauermann (Essen): Die „getriggerte Magnetresonanztomographie", kinematographisch dargestellt bei Patienten mit Dysphagie

Bei den bisherigen bildgebenden Verfahren lassen sich die muskulären Weichteilbewegungen beim Schluckvorgang nur über den Kontrastmittelschatten im Strahlengang indirekt beobachten. Ein direkter Nachweis der Weichteilbewegungen beim Schluckvorgang war bisher nicht möglich. Dazu haben wir ein neues Untersuchungsverfahren entwickelt, die sog. getriggerte Magnetresonanztomographie zur Darstellung der Weichteilbewegungen bei der Dysphagie. Wir haben über dieses Verfahren bereits berichtet. In der Zwischenzeit konnte die Untersuchungsmethode weiterentwickelt werden. Durch eine Veränderung des Flipwinkels sowie einer veränderten Vorsättigung der angeregten Wasserstoffprotonen und einer Erweiterung der zeitlichen Auflösung läßt sich der Schluckvorgang jetzt erstmals kinematographisch darstellen mit einer weiter optimierten Bildschärfe. Zusätzlich ermöglicht die Magnetresonanztomographie eine Darstellung des Schluckvorganges in axialer oder koronarer Schichtung neben der herkömmlichen sagittalen Darstellung.

Otoneurologie I

157. M. Huwiler, J. H. J. Allum, R. Probst (Basel):
Unterscheidung organischer und psychogener Gleichgewichtsstörungen mittels dynamischer Posturographie

Der HNO-Arzt kann vor allem im Rahmen von Gutachten mit der Frage konfrontiert sein, ob ein Patient eine Gleichgewichtsstörung simuliert bzw. aggraviert. Bislang sind keine Untersuchungsmethoden bekannt, die schlüssig eine psychogene Gleichgewichtsstörung nachweisen könnten. Mit der dynamischen Posturographie haben wir untersucht, wie typische Antwortmuster bei einer simulierten Gleichgewichtsstörung aussehen könnten. Für diesen Zweck haben wir 21 gesunde Probanden gebeten, auf elf aufeinanderfolgende Reize einer Dorsalrotation (4 Grad, 36 deg/s) der Standfläche unter der Untersuchungsbedingung mit offenen und geschlossenen Augen zuerst normal zu reagieren. Anschließend wurden sie aufgefordert, auf dieselben Reize eine Gleichgewichtsstörung zu simulieren. Während der Untersuchung wurden EMG-Aktivitäten von Bein- und Rumpfmuskeln sowie biomechanisch die Winkelgeschwindigkeiten im Bein- und Rumpfbereich abgeleitet. Im Vergleich zu den normalen Antworten konnten bei den simulierten Gleichgewichtsstörungen 3 unterschiedliche Antwortmuster nachgewiesen werden: Eines mit einer vermehrten Bewegung des Rumpfes nach hinten, eines mit einer vermehrten Bewegung des Rumpfes nach vorne und eines mit einer pendelartigen Oberkörperbewegung.

Diese simulierten Antwortmuster zeigten, daß ein Simulant am einfachsten durch eine zusätzliche willkürliche Aktivität der paraspinalen Muskulatur nach 240 ms, zusammen mit einer charakteristischen Abweichung der Oberkörpergeschwindigkeit bei 350 ms und einer typischen Abweichung im Drehmoment des Sprunggelenkes während der willkürlichen Latenzzeit identifiziert werden kann. Diese Befunde wurden mit den Antworten von Patienten mit psychogener Gleichgewichtsstörung verglichen. Dabei zeigte sich, daß die Antwortmuster dieser Patienten alle diejenigen Merkmale aufweisen, welche für eine simulierte Gleichgewichtsstörung sprechen. Die Antworten solcher Patienten lassen sich in der Mehrzahl der Fälle mit dem Muster derjenigen Probanden vergleichen, die eine Gleichgewichtsstörung mit einer vermehrten Bewegung des Oberkörpers nach hinten simulierten.

Die Ergebnisse zeigen, daß mit der dynamischen Posturographie-Untersuchung eine gute Möglichkeit besteht, eine psychogene Gleichgewichtsstörung nachzuweisen. Gleichzeitig können mit der dynamischen Posturographie-Untersuchung eine organische Ursache der Gleichgewichtsstörung erkannt und eine zentral vestibuläre von einer peripher vestibulären Gleichgewichtsstörung unterschieden werden. Den Einsatz der dynamischen Posturographie-Untersuchung bei der Schwindelabklärung sehen wir vor allem als eine zusätzliche Untersuchungsmethode, um eine sowohl nicht organisch wie auch organisch bedingte Gleichgewichtsstörung zu verifizieren und zu objektivieren. Wir stellen uns vor, daß die dynamische Posturographie v.a. in der Abklärung und Beurteilung von Gleichgewichtsstörungen bei Rentenbegehren und Versicherungsansprüchen ihren Stellenwert einnehmen könnte.

158. G. Schade, M. Westhofen (Hamburg):
Ein neuartiges Verfahren zur Differentialdiagnose und Objektivierung zervikalen Schwindels

Zur Klärung des Einflusses der Halspropriozeption auf das Gleichgewichtsvermögen wurden posturographische Untersuchungen mit vibratorischer Stimulation der Nackenmuskulatur an 24 Patienten nach radikaler Neck-Dissektion und 43 Patienten mit unilateraler Labyrinthdysfunktion durchgeführt. Die posturographischen Messungen erfolgten zunächst ohne Vibration und anschließend unter Vibration mit ca. 50 Hz im Bereich des M. trapezius, jeweils in Romberg-Position.

Die Körperschwankamplituden wurden über ein Rechnersystem aufgenommen und weiterverarbeitet. Dabei fanden sich Schwankamplituden vorwiegend in einem Frequenzbereich von 0,25 Hz, während Amplituden ausgemessen wurden. Die Befunde ergaben eine statistisch signifikante Diskrepanz der Körperschwankung zwischen Patienten mit Labyrinthaffektion und Patienten nach radikaler Neck-Dissektion.

Die Schwankamplitude von Patienten mit Neck-Dissektion lag im Mittel um 100 mm Schwankamplitude über den Befunden nach Labyrinthaffektion. Bei ca. 10% der Patienten mit radikaler Neck-Dissektion fanden sich extreme Schwankamplituden bis zu 48 cm im Körperschwerpunkt nach vibratorischer Stimulation. Weder Gesunde noch Patienten mit Labyrinthaffektion erreichen solche Werte.

Bei ca. 5% der Patienten mit Labyrinthaffektion führt die Vibration zu einer Stabilisierung des Stehvermögens bei auffallend geringen Schwankamplituden – verglichen mit Gesunden.

40–45% aller Patienten nach Neck-Dissektion wie auch nach Labyrinthaffektion weisen geringfügige Modifikationen des Stehvermögens nach vibratorischer Stimulation im Sinne einer Verstärkung, weitere 40–45% jeweils im Sinne einer Abschwächung auf.

Der Verlust oberflächlicher Halsmuskulatur führt offensichtlich zu einer gravierenden Fehlsteuerung des Körpergleichgewichts bei gezielter Stimulation der Tiefensensibilität. In ausgewählten Fällen wird dadurch die Regeldynamik des vestibulären Systems überfordert. Bei gesunder Halsmuskulatur kann gezielte Stimulation der Tiefensensibilität zu spürbarer Verbesserung des Körpergleichgewichts eingesetzt werden.

P. Segschneider (Daun): Die Reizfrequenz für den Fusimotorenvibrationsreflex auf die Muskulatur hat meines Wissens ihr Optimum bei 30–40 Hz. Ihre Versuche wurden bei 50–60 Hz durchgeführt. Warum?

R. Probst (Basel): Klagen die Patienten mit Neck-Dissektion tatsächlich über Gleichgewichtsstörung oder Schwindel? Wie war der Vergleich der Alters- und Geschlechtsverteilung in den beiden untersuchten Gruppen?

M. Hülse (Mannheim): Wird die Lateropulsation durch die Seite der Neck-Dissektion –rechts, links – beeinflußt? Wie stark sind die auf die nuchalen Muskeln aufgesetzten Vibrationen, d.h. wie tief reichen die Vibrationen oder bis zu welchen Muskeln?

G. Schade (Schlußwort):
Zu Herrn Segschneider: Wir haben in unserer Studie Untersuchungen mit verschiedenen Vibrationsstimulationsfrequenzen durchgeführt. Hierbei haben wir keine signifikanten Unterschiede in bezug auf die Körperschwankungen in einem Bereich zwischen 40–60 Hz gesehen.
Zu Herrn Probst: Ja, gerade bei geschlossenen Augen, d.h. also nach Wegfall der vestibulären Kompensation, wurden Schwindelbeschwerden angegeben, die ja auch in unseren Untersuchungen nachweisbar waren. Ich verweise in diesem Zusammenhang auf die letzten Diapositive, die eine Synopsis der Patienten mit unilateraler Labyrinthdysfunktion und radikaler Neck-Dissektion im Hinblick auf anterior-posteriore und laterale Schwankung mit und ohne Vibration zeigten und auf denen eine deutlich verstärkte Körperschwankung in allen Untersuchungen bei Patienten mit radikaler Neck-Dissektion zu sehen war.
Die Patientengruppe nach radikaler Neck-Dissektion zeigte ein um ca. 10 Jahre höheres Durchschnittsalter als diejenige mit unilateraler Labyrinthdysfunktion. Die Geschlechtsverteilung in beiden Gruppen zeigte ebenfalls Unterschiede. In der Patientengruppe mit Labyrinthschwindel war die Geschlechtsverteilung in etwa ausgeglichen.
In der Gruppe mit radikaler Neck-Dissektion überwiegt die der Männer mit 21/24.
Zu Herrn Hülse: Bei dem nur geringen Vibrationsreiz denken wir, v.a. die oberflächliche Halsmuskultur stimuliert zu haben. Dies wird auch durch unsere Untersuchungsergebnisse bestätigt, an denen man signifikante Unterschiede der Körperschwankungen der Patienten mit teilweisem Verlust oberflächlicher Halsmuskulatur im Vergleich zu Patienten mit intakter Halsmuskulatur nach vibratorischer Stimulation sieht.

159. J. Lamprecht, S. Hegemann (Aachen): Ein neuartiges Verfahren zur Beseitigung des Drehschwindels während des Nystagmus

Nystagmus ist eine Form der Augenbewegungen, die bei Patienten mit Drehschwindel zu einer scheinbaren Drehbewegung der Umwelt führt. Drehschwindel bedeutet daher für den Betroffenen eine erhebliche Beeinträchtigung durch weitgehenden Verlust der Orientierung sowie durch vegetative Begleiterscheinungen wie Übelkeit und Erbrechen. Eine Vielzahl von Erkrankungen geht mit Nystagmen einher. Bei vielen Erkrankungen kommt es zu einer raschen spontanen Ausheilung, zu einer attackenweisen Wiederkehr des Schwindels oder zu einer zentralen Kompensation. Eine Kompensation ist nicht möglich im Rahmen von wiederholten Drehschwindelattacken (Beispiel: M. Menière) oder bei unvollständigem vestibulärem Ausfall mit störender Rest-

erregbarkeit (Beispiel: Bogengangsfistel bei Cholesteatom).

Vorausgegangene Untersuchungen zeigen, daß in vielen Fällen weder der Ausschluß des optischen Dreheindrucks durch Schließen der Augen noch eine Fixationssuppression durch „optisches Festhalten an der Umgebung" zu einer wesentlichen Besserung des Unwohlseins führen können.

Unser Lösungsansatz verfolgt daher das Ziel, durch eine optische Gegentäuschung den Dreheindruck während des Nystagmus zu minimieren. In Analogie zu einer Hör- oder Sehhilfe wurde eine Methode entwickelt zur computergesteuerten Mitführung des gesehenen Bildes in Abhängigkeit von der Bewegung der Sehachse:

Wohin das Auge auch blickt, in welche Richtung die Sehachse sich auch bewegt, das gesehene Bild soll eine konstante Blickrichtung vortäuschen („Eine Brille für das Gleichgewicht").

Methode

Die Augenbewegungen werden durch eine Videokamera („video eye tracking") registriert, der Bildrahmen über einen Computer gesteuert und das Bild über helmgestützte Displays angeboten. Die Information über die Sehachse wird einem Rechner zugeleitet, der ein beliebiges Bild (Landschaft, bewegte Umgebung o.ä.) kontinuierlich derart steuert, daß es jeder Augenbewegung folgt und dadurch auf der Netzhaut stets der gleiche Bildeindruck entsteht: retinale Bildfixation. Das beeinflußte Bild wird über Glasfaseroptiken auf die Displays vor den Augen übertragen.

Die Verwirklichung dieses Konzepts wurde möglich durch die Kooperation mit der Firma CAE Electronics GmbH in Stolberg, die uns hierfür einen Flugsimulator zur Verfügung stellte. In einer ersten Pilotstudie wurde das System an 12 ohrgesunden Probanden erprobt und optimiert. Bei den Probanden wurde durch Wasserspülung der äußeren Gehörgänge mit 20 °C ein horizontaler peripherer Nystagmus mit rotatorischer Komponente ausgelöst. Während der Nystagmen boten wir das Bild im Wechsel mit und ohne Computersteuerung an. Die Probanden wurden nach subjektiven Eindrücken befragt, zusätzlich wurden elektronystagmographische und video-eye-tracking-gestützte Aufzeichnungen der Augenbewegungen vorgenommen.

Die Einstellung der Optimumposition wurde über einen entsprechenden Neigungswinkel des Flugsimulators (Steigflug) vorgenommen.

Ergebnisse

Zunächst ergab sich für die Probanden ein ungewöhnliches, teils verwirrendes Gefühl in der Gewöhnungsphase vor der kalorischen Spülung ohne Nystagmen: Subjektiv erlebten die Probanden die Unmöglichkeit, an Gegenständen oder Objekten vorbeizusehen, da das gesehene Bild der Bewegung des Auges unmittelbar folgt. Während der Nystagmen wurde ohne retinale Bildfixation deutlicher Drehschwindel angegeben, während sich durch die computergesteuerte retinale Bildfixation überwiegend ein subjektiv positiver Effekt in bezug auf den Drehschwindel erreichen ließ – deutlicher als im Vergleich zur Fixationssuppression ohne retinale Bildfixation. Die Auswertung der Elektronystagmogramme aus dieser Phase zeigt eine regelmäßige charakteristische

Veränderung der Nystagmen während der Bildfixation: Die retinale Bildfixation vergrößert die Amplitude deutlich bei gleicher oder bei geringfügig abnehmender Frequenz der Nystagmusschläge.

Diskussion

Das Verfahren ist noch in der Erprobung, eine tragbare Version ist in Vorbereitung. Durch die Anwendung dieser Methode zur computergestützten Kompensation des optischen Dreheindrucks während des Nystagmus durch retinale Bildfixation ist auch für Patienten ein subjektiver Gewinn für Wohlbefinden und Orientierungsfähigkeit im Raum zu erwarten. Eine weitere Anwendung ist in der Untersuchungssituation von Gesunden oder Kranken während der kalorischen Gleichgewichtsprüfung zu sehen. Inwieweit die Veränderungen des Nystagmusbildes während der retinalen Fixation für verschiedene Krankheitsursachen charakteristisch sind (zentrale oder periphere Ursachen?), bleibt abzuwarten. Sicher ist hingegen, daß diese Methode zur retinalen Bildfixation während des Nystagmus neue Einblicke in die komplexe Interaktion des visuell-vestibulären Systems liefern wird.

K. F. Hamann (München): Da durch Ihre Brille das visuelle Irrtumssignal aufgehoben wird, muß man annehmen, daß dadurch Kompensationsvorgänge verzögert werden.

M. Westhofen (Hamburg): Kann Ihr System auch torsionale Augenbewegungen als Zeichen einer Otolithenaktivität erfassen?

J. Lamprecht (Schlußwort):
Zu Herrn Hamann: Es sei darauf hingewiesen, daß viele Erkrankungen (z.B. M. Menière) oder Zustände (z.B. während kalorischer Prüfung) mit Drehschwindelattacken einhergehen, die keine Zeit für eine Kompensation lassen. Außerdem wäre es vertretbar, Patienten mit vollständigem Vestibularisausfall im akuten Stadium und stundenweise später während der Kompensation durch die retinale Bildfixation vorübergehend Erleichterung zu verschaffen. Schließlich ist in der Entwicklung eine gezielte Vor- oder Nacheilung des mitgeführten Bildes zur eventuellen Kompensationsförderung.
Zu Herrn Westhofen: Eine adäquate Video-eye-tracking-Anlage wird eingebaut.

160. K.-F. Hamann (München):
Der Vibrationsnystagmus als differentialdiagnostisches Kriterium

Angeregt durch Beobachtungen von K. Lücke, setzten wir Vibrationsreize zur Auslösung eines latenten Nystagmus ein. Die ersten Erfahrungen hatten gezeigt, daß bei vestibulären Patienten in vielen Fällen ein Vibrationsnystagmus auslösbar war, obwohl weder ein Spontan- noch ein Kopfschüttelnystagmus festzustellen war.

In der hier vorgelegten differenzierten Studie sollten an verschiedenen Formen vestibuläre Störungen überprüft werden, in welchen Fällen ein Vibrationsnystagmus provoziert werden kann. Die Reizgebung erfolgte mit einem handelsüblichen Vibrationsstimulator (Massagegerät), der mit einer Frequenz von 50 Hz arbeitet.

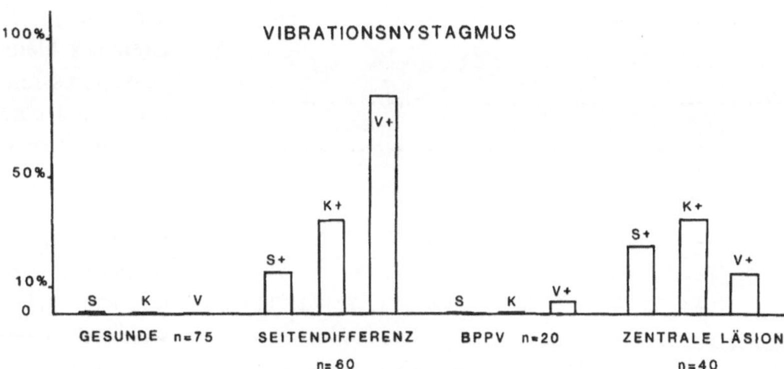

Abb. 1. Auslösbarkeit des Vibrationsnystagmus bei verschiedenen Pathologien

Reizort war das Mastoid, die Reizdauer betrug einige
Sekunden. Die Beobachtung der Augenbewegungen geschah mit einer Frenzel-Lupenbrille.

Neben einer Kontrollgruppe von 75 Gesunden wurden Patienten, bei denen mittels thermischer Prüfung eine peripher-vestibuläre Seitendifferenz nachgewiesen
war, Patienten, die an einem benignen paroxysmalen Lagerungsschwindel litten und Patienten mit klar definierten, zentral-vestibulären Läsionen verglichen.

Erwartungsgemäß ließ sich bei den Versuchspersonen weder ein Spontan- noch ein Kopfschüttel- noch ein
Vibrationsnystagmus auslösen. Von den Patienten, die
eine peripher-vestibuläre Seitendifferenz besaßen, ließ
sich in 80% ein Vibrationsnystagmus auslösen, der zur
gesunden Seite gerichtet war, dagegen nur in 35% ein
Kopfschüttelnystagmus (Abb. 1). Im Kollektiv des gutartigen Lagerungsschwindels war nur in einem Fall ein
Vibrationsnystagmus zu beobachten (Abb. 1). Bei den
Patienten mit einer zentralen Störung trat in 15% ein Vibrationsnystagmus auf (Abb. 1). Bei diesen Patienten
war die zentrale Läsion mit einer Seitenbevorzugung nahe dem Vestibularnerven bei seinem Eintritt in den Hirnstamm oder nahe den Vestibulariskernen gelegen.

Es läßt sich feststellen, daß ein Vibrationsnystagmus
bei Gesunden und bei Patienten mit einem gutartigen
Lagerungsschwindel nicht und bei Patienten mit zentral-
vestibulären Störungen nur in besonderen Fällen auslösbar ist. Dagegen tritt ein Vibrationsnystagmus in 80%

aller Patienten mit einer einseitigen periphervestibulären
Läsion auf, also deutlich häufiger als ein Spontan- oder
ein Kopfschüttelnystagmus.

Als Ursache für das Auftreten eines Vibrationsnystagmus ist eine Differenz der Erregbarkeit des vestibulären Rezeptorenapparates anzunehmen, die durch Vibrationsreize so verstärkt wird, daß durch das zentral
entstehende Tonusungleichgewicht schließlich ein Nystagmus ausgelöst wird.

G. Kanonier (Innsbruck): Um welche zentralen Läsionen handelte es sich bei den Patienten mit zentral-vestibulärem Schwindel?

E. Biesinger (Traunstein): Wird der Vibrationsnystagmus direkt
oder über die Halsrezeptoren geleitet, haben Sie versucht, den Vibrationsnystagmus nach Lokalanästhesie im Nackenbereich durchzuführen?

M. Westhofen (Hamburg): Wie erklären Sie, daß der Frequenzbereich Ihrer Stimulation und der Frequenzbereich maximaler Sensitivität der Vestibularorgane beträchtlich divergieren?

K. F. Hamann (Schlußwort):
Zu Herrn Kanonier: Bei den 5 zentralen Patienten handelte es sich
um laterale Läsionen wie Kleinhirnbrückenwinkeltumoren.
Zu Herrn Biesinger: Da die Nystagmusauslösbarkeit bei Reizung
über der Halsmuskulatur schlechter war, nehmen wir an, daß der
Vibrationsreiz direkt die vestibulären Rezeptoren erreicht.
Zu Herrn Westhofen: Wir können gegenwärtig nicht erklären, warum diese für den Vestibularapparat untypische Reizfrequenz zu so
sicheren Ergebnissen führt.

161. T. Harder, B. F. Schmidt, U. Reker (Kiel):
Fixationssuppression – ein ideales Maß für den Einfluß zentralnervöser Noxen auf vestibuläre Funktionen

Störungen der räumlichen Orientierung durch Alkohol
sind ein bekanntes Phänomen. Zahlreiche Einzeleffekte
des Alkohols wie z.B. der Lagennystagmus, der toxische
Blickrichtungsnystagmus, Verlangsamung von Blick-
sakkaden sind gut untersucht und beschrieben, erklären
jedoch nicht die erhebliche Beeinträchtigung der räum-

lichen Orientierung insbesondere bei schnellen Kopfbewegungen oder der Betrachtung schnell bewegter Blick-
ziele unter Alkohol.

Wir untersuchten die Leistung der Fixationssuppression unter Drehbeschleunigungen an 21 Probanden nach
Alkoholeinnahme sowie an 34 Patienten 10 Stunden

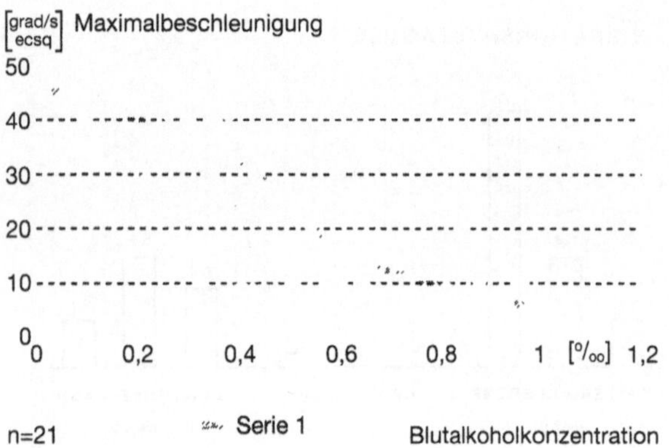

Abb. 1. Abnahme der Fixationssuppressionsleistung mit steigenden Blutalkoholwerten (n = 21)

nach Einnahme von 10 mg Tranxilium zur Prämedikation vor operativen Eingriffen.

Die Fixationssuppression beschreibt hierbei die zentral gesteuerte Unterdrückung eines vestibulo-okulären Reflexes (VOR) durch Fixation eines stationären Blickzieles.

Alle Untersuchungen erfolgten in völliger Dunkelheit. Nach einer Pendelung zur Bestimmung des VOR fixierte der Proband während weiterer Pendelungen ein mitbewegtes Licht. Als Ausgangswert wurde zunächst jene maximale Beschleunigung ermittelt, bis zu in der Pendelprüfung eine komplette Fixationssuppression gelang. Anschließend tranken die Probanden (8 w, 13 m) 0,5 g/kg KG reinen Alkohols als 40% Lösung.

Zur Untersuchung der Benzodiazepinwirkung erfolgten eine Nüchternmessung am Vorabend und eine Messung am Morgen 10 h nach Einnahme Tranxilium.

Als durchschnittliche Alkoholpegel wurden in 60 min 0,8 Promille erreicht mit einer anschließenden konstanten Abnahme von 01–0,15 Promille pro h. Mit zu-

nehmenden Blutalkoholkonzentrationen nahm die Grenzbeschleunigung, bis zu der eine komplette Fixationssuppression gelang, rapide ab. Erste Einschränkungen waren bereits bei Blutalkoholwerten von 0,2 Promille nachweisbar, bei 0,8 Promille Blutalkoholkonzentration gelang es, eine Fixationssuppression nur noch bis zu 18% der ursprünglich erreichten Beschleunigungswerte zu supprimieren (Abb. 1). Es fiel auf, daß insbesondere in der Phase ansteigender Blutalkoholkonzentrationen die Fixierung eines stationären Blickzieles während gleichzeitiger Beschleunigung wesentlich schlechter gelingt als in der Eliminationsphase. Dies entspricht dem subjektiven Eindruck der „Gewöhnung" an die nur langsam sinkende Blutalkoholkonzentration nach anfänglichem Trunkenheitsgefühl.

Auch im Überhang nach abendlicher Benzodiazepineinnahme gelang eine komplette Fixationssuppression durchschnittlich nur bis zu Beschleunigungen von 20% der Ausgangswerte.

Zusammenfassung

Mit der Bestimmung der Fixationssuppression kann in den Anforderungen des vestibulären und optischen Systems im Straßenverkehr nachempfundener Weise, der Einfluß von Alkohol und Seditativa gut untersucht werden.

Bereits bei sehr niedrigen Blutalkoholkonzentrationen kommt es zu empfindlicher Destabilisierung des vestibulären und optischen Systems, die ab Alkoholwerten von 0,5 Promille so ausgeprägt sind, daß bei Kurvenfahrten mit „Restnystagmen" zu rechnen ist.

Die Prüfung der Fixationssuppression unter Drehbeschleunigungen stellt die bisher einzige Meßmethode dar, die den Einfluß bereits geringer Alkoholkonzentrationen auf das Gleichgewichtssystem aufzeigt.

162. E. Bachor, C. S. Karmody (Regensburg, Boston): Cupulolithiasis in Felsenbeinen von Kindern

Basophile Ablagerungen auf der Cupula der Bogengängen sind ein häufiger Befund in Felsenbeinsammlungen und werden als histopathologisches Korrelat für das klinische Bild des benignen paroxysmalen Lagerungsnystagmus angesehen. Da die genaue Zusammensetzung, Verteilung und der Ursprung dieser Ablagerungen bisher jedoch noch nicht endgültig geklärt ist, untersuchten wir 118 Felsenbeine von 70 Kindern vom Neugeborenenalter bis zu zehn Jahren aus der Felsenbeinsammlung der HNO-Klinik des New England Medical Center, Boston. Das Durchschnittsalter der untersuchten Kinder lag bei 12,9 Monaten.

Alle Felsenbeine wurden in Formalin fixiert, in

Trichloressigsäure entkalkt und in Celloidin eingebettet. Die Felsenbeine wurden in 20 µm horizontal geschnitten und jeder zehnte Schnitt mit Hämatoxylin-Eosin gefärbt und lichtmikroskopisch untersucht.

Die Cupula in jedem der 3 Bogengänge wurde identifiziert und auf Ablagerungen untersucht, die nach ihrer Anzahl und Größe in einige Kristalle, klein, mittel und groß eingeteilt wurden. Bogengänge, in denen die Cupula nicht identifiziert werden konnte, wurden als Artefakt bewertet.

Eine Cupula ließ sich in 193 Bogengängen nachweisen (Tabelle 1). In 21 (11%) fanden wir in einem der Bogengänge eine basophile Ablagerung auf der Cupula, die

Tabelle 1. Identifizierte Cupulae und Anomalien in jedem Bogengang der 118 kindlichen Felsenbeine

	Superiorer BG (n)	Horizontaler BG (n)	Posteriorer BG (n)	Gesamt (n)
keine Cupula	54	51	34	139
normale Cupula	36	51	52	139
anomale Cupula	11	8	12	31
dislozierte Cupula	12	6	5	23
Artefakt	5	2	15	22
Gesamt	118	118	118	354

Tabelle 2. Größe der Ablagerungen und Präzipitate in den identifizierten Cupulae in jedem Bogengang der 118 kindlichen Felsenbeine

	Superiorer BG (n)	Horizontaler BG (n)	Posteriorer BG (n)	Gesamt (n)
keine Ablagerungen	34	38	47	119
bis 6 Kristalle	–	4	2	6
kleine Ablagerungen	4	8	3	15
mittlere Ablagerungen	2	–	3	5
große Ablagerungen	–	1	–	1
Präzipitat	19	14	14	47
keine Cupula oder Artefakt	59	53	49	181
Gesamt	118	118	118	354

aus mehr als sechs Kristallen bestand (Tabelle 2). Der größte Teil der Ablagerungen war klein und fand sich in den horizontalen Bogengängen. Der superiore und der posteriore Bogengang waren deutlich geringer betroffen. Bei Kindern mit kongenitalen Anomalien ergab sich eine höhere Inzidenz von Ablagerungen auf der Cupula verglichen zu Felsenbeinen von Kindern mit anderen Grunderkrankungen.

Die Signifikanz von Präzipitat und einigen Kristallen ist unklar, jedoch kann spekuliert werden, daß sie ein Faktor für die Entwicklung von Ablagerungen oder Veränderungen der Cupula sein können. Als pathophysiologischer Mechanismus ist es denkbar, daß sich Otokoni-

en, besonders bei kongenitalen Anomalien oder medikamentös bedingt, von der Macula utriculi lösen und auf die Cupula sedimentieren. Unsere Untersuchung zeigt, daß Ablagerungen auf der Cupula, verglichen mit Studien bei Erwachsenen (Moriarty et al. 1992, Laryngoscope 102:56–56), bei Kindern selten sind. Dies könnte ein Hinweis dafür sein, daß Cupulolithiasis ein Phänomen des alternden peripheren vestibulären Systems ist. Wenn sie auftreten, finden sie sich im horizontalen Bogengang vermutlich aufgrund der liegenden Postition des Kindes.

163. K. Woldag, E.-F. Meister, S. Kösling (Leipzig): Persistierende Gleichgewichtsstörungen nach Otoskleroseoperationen

Die präoperative Aufklärung vor Otoskleroseoperationen orientiert sich meist am zu erwartenden Hörerfolg, postoperative Gleichgewichtsstörungen werden i. allg. als seltene und meist rasch vorübergehende Nebenwirkungen dargestellt. Bleibt der Schwindel jedoch über den stationären Aufenthalt hinaus erhalten, gewinnt die Problematik insbesondere hinsichtlich der Wiederaufnahme der Berufstätigkeit sowie der Fahrtauglichkeit enorm an Bedeutung und verlangt ein gezieltes diagnostisches und therapeutisches Vorgehen.

Patientengut und diagnostische Methoden

100 Patienten, die sich zwischen Oktober 1991 und September 1993 einer Otoskleroseoperation unterzogen, wurden bzgl. des Auftretens einer postoperativen Schwindelsymptomatik untersucht. Waren auch bei Entlassung (7. postoperativer Tag) noch Schwindel bzw. Spontan- oder Provoktionsnystagmus vorhanden, wurden die Patienten zu einer Nachuntersuchung (2 Monate bis 2 Jahre postoperativ) einbestellt: Die Anamnese wurde anhand eines Fragebogens erhoben. Nach der HNO-Spiegeluntersuchung erfolgten zunächst die audiometrische Diagnostik sowie eine ausführliche Vestibularisuntersuchung, innerhalb derer der Lagerungsprüfung die größte Bedeutung beigemessen wurde. Nichtvestibuläre Schwindelursachen wurden, soweit möglich, ausgeschlossen. Die Indikation zur Retympanotomie wurde jeweils erst nach Durchführung eines hochauflösenden Felsenbeincomputertomogramms gestellt.

Ergebnisse

Über Schwindel klagten insgesamt 19 Patienten, bei 13 Patienten waren Schwindel und Nystagmus (insbesondere Lagerungsnystagmus) nur innerhalb der ersten 6 postoperativen Tage zu verzeichnen. In 6 Fällen blieb der Schwindel über Wochen und Monate erhalten. Bei 4 Patienten wurden Befunde erhoben, die eine operative Revision erforderlich machten, wobei sich die OP-Indikation maßgeblich auf die Ergebnisse der bildgebenden Diagnostik gründete: zu tiefes Eindringen der Prothese in das Vestibulum mit und ohne Labyrinthausfall, Perilymphfistel, nicht korrekter Prothesensitz bei chronisch granulierender Entzündung und Tubenfunktionsstörung. Ein Patient erschien nicht zur Nachuntersuchung, bei einer weiteren Patientin sistierten die Schwindelbeschwerden sechs Wochen postoperativ spontan (CT: Korrekter Prothesensitz).

Diskussion und Schlußfolgerungen

Nach Stapedektomie werden passagere Gleichgewichtsstörungen in bis zu 73% der Fälle, über drei Monate hinaus bestehende Schwindelbeschwerden in bis zu einem Drittel der Fälle beobachtet (Fisch 1965; Birch 1985).

Nach Stapedotomie gehen Oberascher et al. 1992 von Dauerschwindel in ca. 5% der Fälle aus. Als Ursachen werden eine Perilymphfistel und die zu lange Prothese diskutiert. Bei den von uns im Rahmen der vorstehenden Studie wie auch bei später untersuchten Patienten wurden jedoch auch andere mögliche Schwindelursachen gefunden, so z.B. entzündliche Prozesse und Narbenstränge zwischen Prothese und Trommelfell. Da all diese Befunde im hochauflösenden Computertomogramm des Felsenbeines erkennbar werden, sollte ein solches in jedem Falle durchgeführt werden. Der Entschluß zur Retympanotomie erscheint bei langanhaltenden, nicht anders erklärbaren Schwindelbeschwerden immer gerechtfertigt, da bei der überwiegenden Zahl der Patienten operationswürdige bzw. -pflichtige Befunde vorliegen. Postoperativ müssen sich aktive Übungen gegen Schwindel anschließen. Manchmal ist auch die Einbeziehung eines Psychologen sinnvoll.

M. Westhofen (Hamburg): Ihren Vorschlag, bei akuter Ertaubung mit oder ohne Schwindelbeschwerden nach Stapedotomie zunächst ein CT durchzuführen und diesen Befund in die Therapieentscheidung einzubeziehen, halte ich für grundlegend falsch. In jedem dieser Fälle ist die Revisionsoperation streng indiziert. Das CT ist in diesen Fällen erläßlich.

T. Harder (Kiel): Sie geben an, daß langandauernde Schwindelbeschwerden zur Re-Operation führen sollten. Ich meine, der akut auftretende Schwindel, der ja auch zumeist mit Abwanderung der Hörschwelle auftritt, sollte sofort zu einer Stapesrevision führen, ein CT halte ich in dieser Situation für verzichtbar.

M. Hiott-Spiess (Delmenhorst): Welche Patienten wurden vom Psychologen postoperativ betreut – wobei die Mehrzahl einen zweiten Eingriff benötigten?
Wie stellten Sie präoperativ die Indikation zur Hörgeräteversorgung – anstatt zur Stapesplastik, weil Sie der Annahme waren, daß postoperativ der Patient mit einem evtl. Schwindel nicht klarkommen würde?

K. Woldag (Schlußwort):
Wir sind der Meinung, daß ein hochauflösendes Felsenbein-CT vor einer Retympanotomie immer durchgeführt werden sollte, da dem Patienten und dem Arzt die Entscheidung zur Reoperation erleichtert wird, weil in nahezu jedem Fall eine eindeutige Diagnose gestellt werden kann.

Otoneurologie II

164. C.-F. Claussen (Würzburg):
Vortrag zurückgezogen.

165. M. Westhofen (Hamburg):
Zur chirurgisch topographischen Anatonomie der Otolithenorgane – Orientierende Untersuchung zur selektiven Labyrinthausschaltung

Die operative Therapie otogener Schwindelerkrankungen erfordert in einer Reihe von Fällen die vollständige Ausschaltung der Labyrinthfunktion. Der postoperative Verlauf kann in seltenen Fällen durch langdauernde permanente, z.T. heftige Schwindelbeschwerden oder Belastungsschwindel kompliziert sein. Aufgrund der Schlüsselfunktion der Otolithenorgane für die Labyrinthfunktion und deren modulierenden Einfluß auf die Bogengangsfunktion einerseits und der erheblich kürzeren Dauer der vestibulären Kompensation bei Otolithenausfall im Vergleich zu Bogengangsläsionen andererseits erscheint die selektive Ausschaltung der Otolithenorgane als vielversprechende therapeutische Alternative. Neben selektiven Neurektomieverfahren ist laserchirurgisches Vorgehen vorgeschlagen worden. Studien zur topographischen Anatomie im Hinblick auf diese Therapieverfahren fehlen allerdings bislang.

Daher wurden 40 Felsenbeine von 31 Patienten im Alter von 6 Monaten bis 68 Jahren untersucht, die im Rahmen gerichtsmedizinischer Sektionen mit otologischer Fragestellung präpariert wurden. Neben der Topographie der runden und ovalen Nischen wurden das Vestibulum und die Lage der Maculae vermessen und mikrophotografisch dokumentiert. In einem Falle lag ein dehiszenter N. facialis mit Überhängen im Bereich der ovalen Nische, in einem weiteren Falle eine abnorm enge ovale Nische vor. Die Macula utriculi lag in allen Fällen der Fußplatte des Stapes unmittelbar benachbart und reichte unter den Canalis Falloppii. Sie erstreckte sich jeweils bis zur Mündung des Crus commune der Bogengänge. Die Otolithenmembran war nicht unmittelbar einsehbar, sondern von einer dünnen Membran verdeckt. Die Macula sacculi lag in 28 Fällen unmittelbar unterhalb der Fußplatte, in 8 Fällen unterhalb des mediodorsalen Teils der Fußplatte. Die Otolithenmembran war jeweils unmittelbr einsehbar gelegen. In 4 Fällen lag die Otolithenmembran des Sacculus zu etwa 50% außerhalb der einsehbaren Öffnung des ovalen Fensters. In ei-

nem Falle fand sich eine atypische Lage der beiden Otolithenorgane an der Medialseite des Vestibulums. Die beiden Otolithenmembranen lagen dabei umittelbar nebeneinander. Das Vestibulum war in diesem Falle mit 5 mm mehr als doppelt so tief wie normal. Die Gefäße der Macula sacculi waren zur Fußplatte hin exponiert, die Gefäße der Macula utriculi waren durch eine dünne Membran abgedeckt.

Die Ergebnisse lassen erkennen, daß Lagevarianten des Utriculus seltener sind als solche des Sacculus. In mehr als 90% der Fälle ist die Lage der Otolithenmembran des Sacculus und des Utriculus hinreichend exakt bei geschlossener Fußplatte vorauszusagen. Die Macula sacculi liegt unter den medialen $2/3$ der Fußplatte in deren dorsalem Anteil. Die Macula utriculi befindet sich entlang des Dorsalrands der ovalen Nische von der Mündung des Crus commune der Bogengänge bis in die Region des runden Fensters. Die Lage der Maculae läßt damit ein Erreichen der Organe durch die ovale Nische, ggf. durch die geschlossene Fußplatte möglich. Weitere Untersuchungen zur laserchirurgischen Erreichbarkeit der Maculae müssen vor dem Entscheid über klinische Relevanz der Methode erfolgen.

E. D. Meyer (Berlin): Haben Sie bei Ihren Präparationen auch den N. singularis dargestellt,welche Erfahrungen haben Sie?

F. J. Broicher (Köln): Die Lasertherapie zur selektiven Labyrinthausschaltung ist zweifellos ein Fortschritt, aber wie steht es mit der möglichen Schädigung der Cochlea?

M. Westhofen (Schlußwort): Die Indikation und präoperative Diagnostik werden an spezielle seitengetrennte Otolithenprüfungen gebunden sein, die von uns früher bereits vorgestellt wurden. Die Laserchirurgie als operatives Instrumentarium wurde angesprochen, weil es selbst bei geschlossener Fußplatte die Otolithenorgane erreicht, ohne die Cochlea zu beeinträchtigen. Instrumentelle (nicht laserchirurgische) mikrochirurgische Maßnahmen im Vestibulum sind immer mit cochleären Läsionen verbunden. Lärmschädigungen sind wie auch bei der Laserstapedotomie nicht zu erwarten.

166. W. J. Kong, G. Egg, B. Hussl, A. Schrott-Fischer (Innsbruck): Cholinerge Innervation im Vestibularapparat der Ratte

Acetylcholin ist der wichtigste efferente Neurotransmitter im Vestibularapparat der Säugetiere.

Das exakte cholinerge Innervationsmuster in den vestibulären Sinnesepithelien wurde bisher jedoch noch nicht untersucht.

Um dies abzuklären, wurden an 10 CDE Ratten die vestibulären Sinnesendzellen (3 Cristae ampullares, Macula sacculi, Macula utriculi) unter einem Stereomikroskop herauspräpariert und unter Verwendung einer modifizierten „preembedding" – Technik einer immunhistochemischen und immunelektronenmikroskopischen Untersuchung unterzogen. Dabei wurde als Marker ein monoklonaler Antikörper gegen Acetylcholintransferase (Boeringer Mannheim Biochemica Mannheim Deutschland) dem spezifischen Enzym, das Acetylcholin synthetisiert, verwendet.

In allen 5 vestibulären Sinneszellen konnte Acetylcholintransferase (CHAT) in den efferenten Nervenendigungen nachgewiesen werden, doch war die Immunreaktivität in der Macula utriculi und in den Cristae ampullares stärker als in der Macula sacculi. Elektro-nenoptisch konnten an ultradünnen Serienschnitten 2 Typen von CHAT-positiven efferenten Nervenendigungen aufgrund ihrer Größe und ihres Innervationsmusters unterschieden werden:

- Kleine Nervenendigungen, die axodendritische Synapsen mit den afferenten Nervenkelchen der Typ-I-Haarzellen oder direkte axosomatische Synapsen mit Typ-II-Haarzellen besitzen.
- Große efferente Nervenendigungen, die vorwiegend direkten axosomatischen Kontakt mit Typ-II-Haarzellen haben. Während 1 bis 4 kleine Nervenendigungen jeweils im Kontakt mit einem afferenten Nervenkelch oder einer Typ-II-Haarzelle stehen, hat jeweils nur 1 große Nervenendigung direkten Kontakt mit einer Typ-II-Sinneszelle. Die funktionelle Bedeutung dieses efferenten Innervationsmusters ist derzeit noch ungeklärt.

Aufgrund der vorliegenden Untersuchungen konnten Acetylcholin als efferenter Neurotransmitter im Vestibularapparat der Ratte bestätigt und das efferente vestibuläre Innervationsmuster aufgezeigt werden.

167. B. Gloddek, W. Arnold (München): Der Saccus endolymphaticus als Anteil der Organe des mukosaassoziierten lymphatischen Systems (MALT)

Der Saccus endolymphaticus besitzt die gesamte Palette immunkompetenter Zellen, welche bei Infektionen des Innenohres als Ort der Antigenaufarbeitung und als immunologisches Kontrollorgan dient. Der Nachweis von sekretorischem Immunglobulin A, das Vorhandensein von intraepithelialen und subepithelialen Lymphozyten, sowie von subepithelialen Plasmazellen und intraluminalen Makrophagen charakterisiert den Saccus endolymphaticus als Anteil des mukosaassoziierten lymphatischen Systems (MALT). In diesem System ist eine ständige Rezirkulation von antigen-sensibilisierten Lymphozyten von einem Organ zum anderen bekannt zur Bereitstellung von Gedächtnislymphozyten bei erneutem antigenen Kontakt.

Diese Studie sollte die Teilnahme bzw. Mitreaktion des Saccus endolymphaticus nach einem antigenen Stimulus des Nasopharynx als Anteils des mucosaassoziierten-lymphatischen Systems zeigen sowie eine mögliche Rezirkulation von antigen-sensibilisierten Zellen zum Saccus endolymphaticus. Der Saccus endolymphaticus wird allgemein als Effektororgan und damit externen Einflüssen ausgesetzt betrachtet. Diese Untersuchung soll die Rolle des Nasopharynx als mögliches Affektororgan für den Saccus klären.

Material und Methode

Zehn Meerschweinchen (250 g) wurden für dieses Experiment benutzt. Unter Narkose mit Rompun und Xylazin erhielten die Tiere eine intranasale Injektion mit dem Fremdprotein KLH. Dazu wurden eine 23 Gauge Nadel in den Nasopharynx über den unteren Nasengang plaziert und 1 mg KLH in komplettem Freunds Adjuvans injiziert. Ein bis 3 Tage nach der Injektion wurden die Meerschweinchen geopfert und ihre Halslymphknoten, Felsenbeine und Schädel entnommen und fixiert in Bouinscher Lösung. Die Gewebe wurden dekalzifiziert in EDTA, Paraffin eingebettet und in 8 µm dicke Schnitte geschnitten. Der Nachweis von KLH (bzw. KLH-Rezeptor tragenden Zellen) in den histologischen Schnitten wurde mit einem direkten immunhistochemischen Assay bewerkstelligt. Dazu wurden die Schnitte mit H_2O_2/Methanol behandelt, um endogene Peroxidase zu reduzieren, gefolgt von einer Inkubation mit Kaninchen-IgG-Peroxidase gekoppelt- gebunden und mit Aminoethylcarbazol (AEC) gefärbt. Zum Schluß erfolgte eine Gegenfärbung mit Meyers Hämatoxylin.

Ergebnisse

Serienschnitte durch den Schädel konnten ein paarig angelegtes, lymphatisches Organ im Nasopharynx des Meerschweinchens aufzeigen. Histologisch wies dieses lymphatische Organ gut abgegrenzte Lymphfollikel mit Keimzentren, sowie parakortikale Lymphozytenregionen auf. 4 h nach dem Antigenstimulus des Naso-

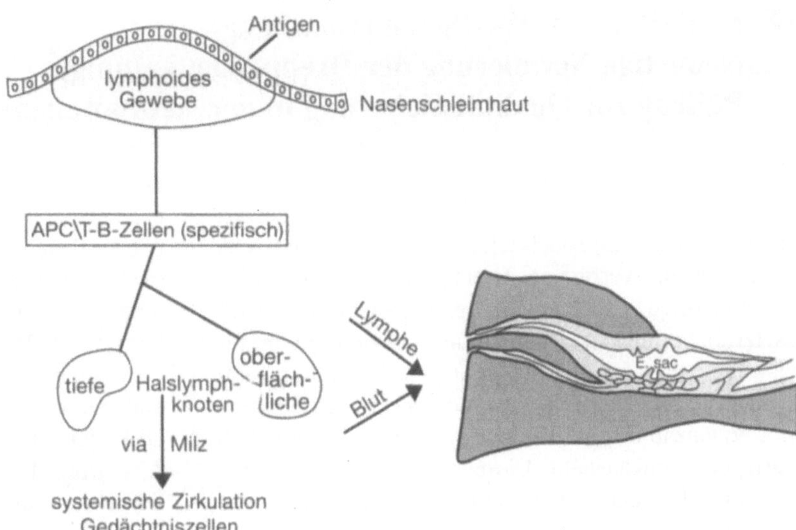

Abb. 1. Mögliche Rezirkulationswege zwischen Nasopharynx und Saccus endolymphaticus

pharynx konnte das Protein in den oberflächlichen und tiefen Halslymphknoten nachgewiesen werden. Drei Tage nach der Injektion konnten KLH-markierte Zellen im Lumen des Saccus endolymphaticus und subepithelial nachgewiesen werden. Es zeigte sich hier eine Zytoplasmaanfärbung von Makrophagen und Lymphozyten. Antigenmarkierte Lymphozyten waren vornehmlich in der Pars rugosa des Saccus endolymphaticus vorhanden.

Diskussion

Die Studie erbringt zum einen den Nachweis eines paarig angelegten, lymphatischen Organs im Nasopharynx des Meerschweinchens mit dem Lymphabfluß in die Halslymphknoten. Zum anderen zeigen die Experimente, daß nach Antigeninjektion in den Nasopharynx das Antigen wieder im Saccus endolymphaticus nachweisbar ist. Denkbar sind zwei mögliche Wege, die das Antigen, bzw. antigentragende Zellen zurückgelegt haben: so ist nach Injektion in den Nasopharynx ein Abfluß des Antigens über die Tube ins Mittelohr möglich; von hier wäre der weitere Weg über die Lymphbahnen am runden Fenster in die Perilymphe und dann in den Saccus endolymphaticus denkbar. Wahrscheinlicher ist allerdings der Abtransport des Antigens zu den drainierenden Lymphknoten, eine dort stattfindende Antigenaufarbeitung und klonale Expansion von antigen-sensibilisierten Gedächtniszellen (Abb. 1). Der Nachweis von antigensensibilisierten Gedächtniszellen im Saccus endolym-

phaticus gibt einen Hinweis auf eine Rezirkulationsaffinität zu diesem Organ. Zusammengefaßt unterstreichen die Ergebnisse weiterhin die Zugehörigkeit des Saccus zu den Geweben des mukosaassoziierten lymphatischen Systems.

Vorherige Experimente konnten zeigen, daß der Saccus endolymphaticus von keimfreien Mäusen primär nicht mit immunkompetenten Zellen ausgestattet ist. Daher müßte der Saccus durch antigene Stimuli aktiviert werden, z.B. durch Aufnahme und Aufarbeitung von Pathogenen im Nasopharynx. Unsere Ergebnisse liefern den Nachweis, daß die Rekrutierung von antigen-sensibilisierten Lymphozyten im Saccus endolymphaticus aus dem Nasopharynx kommen kann, d.h. daß der Nasopharynx als Affektororgan für den Saccus dient.

Weiterhin mögen diese vom Nasopharynx rezirkulierenden Zellen eine pathogenetische Bedeutung wie beim Ménière besitzen. So beschrieb Wigand, daß Patienten mit einer Ménière-Erkrankung in 40% chronische Nasennebenhöhleninfektionen aufweisen.

Weitere Experimente mit diesem Tiermodell werden die rezirkulierende Subpopulation von Lymphozyten zum Saccus endolymphaticus zu identifizieren haben, sowie die Langzeiteffekte dieser Gedächtniszellen für die Funktion des Saccus endolymphaticus aufzeigen. In folgenden Versuchen muß geklärt werden, ob es sich um Antigenrezeptor tragende Lymphozyten handelt, die zum Saccus endolymphaticus wandern oder bloß ein lokoregionaler Abfluß des Antigens zum Saccus vorliegt.

168. K. Helling, M. Westhofen (Hamburg): Neuartige Normierung der Drehpendelprüfung, Beitrag zur Qualitätssicherung in der Neurootologie

Für die Untersuchung der vestibulären Kompensationsleistung nach Läsionen des Labyrinths stehen derzeit verschiedene Drehpendelverfahren für die klinische Diagnostik zur Verfügung. Hierbei werden v.a. positions- und frequenzabhängige Drehpendelverfahren eingesetzt. In vorangegangenen Studien hat sich sowohl für den alltäglichen klinischen Einsatz als auch für spezielle Fragestellungen (z.B. gutachterliche Beurteilungen) die frequenzabhängige Drehpendelprüfung als deutlich überlegen herausgestellt. Dieses ist vor allem in einer besseren Nutzung der dynamischen Bandbreite der Labyrinthfunktion begründet.

Es konnte gezeigt werden, daß das Labyrinth neben der Drehbeschleunigung auch in bestimmten Bereichen sensibel für eine Änderung der Stimulationsfrequenz ist. Es liegt damit eine Parallelität zur Reaktion der Cochlea nahe, welche eben auch für Schallintensität und Frequenz empfindlich ist.

Es wurden vergleichende Untersuchungen an 40 vestibulär Gesunden mit positions- und frequenzabhängiger Drehpendelprüfung durchgeführt. Dabei fanden sich bei der positionsabhängigen Drehpendelung trotz steigender Beschleunigung nahezu konstante Verstärkungen (Reizantwort/Reizstärke) zwischen 0,35 und 0,37, während bei der frequenzabhängigen Pendelung die Verstärkung von 0,26 (0,01 Hz) bis 0,43 (= 0,16 Hz) zunahm.

Für die Reizantworten bei der Drehpendelung (maximale Geschwindigkeit der langsamen Nystagmusphase, GLP) fanden sich ebenfalls große Differenzen. Besonders große Unterschiede ließen sich für die niedrigen Beschleunigungen dokumentieren, welche zur Beurteilung eines Kompensationsdefizits am wichtigsten sind. Bei einem Stimulus von $3°/s^2$ war die maximale GLP $3°/s$ bei der positionsabhängigen und über $12°/s$ bei der frequenzabhängigen Drehpendelprüfung, bei $6°/s^2$ war das Verhältnis etwa $7°/s$ zu $17°/s$ und bei $12°/s$ waren es noch etwa $14°/s$ zu $19°/s$.

Diese größeren Reizantworten ermöglichen bei der Auswertung von Nystagmogrammen eine wesentlich verbesserte Abgrenzung von Nystagmus und Artefakt.

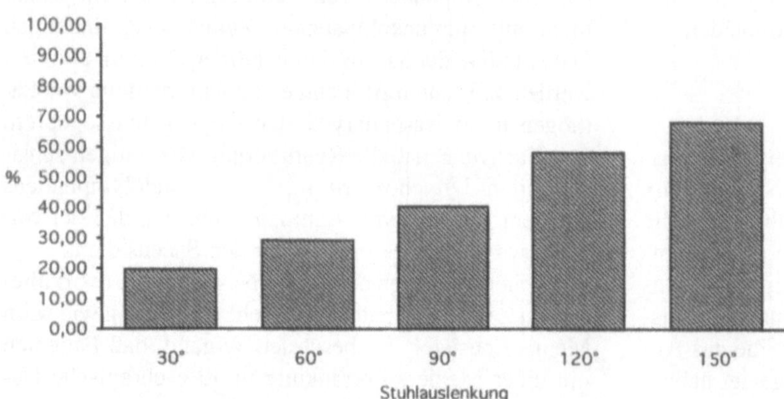

Abb. 1. Prozentualer Nystagmusanteil pro Pendelperiode bei positionsabhängiger Drehpendelprüfung

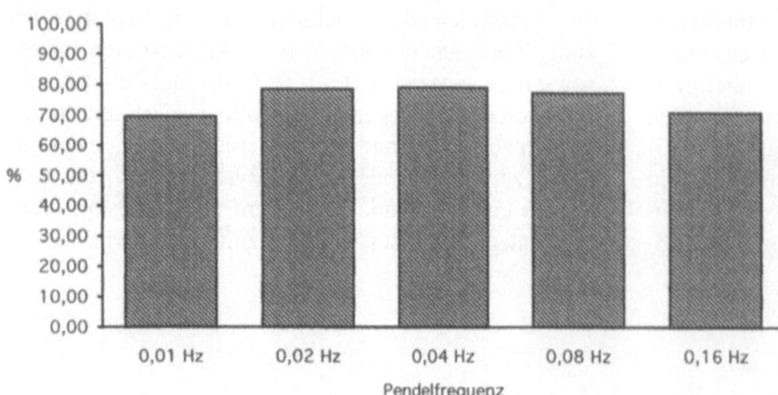

Abb. 2. Prozentualer Nystagmusanteil pro Pendelperiode bei frequenzabhängiger Drehpendelprüfung

Im Gegensatz zur positionsabhängigen Drehpendelprüfung wird eine Auswertung der Nystagmusantwort nahezu über die gesamte Pendelperiode möglich. In Abbildung 1 und 2 sind der zeitliche Anteil pro Pendelperiode gezeigt, in welchem sich eine eindeutige Nystagmusantwort fand. Für den klinischen Routineeinsatz der frequenzabhängigen Drehpendelprüfung wurden Nomogramme für die maximale GLP, die Verstärkung sowie das Seitenüberwiegen entwickelt.

Die deutliche Befundausprägung, die eindeutige Befundquantifizierung und verbesserte Befundnormierung bei frequenzabhängiger Drehpendelprüfung lassen diese als „Standardmethode" zur Quantifizierung vestibulärer Kompensationsleistung geeignet erscheinen. Die frequenzabhängige Drehpendelprüfung stellt einen wesentlichen Beitrag zur Qualitätssicherung in der vestibulären Diagnostik dar.

K. F. Hamann (München): An welchen Parameter („peak acceleration amplitude") waren die frequenzabhängigen Reizungen gekoppelt?

K. Helling (Schlußwort):
Bei der technischen Einstellung des Drehstuhls werden als Parameter nur maximale Winkelgeschwindigkeit und Pendelfrequenz festgelegt. Alle weiteren Parameter sind Folgegrößen, die errechenbar sind.

169. M. Nieschalk, W. Stoll (Münster):
Die „Tinnitussprechstunde" – Ein Erfahrungsbericht

Die Behandlung des chronischen Tinnitus gilt als Crux medicorum. Die Erfahrungen mit einem Patententypus, der zahlreiche Beschwerden ohne greifbaren organpathologischen Befund schildert, enden oft in Frustration für Arzt und Betroffenen.

Wir haben an der HNO-Klinik in Münster seit Beginn des Jahres 1993 eine „Tinnitussprechstunde" eingerichtet. Sie wird im Rahmen des DFG-Forschungsvorhabens „Biomagnetismus und Biosignalanalyse" unter Federführung von Herrn Prof. Hoke vom Institut für experimentelle Audiologie gefördert.

Bisher wurde ein Kollektiv von 96 Patienten behandelt. Als Ursache von Tinnitus und evtl. begleitender Innenohrschwerhörigkeit konnte trotz ausführlich erfolgter allgemein-medizinischer und auch allgemein-otologischer Diagnostik kein morphologisches Korrelat eruiert werden. Bei allen Patienten kamen bereits zu einem früheren Zeitpunkt die gängigen medikamentösen Behandlungen zur Anwendung – jedoch ohne Therapieerfolg.

Entsprechend der subjektiven Empfindung überwiegen pfeifende, tonale und als Rauschen charakterisierte Ohrgeräusche. 14% der Patienten berichten jedoch auch über mehr als ein einziges Ohrgeräusch, bzw. beschreiben einen ständigen Wechsel des Charakters ihres Tinnitus.

Personen mit einem Hörverlust im Tonaudiogramm weisen signifikant häufiger einen Tinnitus als Personen ohne Hörverlust auf. Es besteht ein enger Bezug der Tinnitushauptfrequenz zum Maximum des Hörverlustes.

Bestimmt man die Lautheit des Tinnitus in bezug auf die individuelle Hörschwelle, so beträgt der so ermittelte „sensation level" nur wenige dB. Die Lautheit des Tinnitus ist also bei den meisten Patienten nur geringgradig über der Wahrnehmungsschwelle angesiedelt.

Tinnitus kann durch Schallreize verdeckt werden. Die Verdeckungsschwellen ergeben, in das Tonaudiogramm eingetragen, die von Feldmann (1971) beschriebenen charakteristischen Tinnitusverdeckungskurven. Die wichtigsten sind:
- der Distanztyp,
- der Konvergenztyp,
- der Kongruenztyp und
- der Persistenztyp.

Die Patienten unserer Sprechstunde ließen sich überwiegend dem Distanztyp zuordnen. Den Konvergenztyp trifft man meist beim Hochtonabfall an, während der Kongruenztyp gehäuft bei normalhörenden Patienten auftritt.

Im Zusammenhang mit der Tinnitusverdeckung ist die Feststellung von Interesse, wie lange nach Abschalten des Maskierungssignales das Ohrgeräusch verdeckt bleibt. Für dieses ebenfalls von Feldmann [1] beschriebene Phänomen prägte Vernon 1977 den Begriff der „residual inhibition". Bei mehr als der Hälfte unserer Patienten ist ein gewisses Maß von Residualinhibition vorhanden. Sie dauert meist nur wenige Sekunden, selten bis zu einer Minute. Bei Wiederholung der Messung schwächt sich der Effekt ab, die Verdeckungswirkung ermüdet, bzw. eine wachsende Refraktärität des Tinnitus ist zu verzeichnen.

Die Therapie beginnt bereits mit der Anamneseerhebung. Sie begründet ein tragfähiges Arzt-Patienten-Verhältnis. Ein therapeutischer Baustein ist die ausführliche – oben beschriebene – *spezielle audiologische Diagnostik*, bei der der Tinnitus als Hauptsymptom ganz im Mittelpunkt steht: der Patient macht die Erfahrung, daß sein Leiden in Zahlen und Kurven ausgedrückt werden kann. Bei den Patienten mit begleitender Schwerhörigkeit besprachen wir die Möglichkeit einer *apparativ-akustischen Versorgung*. Ganz überwiegend wurde dies jedoch abgelehnt. In fast 50% der Fälle bleibt ein *individuelles beratendes Gespräch* über Genese, Prognose das Kernstück der Tinnitustherapie.

Durch die Mitarbeit eines Psychologen sind wir in unserer Tinnitussprechstunde in der Lage, ein Therapiekonzept anzubieten, das das Entspannungsverfahren der progressiven Muskelrelaxation nach Jacobson mit einer kognitiv orientierten Verhaltenstherapie kombiniert. Diese Behandlung soll – entsprechend auch den Erfahrungen von Hallam u. Jakes (1987) – den Betroffenen Hilfen anbieten, ihre krankheitsfördernde Einstellung zum Tinnitus zu ändern und durch spezielle Übungen gerade die Situationen zu entschärfen, in denen der Tinnitus besonders zunimmt.

Die Patienten führen vor und nach der Therapie einen Tinnituskalender. Sie werden aufgefordert, den Belästigungsgrad des Tinnitus im Tagesverlauf von 0 (kein Tinnitus) bis 6 (Tinnitus unerträglich) selbst einzuschätzen. Wir haben nun mit Hilfe des Tinnituskalenders den durch das Ohrgeräusch verursachten Belästigungsgrad bei allen Patienten über eine Zeitspanne von jeweils einem Monat direkt vor, bzw. direkt nach der Kombinationsbehandlung aus Entspannungstraining und kognitiver Verhaltenstherapie ausgewertet. Eine signifikante Reduktion des Grades der Belästigung durch Tinnitus wird deutlich.

Zusammenfassend kann festgehalten werden, daß sich bei der Behandlung des chronischen Tinnitus eine Integration eines ausführlich beratenden Gespräches – als Kernstück der Tinnitustherapie – mit dem Muskelentspannungsverfahren nach Jacobson und einer kognitiv orientierten Verhaltenstherapie im Rahmen unserer Sprechstunde bewährt hat.

Realistisches Ziel kann es nicht sein, den chronischen Tinnitus als Symptom zu beseitigen. Es sollen vielmehr Bewältigungsstrategien aufgezeigt werden, um über eine Abnahme der durch Tinnitus hervorgerufenen Belästigung, eine weitgehende Wiederherstellung von Lebensfähigkeit und Lebensqualität zu erreichen.

U. Eysholdt (Erlangen): Die apparative Versorgung beim Tinnitus beschränkt sich nicht auf den Masker. Versorgen Sie die Patienten mit Hörverlust nicht mit Hörgeräten?
Die Überweisung an einen Psychologen gibt ein wesentliches Element ärztlichen Handelns aus der Hand. Ich rate dringend, ein halbstrukturiertes Gespräch zur Anamnese und Bewältigungsstrategie durch den Arzt selbst führen zu lassen.

F.-J. Broicher (Köln): Betreiben Sie die Tinnitussprechstunde als Beratungssprechstunde *oder* auch als Therapiesprechstunde? Die psychologische Beratung sollte jedenfalls immer vom Arzt erfolgen. Falls Sie Therapie betreiben, nutzen Sie auch den Laser?
Haben Sie schon echte Schalltraumen erlebt, bei Tonersatz durch andere Geräte, die der Übertönung des Tinnitusgeräusches dienen, evtl. Trommelfellmassage?

P. Plath (Recklinghausen): Prinzipiell melde ich Bedenken an in bezug auf die Durchführung spezieller „Tinnitussprechstunden", da auf diese Weise ein Erfahrungsaustausch im Wartezimmer provoziert wird und den Tinnituspatienten eine Sonderstellung eingeräumt wird, die ihnen nicht zukommen sollte: Diese Patienten sind ein normaler Bestandteil unserer Klientel, sie bedürfen allerdings, wie andere Krankheiten auch, einer speziellen Zuwendung. In dieser Hinsicht stimme ich sehr mit Ihnen überein. – Bei der Bestimmung der „Lautheit des Tinnitus" muß man das Recruitment berücksichtigen, und das bedeutet, daß 10 oder 20 dB über der Hörschwelle sehr laut sein können, da die Lautheit meist schwellennah sehr stark ansteigt.

M. Nieschalk (Schlußwort):
Zu Herrn Eyshold: 10 Patienten wurden mit einem Hörgerät versorgt. In der Kürze der Vortragszeit wurde auf die reine Versorgung mit Tinnitusmasker und Tinnitusinstrument abgehoben (jeweils 2). Warum die Akzeptanz im Gegensatz zum angloamerikanischen Raum so gering ist, wissen wir nicht. Auch wir führen das Tinnitusgespräch ebenso wie die Tinnitusanamnese als halbstrukturiertes Gespräch, wir empfehlen nicht, den Patienten alleine einen Fragebogen ausfüllen zu lassen.
Die Mitarbeit einer Dipl.-Psychologin ist nicht anzustrebendes Ziel aller Tinnitussprechstunden. Wir sind aber auch aus wissenschaftlichen Gründen an einer Aufarbeitung entsprechender psychologisch evaluierter Parameter interessiert und durch Unterstützung der DFG dazu in der Lage.
Zu Herrn Broicher: Wir lehnen eine Lasertherapie bei Tinnitus ab, da deren Wirksamkeit wissenschaftlich nicht bewiesen ist.
Zu Herrn Plath: Selbstverständlich korreliert der Leidensdruck durch Tinnitus nicht immer mit der Tinnituslautheit in bezug auf die Hörschwelle („sensation level"). So kann ein Tinnitus, wenige dB über der Hörschwelle, enorm belästigend sein.

Plastische Chirurgie III

170. J. Bujia, G. Burgmester, E. Wilmes, C. Hammer (München): Knorpeltransplantation im Kopf-Hals-Bereich: Antigenpräsentationseigenschaften von humanen Chondrozyten

Die Verwendung von Knorpel hat sich in der rekonstruktiven Chirurgie, z.B. bei der Behandlung von Defekten an den Ohren, Nase, Trachea, Larynx und Mittelohr, als das geeignete Ersatz-Material erwiesen. Jedoch kommt es dabei häufig zur akuten bzw. chronischen Resorption.

Das Vorhandensein von HLA-KLasse-II-Antigentragenden Zellen scheint ein hauptsächlicher Faktor bei der Erkennung von fremdem Gewebe zu sein und damit ein wichtiges Hindernis bei der Transplantation. Weiterhin dienen HLA-Klasse-II-Antigen-tragende Zellen als antigenpräsentierende Zellen gegenüber T-Helferlymphozyten und spielen daher eine Schlüsselrolle bei der Entwicklung einer Immunreaktion.

Frühere Untersuchungen an humanem Knorpelgewebe haben gezeigt, daß humane Chondrozyten unter normalen Bedingungen keine HLA-Klasse-II-Antigene aufweisen, diese jedoch unter bestimmten immunologischen Bedingungen in vitro induziert werden können, z.B. unter Zugabe von γ-Interferon. Diese Induktion konnte kürzlich sogar in vivo belegt werden. Das Ziel dieser Studie war es festzustellen, ob menschliche Chondrozyten aus Nasenseptum in der Lage sind, als Antigen-präsentierende Zellen zu fungieren.

Die Fähigkeit von Chondrozyten, Antigene auf Lymphozyten zu präsentieren, wurde in Kokulturmethoden untersucht. Für diese Zwecke wurde von Patienten im Rahmen von routinemäßig durchgeführten Nasenoperationen Knorpelgewebe entnommen. Als Knorpelspender wurden Patienten gewählt, die in den letzten 12 Monaten eine Tetanus-Impfung erhalten hatten. Vom Knorpelgewebe wurden Chondrozyten mittels enzymatischer Methoden isoliert und teilweise mit Gamma-Interferon inkubiert. Gleichzeitig wurde aus dem peripheren Blut ein mononukleäres Konzentrat mittels Ficoll-Gradienten gewonnen. Weiterhin wurden T-Lymphozyten mittels der Rosettenmethode und anschließend eine Tetanustoxoid-(TT)-Antigen-Reaktive-T-Lymphozytenzellinie mit Hilfe einer Amplifikation unter Verwendung von Interleukin-2 etabliert. Die verschiedenen gewonnenen Zellpopulationen wurden mit Hilfe von gemischen Kokulturen in Antigenpräsentationsassays verwendet. Als Antigen diente Tetanus-Toxoid. Eine erfolgreiche Antigenpräsentation wurde angenommen, wenn eine Proliferation der Zellen mit Hilfe des Thymidineinbautests beobachtet wurde.

Bei der Kokultivierung von frischen isolierten Chondrozyten mit mononukleären Konzentraten konnten wir keine Antwort finden. Zusätzliche Antigen-Präsentationsexperimente mit HLA-Klasse-II-positiven Chondrozyten, die mit γ-Interferon stimuliert wurden, zeigten

ebenfalls keinen Effekt. In weiteren Experimenten wurden die autologen gereinigten T-Lymphozyten als Antwortzellen verwendet. Es konnte weder gegenüber HLA-Klasse-II-positiven noch negativen Chondrozyten eine positive Antwort erzielt werden. Bei den Antigenpräsentationsexperimenten unter Verwendung von Tetanustoxoid als Antigen und mononukleärer Konzentrate konnte ein ausgeprägter Anstieg der Proliferationsaktivität erzielt werden. Dagegen zeigten Kokulturen von T-Lymphozyten und Tetanustoxoid keine Reaktion. Kokulturen von T-Lymphozyten, Chondrozyten und TT ergaben positive Reaktionen, die unter Zugabe von Chloroquin, einem nicht spezifischen Inhibitor der Antigenpräsentation, gehemmt werden konnten. Dies konnte sowohl mit HLA-positiven als auch -negativen Chondrozyten erzielt werden (Abb. 1). Parallele Experimente zeigten, daß die Klasse-II-negativen Chondrozyten HLA-DR-Antigene bei 50–60% der Zellpopulation nach der Kokultur mit T-Zellinien exprimiert hatten.

Diese Ergebnisse untermauern die ausgeprägten antigenen Eigenschaften von aktivierten humanen Chondrozyten und lassen daher auf eine zentrale Rolle von Chondrozyten bei Resorptionen bzw. Abstoßungsreaktionen von Knorpeltransplantaten schließen.

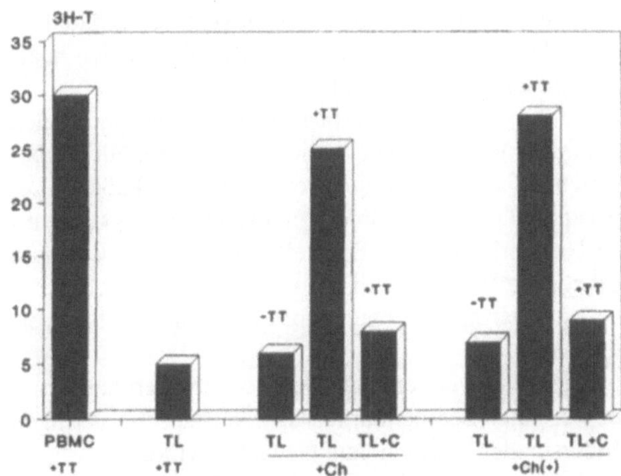

Abb. 1. Antigenpräsentation von Tetanustoxoid (TT) beim peripheren mononukleären Konzentrat (PBMC) und eine TT-reaktive T-Zellinie (TL) von autologen HLA-DR-positiven [Ch (+)] und -negativen Chondrozyten (Ch). *C* Chloroquin

171. H. Steinhart, H.-G. Schroeder (Marburg):
Einsatzmöglichkeiten unterschiedlicher Implantate beim präformierten freien Lappen im Tiermodell

Um die klinische Anwendung von präformierten freien Lappen vorbereiten zu können, untersuchten wir verschiedene Werkstoffe und Implantatformen tierexperimentell. Bei 48 Wistarratten wurden beidseits die Leistenlappen über einen kleinen Schnitt in der Leiste freigelegt und in das subcutane Fettgewebe des Lappens die Implantate eingelagert. Dabei handelte es sich um Titanmesh der Dicke 0,1–0,5 mm mit Perforationen von 0,5 bis 2 mm Durchmesser und um poröses Polyethylen (Precon) mit einer Dicke zwischen 0,5 und 2 mm. Die Implantate wurden plan, konkav und konvex geformt und die Haut über den geformten Implantaten entsprechend adaptiert. Nach einer Einheilungszeit von 2 bis 6 Wochen wurden die Gefäßstiele der Lappen dargestellt und gleichzeitig die Haut um das Implantat umschnitten, so daß der Lappen mit Implantat nur über das Gefäß und die mittlerweile eingesetzte Vaskularisation durch das jeweilige Implantat versorgt werden konnte. Je nach Stärke der Gefäße erfolgte eine mikrochirurgische Gefäßnaht an der A. und V. femoralis bzw. an der A. und V. circumflexa ilium superficialis. Danach konnte der Blutstrom über die Anastomose wieder freigegeben werden. Die Lappen wurden in den folgenden Tagen auf Nekrosen bzw. Abstoßungsreaktionen hin untersucht. Bei komplikationsloser Einheilung erfolgte eine Entnahme der Lappen mit Implantat ca. 4 Wochen nach dem zweiten Eingriff zur licht- und elektronenmikroskopischen Untersuchung. Gleichzeitig fand eine Überprüfung der Suffizienz der Anastomose statt. Insgesamt ergab sich für die Titanimplantate eine signifikant geringere Nekroserate von 9%, während diese bei porösem Polyethylen 68% betrug. Die Resultate bei Titan-mesh waren unabhängig von der Stärke des Materials und auch unabhängig von der Implantationsdauer (ab 2 Wochen). Häufigere Nekrosen zeigten sich bei kleinen Perforationen und konkaver Formgebung. Bei den porösen Polyethylenimplantaten war eine Abbhängigkeit der Nekrosehäufigkeit von der Zeitdauer der Implantation, der Implantatdicke und der Form nachzuweisen. Erst bei Implantationszeiten von 4 Wochen und relativ dünnen Implantaten von ca. 0,5 mm konnte die Nekroserate gesenkt werden. Die histologischen Untersuchungen zeigten eine bindegewebige Kapsel an den Titan-mesh-Implantaten ohne Anzeichen einer entzündlichen Veränderung. Titan-mesh eignet sich bei mittlerer Perforationsgröße und einer Dicke von ca. 0,3 mm sehr gut zur Konturierung von freien Lappen. Die Lappenentnahme ist bereits 2 bis 3 Wochen nach Implantation möglich, und jederzeit kann eine Nachkonturierung des Implantatlappens durch Biegen erfolgen.

172. S. Koscielny, B. Weisflog, E. Beleites (Jena):
Die Deckung von postoperativen Defekten der Schädelkalotte – Ein wichtiger Teil der Rehabilitation

Zur plastischen Deckung von Defekten der Schädelkalotte oder der Stirnhöhlenvorderwand eignen sich bearbeitbare Biokeramiken sehr gut.

Infolge von Traumen oder Trepanationsoperationen kommt es immer wieder zu diesen Defekten. Für die betroffenen Patienten stellt das eine starke Einbuße an Lebensqualität dar. Im Vordergrund steht die Angst vor einer Hirnverletzung bei Bagatelltraumen. Dazu kommen ästhetische Probleme, insbesondere wenn bei größeren Defekten Hirnpulsationen durch die Haut sichtbar werden.

Die früher verwendeten Gold- oder Silberplatten hatten bei guter Bearbeitbarkeit den Nachteil des geringen Widerstandes gegen äußere Gewalteinwirkung.

An unserer Klinik haben wir bei 32 Patienten für die Deckung größerer Kalotten- oder Stirnhöhlendefekte Bioverit, eine in Jena entwickelte Glaskeramik, eingesetzt. Im folgenden möchten wir Ihnen das Verfahren der Implantation, sowie Beispiele der klinischen Anwendung vorstellen.

Bei der Erstvorstellung des Patienten erfolgt ein Gipsabdruck des Defekts. Anhand dieser Gipsform wird uns ein Keramikrohling angefertigt.

Die Schnittführung nach Unterberger stellt wegen der kosmetisch guten Lage der Narbe den Zugang der Wahl dar. Die Knochenränder des Defekts werden präpariert und das Implantat eingepaßt. Die Bearbeitung erfolgt mit den üblichen Bohrern oder Fräsen unter stetiger Wasserspülung. Paßt das Implantat, wird es mit Nähten in seiner Position fixiert. Das erste Patientenbeispiel zeigt diesen ausgedehnten Defekt der gesamten linken Temporo-Parietalregion nach Operation eines großen Menengioms. Auf den folgenden Bildern sehen Sie das postoperative Ergebnis.

Der zweite Patient wies als Folge eines schweren Verkehrsunfalles diesen ausgedehnten Defekt der Stirnhöhlenvorderwand auf. Das rechte Bild zeigt Ihnen den unmittelbar postoperativen Zustand nach Versorgung mit Bioverit. Das folgende Dia ist eine Verlaufskontrolle 6 Monate postoperativ.

Mit dem nächsten Patientenbeispiel wollen wir Ihnen eine etwas andere Anwendungsform von Bioverit darstellen. Dieser Patient erkrankte 5 Jahre nach Versorgung einer rhinobasalen Fraktur an einer Osteomyelitis des Os frontale. Die Folge war dieses äußere Erscheinungsbild des Patienten. Wir haben hier Bioverit als Granulat, fixiert mit Humanfibrinkleber, in die Knochenmulden eingebracht.

Das nächste Bild zeigt den Patienten 3 Monate postoperativ.

Zu Beginn unseres Vortrages sind wir kurz auf Folgen, die aus dem Verlust von Teilen der schützenden Schädelkalotte resultieren, eingegangen.

In unserem Krankengut gibt es 2 Patienten, die post implantationem ein stärkeres Schädel-Hirn-Trauma erlitten haben. Beide Patienten bewahrte die Keramik vor intrakraniellen Verletzungen.

Beispielhaft zeigt dies das Röntgenbild eines der Patienten, der einen schweren Arbeitsunfall durch eine Bergwerkslore hatte. Die Keramik wies danach einen Riß auf, ohne daß sie zerborsten oder verrutscht war. Das rechte Dia zeigt einen ähnlichen Befund bei dem zweiten Patienten nach einem Verkehrsunfall.

Biaverit ist eine für den medizinischen Einsatz im Otto-Schott-Institut unserer Universität entwickelte Glaskeramik.

Sie verfügt über eine sehr gute Biokompatibilität. Histologische und biochemische Untersuchungen zeigten, daß es im Grenzflächenbereich Implantat/Knochen zu Ionenaustauschprozessen kommt. Dabei handelt es sich um aktive Reaktionen des Knochens auf die induktive Wirkung des Implantates. Diese haben ihre Ursache im hohem Gehalt des Implantates an Kalzium- und Phosphationen. Ein großer Vorteil von Bioverit ist dessen einfache Bearbeitbarkeit. Dazu sind lediglich die in jedem Operationssaal vorhandenen Instrumente erforderlich. Intra operationem kann so eine einfache Anpassung des vorgefertigten Implantates an die individuellen Gegebenheiten erfolgen. Bioverit besitzt eine hohe Korrosionsstabilität und bietet für die Bakterienvermehrung bei Implantation in keimbesiedelte Stirnhöhlen keinen Nährboden.

CT und MRT stellen bei intrakraniellen Tumoren häufig die einzige Form der Verlaufskontrolle dar. Auf die Bildqualität dieser Untersuchungsverfahren übt Bioverit keinen Einfluß aus.

Zusammenfassend möchten wir festellen, daß mit Bioverit ein gut verträgliches und leicht zu bearbeitendes Material zur Deckung knöcherner Defekte der Schädelkalotte zur Verfügung steht.

G. Leineweber (Höxter): Wie fest heilt Bioverit in den Knochen ein? Sind Einheilungen in den Knochen histologisch gesichert oder bis jetzt nur im Tierexperiment beobachtet? Ist die histologische Aktivität ähnlich der Glaskeramik?

W. Heher (Hamburg): Haben Sie bei diesen großen Implantaten Serome beobachtet? Warum erfolgte die Implantation nach der Stirnbeinosteomyelitis?

S. Koscielny (Schlußwort):
Zu Herrn Leineweber: Die Keramik war bei den Patienten nach SHT klinisch und röntgenologisch fest. Tierexperimentelle Untersuchungen zeigten im Interface Knochenwachstum.
Zu Herrn Heher: Zur Prophylaxe von Seromen wird bei jedem Patienten ein Redondrain zwischen Haut und Implantat gelegt, für 2–3 d. In unserem Krankengut fanden sich 2 Patienten mit kleinen Seromen, die gut therapierbar waren.

173. J. U. G. Hopf, M. Linnarz, P. Gundlach, H. Scherer (Berlin): Der erweiterte transkonjunktivale Zugang zu Orbita und Mittelgesicht – Möglichkeiten und Grenzen in der plastischen und rekonstruktiven Chirurgie

Bei pathologischen Veränderungen im Bereich des kranialen knöchernen Mittelgesichtes, seiner bedeckenden Weichteilstrukturen und der Orbita stehen dem operativ tätigen Hals-Nasen-Ohren-Arzt zwei konkurrierende Verfahren zur Verfügung: Der transkonjunktivale Zugang, ggf. mit seiner Erweiterung im Sinne der lateralen Kanthotomie und die Operation über eine subziliare Schnittführung. Für beide Methoden sind jedoch eine eingehende Kenntnis der Mikroanatomie dieses delikaten Operationsareals und eine minutiöse Präparationstechnik unabdingbar. Der erweiterte transkonjunktivale Zugang hat den Vorteil eines in jedem Fall besseren kosmetischen Resultats, da lediglich eine minimale Narbe am lateralen Lidrand zurückbleibt, wobei die Exposition des pathologisch alterierten Zielareals in gleicher Weise suffizient erreicht werden kann. Die Inzidenz von postoperativen Komplikationen und bleibenden Schäden erscheint geringer.

J. Bourquet (1924) lieferte die Erstbeschreibung des transkonjunktivalen Vorgehens zur ästhetisch-plastischen Beseitigung von herniertem Fett im Unterlidbereich. Nachdem sie fast für ein halbes Jahrhundert in Vergessenheit geraten war, wird Tessier (1976) die Popularisierung dieser Operationsmethode zugeschrieben. Ihm folgten namhafte Autoren, die zur Verfeinerung und Erweiterung des operationstechnischen und Indikationsspektrums beitrugen.

Indikationen für den erweiterten transkonjunktivalen Zugang

- in der Traumatologie: – isolierte Orbitabodenfraktur – Orbitaboden- und Orbitarandfraktur – laterale Mittelgesichtsfraktur mit und ohne Impression des Jochbogens – zentrale Mittelgesichtsfraktur – Polytrauma des Gesichtsschädels;
- in der Onkologie: – benigne Tumoren – maligne Tumoren;
- in der plastisch-ästhetischen Chirurgie: – Blepharoplastik (insbesondere ohne Hautüberschuß) – kraniofaziale Dysplasie – posttraumatische Mittelgesichtsasymmetrie. Bei ausgedehnten Prozessen läßt sich dieser Zugang zur Verbesserung der Exposition mit dem hemi- und bicoronaren und/oder dem transvestibulären Zugang, dem „midfacial degloving", dem extranasalen oder intraoralen Zugängen kombinieren.

Im operativen Vorgehen erfolgt zunächst die konjunktivale Inzision stets unterhalb des Tarsus von medial nach lateral bis kurz vor den lateralen Lidwinkel. Nach Hochnaht der Unterlidconjunktiva an die Oberlidkante zum Schutz des Bulbus oculi und der Kornea erfolgt die überwiegend scharfe präseptale Präparation bis zum kaudalen Orbitarand. Nach Inzision des dortigen Periosts können Orbitarand und -boden gut dargestellt und behandelt werden.

Zur Verbesserung der Exposition der lateralen Anteile des Mittelgesichts kann nun eine laterale Kanthotomie sowie – abhängig von dem benötigten Raum – eine superiore oder inferiore Kantholyse durchgeführt werden. Je nach individueller Laxizität der Lidstrukturen oder besonderer prä- und intraoperativer Gewebeverhältnisse erfolgt nach Abschluß der sanierenden Maßnahmen die Rekonstruktion der Anatomie durch geeignete Nahttechniken.

Ein besonderer Hinweis gilt der Anlage der Hochnähte des Unterlids nach Frost für sechs postoperative Tage und einen straffenden Steristripverband des Unter- und Oberlids, um eine primäre Heilung in Idealposition des Unterlids zu ermöglichen.

Bei der Analyse des eigenen Patientenguts im Zeitraum von 09.1992 bis 04.1994 wurden 59 transkonjunktivalen Zugänge bei 51 Patienten durchgeführt. Bei 41 Operationen entschloß man sich zu einer lateralen Kanthotomie. Indikationsstellung, Kombinationen mit weiteren Zugängen und Resultate werden diskutiert.

Bei diesem Zugangsweg zu Orbita und Mittelgesicht müssen folgende intraoperative Komplikationsmöglichkeiten beachtet werden:

- Perforation des Bulbus oculi,
- Abrasion/Ulzeration der Kornea,
- Einriß der Unterlidkante,
- Perforation des Unterlids,
- Verletzung des Tränenapparats,
- Perforation des Septum orbitale,
- Schädigung der äußeren Augenmuskeln,
- Verletzung des M. orbicularis oculi,
- Subkonjunktivale Ecchymosis
- Orbitahämatom.

Als gefürchtete postoperative Komplikationsmöglichkeiten gelten:

- Vertikale Verkürzung des Unterlids,
- Skleraschau,
- Abrundung des lateralen Lidwinkels,
- Lidfehlstellung und-verziehung,
- Ektropion,
- Entropion,
- Chemosis,
- persistierendes Lidödem,
- konjunktivales Granulom,
- N.-facialis-Läsion.

Im eigenen Patientengut traten an intraoperativen Komplikationen ein Abriß des Canaliculus lacrimalis inferior in 1,7%, eine iatrogene Perforation des Septum orbitale in 3,4% und eine subkonjunktivale Ecchymosis in 6,8% der Fälle auf. Bei einer Kontrolle nach 6 Monaten waren keine bleibenden Schäden zu verzeichnen.

An postoperativen Komplikationen sahen wir an unseren eigenen Patienten eine vertikale Verkürzung des Unterlids mit Skleraschau bis zu zwei Millimetern bei 4,9% und eine Abrundung des lateralen Lidwinkels bei 2,4%. Es kam damit bei 4,9% unserer Patienten zu einem geringgradigen, kosmetisch unbefriedigenden Ergebnis.

Funktionelle Einschränkungen wurden in dem Nachbeobachtungszeitraum bis zu 6 Monaten nicht gefunden.

Zusammenfassend läßt sich feststellen, daß unter genauer Betrachtung der mikromorphologischen, anatomischen Gegebenheiten beim Einsatz des transkonjuktivalen Zugangs mit lateraler Kanthotomie durch einen geübten Operateur ein exzellentes postoperatives Resultat hinsichtlich Kosmetik und Funktionalität der Strukturen der Orbita und des lateralen Mittelgesicht zu erwarten ist.

174. R. Siegert, P. Oppermann, S. Remmert, K.-H. Ahrens, H. Weerda (Lübeck):
Klinische und experimentelle Untersuchungen zur Chondrosynthese des Larynx

Larynxfrakturen, Thyreotomien und Kehlkopfteilresektionen können postoperativ durch narbenbedingte Verlagerungen des Knorpelgerüstes zu Stimmstörungen und obstruktiven Atemwegshindernissen führen.

Ziel dieser Studie war es, ein Verfahren, das sich an die Erfahrungen der Osteosynthesetechniken anlehnt, für die Stabilisierung, Defektüberbrückung und Defektrekonstruktion im Larynxbereich zu entwickeln.

Material und Methoden

1) Es wurden insgesamt etwa 500 Ausreißkräfte und z.T. auch Drehmomente von Fäden, Mini- und Mikroschrauben in standardisiertem Kunststoff und Leichenknorpel in Abhängigkeit vom Verkalkungsgrad untersucht.

2) Es wurde eine spezielle Knorpelschraube neu entwickelt und labortechnisch wie unter Punkt 1 getestet.

3) Es wurde eine Technik zur Stabilisierung des Knorpels mit einer Knochenmutter neu entwickelt und labortechnisch wie unter Punkt 1 getestet.

4) Bisher wurden 20 Patienten chondrosynthetisch versorgt und endoskopisch, phoniatrisch sowie röntgenologisch nachuntersucht.

Ergebnisse

Keine nenneswerte Abhängigkeit der Ausreißkräfte bestand zu der Dicke der Schildknorpel und zur Dicke der Vorbohrung.

Eine sehr hohe Korrelation ergab sich dagegen zur Verschattung, also dem Verkalkungsgrad des Knorpels, der seinerseits von der untersuchten Region des Schildknorpels abhängt, und zu den benutzten Halteelementen. Die höchsten Ausreißkräfte wies die Kombination aus Knorpelschraube und Knochenmutter auf.

Die höhere Ausreißfestigkeit stellt aber nur einen wesentlichen Vorteil der Chondrosynthese dar. Daneben ist in Verbindung der Schrauben mit Osteosyntheseplatten auch eine achsengerechte Stabilisierung der Knorpelhälften möglich, wie sie mit keinem Faden zu erzielen ist, und schließlich ermöglicht diese Technik wie in der Knochenchirurgie eine exakte Distanzüberbrückung mit oder ohne Fixation eines Implantates.

Diese Methode wurde klinisch bisher an 20 Patienten bei folgenden Indikationen eingesetzt:

- Stabilisierung der Knorpelhälften nach Thyreotomien,
- Überbrückung von Larynxteilresektionen, ggf. mit Fixation eines Implantates und
- Stabilisierung von Frakturen des Kehlkopfgerüsts.

Es zeigte sich, daß die neu entwickelte Chondrosynthese insbesondere zur achsengerechten Stabilisierung und Defektüberbrückung im Kehlkopfbereich eine wesentliche Ergänzung der bisherigen Fixationsverfahren darstellt.

T. Brusis (Köln): Haben Sie die Chondrosynthese auch im Bereich der Kehlkopfhinterwand (Ringknorpelplatte) angewandt, z.B. bei einer Laminotomie nach Réthi, um ein Knorpel- oder Knochenimplantat zu fixieren?

T. Deitmer (Münster): Hatten Sie Infektionen bei der Chondrosynthese?

G. Leineweber (Höxter): Wird das Metall aus dem Kehlkopfknorpel entfernt?

R. Siegert (Schlußwort):
Zu Herrn Brusis: Die Anwendung der Chondrosynthese auf der Larynxrückseite haben wir bisher nicht durchgeführt. Ich möchte in diesem Zusammenhang auch noch einmal darauf hinweisen, daß Schrauben und Platten nicht in Weichgewebe enden sollten, da es sonst dort zu Ulzerationen kommen könnte.
Zu Herrn Deitmer: Wir haben in einem von 17 Fällen, bei dem es sich um einen alio loco vielfach voroperierten Patienten mit einer ausgedehnten Larynx- und Trachealstenose handelte, einen lokalen Wundinfekt gesehen. Ob in diesem Fall der Infekt durch die Chondrosynthese mitbedingt war, ist äußerst fraglich. Weitere Wundinfektionen haben wir nicht beobachtet.
Zu Herrn Leineweber: Bezüglich der Materialentfernung verhalten wir uns bei der Larynxchondrosynthese genauso wie bei der Osteosynthese: Eine Entfernung des seit 60 Jahren angewandten Implantatmaterials Vitallium ist nicht grundsätzlich erforderlich (vgl. Siegert: Metallimplantate in der Kopf-Halschirurgie, Eur Arch Otorhinolaryngol [Supl II] 18–20, 1992).
Wir entfernen das Osteosynthesematerial nur, wenn es aus lokalen Gründen (Infekt) oder aufgrund des dringenden Wunsches des Patienten erforderlich ist.

175. A. Jolk, H. Berger, H. Dienemann, E. Wilmes (München):
Implantation feinmaschiger Metallendoprothesen bei der Tracheomalazie

Die unterschiedlichen zur Verfügung stehenden Behandlungsmöglichkeiten der Tracheomalazie sind neben ihrer pathologisch-anatomischen Grundlage in erster Linie abhängig von der Lokalisation und Ausdehnung der Stenose. Bisher wurde einem primär resezierenden oder tracheoplastischen Operationsverfahren der Stenosierung gegenüber einer Stentbehandlung der Vorzug gegeben. Die Implantation von Endoprothesen in die Trachea galt bislang als temporäre Maßnahme, insbesondere als Platzhalter in akut lebensbedrohlichen Situationen. Die hierfür verwendeten Silikonendoprothesen weisen mehrere systemspezifische Nachteile wie das hohe Dislokationsrisiko, Sekretstau sowie eine Lumenverschmälerung durch eine große Wandstärke der Endoprothese bei geringem Innenlumen auf, so daß sie als definitive Behandlungsform nicht angezeigt erscheinen.

Metallmaschenendoprothesen, für Gefäßstenosen und Gallenwegsobstruktionen entwickelt und mit Erfolg eingesetzt, haben aufgrund ihrer Materialeigenschaften diese Nachteile nicht und eröffnen damit der endoluminalen Schienungsbehandlung der Trachea neue Perspektiven. Im folgenden wird über Einsatz und klinische Nachbeobachtung von selbstexpandierenden, vollelastischen Metallmaschenstents bei der langstreckigen Tracheomalazie bei 14 Patienten berichtet, bei denen ein chirurgisches Vorgehen nicht sinnvoll oder nicht möglich war.

Die verwendeten Metallendoprothesen (Wallstent, Schneider-AG, Schweiz) bestehen aus einem vollelastischen und selbstexpandierenden Drahtmaschengeflecht, das nach Freigabe durch den Applikator durch die eigene radiale Wandspannung die Trachea zu seinem definierten Durchmesser aufweitet (Abb. 1). Für die Implantation in die Trachea wurden jeweils Stents mit 16 mm Durchmesser mit den verschiedenen Längen mit 43, 66, 77 mm Länge verwendet. Die Stents wurden unter Durchleuchtungskontrolle über ein starres Tracheoskop in Allgemeinanästhesie in den stenotischen Teil der Trachea implantiert. Der Implantation ging jeweils zur Abklärung der Dehnbarkeit des stenotischen Trachealabschnittes und zur Überprüfung des notwendigen Stent-

durchmessers eine Ballondilatation der Stenose voraus. Der Zeitaufwand für Anästhesie und Stentplazierung betrug bei unseren 14 Patienten im Durchschnitt 40–60 min. Die Lage der Stents wurde am ersten postoperativen Tag röntgenologisch, dann in 3monatigen Abständen endoskopisch kontrolliert. Die Nachkontrollen beinhalteten zudem Lungenfunktionstests wie auch histologische Untersuchungen der Mukosa.

Zwischen April 91 und Februar 93 wurden 14 Patienten im Alter zwischen 55 und 74 Jahren mit einer langstreckigen zervikalen und intrathorakalen Tracheomalazie mit dem selbstexpandierenden Wallstent behandelt. Reichte ein Stent aufgrund der Länge der Stenose zur definitiven Versorgung nicht aus, wurden 2, einmal sogar 3 sich überlappende Stents implantiert (Abb. 2). Der Beobachtungszeitraum unserer Patienten erstreckt sich in der Zwischenzeit auf 14 bis 29 Monate.

In den postoperativen endokopischen Kontrollen zeigten sich keine Schleimhautulzerationen oder Stentdislokationen, bereits nach wenigen Wochen imponierte eine Epithelisierung der Stents mit respiratorischem Epithel. Nur bei einem Patienten kam es direkt nach Implantation aufgrund einer fehlerhaften Applikationstechnik zur Stentdislokation in die Glottisebene, der Stent konnte jedoch problemlos extrahiert werden. Bei 2 Patienten mußten insgesamt dreimal im Bereich des Tracheostomas Granulationen abgetragen werden.

Die Vorteile dieses neuen Therapiekonzepts beruhen einmal auf der bei allen 14 Patienten festgestellten so-

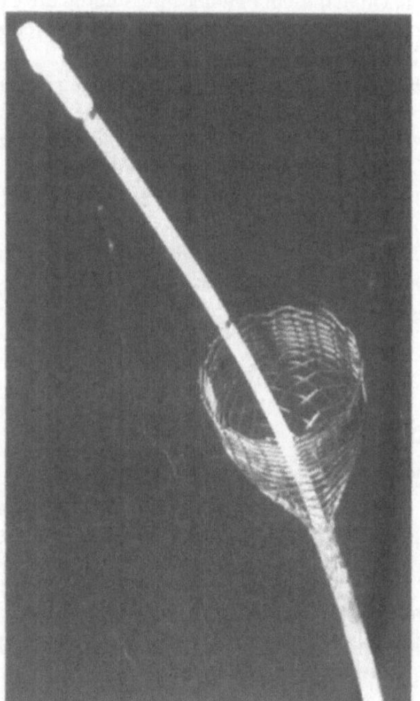

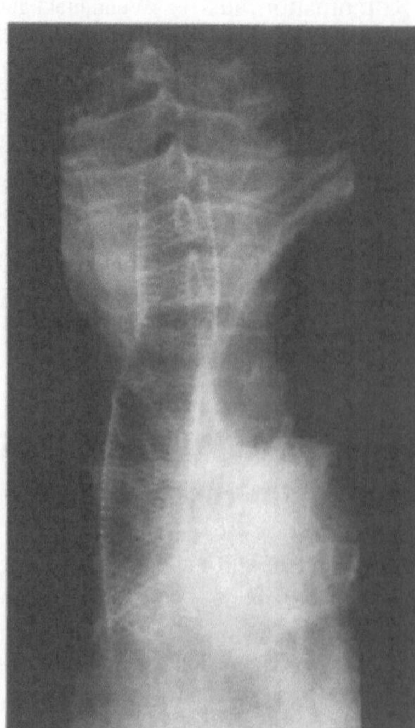

Abb. 1. Wallstent, auf einem 9F-Applikator mit Hüllmembran aufgezogen

Abb. 2. Langstreckige Tracheomalazie der Trachea mit 2 Metallmaschenstents aufgeweitet

Abb. 1   Abb. 2

fortigen Verbesserung der respiratorischen Insuffizienz und Beseitigung der Atemnot. Die Stents wurden zudem problemlos toleriert, Hustenreiz, Sekretstau oder Fremdkörpergefühl wurden nicht beobachtet. Unsere Ergebnisse mit dem Metallmaschenstent zeigen mehrere Vorteile dieses Behandlungskonzepts gegenüber konventionellen Silikonendoprothesen. Das Überwachsen der intraepithelial liegenden Gittermaschen mit respiratorischem Epithel bewirkt eine zu vernachlässigende Beeinträchtigung des mukoziliaren Transportes in der Trachea. Zudem stellt die postoperative Möglichkeit des Tracheostomaverschlusses, den wir bei 5 Patienten durchführen konnten, einen wesentlichen methodischen Vorteil gegenüber Silikonstents dar. Nach dem Einsetzen des Metallstents ist eine Entfernung dieser Endoprothese praktisch nicht mehr möglich, ein Gesichtspunkt, der vor der Indikationsstellung berücksichtigt werden muß.

Aufgrund unserer bisherigen Ergebnisse und Erfahrungen mit dem Metallmaschenstent zur endoluminalen Schienung der Trachea sehen wir die Indikation für den Einsatz in der Trachea bei der langstreckigen zervikalen und intrathorakalen Tracheomalazie bei Patienten mit hohem Lebensalter und schlechtem Allgemeinzustand als gegeben an.

M. Schröder (Kassel): Warum benutzen Sie zur Applikation der Stents die radiologische Kontrolle?

H. Weerda (Lübeck): Bei der Malazie der thorakalen Trachea oder der Hauptbronchien ist sicher die Implantation von Silikonrohr für die Langzeitbehandlung nicht so geeignet, so daß sie als ultima ratio sicher durch die feinmaschige Metallendoprothese ersetzt werden kann. So viel ich weiß, ist in der Literatur ein Todesfall durch Durchwanderung des Metallnetzes und Erosion eines Gefäßes beschrieben. Wir haben deswegen im Bereich der zervikalen Trachea, die früher bereits von Schobel angegebenen Kunststoffringe, nach Auslaufen der Kunststoffringe eigene Keramikringe aufgenäht und so die zervikale Trachea in über 50 Fällen gut aufweiten können. Würden Sie im Bereich der zervikalen Trachea nicht auch andere Methoden der Tracheopexie wählen als die anscheinend nicht ganz ungefährliche Metallendoprothese?

T. Deitmer (Münster): Wieviel Ausdehnungskraft haben die Wallstents? Wie schätzen Sie ab, ob Sie eine Stenose mit der Kraft des Stents aufdehnen können?

C. Gammert (Luzern): Handelt es sich um eine Weiterentwicklung von Herrn Maasen, und worin besteht der Unterschied?

M. Vollrath (Mönchengladbach): Der Wallstent ist für die tracheobronchiale Implantation eine junge Methode, d.h. es liegen keine Langzeitergebnisse vor. Würden Sie eine Altersbegrenzung für die Implantation angeben, ab der Sie die Implantation noch nicht wagen würden, z.B. würden Sie sie auch schon einem 30jährigen Patienten implantieren?

M. Schedler (Homburg): Was tun Sie, wenn Sie im Notfall doch einmal tracheotomieren müssen?
Im Vergleich zu den Silikonstents, bei denen die mukoziliare Clearance völlig unterbrochen ist, sollte bei den Wallstents, die ja durch Flimmerepithel überwachsen werden, wieder eine einigermaßen funktionierende mukoziliare Clearance möglich sein. Haben Sie hierzu Untersuchungen durchgeführt?

A. Jolk (Schlußwort):
Die Stentimplantation wurde nur nach vorhergehender kaliberangepaßter Ballondilatation der Stenose vorgenommen. Die „Dehnbarkeit" der Stenose mußte durch den selbstexpandierenden Stent gewährleistet sein. Die Durchleuchtungskontrolle ist hierbei neben der endoskopischen Kontrolle eine große Hilfe. Für die Implantation wurden Stents mit 16 mm Durchmesser verwendet, die sich „nur" bis zu diesem festgelegten Durchmesser entfalten.

Hauptvortrag II

176. K. Seifert (Neumünster):
Theoretische Grundlagen und Systematik der Manualtherapie

In der Laienmedizin ist seit frühgeschichtlichen Zeiten das sog. „Einrenken herausgesprungener Wirbel" bekannt. Diese Vorstellung ist bis heute sehr verbreitet, auch in ärztlichen Kreisen. Empirische Heilmethoden unter dieser Vorstellung haben sich über alle Entwicklungen der modernen, pathomorphologisch und -physiologisch begründeten Medizin hinaus halten können, und sie sind erfolgreich gerade dort, wo die klassische sog. Schulmedizin allzu oft versagt. Sie haben sich bewähren können, obwohl die Vorstellungen über die Pathophysiologie und den therapeutischen Wirkungsmechanismus falsch waren. – Die empirischen Methoden sind vor allem durch US-amerikanische Osteopathen (Schule von Still, vor ca. 120 Jahren gegründet, D.O. heute an 8 USA-Universitäten) und Chiropraktoren (Palmer-Schule, Nichtärzte) ausgearbeitet und nach Europa weitergegeben worden; sie spielen in den USA weiterhin eine große Rolle in der ärztlichen *„Osteopathie"* und in der laienmedizinischen *„Chiropraktik"*. Die theoretischen Grundlagen der heutigen *„manuellen Medizin"* oder *„Chirotherapie"* sind dann vorwiegend in Europa, besonders in der vormaligen CSSR, in England und den deutschsprachigen Ländern entwickelt worden mit zunehmend wissenschaftlicher Absicherung; erst neuerdings kommt es immer mehr auch zur wissenschaftlichen Zusammenarbeit mit den amerikanischen Osteopathen.

In Deutschland steht heute die wissenschaftliche Fundierung in der Neuro- und Muskelanatomie und -physiologie, der Schmerzforschung, aber zunehmend auch in den klinischen Fächern wie Orthopädie und Traumatologie, innerer Medizin, Neurologie und Neurochirurgie, der Augenheilkunde und nicht zuletzt in der HNO-Heilkunde im Vordergrund der Bemühungen; die Chirotherapie hat als Zusatzbezeichnung schon vor Jahren Eingang in die Weiterbildungsordnung gefunden, ist neuerdings für einige Fächer obligater Weiterbildungsinhalt.

Theoretische Grundlagen der Funktionspathologie der Wirbelsäule

Was geschieht denn nun wirklich bei der manuellen Behandlung? Das ist sicher kein Einrenken von „herausge-sprungenen Wirbeln", also kein Reponieren von luxierten oder subluxierten Gelenken. Der lange Weg von dieser Vorstellung eines pathomorphologischen Prozesses oder Zustands zur heutigen Vorstellung einer rein funktionellen Störung hat zu dem folgenden Arbeitskonzept geführt; es enthält zwar immer noch eine Reihe von offenen Fragen und Unklarheiten, hat sich aber zunehmend in der modernen Neuro- und Muskelphysiologie als richtig erwiesen.

Die theoretischen Grundlagen der funktionellen Pathologie der Wirbelsäule sehen – ohne näheres Eingehen auf neuro- und muskelphysiologische Details – für den Kliniker heute knapp zusammengefaßt aus wie folgt [44].

Das Bewegungssegment. Jeweils 2 Knochen des Haltungs- und Bewegungsapparates sind in einem Gelenk gegeneinander beweglich miteinander verbunden. Das Gelenk wird durch Bänder und die Gelenkkapsel zusammengehalten. Die Knochen werden im Gelenk durch die zugehörige Muskulatur aktiv gegeneinander bewegt oder in einer bestimmten Stellung gehalten; passive Bewegung der Knochen gegeneinander verändert immer auch die Spannung der Muskulatur. Diese Funktionseinheit aus Knochen und Gelenk, Bändern und Kapsel sowie der zugehörigen Muskulatur wird nach Junghanns [23] als Bewegungssegment bezeichnet.

Das Arthron. Dem Bewegungssegment, das 2 Wirbelknochen mit dem Zwischenwirbelgelenk und seinen Muskeln bilden, ist ein segmentales Nervensystem mit segmental organisiertem Rückenmark zugeordnet. Prinzipiell gelten diese Zusammenhänge für alle Gelenke, auch die Extremitäten- und die Kiefergelenke; an der Wirbelsäule ist allerdings die segmentale Organisation am ehesten deutlich zu erkennen.

Propriozeptoren in der Gelenkkapsel melden mit efferenter Rückkoppelung dem Rückenmarkssegment die Stellung und die Belastung des Gelenkes; andere Rezeptoren mit höherer Schwelle, die Nozizeptoren, melden Fehlstellung oder Fehlbelastung des Gelenkes, erst nach Summation lösen sie Schmerzempfindung aus.

In den Muskeln sind die bekanntesten Propriozeptoren die Muskelspindeln, in den Sehnen die Golgi-Rezeptoren; sie melden gemeinsam den Dehnungszustand und die Spannung des Muskels und seines Sehnenansatzes an das Rückenmarkssegment; die Vorspannung des Muskels wird durch efferent τ-Motoneurone mit einstellender Wirkung auf die Muskelspindeln bestimmt, die Muskelkontraktion und damit auch die Arbeitsbewegung wird durch die efferenten α-Motoneurone ausgelöst. Moderne Physiologie und Anatomie haben uns gezeigt [35], daß im sog. motorischen Nerven der bei weitem größere Anteil auf Fasern der Muskelspindelregelung entfällt, nur der kleinere Teil auf die eigentlichen kontraktionsauslösenden α-Motoneurone, der Hauptanteil aber auf autonome Efferenzen und v.a. sensible Afferenzen. Janda [21] bezeichnet die Muskelspindel als das nach Auge und Ohr komplizierteste Sinnesorgan, und R.F. Schmidt [35] formuliert darum für den ganzen Muskel: „Der Skelettmuskel ist in erster Linie ein Sinnesorgan". Die sehr genaue Afferenz aus dem Kopfgelenksbereich mit der dazugehörigen tiefen Nackenmuskulatur verlangt regelungstheoretisch neben den stets verstellbaren Muskelspindeln und den Golgi-Rezeptoren auch nicht verstellbare propriozeptive Stellungs- und Spannungsrezeptoren [12, 30]; deren Natur ist noch nicht vollständig geklärt. Und Muskeln und insbesondere Sehnen besitzen schließlich auch reichlich Nozizeptoren zur Fehlermeldung und Schmerzauslösung.

Die jeweils rückgekoppelten Systeme der Gelenk- und der Muskelsensorik sind auf der Ebene des Rückenmarkssegmentes miteinander verschaltet zu einem Regelkreis, nach dem ungarischen Orthopäden Pap [31] als „Arthront" bezeichnet: Dieser Begriff hat sich bewährt, er ist von Gutzeit speziell für die Wirbelsäule abgewandelt worden in den Begriff „Vertebron".

Über auf- und absteigende Rückenmarksbahnen ist das Arthron in die Funktionen benachbarter Funktionseinheiten eingebunden und vom ZNS kontrolliert.

Das Arthron mit dem Bewegungssegment ist die kleinste, ohne Funktionsverlust nicht weiter teilbare Funktionseinheit der Wirbelsäule [31]. Es funktioniert als kybernetische Funktionseinheit Regelkreis im Sinne von Norbert Wiener [50] als ein selbstregulierendes System mit den 3 Grundbestandteilen Materie, Energie und Steuerung [50–52]; dabei entspricht Materie den Knochen und Gelenken mit Bändern und Bandscheiben, Energie der Muskulatur und Steuerung der zugehörigen Nerven mit einem Regelzentrum im funktionell segmental organisierten Rückenmark, das wiederum mit übergeordneten Zentren gekoppelt ist.

Jede aktive und jede passive Stellungsänderung, aber auch jede Funktionsstörung im Arthron betrifft stets alle drei Grundbestandteile zugleich, d.h. eine Störung z.B. im Gelenk hat stets auch eine Änderung des Funktionszustandes der sensiblen und motorischen Nerven und der segmental innervierten Muskulatur zur Folge.

Der reflektorische Muskelhypertonus. Typische, und für das primäre Verständnis der Manuellen Medizin besonders wichtige Folge einer unphysiologischen Reizung im Arthron ist der reflektorische Hypertonus der segmentalen tonischen oder posturalen Muskulatur; er reicht von der einfachen Verspannung, z.B. der Nackenmuskulatur, bis hin zum Hartspann ganzer Muskelgruppen wie z.B. bei der akuten Lumbago, dem „Hexenschuß", ist dann verbunden mit weitgehender Aufhebung der aktiven und passiven Beweglichkeit.

Dieser Muskelhypertonus führt also – wie Brügger [6] formuliert – biologisch sinnvoll zur „schützenden Ruhigstellung" für das geschädigte Bewegungssegment; er löst dabei aber in der Regel zugleich einen arthromuskulären Circulus vitiosus aus, denn die zusätzliche Spannung der Muskelansätze führt zur zusätzlichen Reizung der proprizeptiven und der nozizeptiven Spannungsrezeptoren, damit zu gesteigertem Afferenzeinstrom in den Hinterhornkomplex des Rückenmarks und folglich zu weiterer Steigerung der Reflexantwort.

Dieses Konzept des arthromuskulären Circulus vitiosus ist unter klinischen Gesichtspunkten unverändert richtig; es muß nach neuesten neurophysiologischen Ergebnissen [29] allerdings neu überdacht und etwas erweitert werden, denn ist ein Muskel oder Muskelteil selbst primär, z.B. durch Entzündung geschädigt, so wird dieser Muskel oder Muskelteil selbst hypoton; den Hypertonus müssen folglich andere Muskelteile oder andere Muskeln einer synergistischen Muskelgruppe bilden. – Nach R. F. Schmidt [35, 36] kann auch die Eigensensorik der Muskulatur autonom einen Circulus vitiosus durch Aufschaukeln eines sensorisch-afferenten Reflexbogens mit den α- und τ-Neuronen bilden.

Phasische Muskeln werden zugleich vielfach hypoton bis hin zur echten Abschwächung; so entsteht eine zunehmende muskuläre Dysbalance.

Die Noxe. Die auslösende Noxe der Funktionsstörung im Arthron kann eine pathomorphologische Veränderung sein, z.B. ein Muskel- oder Bänderriß, eine Luxation oder Gelenkentzündung, eine degenerative Instabilität des Bewegungssegmentes oder eine Störung der Nervenbahn z.B. beim Bandscheibenprolaps mit Wurzelkompression. Wesentliche Erkenntnis der letzten 25 Jahre aber und wichtigster theoretischer Faktor der manuellen Medizin ist die Tatsache, daß ebenso auch rein funktionelle Störungen ohne jedes pathomorphologische Substrat die Störung im Arthron auslösen können: sie sind Folgen akuter oder chronischer, exogener und/oder endogener Fehlbelastungen, die sich mit zusätzlichen Afferenzen aus dem Dermatom oder dem Viscerotom summieren können. Seitendifferenzen besitzen ein eigenes Störpotential und verstärken ein vorhandenes [7]. Dagegen sind degenerative oder traumatische und andere pathomorphologische Schäden an der Wirbelsäule nur ein möglicher Faktor der Entstehung funktioneller Störung. Und an der speziell für das HNO-Gebiet relevanten oberen Halswirbelsäule sind rein funktionelle

Ursachen der Störungen die Regel, pathomorphologische Störungen dagegen selten.

Die segmentale Dysfunktion – „Blockierung". Der pathologische arthromuskuläre Reflex kann zur Gelenksdysfunktion führen mit mehr oder weniger vollständiger Aufhebung der Gelenkbeweglichkeit in einer oder in mehreren Richtungen, der sog. „Blockierung" alter Nomenklatur, – oder aus ihr hervorgehen. Und immer deutlicher stellt sich dabei heraus, daß nicht die Gelenksdysfunktion im Mittelpunkt des Geschehens steht, daß vielmehr die neuromuskuläre Dysfunktion den wesentlichsten Anteil an der Dysfunktion des biologischen Regelkreises „Arthron" darstellt.

Gebahnt, ausgelöst oder gesteigert werden kann der arthromuskuläre Reflex durch vermehrte proprio- und nozizeptive Afferenzen aus dem segmental zugeordneten Hautareal, dem Dermatom, z.B. bei einer lokalen Unterkühlung etwa durch Zugluft, und/oder über sympathische Bahnen aus dem zugehörigen Areal innerer Organe, dem Viszerotom. Allgemein bekannt ist z.B. die reflektorische Bauchdeckenspannung bei intraperitonealer Reizung, weniger bekannt die aus diesem muskulären Ungleichgewicht folgende Blockierung zugehöriger Wirbelsäulensegmente. Umgekehrt können vegetative Efferenzen aus dem blockierten Segment reversible Störungen im Dermatom und im Viszerotom hervorrufen, so z.B. die typische und für die segmentale Diagnostik der Manualmedizin wichtige schmerzhafte subkutane Verquellung der sog. Kiblerfalte im Dermatom des gestörten Segmentes.

Der Schmerz. Schmerz wird im gestörten Segment erst subjektiv empfunden nach einer Summation nozizeptiver Afferenzen im Hinterhornkomplex des Rückenmarks, Überschreiten einer Schmerzschwelle, Weiterleitung vorwiegend über den kontralateralen Tractus spinothalamicus und Verarbeitung im Thalamus zur kortikalen Projektion.

Neue Forschungen der Neurophysiologie zur Plastizität des Zentralnervensystems sowie Ergebnisse moderner Schmerzforschung haben gezeigt, daß langdauernde schmerzauslösende Störungen zur sog. Demaskierung ruhender Synapsen, d.h. zu einer Aktivierung zusätzlicher und bisher inaktiver Schmerzafferenzen führen können, die schließlich irreversibel verselbständigt eine eigenständige „Schmerzkrankheit" ausbilden und unterhalten können [30, 36]. Auch die intraneurale Mikrozirkulation unterliegt sympathischer Innervation, kann also auch als Folge von Blockierungen segmental gestört sein [27].

Prinzipien der manuellen Diagnostik und Therapie

Aus diesem derzeit gültigen theoretischen Konzept der manuellen Medizin ergeben sich zugleich die Prinzipien der manuellen Diagnostik und Therapie.

Die Diagnostik der funktionellen Störung im Bewegungssegment beruht auf den Techniken der manuellen Medizin; sie sucht, die Funktionsstörungen des einzelnen Segmentes auf der Basis der funktionellen Anatomie manuell, d.h. mit der fühlenden und tastenden Hand zu erfassen; hinzu kommen in engen Grenzen funktionelle Röntgenuntersuchungen [1, 5, 10].

Die Therapie der funktionellen Störung im Bewegungssegment strebt prinzipiell die Auflösung des arthromuskulären Circulus vitiosus an durch zeitweilige Unterbrechung des arthromuskulären Reflexbogens und Ausschaltung zusätzlicher Störafferenzen.

Die Sonderstellung der Kopfgelenke [53, 54]

Als Kopfgelenke werden die Gelenke C0/C1 zwischen Occiput und Atlas sowie C1/C2 zwischen Atlas und Axis bezeichnet; funktionell ist auch das Übergangssegment C2/C3 zu den Kopfgelenken zu rechnen. Die Kopfgelenke besitzen für den HNO-Bereich eine besonders große Relevanz, sie haben eine „Sonderstellung" durch eine besondere Pathodynamik. Als einer der phylogenetisch jüngsten Teile der Wirbelsäule sind sie besonders störanfällig; mit einer völlig anderen Gelenkmechanik, in den Segmenten C 0/1 und C 1/2 ohne Bandscheiben, besitzen sie auch eine völlig andere Funktion als die übrigen Wirbelsäulensegmente.

Die ihnen monosegmental zugeordneten tiefen Nackenmuskeln sind besonders reich an Rezeptoren; sie sind damit zu ähnlich genauer Einstellung fähig wie die Augenmuskeln oder die Mm. interossei der Finger; sie dienen in erster Linie einer exakten Einstellung des Kopfes zum Rumpf und zur Rückmeldung dieser Einstellung [24]: Ihre sensorischen Rezeptoren liefern einen dichten Einstrom von Afferenz-Meldungen über die Stellung des Kopfes zu Wirbelsäule und Rumpf an Rückenmark, Hirnstamm und Gleichgewichtszentrum. So bilden sie ein besonderes „Rezeptorenfeld im Nacken" [52], nach Hassenstein [11] „ein zusätzliches Sinnesorgan der Gleichgewichtsregulation".

Dieses theoretische Konzept der funktionellen Wirbelsäulenstörung sowie der Sonderstellung der Kopfgelenke innerhalb dieser segmentorientierten funktionellen Störungen und ihrer funktionspathologischen Nah- und Fernwirkungen bedarf einschließlich ihrer Therapie in vielen Punkten noch der endgültigen Beweisführung und -sicherung; in der praktischen und in der theoretischen Arbeit hat es sich bisher zunehmend bewährt.

Klinische Systematik der HNO-Krankheiten bei Störungen der Halswirbelsäule

Die Kenntnisse über Zusammenhänge zwischen HWS-Störungen und Symptomen im HNO-Bereich sind bis 1969 in der klassischen Monographie von Decher [9] hervorragend dargestellt. Grundlage entscheidender diagnostischer und therapeutischer Fortschritte der 25 Jahre seither ist die zunehmend gesicherte Erkenntnis, daß der weit überwiegende Anteil der – wie Scherer [34] sie nennt – „halsbedingten" Symptome im HNO-Bereich Folge rein funktioneller Störungen der oberen Halswirbelsäule und der Kopfgelenke ist [38, 40]; somatische, also pathomorphologisch und röntgenologisch sichtbare Veränderungen der HWS spielen dagegen für das HNO-Gebiet kaum eine Rolle. Solche somatischen Veränderungen sind – von Traumafolgen abgesehen – auf die untere Hälfte der HWS konzentriert, als sogenannte „degenerative" (besser: „reparative") Veränderungen hier weit verbreitet, ab dem mittleren Lebensalter quasi normal, in der konventionellen Orthopädiepraxis geführt unter dem Stichwort „Verschleiß" und überwiegend klinisch und pathophysiologisch bedeutungslos. In der Regel kommen sie schon aus anatomischen Gründen für eine HNO-Symptomatik nicht infrage, denn das Innervationsgebiet der zugehörigen Halsmarksegmente C5–C8 ist die obere Extremität und nicht das Kopf-Hals-Gebiet (Übersicht: [43]).

Die 4 Syndromgruppen

Jeder Versuch einer klinischen Systematik bedingt das Ziehen von Grenzen, die nicht immer so scharf sind wie vorgezeichnet. Trotzdem ist eine solche Systematik notwendig, um das diagnostische und therapeutische Vorgehen gedanklich zu ordnen.

Nach dem theoretischen Konzept der manuellen Medizin sind im HNO-Bereich bei Funktionsstörungen der oberen HWS grundsätzlich zu erwarten:
1) ein reflektorischer Muskelhypertonus,
2) Schmerzen im Kopf-Hals-Gebiet,
3) vegetative Begleitstörungen im Kopf-Hals-Gebiet und
4) bei funktioneller Kopfgelenkstörung otoneurologische Störsymptomatik mit Schwindel und Gleichgewichtsstörung, evtl. auch Hörstörung und Tinnitus.

Alle 4 Beschwerdegruppen sind im HNO-Bereich nachweisbar, differentialdiagnostisch abzugrenzen und durch die Beseitigung der funktionellen Wirbelsäulenstörung aufzulösen. Zu differentialdiagnostischen und therapeutischen Einzelheiten in den verschiedenen Beschwerdegruppen sei hier auf die spezielle Literatur verwiesen [43].

Zugleich können auch spontan empfundene Beschwerden im Bereiche der HWS selber bestehen, wie Verspannungsgefühl, Bewegungshemmung und Nackenschmerzen; diese Spontanbeschwerden im Nacken können aber dabei auch völlig fehlen.

Jede der 4 Beschwerdegruppen kann für sich allein oder aber mit anderen kombiniert klinisch manifest werden; die Grenzen sind oft fließend; ungeklärt ist bisher,

warum diese klinische Manifestation so unterschiedlich ist und ein buntes Symptomenbild formen kann.

HNO-Symptome als Folge des reflektorischen Muskelhypertonus

Globus und Dysphagie. Folge der Funktionsstörung im Kopfgelenksbereich ist oft ein Hypertonus der Mundboden- und vorderen Halsmuskulatur. Symptome der Störung sind dann häufig ein Globusgefühl, weniger häufig auch das Gefühl des „Nicht-schlucken-könnens", selten eine echte Schluckstörung. Die Therapie besteht in der Beseitigung der funktionellen Kopfgelenksstörung, überwiegend im Segment C2/3 und C0/1, und ist äußerst erfolgreich. Gerade bei diesen Symptomen ist oft die Störung im Nacken subjektiv noch unterschwellig; für den Untersucher gilt es darum v.a. an diese Möglichkeit zu denken und nach der funktionellen Kopfgelenksstörung zu fahnden.

Funktionsstörungen des stomatognathen Systems. Häufig finden sich dabei auch Interaktionen mit funktionellen Störungen des stomatognathen Systems, also der Kiefergelenke und der Kaumuskulatur. Hier ist interdisziplinäre Zusammenarbeit mit dem Gnathologen Vorbedingung erfolgreicher Therapie.

Funktionelle Stimmstörungen. Der reflektorische Muskelhypertonus der vorderen Halsmuskulatur und im Mundboden ist zugleich Teilsymptom der hyperfunktionellen Stimmstörung. Auf die engen Verbindungen zwischen funktionellen Stimmstörungen und funktionellen Kopfgelenksstörungen wurde schon frühzeitig verwiesen [38, 39, 41], sie blieben lange unbeachtet, werden aber nun aktuell besonders deutlich aus den Arbeiten und Ergebnissen von Hülse [15, 17].

Schmerzen im Kopf-Hals-Bereich bei funktionellen HWS-Störungen [46]

Hyoidtendopathie. Schmerzen beim Schlucken oder auch vom Schlucken unabhängig, an einer oder an beiden vorderen Halsseiten, für die sich keine organpathologische Ursache und keine ursächliche funktionelle Stimmstörung finden, sind häufig Folge einer für den HNO-Arzt leicht palpablen schmerzhaften Reizung und Überdehnung der Muskelansätze am Zungenbein, verursacht durch eine funktionelle Störung der oberen Halswirbelsäule mit reflektorischem segmentalem Muskelhypertonus (C0/C1–C3/C4). Oft wird dabei spontan eine Schmerz-Ausstrahlung zum Ohr angegeben.

Diese Hyoidtendopathie [38] ist unschwer abzugrenzen vom sehr seltenen Styloidsyndrom.

Häufigste Fehldiagnose ist eine „Neuralgie des N. laryngeus cranialis"; sie ist extrem selten, wenn sie denn überhaupt vorkommt.

Weitgehend gleicher Auslösungsmechanismus bedingt, daß Hyoidtendopathie und Globussyndrom häufig miteinander kombiniert auftreten [41]. Häufig ist auch die Kombination mit stomatognathen Störungen und/oder funktionellen Stimmstörungen.

Otalgie. Die Otalgie ist definiert als Ohrenschmerz ohne Ursache am Ohr selbst [3]. Eine ursächliche Kiefergelenksstörung ist in der Regel unschwer abzugrenzen. Danach bedingt die besonders komplizierte Innervation von äußerem Ohr und Mittelohr eine besonders komplexe Differentialdiagnostik. Nach Ausschluß organischer Ursachen zählt der zervikogene Schmerz zu den häufigsten Ursachen der Otalgie.

Gruppe 1: Der Schmerz wird angegeben „im Gehörgang" oder „tief im Ohr", seltener diffus „in der ganzen Ohrgegend". Er entspricht einem „referred pain", einem übertragenen Schmerz bei Funktionsstörungen der oberen HWS-Segmente mit Schmerzübertragung auf den N. auriculotemporalis, einen Ast des N. trigeminus, auf den N. occipitalis minor aus C2 und/oder auf den N. auricularis magnus aus C3. Der Schmerz verschwindet mit der Beseitigung der ursächlichen Blockierung(en).

Gruppe 2: Deutlich unschärfer wird als Otalgie ein dumpfer Schmerz geklagt, der bei genauerem Nachfragen mehr retroaurikulär lokalisiert wird. Er ist Ausdruck der Myalgie und der Insertionstendinose tiefer Nackenmuskeln bei funktioneller Kopfgelenksstörung; bei dieser Form der Otalgie bestehen fast immer auch spontane Schmerzen „im Nacken".

Kopf- und Gesichtsschmerzen. Die Beteiligung des N. trigeminus an der Schmerzausgestaltung der funktionellen Kopfgelenksstörung hat ihre anatomische Grundlage darin, daß der spinale Kern des N. trigeminus tief in das Halsmark herunterreicht, der Anteil des 1. Astes am weitesten mindestens bis C3, und dabei durch Konvergenz im Hinterhornkomplex mit Afferenzen insbesondere der Wurzeln C2 und C3 in Verbindung tritt [22]. Darum bleibt auch der auf den N. trigeminus übertragene Schmerz als Folge funktioneller Kopfgelenksstörung oft nicht auf den N. auriculotemporalis beschränkt, sondern betrifft in unterschiedlicher Ausgestaltung das ganze Trigeminusinnervationsgebiet. Lewit [25] hat dafür den treffenden Terminus der Pseudotrigeminusneuralgie geprägt.

Nach Ausschluß einer Sinusitis sind u.a. neurologische Störungen wie Migraine, Bing-Horton-Syndrom oder echte Trigeminusneuralgie abzugrenzen als für sich klar definierte und beim HNO-Arzt seltene Krankheitsbilder (Übersicht [47]).

Der Kopfschmerz der „Pseudotrigeminusneuralgie" dagegen ist häufig, ist für sich allein noch kein sicheres diagnostisches Kriterium [49], ist aber typisches Symptom einer funktionellen Kopfgelenksstörung. Charakteristisch ist die Angabe über einen vom Nacken über den Hinterkopf ausstrahlenden Schmerz, mal bis in die Stirn, mal mehr in die Schläfe, oft auch bis in den Oberkiefer, selten den Unterkiefer. Besonders typisch sind die Angaben über „Schmerzen hinter den Augen" oder „in der Nasenwurzel" sowie bei der Schilderung „die Handbewegung des Helmabstreifens".

Die Differentialdiagnose kann erschwert sein, wenn – wie auch bei dieser Form der funktionellen Kopfgelenksstörung nicht selten – der Spontanschmerz im Nacken und Hinterkopf fehlt, Schmerzen gar ausschließlich in Stirn und Gesicht angegeben werden. Sauer [33] spricht darum berechtigt vom „pseudosinugenen Kopfschmerz".

Vegetative Begleitstörungen funktioneller Kopfgelenksstörungen im HNO-Bereich
Hierüber wissen wir bisher kaum mehr als Einzelbeobachtungen erfahrener Manualtherapeuten und HNO-Ärzte. Systematische Untersuchungen fehlen bisher.

Beobachtet werden, bevorzugt bei Frauen mittleren Lebensalters, gelegentlich Unterlidoedeme, die mit der Beseitigung funktioneller Kopfgelenksstörungen sofort verschwinden, ebenso vasomotorische Störungen der Nase und andere Symptome. Unklar ist bisher, ob und wie spezifisch Zungenbrennen, Brennen und Verschleimungsgefühl in Mund und Rachen funktionellen Kopfgelenksstörungen zuzuordnen sind.

Otoneurologische Störungen bei Funktionsstörungen der Kopfgelenke
Gleichgewichtsstörung – Schwindel – Nystagmus. Im Gegensatz zur ablehnenden Auffassung bei vielen Neurologen, HNO-Ärzten, Unfallmedizinern und anderen müssen zervikogener Schwindel und Nystagmus heute als Tatsache anerkannt werden [16, 18].

Klinisch wird dies besonders deutlich bei HWS-Distorsionen und speziell beim typischen Schleudertrauma. Aber auch die tägliche Praxis des manualtherapeutisch tätigen HNO-Arztes oder Neurologen beweist regelmäßig den unmittelbaren ursächlichen Zusammenhang von Schwindel, nachweisbarem Nystagmus und funktioneller Kopfgelenksstörung.

Besonders kritisch ist unter diesen Gesichtspunkten der sog. „benigne paroxysmale Lagerungsschwindel und -nystagmus" zu sehen.

Das nahezu regelmäßige Verschwinden sowohl des typischen rotatorischen Nystagmus als auch des besonders heftigen Schwindelgefühls mit der Beseitigung der funktionellen Kopfgelenksstörung – fast immer einer C0/C1-Blockierung – ist mit der Theorie der Cupulolithiasis kaum vereinbar. Es muß vorerst dahingestellt bleiben, ob 2 unterschiedliche Ursachen dasselbe Symptomenbild auslösen können.

Neue Ergebnisse der Neuroanatomie und -physiologie beweisen immer häufiger und deutlicher die enge neuronale Verknüpfung der Afferenzen aus den Kopfgelenken mit nahezu allen Hirnnervenkernen, besonders aber mit dem Vestibulariskerngebiet [22, 30].

Für die klinische Systematik bedeutet dies bis jetzt, daß die Fahndung nach ursächlichen funktionellen Kopfgelenksstörungen zu jeder korrekten Vestibularisprüfung gehören sollte [28], ferner daß HWS-Distorsionen frühzeitig in die Hand des geübten Manualtherapeuten gehören, bevor eine folgenreiche Chronifizierung eintreten kann.

Auf die umfangreiche kontroverse Diskussion dieser Zusammenhänge [18] ist hier nicht weiter einzugehen. *Schwerhörigkeit – Hörsturz – Tinnitus.* Seit Jahrzehnten sind von Manualtherapeuten und von HNO-Ärzten immer wieder Einzelbeobachtungen der Besserung oder Beseitigung von Schwerhörigkeit durch Beseitigung funktioneller HWS-Störungen berichtet worden, in vorläufiger Mitteilung von Arlen et al. [2] auch über Änderung der AEP bei funktioneller Kopfgelenksstörung bzw. bei deren Beseitigung; gesicherte Untersuchungsergebnisse über Schwerhörigkeit infolge funktioneller Kopfgelenksstörungen lagen aber bisher nicht vor.

Hörmann et al. [13] konnten einen ursächlichen Zusammenhang zwischen Hörsturz und funktionellen HWS-Störungen statistisch nachweisen.

In jüngster Zeit erst ist mit otoakustischen Emissionen durch Hülse [19] und Distorsionsprodukten durch Biesinger [4] eine Objektivierung reversibler Hörverluste bei funktioneller Kopfgelenksstörung gelungen: Typisch sind Schallempfindungs-Hörverluste in der Größenordnung von 20–30 dB, zu 80% in den tiefen Frequenzen, zu 10% pankochleär, die mit der Beseitigung der funktionellen Kopfgelenksstörung sofort verschwinden.

Für Zusammenhänge zwischen funktioneller Kopfgelenksstörung und vor allem tieffrequentem Tinnitus sind immer wieder Beobachtungen von Manualtherapeuten [26] und HNO-Ärzten [14] berichtet worden. Über empirische Ergebnisse hinaus fehlt hier der exakte Nachweis, und das ist bei der mangelhaften Objektivierbarkeit des Tinnitus nicht verwunderlich.

Zusammenhänge eines Tinnitus mit stomatognathen Problemen sind als Teil des sog. Costen-Syndroms geläufig [8, 32].

Wer häufig die funktionelle Kopfgelenksstörung zu behandeln hat, der erlebt nicht selten ein Verschwinden des Tinnitus mit der Beseitigung der funktionellen Kopfgelenksstörung, mindestens ebenso oft aber auch keinerlei Reaktion des Tinnitus auf die manuelle Behandlung. Gerade wegen dieser fortbestehenden diagnostischen Unsicherheit sollte bei therapieresistentem Tinnitus die Beseitigung möglicher funktioneller Kopfgelenksstörungen in das Therapiekonzept mit einbezogen werden.

Literatur

1. Arlen A (1979) Biometrische Röntgen-Funktionsdiagnostik der Halswirbelsäule. E. Fischer, Heidelberg
2. Arlen A, Gehr B, Godefroy H (1983) Reversible Veränderungen der Hirnstammpotentiale nach manipulativer Atlastherapie bei zervikoenzephalen Syndromen. In: Hohman D, Kügelgen B, Liebig K (Hrsg) Neuroorthopädie, 2. Springer, Berlin Heidelberg New York, S 502–514
3. Beck C (1983) Otalgie. HNO 31:45
4. Biesinger E (in Vorbereitung) Diskussionsbeitrag. – Symposion „Die Sonderstellung des Kopfgelenkbereiches"/Lichtenthal II, Orthopädische Universitätsklinik Homburg/Saar, 07.–09. 10. 1993
5. Böhm K (1992) Biometrische Funktionsdiagnostik der Halswirbelsäule. Med Dissertation, Universität Münster
6. Brügger A (1977) Die Erkrankungen des Bewegungsapparates und seines Nervensystems. G. Fischer, Stuttgart
7. Buchmann J (in Vorbereitung) Diskussionsbeitrag. – Symposion „Die Sonderstellung des Kopfgelenkbereiches"/Lichtenthal II, Orthopädische Universitätsklinik Homburg/Saar, 07.–09. 10. 1993
8. Costen JB (1955) Masseter muscle tremor: An important factor in mandibular joint dysfunction. Laryngoscope 65:1129
9. Decher H (1969) Die zervikalen Syndrome in der Hals-Nasen-Ohren-Heilkunde. Thieme, Stuttgart
10. Frisch H (1993) Programmierte Untersuchung des Bewegungsapparates, 5. Aufl. Springer, Berlin Heidelberg New York Tokyo
11. Hassenstein B (1970) Biologische Kybernetik. Quelle Mayer, Heidelberg
12. Hassenstein B (in Vorbereitung) Diskussionsbeitrag. – Symposion „Die Sonderstellung des Kopfgelenkbereiches"/Lichtenthal II, Orthopädische Universitätsklinik Homburg/Saar, 07.–09. 10. 1993
13. Hörmann K, Weh L, Fritz W, Borner U (1989) Hörsturz und kraniozervikaler Übergang. Larnygol Rhinol Otol 68:456
14. Hülse M (1983) Die zervikalen Gleichgewichtsstörungen. Springer, Berlin Heidelberg New York Tokyo
15. Hülse M (1991) Zervikale Dysphonie. Folia Phoniatrica 43:181
16. Hülse M (1991) The cervical dysequilibrium. – In: Haid T (ed) Vestibular diagnosis and neurootosurgical management of the skull base. Demeter, Gräfelfing
17. Hülse M (in Vorbereitung) Die zervikogene Dysphonie. – Statement Symposion „Die Sonderstellung des Kopfgelenkbereiches"/Lichtenthal II, Orthopädische Universitätsklinik Homburg/Saar, 07.–09. 10. 1993
18. Hülse M (in Vorbereitung) Der zervikogene Schwindel. – Statement Symposion „Die Sonderstellung des Kopfgelenkbereiches"/Lichtenthal II, Orthopädische Universitätsklinik Homburg/Saar, 07.–09. 10. 1993
19. Hülse M (in Vorbereitung) Die zervikogenen Hörstörungen. – Statement Symposion „Die Sonderstellung des Kopfgelenkbereiches"/Lichtenthal II, Orthopädische Universitätsklinik Homburg/Saar, 07.–09. 10. 1993
20. Hülse M (in Vorbereitung) Die zervikalen Hörstörungen. HNO
21. Janda W (1992) Muskulatur als Sinnesorgan. Arlen-Seminar, Munster/Elsaß 12.–14. 06. 1992 (persönliche Mitteilung)
22. Jansen J (1993) Symptomatik nach Verletzungen der oberen Halswirbelsäule. Nervenheilkd 12:230
23. Junghanns H (1954) Das Bewegungssegment der Wirbelsäule und seine praktische Bedeutung. Arch Orthop 104:1
24. Kneese KH (1949) Kopfgelenk, Kopfhaltung und Kopfbewegung des Menschen. Z Anat Entwicklungsgesch 114:67
25. Lewit K (1977) Pathomechanismen des zervikalen Kopfschmerzes. Psychiatr Neurol Med Psychol (Leipzig) 29:261
26. Lewit K (1987) Manuelle Medizin. 5. Aufl. Urban & Schwarzenberg, München
27. Lundborg G (1989) Intraneurale Mikrozirkulation. Extracta Orthopaed 12:197
28. Mahlstedt K, Westhofen M, König K (1991) Zur Therapie funktioneller Kopfgelenksstörungen bei Vestibularisaffektionen. Laryngol Rhinol Otol 71:246
29. Mense S (in Vorbereitung) Diskussionsbeitrag. – Symposion „Die Sonderstellung des Kopfgelenkbereiches"/Lichtenthal II, Orthopädische Universitätsklinik Homburg/Saar, 07.–09. 10. 1993

30. Neuhuber W (in Vorbereitung) Diskussionsbeitrag. – Symposion „Die Sonderstellung des Kopfgelenkbereiches"/Lichtenthal II, Orthopädische Universitätsklinik Homburg/Saar, 07.–09. 10. 1993
31. Pap (persönliche Mitteilung; zit. bei Wolf [51])
32. Rubinstein B (1987) Effects of stomatognathic treatment on tinnitus. A retrospective study. In: Feldmann H (Hrsg) Proceedings III. International Tinnitus Seminar. Harsch, Karlsruhe, S 198
33. Sauer H (1988) Halsbedingte myoneuralgische Irritationsbeschwerden, ein Vorschlag zur Therapie durch den HNO-Arzt. Laryng Rhinol Otol 67:96
34. Scherer H (1985) Halsbedingter Schwindel. Arch Otorhinolaryngol [Suppl II]:107
35. Schmidt RF (1987) Schmerzauslösende Substanzen und ihre besondere Bedeutung für den Muskelschmerz. Therapiewoche 37:270
36. Schmidt RF (1991) Physiologie und Pathophysiologie der Schmerzentstehung und Schmerzverarbeitung im Bewegungssystem. Der Schmerz 5 [Suppl 1]:13
37. Seifert K (1981) Schmerzsyndrome im Hals-Nasen-Ohren-Bereich bei Funktionsstörungen der Halswirbelsäule. Vortrag 12th World Congress of Oto-Rhino-Laryngology. Budapest 21.–26. 06. 1981
38. Seifert K (1982) Zur Bedeutung der Manuellen Medizin für die Hals-Nasen-Ohren-Heilkunde. – Ein Beispiel: Die Zungenbeintendopathie. HNO 30:431
39. Seifert K (1982) Reflektorischer Muskelhypertonus in der vorderen Halsmuskulatur bei Funktionsstörungen der oberen Halswirbelsäule. Internat. Symposion „Wirbelsäule und Muskulatur", Prag 05.–07. 05. 1982
40. Seifert K (1987) Peripher-vestibulärer Schwindel und funktionelle Kopfgelenksstörung. HNO 35:363
41. Seifert K (1989) Das sogenannte Globussyndrom. Therapiewoche 39:3123
42. Seifert K (1989) Funktionelle Störungen des cranio-cervicalen Überganges und HNO-Symptomatik – eine Standortbestimmung. HNO 37:443
43. Seifert K (1989) Funktionelle Störungen der Halswirbelsäule. ORL-Handbuch. Thieme, Stuttgart
44. Seifert K (1990) Funktionelle Störungen der Halswirbelsäule und Erkrankungen des Hals-Nasen-Ohrenbereiches. In: Badtke G, Buchmann J (Hrsg) Manuelle Therapie. Tagungsbericht 3. Gemeinsame Arbeitstagung des Wissenschaftsbereiches Sportmedizin und Gesundheitserziehung an der Pädagogischen Hochschule „Karl Liebknecht" Potsdam mit der Sektion Manuelle Therapie in der Gesellschaft für Physiotherapie der DDR, Potsdam 28. Translation in: Sov. Phys. Solid State 33, 31. 08. 1989. WTZ Pädagogische Hochschule „Karl Liebknecht", Potsdam, S 57–72
45. Seifert K (1990) Zur Differentialdiagnose und Therapie des vertebragenen Schwindels. Laryngol Rhinol Otol 69:394
46. Seifert K (in Vorbereitung) Schmerzen im HNO-Bereich bei Funktionsstörungen der Halswirbelsäule. – Statement Symposion „Die Sonderstellung des Kopfgelenkbereiches"/Lichtenthal II, Orthopädische Universitätsklinik Homburg/Saar, 07.–09. 10. 1993
47. Soyka D (Hrsg) (1989) Kopfschmerz-Klassifikation, Übersicht. Nervenheilkd 8:161
48. Thabe H (1982) Die Elektromyographie als Befunddokumentation bei der Therapie von Kopfgelenks- und Kreuzdarmbeingelenksblockierungen. Man Med 20:131
49. Tilscher H (1978) Gesichtsschmerz und Halswirbelsäule. Münch Med Wochenschr 120:661
50. Wiener N (1948) Cybernetics, control in man and machine. Wiley & Son, New York
51. Wolff HD (1981) Bemerkungen zum Begriff: Das Arthron. Grundlagen eines funktionellen Denkens am Bewegungsapparat. Man Med 19:74
52. Wolff HD (1983) Neurophysiologische Aspekte der Manuellen Medizin. 2. Aufl. Springer, Berlin Heidelberg New York Tokyo
53. Wolff HD (1988) Die Sonderstellung des Kopfgelenkbereichs. Springer, Berlin Heidelberg New York Toyko
54. Wolff HD (in Vorbereitung) Die Sonderstellung des Kopfgelenkbereiches/Lichtenthal II. – Tagungsbericht Internationales Symposion, Orthopädische Universitätsklinik Homburg/Saar, 07.–09. 10. 1993

K. Jatho (Amerag): Es ist allgemeine Ansicht, daß die Organe der hinteren Schädelgrube, auch Felsenbein und Labyrinth, vornehmlich von den Vertebralarterien versorgt werden. Die Angiologen sind immer sehr interessiert an Puls und Seitenvergleich der Carotiden, palpatorisch und auskultatorisch, das ist aber nicht möglich an den Vertebralarterien.

Welche Bedeutung haben diese Gefäße für das Halswirbelsäulensyndrom und für die Manualtherapie?

R. Siegert (Lübeck): Inwieweit werden die von Ihnen dargestellten HWS-Beschwerden durch Störungen anderer Körperregionen beeinflußt, und zwar besonders durch lumbale Beschwerden einschließlich eines Beckenschiefstandes und Störungen der Kaumuskulatur?

Nach verschiedenen anatomischen und epidemiologischen Studien sowie unseren eigenen Untersuchungen an mehreren 100 Patienten mit Kaumuskelbeschwerden spielt die Gnathologie, also der okklusale Zustand des Gebißsystems, für das Krankheitsbild keine wesentliche Rolle, so daß die zahnärztlich okklusale Rehabilitation nur eine von verschiedenen therapeutischen Möglichkeiten darstellt.

K. Seifert (Schlußwort):
Zu Herrn Siegert: Es ist ein gewisses Dilemma für den HNO-Arzt nicht zu bestreiten, der sich als Manualmediziner auf die HWS beschränken muß. Die HWS kann selbstverständlich nicht als Einzelorgan gesehen werden, sondern ist Teil des ganzen Haltungs- und Bewegungsapparates und hier besonders der Gesamtwirbelsäule. Es ist eine alte Weisheit der manuellen Medizin, daß „zur Atlasblockierung die Blockierung des Ileosakralgelenkes gehört und umgekehrt". Dem chirotherapeutisch tätigen HNO-Arzt ist darum dringend zu empfehlen, eine gute interdisziplinäre Zusammenarbeit mit einem manualmedizinisch kompetenten Orthopäden zu pflegen.
Zu Herrn Jatho: Für die Klinik bei HWS-Funktionsstörungen spielt die A. vertebralis praktisch keine Rolle, auch nicht bei der enorm häufigen Asymmetrie. Sie spielt auch keine Rolle, wenn die Manualmedizin-Therapie nach den Regeln der modernen ärztlichen Chirotherapie erfolgt. Schäden der A. vertebralis – mit allen schwerwiegenden Folgeerscheinungen – sind m.W. ausschließlich auf fehlerhafter manueller Therapie, vor allem nach nichtärztlicher Chiropraktik, aufgetreten.

Hauptvortrag III

177. M. Hülse (Mannheim): Die zervikogene Dysphonie

Eine funktionelle Dysphonie ist eine Stimmstörung, die auf einer Dyskoordination der Bewegungsabläufe und einer Dystonie der Bänder und Muskeln im Phonationsapparat beruht und die nicht primär auf eine organische Veränderung der Stimmlippen zurückgeführt werden kann. Diesen funktionellen Dysphonien muß die zervikogene Dysphonie zugeordnet werden, wobei der Ausruck „zervikogen" sehr ungenau ist und besser durch den Ausdruck „vertebragen" ersetzt werden sollte, da die Ursache nicht eine „Halsstörung", sondern eine „HWS-Störung" ist.

Pathogenetisch liegt der vertebragenen Dysphonie eine Funktionsstörung der oberen HWS, der Kopfgelenke von Occiput bis C2/3 zugrunde, auf die Prof. Seifert im vorangegangenen Vortrag eingegangen ist. Die Höhe der gestörten HWS-Etage ist von großer Bedeutung, weil bei über 100 eigenen Patienten mit einer vertebragenen Dysphonie eine funktionelle Störung ab C3/4 abwärts nicht beobachtet werden konnte (Abb. 1).

Die röntgenologisch in der 5. Lebensdekade zu 45% und in der 6. Lebensdekade zu 72% nachweisbaren Veränderungen der HWS [7] können also keinen Hinweis auf das Vorliegen einer vertebragenen Dysphonie geben, da die deformierenden HWS-Veränderungen zu 78% in Höhe von C5/6 und C6/7 sind, der die Phonation beein-

flussende Bereich, die Kopfgelenke, aber nur zu ca. 2% betroffen ist.

Wie gering der Einfluß solcher röntgenologisch nachweisbaren Knochenappositionen auf die Stimme ist, kann an einem 53jährigen Patienten mit einem M. Forestier dokumentiert werden

Auf dem Röntgenbild (Abb. 2) sind von C3/4 bis C6/7 zunehmend Knochenappositionen erkennbar, und dennoch waren der Stimmbefund, das lupenlaryngoskopische und das stroboskopische Bild vollkommen unauffällig.

Diese Bilder dokumentieren, daß mechanisch die vertebragene Dysphonie durch morphologische HWS-Veränderungen nicht erklärt werden kann. Die vertebragene Dysphonie ist pathophysiologisch nur durch eine neuromuskuläre Fehlsteuerung zu erklären, wobei Störbilder von der oberen HWS seit langem bekannt sind, aber im Zusammenhang mit einer Stimmstörung früher nur von Seifert [11] vermutet wurden.

Nach heutiger Vorstellung sind Einflüsse der HWS auf die Phonation über drei verschiedene Pathomechanismen bekannt:

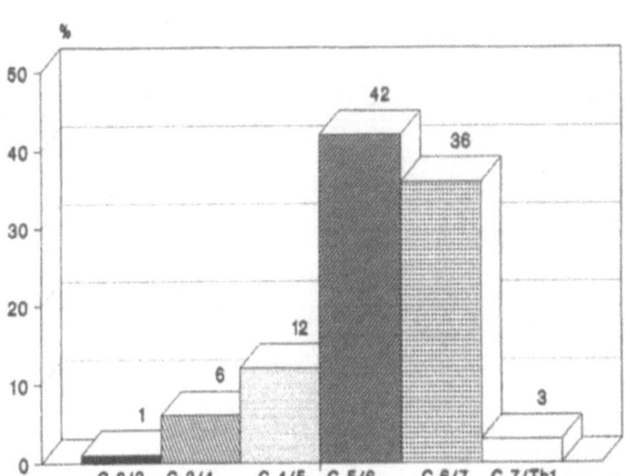

Abb. 1. Lokalisation der deformierenden röntgenologischen Veränderungen an der HWS. (Mod. nach [7])

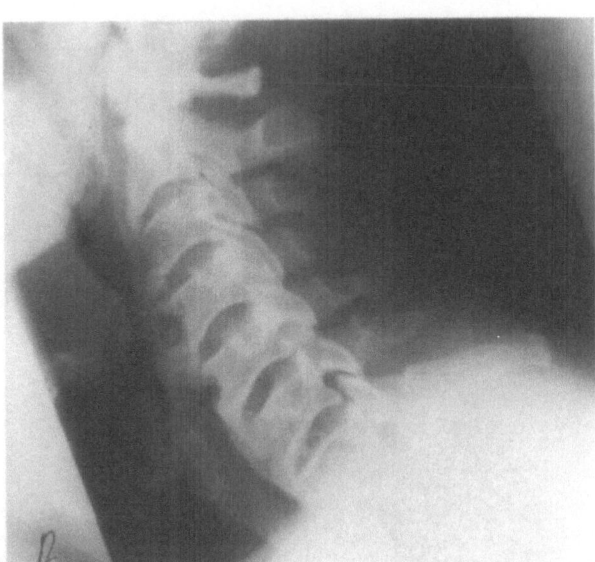

Abb. 2. Seitliche Röntgenaufnahme der HWS von einem 53jährigen Patienten mit M. Forestier

- über die Atmung,
- über die prälaryngeale Muskulatur,
- über eine neurale Steuerung.

HWS und Atmung

Funktionelle Kopfgelenkstörungen sind häufig mit einer funktionellen Störung im Bereich der 2. bis 4. Rippe gekoppelt. Oft ist bei zervikalen Störungen eine thorakale „Hochatmung" zu finden [8]. Eine Fehlatmung kann aber auch bei einer Tonussteigerung der Mm. scaleni, die ab C3 innerviert werden, beobachtet werden.

Andererseits sind Störungen der Atmung seit langem dem Phoniater als wesentliche Ursache oder aber als Symptom einer funktionellen Stimmstörung bekannt. Eine „Hochatmung", die bei den zervikalen Störungen beschrieben wird, ist für den Phoniater „ein typisches Symptom" der hyperfunktionellen Dysphonie [9]. Dementsprechend ist auch für den Logopäden die Atemübung Kernstück einer jeden Stimmbehandlung.

HWS und extralaryngeale Muskulatur

Ein funktionelles Defizit im Bereich der Kopfgelenke stellt, wie die Ausführungen im Vortrag von Seifert zeigen, keine isolierte Funktionsstörung der Gelenke dar, vielmehr liegt pathophysiologisch eine Funktionsstörung in dem den einzelnen Wirbelgelenken zugeordneten arthroneuromuskulären Regelkreis, dem „Arthron", vor. Das Arthron stellt eine Einheit dar, so daß bei einer Störung eines Teiles, z.B. bei einer Gelenkdysfunktion, auch die übrigen Teile des Arthrons – neurale Afferenzen und Efferenzen sowie Muskeln eine funktionelle Störung aufweisen. Eine solche Störung der Muskeln äußert sich zunächst in einem Hypertonus. Diese druckdolente Verspannung betrifft nicht nur die vertebrale und paravertebrale Muskulatur sondern, auch die zu dem Segment gehörenden ventralen Muskelgruppen.

Von der oberen Zungenbeinmuskulatur wird der M. geniohyoideus direkt aus den Zervikalsegmenten C1 und C2 über den N. hypoglossus innerviert. Die unteren Zungenbeinmuskeln (Mm. sternohyoideus, omohyoideus und thyreohyoideus) wie auch der M. sternothyreoideus werden überwiegend aus den Zervikalsegmenten C2 und C3 motorisch versorgt. Die Nervenfasern folgen streckenweise dem Plexus hypoglossocervicalis, wobei es sich nur um ein topographisches Geflecht handelt, ein Faseraustausch findet nicht statt.

Die schmerzhafte Verspannung dieser praelaryngealen Muskulatur ist bei der funktionellen Kopfgelenkstörung ebenso gut palpabel wie auch bei der hyperfunktionellen Dysphonie [9]. Während bei der hyperfunktionellen Dysphonie früher diese Muskelverspannung nur als „Begleitsymptom" gewertet wurde, kann bei der vertebragenen Dysphonie der Hypertonus der Muskulatur als ein Auslöser der Dysphonie gesehen werden (Abb. 3).

Welche Bedeutung die Phoniatrie dem Hypertonus der extralaryngealen Muskulatur bei der funktionellen Dysphonie beimißt, ist daran zu erkennen, daß diese Muskelhypertonie bei der symptomatischen Klassifizierung der hyperfunktionellen Dysphonie von Kiml 1965 [5] berücksichtigt wurde:

- Typ 1: Hyperfunktion der Stimmlippen;
- Typ 2a: Hyperfunktion der Stimmlippen und der suprahyoidalen Muskulatur, KK wird nach oben verlagert;

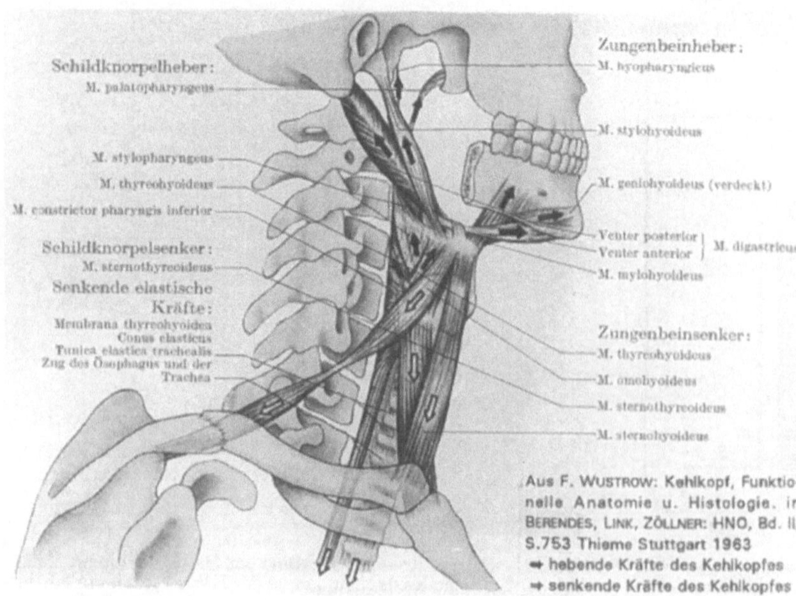

Abb. 3. Bewegungsapparat des Zungenbeins und muskuläre Aufhängung des Kehlkopfes. (Aus [14a])

● Typ 2b: Hyperfunktion der Stimmlippen und der infrahyoidalen Muskulatur, KK wird nach unten verlagert;

● Typ 3: Hyperfunktion der Stimmlippen und der supra- und infrahyoidalen Muskulatur, KK nach vorn und leicht unten verlagert.

Diese Einteilung der hyperfunktionellen Dysphonie nach der Kehlkopfstellung drückt auch unterschiedliche Veränderungen der Stimme aus, die durch den Hypertonus verschiedener Gruppen der extralaryngealen Muskulatur hervorgerufen werden.

Beim Höhertreten des Larynx scheint gleichzeitig durch mechanische Koppelung eine Zunahme der longitudinalen Spannung der Stimmbänder einzutreten, [1, 13]. Außerdem führt diese Verschiebung zu einer Verkürzung des Ansatzrohres, wodurch der Resonanzraum wesentlich beeinflußt wird. Der Einfluß der gesamten Muskulatur zwischen Mandibula und oberer Thoraxapertur auf die Stimmbandspannung ist von Sonninen [12], Zenker [15] und Vilkmann [14] untersucht worden: die passive Verlängerung und Verdünnung der Stimmbänder resultiert aus einer Verkippung des Schildknorpels gegenüber dem Ringknorpel in der Articulatio cricothyreoidea. Dies bedeutet, daß jeder muskuläre Zug am Schildknorpel oder am Ringknorpel die Stimmbandspannung beinflußt (Abb. 4).

Wird die von den Zervikalnerven versorgte prälaryngeale Muskulatur betrachtet, wird es verständlich, daß in den meisten Fällen der Schildknorpel nach unten gezogen wird und die Stimmbandspannung zunimmt. Mit einer Zunahme der Stimmbandspannung steigt die Grundfrequenz einer Stimme an, die Stimme wird lauter, und leise Phonation wird erschwert. Die vertebragene Dysphonie weist daher häufig das Bild einer hyperfunktionellen Dysphonie auf.

Die bisher aufgezeichneten Zusammenhänge zwischen HWS und Kehlkopf lassen erkennen, daß eine funktionelle Kopfgelenksstörung eine hyperfunktionelle Dysphonie hervorrufen kann.

Stroboskopisch zeigen sich bei diesen vertebragenen Dysphonien wie auch bei den nichtvertebragenen hyperfunktionellen Dysphonien eine Verkürzung der Schwingungsamplitude und eine Verminderung der Randkantenverschiebung. Diese stroboskopischen Veränderungen sind aber im Bereich *beider* Stimmbänder zu beobachten. So sind die bisher aufgeführten vertebragenen Stimmstörungen nur durch den manuellen Untersuchungsbefund der oberen HWS von den übrigen hyperfunktionellen Dysphonien abzugrenzen.

HWS und neurale Steuerung der Stimmbänder

Nicht selten findet sich bei der vertebragenen Dysphonie die stroboskopische Veränderung der hyperfunktionellen Dysphonie nur einseitig. Eine solche Einseitigkeit ist allein bei der vertebragenen Dysphonie anzutreffen. Jäckel [4] nimmt sogar nur dann eine vertebragene Komponente der Stimmstörung an, wenn eine Einseitigkeit des stroboskopischen Stimmbandbefundes vorliegt. Die bisher aufgezeigten Zusammenhänge zwischen HWS und Phonationsapparat können eine solche Einseitigkeit nicht erklären, da der Kehlkopf immer als Ganzes von außen beeinflußt wird. Diese Einseitigkeit kann nur über eine einseitige Störung der neuromuskulären Steuerung der Stimmbandschwingung entstehen.

Das Schwinungsverfahren der Stimmbänder wird neuromuskulär über die Stammganglien, die motorischen Kerne im Mittelhirn und Kleinhirn sowie über vegetative Zentren des Zwischenhirns direkt oder indirekt über primäre Zentren in der Medulla oblongata gesteuert. Pfaller et. al. [10] konnten 1988 neuroanatomisch mit Meerrettichperoxydase direkte afferente Verbindungen zwischen den dorsalen Wurzeln von C2 und dem Kerngebiet des Vagus nachweisen, so daß über diese Afferenzen eine neurale Verbindung zwischen einer Kopfgelenksirritation und den Stimmbändern gesehen werden muß.

Zusammenfassend sind nach den heutigen Kenntnissen 3 verschiedene Pathomechanismen bei der vertebragenen Dysphonie erkennbar. Dies erklärt auch die unterschiedlichen Erscheinungsbilder der vertebragenen Dysphonie.

Anamnese

Ein auslösendes Ereignis ist oft nicht erinnerlich. Anfänglich wird eine Dysphonie oft nicht beachtet, und der betroffene Patient sucht erst einen Arzt auf, wenn die Stimme versagt.

Ein HWS-Trauma oder ein Schädelhirntrauma kann eine vertebragene Dysphonie verursachen [2, 3]. Die übrige Symptomatik (Schwindelbeschwerden, Kopfschmerzen, Hörstörungen usw.) stehen hier oft im Vordergrund, so daß eine Stimmstörung erst Monate nach dem Unfall dem Betroffenen bewußt wird. Bei Begutachtung muß der Untersucher aber auf die Stimme ach-

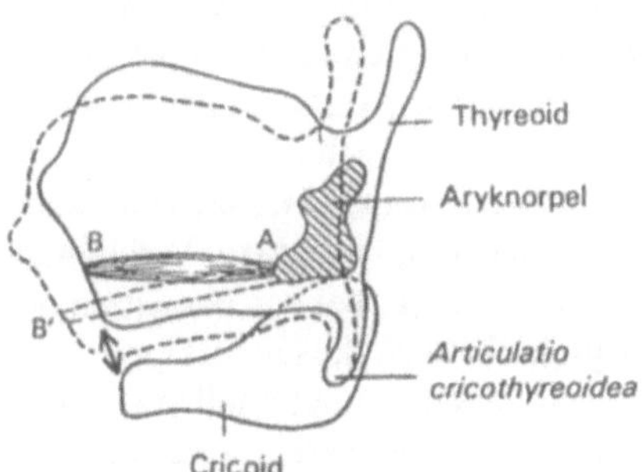

Abb. 4. Passive Verlängerung des Stimmbandes (A–B) durch Verkippung des Thyreoids gegenüber dem Krikoid in der Articulatio cricothyreoidea

ten und nach subjektiven Beeinträchtigungen der Stimme fragen.

Häufiger findet sich in der Anamnese die Angabe, daß die Stimmstörung nach einer Intubationsnarkose oder nach einer Kehlkopfstützautoskopie aufgetreten ist. Anhaltende Stimmstörungen nach mikrochirurgischen Eingriffen trotz reizloser Stimmbandverhältnisse sind m.E. in den meisten Fällen Ausdruck einer vertebragenen Dysphonie. Ursächlich sind 2 Faktoren anzuführen: einerseits erfolgt bei der direkten Laryngoskopie eine maximale Überstreckung der HWS in relaxiertem Zustand, ein geradezu experimenteller Aufbau, um eine Kopfgelenkblockierung zu verursachen, zum anderen führt die operationsbedingte Irritation des Stimmbandes zu einer erhöhten Reagibilität auf neuromuskuläre Störungen.

Befund

Manualbefund: Die vertebragene Dysphonie kann ursächlich auf eine funktionelle Kopfgelenkstörung zurückgeführt werden. Der Manualbefund der oberen HWS läßt immer ein funktionelles Defizit erkennen. (Es ist dies für die Diagnose der vertebragenen Dysphonie eine Conditio sine qua non.) Dieses funktionelle Defizit findet sich im Bereich der Kopfgelenke, daß heißt zwischen Occiput und C2/3. Bei einem einseitigen stroboskopischen Befund ist der Hauptbefund der HWS-Störung auf der gleichen Seite zu finden. Die häufige Kombination der Störung in den Gelenken C0/1 und C2/3 läßt eine Aussage nicht zu, bei welcher Störung eher eine vertebragene Dysphonie zu erwarten ist.
Stimmbefund: Die akustischen Symptome, die eigentliche Dysphonie, wie Heiserkeit, rauhe, unreine, belegte oder kloßige Stimme, werden anfangs oft nicht beachtet. In einem späteren Stadium stellt sich infolge Ermüdungserscheinungen eine intensitätsschwache, belegte, dünne Stimme ein, die sich unter Belastung bis zur Aphonie verschlechtert.

Im Phonetogramm ist deutlich eine Einschränkung der frequenzbezogenen Dynamik der Singstimme zu erkennen. Der Singstimmumfang ist in der Tonhöhe und v.a. in der Intensitätsbreite eingeschränkt. Es fehlt das Piano, insbesondere der hohen Töne. Es konnten Einschränkungen des Tonumfanges bis zu einer ganzen Oktave beobachtet werden. Vor allem von Sängern und Sängerinnen wird eine solche Einschränkung geklagt.

Im Sonagramm zeigt die vertebragene Dysphonie alle Heiserkeitsstufen von Yanagihara. In Abb. 5 ist eine „mittlere Heiserkeit" (Geräuschanteil oberhalb von 6000 Hz und Verrauschung der 2. und 3. Formanten) erkennbar. Eindrucksvoll ist die Klangverbesserung der Stimme eine halbe Stunde nach erfolgter Manualtherapie der Kopfgelenke zu erkennen.
Globus: Der Komplex der „Mißempfindungen im Halsgebiet" v.a. nach Stimmbelastung ist ein obligates Sym-

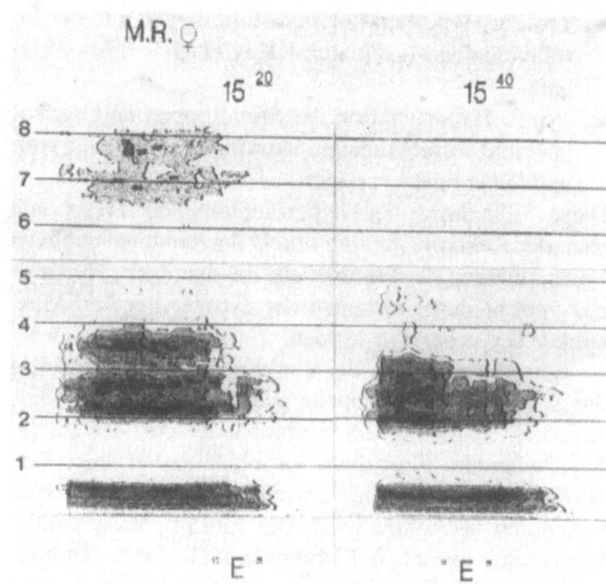

Abb. 5. Phonation des Vokals „E" im Sonagramm. Links vor und rechts nach Manualtherapie der Kopfgelenke

ptom jeder hyperfunktionellen Dysphonie [6]. Dieses Globusgefühl ist bei der vertebragenen Dysphonie besonders ausgeprägt. Häufig ist der Globus und nicht die Stimmstörung Anlaß, den Phoniater oder HNO-Arzt aufzusuchen.
Laryngoskopie: Der Würgereflex ist bei der vertebragenen Dysphonie besonders ausgeprägt und oft selbst mit einem Lokalanästhetikum kaum zu überwinden. Dies erklärt sich daraus, daß bei der vertebragenen Dysphonie der Würgereflex nicht durch eine sensible Hyperreagibilität der Schleimhäute im Zungenbereich bedingt wird, sondern durch eine Hyperreagibilität der Hypopharynx- und extralaryngealen Kehlkopf-Muskulatur verursacht wird. In diesem Fall ruft bereits das weite Öffnen des Mundes und das Herausziehen der Zunge einen Würgereflex hervor. (In diesen Fällen ist die Manualtherapie der Kopfgelenke wirkungsvoller als eine Lokalanästhesie.)

Die Hypertonie der supra- und der infrahyoidalen Muskulatur führt zu einer *Dorsalverkippung der Epiglottis,* wodurch der Kehlkopfeinblick bei der Laryngoskopie erheblich erschwert wird. Da bei der vertebragenen Dysphonie zur Phonation auch die extralaryngeale Muskulatur in besonderem Maße aktiviert wird, kann bei einigen Patienten auch eine paradoxe Verkippung der Epiglottis beobachtet werden: bei der Phonation hoher Töne wird die Epiglottis nach dorsal verkippt.
Stroboskopie: Wie bei allen hyperfunktionellen Dysphonien zeigen sich eine Amplitudenverkürzung und eine Einschränkung bis Aufhebung der Randkantenverschiebung. Dies gilt auch für die vertebragene Dysphonie, wenn der Pathomechanismus über die prälaryngeale

Muskulatur erfolgt. Besonders eindrucksvoll ist das stroboskopische Bild aber, wenn die vertebragene Dysphonie Ausdruck einer Störung der neuromuskulären Steuerung der Stimmbänder ist. In diesen Fällen zeigt sich eine asynchrone Stimmbandschwingung, die bis zu einem einseitigen stroboskopischen Stimmbandstillstand (einseitige „stifffness") reichen kann. Ein solch einseitiger Befund ist für eine vertebragene Dysphonie pathognomonisch. Jäckel [4] geht nur dann von einer „zervikogenen" Dysphonie aus, wenn eine solche Einseitigkeit des stroboskopischen Bildes vorliegt.

Die Stroboskopie mit einer Videodokumentation bietet aber nicht nur in vielen Fällen ein entscheidendes Kriterium für die Diagnose der vertebragenen Dysphonie, sie erlaubt darüber hinaus eine Dokumentation und Objektivierung des Therapieerfolges.

Therapie

Die vertebragene Dysphonie wird durch eine funktionelle Kopfgelenkstörung hervorgerufen. Dies bedeutet, daß mit der Manualtherapie eine kausale Behandlung durchgeführt werden kann. Bei akuten vertebragenen Dysphonien führt eine einmalige Manualtherapie zu einer anhaltenden Besserung oder Normalisierung des phoniatrischen Befunds. Leider finden Patienten mit einer vertebragenen Dysphonie oft erst nach Monaten den Weg zum Arzt, wenn die Dysphonie zu erheblichen Stimmproblemen geführt hat. Dies bedeutet, daß dann auch die Kopfgelenkstörung seit vielen Monaten besteht, so daß eine längere intensive Manualtherapie erfolgen muß. In diesen Fällen muß dann die vertebragene Dysphonie einer kombinierten manualtherapeutischen und phoniatrischen Behandlung zugeführt werden. Wird dies beachtet, kann die Therapie der vertebragenen Dysphonie sehr erfolgreich sein.

Literatur

1. Fant G (1977) Laryngeal mechanisms and features. Phonetica (Basel) 34:252–255
2. Hülse M (1991) Zervikale Dysphonie. Folia Phoniatr 43:181–196
3. Hülse M (1991) Die funktionelle Dysphonie nach Halswirbelsäulentrauma. Laryngol Rhinol Otol 70:599–603
4. Jäckel M (1992) Cervicogene Dysphonie. 22. Weltkongr. der Intern. Assoc. of Logopedics and Phoniatrics, Hannover 9.–14. Aug. 1992, Vortr. Nr. 192; Summary in Folia Phoniat 44:33
5. Kiml J (1965) Recherches expérimentales de la dysphonie spastique. Folia Phoniat 17:241–301
6. Kruse E (1989) Differentialdiagnostik funktioneller Stimmstörungen. Folia Phoinat 41:1–9
7. Kunert W (1975) Wirbelsäule und Innere Medizin. 2. Aufl. Enke, Stuttgart
8. Lewit K (1992) Manuelle Medizin. Johann Ambrosius Barth, Leipzig Heidelberg
9. Luchsinger R, Arnold G (1970) Handbuch der Stimm- und Sprachheilkunde. 3. Aufl. Springer, Berlin Heidelberg New York
10. Pfaller K, Arvidsson J (1988) Central distribution of trigeminal and upper cervical primary afferent in the rat studied by anterograde transport of horseradish peroxidase conjugated to wheat germ agglutinin. J Comp Neurol 268:91–108
11. Seifert K (1988) Obere HWS und Globusgefühl. In: Wolff HD (Hrsg) Die Sonderstellung des Kopfgelenksbereiches. Springer, Berlin Heidelberg New York Tokyo S 103–110
12. Sonninen A (1965) The role of the external laryngeal muscles in length-adjustment of the vocal cords in singing. Acta Otolaryngol (Stockholm) [Suppl] 130
13. Stevens NK (1977) Physics and laryngeal behavior and larynx modes. Phonetica (Basel) 34:264–279
14. Vilkman E, Karma P (1989) Vertical hyoid bone displacement and fundamental frequency of phonation. Acta Otolaryngol (Stockholm) 108:142–151
14a. Wustrow F (1963) Funktionelle Anatomie und Histologie. In: Berendes J, Link R, Zöllner F (Hrsg), Bd II. Thieme, Stuttgart, S 753
15. Zenker W (1958) Über Bindegewebsstrukturen des Kehlkopfes und seine Aufhängesysteme und deren funktionelle Bedeutung für den Kehlkopfraum. Monatschr Ohrenheilkd 92:269–285

U. Class (Kassel): Schwindel und Tinnitus sind nach meiner Erfahrung ursächlich auch in das Segment C3/4 zu projizieren. Durch Entlastung in diesem Segment verschwindet der Tinnitus. „Otalgie" ist oft durch Druck über den verspannten M. pterygoideus auf das Kiefergelenk verursacht – C0–C2-HWS-Syndrom.

E. Kruse (Göttingen): Den postoperativen phonatorischen Stillstand nach Mikrochirurgie sehen wir relativ häufig und sicherlich auch aus noch anderen, etwa mikrotraumatischen Ursachen. Wir sehen ihn aber immer nur auf der jeweiligen Operationsseite. Haben Sie hierfür eine Erklärung?

H.-J. Schultz-Coulon (Neuss): Die hyperfunktionelle Dysphonie hat eine multifaktorielle Ätiologie, bei der man die Ursachen nicht immer klar voneinander abgrenzen kann. Wesentlicher Anteil des polysymptomatischen Erscheinungsbildes sind hyperfunktionelle Beschwerden im Kopf-Hals-Bereich (Globus, muskuläre Verspannungen etc.), die Sie soeben im Rahmen der von Ihnen postulierten „zervikogenen Dysphonie" beschrieben haben. Können Sie noch einmal erklären, wo hyperfunktionelle Kopf-Hals-Beschwerden (oder auch zervikogene Beschwerden) bei hyperfunktioneller Dysphonie aufhören und wo Ihre „zervikogene Dysphonie" beginnt?

M. Hülse (Schlußwort):
Zu Herrn Claas: Ein funktionelles Defizit bei C3/4 führt allein nicht zu einer Gleichgewichtsstörung. Dies ist klinisch und tierexperimentell belegbar. Eine kaudal liegende „Blockierung" führt aber regelmäßig zu einem funktionellen Defizit im Bereich der weiter kranial gelegenen Wirbelgelenke, so daß eine Blockierung von C3/4 über die Kopfgelenke zu Schwindel führen kann.
Zu Herrn Kruse: Daß der stroboskopische Stillstand nach Mikrolaryngoskopie nur auf der operierten Seite erkennbar ist, ist mit der erhöhten Reagibilität des operierten Stimmbandes erklärbar. Die Kopfgelenksblockierung ist zunächst noch unterschwellig, wie an dem nicht operierten Stimmband erkennbar, und führt erst bei der erhöhten Reagibilität zu der einseitigen Steifheit.
Zu Herrn Schultz-Coulon: Es gibt sicher eine reine vertebragene Dysphonie. Bei der nicht-vertebragenen hyperfunktionellen Dysphonie ist seit den Beschreibungen von Fröschl eine Verspannung der gesamten Thorax-, Hals- und Gesichtsmuskulatur als typisches Symptom bekannt. In diesen Fällen kann eine funktionelle Kopfgelenksstörung auch als Begleitsymptom beobachtet werden, ohne daß ein ursächlicher Zusammenhang gesehen werden darf. In diesen Fällen ist die Manualtherapie keine Kausaltherapie, sondern eine die Logopädie begleitende und unterstützende Behandlung.

178. E. Biesinger (Traunstein):
Einsatzmöglichkeiten der Manualtherapie im Fachgebiet – Das C2–C3-Syndrom

Die Feststellung vertebragener Einflüsse auf verschiedene HNO-Symptome war der Gegenstand von prospektiven Untersuchungen im 3. und 4. Quartal 1993.

Dabei wurden aus unserer Gemeinschaftspraxis diejenigen Krankheitsbilder mit einbezogen, bei denen eine vertebragene Komponente diskutiert wird. Es handelte sich um die Untersuchung von Gleichgewichtsstörungen, Neuralgien im Kopf-Hals-Bereich, Otalgien, Tinnitus, Globusgefühl und Hörstörungen.

Eine Nachschau von über 13 000 Patienten aus den Jahren 1991–1993 unter dem Kriterium eines monokausalen Therapieansatzes (ausschließlich Behandlung der HWS) ergab, daß in 6,15% der Fälle die HNO-Beschwerden durch die Behandlung der HWS zu beseitigen waren. Jedoch erfolgte die Untersuchung und Behandlung der HWS unter differentialdiagnostischem Aspekt und unter polypragmatischem Therapieansatz in über 17% [1].

Diese Zahl konnte wieder bestätigt werden: auch im 3. Quartal 1993 erfolgte die Untersuchung der HWS bei 17,3% der Patienten, da ein vertebragener Einfluß vermutet wurde.

Ziel der jetzigen Untersuchung war es, durch eine prospektiv geplante Verlaufskontrolle den Effekt einer alleinigen manuellen Therapie an der HWS auf die genannten Krankheitsbilder festzustellen. Die Auswahl der Patienten erfolgte bzgl. der Therapie des Tinnitus und des Hörsturzes randomisiert, indem die vom Autor betreuten Patienten zunächst ausschließlich manualtherapeutisch und die Patienten der beiden Kollegen nach den geltenden HNO-ärztlichen Richtlinien behandelt wurden. Die Ergebnisse der beiden Gruppen werden einander gegenübergestellt.

Bei den Patienten der HWS-Gruppe wurde die Halswirbelsäule einer funktionellen Untersuchung nach den Richtlinien der Deutschen Gesellschaft für Manuelle Medizin unterzogen. Es erfolgte die segmentale Untersuchung jedes einzelnen der kleinen Wirbelgelenke der HWS und des zervikothorakalen Überganges, die Untersuchung der Statik des Patienten und des muskulären Tonus. Miteinbezogen wurde die Röntgendiagnostik der HWS.

Zeigten sich funktionelle Störungen der Gelenkbeweglichkeit, wurden die Patienten einer adäquaten Behandlung der HWS unterzogen. Diese bestand, wenn möglich, aus einer manualtherapeutischen Behandlung in Form von Manipulation des funktionsgestörten Wirbelgelenks oder/und adäquaten Weichteiltechniken, bzw. krankengymnastischen Behandlungen.

Untersucht wurde der Effekt dieser – jeweils individuellen – Therapie auf den Verlauf der Beschwerde- und Krankheitsbilder.

Gleichgewichtsstörungen

Gleichgewichtsstörungen machten 7,5% unseres Krankengutes im 3. und 4. Quartal 1993 aus.

Davon bestand in 57% der Fälle eine wohldefinierte isolierte Störung des peripheren Vestibularorgans. In diesen Fällen war die periphere Störung des Vestibularorgans durch die entsprechenden Befunde im ENG verifizierbar.

Ein weiterer Teil (43%) unserer Patienten mit Gleichgewichtsstörungen wies sowohl von der Symptomatik her als auch von seiten des ENG keine der vestibulären Pathophysiologie eindeutig zuordnenbare Diagnose auf. Bei manchen dieser Fälle wies ein nachweisbarer Zervikalnystagmus auf eine vertebragene Komponente als Ursache hin. Gleichzeitig bestanden funktionelle Störungen der oberen HWS.

Aus diesem Patientengut rekrutierten sich die darzustellenden Behandlungsfälle. Insgesamt waren es 52 Patienten, die primär manualtherapeutisch behandelt wurden.

Behandlungsergebnisse. Von diesen 52 Patienten wiederum waren 30 nach der Behandlung der funktionellen Störungen der HWS beschwerdefrei – trotz subjektiver Beschwerdefreiheit ergab sich bei der ENG-Kontrolle jedoch immer noch bei 18 dieser Patienten ein Zervikalnystagmus.

16 Patienten gaben eine subjektive Besserung an, 6 Patienten verspürten keine Linderung ihrer Gleichgewichtsstörung nach Behandlung der HWS. Die ENG-Kontrolle ergab eine nicht signifikante Veränderung bezüglich eines Zervikalnystagmus: z.T. war der vorher nachweisbare Zervikalnystagmus in der Gruppe der 6 Patienten mit Besserung der Beschwerden nicht mehr nachweisbar, z.T. war er auch in der Gruppe der „Therapieversager" nicht mehr nachweisbar.

Abbildung 1 demonstriert den Effekt der manualtherapeutischen Behandlung unter dem Aspekt der notwendigen Behandlungsintensität: es zeigt sich, daß die Behandlungserfolge sehr schnell eintreten, wenn eine ursächliche Funktionsstörung der HWS beseitigt ist.

Geht man retrospektiv vor und betrachtet die Behandlungsergebnisse, so zeigt sich, daß Gleichgewichtsstörungen immer dann erfolgreich manualtherapeutisch behandelt werden konnten, wenn ein kurzzeitiger lageabhängiger Schwindel bestand. Dabei gaben diese Patienten ein „dumpfes Gefühl im Kopf" an, verbunden mit latenten Kopfschmerzen. Nach erfolgreicher Behandlung der HWS berichteten die Patienten fast stereotyp über einen „freien" und „leichten" Kopf; die Beweglichkeit der HWS war sofort gebessert.

Diskussion der Ergebnisse. Die derzeit zur Verfügung stehende Diagnostik bzgl. geklagter Gleichgewichtsstörungen ist insuffizient.

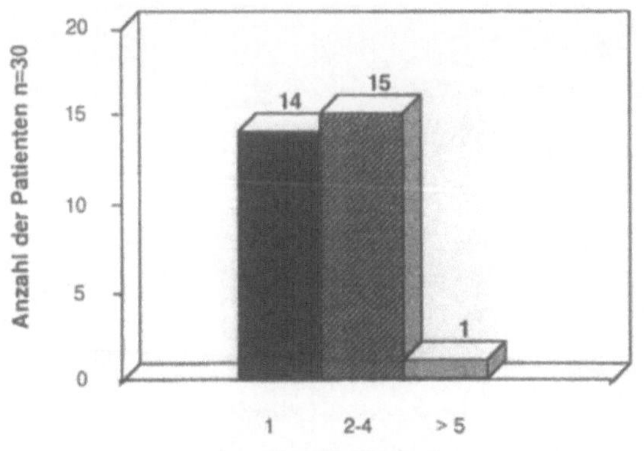

Abb. 1. Behandlungsdauer der erfolgreich manualtherapeutisch behandelten Patienten mit Gleichgewichtsstörungen

In der täglichen Praxis – auch in Zusammenarbeit mit den neurologischen Kollegen – bleibt eine große Zahl der Gleichgewichtsstörungen nicht exakt definiert.

Bezüglich des sog. vertebragenen Schwindels ergibt sich unter Betrachtung der Prüfung auf Zervikalnystagmus keine ausreichende Reproduzierbarkeit sowohl in diagnostischer Hinsicht als auch in Korrelation zwischen der subjektiven Beschwerdefreiheit und des Befundes bei der elektronystagmografischen Kontrolle.

Diese klinischen Erfahrungen entsprechen dem aktuellen Wissensstand der Vestibularisforschung: die Gesamtheit des Gleichgewichtsystems ist in ihrer Komplexität und vor allem auch hinsichtlich der Plastizität noch lange nicht erfaßbar, auch wenn das optokinetische System in der heute vorliegenden subtilen Form als gut erforscht erscheint.

Entsprechend darf nicht monoman von einem „vertebragenen Schwindel" gesprochen werden, da die reine Form einer zervikalen Gleichgewichtsstörung allenfalls

bei Labyrinthlosen bestehen könnte. Die neueren Ergebnisse der Grundlagenforschung – insbesondere der Nachweis der Primärafferenzen aus der HWS zum Gleichgewichtssystem – geben Anlaß, von einer vertebragenen Komponente einer Gleichgewichtsstörung sprechen zu können!

Neuralgien im Kopf-Hals-Bereich

Schließt man die Otalgie mit ein, so sehen wir jeden Tag Patienten mit Schmerzen in unserem Fachgebiet, die ein klinisches Korrelat vermissen lassen.

Bezüglich der Gesichtsschmerzen wurde von unserem Kollegen Sauer der treffende Begriff der „pseudosinugenen Kopfschmerzen" geprägt; in der neurologischen Literatur liest man häufig den Begriff des „atypischen Gesichtsschmerzes".

In die prospektive Untersuchung der Gruppe mit unklaren Schmerzen im Kopf-Hals-Bereich gelangten 82 Patienten (ohne Otalgien).

Bei der Betrachtung der Lokalisation der Beschwerden sind die frontalen Schmerzen am häufigsten, gefolgt von den im Oberkieferbereich lokalisierten Beschwerden, Beschwerdebildern im Halsbereich, davon abgegrenzt die Zungenbeinendopathie; schließlich die „echte" Trigeminusneuralgie, die durch die plötzlich einschießenden Schmerzen charakterisiert und abgrenzbar ist. Unberücksichtigt bleibt bei dieser Darstellung der Schmerzzustände im Kopfgebiet die Kiefergelenksmyarthropathie.

Abbildung 2 informiert über die Lokalisation der Beschwerden und die Behandlungsergebnisse. Es zeigte sich, daß die Beseitigung der Beschwerden gut mit der Behandlung der HWS korreliert. Der atypische Gesichtsschmerz oder die pseudosinugenen Kopfschmerzen müssen an die Halswirbelsäule denken lassen!

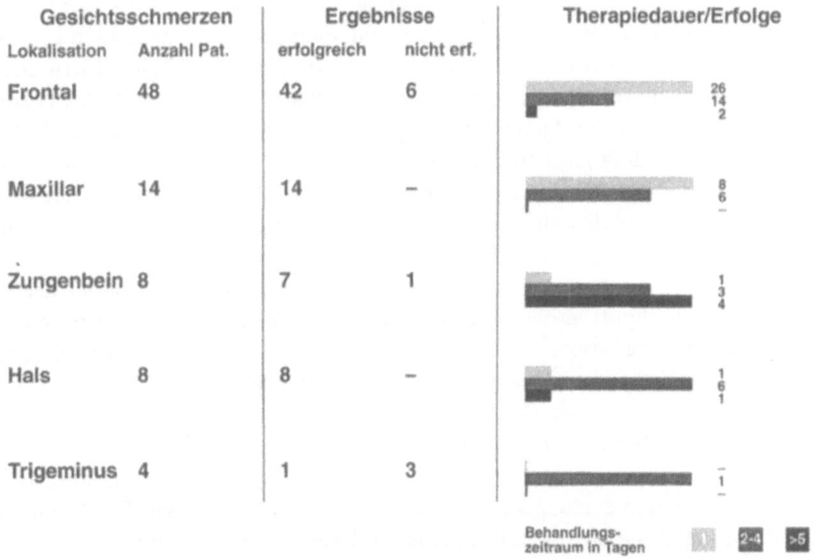

Gesichtsschmerzen		Ergebnisse		Therapiedauer/Erfolge
Lokalisation	Anzahl Pat.	erfolgreich	nicht erf.	
Frontal	48	42	6	26 / 14 / 2
Maxillar	14	14	–	8 / 6 / –
Zungenbein	8	7	1	1 / 3 / 4
Hals	8	8	–	1 / 6 / 1
Trigeminus	4	1	3	– / 1 / –

Abb. 2. Verteilung, Behandlungserfolge und Anzahl der notwendigen HWS-Behandlungen vertebragen beeinflußter Schmerzbilder im Kopf-Hals-Bereich

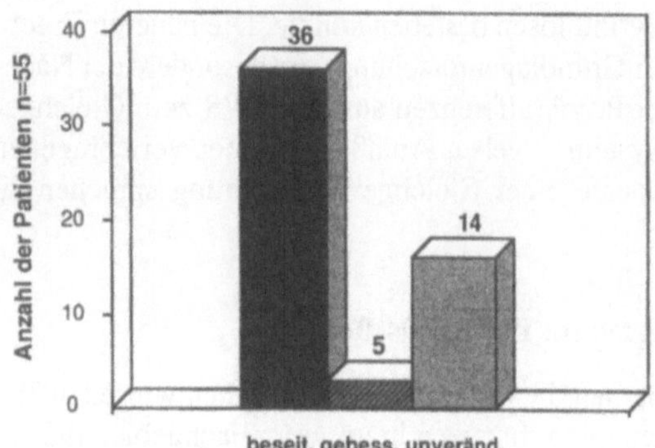

Abb. 3. Ergebnisse der manualtherapeutischen Behandlung von Patienten mit akutem Tinnitus

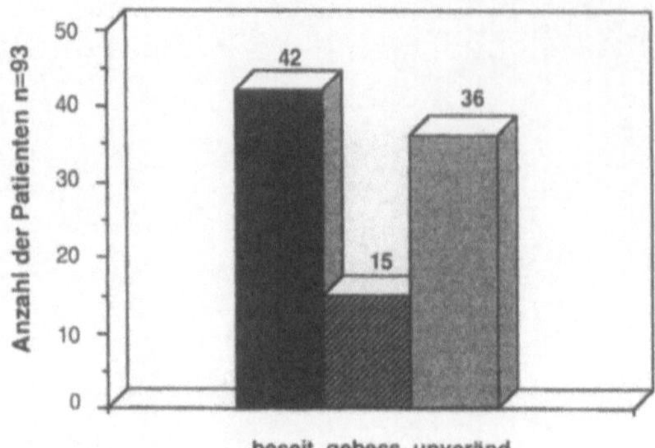

Abb. 4. Ergebnisse der medikamentösen Behandlung von Patienten mit akutem Tinnitus

Die Untersuchung der Behandlungsergebnisse (Abb. 2) hinsichtlich der Intensität der notwendigen HWS-Behandlung erlaubt folgende Interpretation:

- Reflektorische Vorgänge wie der pseudosinugene Kopfschmerz – modellhaft als „übertragener" Schmerz zu veranschaulichen – läßt sich schnell und wirksam über die HWS behandeln. Die schnellen Behandlungserfolge geben Anlaß, an eine reflektorische Verbindung zwischen HWS und dem Trigeminussystem zu denken.
- Muskuloskelettale Schmerzbilder und Myotendinosen wie die Zungenbeintendopathie bedürfen einer längeren Behandlung mit Korrektur nicht nur der funktionellen, sondern auch der statischen Komponenten der zugrundeliegenden motorischen Dysbalance.
- Echte Neuralgien wie die Trigeminusneuralgie sind wahrscheinlich zentralen Ursprungs und einer Therapie über die Behandlung der HWS nicht zugänglich.

Otalgie

Die Darstellung der vertebragenen Otalgie stützt sich auf die Veröffentlichung „Ohrschmerz und Funktionsstörungen der Halswirbelsäule" der Zeitschrift *HNO* [1].

Anläßlich dieser Veröffentlichung untersuchten wir 246 Patienten mit der Diagnose Otalgie (Ohrschmerz ohne lokalen pathologischen Befund).

Der Anteil der vertebragenen Otalgien betrug 124 Fälle (50,44%), bei den übrigen 122 Patienten wurde die Otalgie mit entzündlichen Prozessen im Nasen- und Rachengebiet (z.B. Seitenstrangentzündung, Tonsillitis etc.) in Verbindung gesehen, bei einem Patienten bestand ein Uvulacarcinom.

Von den 124 Patienten konnten 116 von ihren Beschwerden befreit werden (Vollremission in 93,5%), wobei nach der 2. Behandlung bereits 56% beschwerdefrei waren.

Bei 8 „Therapieversagern" war eine komplexe Behandlung, auch medikamentös, notwendig bzw. 3 Pati-

enten brachen die ärztliche und krankengymnastische Betreuung ab und wurden als Mißerfolg gewertet.

Globus

Die Diagnostik erstreckte sich neben der obligaten ausführlichen klinischen Untersuchung unter Einschluß einer Videokinematographischen Diagnostik auf die Untersuchung der HWS.

Nach Ausschluß einer organischen Ursache wurde bei 65 Patienten die Behandlung der HWS durchgeführt.

Die Altersverteilung dieser Patienten zeigt einen Gipfel zwischen dem 30. und dem 50. Lebensjahr. Das Symptom „Globusgefühl" ist also keineswegs ein Symptom des alten Menschen!

Die alleinige Behandlung der HWS ergab bezüglich des Globusgefühles folgende Ergebnisse:

Allein durch die Behandlung der HWS konnte 34 Patienten geholfen werden, 17 Patienten gaben danach eine deutliche Besserung an. 14 Patienten verspürten keine Besserung des Globusgefühls nach der manualtherapeutischen bzw. krankengymnastischen Behandlung.

Es zeigte sich, daß der Behandlungserfolg nicht so prompt in Erscheinung tritt, wie dies bei anderen Krankheitsbildern möglich ist: die Mehrzahl der Patienten benötigte bis zum Behandlungserfolg eine häufigere und intensivere Behandlung. Die Ursache hierfür wird in einer komplexeren Störung der statischen Dysbalance der HWS gesehen, wie man es gehäuft bei den Globuspatienten feststellen kann. Diese statischen Veränderungen, wie z.B. eine Hyperlordose, führen zu einer vermehrten Belastung der ventralen Wirbelsäulen- und Halsweichteile, was schlußendlich auch zu ventralen degenerativen Veränderungen der Wirbelkörper führt.

Die Beseitigung dieser Fehlstatiken ist sehr aufwendig und nicht allein mit manueller Therapie durchzuführen. Hier muß eine adäquate krankengymnastische Behandlung korrigierend eingreifen – allerdings gelingt ein Erfolg nur mit einem aktiven Engagement des Patienten.

Wünschenswert wäre die Einbeziehung der Diagnostik und Therapie der HWS in wissenschaftliche Studien mit der gesamten modernen Diagnostik (EMG mit intramuraler Ableitung, Magnetstimulation, Hochgeschwindigkeitskinematographie).

Tinnitus

Um den Stellenwert der manuellen Therapie in der Tinnitusbehandlung zu überprüfen, wurden prospektiv und randomisiert 148 Patienten mit akutem Tinnitus und 118 Patienten mit chronischem Tinnitus jeweils medikamentös oder manualtherapeutisch behandelt. Die Kriterien für die Diagnose Tinnitus und für einen Behandlungserfolg waren:

- Definition der Akutphase: Tinnitus nicht länger als 6 Wochen;
- Subjektivdominanz des Tinnitus, d.h. keine oder nur geringe (< 20 dB) bestehende Schwerhörigkeit);
- eine „Besserung" des Tinnitus wurde beurteilt, wenn die Gesamtschwere des Tinnitus nach der jeweiligen Behandlung um 20% besser war. Diese Wertung des Tinnitus erfolgte nach dem standardisierten Fragebogen nach Goebel [3].

Die Ergebnisse der Behandlung eines akuten Tinnitus zeigen Abb. 3 und 4.

Auffallend ist, daß die Behandlungsergebnisse in der Akutphase sowohl für die Gruppe der medikamentös behandelten als auch der manualtherapeutisch behandelten Patienten gut sind. Ein signifikanter Unterschied zeigt sich allenfalls bzgl. der Therapieversager, wo bei der Gruppe der medikamentös Behandelten möglicherweise eine größere Zahl der Patienten einen chronischen Tinnitus davontragen.

In der manualtherapeutischen Gruppe fiel auf, daß ein Ohrgeräusch meist dann erfolgreich zu behandeln war, wenn

- es sich um junge Patienten handelte,
- das Ohrgeräusch tieffrequent war,
- das Ohrgeräusch fluktuierte, insbesondere bei Kopfbewegungen oder Lagewechsel,
- ein normales Hörvermögen bestand.

Die vergleichende Betrachtung der Ergebnisse der medikamentös und der manualtherapeutisch behandelten Patienten legt die Vermutung nahe, daß ein akut aufgetretener Tinnitus häufig einer Spontanheilung unterliegt, was die Bedeutung der jeweiligen Therapien relativiert. Bei fehlender Kontrollgruppe kann diesem Argument nicht widersprochen werden.

Bezüglich eines chronischen Tinnitus sind die Behandlungsergebnisse sowohl der manualtherapeutisch behandelten als auch der medikamentös behandelten Patienten enttäuschend (Abb. 5 und 6).

Fazit: Ein akut aufgetretenes idiopathisches Ohrgeräusch muß möglichst sofort einer medikamentösen und einer manualtherapeutischen Behandlung zugeführt werden.

Der chronische Tinnitus erscheint therapierefraktär. Hier hat entsprechend dem individuellen Leidensdruck eine psychosomatische Betreuung und Behandlung zu erfolgen. Maßstäbe hierzu setzt die Klinik Roseneck in Prien unter dem Engagement von Goebel [3].

Hörstörungen

Im 3. und 4. Quartal 1993 wurden 92 Fälle mit akut aufgetretenem Hörverlust behandelt. Davon wurden randomisiert 42 Patienten prospektiv ausschließlich über die Behandlung der HWS therapiert. Voraussetzung waren ein vorher normales Hörvermögen, keine sonstige Vorbehandlung, ein Zurückliegen des Hörsturzes nicht länger als 3 Tage.

Strenges Kriterium war, daß nach allenfalls 2maliger Behandlung der HWS eine Beseitigung der Hörstörung erreichbar war. Falls dies nicht erreicht wurde, wurde eine traditionelle Infusionsbehandlung eingeleitet.

Nach einer 2maligen Behandlung der HWS wurde in 61,9% eine Vollremission des Hörverlustes erreicht.

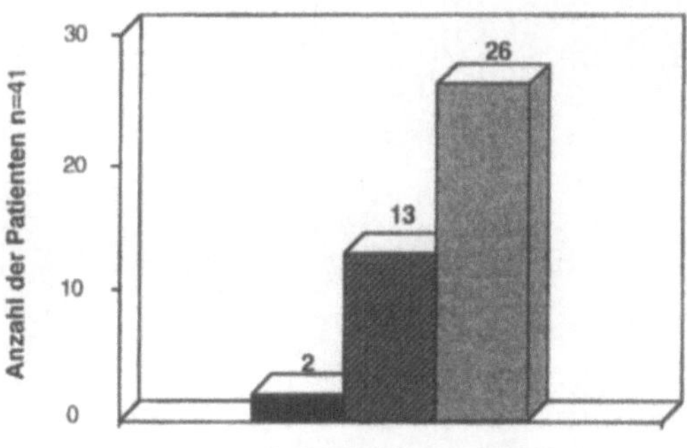

Abb. 5. Ergebnisse der manualtherapeutischen Behandlung von Patienten mit chronischem Tinnitus

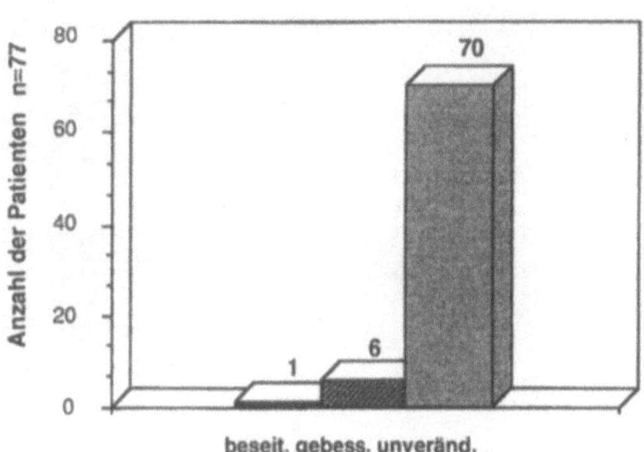

Abb. 6. Ergebnisse der medikamentösen Behandlung von Patienten mit chronischem Tinnitus

Das Ergebnis entspricht in etwa den Ergebnissen der Autoren Hoffmann [4], Probst [7] und Weinaug [8], die eine Gesamtrate von ca. 66% Vollremission beschreiben – Hoffmann [4] und Probst [7] mit, Weinaug [8] ohne Therapie.

Es muß im Vergleich der Ergebnisse mit den Studien diskutiert werden, ob es sich um Spontanheilungen handelt.

Bei den 26 über die HWS erfolgreich behandelten Patienten war der Hörverlust in 24 Fällen unter 30 dB, bei 2 Fällen über 30 dB, die Hörstörung bestand bei 14 Fällen unter 2 kHz, in 12 Fällen über 2 kHz. Es überwog bei den Erfolgen also nicht die Störung im Tieftonbereich, und es handelte sich in der Mehrzahl der Fälle um Hörstürze geringgradigen Ausmaßes.

Alle Hörstörungen korrelierten mit einem Verlust der otoakustischen Emissionen (Distorsionsprodukte) in dem im Audiogramm festgestellten Frequenzbereich.

Bei der Betrachtung des klinischen Verlaufes sind 12 Fälle eindrucksvoll, bei denen im Reintonaudiogramm lediglich eine Tieftonschwerhörigkeit bestand und die otoakustischen Emissionen (Distorsionsprodukte) korrelierend eine Störung der Funktion der äußeren Haarzelle demonstrierten. In diesen Fällen gelang es, mittels einer einmaligen Behandlung der HWS zur Beseitigung vorliegender Funktionsstörungen das Hörvermögen am selben Tag vollständig wiederherzustellen.

Ergebnisse der Röntgenuntersuchungen

Auffallend war die Inzidenz der kongenitalen Veränderungen der HWS in unserem – HNO-ärztlichen – Krankengut:

Differenziert nach den verschiedenen Symptomenbildern war die Inzidenz bei den Otalgien und den Neuralgien im Kopf-Hals-Bereich mit 6% am größten; bei den Patienten mit Gleichgewichtsstörungen ließen sich Dysplasien in 1,5% der Fälle nachweisen, bei den Hörstörungen und Tinnitus in 3%.

Es handelte sich dabei um Dysplasien wie die Atlasassimilation, basiläre Impressionen, Blockwirbelbildungen, Dysplasien des kraniozervikalen Übergangs und des übrigen Halsskeletts.

Im Vergleich mit dem orthopädischen Krankengut mit einer Inzidenz von ca. 2–4% derartiger Veränderungen fallen die Röntgenbefunde unseres Fachgebietes auf, und einmal mehr wird die Bedeutung des Röntgenbildes der HWS im HNO-Gebiet unterstrichen.

Wissenschaftliche Aspekte der Untersuchung

Aufgrund neuerer Untersuchungen der Neuroanatomen Neuhuber [5] und Pfaller [6] sind primärafferente Nervenbahnen von den Muskeln und Gelenken der Halswirbelsäule zu den Kerngebieten des Vestibularsystems (Abb. 7), Trigeminus (Abb. 8) und des N. cochlearis bei der Ratte, teilweise auch bei der Katze und auch bei Primaten [2] nachgewiesen.

Diese afferenten Nervenbahnen, mittels Tracermethoden unter Verwendung der Meerrettichperoxidase dargestellt, werden hauptsächlich über die Wurzel von C2 und C3 geleitet: die Konvergenz der zervikalen Afferenzen geschieht offenbar hauptsächlich über das 2. und 3. Zervikalganglion. Beide Autoren berichten übereinstimmend, daß Projektionen der zervikalen Afferenzen aus den caudalen Zervikalganglien deutlich abnehmen.

Diese Ergebnisse der Grundlagenforschung stehen in Einklang mit den hier vorgelegten klinischen Ergebnis-

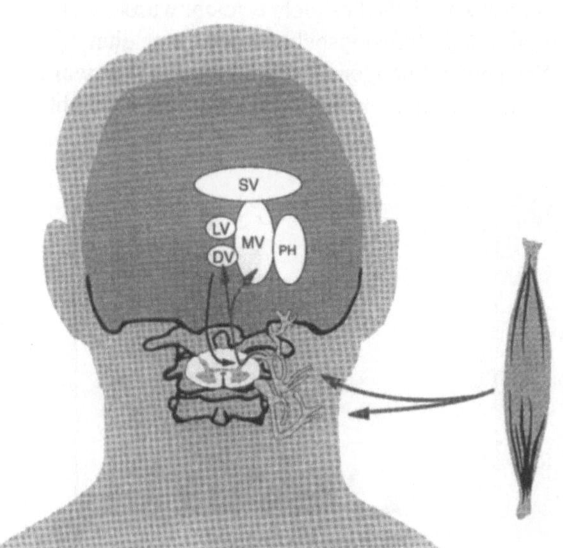

Abb. 7. Primärafferent Nervenbahnen zervikaler Rezeptoren zu den Vestibulariskernen. (Mod. nach [5])

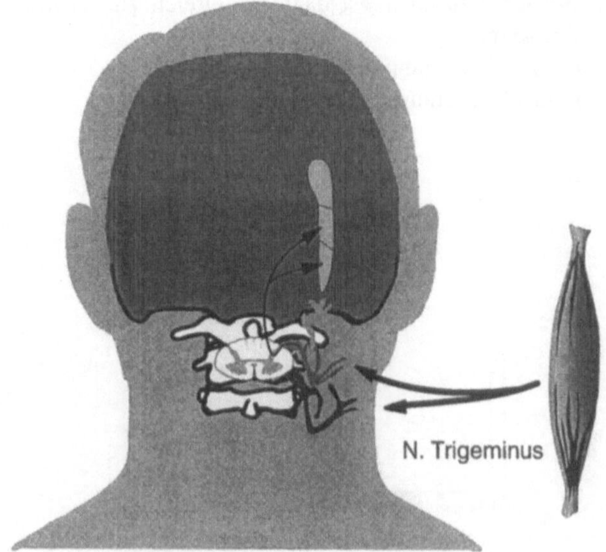

Abb. 8. Primärafferent Nervenbahnen zervikaler Rezeptoren zu den Trigeminuskernen. (Aus [6])

sen: die Hauptbefunde bei der funktionellen Untersuchung der HWS lassen sich in den Segmenten C2 und C3 feststellen.

Komplementär zu diesen Ergebnissen der Neuroanatomen demonstriert die aktuelle physiologische Forschung die Bedeutung der neuronalen Plastizität auch auf spinaler Ebene. Zunehmend wird klarer, wie solche Afferenzen auf spinalem Niveau und im Bereich der Kerngebiete gesteuert werden.

Es spricht viel dafür, daß die Ergebnisse auf den Menschen übertragbar sind. Dies bedarf jedoch noch weiterer Untersuchungen. Die Funktion dieser Afferenzen spiegelt sich in den vorgelegten klinischen Untersuchungen wider. Diese Funktionalität muß in Verbindung mit der neuronalen Plastizität gesehen werden, die sich auch auf spinaler Ebene darstellt – ein „neues" wissenschaftliches Thema, das uns Otologen nicht entgehen darf.

Das C2–C3-Syndrom

Diese derzeitigen neuroanatomischen, neurophysiologischen Erkenntnisse und die klinischen Erfahrungen geben den Mut, den Begriff des C2–C3-Syndroms einzuführen:

Die Krankheitsbilder der Spinalwurzeln C2 und C3 sind bislang nicht definiert. Bezüglich der Spinalwurzel „C1" ist zu bemerken, daß diese nur bei etwa 30% der Menschen vorhanden und dann ein Ast der 2. zervikalwurzel ist, also als eigenständiges Ganglion nicht existiert. Ab C4 sehen wir die radikulären Syndrome in den Extremitäten.

Mit der Definition des C2–C3-Syndroms ist die Darstellung aller Wurzelreizsyndrome unseres Körpers komplett.

Das C2–C3-Syndrom verkörpert den vertebragenen Einfluß der oberen HWS und stellt damit die vertebragene Komponente bei den dargestellten Krankheitsbildern dar: es handelt sich um sensorische und funktionelle Störungen im HNO-Fachgebiet wie Hörstörungen, Tinnitus, Gleichgewichtsstörungen, Schmerzen im Kopf-Hals-Gebiet, Otalgie, Globus und funktionelle Stimmstörungen.

Dabei muß beachtet werden, daß die Verarbeitung zervikaler Afferenzen einer spinalen und zentralen Plastizität mit komplizierten Steuerungsmechanismen unterliegt:

Die Penetranz zervikaler Einflüsse hängt von der neuronalen Verarbeitung ab. Begriffe wie Summation von Impulsen, Konvergenz zu einzelnen Synapsen, prä- und postsynaptische Hemmung beschreiben nur einige der Vorgänge spinaler Datenverarbeitung.

Daraus resultiert, daß nicht monoman von einem „zervikalen" Krankheitsbild gesprochen werden kann, sondern es muß respektiert werden, daß bei den Krank-

heitsbildern ein zervikaler Einfluß unterschiedlicher Dominanz bestehen kann.

Wir sollten in Zukunft von einer zervikalen Komponente des jeweiligen Krankheitsbildes sprechen!

Für die weiteren wissenschaftlichen Untersuchungen kann aufgrund des jetzigen Wissensstandes die Anregung gegeben werden, daß sich Kliniker und Grundlagenforscher zur Erarbeitung dieser Thematik zusammensetzen müssen. Dabei ergeben sich folgende Ansätze:

- Neuroanatomische Untersuchungen mittels moderner Tracermethoden zur Darstellung der afferenten und efferenten vertebragenen Nervenbahnen – auch beim Primaten.
- Neurophysiologische Untersuchungen zur Frage der Wertigkeit dieser vertebragenen Bahnen in Verbindung mit der weiteren Erforschung der neuronalen Plastizität auf spinaler Ebene, aber auch auf der Ebene unserer HNO-relevanten Kerngebiete.
- Eine enge Zusammenarbeit zwischen Klinikern und den Grundlagenforschern aller tangierten Gebiete.

Einmal mehr zeigen die klinischen Untersuchungen, daß die obere HWS diagnostischer und therapeutischer Bestandteil unseres Fachgebietes ist. Dem entsprechen die aktuellen Ausbildungs- und Weiterbildungsrichtlinien.

Literatur

1. Biesinger E, Heiden C (1994) Ohrschmerz und Funktionsstörungen der Halswirbelsäule. HNO 42:207–213
2. Fitz-Ritson D (1985) The direct connections of the dorsal root ganglia in the Macaca Irus monkey: relevance to the chiropractic profession. J Manipul Physiol Ther 8:147–156 (kann beim Autor angefordert werden)
3. Goebel G, Hiller W (1994) Tinnitus-Fragebogen (TF). HNO 42:166–172
4. Hoffmann F, Beck C, Schutz A, Offermann P (1994) Ginkgoextrakt EGb 761 (Tebonin)/Haes versus Naftidrofuryl (Dusosdril)/Haes. Eine randomisierte Studie zur Hörsturztherapie. Laryngol Rhinol Otol 73:149–152
5. Neuhuber WL, Bankoul S (1992) Der Halsteil des Gleichgewichtsapparats – Verbindung zervikaler Rezeptoren zu Vestibulariskernen. Man Med 30:53–57
6. Pfaller K, Arvidsson J (1988) Central distribution of trigeminal and upper cervical primary afferents in the rat studied by anterograde transport of horseradish peroxidase conjugated to wheat germ agglutinin. J Coparat Neurol 268:91–108
7. Probst R (1991) Hörsturz. Schweiz Rundschau Med (Praxis) 37:929–930
8. Weinaug P (1982) Untersuchungen zur Spontanremission beim akuten Hörsturz. HNO Prax (Leipzig) 7:86–93

K. Schorn (München): In der Praxis ist es leider nicht möglich, Patienten einer gezielten manuellen Therapie zuzuführen, obwohl ein deutlicher Zusammenhang zwischen Ohrsymptomatik mit HWS vermutet wird. Können auch Krankengymnasten eine erfolgreiche Behandlung durchführen?

R. H. Brandt (Erfurt): Inwieweit sind Myogelosen durch lymphogene Irritation ausgelöst, und entspricht die dolente Auswirkung im spastischen Muskelsegment der dort herrschenden Hypoxie? Die kurzfristige Besserung nach Massage spricht dafür.

K. Mahlstedt (Hamburg): Wir haben uns in den vergangenen Jahren an der Hamburger Klinik mit dem bislang unbefriedigend gelösten Problem der postoperativen Beschwerden nach radikaler Neck-Dissektion beschäftigt. Diese Beschwerdebilder lassen sich nicht allein auf operativ gesetzte Defekte wie Muskel- und Nervenresektion zurückführen, sondern auch auf konsekutive arthroneuromuskuläre Funktionsstörungen der Halwirbelsäule und des Schultergürtels. Für solche Patienten haben wir systematisch die Effekte der Manualtherapie untersucht und konnten dabei feststellen, daß die gezielte manuelle Behandlung eine unverzichtbare Ergänzung in der postoperativen Versorgung von Patienten nach radikaler Halsdissektion darstellt.

Bei weit mehr als der Hälfte aller Patienten mit funktionellen Kopfgelenksstörungen nach radikaler Halsdissektion kann durch Manualtherapie eine freie oder gebesserte HWS-Beweglichkeit erzielt werden. Aus diesem Grund sollte den vorher genannten Indikationen für die Manualtherapie in der HNO-Heilkunde diese weitere für die Versorgung der Tumorpatienten essentielle Indikation hinzugefügt werden.

K. F. Hamann (München): Vier Gründe sprechen gegen eine Verursachung von Schwindelbeschwerden durch Erkrankungen der HWS:

- Es gibt keine für die HWS typische Schwindelanamnese.
- Es gibt keine objektive Nachweismethode für den „HWS-Schwindel".
- Trotz des unumstrittenen Nachweises von Faserverbindungen zwischen HWS-Rezeptoren und Vestibulariskernen sind diese im Vergleich zu anderen Afferenzen gering ausgeprägt.
- Auch funktionell ist der Anteil zervikaler Afferenzen an vestibulären Leistungen als gering einzustufen.

Conclusio: Die Afferenzen der HWS gewinnen an Bedeutung, wenn Schäden im vestibulären System vorliegen.

E. Biesinger (Schlußwort):
Zu Frau Schorn: Das Fehlen gut ausgebildeter Therapeuten für die HWS ist ein Problem. Zunächst sollte ein orthopädischer Kollege gesucht werden, der sich diesem Problemkreis widmet. Weiter sollte ein gut ausgebildeter Krankengymnast gesucht werden. Allerdings sind durch die derzeitige Knebelung der niedergelassenen Kollegen bei der Verordnung von Krankengymnasten dieser Verordnungsweise Grenzen gesetzt.
Zu Herrn Brand: Die derzeitige Pathophysiologie schließt eine echte Entzündung als Ursache aus. Eine Deafferenzierung – auch z.B. mit Lidocain – ergibt keine Besserung in diesen Fällen.

Hals/Halswirbelsäule

179. H. Sauer (München):
Das Postmassagesyndrom

Der niedergelassene HNO-Arzt wird immer wieder von Patienten konsultiert, die über Vertigo, Tinnitus, Otalgie, diffusen Kopfdruck, Hemikranie, pseudosinugene Zephalgie (Sauer 1984) und Dysphagie klagen, ohne daß ein faßbares HNO-Substrat vorliegt (Tabelle 1). Wir wissen, daß derartige Beschwerden Ausdruck eines funktionellen Kopfgelenks- oder oberen HWS-Syndroms sein können.

Bildgebende Verfahren versagen hier in der Regel, nicht aber die manuelle Untersuchung und besonders die Anamnese. Mehr beiläufig wird vom Patienten eine vorangegangene Massagebehandlung des Nackens angegeben, beiläufig deshalb, weil die zu intensive und schmerzhafte Behandlung des Nackens oft als falschverstandene Heilwirkung empfunden und deshalb nicht erwähnt wird.

Unbewußte Handbewegung des Patienten in die Nackenregion, Angabe von Druck und Spannung im Nackenbereich erhärten zusätzlich den Verdacht. Typisch ist eine *Latenz* von durchschnittlich 3 Tagen nach anfänglich vorwiegend vegetativen Beschwerden bis zur „Insult"-Symptomatik (s. Tabelle 1). Typisch auch, daß solche Patienten den HNO-Arzt meist erst auf teils beschwerlichen Umwegen erreichen.

In gut gemeinter Absicht werden durch die klassische Bindegewebsmassage des Nackens tiefere Bezirke erreicht. Es erfolgt so eine übermäßige Irritation der Propriozeptoren von Kapseln und Bändern der kleinen Wirbelgelenke, was den Circulus vitiosus aus Propriorezeption, Spannung und Gegenspannung erhöht und letztlich segmental bis zur Hirnstammirritation hochschaukeln kann. Durch vielfältige neuronale Verschaltung kommt es zur Pseudosymptomatik im HNO-Bereich (Abb. 1).

Nicht nur eine zu stark ausgeführte Massagetherapie des Nackens, sondern auch die unsachgemäße chiropraktische Behandlung (im Gegensatz zur qualifizierten Chirotherapie) kann den Beschwerdekomplex auslösen.

Im Einzelnen gliedern sich die Fehler bei der Massage des Nackens nach Art und Dosis, dem Zeitpunkt wie auch der Lagerung bei der Anwendung. Hierbei ergeben sich entsprechende Verhaltensregeln und Präventivmaßnahmen (Tabelle 1). Wichtig ist, sanfte Streichmas-

Tabelle 1. Postmassagesyndrom (Aus Sauer 1994)

Leit(d)symptome	Ursachen
Vertigo	1. Art und Dosis der Anwendung
Tinnitus/Otalgie	2. Zeitpunkt der Anwendung
diff. Kopfdruck/Hemikranie	3. Lagerung bei der Anwendung
pseudosinugene Zephalgie	**Präventivmaßnahmen**
(Sauer 1984)	1. Nach Art und Dosis
Dysphagie	– Streich- statt „Bindegewebsmassage"
Kennzeichen	
Sofort:	– Im Zweifel Massage nur bis Schulter
Vegetativer Beschwerdekomplex bis zur „Insult"-Symptomatik	– Krankengymnastik
Latenz: (2–5 Tage)	2. Nach Zeitpunkt
	– Nicht im Akutstadium!
HNO-Symptomatik mit überwiegend Vertigo, Tinnitus/Otalgie, dann Zephalgie/pseudosinugen, Dysphagie	3. Nach Lagerung
	– Kopfteil nach unten verstellbar
	– Speziallliegen/Kissen
	– Schlingentisch

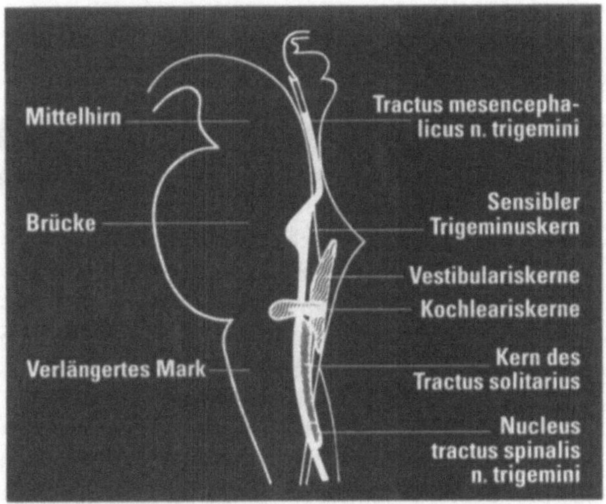

Abb. 1. Profilprojektion der Hirnnervenkerne. Eine Erklärung für die nach frontal ausstrahlende pseudosinugene Symptomatik (Sauer 1984) liegt in einer segmentbezogenen Irritation des sensiblen Trigeminuskerngebiets, das bis ins obere Zervikalmark reicht. Nachbarschaft zu anderen Kerngebieten, insbesondere Vestibularis, bietet eine Erklärungsmöglichkeit zur „zervikogenen" Schwindel- als auch für vegetative Beschwerdesymptomatik. (Mod. nach Ferner)

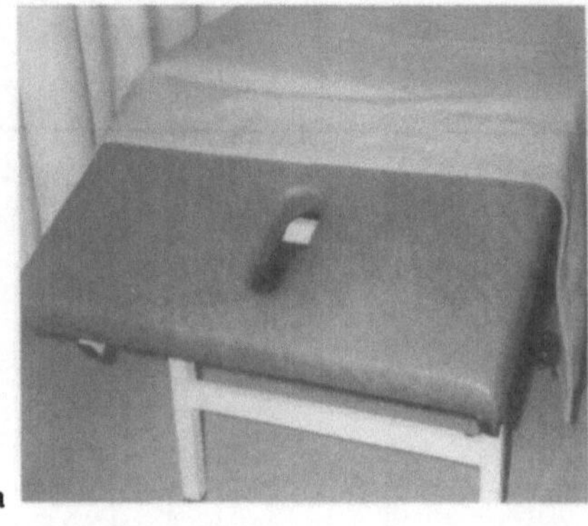
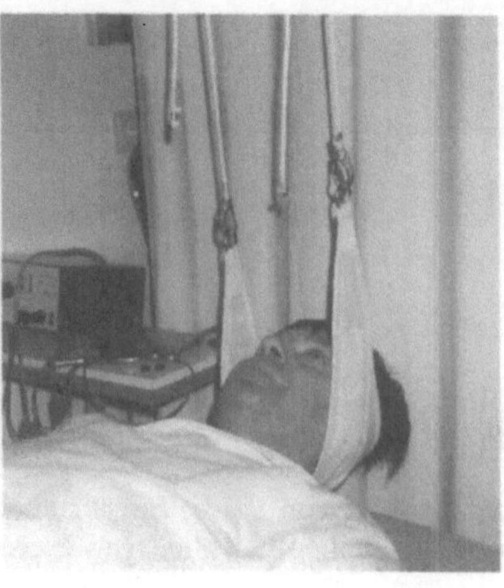

Abb. 2a, b. Lagerung des Patienten:
a Kopfteil nach vorne abklappbar mit Aussparung für die Nase; **b** Schlingentisch

sage statt der Klassischen Massage durchzuführen, im Zweifelsfalle sollte der Nacken ausgespart werden. Krankengymnastischer Behandlung, auch krankengymnastischem Training ist der Vorzug zu geben und niemals Massage des Nackens im Akutstadium. Entscheidend ist die Lagerung des Patienten. Nach Möglickeit sollte der Kopfteil nach vorne abklappbar sein mit Aussparung für die Nase (Abb. 2a). Wenn schon keine Flachliege vorhanden, dann keine Armakrobatik, keinesfalls Nackenmassage bei seitwärts gedrehtem Kopf! Abstützen des Oberkörpers mit einem festen, handbreithohen Schaumstoffkissen mit Aussparung für die vordere Halspartie. Keine Komplikationen hat es ergeben bei der schonenden Behandlung des Nackens in Rückenlage am sog. Schlingentisch, auf dem der Kopf des Patienten entspannt in einer an der Decke angebrachten Schlinge hängt (Abb. 2b).

P. Segschneider (Daun): Eine Latenz von 2 bis 5 Tagen bis zum Aufblühen der HNO-Symptomatik nach Massagen kann ich aus eigener 15jähriger Erfahrung bestätigen. Dies kommt vor auch 2 bis 5 Tage nach jeder ungewohnten Par-force-Anstrengung im Halsbereich.

E. Biesinger (Traunstein): Mein Kompliment für den Begriff des Postmassagesyndroms. Zusätzlich sollte die Eisbehandlung bevorzugt werden – aber nur als kurzzeitige Anwendung und in Verbindung mit isometrischen Spannungsübungen.

H. Sauer (Schlußwort):
Die vorgetragenen Angaben können nur voll bestätigt werden. Weitere Ursachen können noch Zugluft durch moderne Klimaanlagen oder verspannte Haltung bei langen Autofahrten sein. Verhängnisvoll wirkt sich die Verdunstungskälte des Schwitzens im Nacken aus.

180. P. Fiegert, M. Scheer, H. Maier, W. Heppt (Münster, Heidelberg, Hannover): Zum Einsatz des Farbdopplers in der HNO-Heilkunde

Als nichtinvasives Untersuchungsverfahren zur Beurteilung von Blutströmungscharakteristika erfährt die Farbdopplersonographie – nicht zuletzt durch die Entwicklung leistungsfähigerer Ultraschallgeräte, die auch die Erfassung langsamerer Flußgeschwindigkeiten ermöglicht – zunehmendes Interesse in der HNO-Heilkunde.

Durch die farbliche Kodierung der Flußsignale können Strömungsqualitäten innerhalb eines Ausschnittes des B-Bildes im Echtzeitverfahren sichtbar gemacht werden.

Ergänzend können mit der Dopplerspektralanalyse valide Flußparameter wie maximaler/minimaler Fluß, Pulsatilitäts- und Resistanceindex bestimmt werden.

Im Rahmen der präoperativen Diagnostik untersuchten wir in den letzten zwei Jahren 106 Personen im Kopf-Hals-Bereich unter Einsatz des Farbdopplers. Die Untersuchungen erfolgten mit dem Picker-CS-192-Gerät und 5- bzw. 7,5-MHz-Schallköpfen.

Anhand von Fallbeispielen werden die wichtigsten klinischen Indikationen für die Anwendung der Farbdopplersonographie in der HNO-Heilkunde verdeutlicht. Diese sind z.Z. die Abgrenzung von Gefäßstrukturen und Bestimmung der Strömungsrichtung, die operative Planung und Verlaufskontrolle bei mikrovaskulär anastomosiertem und gestieltem Gewebetransfer, die semiquantitative Erfassung von Gefäßstenosen und die Beurteilung vaskulärer Malformationen und Gefäßtumoren (ergänzend auch unter Anwendung der Endosonographie bei Tumoren der Mundhöhle und des Nasopharynx).

Inwieweit die bisher in erster Linie wissenschaftlich genutzten Einsatzmöglichkeiten der Farbdopplersonographie wie das Therapiemonitoring, die Erarbeitung von Dignitätskriterien anhand der Tumorvaskularisation und die von Böhme (1991) angegebene Darstellung intralaryngealer Funktionsabläufe klinische Bedeutung erlangen werden, müssen weitere Untersuchungen zeigen.

M. Westhofen (Hamburg): Beim Einsatz des Farbdopplers im HNO-Gebiet müssen kleinste Gefäße mit geringen Flußvolumina dargestellt werden. Sie benötigen daher neuere Techniken zur Erfassung kleiner Flußgeschwindigkeiten. Gerade vaskularisierte Tumoren, wie z.B. Glomustumoren, sind damit einfach darzustellen.

P. Fiegert (Schlußwort):
Für die Beurteilung der Infiltration der großen Halsgefäße durch TU im Kopf-Hals-Bereich kann die Farbdopplersonographie nur dann einen Beitrag leisten, wenn die Infiltration zu einer Änderung im Gefäßfluß führt. Eine Infiltration der Gefäßwand ist durch die Reflexveränderungen im B-Bild sensitiver darzustellen.

181. A. Dietz, S. Delorme, I. Zuna, H. Maier (Heidelberg): Durchblutungsänderung unter Radiochemotherapie in Halslymphknotenmetastasen von Plattenepithelkarzinomen der Kopf-Hals-Region: Monitoring mittels computergestützter quantitativer Farbdopplersonographie

Ziel der hier vorgestellten Untersuchung ist die Überprüfung einer computergestützten Analyse von Farbdopplerbildern auf ihre Anwendbarkeit im Follow-Up von Lymphknotenmetastasen nach Radiochemotherapie.

Im Rahmen einer akzelerierten Radiochemotherapie (66 Gy Photonen, 2 Zyklen Carboplatin) wurden 13 Patienten mit Lymphknotenmetastasen bei inoperablen Karzinomen im Kopf-Hals-Bereich zu Beginn, während und nach Abschluß der Therapie untersucht. Durchschnittlich wurden der Pulsatilitätsindex mit 1,65 (±1,04) und der Resistanceindex mit 0,73 (±0,2) ermittelt. Die lokoregionären Ansprechraten waren in 10 Fällen partielle Remission und in 3 Fällen komplette Remission. Als Einschlußkriterien wurden die in der B-Bildsonographie bislang beschriebenen Malignitätshinweise eines zervikalen Lymphknotens berücksichtigt. Die Untersuchung wurde mit einem Acuson XP10, L7384 Transducer (5 MHz Dopplerfrequenz) durchgeführt. Zur Bildverarbeitung verwandten wir einen IBM-kompatiblen PC mit ITEX CFG 768 Frame Grabber. Die Bearbeitung erfolgte mit dem eigens für diese Frage entwickelten Softwarepaket „CDG" (Windows) Petr Vlasek (1991). Gemessen wurden der Color-Pixel-Density-Wert (CPD) und der Mean Color Value (MCV) einer Lymphknotenmetastase. Bei dem CPD-Wert handelt es sich um den Flächenanteil farbiger Pixel in einer Region of Interest (ROI). Der MCV beschreibt den Durchschnitt der Flußgeschwindigkeit (keine Winkelkorrektur) aller korrespondierenden Farbpixel einer ROI. Pro Lymphknoten wurden 3 longitudinale und 3 transversale Schnitte zu je 3 Dopplereskalanmaxima (6, 12, 24 cm/s, also maximal 18 Schnitte, durchgeführt.

Während der Therapie sieht man eine signifikante Abnahme des CPD bei einem Skalenmaximum von 6 cm/s ($p < 0,05$). Bei abnehmender Empfindlichkeit des Skalenmaximums (12; 24 cm/s) zeigen sich schließlich keine Unterschiede zwischen dem CPD-Wert zu Beginn und Ende der Therapie. Demgegenüber sieht man im zeitlichen Verlauf des MCV nur bei einem relativ unempfindlichen Skalenmaximum (24 cm/s) eine signifikante Abnahme der Werte unter Therapie ($p < 0,05$). Zu erklären ist dieser Effekt mit der hohen Aliasing-Rate bei sehr empfindlichen Skalenmaxima.

Während der akzelerierten Radiochemotherapie zeigt die quantitative Auswertung von Farbdoppleruntersuchungen eine signifikante Abnahme der rückberechneten Flußgeschwindigkeit, eventuell als Auswirkung eines Rückgangs der lokalen Durchblutung. Nach unseren bisherigen Erfahrungen gestattet die computergestützte Bildanalyse eine objektive und verläßliche Quantifizierung der Farbdopplerinformation und kann dazu beitragen, die Rolle der Farbdopplersonographie für die Beurteilung der Tumorvaskularisation zu klären.

182. W. Benzel, J. Zenk, H. Iro (Erlangen):
Farbdopplersonographie in der HNO-Heilkunde – vergleichende Untersuchung von benignen und malignen Halslymphknoten

Hintergrund

Eine Unterscheidung von benignen und malignen Hals-lymphknoten ist anhand der B-Scan-Sonographie in der Regel nicht durchzuführen. Im Rahmen einer prospektiven Studie sollte daher geklärt werden, ob eine derartige Differenzierung mit Hilfe der farbkodierten Duplexsonographie möglich ist.

Material und Methode

Insgesamt wurden 135 Patienten mit Hilfe des farbkodierten Duplexsonographiegerätes „Quantum 2000" (Fa. Siemens) untersucht. Eingang in die Studie fanden Halslymphknoten, die B-Scansonographisch nachweisbar waren und anschließend operativ entfernt wurden. Der histologische Befund wurde nachfolgend mit den farbdopplersonographischen Ergebnissen verglichen. Untersuchungskriterien waren zum einen qualitative Farbverteilungsspektren als Maß für die zugrundeliegende Vaskularisation, zum anderen die Messung der mittleren Pulsatilitätsindizes bzw. des jeweiligen Pourcelot-Verhältnisses als dopplerwinkelunabhängige Parameter des peripheren Gefäßwiderstandes. Die Daten wurden von jeweils 2 Meßpunkten in einer Raumforderung und von jeweils 2 am Rande der Raumforderung erhoben.

* Gefördert mit Mitteln der Johann und Frieda Marohn-Stiftung, Erlangen.

Ergebnisse

Gegenüberstellend ausgewertet wurden 80 Patienten mit histologisch gesicherten Plattenepithelkarzinommetastasen(Karzinome des Nasenrachenraums, der Mundhöhle, des Oropharynx, Hypopharynx und Larynx) und 55 Patienten mit histologisch verifizierten unspezifischen akuten bzw. chronischen Lymphadenitiden. Hinsichtlich der Messung von Pulsatilitätsindizes und Pourcelot-Verhältnissen imponierte kein signfikanter Unterschied zwischen benignen und malignen Knoten. Plattenepithelkarzinommetastasen und Lymphadenitiden zeigten bezüglich der qualitativen Farbverteilungsspektren lediglich unspezifische Vaskularisationsmuster.

Schlußfolgerung

Die farbkodierte Duplexsonographie in der HNO-Heilkunde ist zum gegenwärtigen Zeitpunkt nicht geeignet, quantifizierbare Hinweise zur Dignität und/oder Spezifität von Halslymphknoten zu geben.

Weitere Untersuchungen, gegebenenfalls in Verbindung mit entsprechenden computergestützten Texturanalysen, müssen diesbezüglich abgewartet werden.

183. R. Leuwer, M. Westhofen (Hamburg):
Verbesserung des präoperativen Tumorstagings durch farbkodierte Duplexsonographie am Beispiel von Tumoren des Oropharynx und der Mundhöhle

Die Indikation zur funktionserhaltenden Tumorchirurgie bei Plattenepithelkarzinomen der Mundhöhle und des Oropharynx stützt sich in erster Linie auf die Beurteilung der Tumorstadien. Klinisch-endoskopische Untersuchung, B-Scanechographie und Computertomographie können zu Fehleinschätzungen der genauen Tumorausdehnung führen. Die Möglichkeiten der grauwertmodulierten B-Scanechographie werden durch die farbkodierte Duplexsonographie insofern erweitert, als daß Gefäßstrukturen sichtbar werden. Dies geschieht durch quantitative Flußmessungen und Überlagerung des echographischen Bildes mit Farbwerten, die den gemessenen Flußgrößen entsprechen.

Ziel der vorliegenden Untersuchung ist die Beantwortung folgender Fragen:

● Kann durch die Möglichkeit der Gefäßdarstellung die Zuverlässigkeit der B-Scanechographie in bezug auf die lokale Tumorausdehnung erhöht werden?

● Liefert die farbkodierte Duplexsonographie zuverlässige Kriterien für die Unterscheidung benigner von malignen Prozessen des Mundbodens und des Oropharynx?

Zur Beantwortung der ersten Frage wurden 12 Patienten mit Plattenepithelkarzinomen der Mundhöhle und 18 Patienten mit Karzinomen des Oropharynx an einem Siemens Q 2000 Duplex Scan mit einem 7,5 MHz Linear Array untersucht. Neben der B-Scanechographie erfolgten die Low-flow-Duplexsonographie der Tumorgefäße und die Quantifizierung des Blutflusses durch Dopplerspektrographie. Die durchschnittliche Untersuchungszeit betrug jeweils 30 min.

28 der 30 malignen Prozesse waren sonographisch darstellbar. 2 Tumoren entgingen der sonographischen Darstellung. In einem weiteren Fall wurde die Größenausdehnung eines Tumors sonographisch unterschätzt. Die prätherapeutische Beurteilung der Tumorausdehnung durch die Duplexsonographie entsprach in allen übrigen Fällen dem pT-Stadium. Damit übertraf die farbcodierte Duplexsonographie die Sensitivität der Computertomographie. Nur bei 7 der 30 Tumorpatien-

ten fanden sich reproduzierbare zentrale Tumorgefäße. In 10 Fällen allerdings konnte die Tumorgröße durch die Verdrängung peripherer Gefäße präziser bestimmt werden, als dies durch die grauwertmodulierte Bildgebung allein möglich war.

Zur Beantwortung der zweiten Frage wurden die in der Tumorgruppe gewonnenen Daten mit den Befunden von 15 Patienten mit nichtneoplastischen Erkrankungen dieser Region verglichen. Hier ließen sich jedoch weder bildmorphologisch noch durch den Vergleich der Flußparameter intraläsionaler Gefäße, insbesondere das Pourcelot-Verhältnis, spezifische Unterscheidungsmerkmale erarbeiten.

Zusammenfassend erweist sich die farbkodierte Duplexsonographie nach unseren Befunden als ein sensitives und in der Ausdehnungsbestimmung präzises Verfahren für die Therapieplanung. Obwohl sich aus den dargestellten Befunden keine sicheren sonomorphologischen Dignitätskriterien ableiten lassen, zeigt die hier dargestellte jüngste Entwicklung sonographischer Diagnostik einen spürbaren weiteren Schritt auf das Wunschziel einer nicht invasiven Gewebedifferenzierung zu.

A. Dietz (Heidelberg): Haben Sie morphometrisch die Frage klären können, ob die gesehenen Farbpixel einem nutritiven Gefäß oder einem A-V-Shunt entsprechen? Diese Frage hat unseres Erachtens zentrale Bedeutung für die Vaskularisationsbeurteilung von Lymphknoten.

R. Leuwer (Schlußwort):
Aus den Untersuchungen ergeben sich keine Hinweise auf das Vorhandensein nutritiver Tumorgefäße oder Shunts.

184. S. Preyer, E. Kaiserling, M. Földi, H. P. Zenner (Tübingen, Freiburg): Diagnose und Therapie der primären benignen supraklavikulären Lymphangiektasie

Vier Patientinnen (Alter 22–48 Jahre) wurden wegen chronisch rezidivierender, nichtentzündlicher, tumoröser Schwellungen der Supraclaviculargrube in der Universitäts-Hals-Nasen-Ohrenklinik Tübingen vorstellig. In 2 Fällen war die linke Seite, in einem Fall die rechte und bei einer Patientin beide Seiten betroffen. Der Zeitraum zwischen Auftreten der Erstsymptome und der Operation war mit wenigen Wochen bis zu 10 Jahren sehr unterschiedlich. Allen 4 Patientinnen war gemein, daß sie über einen längeren Zeitraum Antikontrazeptiva eingenommen hatten. Bei der Palpation tastete man einen weichen oder derben, nicht druckdolenten, schlecht abgrenzbaren Tumor in der Supraclaviculargrube. In der Halssonographie zeigte sich eine überwiegend hypodense, schlecht abgrenzbare, inhomogene Raumforderung in direkter Nachbarschaft zur V. jugularis interna. In 2 Fällen wurde zusätzlich eine Computertomographie des Halses durchgeführt, welche in einem Fall einen zystischen Tumor von 1 cm Durchmesser, in einem anderen Fall ein entzündliches Ödem zeigte. Bei den zwei anderen Patientinnen ergab die Kernspintomographie des Halses in einem Fall einen Normalbefund, im anderen Fall kleine Lymphknoten und erweiterte Lymphgefäße. Da die klinische Untersuchung und das Ergebnis der bildgebenden Diagnostik keine eindeutige Diagnose zuließen, wurde zum Ausschluß eines malignen Prozesses und zur Therapie der teilweise ausgeprägten Schwellungen eine Ausräumung der Supraclaviculargrube mit Darstellung und Unterbindung des Lymphganges an seiner Mündungsstelle vorgenommen. Intraoperativ fanden sich in allen Fällen vermehrt ektatische Lymphgefäße im Fett-Binde-Gewebe an der Mündungsstelle in die V. jugularis interna. Histologisch stellten sich in allen Fällen zwischen lockerem kollagenfaserhaltigem Fett-Bindegewebe kleine und mittelgroße Lymphknoten dar, in deren Umgebung hochgradig ektatische efferente und afferente Lymphgefäße mit partieller Wandsklerose angeschnitten waren.

Bei Lymphangiektasien des Magen-Darm-Trakts, des Beckens und des Thorax handelt es sich um seltene, aber bekannte Krankheitsbilder, wohingegen es sich bei der Lokalisation in der Supraclaviculargrube offenbar um eine in der Literatur bislang nicht erwähnte Manifestation handelt. Wir vermuten, daß die Schwellungen durch eine rezidivierende Lymphostase der Lymphgefäße in der Supraklavikulargrube verursacht wurden. Da alle 4 Patientinnen anamnestisch orale Antikontrazeptiva angewendet hatten und auch zum Zeitpunkt der Operation noch unter einer Östrogenmedikation standen, ist als möglicher Pathomechanismus der rezidivierenden Schwellungen ein östrogeninduzierter rezidivierender Lymphgefäßspasmus an der Mündungsstelle des Ductus thoracicus oder des lymphaticus dexter in die V. jugularis interna vorstellbar.

Die Diagnose der primären benignen supraklavikulären Lymphangiektasie läßt sich aufgrund der Geschlechtsspezifität, der typischen Anamnese mit blanden, chronisch rezidivierenden Schwellungen der Supraclaviculargrube und des typischen sonographischen Erscheinungsbildes einer inhomogenen, hauptsächlich hypodensen, schlecht abgrenzbaren Raumforderung in direktem Kontakt zur V. jugularis interna stellen. Die Therapie besteht in der operativen Entfernung der Veränderung mit Unterbindung des Lymphganges, wobei eine Exstirpation nur bei Einschränkung der Armbeweglichkeit notwendig ist, da der Tumor benigne ist.

185. C. Popella, H. Glanz (Gießen):
Zur Problematik der N-Klassifikation bei Patienten mit Plattenepithelkarzinomen der Mundhöhle und des Pharynx

Zur Klassifikation des Lymphknotenstatus bei Patienten mit Plattenepithelkarzinomen der Mundhöhle und des Pharynx wurden Krankheitsverläufe von Patienten aus dem Zeitraum zwischen 1990 und 1993 untersucht. Die durchschnittliche Beobachtungszeit lag bei 30 Monaten. Zur Auswertung gelangten 121 primär operierte bzw. radio- oder radiochemotherapeutisch behandelte Patienten. Die Lokalisation des Primärtumors lag bei 26 Patienten im Hypopharynx, bei 51 Patienten im Oropharynx und bei 44 Patienten im Bereich der Mundhöhle. Die Klassifikation des Lymphknotenstatus erfolgte sowohl nach den bekannten Richtlinien der UICC als auch nach einer eigens erarbeiteten N-Klassifikation, die auf pathohistologischen Kriterien basiert und eine Vereinfachung hinsichtlich Größe, Zahl und Sitz der Metastasen darstellt:

N0: keine regionären Lymphknotenmetastasen;

N1: 1–2 Metastasen ipsilateral, bis 2 cm, in den oberen Zweidritteln des Halses, keine Fixation in den Halsweichteilen;

N2: Metastasen bilateral oder in mehr als 2 Lymphknoten oder größer als 2 cm Ausdehnung, in den oberen Zweidritteln des Halses, keine Fixation in den Halsweichteilen;

N3: Metastase(n) im unteren Halsdrittel oder mit Fixation in den Halsweichteilen.

Dieses Klassifikationssystem hat sich bereits in der Anwendung bei Larynxkarzinomen als prognoserelevant und durch eine bessere Separierung korrigierter Überlebens- und Rezidivfreiheitsraten erwiesen. Ziel der jetzigen Untersuchung war festzustellen, ob dies auch für Karzinome der Mundhöhle und des Pharynx zutrifft.

Während bei den Rezidivfreiheitsraten nur spät aufgetretene Lymphknotenmetastasen berücksichtigt wurden, wurden die Überlebensraten auch von Lokalrezidiven und Tumorresiduen bestimmt. Bei den Hypopharynxkarzinomen zeigte die Metastasenrezidivfreiheitsrate beider N-Klassifikationen eine Zunahme der Rezidive mit steigendem N-Stadium. Gleiches ergab sich für die Oropharynxkarzinome. Hier lag das Stadium N0 jedoch unter N1 bzw. N2a. Die Erklärung liegt in einer ungenügenden Berücksichtigung der Lymphknotentherapie bei kleinen Karzinomen, so daß es zu Spätmetastasen kam. Bei den Metastasenrezidivfreiheitsraten der Mundhöhlenkarzinome bestanden bei einer Anzahl von Patienten Primärtumorresiduen bzw. Lokalrezidive, so daß es erst gar nicht zu Rezidivmetastasen kommen konnte. Die Überlebensrate der Hypopharynxkarzinome korrelierte bei der UICC-Klassifikation nicht mehr mit dem N-Stadium, eine bessere Separierung zeigte sich bei der pathohistologischen Klassifikation. Bei den Oropharynxkarzinomen bestand ein Rückgang der Überlebensrate mit steigendem N-Stadium. Das Stadium N0 lag jedoch 2–6% unter N2, was durch Lokalrezidive und Zweitkarzinome der N0-Patienten zu erklären ist. Auch bei den Mundhöhlenkarzinomen waren Resttumoren und Lokalrezidive die entscheidenden Faktoren für die Prognose.

Die Untersuchungen haben insgesamt gezeigt, daß bei den Mundhöhlenkarzinomen keine eindeutige Überlegenheit eines Klassifikationssystems besteht, jedoch eine bessere Separierung der neuen N-Klassifikation im Gegensatz zur UICC-Klassifikation bei den Oro- und Hypopharynxkarzinomen vorliegt. Im Gegensatz zu den Larynxkarzinomen ist die Lymphknotenmetastasierung bei den Karzinomen der Mundhöhle und des Pharynx nicht allein entscheidend, sondern die Prognose wird hier zusätzlich wesentlich durch die Tumorbiologie des Primärtumors, das Lokalrezidiv und die Auswahl der möglichen Therapieform bestimmt.

W. E. Eckel (Köln): Die Beobachtung, daß in einigen Ihrer Gruppen Patienten der Kategorie N0 schlechtere Überlebensraten als Patienten der Kategorien N1/N2 zeigten, ist ein wichtiger Hinweis auf die Bedeutung der elektiven Behandlung der Halslymphknoten beim N0-Hals.

C. Popella (Schlußwort): Metastasen in der unteren parajugulären Gruppe sind als sog. „positiver Schnittrand" zu sehen. Es besteht Gefahr der mediastinalen Metastasierung.

186. T. Klimek, T. Dreyer, W. Pabst, H. Glanz (Gießen):
Gibt es typische morphologische Merkmale der Halslymphknoten in Abhängigkeit von ihrer Lokalisation?

Die prognostische Relevanz verschiedener histomorphologisch definierter Reaktionsmuster tumorfreier Lymphknoten bei Karzinomleiden wurde bereits von mehreren Autoren untersucht und nachgewiesen. Unsere Untersuchung zeigte eine typische topographische Verteilung der Lymphknotenreaktionsmuster in metastasenfreien Neck-Dissektion-Präparaten.

Untersucht wurden 1188 Halslymphknoten von 32 Patienten mit Karzinomen im Kopf-Hals-Bereich nach vorsorglicher konservativer Neck-Dissektion. Von der

Untersuchung ausgeschlossen wurden Patienten mit Voroperationen im Halsbereich, nach vorangegangener Strahlentherapie, mit histologischem Metastasennachweis und Patienten, bei denen eine modifizierte Neck-Dissektion durchgeführt wurde.

Intraoperativ erfolgte eine Trennung der Lymphknoten (Lk) nach Lokalisationsgruppen (submentale submandibulare Lk, obere parajugulare Lk, mittlere parajugulare Lk, untere parajugulare Lk, accessorielle Lk, paratracheale Lk) sowie bei 245 Lymphknoten ein intraoperatives Mapping, bei dem jeder einzelne Lymphknoten in seiner Lokalisation skizziert wurde.

Die Einteilung der Lymphknotenreaktionstypen nach Tsakraklides wurde um 2 Typen erweitert und das Verteilungsmuster über die Lokalisationsgruppen untersucht. Die Beurteilung der Lymphknoten erfolgte nach HE-Färbung lichtmikroskopisch. Die Objektivität der Untersuchung konnte mit Hilfe eines interaktiven Bildanalysesystems verbessert werden. Über eine Kamera wurde das histologische Bild eingelesen, im Computer digitalisiert und anschließend über ein Digitalisiertablett bearbeitet. Mit Hilfe der vorhandenen Software konnte die Flächenausdehnung der interessanten Lymphknotenkompartimente (Parakortikalzone, Germinalzentren, Lymphsinus) exakt berechnet werden.

Folgende Lymphknotentypen wurden definiert.

Typ 1: Parakortikale Hyperplasie als das morphologische Korrelat der T-Zell-dominierten zellulären Immunantwort mit verbreitertem Parakortex unter Verdrängung des Marks mit Kompression der Marksinus. Die Parakortikalzonenfläche mußte größer als 9 mm^2 sein und die Follikelfläche weniger als 7% der Gesamtlymphknotenfläche einnehmen. Charakteristisch für die Parakortikalzone ist u.a. die hohe Dichte an epitheloiden Venolen mit hohem kubischen Endothel.

Typ 2: Follikuläre Hyperplasie als Ausdruck einer B-Zell-dominierten humoralen Immunantwort mit einer hohen Anzahl von Germinalzentren, die mehr als 7% der Gesamtlymphknotenfläche ausfüllen.

Typ 3: Unstimulierter Lymphknoten zeigt sich ohne Germinalzentren, der kleine Parakortex enthält wenige oder keine epitheloiden Venolen. Die Lymphknotengröße liegt zwischen 9,9 mm^2 und 5 mm^2.

Typ 4: Erschöpfte Lymphknoten, bei denen der Fettanteil 10% oder der Bindegewebeanteil 50% der Gesamtlymphknotenfläche übersteigt.

Typ 5: Sinushyperplasie als morphologisches Korrelat einer unspezifischen Immunreaktion mit deutlich aufgeweiteten Marksinus, die einen Flächenanteil von mehr als 10% einnehmen, mit Sinushistiozytose und wenigen Follikeln und kleinem Parakortex.

Typ 6: „Kleiner Lymphknoten" mit regelrechter Lymphknotenstruktur und einer Gesamtfläche unter 4,9 mm^2.

Die Ergebnisse zeigten eine statisch signifikante Abhängigkeit zwischen dem Verteilungsmuster der Lymphknotenreaktionstypen und den Lokalisationsgruppen (p < 0,0001). So konzentriert sich Reaktionstyp 1 (68%) und 2 (50%) in der oberen parajugularen Gruppe und Reaktionstyp 5 (55%) in der unteren parajugularen Gruppe.

Statistisch unterscheidet sich die Lymphknotenzusammensetzung der oberen parajugularen Gruppe von der mittleren, der unteren und der accessoriellen Gruppe durch eine größere Parakortikalzone sowie eine vermehrte Präsentation von Lymphfollikeln und Germinalzentren (Typ 1, 2). Die Lymphknoten der unteren parajugularen Gruppe unterscheiden sich von den Lymphknoten der anderen Lokalisationen durch die vermehrte Präsenz von Reaktionstyp 5 mit großer Markzone, breiten Lymphsinus und Sinushistiozytose.

Das gefundene Lokalisationsmuster erlaubt Rückschlüsse auf die unterschiedliche Stimulation der Lymphknoten in der Immunabwehrkette Hals.

Die Lymphknoten der submandibularen, oberen parajugularen und teilweise auch der paratrachealen Regionen sind als erste Abwehrkette mit vielen immunologisch aktiven Lymphknoten ausgestattet. Die anderen Lokalisationsgruppen enthalten weniger immunologisch aktive Lymphknoten bzw. Lymphknoten, die dem Bild einer unspezifischen Immunreaktion entsprechen.

Über die Bedeutung dieser Tatsache für die untersuchten Karzinompatienten kann z.Z. nur spekuliert werden. In jedem Fall sollte bei Untersuchungen, die die fragliche Bedeutung metastasenfreier Lymphknoten für Prognose und klinisches Verhalten eines Tumors und seines Lymphabflußweges bewerten, die Lokalisation der untersuchten Lymphknoten berücksichtigt werden.

Interessant ist die Frage, ob Metastasenansiedlung, Tumorausbreitung und Kapseldurchbruch bei bestimmten Reaktionstypen vermehrt zu finden sind. Möglicherweise sind die oben angesprochenen Metastasenmerkmale jedoch vorwiegend durch die Tumorbiologie bestimmt und lassen sich durch das Immunsystem nicht beeinflussen.

Nasennebenhöhlen

187. S. Maune, N. Rath, V. Johannssen, H. Rudert (Kiel):
Biochemische Diagnostik zum Ausschluß von Risikofaktoren bei chronischer Sinusitis

Vortrag ausgefallen.

188. C. Födra, C. Stenglein, K. Cidlinsky, U. Göde (Erlangen):
Kernspinangiographische Darstellung der Arteria ophthalmica im Canalis opticus

Bei Schädeltraumen, insbesondere bei frontobasalen Frakturen, soll der Optikuskanal in ca. 3,5% der Fälle mit involviert sein. Spätschäden des Sehnervs durch Kallus- oder Narbenbildung mit konsekutivem Visusverlust sind ebenfalls beschrieben. In solchen Fällen ergibt sich die Indikation zur Dekompression des N. opticus, wobei sich unter allen möglichen operativen Zugangswegen der endoskopisch-transphenoidale Zugang bewährt hat. Weitere Indikationen zur Optikusdekompression sind neben Traumen Einengungen des Kanals durch raumfordernde Prozesse wie Osteome, Meningeome etc. sowie einige ophthalmologische und neurologische Fragestellungen.

Eine gefürchtete Komplikation im Rahmen dieser Operation stellt eine Blutung oder ein Spasmus der A. ophthalmica dar, die (nach Lang 1987) in 15,5% der Fälle medial des Sehnervs im Bereich des Kanals verlaufen soll. So sollen Blutungen aus der A. ophthalmica mit nachfolgender bleibender Visusverschlechterung oder Amaurose in bis zu 11% aller Optikusdekompressionen auftreten (Plotnik 1993).

Zu betonen ist, daß der Canalis opticus eine Grenzzone in der Gefäßversorgung des Sehnervs darstellt, was bedeutet, daß der intraorbitale Anteil des Nervs nur von der A. ophthalmica versorgt wird, während der intrakranielle Anteil auch aus Ästen der A. carotis interna versorgt wird. Die A. centralis retinae entspringt als erster intraorbitaler Ast der Ophthalmicaarterie.

Geeignete Untersuchungsmethoden zur Darstellung der A. ophthalmica, deren Lumen ca. 1,5 mm mißt, sind bislang nicht etabliert. Es gelang uns, mit Hilfe der Kernspinangiographie, die von G. Laub (Fa. Siemens) 1989 entwickelt wurde, nicht nur den Gefäßverlauf dieser Arterie darzustellen, sondern auch deren räumliche Beziehung zum Sehnerven. Diese Untersuchung erfolgte nicht-invasiv, d.h. ohne Gabe von Kontrastmitteln.

Bei 42 Patienten wurde eine Kernspinangiographie der Orbita vorgenommen. Die Untersuchung erfolgte an einem konventionellen Kernspintomographen mit einer Feldstärke von 1,5 Tesla mit Hilfe der 3D-Gradientenechosequenz (FISP). Die Kernspinangiographie basiert auf dem Prinzip des Flow-related-enhancement, d.h. der signalintensiven Darstellung einströmender, ungesättigter Spins des Blutes in eine zuvor angeregte Schicht. Durch Absättigung des stationären Gewebes und dessen signalarme Darstellung stellen sich die abgebildeten Gefäße somit signalintensiv dar. Die Kernspinangiographie ist daher keine Gefäßdarstellung im üblichen Sinn, wie beispielsweise bei einer konventionellen Kontrastmittelangiographie, sondern eine nichtinvasive Flowdarstellung.

In unserer Untersuchung wurde die Orbita axial mit einer Schichtdicke von je 1 mm durchgeschichtet. Die Untersuchungszeit betrug pro Patient 11 min. Durch Rekonstruktion mehrerer Einzelschichten mittels der Maximum-intensity-projection-Methode (MIP) entsteht ein 3D-Summationsbild, das die räumliche Beziehung zwischen Nerv und Arterie über einen längeren Verlauf veranschaulicht.

In unserem Patientengut war die A. ophthalmica in 88% sicher, in 6% vage darstellbar. In den restlichen Fällen ließ sich wahrscheinlich aufgrund von Bewegungsartefakten keine Darstellung erzielen. 19% der dargestellten Gefäße verliefen medial des Sehnervs, was in etwa den in der Literatur angegebenen Zahlen entspricht.

Die vorgestellte Untersuchungsmethode bietet erstmals die Möglichkeit, die Lagebeziehung zwischen A.

ophthalmica und N. opticus nichtinvasiv und in kurzer Zeit festzustellen. Somit lassen sich z.B. mögliche Risiken einer Optikusdekompression besser abschätzen. Im Falle einer medial verlaufenden A. ophthalmica könnte beispielsweise erwogen werden, auf eine Schlitzung der Nervenscheide, die vielerseits postuliert wird, zu verzichten, um eine Hämorrhagie und damit mögliche Erblindung zu vermeiden.

C. Herberhold (Bonn): Sehen Sie nach Erarbeitung der sehr auflösungsreichen guten Gefäßdarstellungen im Bereich der A. ophthalmica schon Indikationen für diese neue Technik auch bei nichttraumatischen Erkrankungen, z.B. im Bereich hinteres Siebbein/ Keilbeinhöhle?

H. Stammberger (Graz): Ich bin sehr beeindruckt von Ihren Ausführungen und der Qualität der MRA-Bilder.

Haben Sie die Technik auch in Situationen angewandt, wo durch Trauma/Ödem eine Kompression der A. ophthalmica vorlag? War dann die Aussage, ob das Gefäß medial des N. opticus verläuft und somit bei operativer Dekompression gefährdet wäre?

C. Födra (Schlußwort):
Zu Herrn Herberhold: Da die Untersuchung nichtinvasiv und nicht zeitaufwendig ist und da die kernspintomographische Darstellung der Orbita einige wichtige Zusatzinformationen liefert, ist bei posttraumatischem Visusverlust eine präoperative Kernspinangiographie durchaus zu empfehlen. Auch vor normalen Operationen im Bereich der Keilbeinhöhlen und des hinteren Siebbeins ist eine Kernspinangiographie durchaus ebenfalls empfehlenswert.
Zu Herrn Stammberger: Bisher haben wir keine Erfahrungen an Patienten, die zur Optikusdekompression anstanden. Die Methode sollte zunächst am Normalkollektiv validiert werden. Da es sich um eine Flowdarstellung handelt, könnte es sich bei Nichtdarstellbarkeit der A. durchaus um eine Druckischämie des Sehnervs handeln, was unter bestimmten Umständen eine Dekompression des Nervs um so dringlicher macht.

189. M. Henker, M. Flach, U. Günl (Dresden): Anatomische Variationen des Siebbeines und ihre Bedeutung in der Pathophysiologie der Sinusitiden

Die komplizierte Anatomie und die individuell sehr variablen topografischen Verhältnisse des vorderen Siebbeins prädisponieren zur Persistenz von Entzündungsherden. In einer klinischen und radiologischen Studie an 362 Patienten mit einer chronischen Sinusitis, die im Zeitraum von 1991 bis 1993 in unserer Klinik funktionell-endoskopisch operiert wurden, soll die Bedeutung anatomischer Siebbeinvariationen für die Pathophysiologie der Sinusitiden aufgezeigt werden. Anhand coronarer Computertomogramme wurden die Varianten bestimmt.

Die für die Auswertung in Frage kommenden Fälle wurden außerdem nach dem operativ-endoskopischen Befund und entsprechend dem nasalen Erscheinungsbild (mit und ohne Auftreten einer Polyposis nasi) in 2 Gruppen eingeteilt: in eine polypöse (Gruppe 1) und in eine hyperplastische Form (Gruppe 2) der Sinusitis. Der histologische Befund wurde dabei berücksichtigt. Eine weitere Grupe von 120 Patienten ohne Sinusitiden diente zum Häufigkeitsvergleich.

Ergebnisse: Von 362 Sinusitispatienten wiesen 200 (55,5%) anatomische Varianten auf. In der Gruppe der Normalpersonen war die Häufigkeit von Varianten mit 48,4% etwas geringer. Die einzelnen bestimmten Varianten verteilen sich in dem Beobachtungsmaterial folgendermaßen (ein-/doppelseitig): Concha bullosa (29%/ 31%), paradox gekrümmte mittlere Muschel (9%/12%), große Bulla ethmoidalis (9%/13%), Variante des Processus uncinatus (5%/8%), Hallersche Zelle (2%/5%). In $^1/_3$ der Beobachtungen lagen Variantenkombinationen vor.

Bei der Gruppe der Normalpersonen war kein wesentlich anderes Verteilungsmuster zu finden.

Die beiden nach den endoskopisch-operativen und histologischen Befunden differenzierten Gruppen zeigen folgende Verteilung: Die erste Gruppe der Patienten, bei denen eine Polyposis nasi nachweisbar war, umfaßt 236 Personen (65,2%, davon 55,8% beidseitig und 9,4% einseitig). Die zweite Gruppe besteht aus 126 Patienten (34,8%, davon nur 9,9% beidseitig und 24,9% einseitig lokalisiert), bei denen sich keine freien Nasenpolypen finden ließen.

Betrachtet man die Häufigkeit der gefundenen Varianten in den beiden Gruppen, so stellt sich folgender Unterschied dar: Während bei den Sinusitispatienten der Gruppe 1 nur in 46,6% anatomische Veränderungen nachweisbar waren, konnten in der Gruppe 2 in 71,4% Varianten festgestellt werden. Die beiden Sinusitisformen (polypöse bzw. hyperplastische) unterscheiden sich auch in ihrer Verteilung der pathologischen Schleimhautbefunde auf die verschiedenen Nasennebenhöhlen. Während das vordere Siebbein sowie Stirn- und Kieferhöhle vergleichbare Befunde aufwiesen, sind hinteres Siebbein und Keilbeinhöhle bei Gruppe 2 wesentlich weniger häufig als bei Gruppe 1 befallen.

Folgende Schlußfolgerungen möchten wir ableiten:

- Anatomische Variationen spielen für die Entwicklung von Sinusitisformen ohne Polyposis nasi eine erhebliche pathogenetische Rolle. Einseitige und im vorderen Nebenhöhlenbereich lokalisierte Befunde sind hierbei relativ häufig.

- Bei den polypösen Befunden (meist doppelseitig und mit Tendenz zur generalisierten Ausbreitung), haben Faktoren der Schleimhaut ursächlichere Bedeutung.

Anatomische Variationen des Siebbeins und ihre Bedeutung in der Pathophysiologie der Sinusitiden

Anatomische Variationen des vorderen Siebbeins prädisponieren zur Persistenz von Entzündungsherden. Anhand radiologischer und operativ-endoskopischer Befunde bei 362 Patienten unseres Krankengutes mit durchgeführter endonasaler Siebbein- bzw. Pansinusitisoperation wird die Häufigkeit einer Concha bullosa (60%), paradox gekrümmten mittleren Nasenmuschel (21%), Haller-Zelle (7%) sowie Varianten des Processus uncinatus (13%) und der Bulla ethmoidalis (22%) bei 34,5% Variantenkombinationen aufgezeigt. Die Sinusitiden werden entsprechend ihres nasalen Erscheinungsbildes mit und ohne Auftreten einer Polyposis nasi und ihres histologischen Befundes in eine hyperplastische und polypöse Form differenziert und deren Koinzidenz mit den anatomischen Varianten dargestellt. In der Gruppe der Sinusitispatienten ohne Polyposis nasi waren anatomische Veränderungen signifikant häufiger (71,4%) zu finden als in der Gruppe der polypösen Sinusitiden (46,6%). Eine Vergleichsstudie an 120 sinusitisfreien Patienten gibt Auskunft über die absolute Häufigkeit der veränderten Siebbeinanatomie.

190. M. Truppe, H. Stammberger (Graz):
3D-Navigation: Eine neue Orientierungshilfe bei endoskopischen NNH- und Schädelbasisoperationen

Manuskript nicht eingegangen.

191. H. Behrbohm, O. Kaschke (Berlin):
Die Behandlung der mittleren Nasenmuschel bei der endoskopischen Chirurgie der Nasennebenhöhlen

Die mittlere Muschel ist ein Bestandteil des Siebbeins. Sie kann vom Siebbein pneumatisiert werden, und entzündliche Erkrankungen des Ethmoids können direkt auf die Muschel übergreifen. Als Concha bullosa ist sie von Schleimhaut ausgekleidet und pathophysiologisch als Nasennebenhöhle anzusehen. Schleimhauterkrankungen der mittleren Muschel können z.B. durch entzündlich veränderte Muschelzellen verursacht sein (Messerklinger 1987).

Zur Behandlung der mittleren Nasenmuschel im Rahmen der endoskopischen Siebbeinchirurgie werden unterschiedliche Empfehlungen gegeben.

Während einige Autoren den vollständigen Erhalt der mittleren Muschel propagieren (Stammberger 1986, Freedmann u. Kern 1979, Weber et al. 1991), sehen andere oft die Notwendigkeit einer chirurgischen Mitbehandlung der mittleren Nasenmuschel im Rahmen der endonasalen Nebenhöhlenchirurgie (Levine 1993, King u. Mabry 1993, Wigand 1989, Abb. 1).

Die mittlere Muschel ist die wichtigste Landmarke für die endoskopische Chirurgie der Nasennebenhöhlen. Die mediale Lamelle der mittleren Muschel trennt die Lamina cribrosa vom Siebbeindach, welches vom Os frontale gebildet wird.

Der mittlere Nasengang befindet sich zwischen der Anheftungszone der mittleren und unteren Muschel.

Die Grundlamelle der mittleren Muschel ist meist schräg gestellt und befindet sich in wechselndem Abstand hinter der Bulla ethmoidalis. Sie befestigt die mittlere Muschel an der Lamina papyracea und dem Siebbeindach. Dabei besitzt sie die Form einer Tragfläche, welche zwischen Muschelkopf und den Anheftungspunkten gespannt wird. Sie unterteilt das Siebbein in einen vorderen und hinteren Anteil (Abb. 2).

Klinische Beobachtungen der mittleren Nasenmuschel:
- Träger von Riechepithel (Sinnesorgan),
- Schutzschild für den osteomeatalen Komplex (King u. Mabry),
- Ventilationsprofil für die Kiefer- und Stirnhöhle sowie die Riechspalte,
- Landmarke für das endoskopische Operieren (Grenze zwischen Lamina cribrosa und Siebbeindach).

Der endoskopische Operateur hat das Ziel, die mittlere Muschel möglichst vollständig zu erhalten. Eine Revisionsoperation bei zuvor resezierter mittlerer Muschel ist immer ein Eingriff mit erhöhtem Risiko.

Trotzdem gibt es Situationen, die zu einer Korrektur an der mittleren Muschel veranlassen. Dabei sollte stets soviel wie nötig und so wenig wie möglich reseziert werden (Wigand 1989). Die Ausrichtung der mittleren Muschel sollte nicht dem Zufall überlassen werden. Durch Trimmen des knöchernen Muschelkörpers sollte eine Einstellung der Concha media möglichst in der Mitte des Cavum nasi erfolgen. Hat die Muschel die Tendenz, sich der lateralen Nasenwand anzulegen, kann bei

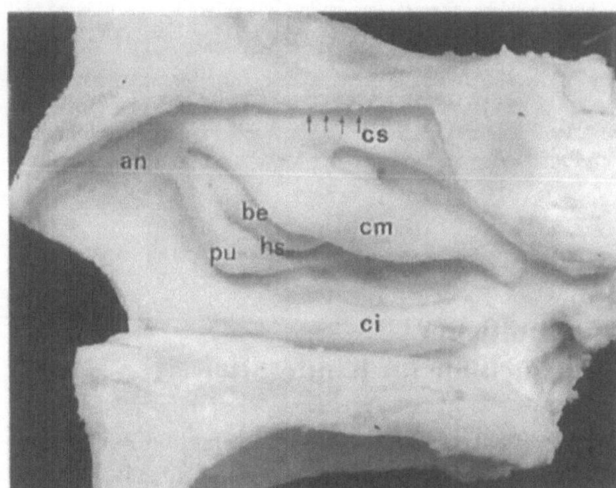

Abb. 1. Blick auf die knöcherne laterale Nasenwand. *an* Agger nasi, *ci* untere Muschel, *cm* mittlere Muschel, *cs* obere Muschel, *pu* Processus uncinatus, *be* Bulla ethmoidalis, *hs* Hiatus semilunaris, *Pfeile* vom Riecheptihel auf der medialen Fläche der mittleren und oberen Muschel aus ziehen die Fila olfactoria durch die Lamina cribrosa. Der Vorderrand der mittleren Muschel steht in diesem Präparat relativ weit dorsal und gibt dadurch die Sicht auf die Strukturen der lateralen Nasenwand frei, die meist von der mittleren Muschel umgeben werden. (Präp. Institut für Anatomie, Charité)

ausgeführter Resektion der medialen Infundibulumwand ein Platzhalter aus Silastik oder eine Meroceltamponade eingelegt werden.

Eine verkleinerte, aber getrimmte mittlere Muschel führt zu besseren funktionellen Ergebnissen als ein flottierender instabiler Muschelrest. Dieser ist oft die Ursache von schwer korrigierbaren Synechien.

Hinweise und klinische Beispiele

- Ein hochgradig pneumatisierter Kopf der mittleren Muschel, Concha bullosa, kann den mittleren Nasengang stark obstruieren. Er sollte endoskopisch gespalten und der laterale Muschelanteil abgetragen werden.
- Besteht nach supraturbinaler Fensterung der Kieferhöhle eine weite Überlappung des anterioren Fensterrandes durch eine hyperplastische mittlere Muschel – so sollte diese hinter den dorsalen Fensterrand zurückgekürzt werden.
- Bleibt am Ende der Operation eine überwiegend aus Schleimhaut bestehende mittlere Muschel zurück, kann durch eine Umkippplastik die mediale Schleimhaut nach lateral umgeschlagen und mit Fibrinkleber am Siebbeindach fixiert werden (Wigand 1989). Auf den Recessus frontalis ist zu achten.
- Die Perforation der Grundlamelle der mittleren Muschel zur Exploration des hinteren Siebbeins sollte möglichst weit kaudal erfolgen und verändert den Trimm der Muschel nicht.

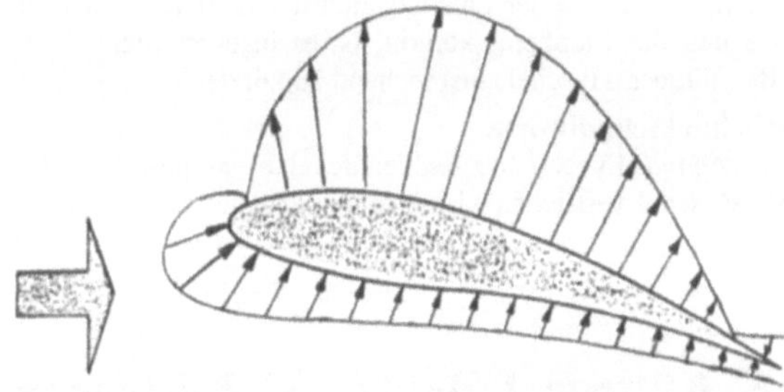

Abb. 2. Druckverteilung um ein Tragflügelprofil mit Unterdruck auf der Oberseite und Überdruck auf der Unterseite

Findet sich im hinteren Siebbein eine ausgeprägte Polyposis, resezieren wir die Grundlamelle bis zur Schädelbasis, um auch die kranialen Zellen aufdecken zu können.

- Bei der endoskopischen Pansinusoperation wird die Übersichtlichkeit im hinteren Siebbein erhöht, wenn der Ansatz der mittleren Muschel mit dem gekrümmten Schaftscherchen abgetragen wird. Dadurch werden die Pars ethmoidalis und nasalis der Keilbeinhöhlenvorderwand vereinigt. Jetzt ist eine Einbeziehung der Choane als Orientierungspunkt für die Trepanation der Keilbeinhöhlenvorderwand möglich.
- Besteht am Ende der Operation eine deutliche Verspannung der mittleren Muschel mit Abweichen des Muschelkopfes nach lateral, bestehen folgende Möglichkeiten:
- – Frakturieren der mittleren Muschel und Abdrängen nach medial, Einlegen einer Merocel-Tamponade nach Kennedy.
- – Setzen eines 3 mm Schleimhautschnittes am Septum und der medialen Seite des Muschelkopfes. Nach Medianluxieren kommt es zur Verklebung der gegenüberliegenden Wundflächen. Die Synechie an dieser Stelle kann durch einen Schnitt mit dem Sichelmesser später durchtrennt werden. Die Muschel springt danach in ihre alte Lage zurück. Die Wundflächen sind bereits epithelialisiert, und es besteht keine Gefahr einer Synechie zur lateralen Nasenwand.
- Papillome der mittleren Muschel, meist ausgehend von deren Kopf, sind eine Indikaton zur Konchotomie, möglichst unter Erhalt des kranialen riechepitheltragenden Anteils.

M. Wigand (Erlangen): Wie gehen Sie bei Rezidivoperationen vor, wenn die mittlere Muschel – z.B. nach Polypektomien – flächig mit dem Septum verlötet ist?

M. E. Bartsch (Aachen): Bei den CAS-Systemen der ersten Generation mußte der Kopf des Patienten nicht fixiert werden. Bei Lageänderungen mußte jeweils nur erneut kalibriert werden. Bei dem aktuellen, optisch vermessenden System wird jede Änderung der Kopfposition automatisch erfaßt – ein Nachjustieren entfällt somit.

M. Handrock (Hamburg): Wir haben gesehen, daß es trotz Siebbeintamponade bei gleichzeitiger Septumtamponade postoperativ nach Detamponade zu einer Lateralisation der mittleren Muschel mit Verlegung des Siebbeins kommt. Ist es insofern nicht doch besser, die mittlere Muschel entsprechend zu kürzen?

H. Behrbohm (Schlußwort):
Zu Herrn Wigand: Synechien zwischen dem Nasenseptum und der mittleren Muschel versuchen wir bei Revisionsoperationen immer aufzupäparieren. Darum verwenden wir entweder das übliche Mikroinstrumentarium oder den ND-YAG-Laser.

Zu Herrn Handrock: Wir versuchen, instabile flottierende Muscheln immer zu vermeiden. Eine verkleinerte aber getrimmte mittlere Muschel führt nach unserer Erfahrung zu besseren funktionellen Ergebnissen als ein instabiler Muschelkörper.

192. K. Küttner, J. Büntzel, C. Küttner (Suhl): Endoskopisch-chirurgische Behandlung entzündlicher Nasennebenhöhlenaffektionen bei Asthma bronchiale im Kindesalter

Durch operative Maßnahmen zur Sanierung chronisch entzündlicher Nasennebenhöhlen und zur Verbesserung der Nasenatmung wird seitens unseres Fachgebietes überwiegend ein positiver Effekt auf das Asthma bronchiale erwartet (Hosemann 1990; Stammberger 1989). Seitens der Pädiater und Pulmologen (Rüdiger 1985; Nolte 1989; Schmidt 1992) wird dies vielfach kritischer bewertet. Ziel der vorgelegten Untersuchungen ist eine Prüfung der Indikation zur operativen Sanierung der Nasennebenhöhlen bei Asthma bronchiale im Kindesalter mit Bewertung der Auswirkung des Eingriffes auf die subjektive nasale und pulmonale Situation und in Relation zu den endoskopischen, rhinomanometrischen und spirometrischen Ergebnissen.

Vom Pädiater wurden 192 Kinder mit Asthma bronchiale vorgestellt, unter denen sich 72 (37,5%, 57 Jungen, 20 Mädchen, im Alter zwischen 4 und 16 Jahren) mit sanierungspflichtigen Nasennebenhöhlenaffektionen finden. Die dominierende klinische Symptomatik ist Dauerschnupfen und verlegte Nasenatmung. Nasendoskopisch zeigen sich bei diesen Kindern generell anatomische Varianten im Bereich des vorderen Siebbeins (Concha bullosa, paradox gebogene mittlere Muschel, nach medial gebogener Processus uncinatus), die zur Drainagebehinderung über den mittleren Nasengang prädestinieren. Im koronaren Computertomogramm finden sich Verschattungen im Bereich des vorderen Siebbeins (72%) und der Kieferhöhle (55,3%). 61 der Kinder leiden unter einer Allergie (überwiegend Milben, Pollen). Diese Faktoren sind verantwortlich für die ausgeprägte nasale Obstruktion und die Entwicklung der Nasennebenhöhlenentzündungen. Die Asthmaanamnese geht im Schnitt 6 bis 7 Jahre. Neben einer intensiven konservativen pädiatrischen Behandlung sind zahlreiche HNO-ärztliche Eingriffe, v.a. Adenotomien, in der Anamnese zu finden.

Bei den 72 Kindern wurden insgesamt 132 endonasale endoskopisch-chirurgische Nasennebenhöhleneingriffe (überwiegend Techniken nach Messerklinger) in Intubationsnarkose durchgeführt.

Zur Bewertung der Ergebnisse konnten 57 Kinder zwischen 10 und 42 Monaten postoperativ nachuntersucht werden. Die klinischen Leitsymptome waren weitgehend verschwunden. 42 Kinder (73,6%) geben als Folge des operativen Eingriffes eine freie oder gebesserte Nasenatmung an. Die rhinomanometrische Untersuchung ergibt 5 Monate postoperativ eine hochsignifikante Besserung der Nasenatmung, 28 Monate nach dem Eingriff ist dieser Unterschied zwischen der prä- und postoperativen Situation nicht mehr zu objektivieren. Die subjektive pulmonale Situation wird von 50 (87%) der operierten Kinder als gebessert eingeschätzt. Die Häufigkeit der Asthmaanfälle vermindert sich in der postoperativen Phase statistisch gesichert. Der Medikamentenverbrauch, eingeordnet in die Stufentherapie des Asthma bronchiale (Geissler 198), weist in der postoperativen Phase eine Verschiebung in die weniger aggressiven Therapiestufen I und II auf, ca. 20% der Kinder bedürfen keiner Dauermedikation mehr. 25 der 57 untersuchten Kinder haben zwischen Operationstermin und Nachuntersuchung die Pubertätsphase durchlebt; ein statistisch zu sichernder Einfluß auf unsere Untersuchungsparameter ergibt sich dadurch nicht. Der Vergleich der spirometrischen Daten bei 51 Kindern prä- und postoperativ läßt statistisch keine signifikante Differenz erkennen. Bei 28 Kindern, die präoperativ neben den Asthmaattacken auch in der anfallsfreien Zeit obstruktive pulmonale Werte zeigten (Typ B und C des kindlichen Asthma bronchiale), ist postoperativ eine signifikant gebesserte Lungenfunktion festzustellen. Eine Verschlechterung der Lungenfunktionsparameter bei den Asthmakindern, infolge des operativen Eingriffes, kann nicht nachgewiesen werden. Insgesamt halten wir, unter der Voraussetzung einer entsprechenden klinischen Symptomatik und entsprechender Befunde bei der Nasenendoskopie und der Computertomographie, die Indikation zur endonasalen operativen Sanierung chronisch entzündlicher Nasennebenhöhlen bei Asthma bronchiale im Kindesalter für voll gegeben und den positiven Effekt dieser Eingriffe durch die entsprechenden subjektiven und objektiven Parameter für belegt.

M. Handrock (Hamburg): Von den Pulmologen hört man immer wieder, daß es nach operativer NNH-Sanierung zu einer Verschlechterung des Asthma bronchiale kommt? Haben Sie etwas beobachtet?

E. Kastenbauer (München): Operieren Sie auch Kinder mit einer Mukoviszidose? Wir führen diese Operation in Abstimmung mit den Pädiatern aus, und zwar mit gutem Erfolg. Wir wissen zwar, daß wir keine kausale Therapie betreiben, die Kinder machen aber in den 6 bis 9 Monaten der erheblichen Besserung ihrer nasalen Beschwerden einen erfreulichen Entwicklungsschub durch. Eltern und Kinder danken Ihnen dies.

Haben Sie eine Erklärung für die Besserung der pulmonalen Situation, ändern sich die Resorptionsverhältnisse der Nasenschleimhaut und unterbleibt damit die systemische Vermittlung von Substanzen, die das Asthma bronchiale negativ beeinflussen?

C. Herberhold (Bonn): Haben Sie bei Ihren Patienten das Phänomen beobachtet, daß in den ersten Monaten postoperativ trotz verbesserter endonasaler Geometrie und Rhinomanometrie eine subjektiv schlechtere Nasenatmung beschrieben wird?

K. Küttner (Schlußwort):
Zu Herrn Handrock: Postoperativ nach Sanierung der Nasenne-benhöhlen sahen wir in keinem Fall eine Zunahme der Asthmaanfälle und auch keine Verschlechterung der Werte, die die Lungenfunktion repräsentieren.

Zu Herrn Kastenbauer. Mukoviszidosekinder zeigen auch bei uns sehr häufig eine Polyposis nasi, z.T. mit extremer Ausbildung, die zur kompletten Verlegung der Nasenatmung führt. Auch wenn eine kausale Therapie hier nicht möglich ist, so bringt doch die endonasale operative Nasennebenhöhlenrevision eine als positiv empfundene vorübergehende Besserung der Nasenatmung bei diesen Kindern. Für die Verbesserung der pulmonalen Situation nach operativer Sanierung der Nasennebenhöhlen wird v.a. die geringere Irritation der Tracheobronchialschleimhaut durch herabfließendes infektiöses Material angesehen.

Zu Herrn Herberhold: In der ersten postoperativen Phase wird keine Diskrepanz zwischen der subjektiven Einschätzung der Nasenatmung und dem rhinomanometrischen Befund gesehen. In der Spätphase (33 Monate postoperativ) wird die Nasenatmung subjektiv oft weniger behindert empfunden, als dies durch den rhinomanometrischen Befund zu erwarten wäre.

193. S. Dazert (Würzburg):
Langzeitergebnisse nach Obliteration und Rekonstruktion der Katzenstirnhöhle mit einem ionomeren Knochenersatzmaterial

Die osteoplastische Stirnhöhlenoperation kann bei rezidivierender narbiger Stenosierung oder Verschluß des Stirnhöhlen-Nasen-Zugangs mit einer Obliteration des Sinus kombiniert werden. Dieses Verfahren kann bei chronischer Sinusitis frontalis, Mukozelenbildung, nach Osteomentfernung oder bei der Versorgung ausgedehnter Stirnhöhlenfrakturen zur Anwendung kommen.

Zur Obliteration der Stirnhöhle wird am häufigsten abdominell entnommenes Fett verwendet. Weitere in der Literatur vorgeschlagene autogene Ersatzmaterialien sind Faszie, Muskel, Knorpel und Knochen. Zur Entnahme ist ein Zweiteingriff erforderlich. Zu den bisher verwendeten alloplastischen Werkstoffen gehören Hydroxylapatit, Polyethylen, Polymethylacrylat und Kalziumsulfat.

In Langzeitversuchen an Katzen soll überprüft werden, ob Ionogran (Fa. Ionos GmbH, Seefeld/Obb.), ein ionomeres, alloplastisches Knochenersatzmaterial, für die Stirnhöhlenobliteration in Frage kommt.

Die Stirnhöhlen wurden über einen transfrontalen Zugang eröffnet und die Nebenhöhlenschleimhaut vollständig entfernt. Der Ductus nasofrontalis wurde mit frisch angemischtem Ionomerzement (Ionocem) verblockt. Der Sinus frontalis wurde mit Ionogran aufgefüllt und der Stirnhöhlenvorderwanddefekt mit einer intraoperativ vorgeformten Ionocem-Scheibe rekonstruiert.

Erste histologische Ergebnisse, vorgetragen auf der 64. Jahresversammlung der Deutschen Gesellschaft für HNO-Heilkunde, Kopf- und Hals-Chirurgie in Münster, zeigten nach 3 Monaten in unmittelbarer Zementnähe einen reizlosen Stirnhöhlensitus mit reger Knochenneu-bildung. Bei den inzwischen vorliegenden Halbjahres- und Jahresergebnissen ließ sich eine kontinuierlich fortschreitende Osteoneogenese nachweisen, die zu einer zunehmenden knöchernen Obliteration des Sinus frontalis führte. Junger Knochen war an vielen Stellen ohne eine bindegewebige Zwischenschicht breitflächig an das Implantatmaterial herangewachsen. Osteoblastensäume an den Osteoidrändern waren Zeichen einer aktiven Osteoneogenese (Abb. 1). Hinweise auf Schleimhautregeneration oder Mukozelenbildung lagen nicht vor. Das Material unterlag in den bisher untersuchten Zeiträumen keiner Biodegradation.

Außer den lichtmikroskopischen Untersuchungen der Stirnhöhlenpräparate konnte elektronenmikroskopisch der Übergang zwischen Zement und körpereigenem Gewebe dargestellt werden. In unmittelbarer Zementnähe zeigten sich Kerne mesenchymaler Zellen und Kollagenfibrillen (Abb. 2). Dies spricht einerseits für die Biokompatibilität des Materials und kann andererseits einen Hinweis für die feste Haftung des Zementes an Knochen geben.

Die bisherigen Untersuchungen lassen das ionomere Mikroimplantat Ionogran für ein obliteratives Verfahren der Stirnhöhle geeignet erscheinen.

E. Kastenbauer (München): Ich habe auf Ihren histologischen Bildern keine Zeichen einer Knochenneubildung im Ionomerzement gesehen, sondern nur in der Umgebung des Implantats. Es handelt sich somit um eine reine Fremdkörperreaktion mit dem Versuch des Tieres, den Zement durch Osteogenese abzukapseln. Ähnliches haben wir schon vor 25 Jahren nach der Implantation des „Kieler-Knochenspans" in die Paukenhöhle des Kaninchens beobachten können. Manche Versuchstiere haben eine höhere osteogenetische

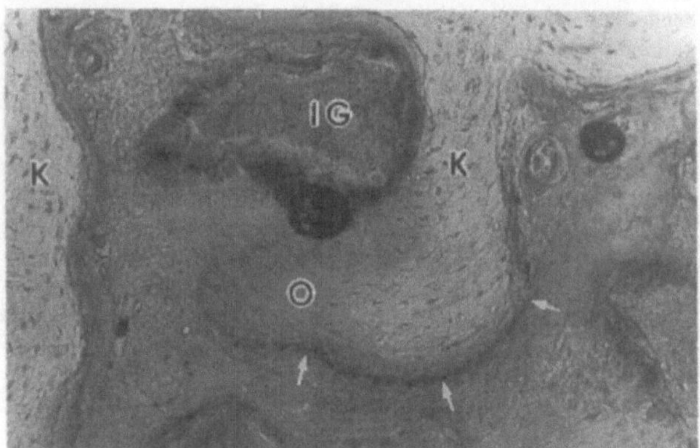

Abb. 1. Mineralisierter Knochen(*K*) und Osteoid (*O*) dringen in das Stirnhöhlenlumen vor und umwachsen das ionomere Granulat (*IG*). Osteoblastensaum (*Pfeile*)

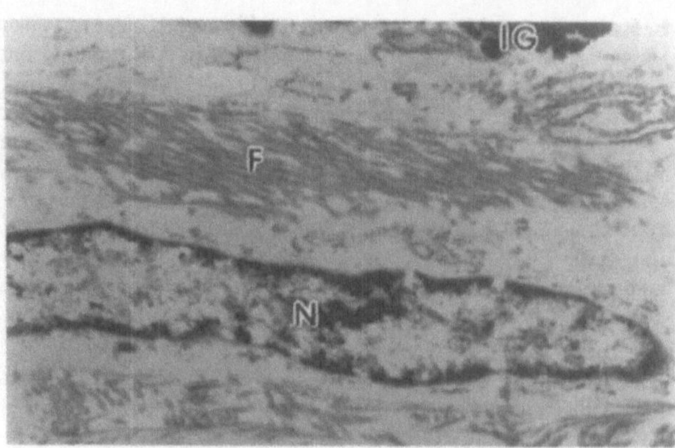

Abb. 2. Kollagenfibrillen (*F*) und der Kern (*N*) einer mesenchymalen Zelle in unmittelbarer Nähe des Zements (*IG*)

Potenz als der Mensch, weshalb ich vor der Anwendung dieses Materials für die Obliteration der Stirnhöhle beim Menschen warnen möchte, zumal dieser Zement in jüngster Zeit in Kritik geraten ist.

H. Enzmann (Berlin): Vor 4 bis 5 Jahren hatte ich großzügig, zwar nicht mit Ionogran, sondern mit Hydroxylapatit operiert. Wie ich vor 2 Jahren vor dem Publikum eines plastisch-chirurgischen Kongresses in Berlin berichtet habe, ist ein wesentlicher Unterschied, ob man im „gesunden" Gewebe operiert oder in der Nähe entzündeter Schleimhaut oder anderer schwer verständlicher Autoimmunkrankheiten. Sie hatten ja schon in der Diskussion erwähnt, daß Sie kein Tiermodell mit chronischer Entzündung verwendeten. Es ist also noch zu beweisen, ob Ionogran sich – im Gegensatz zu Hydroxylapatit – für die operative Therapie chronisch entzündlicher Affektionen im Nasennebenhöhlenbereich eignet.

S. Dazert (Schlußwort):
Zu Herrn Kastenbauer: Es ist bekannt, daß bei Kaninchen eine Osteoneogenese als Fremdkörperreaktion vorkommen kann. Dieses Phänomen wurde bei Katzen und Hunden in wesentlich geringerem Ausmaß festgestellt. Wir führen das Heranwachsen von Knochen an den Zement auf die Biokompatibilität des Materials zurück. Diese Annahme wird durch Untersuchungen an Primaten (Prof. Jonck, Pretoria) bekräftigt, in denen ebenfalls Knochenneubildung in unmittelbarer Zementnähe nachgewiesen werden konnte.
Zu Herrn Enzmann: Es ist richtig, daß die im Tierversuch gewonnenen Erkenntnisse nicht direkt auf den Menschen übertragen werden können. Die von uns operierten Tiere zeigten reizfreie Nasennebenhöhlen. Über Ergebnisse im entzündeten Nebenhöhlensystem können wir bisher nicht berichten.

194. A. Laubert, H. Dankert (Freiburg, Großburgwedel): Rhinochirurgische Orbita-Nervus-opticus-Dekompression nach traumatischem Visusverlust

Die Behandlung posttraumtischer Erblindungen wird interdisziplinär kontrovers diskutiert. Von manchen Neurochirurgen und Ophthalmologen wird die Indikation zur operativen Orbita- und N.-opticus-Dekompression wegen zweifelhafter Erfolgsaussichten häufig verneint; postoperative Visusbesserungen werden als Spontanheilungen erklärt.

Von 1994 bis 1991 wurden in der HNO-Klinik der MH Hannover 50 rhinochirurgische Dekompressionen bei 45 Patienten mit posttraumatischem Visusverlust und Schädeltrauma durchgeführt. In einer retrospektiven Untersuchung wurden prä- und postoperativer Visus in Abhängigkeit von Verletzungsart, Unfallursache, Alter des Patienten und insbesondere von der „Latenzzeit" zwischen Unfall- und Operationszeit ermittelt.

Nach 25 von 50 rhinochirurgischen (transfazial-transethmoidal-transsphenoidal) Orbita-N.-opticus-Dekompressionen waren Visusverbesserungen festzustellen, wobei 2 direkte Schußverletzungen die Ergebnisse negativ beeinflußten.

Wenngleich Alter des Patienten und Schwere des Schädeltraumas einen tendenziellen Einfluß auf die Prognose des postoperativen Visus nach rhinochirurgischer Intervention vermuten ließen, war eine statistisch gesicherte Abhängigkeit von postoperativer Visusverbesserung und „Latenzzeit" zwischen Unfall- und Operationszeitpunkt festzustellen:

Erfolgte die rhinochirurgische Orbita-N.-opticus-Dekompression in den ersten 12 h nach dem Trauma, waren in 80% Visusverbesserungen festzustellen. Nach 12 h, aber innerhalb des 24-h-Intervalls, halbierte sich die quantitative Erfolgsquote auf 35%. Nach 24 h konnte in keinem Fall eine Visusverbesserung erreicht werden.

Auch die Qualität des Operationserfolges war zeitabhängig: Ein postoperativer Visus von 0,5–1,0 („soziales Sehen") war lediglich im ersten 12-h-Intervall nach dem

Trauma erreichbar. Nach 12 h aber innerhalb von 24 h betrug der maximale postoperative Visus 0,3 (Abb. 1).

Die Abhängigkeit des postoperativen Visus (qualitativ und quantitativ) von der „Latenzzeit" zwischen Unfallereignis und Operationszeitpunkt ist Kriterium für die operationsbedingten Visusverbesserungen und widerspricht der Annahme postoperativer Spontanheilungen.

Diese Ergebnisse sichern das klinisch-empirische Postulat einer frühzeitigen rhinochirurgischen Intervention nach traumatischem Visusverlust, wohlwissend, daß situationsbedingt die präoperative ophthalmologische Diagnostik und hier insbesondere die Feststellung eines posttraumatischen Visusverlustes/Amaurose der meist polytraumatisierten Patienten häufig schwierig ist.

H. Stammberger (Graz): Haben Ihre Patienten eine simultane Kortikoidtherapie erhalten? Welche Dosis? Wie können Sie ausschließen, daß die Wirkung allein auf die Therapie zurückzuführen war?
Noch eine Anmerkung: auch die Verbesserung des Gesichtsfeldes sollte als wesentliches Kriterium der Erfolgsbeurteilung mit herangezogen werden. Ein röhrenförmiges GF mit einem guten Visus beeinträchtigt einen Patienten u.U. mehr als ein schlechterer (brillenkorrigierbarer!) Visus bei großem, verbessertem Gesichtsfeld.

W. Draf (Fulda): Die Beurteilung der Visusverbesserung nach N.-opticus-Dekompression setzt die Bestimmung des Visus präoperativ voraus, d.h. einen wachen Patienten.
Wie groß war in Ihrem umfangreichen Patientengut der Anteil der Bewußtlosen?
Es interessiert natürlich, was Sie unter rhinochirurgischem Vorgehen verstehen.

M. Weidenbacher (Erlangen): Haben Sie Patienten gesehen, die subjektiv blind waren und deren Sehvermögen sich nicht erholt hat?

A. Laubert (Schlußwort):
Zu Herrn Stammberger: Seit 1974 wurden verschiedene Kortiko-

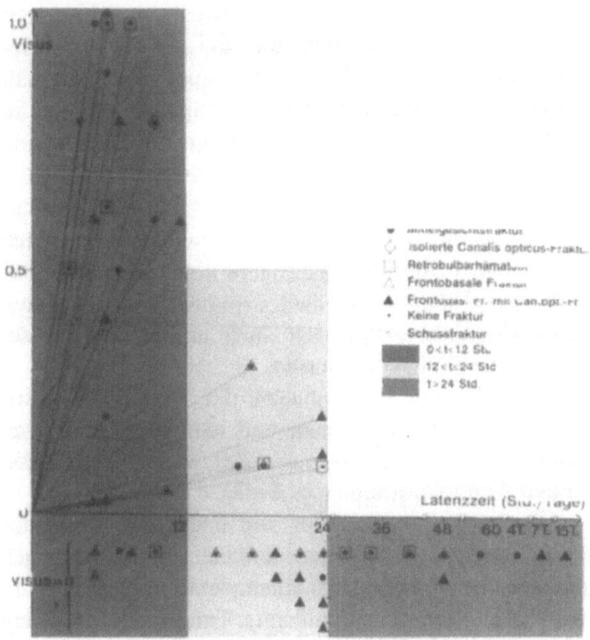

Abb. 1. Visus in Abhängigkeit von der Latenzzeit

idschemata postoperativ eingesetzt, ohne daß daraus ihr Einfluß auf den postoperativen Visus ableitbar war. Nach der Literatur sind bei traumatischem Visusverlust und Kortikoidtherapie quantitativ ähnliche Ergebnisse festzustellen, qualitativ aber schlechtere.
Zu Herrn Draf: Das „schwächste Glied" ist die präoperative ophthalmologische Diagnostik bei den häufigen, meist polytraumatisierten/narkotisierten Patienten. Die Feststellung des posttraumatischen Visusverlustes erfolgte durch die Ophthalmologen.
Zu Herrn Weidenbecher: Wir haben ansprechbare Patienten mit posttraumatischer Amaurose operiert und eine Visusverbesserung erreichen können, wenn innerhalb der ersten 12–24 h operiert wurde.

195. B. Prem, C. Rudack, C. Bachert (Düsseldorf):
Die Reepithelisierung nach endoskopischer Nebenhöhlenoperation

Die Regenerationsfähigkeit der Nasennebenhöhlenschleimhaut nach endoskopischer Ethmoidektomie wurde bei 33 Patienten mit chronisch hyperplastischer und chronisch purulenter Sinusitis 12 bis 24 Monate postoperativ einerseits histologisch und andererseits endoskopisch nachuntersucht. Es handelte sich dabei um 20 gesund gewordene Patienten und um 13 Patienten mit Rezidiven. Eine Allergie war bei 18 Patienten auf inhalative Allergene bekannt. Die Biopsien wurden standardisiert vom Oberrand des supraturbinal angelegten Kieferhöhlenfensters entnommen. Sie wurden sowohl konventionell histologisch mit einer HE-Färbung, einer Alzianblau-Safranin-Färbung zur Identifikation von Mastzellen und einer Muzinfärbung als auch immunhistochemisch unter Verwendung monoklonaler Antikörper

CD68 (Makrophagen), EG2 (aktivierte Eosinophile) und m-IgE gefärbt.

Die Auswertung der Immunhistochemie erfolgte durch Auszählen der Zellzahlen an korrespondierenden Blickfeldern jeweils im Epithel, subepithelial und im Bindegewebe.

Die regenerierten Schleimhäute der Nichtallergiker zeigten häufig das Bild einer mehrreihigen Nasennebenhöhlenschleimhaut mit Flimmerepithel, einer intakten Basalmembran und Becherzellen. Bei den Rezidiven, die durchwegs bei den Allergikern häufiger vorkamen, fanden sich in 55% fokale Plattenepithelmetaplasien ohne Verhornung. Bei den extrem ödematösen Rezidivschleimhäuten der Allergiker zeigte sich in 25% ein einreihiges kubisches Epithel sowie ein aufgelockertes, entzündlich infiltriertes Schleimhautstroma mit reichlich eosinophilen Granulozyten. Bei der chronisch hyperplastischen Sinusitis in der Gruppe der Allergiker waren im Bindegewebe 85, subepithelial 8,5 und im Epithel 2,9 eosinophile Granulozyten pro Gesichtsfeld (bei 100facher Vergrößerung), von denen im Bindegewebe 33,6% und subepithelial sogar 75,5% aktiviert, also EG2-positiv waren. Bei den Nichtallergikern zeigten sich dagegen signifikant geringere Zellzahlen. Ein ähnlich signifikanter Unterschied zwischen Allergikern und Nichtallergikern zeigte sich auch in der Gruppe der chronisch purulenten Sinusitis.

Auch bei den Makrophagen, d.h. den CD68-positiven Zellen, den Mastzellen und den m-IgE-positiven Zellen waren signifikant mehr Zellen pro Gesichtsfeld in den Allergikergruppen zu finden.

Zusammenfassend haben wir eine große Regenerationfähigkeit der Nasennebenhöhlenschleimhaut nach endonasaler Nasennebenhöhlenoperation gesehen. Jedoch zeigte sich ein signifikanter Unterschied zwischen Allergikern und Nichtallergikern hinsichtlich der Rezidivrate der hyperplastischen, polypösen Schleimhaut, sowohl in der histologischen Auswertung als auch bei der endoskopischen Nachuntersuchung (insgesamt 18 Allergiker mit 11 Rezidiven und 15 Nichtallergiker mit nur 2 Rezidiven; dies entspricht einer Rezidivrate bei den Allergikern von 61,1% und bei den Nichtallergikern von 13,3%).

Wir konnten daher einen deutlichen Unterschied zwischen den Schleimhautproben allergischer und nichtallergischer Patienten feststellen. Dabei korrelierte die Ausprägung der Gewebseosinophilie mit der Rezidiv-

neigung, insbesondere aktivierte Eosinophile waren mit einem ausgeprägten Schleimhautödem vergesellschaftet. Die Befunde zeigen deutlich, daß die Ursache der Rezidiverkrankung in der zugrundeliegenden immunologischen Störung der Schleimhaut liegt und eine alleinige Operation ohne begleitende, z.B. antiallergische Therapie, bei diesen Kranken nicht erfolgversprechend ist.

C.Herberhold (Bonn): Haben Sie eine Vorstellung zur Histogenese der nahezu ubiquitär zu beobachtenden Schleimhautödeme?

W. Hosemann (Regensburg): Ich bitte um ergänzende Angaben über die genauere Art der Allergie (z.B. Typ-I-Reaktion gegen Pollen, Milben oder Pilze) Ihrer Patienten und über den Zeitpunkt der Entnahme einer Schleimhautprobe (z.B. in der Saison, außerhalb der Saison).

H. Rudert (Kiel): Nachuntersuchungen an mehr als 500 Patienten haben ergeben, daß sich die Rate der Rezidivpolyposis bei Allergikern und Nichtallergikern nicht signifikant unterschied. Nur bei der Gruppe der ASS-Intoleranten waren ein signifikanter Unterschied festzustellen.

B. Prem (Schlußwort):
Zu Herrn Herberhold: Auch bei makroskopisch gesund erscheinender Schleimhaut waren oft Ödemzonen zu sehen.
Zu Herrn Hosemann: Die Proben wurden zum Nachuntersuchungszeitpunkt entnommen.
Zu Herrn Rudert: Als Rezidivpatienten wurden in unserem Kollektiv auch solche Patienten gewertet, die subjektiv keine Beschwerden angaben, aber endoskopisch eine partielle Polypenbildung – wenn auch nur minimaler Ausprägung – aufwiesen.
Zudem haben wir derzeit ein Kollektiv von ca. 400 Patienten nach NNH-Operation nachuntersucht und einen signifikanten Unterschied zwischen Allergikern und Nichtallergikern hinsichtlich der Rezidivrate gefunden. Die Rezidivrate betrug bei den Allergikern durchweg ca. 30–40%.

196. R. Weber, R. Keert, A. Huppmann (Fulda): Wundheilung nach Nasennebenhöhlenoperationen anhand von Videozeitraffersequenzen

Die Wundheilung nach endonasaler Nasennebenhöhlenoperation dauert abhängig vom Ausmaß des Eingriffes und der individuellen Schleimhautreaktion wenige Wochen bis mehrere Monate.

Zur Darstellung der Wundheilung als dynamischer Vorgang in seiner Gesamtheit haben wir ein Verfahren entwickelt, das es ermöglicht, zeitabhängige endonasale Schleimhautveränderungen in ihrer natürlichen Dynamik als Zeitraffervideofilm zu dokumentieren.

Da eine kontinuierliche Videoendoskopie nicht realisierbar ist, erzeugen wir das Filmkontinuum, indem wir in bestimmten Zeitabständen Videosequenzen von etwa 30 s Länge endoskopisch aufnahmen, von jeder Sequenz zueinander passende Einzelbilder – sog. Originalbilder – auswählten, zusammenschnitten und die dazwischen fehlenden Bilder mit einer speziellen Computertechnik

herstellten, dem mathematischen Begriff der Interpolation entsprechend. Auf die darzustellenden Schleimhautveränderungen ist eine Art Interpolation deshalb anwendbar, da sie kontinuierlich und ohne Sprünge ablaufen und wir die zeitlichen Abstände zwischen den Videosequenzen so wählten, daß wesentliche Informationen nicht verloren gingen. Der Zeitlauf des zu beobachtenden Prozesses darf weder zu schnell noch zu langsam sein, da in beiden Fällen die Veränderungen vom Betrachter nicht adäquat wahrgenommen werden können.

Um die exakt gleiche Einstellung bezüglich Entfernung und Blickwinkel endoskopisch zu gewährleisten, wurde bei der ersten Aufnahme die günstigste Einstellung festgelegt und hiervon eine auf den Bildschirm zu heftende Overheadfolie erstellt, auf der die wesentlichen unveränderlichen Randgrößen wie Nasenseptum, Nasenboden und laterale Nasenwand festgehalten wurden. Ein weiteres Hilfsmittel war das Nebeneinanderstellen von intranasalen Bildern auf einem sogenannten Bildteiler.

Das Videoendoskopieequipment besteht aus: einem starren 4 mm dicken 0°-Hopkins-Endoskop, einer Einchipvideokamera und einem S-VHS-Recorder. Zwischen Videorecorder und Monitor ist der Bildteiler, das Colour-Quad-System, geschaltet. Zur Weiterverarbeitung der Bilder verwendeten wir einen mit 33 MHz getakteten Computer CUP 846 DX, ergänzt um 16 MB Hauptspeicher und 1 Gigabyte Festplattenspeicher. Wesentliche weitere Elemente sind die sogenannte Targa+-Grafik- und Digitalisierkarte und die SpeedStar 24X-Grafikkarte. Als Software zur Bearbeitung der Originalbilder und Erzeugung von Zwischenbildern kamen das Video+Marker-Programm und das PhotoMorph-Programm zum Einsatz.

Die Sprünge zwischen den Originalbildern wurden mit dem Photomorph-Programm durch sogenanntes Morphen so verkleinert, daß sie für das Auge nahezu unsichtbar blieben.

Je nach Realzeitspanne zwischen den Originalbildern wird die Anzahl der zu entwickelnden Morphbilder festgelegt, um die Dynamik der Schleimhautveränderung exakt wiederzugeben.

Die Beobachtung von 2 Fällen reicht nicht aus, allgemeingültige neue Erkenntnisse zu gewinnen. Mit dieser Arbeit sollten zunächst die Grundlagen geschaffen werden für eine systematische Untersuchung der Wundheilung nach Nasennebenhöhlenoperationen. Viele Fragen sind diesbezüglich offen: Wie sehen die Unterschiede in der Wundheilung in den verschiedenen Nasennebenhöhlen aus? Welche Therapiemodalitäten (in der chirurgischen Technik, medikamentösen Nachbehandlung, lokalen Schleimhautpflege) haben einen Einfluß auf den Ablauf der Wundheilung? Woran kann man frühzeitig die Entwicklung eines Polyposisrezidivs erkennen?

Die mit dem vorgestellten Verfahren ermöglichte umfassende, nahezu naturgetreue Beobachtung endonasaler Schleimhautveränderungen verspricht hier neue physiologische und pathophysiologische Erkenntnisse.

197. B. Ehsani, W. Heher (Hamburg-Barmbek): Die Verwendung von Ionomerzement in der rekonstruktiven Mittelgesichts- und Nasenchirurgie

Es wird berichtet über die Verwendung von Ionomerzement an Mittelgesicht und Nase aus *implantologischer* Sicht.

Ionomerzement ist ein Neutralisationsprodukt aus dem alkalischen Glaspulver (Kalzium-Ammonium-Fluorosilikat) und saurem Polymerisat der Maleinsäure und Acrylsäure. In Anlehnung an klinische und tierexperimentelle Erfahrungen der Würzburger Gruppe Geyer-Helms sowie Schmitz aus Aachen haben wir dieses Material sowohl als Rohling als auch als präformiertes Implantat zur Rekonstruktion knöcherner Defekte des Gesichtsschädels und in sehr speziellen Fällen bei der rhinochirurgischen Augmentation in der Funktion eines langfristigen und selbstverständlich nur temporären Expanders verwendet. Die bisherigen Ergebnisse werden hier demonstriert:

Abbildung 1 zeigt den postoperativen Zustand bei einem Patienten, bei dem vor 3 Jahren wegen eines invertierten Papilloms eine linksseitige Stirn- und Siebbeinoperation von außen vorgenommen worden war. Der paranasale Knochendefekt wurde mit frisch angemischtem Ionomerzement verschlossen. Eine Komplikation haben wir während der Nachbeobachtungszeit nicht festgestellt. Das endoskopische Bild zeigt einen reizlosen Situs. Das Implantat ist von normaler Schleimhaut bedeckt.

Präformierte Implantate haben wir zum Aufbruch des Nasengerüstes *temporär* sowohl mittelfristig wie auch langfristig eingesetzt.

Infolge eines Septumhämatoms war bei einem jungen Patienten eine subtotale Resorption des Septumknorpels mit folgender Einsattelung des Nasenrückens eingetreten. Eine präformierte Ionomerzementplatte wurde mit Diamantbohrer zurechtgeschliffen, um die fehlende Lamina quadrangularis temporär zu ersetzen und den Sattel auszugleichen.

Nach komplikationslosem Intervall von 16 Monaten – der Patient mußte seine Lehre abschließen – wurde das

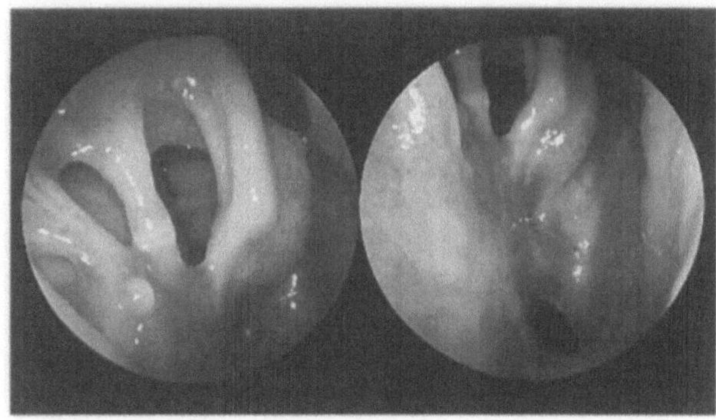

Abb. 1. Postoperativer Zustand 3 Jahre nach einer linksseitigen Stirn- und Siebbeinoperation von außen

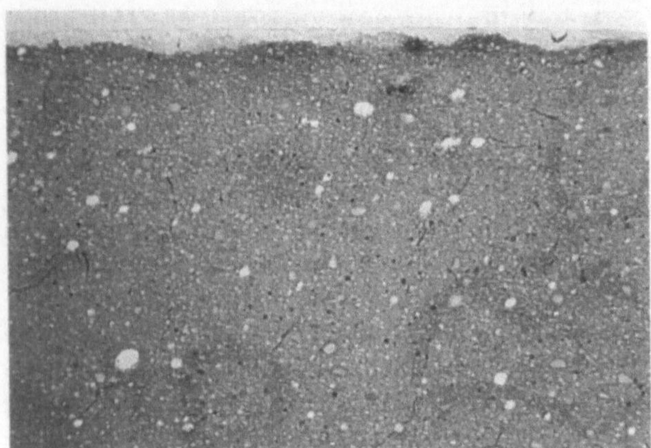

Abb. 2. Histologisches Bild des Implantats ohne entzündlichen oder Abbauprozeß

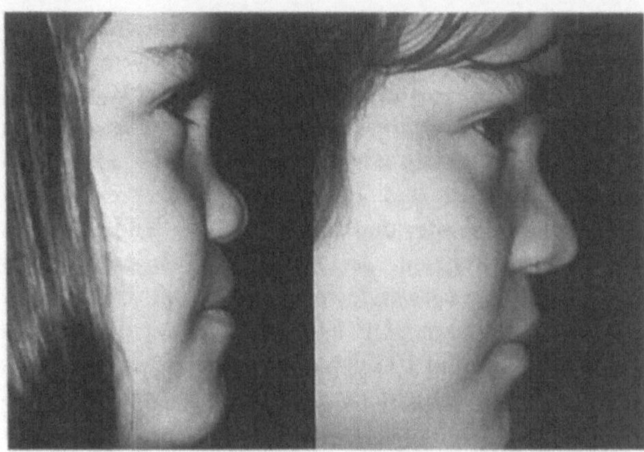

Abb. 3. Prä- und postoperativer Zustand bei einer 11jährigen Patientin mit angeborener Nasenhypoplasie bei fehlender Lamina quadrangularis

Implantat gegen autologen Rippenknorpel ausgetauscht. Bei der Explantation des Ionomerzementes lag ein vollkommen reizloses Implantatlager vor.

Das histologische Bild des Implantats (Abb. 2) zeigt keinen entzündlichen oder Abbauprozeß.

Abbildung 3 zeigt den prä- und postoperativen Zustand bei einer damals 11jährigen Patientin mit angeborener Nasenhypoplasie bei fehlender Lamina quadrangularis. Im März 1992 wurde das Profil der Schrumpfnase mit zweiteiligen Ionomerzementimplantaten schrittweise aufgebaut.

Bis zum jetzigen Zeitpunkt traten keine pathologischen Reaktionen im Implantatbereich auf. Bei der Revision, die wegen zunehmendem Nasenwachstum erfolgte, fand sich ein vollkommen reizloses Implantatlager.

Ein definitiver Austausch des Ionomerzements gegen Rippenknorpel ist nach Beendigung der Wachstumsperiode geplant.

Ionomerzement wird seit Jahren in unserer Klinik in der Mittelohrchirurgie bei einwandfreier Verträglichkeit verwendet. Dieselbe Beobachtung haben wir beim Einsatz dieses Materials inzwischen auch an Mittelgesicht und Nase gemacht.

Nach unserer Erfahrung darf das Material nicht in infizierter Umgebung verwendet werden.

Otologie V

198. G. Tymnik, G. Hofmann, B. Heidemüller (Dresden, Chemnitz): Untersuchungen zur Heterozygotenverifizierung der autosomal-rezessiv vererbten Gehörlosigkeit (ARVG)

Zur Zeit erleben wir einen revolutionären Erkenntniszuwachs auf dem Gebiet der Genetik im allgemeinen und der Humangenetik im besonderen. Es ergeben sich völlig neue, bisher nicht bekannte Diagnose- und Therapiestrategien. Ebenso wird die ätiologische Forschung durch die Humangenetik entscheidend bereichert.

Die Krankheitsgruppe der vererbbaren Hörstörungen (HS) hat jedoch bisher von diesen modernen – v.a. molekulargenetischen Verfahren – wenig oder kaum profitiert. Hauptursache für die fehlenden Erfolge ist dabei die äußerst ausgeprägte Heterogenie des Phänotyps HS. Immer noch stehen wir vor einigen prinzipiell nicht gelösten Schwierigkeiten. Weder können wir die erworbenen von den ererbten HS-Formen immer mit letzter Sicherheit abgrenzen, noch gibt es Verfahren zur absolut sicheren Differenzierung der zahlreichen genetischen HS-Formen. Auch ist es nicht möglich, die klinisch stummen heterozygoten Merkmalsträger der verschiedenen autosomal-rezessiv vererbten HS zu identifizieren. Dabei wäre die sichere Erkennung von heterozygoten Merkmalsträgern der ARVG von entscheidender Bedeutung sowohl für die genetische Familienberatung bei sporadisch aufgetretenen Gehörlosigkeiten als auch zur Schaffung eines homogenen Untersuchungsmaterials zum Einsatz von molekulargenetischen Methoden.

Nach unserem Postulat ist damit zu rechnen, daß Heterozygote für die ARVG lärmempfindlicher als Normalpersonen reagieren. Erste eigene orientierende subjektiv- und objektiv-audiologische Untersuchungen wiesen darauf hin, daß genealogisch gesicherte, normalhörende Heterozygote für die ARVG bei Lärmbelastung eine im Durchschnitt höhere TTS bzw. ITTS (integrierte TTS) aufbauen als Vergleichspersonen.

Diese Erkenntnis war Basis unserer Studie. Untersucht wurden insgesamt 41 Probanden (20 weibliche und 21 männliche) mit einem durchschnittlichen Alter von 37,2 Jahren. Nach der Genealogie war bei den Probanden ein Heterozygotenstatus anzunehmen. Das Kriterium zur Festlegung – genealogisch gesicherter Heterozygotenstatus – war für uns, daß normalhörende Eltern mindestens 2 gehörlose oder hochgradig hörgestörte Kinder hatten. Des weiteren durften anamnestisch

keine exogenen Schadensmöglichkeiten eruierbar sein. Die Vergleichsgruppe bestand aus 53 Personen. Die Untersuchungen erfolgten entsprechend einem Ablaufplan. Wesentlich war hierbei die Lärmbelastung mit einer Applikation von weißem Rauschen im freien Schallfeld bei einem Schallpegel von 100 dB (AS). Ermittelt wurden die TTS-Werte bei 1, 2, 4 und 8 kHz sofort nach der Lärmbelastung und weiterhin nach 5, 10 und 20 Minuten. Zusätzlich wurden Amplituden und Latenzzeiten der Welle V vor und nach Belastung gemessen.

Die wesentlichen Ergebnisse sind: Bei der subjektiven Audiometrie zeigte sich, daß die ITTS2-Werte bei der Heterozygotengruppe im Durchschnitt höher – bei einzelnen Frequenzen signifikant höher – als bei der Vergleichsgruppe sind. Der ITTS-Abbau erfolgte bei der Heterozygotengruppe langsamer. Im Trend zeigte sich ebenfalls, daß die Latenzzeit der Fallgruppe deutlich höher als bei der Kontrollgruppe liegt. Die Amplitude der Welle V des BAEP unterlag bei der Kontrollgruppe vor und nach der Lärmbelastung nur geringen Schwankungen. Die beschriebenen Trends werden durch die Nutzung der Diskriminanzanalyse deutlicher herausgestellt. Die beste Trennschärfe ergab sich für den Ansatz: EH~ITTS×tlv (*EH: hereditäres Element; tLV: Latenz-*

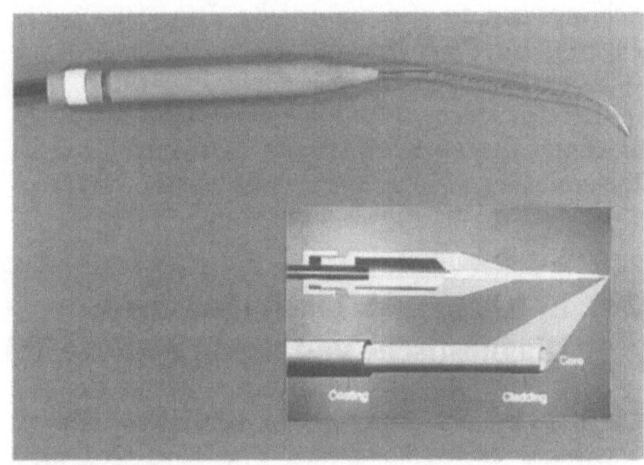

Abb. 1. Ergebnishistogramm der Diskriminanzanalyse mit Kontroll (*1*)- und Fallgruppe (*2*)

zeit der Welle V). Die Kontrollgruppe wird unter Zugrundelegung dieses Ansatzes mit 86,0% und die Fallgruppe mit 80,6% richtig eingeschätzt (Abb. 1). (Das Verfahren der Kreuzvalidierung war wegen nicht ausreichendem Probandengut nicht anwendbar). Unser eingangs genanntes Postulat erfährt mit den erzielten Ergebnissen eine wesentliche Unterstützung.

J. Oeken (Leipzig): Die rezessive Taubheit ist ebenfalls heterogen, d.h. verschiedene Genorte sind möglich, die wiederum verschiedene Funktions- oder Strukturproteine verschlüsseln. Evtl. könnte bei einem Genort der Test zutreffen, bei einem anderen nicht, falsch-negative Ergebnisse wären möglich.

Auch bei nicht monogenen Heterozygoten kann aufgrund eines sog. „vulnerablen Innenohrs", welches wahrscheinlich das Resultat einer kritischen Anzahl fragiler Genprodukte ist, die TTS pathologisch erhöht sein, d.h. falsch-positive Ergebnisse waren möglich.

G. Tymnik (Schlußwort):
Das beschriebene Verfahren wollen wir keinesfalls als allgemeinen Test propagieren; Ziel ist vielmehr, ein homogenes Probandenmaterial für molekularbiologische Untersuchungen zu schaffen.

199. C. Erb, S. Preyer, H.-P. Zenner, H.-J. Thiel (Tübingen): Ophthalmologische Befunde bei Hörsturz-Patienten

Als Ursache des Hörsturzes werden vaskuläre Probleme oder eine Virusgenese diskutiert. In dieser Studie wollten wir nachweisen, ob bei Hörsturz-Patienten Mikrozirkulationsstörungen vorliegen und damit einen Hinweis für die vaskuläre Genese bieten.

Patienten

In der Univeristäts-HNO-Klinik Tübingen wurden 31 Patienten (m:w = 15:16, Alter 37,5 Jahre), die dort wegen eines Hörsturzes stationär behandelt wurden, einer ausführlichen ophthalmologischen Untersuchung in der Universitäts-Augenklinik unterzogen. Als Hörsturz betrachteten wir Patienten mit akutem ein- oder beidseitigem Hörverlust ohne vestibuläre Beteiligung, bei denen der Hörverlust mindestens 20 dB in einer Frequenz betrug.

Ergebnisse

20 Patienten hatten am rechten und 11 Patienten am linken Ohr einen Hörsturz. 7 Patienten (22,6%) hatten ein Rezidiv, davon 3 Patienten beidseits. Bei folgenden Augenuntersuchungen ergaben sich normale Resultate (Tabelle 1).

Bei den retinalen Gefäßen zeigten 16 Patienten eine Schlängelung der venösen Gefäße, 3 Patienten hatten enge Gefäße. Zwei Patienten hatten eine Grünen Star (6%), ein Patient eine Migraine ophthalmique.

Bei den ersten 10 Patienten wurde eine zusätzliche elektrophysiologische Abklärung durchgeführt; sowohl Elektroretinogramm als auch visuell evozierte Potentiale lagen im Normbereich. In der Standardperimetrie waren die Patienten unauffällig. In der Rauschfeldcampimetrie (TEC, Oculus), eine neue Methode zur Wahrnehmung eigener Gesichtsfeldstörungen, zeigten 26 Patienten (84%) an 47 Augen folgende Auffälligkeiten (Tabelle 2).

Im Farbtest (Roth-28-HUE-Test) zeigten sich erhöhte Fehlersummen in beiden Augen (rechtes Auge: 120, linkes Auge: 131). Eine spezielle gestörte Farbachse konnte nicht gefunden werden.

Schlußfolgerungen

Insgesamt sind Patienten unter Anwendung üblicher ophthalmologischer Untersuchungsmethoden unauffällig. Bei Beachtung feiner morphologischer Befunde (venöse Tortuositas vasorum) und Anwendung subtiler Untersuchungsmethoden lassen sich Auffälligkeiten erkennen, die für eine Mikrozirkulationsstörung sprechen.

Tabelle 1. Ergebnisse der konventionellen Augenuntersuchung

	Rechtes Auge	Linkes Auge
Visus	0,9	0,9
Refraktion	–0,2	–0,4
Augeninnendruck [mm Hg]	16	16
Sehnervexkavation	0,3	0,3

200. E. Klemm, M. Flach (Dresden): Diagnostische und therapeutische Tympanoskopie bei akuten Ertaubungen

Die Ursachen des Hörsturzes, im schwersten Falle der einseitigen akuten kompletten Ertaubung, sind nicht restlos bekannt. Auch ist die Frage zu stellen, ob die von Stange u. Neveling 1980 [3] aufgestellte Reihenfolge der pathogenetischen Ursachen der Richtigkeit entspricht, die Membranrupturen stehen hier an letzter Stelle.

Wir stellten uns die Aufgabe zu prüfen, welche Bedeutung Membranrupturen für die Pathogenese von Ertaubungen haben. Ausgangspunkte für unsere Untersuchungen waren:

- ein akuter Mindesthörverlust von 80 dB und mehr, also ein vergleichbarer Ausgangspunkt im Schweregrad der Erkrankung,
- vergleichbare anamnestische Intervalle bis zu 14 Tagen und Nachbeobachtungszeiträume von 6 Monaten,
- vergleichbare Therapiegrundschemata.

Die Schwierigkeiten in der Beurteilung von Membranrupturen liegen in der Mikroanatomie des runden Fensters begründet. Hartwein et al. [1] teilten 1988 mit, daß ein sicherer Einblick auf die Rundfenstermembran transmeatal nur in 30% möglich ist. Wir haben deshalb in letzter Zeit systematisch eine 30°-Minioptik eingesetzt, wodurch die Aussagekraft wesentlich erhöht wurde.

Patientengut und Ergebnisse

Es handelt sich um 124 akute Ertaubungen, Durchschnittsalter 50 Jahre. 61mal wurde eine reine medikamentöse Therapie durchgeführt, 63mal erfolgte zusätzlich eine Tympanoskopie.

Bei rein konservativer Therapie verzeichneten wir 10% Normalisierungen und 36% Besserungen mit einem gemittelten Hörgewinn von 38 dB, also recht unbefriedigende Ergebnisse. 41 Patienten mit Traumen in der Anamnese wurden gesondert erfaßt. 16mal wurde aus der diagnostischen eine therapeutische Tympanoskopie. Bei den therapeutischen Tympanoskopien zeigte sich in der Zahl der Patienten eine Remissionstendenz von 81%, jedoch nur mit einem gemittelten Hörgewinn von 30 dB. Auffällig war die relativ kurze Zeit der wesentlichen Hörerholung von 7 Tagen. Es ist annehmbar, daß bei vorangegangenen Traumen die Membranrupturen einer „primären Pathogenese" zuzuordnen sind.

Bei 22 Patienten ohne Hinweis auf ein Trauma wurde 10mal eine therapeutische Tympanoskopie ausgeführt. Auch hier zeigte sich ein deutlicher Trend zu Restitutionen in 70% der Fälle nach Membranplastiken, der Hörgewinn betrug jedoch nur 32,5 dB. Die zeitlich

langsamere Restitution von 3 Wochen möchten wir deuten, daß die Rupturen hier ein Sekundärphänomen sind.

Schlußfolgerungen

- Durch den Einsatz von Winkeloptiken erhöhen sich die diagnostischen Aussagen mit therapeutischen Konsequenzen.
- Bei akuten Ertaubungen ist die Indikation zur Tympanoskopie großzügig zu stellen.
- Der Wert therapeutischer Tympanoskopien liegt in der Anzahl partieller Restitutionen, nicht aber im individuellen Hörgewinn, der in der Regel bei 30–32 dB liegt.

Balazs Fabinyi (Krems): Unsere Erfahrungen mit dieser Technik konnten keine Perilymphfistel beweisen. Es ist sehr schwierig, eine Membranfistel eindeutig zu beweisen. Lokal-anästhesie mit Xylocain kann eine Fistel nachahmen, da die Lösung sich in der Fensternische vermehren kann.
Welche präoperativen diagnostischen Kriterien (z.B. Fistel-Symptom) werden beim Verdacht auf Labyrinthmembranfistel geprüft?
Wurde der postoperative Hörgewinn auch mit Sprachaudiometrie, Diskriminationstest kontrolliert?
Wie stellen Sie die Indikation zur Membranplastik bei negativer Anamnese und bei nicht beweisbarer Perilymphfistel?

T. Harder (Kiel): Wie und wann stellen Sie die Indikation zur Tympanoskopie?
Decken Sie auch die ovale Nische mit ab, die nach Literaturangaben in bis zu 70% verantwortlich für eine Perilymphfistel ist?
Wie führen Sie Ihre „Membranplastik" durch?

N. Marangos (Freiburg): Sie sprechen von Membranplastik; wie führen Sie sie durch? Machen Sie es über eine Tympanotomie, dann darf man nicht von einer therapeutischen Tympanotomie sprechen, machen Sie es endoskopisch, dann könnte es sich um eine therapeutische Tympanoskopie handeln.

E. Klemm (Schlußwort):
Bei Rupturverdacht decken wir die Kanalwand deckelartig ab unter Verwendung von Fibrinkleber. In den Kanal selbst sollte kein Gewebe „hineingestopft" werden, da dies Nachteile für die Spontanheilung der Perforation selbst haben kann (s. Tierversuche [2]). Der Begriff „therapeutische Tympanoskopie" ist neu, hat aber mit der zunehmenden Präzisierung von Rupturen durch endoskopische Technik seine absolute Berechtigung.

201. C. Desloovere (Frankfurt):
Hörsturztherapie mit Hydroxyäthylstärke und Juckreiz: Drug-monitoring-Studie

In den letzten Jahren wurde mehrmals über Juckreiz als Nebenwirkung einer Hämodilutionstherapie mit Hydroxyäthylstärke beim Hörsturz berichtet (Schneeberger et al. 1990; Gall et al. 1993; Grundmann et al. 1993), mit einer Inzidenzrate zwischen 3,3 und 50%. Im Rahmen einer prospektiv randomisierten Studie sollte der Zusammenhang zwischen Juckreiz, der Menge an infundierter 10% Hydroxyäthylstärkelösung 200/0,5 (HAES) und Atopie geklärt werden.

Hörsturzpatienten mit Hämatokritwerten über 44% und/oder Hämoglobingehalt über 14 g/dl und/oder erhöhter Plasmaviskosität wurden stationär aufgenommen. Nur in diesen Fällen konnten wir im Rahmen von 2 prospektiven randomisierten Studien eine signifikante Überlegenheit einer Hämodilutionstherapie gegenüber Placebo nachweisen (Desloovere et al. 1988, 1990). Darüber hinaus erfolgte nur eine Aufnahme bei starkem Schwindel und falls es sich um das letzte hörende Ohr handelte.

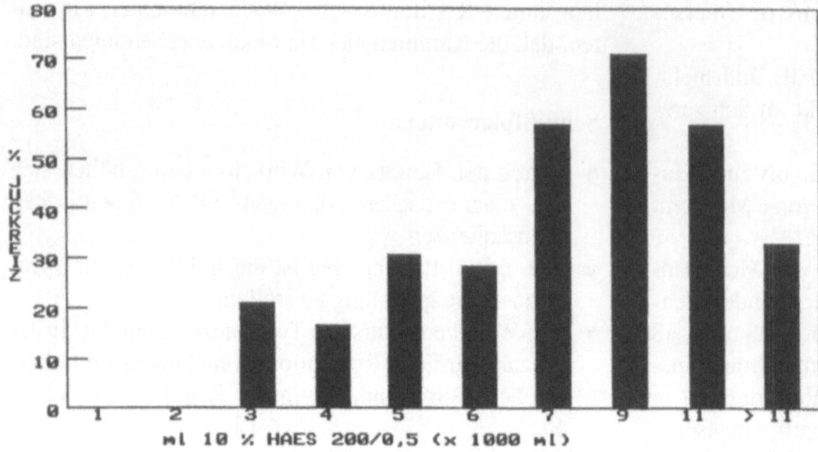

Abb. 1. Abhängigkeit der Juckreizhäufigkeit von der Menge an infundierter 10% Hydroxyäthylstärke 200/0,5-Lösung

Die nach diesen Kriterien stationär behandelten Patienten wurden seit 1990 prospektiv randomisiert in 2 Gruppen aufgeteilt: die erste Gruppe erhielt 250 ml HAES und 500 ml Ringer, die zweite Gruppe 500 ml HAES mit 500 ml Ringer pro Tag ohne zusätzliche Medikation außer einer Kortisontherapie nach dem Stennert-Schema, falls innerhalb von 5 Tagen keine ausreichende Besserung eintrat. Die Therapie wurde bis zur Vollremission oder höchstens 20 Tagen weitergeführt.

Es wurden 170 Patienten in der Studie aufgenommen, 85 in jeder Gruppe. Es kam zu einer Remission bei 77,2% der Patienten in Gruppe 1 und bei 76,4% in Gruppe 2. Eine Vollremission wurde in beiden Gruppen bei 54% der Patienten erreicht. Bei Betrachtung der mittleren Hörverbesserung für die Frequenzen 500, 1000, 2000 und 4000 Hz in dB zeigte sich ebenfalls kein signifikanter Unterschied: 1. Gruppe 15,5 ± 2,1 dB und 2. Gruppe 16,4 ± 2,2 dB. Durchschnittlich wurden in beiden Gruppen 12 Infusionen verabreicht.

Die Patienten wurden nach Allergien befragt, in der 1. Gruppe gaben 24,6% eine Allergie an und in der 2. Gruppe 26,1%. Die Juckreizhäufigkeit betrug in der 1. Gruppe 9,2% und in der 2. Gruppe 35,8%. Bei 1,5% der Patienten der Gruppe 1 lagen eine allergische Diathese

und Juckreiz vor und bei 11,9% der Gruppe 2. Damit war bei den Patienten, die an Juckreiz litten, nicht häufiger eine allergische Diathese zu verzeichnen als bei den anderen. Die Juckreizhäufigkeit in Abhängigkeit von der Menge an infundierter HAES-Lösung in ml ist in Abb. 1 dargestellt. Unterhalb von 2000 ml HAES-Lösung konnten wir keinen einzigen Fall von Juckreiz beobachten, danach steigt die Juckreizhäufigkeit graduell an mit einem Maximum von 70% bei 7–9 l HAES-Lösung. Danach fällt die Inzidenz wieder ab, wahrscheinlich Folge der kleinen Fallzahlen. Der Juckreiz trat meistens am Ende oder gleich nach dem stationären Aufenthalt auf, v.a. an den bedeckten Körperteilen und verstärkt durch Wärme. Der Juckreiz hielt durchschnittlich 2 Monate an, der längste Fall dauerte ein Jahr.

Aus diesen Erkenntnissen heraus empfehlen wir zur Hörsturztherapie bei HKT Werten über 44%, Hb-Gehalt über 14 g/dl und erhöhter Plasmaviskosität eine Hämodilutionstherapie mit 250 ml 10% HAES 200/0,5 pro Tag. Es sollte nur bis zur Remission behandelt und die Indikation zu einer längerdauernden Therapie eng gestellt werden. Die Juckreizhäufigkeit könnte weiter reduziert werden durch eine Kombination der Infusionstherapie mit Aderlässen im Sinne einer isovolämischen Hämodilution.

202. M. G. J. Schedler, U. Fürst, N. Mahdi (Homburg):
Zur Nebenwirkungsrate der Hämodilutionsbehandlung mit HAES 200/0,5 bei akuten Mikrozirkulationsstörungen im Kopf- und Halsbereich. Eine epidemiologische retrospektive Studie an 442 Patienten

Manuskript nicht eingegangen.

203. R. Häusler, A. Messerli, V. Romano, H. J. Altermatt (Bern):
Klinische und experimentelle Resultate der Argonlaserstapedotomie

Im Jahr 1980 wurde der Argonlaser erstmals klinisch zur Stapedotomie eingesetzt [1]. Der Laserstrahl wurde vom Ohrmikroskop aus mit Mikromanipulator gesteuert und fokussiert eingesetzt. 1990 publizierte Horn [2] die fiberoptische Applikation, bei der die Fiberspitze wie ein mikrochirurgisches Instrument geführt wird. Dies ergab einen neuen Sicherheitsfaktor bzgl. Innenohrschädigung. Seit 1992 wird an der Universitäts-HNO-Klinik Bern zur Stapedotomie ein ophthalmologisches Argonlasergerät (Typ Argus, 3 Watt Maximalleistung, luftgekühlt) mit einem fiberoptischen Mikrohandstück verwendet. Das fiberoptische Mikrohandstück wurde in Bern speziell entwickelt. Es besteht aus einem Kunststoffhandgriff und sich nach vorn verjüngenden Metallhülsen, in welchen eine Quartzfiber von 200 µ Durchmesser gehalten wird. Zum multiplen Gebrauch läßt sich die Fiber an der Spitze schneiden und sterilisieren.

Da nur wenige experimentelle Untersuchungen des fiberoptischen Argonlasers bei otologischer Anwendung bekannt sind, haben wir an einem flüssigkeitsgefüllten Innenohrmodell an verschiedenen Stellen eine quantitative Temperaturanalyse mittels temperatursensibler Fluoreszenzfilme [3] durchgeführt. Diese ultradünnen Polyurethanfluoreszenzfilme von 2 µ Dicke sind mit Rodamin beschichtet, welches starke temperaturabhängige Fluoreszenzveränderungen im biologisch interessanten Bereich zwischen 30° und 150°C zeigt. Mit den klinisch benützten Laserpulsstärken (1–2,5 Watt, 0,1 s Dauer) wurden direkt unter der Fußplatte bei Einzelpulsen für Sekundenbruchteile bis 25°C Temperaturerhöhungen gemessen. Die relevantere Messung in der von der Fußplattenunterseite entfernten Innenohrflüssigkeit ergab Temperaturerhöhungen bis zu 1°C. Am Boden des Ohrmodells wurde bei direkter Einstrahlung ins Ohrmodell eine Energiereduktion von 60% gemessen. Bei Absorption an der Fußplatte ist dieser Wert bedeutend kleiner. Die Laserwirkung wurde zudem morphologisch am isolierten Stapes mit dem Rasterelektronenmikroskop untersucht. Die thermische Randschädigungszone beschränkt sich bei den benützten Impulsstärken auf einen Bereich von 100 µ.

In einer klinischen Studie wurden die Resultate der Argonlasersstapedotomie mit derjenigen der Skeeter-Microdrill-Stapedotomien verglichen. 1992/93 wurden 108 Stapedotomien vom Erstautor durchgeführt, davon wurden mit dem Argonlaser 54 und mit der konventionellen Skeeter-Microdrill-Methode 29 operiert. 25 atypische Stapedektomien (Revisionen, Hammergriffstapedotomien, Mißbildungen) wurden von der Analyse ausgeschlossen. Tabelle 1 zeigt den mittleren postoperativen Air-bone-Gap in den Hauptsprachfrequenzen. In beiden Gruppen wurde in allen Fällen eine gute Gehörverbesserung erzielt, wobei die Resultate der Lasergruppe etwas besser ausfielen als die der Skeetergruppe. Postoperative Perzeptionsverluste im Tief- und Mittelfrequenzbereich wurden in beiden Gruppen nicht beobachtet. Ein geringer postoperativer Hochtonverlust bei 4000 Hz wurde in je einem Fall der Laser- und der Skeetergruppe beobachtet. Eine Fazialisnervendysfunktion trat in beiden Gruppen nicht auf. Verglichen mit anderen publizierten Stapedotomieresultaten [4, 5] zeigen unsere Resultate in beiden Gruppen ein gutes postoperatives Ergebnis.

Zusammenfassend zeigen unsere Resultate, daß die fiberoptische Argonlaserstapedotomie nicht weniger sicher ist als die Skeeterstapedotomie. Als Vorteil zeigt sich bei

Tabelle 1. Vergleichende Resultate von Argonlaser- und Skeeterstapedotomie

Postoperativer Air-bone-Gap (0,5, 1,2 kHz)	Laser (n = 54)	Skeeter (n = 29)
< 5 dB	37	17
6–10dB	16	8
11–15 dB	0	3
> 15 dB	1	1
Perzeptionsverlust 250–2000 Hz	0	0
Hochtonverlust 4000 Hz	1	1
	(39 dB)	(20 dB)
relevanter postoperativer Schwindel (Spontannystagmus, Erbrechen)	0	1
Fazialisnervendysfunktion	0	0
Chorda-tympani-Dysfunktion		
< Wochen [%]	18	14
> Monate [%]	16	14

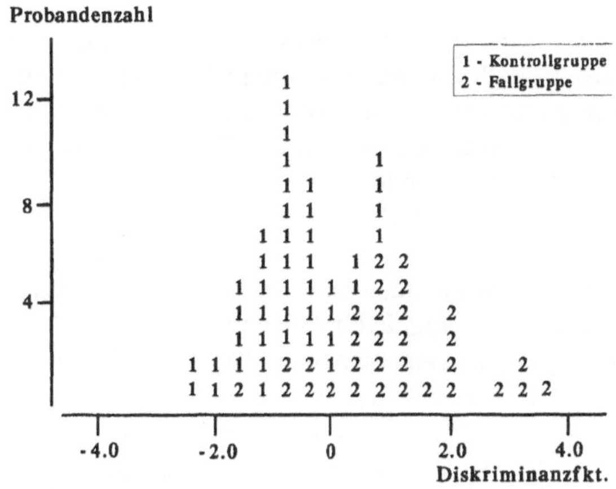

Abb. 1. Fiberoptisches Mikrohandstück, das in Bern für die Argonlaserstapedotomie entwickelt wurde

der Laser-Stapedotomie das Fehlen jedwelchen mechanischen Traumas. Eine Stapesluxation oder „floating footplate" können praktisch nicht mehr auftreten. Ein Vorteil des Skeeter-Microdrills ist dagegen die einfachere Perforation dicker Fußplatten. Aus diesen Gründen scheint zur Optimierung der Stapeschirurgie die kombinierte Anwendung von Laser und Skeeter besonders günstig.

Literatur

1. Perkins RC (1980) Laser stapedotomy for otosclerosis. Laryngoscope 90:228
2. Horn KL (1990) Argonlaser stapedotomy using an endo-otoprobe system. Otolaryngol. Head Neck-Surg 102:193
3. Romano V (1989) Time-resolved thermal microscopy with fluorescent thin films. Appl Phys B 49:527
4. Fisch U (1980) Tympanoplasty and stapedectomy. A manual of techniques. Thieme, Stuttgart
5. Schuhknecht HF (1987) Current method of stapes surgery. Adv Otorhinolaryngol 37:101

K. B. Hüttenbrink (Dresden): Wie heiß wird der Aufprallpunkt auf der gegenüberliegenden Vestibulumwand beim Einschuß in das offene Vestibulum? Wie vermeiden Sie Einschuß in das offene Vestibulum?

R. Häusler (Schlußwort):
Bei direkter Lasereinstrahlung ins Ohrmodell sind Temperaturmessungen mit dem rodaminbeschichteten Polyurethanfilm nicht möglich wegen des Lichtblitzes. Andere klassische Temperaturmeßmethoden sind zu wenig rasch oder zu wenig präzise. Deshalb haben wir für diese Situation Messungen der Energietransmission durchgeführt zwischen Steigbügel und Vestibulumgrund. Die Laserenergietransmission ist sehr klein, solange nicht ins offene Innenohr gestrahlt wird. Wegen der großen Streuung der Fiberspitze ist bei Anwendung eines fiberoptischen Mikrohandstückes das Innenohr selbst bei direkter Einstrahlung weniger gefährdet als beim fokussierten Laserstrahl, der vom Ohrmikroskop her mikromanipulatorgesteuert wird. Jedenfalls habe ich bei akzidentellen Laserpulsen ins offene Innenohr in meiner eigenen Stapedotomieserie keine klinischen Auswirkungen bemerkt. Trotzdem sollten direkte Einstrahlungen ins Innenohr möglichst vermieden werden.

204. U. Schönfeld, R. Fischer, S. Jovanovic, H. Scherer (Berlin): „Lärmbelastung" während der Laserstapedotomie

Während, besonders aber nach der Perforation der Steigbügelfußplatte führt die Laserbestrahlung zu lokalen kurzfristigen Erwärmungen und Verdampfungen der Perilymphe. Dies verursacht turbulente Konvektionsströmungen in der Cochlea und Bildung von Gas- bzw. Dampfblasen, deren Implosionen (Kavitation) bei Abkühlung eine stochastische Folge von Druckimpulsen im Innenohr auslösen. Gepulste Laser verursachen dagegen einmalige explosionsartige Druckstöße in der Flüssigkeit, die sich ebenfalls vom Entstehungsort kugelförmig ausbreiten. Diese Druckstöße sind in beiden Fällen zugleich eine Impulsanregung der gehörphysiologischen Schwingungsgebilde (Basilarmembran mit Corti-Organ) und damit analog zur Schalleinwirkung über das Trommelfell und Mittelohr zum Innenohr und damit zum Mechanismus der Impulslärmschädigung des Innenohres.

Ziel dieser Untersuchungen ist es, auf der Basis von In-vitro-Modellmessungen die möglichen Gehörschädigungen (Lärmwirkung) durch laserbedingte Druckimpulse bzw. Druckimpulsfolgen in der Cochlea abzuschätzen. Thermisch wirkende Lasersysteme (CO_2-Laser im cw und Superpuls-Mode) sowie gepulste Lasersysteme (Excimer, Er:YSGG-, Er:YAG- und gepulster CO_2-Laser) wurden mit Parametern, die für die Erzielung einer ausreichenden Steigbügelfußplattenperforation (500–600 µm) geeignet sind, eingesetzt. Das vereinfachte, zylindrische, kalorisch angepaßte „Cochleamodell" (Acrylglas, l=14 mm, Ø = 3 mm) bildet im wesentlichen die Dimensionen am ovalen Fenster sowie das Innenvolumen der Cochlea (V=0,1 ml) nach und ist mit physiologischer Kochsalzlösung gefüllt. Als Steigbügelfußplat-

tenersatz diente ein 90 µm dickes Kompaktaplättchen mit vergleichbaren Laserperforationseigenschaften, und als rundes Fenster wurde eine elastische Membran (Latex, d = 0,3 µm) verwendet. Am „runden Fenster" wurden ein Sondenmikrofon angekoppelt und laserstrahlungsbedingte Volumenverschiebungen aufgezeichnet. Die gemessenen Signalverläufe wurden in einen vergleichbaren über den äußeren Gehörgang zugeführten Schalldruck transformiert und im Druck-Zeit-Verlauf nach den Gehörschädigungskriterien von Impulslärm (Spitzen-Schalldruckpegel und Einwirkdauer) bewertet.

Beim CO_2-c_w-Laser erzeugen die kavitationsbedingten stochastisch auftretenden Druckimpulse in der Flüssigkeit einen einem Rauschen ähnlichen Signalzeitverlauf mit maximalen Spektralamplituden im Bereich von 2 bis 7 kHz. Die thermisch bedingte Signalgenerierung beginnt mit kurzer Latenz zum Beginn des Laserimpulses und hält über die Laserdauer hinaus aufgrund verzögerter Abkühlung an. Die „Lärm-Einwirkdauer" entspricht unter Berücksichtigung der für oszillierende Impulszeitverläufe angewendeten Wirkdauer von „–20 dB unter Spitzenpegel" ungefähr der Applikationsdauer der Laserstrahlung. Eine Erhöhung der Leistungsdichte führt zu stärkerer Erwärmung und damit vermehrter Bildung und Implosion von Blasen, was in größeren Amplituden mit vergleichbarem Spitzenschalldruckpegel von maximal 135 dB(SPL) resultiert (Abb. 1). Ein durch eine existierende Perforation applizierter Laserschuß führt dagegen zu keinem nennenswerten höheren Pegel. Desgleichen ist der Einfluß unterschiedlicher Strahldurchmesser (von 180 µm bis 800 µm) aufgrund verschiedener Mikromanipulatoren bei gleicher Energie trotz bis zu

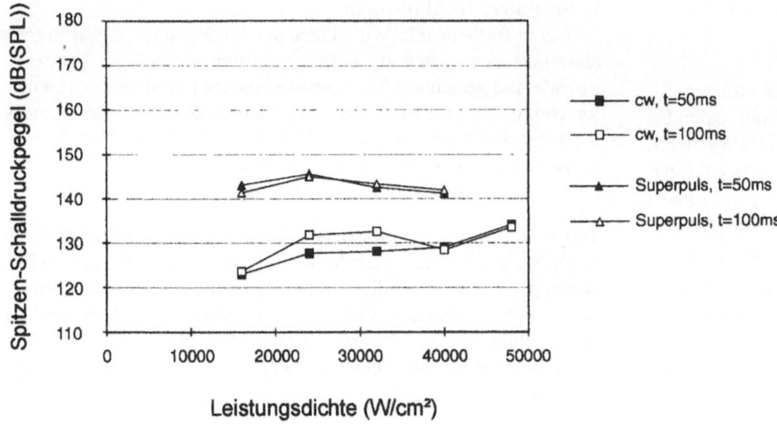

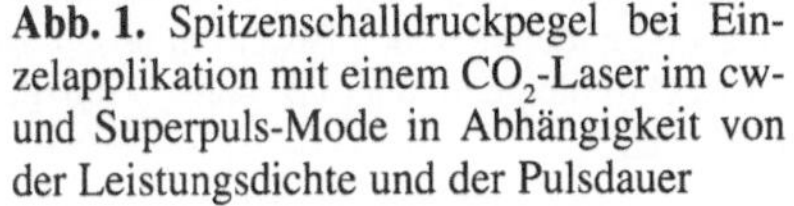

Abb. 1. Spitzenschalldruckpegel bei Einzelapplikation mit einem CO_2-Laser im cw- und Superpuls-Mode in Abhängigkeit von der Leistungsdichte und der Pulsdauer

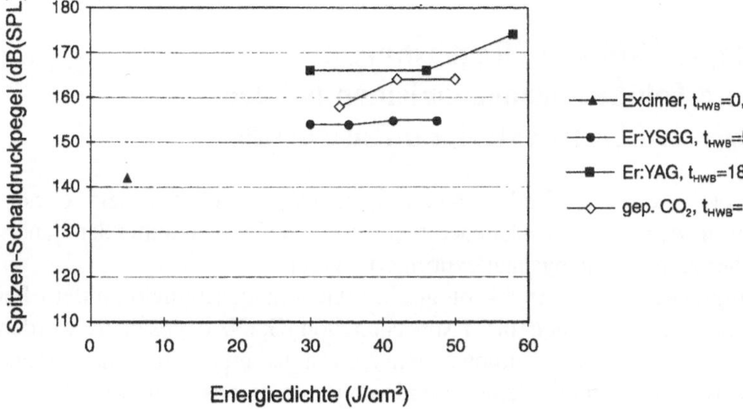

Abb. 2. Spitzenschalldruckpegel bei einer Folge von Applikationen mit gepulsten Lasersystemen in Abhängigkeit von der Energiedichte

20fach höherer Leistungsdichte vernachlässigbar. Eine Verlängerung der Laserpulsdauer von 50 auf 100 ms bewirkt dagegen bei gleichen Amplituden eine Verdopplung der Wirkdauer und damit der Lärmdosis (Abb. 1). Beim Superpulslaser spiegelt der Druckverlauf das laserspezifische Strahlungszeitverhalten (Pulsfolge kurzer Laserimpulse konstanter Pulsspitzenleistung) wider und weist gegenüber dem cw-Laser höhere Druckamplituden auf. Bei einem System mit einer Pulsspitzenleistung von ca. 300 W ergeben sich Spitzenschalldruckpegel von 145 dB(SPL), die nahezu unabhängig von der eingestellten mittleren Leistung und somit von der Pulsfolgefrequenz sind.

Der Druck-Zeit-Verlauf bei gepulsten Lasersystemen weist einen einzelnen kurzen Druckimpuls auf, dessen Wirkdauer unter Berücksichtigung der für solche Knalle verwendeten „–10 dB-Wirkdauer" in der Größenordnung der Laserpulslänge liegt (Excimerlaser ca. 500 μs, Er:YSGG-Laser ca. 600 μs, Er:YAG-Laser ca. 250 μs, gepulster CO_2-Laser ca. 400 μs). Eine Abhängigkeit von der Energiedichte ist beim Er:YSGG-Laser nicht nachzuweisen, wogegen beim Er:YAG und gepulstem CO_2 der Pegel leicht mit der gewählten Energie ansteigt (Abb. 2). Die vergleichbaren Spitzenschalldruckpegel liegen höher als bei den CO_2-Lasern im cw- und Superpuls-Mo-

de. Die geringsten Pegel ergaben sich bei Verwendung des Excimerlasers mit 142 dB(SPL) und die höchsten beim Er:YAG-Laser mit max. 175 dB(SPL), dessen Wellenlänge am stärksten in Wasser absorbiert wird.

Die Korrelation der Ergebnisse mit eigenen elektrophysiologischen Tierexperimenten zeigt gute Übereinstimmung mit der Grenzpegelkurve entsprechend einem äquivalenten Dauerschallpegel von 85 dB(A) über 8 h im Spitzenschallpegelwirkdauerdiagramm (nach Pfander, 1975). Während die „Lärmdosis" bei Einzelapplikationen mit allen Lasersystemen die Grenzkurve nicht übersteigt, führen Mehrfachapplikationen, wie sie zur Erzielung einer ausreichenden Perforation der Fußplatte benötigt werden, aufgrund der Addition der Wirkdauer zu einer Gesamtwirkdauer zum teilweisen Überschreiten der Grenzwerte. Danach ist der Einsatz des CO_2-cw-Lasers bei 5 Applikationen als sicher einzustufen und hat eine große „Reserve" bis zur Grenzpegelkurve. Der Superpulslaser erreicht jedoch bereits bei benötigten 5 Pulsen den kritischen Bereich. Dies gilt ebenfalls für den verwendeten Excimerlaser, bei dem wir eine Schußanzahl von 2000 Schuß im Tierversuch benötigten. Die hohen Spitzenpegel des Er:YAG- bzw. gepulsten CO_2-Lasers führen trotz ihrer kurzen Wirkdauer zum Überschreiten der Grenzkurve. Deutlich unterhalb verbleibt der Er:YSGG-Laser, was auch in unseren Tierversuchen bestätigt wurde.

K. B. Hüttenbrink (Dresden): Die Schädlichkeit der laserschußausgelösten Impulspegel von 150–160 dB im Innenohr ist m.E. nicht vergleichbar mit einem extrapolierten Grenzpegel, ausgehend von einem 8stündigen Arbeitstag, da im Tierversuch bei diesen Lautstärken direkte mechanische Zerreißungen des Corti-Organs entstanden. Daher m.E. Cave zur akustischen Unbedenklichkeit.

H. Weerda (Lübeck): Es ist sicher nützlich und sicher auch wissenschaftlich interessant, solche Untersuchungen zu machen.
Ist aber im Zeitalter der Bugetierung der Einsatz des Lasers zur Stapedektomie gegenüber der konventionellen Methode auch ökonomischer?

U. Schönfeld (Schlußwort):
Zu Herrn Hüttenbrink: Wir stützen die Auswertung unserer Ergebnisse im wesentlichen auf eigene elektrophysiologische Tierexperimente und gesicherte Erkenntnisse aus der Impulslärmwirkungsforschung, die auf Erfahrungen mit Knallen ähnlichen Zeitverlaufs (Spitzenschalldruckpegel und Wirkdauer) basieren. Nichtlineare Effekte der Stapesbewegung bei hohen Spitzenschalldruckpegeln [150–170 dB (SPL)] sind dabei mit eingegangen.

Zu Herrn Weerda: Der klinische Aufwand durch den Einsatz eines Lasersystems bei der Stapedotomie ist gegenüber der konventionellen Methodik wesentlich größer. Dies steht in keinem Verhältnis zu den erheblichen Vorteilen hinsichtlich einer risikoloseren Bearbeitung des Steigbügels, insbesondere in kritischen Fällen, wie z.B. eines Revisionseingriffs oder im Fall einer fluktuierenden Fußplatte.

205. M. K. Steuer, J. Beuth, J. Strutz, L. Pröbster (Regensburg): Lektinbedingte Assoziations- und Inhibitionsmechanismen bei der Pseudomonas-aeruginosa-induzierten Otitis externa diffusa acuta

Lektin(Glykoprotein)rezeptoren stellen eine wesentliche Voraussetzung für die Adhäsion von Bakterien an den Wirt dar. Durch die Anwendung lektinspezifischer Kohlenhydrate bei Patienten mit Pseudomonas-aeruginosa-induzierter Otitis externa diffusa acuta konnte eine neue Therapie konzipiert werden. Da Pseudomonas aeruginosa neben Rezeptoren (Lektinen) für D-Galaktose, D-Mannose, F-Fukose und N-Acetylneuraminsäure auch solche mit Bindungskapazität für N-Azetylgalaktosamin (GalNAc) besitzt, lag die Vermutung nahe, daß Patienten mit Expression dieser Kohlenhydrate auf dem Gehörgangsepithel für Pseudomonas-aeruginosa-Infektionen prädisponiert seien.

Da die Blutgruppe A durch die terminale Glykokonjugatspezifität GalNAc charakterisiert ist, wurde bei 150 Patienten/innen untersucht, ob eine Korrelation zwischen einer Blutgruppenspezifität sowie der bakteriellen Adhäsion an das Gehörgangsepithel bei der Pseudomonas-aeruginosa-induzierten Otitis externa diffusa besteht. P. aeruginosa als Monoagens wurde in 57% bei Patienten/innen der Blutgruppe A, in 57% bei Trägern der AB-Antigene, in 13% bei Patienten/innen der Blutgruppe 0 sowie bei keinem/r der B-Antigen positiven Patienten/innen gefunden. Die stochastische Auswertung ergab eine hochsignifikante Assoziation zwischen der Pseudomonas aeruginosa-induzierten Otitis externa diffusa acuta und der Blutgruppe A (p = 0,0002).

Anhand immunhistochemischer Untersuchungen an 20 Gehörgangsepithelproben, welche im Rahmen von Ohroperationen gewonnen wurden, konnte bei Patienten der Blutgruppen A, B und 0 gezeigt werden, daß die betreffenden Blutgruppenepitope auch auf dem Gehörgangsplattenepithel sowie am Gefäßendothel der Gehörgangshaut exprimiert werden.

An histologischen Gehörgangsepithelschnitten, bei denen die Expression von GalNAc gesichert worden war, wurden zudem Adhäsions- und Inhibitionsversuche mit dem Pseudomonas-aeruginosa-Stamm (Nr. 60) durchgeführt, dessen GalNAc-Spezifität in Hämagglutinationsversuchen bestätigt worden war. Als Inhibitionssubstanzen wurden GalNAc (1 mg/ml) sowie A-like substance (0,5 mg/ml), ein Pepton mit Glykoproteincharakter, verwendet. In diesen Fällen konnte keine Adhäsion am Epithel verifiziert werden. Bei Anwendung von N-Acetylglukuronsäure (GlcNAc), Mannose sowie PBS wurde eine starke Adhärenz am Gehörgangsepithel (mehr als 50 Bakterien an einer Anhaftungsstelle) beobachtet.

Die dargestellten In-vivo- und In-vitro-Befunde unterstreichen die Hypothese, daß P. aeruginosa sich über kohlenhydratspezifische Rezeptoren (Lektine) an das Gehörgangsepithel anhaftet. Patienten/innen der Blutgruppe A sind für die P. aeruginosa induzierte Otitis externa diffusa genetisch prädisponiert. Die Vermutung liegt nahe, daß die Anfälligkeit für eine P.-aeruginosa-Infektion sich auch auf andere Organe bezieht.

G. Kanonier (Innsbruck): Sind die glykosylierten Antigene bei Diabetikern (vermehrt maligne Otitis externa) anders beschaffen als in der Normpopulation?

M. K. Steuer (Schlußwort):
Gehörgangsepithel von Patienten mit Diabetes mellitus wurden nicht auf die Expression von Blutgruppenantigenen untersucht.

206. K. Schwager, J. Helms, E. Hofmann (Würzburg): Ergebnisse nach Operation großer Ohrfehlbildungen

In den letzten 6 Jahren wurden an der HNO-Klinik der Universität Würzburg insgesamt 75 Patienten mit Atresia auris congenita operiert. 70 Ohren konnten für eine Nachuntersuchung ausgewertet werden.

Die audiologischen Ergebnisse sind in Tabelle 1 zusammengefaßt. In der linken Spalte ist jeweils die präoperative Schalleitungsschwerhörigkeit gemäß dem Mittelwertaudiogramm aufgetragen. Gestaffelt nach dem Grad der Schwerhörigkeit ist auf der rechten Seite die Änderung des Hörvermögens abzulesen. 54% der Patienten wiesen postoperativ noch eine Schalleitungskomponente von 0–30 dB, 36% zwischen 30–50 dB auf.

An Komplikationen fanden sich Restenose bzw. Granulationen des Gehörgangs (12), Cholesteatom (2), Perforation (1), Ertaubung (2). Revisionen wurden 24mal durchgeführt, in der Hälfte der Fälle wegen Restenosierung und Granulationen im Gehörgang, 9mal wegen einer Schalleitungsschwerhörigkeit.

Jahrsdoerfer hat zur Beurteilung vor Mißbildungsoperationen eine 10-Punkteskala vorgeschlagen. Die Mittelohr- und Mastoidbelüftung werden dabei mit 2 Punkten bedacht. In Zusammenarbeit mit der Abteilung für Neuroradiologie der Universität Würzburg wurde das Verhältnis von Luft zu Knochen im Felsenbein-CT an einem Schnitt in Höhe des runden Fensters untersucht. Nach einer Dichtemessung wurde der Quotient Luft zu Knochen gegenüber dem postoperativen Hörgewinn aufgetragen (Abb. 1). Statistisch signifikante Zusammenhänge zeigten sich hier nicht. Selbst gering pneumatisierte Ohren zeigten gute Resultate, während gute Pneumatisation nicht unbedingt ein gutes postoperatives Ergebnis hervorbrachte. Es scheint nicht so sehr die Ausprägung der lufthaltigen Räume für das postoperative Ergebnis entscheidend zu sein, sondern ob z.B. Sekretansammlungen auf eine deutlich gestörte Tubenfunktion hinweisen.

H. Weerda (Lübeck): Die guten Ergebnisse Ihrer Untersuchung sprechen für sich. Die Zahl der Patienten und der operierten Ohren läßt mich vermuten, daß Sie hier eine große Zahl von einseitigen Atresien operiert haben. Wir haben 1985 eine Untersuchung an 84 Patienten mit Atresien veröffentlicht. Dabei war die Gesamtverbesserung 17 dB, lediglich bei 15% unserer Patienten konnten wir eine Verkleinerung des Air-bone-Gap auf 30 dB und weniger erreichen. Auch eine Studie mit etwa 60 Patienten, die uns zur Ohrmuschelchirurgie vorgestellt wurden und die in anderen Krankenhäusern operiert wurden, zeigte noch schlechtere Ergebnisse. Zum anderen sahen wir einen hohen Anteil an Restenosierungen und chronischen Infektionen.

Wir sind der Meinung, daß sich die Lebensqualität unserer Patienten mit einseitiger Atresie durch eine Mittelohroperation nicht verbessern läßt. Wie stehen Sie zum Mittelohraufbau bei einseitiger Atresie?

W. Reuter (Berlin): Wie war das Alter der Patienten?
Wurde eine alternative Versorgung mit knochenverankerten Hörgeräten erwogen?

P. Federspil (Homburg/Saar): Können Sie nicht auch besonders auf die Fälle hinweisen, die nach dem CT bereits mit höchster Wahrscheinlichkeit kein gutes Dauerergebnis zulassen? Ich denke z.B. an die Fälle, in denen der Sinus sigmoideus fast am Kiefergelenk liegt und die dann besser sofort mit einem knochenverankerten Hörgerät versorgt werden.

K. Schwager (Schlußwort):
Die Nachuntersuchungszeiten betrugen zwischen 3 Monaten und 3 Jahren. Die Gehörgangstamponade wurde 3 bis 4 Wochen belassen. Kinder mit einseitiger Atresie sollten nicht operiert werden, da bei einem normalhörenden Ohr keine Nachteile in der geistigen oder sozialen Entwicklung zu erwarten sind; eine Operation sollte dann erst mit dem volljährigen Patienten mit Abwägung der Vor- und Nachteile diskutiert werden. Bei beidseitiger Atresie sollte nach frühestmöglicher Versorgung mit Knochenleitungshörgeräten vor der Einschulung operiert werden. Der Einsatz von knochenverankerten Hörgeräten ist u.E. wegen der Komplikationsmöglichkeiten kritisch zu sehen. Das operative Vorgehen sollte mit dem Operateur, der den plastischen Ohrmuschelaufbau vornimmt, wenn möglich, abgesprochen werden.

Tabelle 1. Audiologische Ergebnisse (operierte Ohren n = 70) Schalleitungsschwerhörigkeit

Präoperativ		Postoperativ					
		0–10	11–20	21–30	30–40	41–50	>50	Ø
0–20	0	0	0	0	0	0	0	
21–30	4	0	1	1	2	0	0	
31–40	13	0	2	4	4	2	1	
41–50	22	0	3	10	3	4	2	
>50	31	1	3	13	8	2	2	2
			38 (54%)			25 (36%)		

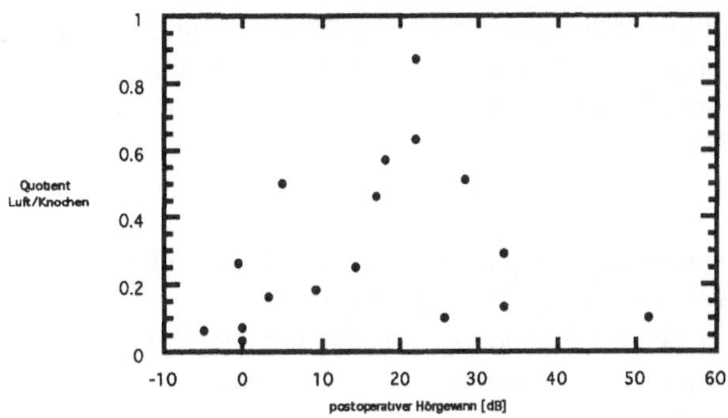

Abb. 1. Luftgehalt im Felsenbein und postoperativer Hörgewinn (*n* = 17)

207. G. Jakab, T. Székely (Kerepestarcsa/Ungarn): Über die iatrogenen Verletzungen des Gesichtsnerven nach einer Ohrenoperation

Trotz Verfeinerung der Operationstechniken und Weiterentwicklung der technischen Voraussetzungen ist die durch den Operateur verursachte iatrogene Gesichtsnervenlähmung im Gefolge einer Ohroperation eine Komplikation geblieben, mit der auch heute noch gerechnet werden muß.

Eine iatrogene Gesichtsnervenlähmung kann sowohl intraoperativ als auch postoperativ entstehen; der Gesichtsnerv kann unmittelbar oder mittelbar geschädigt werden.

Die Verletzungen entstehen i. allg. an typischen Stellen, die vom Operationstyp abhängig sind.

Die Ausbildung einer Gesichtsnervenlähmung ist sowohl für den behandelnden Arzt als auch für den Patienten ein außerordentlich unangenehmes Ereignis, doch stehen uns heute die Möglichkeiten ihrer Sanierung zur Verfügung. Diese bestehen in der Durchführung einer Dekompressionsoperation, einer Nervennaht, dem sog. Re-routing-Verfahren und der freien Nerventransplantation. Das Operationsergebnis hängt weitgehend von der seit dem Zeitpunkt der Nervenverletzung verstrichenen Zeitspanne, von der Anfrischung der Nervenenden, von der exakten Vereinigung der Nervenenden, von der Keimfreiheit des Operationsgebietes und der Struktur des umgebenden Gewebes ab. Bei der postoperativ auftretenden Gesichtsnervenlähmung ist der Fazialisnerv nicht unbedingt verletzt, sondern vielmehr handelt es sich in den meisten Fällen um einen vorübergehenden Ausfall der Funktion des Nerven, die häufig spontan zurückkehrt. Bei intraoperativen Verletzungen sowie bei schlecht zu beurteilenden postoperativen Ausfällen wird eine sofortige Exploration notwendig.

Auf unserer Abteilung wurden im Verlauf der letzten 21 Jahre 63 Patienten operativ versorgt, die in anderen Einrichtungen operiert worden waren und eine Gesichtsnervenlähmung erlitten hatten. In 26 Fällen haben wir das Operationsgebiet nach einer radikalen Ohrenoperation, in 28 Fällen nach einer Mastoidektomie, in 6 Fällen nach einer Attikoantrotomie mit Tympanoplastik und bei 3 Patienten nach einer Tympanotomie revidiert. Bei 30 Patienten genügte es, den Gesichtsnerven freizulegen und die Fazialistoilette durchzuführen, während bei 28 Patienten die Kontinuität des Gesichtsnerven mittels einer Nerventransplantation und in 5 Fällen mit einer Nervennaht wiederhergestellt wurde.

Bei den Radikaloperationen war der Nerv in 14 Fällen in seinem pyramidalen Abschnitt, in 5 Fällen im tympanalen Abschnitt und in 6 Fällen im vertikalen Abschnitt geschädigt, bei einem Patienten fanden wir die Nervenverletzung extratemporal. Der Gesichtsnerv eines weiteren Patienten war sowohl im oberen Teil seines vertikalen Abschnitts als auch im extratemporalen Bereich verletzt.

Im Gefolge einer Mastoidektomie war die Verletzung des Fazialis in 24 Fällen in seinem vertikalen Abschnitt und in 4 Fällen in seinem pyramidalen Abschnitt lokalisiert. War die Nervenläsion bei einer Tympanoplastik oder Tympanotomie erfolgt, so fand sich die Verletzungsstelle im tympanalen Abschnitt des Nerven, und die Veletzung traf den Nerven nur tangential.

Die Bewertung der Ergebnisse unserer Rekonstruktionsoperationen erfolgte nach der Punktetabelle von Székely. Dieses Punktesystem gibt die einzelnen Funktionsausfälle, die Defektsymptome, besser wieder und macht damit die Bewertung zuverlässiger.

Die Patienten, bei denen wir eine Dekompressionsoperation durchführten, zeigten ein ideales oder gutes Heilungsergebnis, während wir in den Fällen, in denen wir wegen einer durchtrennenden Nervenverletzung eine Transplantation oder Nervennaht durchführen mußten, bei keinem Patienten ein ideales Heilungsergebnis erzielten. 18 Patienten heilten mit gutem, 12 Patienten mit mittelmäßigem und 3 Patienten mit schlechtem Ergebnis.

Wir halten es für besonders erwähnenswert, daß im Hinblick auf die Heilung eine erstrangige Bedeutung das Zeitintervall hat, das zwischen den beiden Operationen verstrichen ist. Es ist bedauerlich, daß diese Zeitspanne bei 14 Patienten mehr als 2 Wochen betrug. Erleichtert wird die Durchführung der Zweitoperation dann, wenn ein korrekter Bericht über die Erstoperation vorliegt. Bei der Revision müssen wir auch die Möglichkeit in Betracht ziehen, daß eine Doppelverletzung vorliegen kann.

Zusammenfassend möchte ich hervorheben, daß mit der Möglichkeit einer im Laufe einer Ohroperation erfolgten iatrogenen Gesichtsnervenverletzung auch heute noch gerechnet werden muß. Zeigt sich postoperativ eine Fazialislähmung, sollte selbstkritisch geprüft werden, was die Läsion verursacht haben kann und wo sie möglicherweise lokalisiert ist. Von großer Bedeutung ist die sofortige Versorgung der Verletzung beziehungsweise die Überweisung des betroffenen Patienten in eine Einrichtung, wo eine fachgerechte Versorgung erfolgen kann, um alle uns zur Verfügung stehenden Möglichkeiten auszunutzen, die schwerwiegenden Folgen einer solchen Gesichtsnervenverletzung zu mindern.

208. K. Bergmann (Berlin):
Letale otitische Komplikationen vor 60 Jahren

Aus der an der HNO-Klinik der Charité bestehenden Felsenbeinsammlung wurden 128 Fälle aus den Jahren 1924–1941 ausgewertet, bei denen Patienten an lokalen Komplikationen einer Otitis verstorben waren. Der Auswertung lagen komplette Schnittserien der Felsenbeine und die dazugehörigen vollständig erhaltenen Krankenunterlagen einschließlich der Sektionsprotokolle zugrunde.

84 Patienten verstarben an den Folgen einer akuten Otitis media und 44 Patienten an den Komplikationen eines Cholesteatoms. Während bei der akuten Otitis media v.a. Meningitis (74%) und Sinusthrombosen zum Tode führten und Hirnabszesse eher selten waren (17%), traten bei den Cholesteatomen die Hirnabszesse als Todesursache stärker in den Vordergrund (36%). Die Lebensalterkurve bei tödlichem Ausgang einer Otitis media zeigte einen Gipfel im frühen Kindes- und im Erwachsenenalter. Die Altersgruppe zwischen 15 und 20 Jahren erkrankte weitaus seltener.

1927 verstarb an der HNO-Klinik der Charité statistisch gesehen alle 14 Tage ein Patient an den Komplikationen einer Otitis. Heute sind derartige Todesfälle selten. Als Ursache für den Gestaltwandel dieser Erkrankungen kommen natürlich in erster Linie die verbesserten diagnostischen und therapeutischen Möglichkeiten in Betracht. Aber bereits vor der Anwendung der Antibiotika und des Operationsmikroskops war Mitte der 40er Jahre aus bisher unbekannten Gründen eine Abnahme der Letalität dieser Erkrankungen und insbesondere auch eine drastische Verringerung der Fälle von otogenen Hirnabszessen zu beobachten.

Im folgenden werden Entstehungsursachen und Ausbreitungswege der otitischen Komplikationen an Originalpräparaten dargestellt.

P. Fiegert (Münster): Ist die niedrige Letalität seit den 40er Jahren dieses Jahrhunderts möglicherweise auf eine frühere Indikationsstellung zur Operation zurückzuführen?

K. Bergmann (Schlußwort):
Die beschriebenen letalen Ausgänge sind sicherlich auch Folge eines zu späten operativen Handelns. Dies betrifft v.a. die Komplikationen von Cholesteatomen. Die beschriebenen Fälle wurden alle erst mit den Zeichen einer Komplikation ins Krankenhaus aufgenommen.

Tag der Praxis
Konservative Therapie in der Hals-Nasen-Ohren-Heilkunde

209. P. Federspil (Homburg):
Rationelle Antibiotikatherapie

Manuskript nicht eingegangen.

210. H. Luckhaupt (Bochum):
Perioperative Antibiotikaprophylaxe im Kopf-Hals-Bereich

Ziel einer perioperativen Antibiotikaprophylaxe ist die Verhinderung einer postoperativen Wundinfektion ohne wesentliche Beeinträchtigung der normalen bakteriellen Flora und ohne Aufbau eines Selektionsdruckes mit der Gefahr einer Ausbildung von Antibiotikaresistenzen. Hierbei sollen die Antibiotika Mikroorganismen zum Zeitpunkt der Kontamination, bevor es zu einer Vermehrung der Keime kommt, angreifen. In Abhängigkeit von der Dauer der Antibiotikagabe werden beispielsweise die One-shot-Prophylaxe, die Ultrakurzzeitprophylaxe (3malige Applikation des Antibiotikums am Operationstag) und die Kurzzeitprophylaxe (bis maximal 48 h postoperativ) unterschieden.

Zu den gesicherten Indikationen für eine perioperative Antibiotikaprophylaxe zählen die Tumorchirurgie im Kopf-Hals-Bereich mit Eröffnung der Schleimhäute von Mundhöhle, Pharynx und/oder Larynx. Hinweise aus dem Weltschrifttum sowie Ergebnisse eigener prospektiver Studien zeigen, daß bei diesen Eingriffen eine One-shot-Prophylaxe mit einem Cephalosphorin (z.B. Cefuroxim) plus Metronidazol (Anaerobierwirksamkeit) ausreichend ist, bei Operationen mit einer Dauer von mehr als 4 h kann eine zweite Dosis der Antibiotika appliziert werden. Eine weitere gesicherte Indikation ist die Traumatologie des Gesichtsschädels, insbesondere bei Osteosynthese des Unterkiefers und bei komplizierten Frakturen des Mittelgesichtes.

Operationen, bei denen eine perioperative Antibiotikaprophylaxe nicht erforderlich ist, sind:
- Anthelixplastik,
- Gehörgangsexostosen,
- Tympanoplastik (Ausnahme: otogene Komplikationen),
- Stapesplastik,
- Septumplastik,
- Septorhinoplastik (Ausnahme: Revisionsoperationen),
- Narbenkorrektur,
- Halslymphknotenexstirpation,
- Halszystenexstirpation,
- Submandibularisexstirpation,
- Parotidektomie,
- Schilddrüsenchirurgie,
- Neck-Dissektion (ohne gleichzeitige Eröffnung der Schleimhäute des oberen Aerodigestivtrakts bzw. ohne vorangegangene Bestrahlung und/oder Chemotherapie).

Liegen zum Zeitpunkt der Operation entzündliche Komplikationen vor (z.B. orbitale Sinusitiskomplikationen oder Bogengangsfistel bei Cholesteatom), so werden die Eingriffe stets unter antibiotischem Schutz durchgeführt.

Bei Durchsicht der Studien zur perioperativen Antibiotikaprophylaxe in der Ohrchirurgie und in der Nasenchirurgie ist eine eindeutige Empfehlung zu einer perioperativen Prophylaxe nicht zu erkennen. Sofern keine entzündlichen Komplikationen vorliegen, ist in der mikroskopisch/endoskopischen endonasalen Nasennebenhöhlenchirurgie auch eine One-shot-Prophylaxe ausreichend.

Eine Antibiotikaprophylaxe bei (Adeno)tonsillektomien ist indiziert bei Patienten mit Endokarditisrisiko, bei Patienten mit angeborenen oder erworbenen Immundefektsyndromen und bei Patienten mit Nachweis β-hämolysierender Streptokokken und einem erhöhten Antistreptolysintiter (Penicillin, bei Penicillinunverträglichkeit Clindamycin).

Auch im Zeitalter der modernen Antiobiotika müssen bei jedem operativen Eingriff die Grundregeln der A- und Antisepsis streng beachtet werden!

T. Brusis (Köln): Für wie lange empfehlen Sie eine perioperative Antibiotikaprophylaxe, wenn diese nach Tonsillektomie indiziert ist, z.B. bei erhöhtem ASL-Titer?

W. Draf (Fulda): Wie stehen Sie zur Antibiotikaprophylaxe bei Eingriffen an der Schädelbasis, bei denen eine Duraeröffnung zu erwarten ist?

H. Luckhaupt (Schlußwort):
Zu Herrn Brusis: Neuere Studien zeigen, daß eine mehrtägige postoperative Therapie mit einem Antibiotikum nicht zwingend einen günstigeren Heilverlauf nach Tonsillektomie bewirkt.
Zu Herrn Draf: Bei Patienten mit Duradefekt wird eine perioperative Antibiotikaprophylaxe durchgeführt, eine längerdauernde Therapie ist nicht erforderlich.

Vortrag auf Aufforderung 2

211. H. E. Eckel, M. Vössing, A. Schlesinger-Raab, O. Ebeling (Köln): Nosokomiale Infektionen im Kopf-Hals-Gebiet

Infektionen, die während eines Krankenhausaufenthaltes auftreten, ohne bei Aufnahme unter Berücksichtigung der Inkubationszeit klinisch manifest zu sein, werden als im Krankenhaus erworbene nosokomiale Infektionen (NI) bezeichnet. Sie stellen heute ein erhebliches Problem dar. Hopkins zeigte 1990 bei 6% aller stationären Aufenthalte nosokomiale Infektionen, die zu komplizierten Verläufen und Verlängerung der Liegezeit führten. Am häufigsten werden NI auf chirurgischen oder Intensivstationen beobachtet, meist in Form von Wundinfektionen, Harnwegsinfektionen und Atemwegsinfektionen.

Material und Methode

Von Juli bis Dezember 1993 wurden auf der operativen Station der Universitäts-Hals-Nasen-Ohrenklinik Köln prospektiv unter Berücksichtigung definierter Kriterien alle nosokomialen Infektionen erfaßt, entsprechende mikrobiologische Untersuchungen eingeleitet und nach Wund-, Implantat-, Katheter-, Atemwegs-, Harnwegs- und Gastrointestinalinfektionen sowie nosokomiale Bakteriämien eingeteilt.

Ergebnisse

Während 304 stationärer Aufenthalte wurden 241 männliche Patienten behandelt. Wegen maligner Grunderkrankungen waren 183 Aufenthalte, 26 wegen benigner Tumoren, 41 wegen entzündlicher Erkrankungen, 17 wegen zentraler Atemwegsstenosen, 16 wegen Hirnnervenfunktionsstörungen sowie 26 wegen anderer Erkrankungen notwendig. Tabelle 1 zeigt die Verteilung der durchgeführten Therapien und die Häufigkeit der nosokomialen Infektionen. Diese trat mit 23,8% am häufigsten bei operierten Pateinten auf. Eine Aufschlüsselung

dieser Gruppe findet sich in Tabelle 2. Am häufigsten waren mit 14,8% oberflächliche und tiefe Wundinfektionen. In 19 Fällen konnte kein Keim in den mikrobiologischen Untersuchungen isoliert werden, 11mal wurden Mischinfektionen beobachtet. Als grampositive Erreger fanden sich 5mal Staphylokokken, sowie vergrünende Streptokokken, Pneumokokken, Enterokokken und Peptokokken. Gramnegativ stellten sich in 6 Fällen Pseudomonas aeroginosa, in 4 Fällen Escherichia coli sowie Klebsiellen, Enterobacter cloacae und Proteus dar. Zweimal fanden sich Methicillinrestistente sog. multiresistente Staphylokokken. Candida ließ sich 8mal, normale Hautflora 2mal isolieren. Die postoperative Liegedauer verlängerte sich bei Patienten mit nosokomialen Infektionen von 9,52 (±10,6) auf 25,7 (±18,1) Tage. Ob hier Liegedauer von dem Erwerb einer nosokomialen Infektion oder umgekehrt abhängt, wurde nicht geklärt.

Schlußfolgerung

Die doch häufig auftretenden nosokomialen Infektionen auf einer operativen Station belegen die Notwendigkeit einer Infektionsstatistik. Die rechtliche Grundlage bildet das Bundesseuchengesetz von 1961, die Durchführungsverordnung zum Gesetz über die Vereinheitlichung des Gesundheitswesens, die Reichsversicherungsordnung

Tabelle 1. Prozentuale Häufigkeit nosokomialer Infektionen

	Zahl der Behandlungen	NI	NI [%]
konservative Therapie	59	2	3,4
davon Radiochemo	26	2	7,7
Endoskopie	56	0	0
operative Therapie	189	45	23,8

Tabelle 2. NI bei 189 Operationen

	(n)	[%]
Wundinfektionen	28	14,8
oberflächlich	13	6,8
tief	15	7,9
Atemwegsinfektionen	8	4,2
Pneumonien	2	1,0
Katheterinfektionen und Bakteriämien	5	2,6
Sepsis	2	1,0
Weichteilinfektionen	2	1,0
Harnwegsinfektionen	2	1,0
Implantatinfektionen	0	0
gastrointestinale Infektionen	0	0
Gesamt	45	23,8

sowie Landeskrankenhausgesetze. Früherkennung, Feststellung der Einheitlichkeit der Erreger und ihrer Resistenzspektren, Ermittlung der Infektionswege und -quellen führen zu entsprechenden Maßnahmen zur Bekämpfung nosokomialer Infektionen auch unter Berücksichtigung des 2mal isolierten MR-Staphylokokkus. Durch Erweiterung der erhobenen Basisdaten wären weitere Zuordnungen wie z.B. zu prädisponierenden Faktoren oder zu sog. Wundinfektionsraten zur Qualitätssicherung möglich.

K. F. Hamann (München): Bei nosokomialen Infektionen ist die Mupirocingabe keine Behandlung in erster Linie für den Patienten, als vielmehr für die Keimträger unter Ärzten und Pflegepersonal.

R. Siegert (Lübeck): Welche Informationen sollen genau dokumentiert werden?
Wer bezahlt die Dokumentation?
Wer wertet die Daten aus, und insbesondere wie sollen die Daten zwischen den einzelnen Kliniken abgeglichen werden?

H.E. Eckel (Schlußwort):
Zu Herrn Hamann: Es ist richtig, daß Infektionen mit Methicillin-resistenten Staphylokokken häufig vom medizinischen Personal ausgehen, das diese Keime asymptomatisch in der Nase oder dem Nasenrachen trägt. Dann ist eine Lokalbehandlung mit Mupirocinnasensalbe indiziert.
Zu Herrn Siegert: Vom Arbeitskreis für Krankenhaushygiene ist ein Erhebungsbogen erstellt worden, der zur Dokumentation nosokomialer Infektionen genutzt werden kann.
Prinzipiell kann die Dokumentation aber sicher auch in freier Form erfolgen.

212. M. K. Walz, N. Thürauf, I. Schumacher, F.-W. Eigler (Essen): Die Punktionstracheostomie als Standardverfahren bei Intensivpatienten

Die Bedeutung der Tracheostomie im Rahmen der Intensivtherapie ist unumstritten. Neuerdings stellt die Punktionstracheostomie eine Alternative zur konventionellen operativen Standardtracheostomie im Sinne eines minimal-invasiven Eingriffs dar.

In einer prospektiven Studie (06. 1992–02. 1994) wurde die Punktionstracheostomie bettseitig bei 300 konsekutiven chirurgischen (n = 155), internistischen (n = 42) und neurologisch-neurochirurgischen (n = 103) Intensivpatienten [174 m, 126 w; Alter: im Mittel 54,6 ± 16,7 (11–92) Jahre] wegen längerfristiger respiratorischer Insuffizienz (n = 164) oder zur Sicherung der Atemwege (n = 136) angewandt. Die Patienten waren zuvor im Mittel 6 (0–32) Tage endotracheal intubiert. 36 Patienten wiesen schwergradige Thrombozytopenien (≤ 50 000 Plt/µL) auf, bei 36 Patienten bestand eine Struma I. bis III. Grades und 24 Patienten standen unter Immunsuppressiva (nach Leber-, Nieren- oder Knochenmarktransplantation).

Alle Eingriffe erfolgten in Vollnarkose auf der Intensivstation im Bett des Patienten. Unter endoskopischer Beobachtung über den endotrachealen Tubus wurde nach perkutaner Punktion der Trachea in Höhe des 2. bis 4. Trachealrings der Punktionskanal in Seldinger-Technik sukzessiv dilatiert, bis eine Trachealkanüle mit 8–9 mm Innendurchmesser eingesetzt werden konnte. Die Dilatation erfolgte mit abgestuften gebogenen Dilatatoren (4–12 mm Durchmesser; Cook, Mönchengladbach, Deutschland). Die Eingriffe wurden von 52 Operateuren durchgeführt (16 Chirurgen, 21 Anästhesisten, 9 Neurochirurgen, 4 Internisten, ein HNO-Arzt, ein Neurologe).

Die Operationsdauer lag bei 8 ± 5 min (3–30 min). Perioperativ ist ein Patient mit schwergradiger kardialer Insuffizienz unter der Sedierung verstorben. Ein weiterer Patient verstarb am 4. postoperativen Tag nach elektivem Kanülenwechsel bei paratrachealer Fehllage der Kanüle an den Folgen einer Hypoxie. Ein Patient erlitt eine zerebrale Hypoxie bei Kanülenwechsel nach 12 Tagen. Wegen Nachblutungen wurden zwei operative Revisionen durchgeführt, beide wegen Blutungen aus Schilddrüsengefäßen. Die übrigen peri- und postoperativen Komplikationen sind der Tabelle 1 zu entnehmen. Die peri- und postoperative Gesamtkomplikationsrate beträgt 9,0%.

Von den 300 Patienten sind 118 Patienten im Median nach 24 Tagen (Spanne 4–280 Tage) dekanüliert worden. Zweimal war ein operativer Stomaverschluß nach 70 bzw. 290 Kanülierungstagen erforderlich, alle anderen Stomata sind spontan geheilt. Bei 114 nachverfolgten Patienten konnten klinisch keine Zeichen einer Trachealstenose beobachtet werden. Die radiologische Nachuntersuchung von 39 Patienten mit Dekanülement von mehr als 6 Monaten ergab eine mediane Tracheal-

Tabelle 1. Peri- und postoperative Komplikationen bei 300 Punktionstracheostomien

Komplikation	Perioperativ	Postoperativ (> 7500 Therapietage)
Tod	1 (Herzstillstand)	1 (Kanülenwechsel)
zerebrale Hypoxie	–	1 (Kanülenwechsel)
Blutung (> 50 ml)	2 (eine Revision)	2 (eine Revision)
Hautemphysem	3 (temporär)	1 (temporär)
Cuff-Defekt	3	–
Stomainfektion eitrig	–	4 (leicht)
vorzeitiges Dekanülement	–	3
tracheale Schleimhautläsionen	4 (oberflächlich)	–
Cuff-Hernie	–	1
Drahtbruch	1	–

einengung unter 10% und keine Stenosierung über 25% des Querschnitts.

Die Punktionstracheostomie hat sich bei Intensivpatienten als sicheres, schnelles, bettseitiges Verfahren auch bei Risikopatienten zur temporären Tracheostomie bewährt. Diese Methode sollte deshalb als Standardverfahren in der Intensivtherapie große Verbreitung finden.

Zur Diskussion aufgefordert: K. Jahnke (Essen): Es ist sehr wichtig, daß diese verhältnismäßig neue Technik hier diskutiert wird. Die Technik eignet sich bei Pateinten der Intensivmedizin, hat jedoch auch bedeutende Kontraindikationen. Die Akzeptanz durch konservative Fächer wie die Neurologie und die Innere Medizin ist sehr groß, so daß eine Tracheotomie, von uns auf Intensivstationen klassischerweise mit Björk-Lappen angelegt, kaum noch angefordert wird. Der Begriff „schnelles bettseitiges Verfahren" ist irreführend, da die Verhältnisse auf den Intensivstationen mit Monitoring, Beatmungs-, Absaug- und Intubationsbedingungen kaum denen in einem Operationssaal nachstehen. Diese Patienten können üblicherweise nicht so frühzeitig wie nach einer Tracheotomie auf eine Normalstation verlegt werden. Meist handelt es sich um Beatmungspatienten mit schwerem Grundleiden, in dessen Folge fast $^2/_3$ Drittel der Patienten in Essen noch im Klinikum verstarben. Deshalb wären hier pathohistologische Untersuchungen von großem Wert. Die überlebenden Patienten sollten systematisch endoskopiert werden, auch sollte regelmäßig postoperativ die Lungenfunktion geprüft werden. Ohne Zweifel sollte nach dem anfänglichen Enthusiasmus herausgearbeitet werden, wann nach wie vor Tracheotomien unverzichtbar sind. Dies gilt m.E. für die überwiegende Anzahl unserer Patienten, so auch für die Patienten, die uns nach Schilddrüsenoperationen mit beidseitiger Rekurrensparese zugewiesen werden. Ein besonderes Problem ist in der Tatsache zu sehen, daß zunehmend Kollegen aus nichtchirurgischen Fächern wie Anästhesisten, Internisten, Neurologen – in dieser Studie 50% – sich dieses Verfahren aneignen und möglicherweise schwer zu korrigierende Trachealschäden setzten. Gerade deswegen dürfen wir uns nicht dieser neuen Operationstechnik verschließen, sondern müssen sie beherrschen und mit kritischer Indikationsstellung einsetzen. Die Entwicklung in Essen hat gezeigt, daß diese Methode in der Intensivtherapie einen wichtigen Platz innehat.

Rundtischgespräch:
Prävention und Berufskrebs

213. T. Deitmer (Münster):
Asbestfaserexposition und Kehlkopfkrebs

Für die Betrachtung asbestassozierter Kehlkopfkarzinome sollten wir vergegenwärtigen, daß nach onkologischen Kriterien eine Mindestfrist für die Entstehung exogen verursachter Tumoren besteht, die in Dezennien zu rechnen ist. Es ist bekannt, daß der Umgang mit Asbest massiv eingeschränkt wurde und so der Schutz der Arbeitsplätze und auch der allgemeinen Umwelt jetzt den wissenschaftlichen Erkenntnissen entspricht. Während heutzutage also eine schädliche Exposition nahezu ausgeschlossen ist, haben wir mit Spätschäden entsprechend der Latenz zu rechnen. Ein Kulminationspunkt im Bereich anerkannter asbestbedingter Berufskrankheiten kommt noch nicht zur Darstellung.

Bei Betrachtung typischer Expositionen wird es keinem unplausibel erscheinen, daß Partikelanteile freiwerden, die nach ihrer Größe geeignet sind, im Kehlkopf deponiert zu werden. Auch wenn Partikel tiefer in die Bronchien gelangen, passieren sie auf dem Rückweg der mukoziliaren Entsorgung den Kehlkopf. Daß Asbestfaserstaub eine karzinogene Potenz hat, ist allgemein anerkannt.

Nach der Rechtssituation in der BRD haben wir uns in der Frage, ob eine Erkrankung im Sinne des Gesetzes eine Berufskrankheit ist, jedoch nicht von Anschein und vordergründiger Plausibilität leiten zu lassen. Vor allem umfassende epidemiologische Erkenntnisse werden für eine stichhaltige Beweisführung verlangt. Die Beurteilung der Frage, ob ein ursächlicher Zusammenhang zwischen Asbestfaserstaubexposition und Kehlkopfkrebs besteht, stützt sich z.Z. auf etliche epidemiologische Studien unterschiedlichen Designs. Diese gehen teilweise direkt diese Frage an, teilweise versuchen sie, diese Frage mitzubeantworten, während die eigentliche Zielrichtung der Untersuchung z.B. eine Lungenerkrankung oder auch eine andere schädliche Exposition war. Der bundesdeutsche Gesetzgeber möchte eingedenk wissenschaftlicher Kontroversen für die Beurteilung eine wissenschaftliche Meinung, die in Kommentaren als einhellig oder zumindest überwiegend charakterisiert ist.

Der Hauptverband der gewerblichen Berufsgenossenschaften und auch eine einzelne von dieser Frage betroffene BG führten Anhörungen unter Beteiligung unterschiedlicher Wissenschaftler durch und holten auch durch Gutachten und Expertisen Meinungen zu diesem Thema ein. Trotz einer anhaltenden Diskussion sah sich dann jedoch der Hauptverband der gewerblichen Berufsgenossenschaften in der Lage, an seine Mitglieds-Berufsgenossenschaften im Herbst 1993 eine Empfehlung auszusprechen, daß unter bestimmten Voraussetzungen der Zusammenhang zwischen Asbestfaserstaubexposition und Kehlkopfkrebs wie eine Berufskrankheit anerkannt werden kann. Es ist zu betonen, daß das Votum eines weiteren, entscheidenden Gremiums, nämlich des Sachverständigen Beirates beim entsprechenden Bundesministerium, noch aussteht. Die Berufsgenossenschaften verfahren z.Z. jedoch bereits nach der Empfehlung ihres Hauptverbandes, weshalb Einzelheiten bekannt gemacht werden sollen.

Die hauptsächliche und nahezu immer beteiligte Noxe beim Kehlkopfkrebs ist uns in Form des Zigarettenrauchens geläufig. Der Gesetz- und Verordnungsgeber war sich der teilweise multifaktoriellen Krankheitsentstehung bewußt und weist uns an, Noxen zu beachten, die für die Krankheitsentstehung wesentlich sind und diese von unwesentlichen abzugrenzen. Nach den Empfehlungen des Hauptverbandes der Berufsgenossenschaften soll beim Kehlkopfkrebs geprüft werden, ob die Asbestexposition wesentlich war. Hierzu wird das Verfahren empfohlen, welches für die gleiche Fragestellung beim asbestbedingten Bronchialkarzinom Anwendung findet. Dadurch, daß im Röntgenbild oder CT des Thorax asbesttypische Veränderungen an Lunge oder Pleura gesehen werden können, bietet sich die Möglichkeit eines sog. inneren Expositionsnachweises. Kürzlich wurde auch ein Verfahren approbiert, welches den Technischen Aufsichtsbeamten auffordert, die Exposition in Form von Asbestfaserjahren aus Expositionsausmaß und Dauer zu quantifizieren.

Wir sollten einen Patienten mit Kehlkopfkrebs neben den Rauchgewohnheiten auch nach seinem Beruf fragen und dabei etwas kriminalistisch nach Asbestprodukten recherchieren. Besteht ein substantieller Verdacht, sollte eine Meldung an die Berufsgenossenschaft erfolgen, die dann im weiteren Verfahren nach den o.a. Kriterien die Wesentlichkeit der Exposition überprüfen lassen wird.

W. Weidauer (Heidelberg): Asbestfaserexposition ist nicht, wie von Ihnen vorgegeben, nur noch eine Altlast. Im Gegenteil, zwischen MAK-Werten und Einhaltung der MAK-Werte klafft immer noch eine große Differenz. Altbausanierung und Asbest-Zement-Verschalung bringen immer noch eine hohe Belastung, die in unserer zukünftigen Überwachung bleiben muß.

T. Deitmer (Schlußwort):
Die Gesetze und Verordnungen würden bei Einhaltung nahezu eine Asbestexposition heutzutage vermeiden. Ich habe – auch aus eigener Anschauung – Zweifel, ob wirklich die Einhaltung der gesetzlichen Vorgaben in praxi möglich ist und realisiert wird.

214. H. Maier (Heidelberg):
Berufliche Expositionen gegenüber polyzyklischen aromatischen Kohlenwasserstoffen und Krebsrisiko im Bereich von Mundhöhle, Rachen und Kehlkopf

Wenn man von einer beruflichen Belastung gegenüber polyzyklischen aromatischen Kohlenwasserstoffen spricht, ist in aller Regel eine Exposition gegenüber Stein- oder Braunkohlenteerprodukten gemeint. Steinkohlenteerpech, Steinkohlenteer, Steinkohlenteeröle, Braunkohlenteer und Kokereirohgase wurden von der Senatskommission zur Prüfung gesundheitsschädlicher Arbeitsstoffe der DFG in die Gruppe III A/1 eingeordnet, also in die Stoffgruppe, die bei Menschen erfahrungsgemäß bösartige Tumoren zu verursachen vermag. Andere Arbeitsstoffe, wie Räucherrauch, gebrauchte Schneidöle oder Ottomotoremissionen, die ebenfalls polyzyklische aromatische Kohlenwasserstoffe enthalten, die sich im Tierversuch als karzinogen erwiesen haben, werden wie Stoffe der Gruppe A/2 bewertet, d.h. wie Substanzen, die sich im Tierversuch eindeutig als krebserzeugend erwiesen haben.

Die Fülle der Daten, die bislang zum Thema Steinkohle- und Teerproduktexposition und Krebserkrankungen im Bereich der Atemwege und Lungen vorliegt, hat dazu geführt, daß Krebserkrankungen dieser Organe bei Exposition gegenüber Kokereirohgasen als Listenerkrankung in die Berufskrankheitenverordnung (BeKV-Nr. 4110) aufgenommen wurden.

Hinsichtlich der Fragestellung, Steinkohle- und Teerproduktexposition und Krebs im Bereich des oberen Aerodigestivtraktes, gibt es bislang nur wenige Fallkontrollstudien (Übersicht bei [1]). Obwohl die meisten dieser Studien mit erheblichen Mängeln im Hinblick auf das Studiendesign, mögliche Confounder und in erster Linie der arbeitsmedizinischen Ausrichtung behaftet sind, liefern sie doch insgesamt betrachtet ernstzunehmende Hinweise auf einen möglichen Zusammenhang zwischen dem Auftreten von Krebsen im Bereich von Mundhöhle, Rachen und Kehlkopf und einer stattgefundenen Exposition gegenüber Steinkohleteerinhaltsstoffen. Es wird vor allem deutlich, daß es sich um Berufsgruppen handelt, bei denen neben der PAH-Exposition eine erhebliche Staubexposition (Staub allgemein, Zementstaub, Holzstaub etc.) vorgelegen hat. Werden Karzinogene an Staubpartikel absorbiert, so wird, wie aus Tierversuchen bekannt ist [2], die Tumorentstehung im Bereich des oberen Aerodigestivtraktes infolge einer

verlängerten Verweildauer entscheidend begünstigt. Die einzigen umfangreichen Fallkontrollstudien, die im deutschsprachigen Raum zu dieser Thematik durchgeführt wurden, sind die Heidelberger Fallkontrollstudien, die im Auftrag des Hauptverbandes der Gewerblichen Berufsgenossenschaften erfolgten.

In der Kehlkopfkrebsstudie ergab sich hierbei bei Personen, die gegenüber Steinkohle- und Teerprodukten exponiert waren, nach statistischer Bereinigung möglicher Alkohol- und Tabakeffekte, ein signifikant erhöhtes relatives Risiko (RR = 2,7; K.l. 1,2–6,1). Bei den Betroffenen handelte es sich überwiegend um gelernte oder ungelernte Arbeiter, die im Baugewerbe beschäftigt und gegenüber Carbobitomen, Carbolineum, Teer und Pech exponiert waren. Die Expositionszeit betrug im Mittel 22,4 Jahre.

In der Mundhöhlenkrebsstudie fand sich für eine Exposition gegenüber Steinkohle- und Teerprodukten nach Adjustierung für Alkohol und Tabak ein Schätzwert des relativen Risikos von 3,1. Dieser Wert erreicht jedoch nicht mehr das Signifikanzniveau von 0,5, was auf die vergleichsweise kleine Fallzahl zurückzuführen sein dürfte. Ein Exposition gegenüber Teerpech war auch nach statistischer Bereinigung von Alkohol- und Tabakeffekten mit einem signifikant erhöhten relativen Risiko (RR = 6,2; K.l. 1,0–38,7) assoziiert. Die Expositionsdauer betrug im Mittel 28 Jahre. Überwiegend handelt es sich hierbei um Teerexpositionen im Rahmen des Straßenbaus.

In der Rachenkrebsstudie fand sich bei Expositionen gegenüber Steinkohle- und Teerprodukten nach statistischer Bereinigung von Alkohol- und Tabakeffekten ein relatives Risiko von 3,6; (K.l. 0,8–17,3). Wie sich an dem Konfidenzintervall sehen läßt, wurde hier das Signifikanzniveau knapp verfehlt. Dies sollte jedoch nicht die mögliche Bedeutung des Arbeitsstoffes für die Entstehung von Rachenkarzinomen unterschätzen lassen. Die mittlere Expositionszeit betrug 28 Jahre. Es handelte sich überwiegend um Expositionen, die im Rahmen des Hoch-, Tief- und Straßenbaus auftraten.

Insgesamt betrachtet, konnten die Heidelberger Fallkontrollstudien den Verdacht, daß eine Langzeitexposition gegenüber Steinkohle- und Teerprodukten auch für die Entstehung von Karzinomen im Bereich des oberen Aerodigestivtraktes von Bedeutung ist, verdichten. Die karzinogene Wirkung dieser Arbeitsstoffe wird in erster Linie auf ihren Gehalt an polyzyklischen aromatischen Kohlenwasserstoffen zurückgeführt. Hervorzuheben ist die Tatsache, daß so gut wie nie eine alleinige Exposition gegenüber diesen Arbeitsstoffen bestand, sondern daß in den meisten Fällen eine zusätzliche Exposition gegenüber Staub im allgemeinen aber auch gegenüber Zement-, Asbest- und Holzstaub bestand. Die Adsorption von karzinogenen Substanzen an Staubpartikeln und die daraus resultierende längere Verweilzeit im Bereich des oberen Aerodigestivtraktes dürfte für die Karzinogenese in diesem Bereich von besonderer Bedeutung sein. Ferner muß auf eine mögliche Interaktion zwischen polyzyklischen aromatischen Kohlenwasserstoffen und Asbestfasern hingewiesen werden.

Literatur

1. Maier H, Sennewald E (1994) Risikofaktoren für Plattenepithelkarzinome im Kopf-Hals-Bereich. In: Hauptverband der Gewerblichen BG (Hrsg). Ergebnisse der Heidelberger Fallkontrollstudien. Sankt Augustin
2. Saffiotti U et al. (1972) Respiratory tract carcinogenesis induced in hamsters by different dose levels of benzo (a) -pyrene and ferric oxide. J Natl Caner Inst 49:1199–2040

215. H.-G. Schroeder (Marburg):
Risikofaktoren und Prävention berufsbedingter Nasen- und Nebenhöhlenkarzinome

Die Karzinome der Nase und ihrer Nebenhöhlen eignen sich in besonderer Weise für die Erforschung beruflicher karzinogener Einflüsse, da Tabakrauch und Alkoholgenuß hier im Gegensatz zu den meisten Karzinomen des Kopf-Hals-Bereichs als „confounding factors" keine Rolle zu spielen scheinen.

Die erste Beobachtung eines Berufskrebses der Nase wurde 1890 in England publiziert. Es handelte sich um ein Adenokarzinom bei einem Chromarbeiter. Sechswertige Chromate werden heute als humanes Karzinogen eingeschätzt. In neueren Untersuchungen der eigenen Arbeitsgruppe konnte die genotoxische Wirkung von Chromaten auf menschliche Nasenschleimhaut nachgewiesen werden.

Außer nach Exposition gegenüber Chrom und seinen Verbindungen (BK 1103) ist die Anerkennung von Nasen- und Nebenhöhlenkrebsen als Berufskrankheit nach der derzeit geltenden Berufskrankheitenverordnung möglich nach folgenden Expositionen: ionisierenden Strahlen (BK-Nr.: 2402), Nickel und seine Verbindungen (BK-Nr.: 4109), Kokereirohgase (BK-Nr.: 4110) und Eichen- und Buchenholzstäube (BK-Nr.: 4203, nur Adenokarzinome).

Für Nickelexponierte konnte in zahlreichen epidemiologischen Studien ein bis zu 100fach erhöhtes relatives Risiko gefunden werden, an Nasenkrebs zu erkranken.

In der Anerkennungspraxis scheint derzeit lediglich Holzstaubexposition eine Rolle zu spielen. Unter 141 Fällen von Nasenkrebs, die zwischen 1980 und 1992 als Berufskrankheit anerkannt und entschädigt wurden, waren 138 Adenokarzinome nach Eichen- und Buchenholzstaubexposition. Nach anderen als den oben genannten Expositionen kann mit Hilfe des § 551 Abs. 2 der RVO wie eine BK dafür sprechen, daß im Einzelfall die angeschuldigte Exposition geeignet war, eine solche Krebserkrankung zu verursachen. Hieraus ist ersichtlich, wie wichtig epidemiologische Studien sind. Nur mit deren Hilfe können bislang unbekannte Karzinogene als solche erkannt werden, was die Voraussetzung für alle Präventivmaßnahmen ist.

Zahlreiche Stoffe, aber auch berufliche Tätigkeiten ohne genaue Definition des möglichen Karzinogens, werden in der Literatur als Ursachen für Nasenkrebs diskutiert.

Asbest gilt zwar als gesichertes Karzinogen für Pleuramesotheliome und Bronchialkarzinome, ein Zusammenhang mit der Entstehung von sinunasalen Karzinomen konnte in den bisher vorliegenden Studien nicht gesichert werden. Auch für Formaldehyd konnte in epidemiologischen Studien keine nasenkrebsauslösende Wirkung nachgewiesen werden, jedoch wurde ein erhöhtes Risiko für Nasenkrebs gefunden, wenn neben Formaldehyd auch noch Exposition gegenüber Holzstaub bestand. In eigenen Untersuchungen konnten genotoxische Effekte von Spanplattenextrakten nachgewiesen werden, die relativ hohe Mengen von Formaldehyd enthalten.

Chlorphenole und Hexachlorcyclohexan (Lindan) wurden als Holzschutzmittel verwendet. Die Verwendung von Pentachlorphenol (PCP) wurde 1987 in Deutschland verboten. Skandinavische Studien fanden nach Chlorphenolexposition erhöhte Risiken für Nasenkrebs, wenn zusätzlich Holsstaubexposition bestand. In eigenen Untersuchungen fanden wir eine genotoxische Wirkung von Lindan auf die menschliche Nasenschleimhaut.

Außer bei diesen definierten Stoffen wurde in der Literatur ein Zusammenhang mit Nasenkrebs beschrieben bei bestimmten beruflichen Tätigkeiten ohne identifiziertes Karzinogen. Neben den Holzstaubexponierten zählen hierzu Beschäftigte aus der Lederverarbeitung,

Arbeiter mit Textilstaubexposition oder metallverarbeitende Personen.

Voraussetzung für präventive Maßnahmen ist die Identifizierung des Karzinogens. Nur wenn dies bekannt ist, kann eine Exposition wirksam verhindert werden. Im Falle der holzstaubbedingten Tumoren ist die Herabsetzung der zulässigen Höchstwerte für Holzstaubkonzentrationen am Arbeitsplatz eine sinnvolle Präventionsmaßnahme, da sich unter den bisher bekannten Erkrankungsfällen keine Person befand, die nur geringen Staubkonzentrationen ausgesetzt war.

Von medizinischer Seite können lediglich Früherkennungsuntersuchungen durchgeführt werden, um die manifesten Tumoren bereits in einem solchen Stadium zu erkennen, in dem noch eine sanierende, funktionserhaltende Behandlung möglich ist.

Diese Früherkennungsuntersuchungen von Nasenkrebsen, die als Screeninguntersuchungen flächendeckend und möglichst am Arbeitsplatz durchgeführt werden sollten, beinhalten im wesentlichen die Endoskopie der Nase, um verdächtige Veränderungen zur weiteren Abklärung auszusortieren.

216. H. Ziegler, H.-G. Schroeder, J. Wolf, O. Kleinsasser (Marburg): Veränderungen der Nasenschleimhaut unter definierter beruflicher Exposition bei Holzarbeiten

Der Zusammenhang zwischen beruflicher Eichen- und Buchenholzstaubinhalation und dem Auftreten von Adenokarzinomen der inneren Nase gilt als gesichert, obwohl das eigentliche Karzinogen bis heute noch nicht bekannt ist. Zur Zeit werden im wesentlichen 2 Noxen als mögliche Ursache diskutiert: Zum einen genuine Holzinhaltsstoffe, zum anderen Konservierungs- oder Holzbearbeitungsstoffe wie Lacke und Lösungsmittel. In der letzten Zeit wird darüber hinaus diskutiert, ob die Beschränkung auf Adenokarzinome der Nasenhaupt- und -nebenhöhlen für die Entschädigung als Berufskrankheit aufrecht zu erhalten ist oder ob nicht vielmehr Plattenepithelkarzinome im Zusammenhang mit Weichholzstaubexposition einbezogen werden müssen.

Um der Lösung nahe zu kommen, wurde von der Universitäts-Hals-Nasen-Ohren-Klinik Marburg in Zusammenarbeit mit dem Deutschen Krebsforschungszentrum Heidelberg und der Holzberufsgenossenschaft eine groß angelegte Studie durchgeführt, bei der die Veränderungen der Nasenschleimhaut unter definierter beruflicher Exposition bei Holzstaub-exponierten Probanden geprüft werden sollte.

Von der Holzberufsgenossenschaft wurden 182 Probanden ausgesucht, die mindestens 15 Jahre in holzverarbeitenden Betrieben tätig waren und einer eigenen Expositionsgruppe, Eiche/Buche (rein), Weichhölzer (rein), Spanplatte, Weichhölzer plus Zusatzstoffe, Eiche/Buche plus Zusatzstoffe, Mischbelastung, Kontrollgruppe, zugeordnet werden konnten. Es erfolgte eine genaue Arbeitsplatzanalyse eines jeden Probanden sowie eine HNO-ärztliche Untersuchung einschließlich Endoskopie der Nase, Messungen der mukoziliaren Clearance, Abstrich und Biopsie von einer mittleren Nasenmuschel. Den Untersuchern war die Zuordnung zu den Expositionsgruppen nicht bekannt.

Messungen der mukoziliaren Clearance ergaben überraschende Ergebnisse: Es fand sich, daß, abweichend von sonstigen Mitteilungen in der Literatur, die Medianwerte für die Transportdauer sowohl für die Saccharin- als auch die Fluoresceinclearance bei den Gruppen mit Holzstaubexposition im Vergleich zur Kontrollgruppe verkürzt waren. Zusatzbelastung wie Gesamtchrom- und Formaldehyd-Exposition zeigten gegenüber der Kontrollgruppe signifikant verlängerte Clearancewerte. Dies stimmte mit den Ergebnissen des Clearancevergleichs bei den Expositionsgruppen überein, hier war für die Probanden der Spanplattengruppe (schwerpunktmäßige Ansammlung der Gesamtchrom- und ein großer Teil der Formaldehydexponierten) ebenfalls eine signifikante Verlängerung der Clearancezeit festgestellt worden.

Die Durchsicht der Biopsien der mittleren Nasenmuscheln führte zur nachfolgenden Einteilung der Schleimhautveränderungen: Normales respiratorisches Epithel, Zylinderzellhyperplasien, squamöse Metaplasien, kuboide Metaplasien sowie Mischformen aus den Genannten. Insgesamt zeigte sich, daß normales respiratorisches Epithel bei den Holzstaubexponierten seltener gefunden wurde als bei der Kontrollgruppe, jedoch ohne Signifikanz. Zylinderzellhyperplasien fanden sich jedoch signifikant häufiger bei den Holzstaubexponierten, während squamöse Metaplasien bei den Holzstaubexponierten signifikant seltener gefunden wurden als bei der Kontrollgruppe. Wenn überhaupt wurden bei den Holzstaubexponierten in der Spanplattengruppe Plattenepithelmetaplasien beobachtet. Durch das Benutzen von Zusatzstoffen waren außer bei den Lösemitteln keine feingeweblichen Veränderungen des Epithels nachzuweisen. Lösemittelexponierte hatten deutlich vermehrt Zylinderzellhyperplasien. Dieses Ergebnis blieb auch nach Bereinigung durch Rauchgewohnheiten und der unterschiedlichen Altersverteilung in den Expositionsgruppen bestehen.

Makroskopisch auffällige pathologische Befunde an der Schleimhaut der mittleren Nasenmuschel kamen bei den Holzstaubexponierten ebenfalls häufiger vor als bei den Kontrollen. Nach Bereinigung um die Chromat- und Lösungsmittelexponierten war die Assoziation mit der Holzstaubexposition weitgehend verschwunden.

Die toxikologischen Untersuchungen aus dem Deutschen Krebsforschungszentrum, bei denen DNA-Strangbrüche an unterschiedlich inkubierten Rattenhepatozyten nachgewiesen wurden, zeigten ebenfalls interessante Ergebnisse. Genotoxisches Potential war nachzuweisen bei Inhaltsstoffen von Eichenholz und Buchenholz auch von Spanplatten, nicht aber von Fichtenholz. Bei den Holzzusatzstoffen fand sich genotoxische Wirkung von Chromat und dem Holzschutzmittel Lindan. Diese Ergebnisse weisen darauf hin, daß die Differenzierung der karzinogenen Wirkung von Weichholz bzw. Eichen- Buchenholzstäuben zu recht besteht, und daß den verwendeten Zusatzstoffen besondere Bedeutung zukommt.

Die in der Literatur beschriebenen Plattenepithelkarzinome nach Weichholzstaubexposition können am ehesten auf der Wirkung der Zusatzstoffe beruhen, die auch Plattenepithelmetaplasien induzieren, weniger auf der Wirkung der genuinen Holzinhaltstoffe.

217. A. Schadel, D. Spiegelhalter, G. Schindlbeck (Mannheim): Nachweis und Charakterisierung von Benzopyren- und Dioxinrezeptoren an Geweben des oberen Aerodigestivtraktes

Spätestens seit dem Chemieunfall in Seveso im Juli 1976, durch den große Mengen von Tetrachloridbenzo-P-Dioxin freigesetzt wurden, sind die Dioxine in das Bewußtsein der Bevölkerung gedrungen und sind damit beinahe auch zu einem Synonym für Umweltgifte geworden.

Das Risikopotential der Dioxine wird in der Wissenschaft äußerst kontrovers diskutiert. Benzopyrene, Dioxine, Furane und polychlorierte Biphenyle können auf oralem bzw. enteralem, transkutanem sowie auch transalveolärem Wege in den menschlichen Organismus gelangen. Der obere Aerodigestivtrakt weist anatomisch/physiologisch einige Besonderheiten auf. Zu diesen Besonderheiten zählen z.B. auch die Gaumentonsillen, die zu ca. 80% aus T- und B-Lymphozyten bestehen, die in dem Bereich der oralen Eintrittspforte einer immunologischen Reifung gerade im Kindes- und jugendlichen Alter unterliegen und denen damit als erste immunologische Barriere eine große Bedeutung zukommt. Wir wollten die Hypothese überprüfen, daß Benzopyrene und Dioxine nicht nur eine lokale Schädigung der Schleimhaut des oberen Aerodigestivtraktes bezüglich Immunglobulinsynthese und auch zellvermittelnder Abwehrmechanismen unter entsprechender Belastung aufweisen, sondern darüber hinaus auch ein direkter Kontakt von bereits geringsten Stoffmengenkonzentrationen über die bspw. in den Gaumentonsillen vorhandenen T- und B-Lymphozyten entstehen kann und damit ein unmittelbarer immuntoxischer Einfluß auf das Immunsystem ausgeübt wird. In einem ersten Schritt haben wir deshalb vollständige Tonsillen bzw. in einem zweiten Schritt die Einzelgewebe wie Lymphozyten, Fibroblasten usw. zu Suspensionen aufgearbeitet und diese dann bzgl. ihrer H 3-Benzopyren-Bindungskapazität untersucht. Hierbei stellten wir fest, daß die ganz überwiegende Rezeptorkapazität auf seiten der in den Gaumentonsillen vorhandenen Lymphozyten liegt, während die Rezeptorkapazität der Stützgewebe deutlich geringer ausgeprägt ist. Diese Untersuchungen stützen unsere eingangs gestellte Hypothese.

218. H. Riechelmann, J. Maurer, W. Mann (Mainz): Funktionelle und morphologische Veränderungen respiratorischer Zellen nach SO$_2$-Exposition

In Gebieten mit hoher SO$_2$-Belastung treten gehäuft Atemwegsinfekte auf. Es wurde untersucht, ob Störungen des mukoziliaren Transportes und der Barrierefunktion der Atemwegsschleimhaut hierbei eine pathophysiologische Bedeutung haben können. Darüber hinaus wurde die Wertigkeit struktureller Untersuchungsmethoden für den Nachweis schadstoffbedingter Veränderungen des Atemwegsepithels einer funktionellen Untersuchungsmethode, der Messung der mukoziliaren Aktivität, gegenübergestellt. Die Untersuchung wurde an 34 Meerschweinchentracheen durchgeführt. Die mukoziliare Aktivität der Präparate wurde mit einer modifizierten Lichtreflexmethode untersucht. Von den gleichen Präparaten wurden Teile für licht- und elektronenmikroskopische Untersuchungen eingesetzt. Diese Untersuchungen wurden vor und nach 30-minütiger Exposition der Präparate gegenüber SO$_2$ in Konzentrationen von 7,5–37,5 mg/m^3 durchgeführt (37°C und mehr als 90% relativer Luftfeuchtigkeit). Als Kontrolle diente eine 30minütige Exposition gegenüber synthetischer Luft.

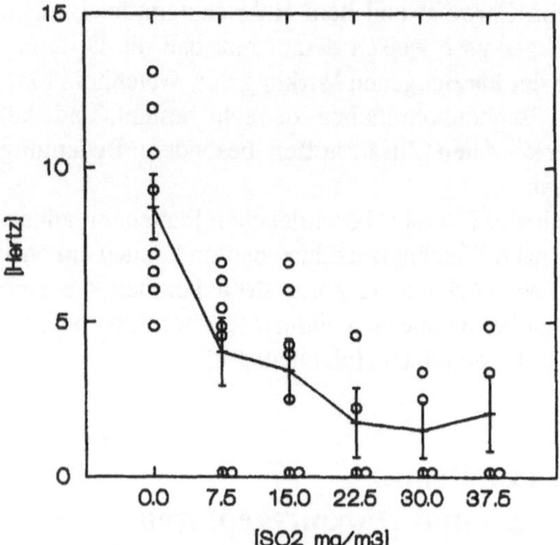

Abb. 1. Konzentrationsabhängige Abnahme der mukoziliaren Aktivität von Meerschweinchentracheen nach 30minütiger Exposition gegenüber Schwefeldioxid

Bei einem Teil der Tracheen wurde nach der Schadstoffexposition geprüft, ob die Effekte durch Aufbringen von Puffermedium (RPMI 1640) auf die Tracheaoberfläche reversibel waren.

Die 30minütige SO_2-Exposition führte zu einer dosisabhängigen Abnahme der mukoziliaren Aktivität (Abb. 1). Nach Exposition gegenüber 7,5 mg/m³ war die Abnahme der mukoziliaren Aktivität durch Aufbringen von Puffermedium teilweise reversibel, bei höheren SO_2-Konzentrationen weitgehend irreversibel. Ultrastrukturell fanden sich nach 30minütiger Kontrollexposition gegenüber synthetischer Luft sowie nach Exposition gegenüber 7,5 mg/m³ außer gelegentlichen blebs in der Zilienmembran keine wesentlichen Veränderungen. Nach Exposition gegenüber 15 und 22,5 mg/m³ SO_2 war

der Kontakt zur Basalmembran gelockert, es zeigte sich ein teils ausgeprägtes intrazelluläres Ödem. In der Zilien- und Zellmembran fanden sich ausgedehnte polypoide Ausstülpungen, und die Zellzwischenräume waren aufgeweitet. Nach Applikation gegenüber 30 und 37,5 mg/m³ SO_2 war das Epithel teilweise von der Basalmembran abgelöst. Neben einem ausgeprägten intrazellulären Ödem zeigten sich teils Zilien- und Zellmembranbrüche, und der Zell-Zell-Kontakt war häufig aufgelöst.

Faßt man zusammen, so war im Vergleich zur ultrastrukturellen Untersuchung die funktionelle Untersuchung der mukoziliaren Aktivität der sensiblere Indikator der Schadstoffwirkung von SO_2. Die Reversibilität der gestörten mukoziliaren Aktivität nach Exposition gegenüber 7,5 mg/m³ SO_2 spricht für eine rein funktionelle Schädigung, die mit strukturellen Untersuchungen nicht erfaßt werden konnte. Die SO_2-induzierte Störung des mukoziliaren Transportsystems erhöht die Schleimhautkontaktzeit von Bakterien und Viren, und erweiterte Zellzwischenräume erleichtern das Eindringen von Erregern in die Mukosa. Diese Mechanismen können für das gehäufte Auftreten respiratorischer Infekte in SO_2-belasteten Gebieten mitverantwortlich sein. Der gegenwärtige MAK-Wert für SO_2 in Deutschland (2 ppm ≈ 6 mg/m³) erscheint angesichts der Ergebnisse dieser Untersuchung hoch und sollte dem amerikanischen TLV-Wert (1 ppm ≈ 3 mg/m³) angeglichen werden.

U. Ganzer (Düsseldorf): Hat es sich bei den Tracheen um Explantate gehandelt, oder haben Sie In-vivo-Experimente durchgeführt?

H. Riechelmann (Schlußwort):
Es handelt sich um Ex-vivo-Untersuchungen. In vivo wird das applizierte SO_2 in der Nase ausgefiltert. Deswegen wurden die Präparate direkt exponiert.

219. J. Meuser, E. Sennewald, W. D. Heller, H. Maier (Heidelberg, Karlsruhe): Alkohol- und tabakassoziiertes Risiko für Plattenepithelkarzinome des Rachens

Die Inzidenz der Plattenepithelkarzinome des Rachens hat in den letzten Jahren immer mehr zugenommen. Bedingt durch die Lokalisation des Tumors verursacht dieser lange Zeit keine Beschwerden, weshalb sich doch immerhin 55% unserer Pateinten mit ausgedehnteren Tumorbefunden vorstellten. Während für T1- oder T2-Stadien noch relativ gute Behandlungsmöglichkeiten und 5-Jahres-Überlebensraten von 70–80% bestehen, sinken die Raten für T3- und T4-Stadien auf 20–25% ab. Unser Bemühen sollte es daher sein, mögliche Risikofaktoren zu erfassen, um somit einer besseren Aufklärung sowie der Einführung von Vorsorgeuntersuchungen von Risikogruppen Rechnung tragen zu können.

In einer Fallkontrollstudie wurden von uns Daten über Rauch- und Trinkgewohnheiten von 105 männlichen Patienten mit einem Oro-bzw. Hypopharynxkarzinom und von 420 männlichen Kontrollpersonen aus verschiedenen Ambulanzen unserer Klinik erhoben. Jedem Tumorpatienten wurden vier Kontrollen entsprechenden Alters und Wohnortes zugeordnet. Die Daten wurden anhand eines computergerechten Fragebogens von nur einem Interviewer erhoben.

Bei unseren Tumorpatienten, die einen Erkrankungsgipfel zwischen dem 40sten und 60sten Lebensjahr aufwiesen, lag in 40 Fällen ein Oropharynxkarzinom, in 44 Fällen ein Hypopharynxkarzinom und in 21 Fällen ein regionüberschreitender Tumor vor. Bereits in ca. 55% der Fälle war zum Zeitpunkt der Erstdiagnose ein T3- oder T4-Befund zu erheben. Auffällig war hierbei der hohe Anteil an Hypopharynxkarzinomen. 71% der Patienten wiesen bereits positive Lymphknoten auf.

Zur besseren Auswertbarkeit wurde für den Alkohol- als auch für den Tabakkonsum eine Standardisierung vorgenommen. Hierbei wurde zum einen der Ethanolgehalt pro konsumiertem Getränk festgelegt, zum anderen der Tabakkonsum in Tabakjahre umgerechnet, wobei ein Tabakjahr einem Konsum von 20 Zigaretten/Tag, über ein Jahr lang geraucht, entspricht.

Wir konnten feststellen, daß über 90% der Tumorpatienten täglich Alkohol tranken, davon über 30% mehr als 100g/Tag. In der Kontrollgruppe waren nur 44% tägliche Konsumenten und davon nur 0,9% mit einem solch hohen Konsum an Alkohol. In beiden Gruppen war das bevorzugte Getränk Bier.

Es errechnete sich für die Tumorpatientengruppe ein durchschnittlicher täglicher Alkoholgenuß von 86,7 g und für die Kontrollgruppe von 22,2 g. Gegenüber einer Basisgruppe von weniger als 25 g Alkohol/Tag ergibt sich für einen Alkoholkonsum von mehr als 100g/Tag ein relativer Risikoanstieg von 210,4 (auf mögliche Tabakeffekte bereinigt von 125,2).

Bezüglich des Rauchverhaltens ist auffällig, daß nur 3,7% der Tumorpatienten in der Gruppe der Niemalsraucher zu finden sind (36,2% der Kontrollgruppe). 30% der Tumorpatienten bevorzugten zudem filterlose Zigaretten. Mehr als 50 Tabakjahre gaben immerhin 24,8% der Tumorpatienten an (durchschnittlicher Tabakkonsum bei 46,4+/-28 Tabakjahre) im Gegensatz zu 8,5% bei den Kontrollen (durchschnittlicher Tabakkonsum bei 21,2 ± 28,8 Tabakjahren). Für Tabak errechnete sich bei einer Basisgruppe von weniger als 5 Tabakjahren ein Risikofaktor bei mehr als 50 Tabakjahren von 23,7 (nach Bereinigung auf Alkoholeffekte Faktor 7,4).

Abschließend läßt sich aufgrund unserer erhobenen Daten und Beobachtungen sagen, daß der vermehrte Genuß von Tabak, aber insbesonders auch von Alkohol mit einem erhöhten Risiko, an einem Hypopharynxkarzinom zu erkranken, einhergeht. Unter Berücksichtigung des Erkrankungsgipfels lassen sich eindeutige Risikogruppen festlegen. Neben einer verbesserten Aufklärung über die Gefährlichkeit der genannten Noxen besteht sicher die dringende Notwendigkeit des gezielten Screenings von Hochrisikogruppen zur Verbesserung der Prognose durch rechtzeitige Diagnosestellung.

H. H. Frey (Stollberg): Kann man statistisch die verschiedenen Alkoholsorten einheitlich bewerten? Meine Antwort: Nein. Wie berufsbedingte Exposition sind die Begleitstoffe in ihrer Komplexität unterschiedlich wirksam.

J. Meuser (Schlußwort): Eine Risikounterscheidung zwischen verschiedenen alkoholischen Getränken ist nicht möglich in unserer Studie, da die Fallzahlen zu klein sind. In der internationalen Literatur wird das sehr kontrovers diskutiert.

220. H. Maier, E. Sennewald, W. D. Heller (Heidelberg): Berufliche Risikofaktoren für Mundhöhlen- und Rachenkarzinome – Ergebnisse der Heidelberger Fallkontrollstudien

Die seit 1978 in Deutschland beobachtete Zunahme berufsbedingter Krebserkrankungen hat zu einem verstärkten Interesse hinsichtlich des Stellenwerts einer beruflichen Schadstoffexposition als Risikofaktor für die Entstehung bösartiger Tumoren des oberen Atmungs- und Verdauungstraktes geführt.

Bislang liegen v.a. Fallkontrollstudien zur Thematik „beruflicher Risikofaktoren" für Kehlkopfkrebs vor. Über den Einfluß beruflicher Faktoren auf die Entstehung von Mundhöhlen- und Rachenkrebs existieren nur wenige Untersuchungen. In der folgenden Arbeit werden Ergebnisse der Heidelberger Rachenkrebsstudie sowie Ergebnisse der Heidelberger Mundhöhlenkrebsstudie vorgestellt.

100 Patienten mit histologisch gesicherten Plattenepithelkarzinomen der Mundhöhle, sowie 105 Patienten mit histologisch gesicherten Plattenepithelkarzinomen des Oro- und Hypopharynx und 820 zufällig ausgewählte Kontrollpersonen gleichen Geschlechts, vergleichbaren Alters und Wohnorts, bei denen keine bösartigen Erkrankungen bekannt waren, wurden im Rahmen von 2 Kontrollstudien unter Einsatz eines computergerechten Fragebogens interviewt. Dabei wurde neben außerberuflichen Risikofaktoren, wie Alkoholkonsum, Tabakkonsum, Ernährung und Umweltbelastung schwerpunktmäßig der Stellenwert einer beruflichen Schadstoffexposition für das Risiko, an einem Mundhöhlen- bzw. Rachenkarzinom zu erkranken, erfaßt. Die Auswertung erfolgte mittels des Statistikpaketes SAS unter Verwendung gängiger statistischer Tests. Die Berechung der Risikomaßzahlen erfolgte in Anpassung an das Studiendesign über die SAS-Prozedur MCSTRAT bzw. PHREG. Die Schätzwerte für die relativen Risiken und die zugehörigen Konfidenzintervalle wurden über logistische Regressionsmodelle berechnet, die das gematchte Studiendesign in der Modellierungstechnik berücksichtigen.

Ergebnisse

In der Mundhöhlenkrebsstudie lag der Anteil der Bauarbeiter (14%) bei den Tumorpatienten doppelt so hoch wie bei den Kontrollpersonen (7,8%). 22% der Mundhöhlenkrebspatienten im Vergleich zu 8,5% der Kontrollpersonen waren als Maschinenarbeiter beschäftigt.

Das relative Risiko, an einem Mundhöhlenkarzinom zu erkranken, wurde nach statistischer Bereinigung von Alkohol- und Tabakeffekten für Bauarbeiter auf 2,0 (K.l. 1,0–4,1) und für Maschinenarbeiter auf 3,4 (K.l. 1,7–7,0) geschätzt. Die Tumorpatienten waren signifikant häufiger gegenüber Zementstaub, Steinkohle- und Teerprodukten, Farben und Lacken, Pech und gegenüber Stäuben exponiert. Legt man diese Daten zugrunde, so errechnen sich statistisch signifikant erhöhte relative Risiken nach Alkohol- und Tabakbereinigung für eine Exposition gegenüber Farben und Lacken (RR = 3,6; K.l. 1,4–9,3) und gegenüber Pech (RR = 6,2; K.l. 1,0–38.7). Für Steinkohle- und Teerprodukte wurde das relative Risiko auf 3,1 geschätzt. Dieser Wert erreicht jedoch nicht mehr das Signifikanzniveau von 0,05 – ein Phänomen, das durch die vergleichsweise kleine Fallzahl zu erklären ist.

In der Rachenkrebsstudie fiel insbesondere der hohe Anteil der Bauarbeiter im Tumorpatientenkollektiv auf (26,7% gegenüber 7,1%). Nach statistischer Bereinigung von Alkohol- und Tabakeffekten wurde das mit einer Tätigkeit als Bauarbeiter assoziierte Risiko, an einem Rachenkarzinom zu erkranken, auf 2,5 (K.l. 1,1–5,9) geschätzt.

Es zeigte sich, daß die Tumorpatienten im Vergleich zu den Kontrollpersonen in weitaus höherem Maße gegenüber Zementstaub, Steinkohle- und Teerprodukten, verschiedenen Metallstäuben und Kühlschmiermitteln exponiert waren. Anhand der Expositionsdaten wurde das relative Rachenkrebsrisiko nach statistischer Bereinigung von Alkohol- und Tabakeffekten für eine Exposition gegenüber Kühlschmierstoffen auf 3,7 (K.l. 1,2–11,8), gegenüber Eisen auf 2,7 (K.l 1,0–7,0) und für Asbest/Zement auf 2,5 (K.l. 1.0–6.1) geschätzt. Für Zementstaub (RR = 2,2; K.l. 0,9–5,2) sowie für Steinkohle- und Teerprodukte (RR = 3,6; K.l. 0,8–17,3) fanden sich lediglich noch grenzwertig signifikant erhöhte relative Risikowerte.

Diskussion

Beide Fallkontrollstudien zeigten, daß vor allem Arbeiter mit einer erheblichen inhalativen Exposition gegen- über Stäuben, Dämpfen und Aerosolen an Mundhöhlen- bzw. Rachenkrebs erkrankten. In beiden Studien waren im besonderen Maße die Bauarbeiter betroffen. Gerade in den letzten Jahren wurden eine Reihe von Fallkontrollstudien veröffentlicht, die ein erhöhtes Risiko für Karzinome des oberen Aerodigestivtraktes bei Bauarbeitern nachweisen konnten (Übersicht [1]). Ursächlich wird hier neben einer Exposition gegenüber Steinkohle-/Teerinhaltstoffen eine inhalative Belastung gegenüber Staub allgemein, Zementstaub und Asbeststaub diskutiert. Im Hinblick auf das erhöhte Mundhöhlenkrebsrisiko bei Maschinenarbeitern sind noch viele Fragen offen, zumal es sich um Arbeiter aus verschiedensten industriellen Branchen handelt. In beiden Studien fanden sich Hinweise für ein erhöhtes Krebsrisiko bei Exposition gegenüber Steinkohle/Teer-Inhaltstoffen. Einzelne, im Ausland durchgeführte Fallkontrollstudien waren zu ähnlichen Ergebnissen gekommen. Dies trifft auch für das erhöhte Mundhöhlenkrebsrisiko bei Exposition gegenüber Farben und Lacken zu (Übersicht bei [1]).

Ähnlich wie für Mundhöhlen- und Rachenkrebs waren erhöhte Risikowerte bei Exposition gegenüber Zementstaub auch für Kehlkopfkrebs beschrieben worden. Das kühlschmierstoffassoziierte relative Risiko für Rachenkrebs könnte möglicherweise durch eine Exposition gegenüber Nitrosaminen, die beim Einsatz wassermischbarer Kühlschmierstoffe freigesetzt werden können, zurückzuführen sein.

Die beiden vorgestellten Fallkontrollstudien haben erstmals in einem deutschen Patientenkollektiv einen Einblick in mögliche berufliche Risikofaktoren für die Entstehung von Mundhöhlen- und Rachenkrebs geliefert. Weitere Informationen sind durch Einzelfallanalysen, die in Zusammenarbeit mit Arbeitsmedizinern durchzuführen sind, zu erwarten.

Literatur

1. Maier H, Sennewald E (1994) Risikofaktoren für Plattenepithelkarzinome im Kopf-Hals-Bereich. In: Hauptverband der Gewerblichen BG (Hrsg) Ergebnisse der Heidelberger Fallkontrollstudien. Sankt Augustin

Audiologie I

221. T. Pfennigdorff, R. Hartmann, R. Klinke (Frankfurt): Elektrisch-evozierte Potentiale vom Hörnerv: Eine präoperative Testmethode für Cochleaimplantationen*

Der Erfolg eines Cochleaimplantates hängt im wesentliche von der Anzahl der verbliebenen funktionsfähigen Hörnervenfasern ab. Um diese abzuschätzen, wurde der Promontoriumstest eingeführt. Dessen Interpretation stellt sich bei prälingual Ertaubten und besonders bei prälingual ertaubten Kindern aber als äußerst schwierig dar. Es fehlt dem Kliniker eine objektive Testmethode, um eine quantitative Vorhersage über die Funktionsfähigkeit des Hörnerven zu treffen. Zahlreiche Versuche, durch elektrische Stimulation am runden Fenster evozierte Potentiale des Hörnerven auszuwerten, scheiterten, da die durch Elektrostimulation erzeugten Artefakte die Antwortpotentiale des Hörnerven überlagerten. Ein objektiver, klinisch nützlicher Test wurde bisher nicht entwickelt.

Es zeigt sich jedoch, daß mit Hilfe sinusförmiger elektrischer Stimulation im Tierexperiment ein optimaler Artefaktabgleich gelingt und elektrisch evozierte Summenaktionspotentiale (E-CAP) des Hörnerven vom runden Fenster aus ableitbar sind. Diese E-CAPs stellen eine Grundlage für weitere klinische Tests zur quantitativen Erfassung der funktionsfähigen Hörnervenfasern vor einer Cochleaimplantation dar.

Der Test beruht auf folgender Basis: Hartmann et al. (1984) und Hartmann und Klinke (1990) zeigten, daß sinusförmige elektrische Stimulation streng phasengetriggerte Aktionspotentiale der einzelnen Hörnervenfasern hervorrufen. Diese synchronisierten Aktionspotentiale summieren sich zu einem Summenaktionspotential, das über eine separate Meßelektrode vom runden Fenster aus gemessen werden kann. Mittels einer speziellen Brückenschaltung, einem computergesteuerten on line-Abgleichverfahren und einer off line-Fouriertransformation gelingt es, den elektrischen Artefakt nahezu vollständig zu eliminieren. Die E-CAPs treten während der kathodischen Phasen des Sinusreizstromes auf und sind bei Reizfrequenzen zwischen 100 und 200 Hz optimal

auslösbar (s. Abb. 1 oben). Zum Vergleich werden in der gleichen Abb. 1 (unten) Potentiale, direkt vom Hörnerv im Meataus acusticus internus abgeleitet, gezeigt, die ebenfalls mit sinusförmiger elektrischer Stimulation am runden Fenster evoziert wurden. Diese Potentiale ähneln, abgesehen von der Amplitudengröße, den Ableitungen des runden Fensters deutlich und bestätigen, daß die E-CAPs tatsächlich Hörnervenpotentiale sind.

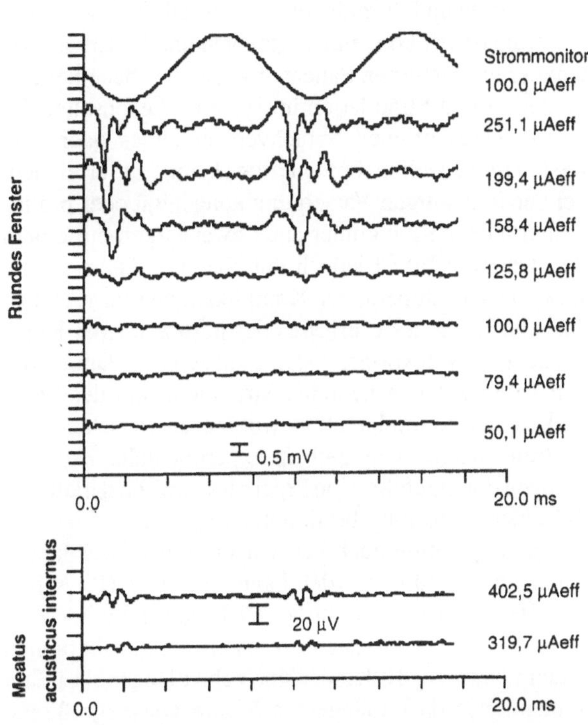

Abb. 1. Die Anzahl der synchron aktiven Einzelfasern bestimmt die Amplitude des Summenaktionspotentials. Die maximale Amplitude in unseren Experimenten betrug 4,5 m V_{ss}. Der Beitrag einer einzelnen Hörnervenfaser zum CAP beträgt etwa 0,2 µ V_{ss} (Kiang et al. 1986). In einer einfachen Abschätzung ergeben sich damit 22 500 aktive Hörnervenfasern, was etwa 50% der Fasern des Hörnervs der Katze entspricht

* Unterstützt von der Deutschen Forschungsgemeinschaft (SFB 45 und SFB 269).

Die Registrierung elektrisch-evozierter Summenaktionspotentiale vom runden Fenster aus nach sinusförmiger Schmalbandreizung zwischen 100 und 200 Hz ist technisch einfach. Sie vereinigt in sich alle Vorteile zur Überprüfung der Funktionsfähigkeit des Hörnerven und gibt dem Kliniker eine Voruntersuchungsmethode an die Hand, die eine quantitative Einschätzung der Erfolgsaussicht einer Cochleaimplantation zulassen dürfte. Klinische Tests werden empfohlen.

W. E. Shehata-Dieler (Würzburg): Wie konnten Sie die Artefakte, die durch den Sinusreiz entstehen, ausgleichen?

H. Wagner (Berlin): Ist mit Rücksicht auf die Schwierigkeiten und Risiken einer Elektrodenapplikation auf dem runden Fenster ein anderer Stimulationsort denkbar?

T. Pfennigdorf (Schlußwort):
Zu Herrn Dieler: Während des Versuchs wurde der elektrische Artefakt über eine speziell entwickelte Brückenschaltung und ein spezielles computergesteuertes Aufzeichnungsverfahren minimiert. Darüber hinaus fand nach dem Versuch off line ein zusätzlicher computergesteuerter Artefaktabgleich statt, so daß die elektrisch evozierten Summenaktionspotentiale nahezu artefaktfrei waren.
Zu Herrn Wagner: Je näher sich die Elektroden am runden Fenster befinden, desto besser gelingt der Artefaktausgleich. Eine Stimulation und Ableitung am Promontorium ist denkbar.

222. M.C. Dahm, T. Lenarz, V. Meyer, B. Bertram (Hannover): Zum Risiko der Cochleaimplantatoperation im Kleinkindesalter

Das Cochleaimplantat hat sich bei der auditiven Rehabilitation von beidseitig tauben Erwachsenen und Kindern als erfolgreiches, sicheres und zuverlässiges Therapiekonzept mit einer geringen Komplikationsrate bewährt. Bei der Versorgung kongenital tauber Kinder ist aufgrund der Plastizität der sich entwickelnden Hörbahnen und des zentralen Nervensystems eine frühestmögliche Implantation und Stimulation von Vorteil. Wie wir durch Erfahrungen bei kongenital ertaubten und im Erwachsenenalter implantierten Patienten wissen, ist bei einer Implantation und Stimulation im späteren Lebensalter der Erwerb eines offenen Sprachverständnisses oder eine verständlichen Sprachproduktion kaum zu erreichen. Bei der frühzeitigen Versorgung kongenital oder prälingual ertaubter Kleinkinder unter zwei Jahren mit einem Cochleaimplantat ist jedoch mit einem erhöhten Risiko intra- oder postoperativer Komplikationen zu rechnen. Zur Abklärung des Einflusses des postoperativen Kopfwachstums, Infektionen oder Langzeitstimulation von sich entwickelnden neuralen Strukturen und der Möglichkeit der Reimplantation wurden an verschiedenen Zentren anatomische und tierexperimentelle Untersuchungen durchgeführt. Die Ergebnisse weisen darauf hin, daß unter Einhaltung bestimmter Regeln eine Cochleaimplantatoperation auch bei Kindern unter zwei Jahren sicher durchgeführt werden kann. An der HNO-Klinik der MH-Hannover sind bisher 17 Kinder im Alter zwischen 12 und 24 Monaten mit einem Cochleaimplantat versorgt worden. 10 Kinder sind schon länger als 1 Jahr implantiert, 5 davon länger als 2 Jahre. Dieses große Patientenkollektiv wurde erstmalig einer Auswertung unterzogen. Mit einer Ausnahme war die Genese der Ertaubung Meningitis, und die drohende Obliteration der Cochlea machte eine frühzeitige Implantation notwendig. Der Zeitpunkt zwischen Ertaubung und Operation betrug dennoch im Mittel 7,7 Monate, und wir fanden bei 6 Kindern unterschiedlich ausgeprägte Obliterationen der Cochlea vor. Das durchschnittliche Alter bei Implantation betrug 20,6 Jahre, und wir können eine Gesamtbeobachtungszeit von 29,9 Jahren beurteilen. Operationstechnisch waren die Operationen bei allen Kindern ohne Schwierigkeiten durchführbar, und intraoperative Komplikationen traten nicht auf. Postoperativ konnten wir 2 Fälle von Serotympanon und eine ipsilaterale Otitis media beobachten, deren Verlauf unter konservativer Therapie komplikationslos war. Bei einem weiteren Kind war, wahrscheinlich durch ein Trauma bedingt, eine Revision wegen Implantdefekt notwendig. Hierbei wurde ein Cholesteatom hinter geschlossenem Trommelfell entdeckt. Ein Implanttausch war ohne weitere Schwierigkeiten möglich, ohne daß eine Funktionseinschränkung zu verzeichnen war. Alle Kinder nutzen das Implantat täglich und tragen es über den ganzen Tag gerne. 13 Kinder standen zu einer audiometrischen Auswertung zur Verfügung. Im 1. Jahr nach Implantation setzt eine Phonemidentifikation ein. Im 2. Jahr können alle Kinder prosodische Merkmale erkennen und sind zur Wort- und Satzidentifikation fähig. Von 5 Kindern, welche länger als 2 Jahre implantiert sind, haben 4 bereits ein offenes Sprachverständnis erreicht. Bei diesen Kindern hat bereits eine verständliche Sprachproduktion eingesetzt.

Zusammenfassend ist festzustellen:

- Eine Cochleaimplantation ist auch im Kleinkindesalter unter 2 Jahren möglich.
- Altersspezifische, ernsthafte Komplikationen konnten bisher nicht beobachtet werden.
- Eine Revision und Reimplantation der Elektrode ist ohne merkbare Funktionseinschränkung möglich.
- Zwei Jahre nach der Implantation ist bei adäquater Förderung mit dem Erwerb eines z.T. offenen Sprachverständnisses und beginnender aktiver, verständlicher Sprachproduktion zu rechnen.

K. Schorn (München): Kann ich Ihren Ausführungen entnehmen, daß es Ihnen gelungen ist, bei allen Kindern, außer dem einen mit Cochleasklerosierung, alle 22 Elektroden zu implantieren?

J. Kiefer (Frankfurt): Welche Art der Schnittführung wählen Sie bei den kleinen Kindern?

D. Höhmann (Würzburg): Was verstehen Sie unter einer angepaßten Schnittführung? Auf welche antomischen Strukturen achten Sie bei Kindern dieser Altersgruppe besonders im Vergleich zu älteren Kindern bzw. Erwachsenen?

H.-J. Schultz-Coulon (Neuss): Sie sprechen von Ertaubung bei Ihren Kindern. Wie definieren Sie „Ertaubung" bei Kindern unter 2 Jahren; denn eine solche Diagnose darf man ja allein anhand des ERA-Ergebnisses nicht stellen?

E. Lehnhardt (Hannover): Die Indikation zum CI bei Kindern jünger als 2 Jahre ergibt sich bislang nur dann, wenn sich neben der weitestgehend gesicherten vollständigen Taubheit im CCT erste Hinweise auf eine beginnende Obliteration des Schneckenlumens zeigen. Wenn dies der Fall ist, sind wir m.E. verpflichtet, der weiteren Obliteration und damit Komplikationen bei der intracochleären Insertion der Elektroden vorzubeugen.

M. C. Dahm (Schlußwort):
Zu Frau Schorn: Bei allen Kindern, mit Ausnahme des erwähnten Falles mit postmeningitischer ossärer Obliteration der Cochlea, war eine volle Insertion möglich, d.h., mindestens alle 22 aktiven Elektroden und eine unterschiedlich große Anzahl von Blindringen konnten in die Scala tympani inseriert werden. Seit 1991 wird, um eine tiefe und schonende Insertion zu erreichen, ein Gleitmittel auf Hyaluronsäurebasis benutzt.

Zu Herrn Kiefer: Entscheidend ist, daß der Hautschnitt ausreichend weit nach kranial gezogen wird, um im Bereich des Planum mastoideum und der angrenzenden Kalotte eine möglichst flache Stelle für das Implantat zu haben, ohne daß die Schnittführung über das Implantat führt.

Zu Herrn Höhmann: Aus anatomischen Untersuchungen des Felsenbeines wissen wir, daß die Cochlea bereits vor der 28. Schwangerschaftswoche die Größe des Erwachsenen hat. Das gleiche gilt weitgehend für die Dimensionierung des Mittelohres, die bei dem Neugeborenen vergleichbar der des Erwachsenen ist. Ebenso zeigt die posteriore Tympanotomie keine signifikanten Größenunterschiede. Einen signifikanten Unterschied gibt es allerdings lateral dieser Ebene. Der Fazialisnerv liegt bei kleinen Kindern deutlich flacher unter der Corticalis und ist daher mit entsprechender Vorsicht zu präparieren. Das Mastoid ist deutlich kleiner, und die Mastoidektomie muß vollständig erfolgen, um ausreichenden Raum zur Plazierung der genannten Dehnungsschleife zum Wachstumsausgleich zu haben.

Zu Herrn Schultz-Coulon: Wir haben diese Kinder genauso wie auch die älteren Cochlea-Implantatkandidaten unserer Testbatterie aus otologischen, pädaudiologischen und elektrophysiologischen Untersuchungen zum großen Teil in Intubationsnarkose unterzogen. Hierzu gehörten natürlich auch die Hirnstammaudiometrie und Elektrocochleographie. Großen Wert legen wir jedoch immer auf die Beurteilung des Hörvermögens durch die Eltern und fachpädagogischen Betreuer der Kinder. Eine Implantation erfolgte nur, wenn alle Beteiligten von der Taubheit der Kinder überzeugt waren. Selbst bei dieser Gruppe von Kindern, bei denen wir aufgrund der drohenden Obliteration eine frühzeitige Operation anstrebten, hielten wir eine durchschnittliche Wartezeit zwischen Meningitis/Ertaubung und Implantation von fast 8 Monaten ein. Während dieser Zeit wurden die Kinder mit Hörgeräten versorgt, intensiv gefördert und abschließend erneut durch die Pädagogen evaluiert.

223. M. Bohndorf, P. K. Plinkert, H. de Maddalena, H. P. Zenner (Tübingen): Sprachverständlichkeitstests zur Beurteilung des Hörvermögens bei Cochleaimplantatträgern

Die technischen Entwicklungen der letzten Jahre auf dem Gebiet der Cochleaimplantate erlauben heute in vielen Fällen eine hörprothetische Versorgung bei vollständigem Gehörausfall. Ausgangspunkt unserer Untersuchungen einen Hörtest für Patienten mit Cochleaimplantat zu entwickeln, war die Beobachtung, daß durch die herkömmlichen audiologischen Verfahren der operative Erfolg der Implantation nicht zu vergleichen ist, Patienten aber in Gesprächen den Nutzen des Implantats demonstrierten.

Angaben über audiologische Erfolge der Cochleaimplantation spiegelten in der Vergangenheit häufig subjektive Eindrücke des Untersuchers wider, so daß die Ergebnisse der verschiedenen Arbeitsgruppen schlecht untereinander vergleichbar sind.

Um die audiologischen Resultate der operativen Versorgung und Rehabilitation nach einer Cochleaimplantation vergleichen zu können, wird ein quantitatives Meßverfahren zur Bewertung des Hörerfolges benötigt, um interindividuelle Vergleiche in Bezug auf Sprachverständnis unter Berücksichtigung von Situationen im Alltag aufstellen zu können.

Ziel der Untersuchung war es, ein Testverfahren zu entwickeln, das unter unterschiedlichen im Alltag auftretenden kommunikativen Bedingungen möglichst valide das Sprachverständnis wiedergibt. Dieses Testverfahren bestand aus einer Batterie aus 11 Einzeluntersuchungen sowie eines Fragebogens. Verwendet wurden Sprachverständlichkeitstests mit Sätzen, Wörtern und Einsilbern, durchgeführt mit und ohne Blickkontakt und per Telephon. Dazu erfolgten ein Sprachverständnistest mit Testmaterial von Sotschek im freien Schallfeld und ein Lippenablesetest, um zwischen Erfolg der Implantation und eigentlicher Lippenablesefähigkeit differenzieren zu können.

Des weiteren wurden die Patienten nach ihrer eigenen Einschätzung befragt, wie gut sie bestimmte Personen im Alltag verstehen. Durchgeführt wurde dies durch einen Fragebogen mit einer 5stufigen Skala ähnlich den Schulnoten.

In einem ersten Schritt wurde eine Korrelationsanalyse durchgeführt, wobei das subjektiv empfundene Sprachverständnis verglichen wurde. Es zeigten sich 2 interessante Korrelationen. Erstens korrellierte die subjektive Einschätzung des Alltags-Satzverständnisses mit den Untersuchungen des Satzverständnisses bei Blickkontakt und das Verständnis von Einsilbern ohne Blickkontakt. Beide Untersuchungen entsprechen der typischen Kommunikationssituation im Alltag.

Es wurden Patienten im Alter von 25 bis 69 Jahren mit einer beiderseitigen postlingualen Ertaubung in die Studie aufgenommen und in 3 Gruppen unterteilt. Verwendung fand in allen Fällen die Clark/Nucleus-Prothese.

In Gruppe 1 sind Patienten zusammengefaßt, die durch ein plötzliches Ereignis wie Unfall oder Enzephalitis eine vollständige Ertaubung erlitten, bei vorher intaktem Hörvermögen. Die 2. Gruppe besteht aus Patienten, die an einer progredienten Hörminderung litten, bevor sie ertaubten.

Patienten der 3. Gruppe weisen eine seit mehr als 35 Jahren bestehende beidseitige Ertaubung auf, bevor sie implantiert wurden.

Aus jeder Gruppe wird exemplarisch ein typischer Patient vorgestellt.

Aus der Gruppe, bei denen nur ein kurzes Zeitintervall zwischen Ertaubung und Implantat besteht, zeigt sich bei dem präsentierten Fall ein Satzverständnis mit Blickkontakt von 70%. Ohne Blickkontakt, also das reine Hörvermögen geprüft, zeigt sich ein Einsilbenverständnis von 50%.

Ein repräsentatives Fallbeispiel der 2. Gruppe verstand 80% der Testsätze mit Blickkontakt und ohne Blick noch 40% der Sätze und 90% der Einsilber. Dies entspricht auch der Alltagssituation, wo der Patient kurz gerufen wird, ohne daß ein Blickkontakt besteht. Eine Patientin nun aus der 3. Gruppe, bei der zwischen Ertaubung und Implantation 35 Jahre liegen, demonstriert ein Satzverständnis mit Blickkontakt von 80%. Ferner wurden Einsilber ohne Blick in 50% richtig wiedergegeben.

Die Untersuchungen erlauben uns nicht, signifikante Unterschiede des Sprachverständnisses zwischen den einzelnen Fallbeispielen festzustellen. Auffallend war, daß auch Patienten, die länger als 35 Jahre gehörlos sind, ähnlich gute Ergebnisse wie diejenigen erzielten, bei denen nur ein kurzer Zeitraum zwischen Ertaubung und Implantation bestand.

Auch erscheint uns interessant, daß auch die Patienten mit kurzem Intervall zwischen Ertaubung und Implantation ein hohes Maß an Lippenablesefähigkeit demonstrieren konnten. Sicher stellt sich die Frage, ob diese Fähigkeit durch die Cochleaimplantation gefördert wurde.

Unterschiede ergaben sich in der psychologischen Verarbeitung der Implantation. Es zeigte sich, daß je länger die Patienten ertaubt waren, desto besser die Verbesserung der Lebensqualität subjektiv eingeschätzt wurde. Der hierbei vermeintlich höhere Gewinn kann durch den Vergleich der Situation nach Implantation mit der langen gehörlosen Zeit erklärt werden. Patienten mit einer kurzen gehörlosen Zeit ziehen mehr die Normalhörigkeit als Vergleich hinzu. Dieser Trend wird in weiteren Untersuchungen zu bestätigen sein. Das Testverfahren scheint uns eine relativ objektive Hilfe zu geben, die Hörfähigkeit prothetisch versorgter Patienten zu prüfen.

W. Baumgartner (Wien): Wie viele Patienten hatten Sie insgesamt? Wie viele Gruppen?

N. Marangos (Freiburg): Wie erklären Sie, daß Ihre Ergebnisse bei einem kleinen Patientenkollektiv und die Ergebnisse der MHH bei über 200 erwachsenen Ertaubten sich widersprechen?

M Bohndorf (Schlußwort):
Zu Herrn Baumgartner: Wir haben 12 Patienten in die Untersuchung aufgenommen.
Zu Herrn Marangos: Sicher gibt es da in der Literatur unterschiedliche Angaben. Unsere mehrfach wiederholten Untersuchungen zeigten uns überraschend den Trend, daß die Dauer der Ertaubung keinen Einfluß auf die spätere Hörfähigkeit hatte. Sicher ist dies nur eine Tendenz, da signifikante Zahlen noch nicht vorliegen.

224. S. Ruh, R. D. Battmer, T. Lenarz (Hannover): Richtungshören von Cochleaimplantatpatienten

Binaurales Hören ist bei einseitig versorgten Cochleaimplantat (CI)-patienten zunächst nicht zu erwarten. Angaben über eine relativ detaillierte Ortung von Geräuschquellen wie z.B. Autos im Straßenverkehr veranlaßten uns, der Frage nachzugehen, inwieweit dieses Patientenkollektiv nicht doch zumindest ein eingeschränktes Richtungsgehör aufweist.

Wir untersuchten dazu eine Gruppe von 15 Cochleaimplantatpatienten, die sowohl mit einer Cochleaimplantatbrille als auch dem Headset versorgt waren, und im Vergleich dazu 10 asymmetrisch hochgradig schwerhörigen Patienten. Diese Patienten tragen alle eine BiCROS-Hörbrille für ihre Schwerhörigkeit.

Es wurde zusätzlich ein Fragebogen konzipiert, in dem die Cochleaimplantatpatienten gebeten worden sind, ihre Höreindrücke bzw. Richtungseindrücke selbst einzuschätzen.

Die Richtungstests führten wir in einem schallisolierten, reflexionsarmen Raum durch. An einem horizontalen Kreisbogen von 3,0 m Durchmesser waren 12 Lautsprecher in 30°-Abständen installiert. Als Testschall dienten zweistellige, zumeist viersilbige Zahlwörter des

Freiburger Sprachverständlichkeitstests. In einem Durchgang wurden insgesamt 36 Stimuli, d.h. jede Richtung 3mal in einer Zufallsfolge, abgefragt. Nach dem „forced choice" Verfahren nannte der Patient nach dem Stimulus diejenige Richtung, aus der er das Signal wahrgenommen hatte.

Ein von uns neu entwickeltes Mittelwertverfahren wertet die Antworten der Richtungstests in einer linearen Gewichtung der Fehler aus.

Die „Qualität" des Richtungshörens der CI Patienten von 2,72 (Headset) und 2,65 (Cochleaimplantatbrille) ist annähernd gleich der der schwerhörigen Patienten von 2,84. In der statistischen Auswertung der Versuche zum Richtungshören konnten jedoch keine signifikanten Unterschiede festgestellt werden. Somit läßt sich in dem objektiven Richtungstests eine Verbesserung der räumlichen Orientierung bei den Cochleaimplantatpatienten durch ein zweites Mikrophon nicht erzielen.

Vorteile einer Cochleaimplantatbrille gegenüber des Headsets wurden in der Auswertung der Fragebögen z.T. verzeichnet. Neun der 15 CI-Patienten können mit der Brille subjektiv Geräusche besser orten. Zum Teil werden erstaunlich präzise unterschiedliche Höreindrücke mit der Brille und dem Headset geschildert. Bei jegli-

cher Beurteilung der Ergebnisse dieser Arbeit muß beachtet werden, daß nur eine kleine Gruppe von Patienten untersucht werden konnte. Daher sind die Aussagen als Tendenzen zu verstehen. Die Leistungsfähigkeit der implantierten Innenohrhörprothesen und die Erfolge der Rehabilitationsmaßnahmen werden in dieser Arbeit durch den Vergleich mit einer ausgewählten Gruppe schwerhöriger Patienten gezeigt.

Die vorhandene, wenn auch geringe Fähigkeit der CI-Patienten, Richtungen in der Testanordnung herauszufinden, dürfte sich technisch durch die hohe Leistungsfähigkeit des Sprachprozesses erklären. Vorhandene Klangfarbenunterschiede werden in unterschiedliche Formantfrequenzen umcodiert, so daß die Patienten diese wahrnehmen können.

Bereits 1989 ist über eine erstmalige beidseitige Implantation von elektrischen Innenohrprothesen berichtet worden. Die zwei Systeme nach 3M/House und Clark/Nucleus werden objektiv in ihrer Leistungsfähigkeit beim Sprachverstehen verglichen. Derzeit liegen jedoch noch keine Ergebnisse über eintretende, binaurale Effekte bei der Benutzung zweier leistungsfähiger Cochleaimplantate vor.

225. J. Kiefer, C. Desloovere, C. von Ilberg (Frankfurt/Main): Langzeitergebnisse nach Cochleaimplantation bei prä- und perilingual ertaubten Kindern

Cochleaimplantationen werden in rasch zunehmender Anzahl bei prä- und perilingual ertaubten bzw. taub geborenen Kindern durchgeführt. Anders als bei postlingual ertaubten Erwachsenen, die zwar das Hören mit dem Implantat, nicht jedoch Sprache und Sprechen neu erlernen müssen, liegt der Zeitpunkt der Implantation bei diesen Kindern am Anfang oder inmitten der sprachlichen und intellektuellen Entwicklungsphase. Um die Möglichkeiten der CI bei diesen Kindern zu erfassen, sind daher Langzeitbeobachtungen über einen Mindestzeitraum von 3–4 Jahren erforderlich.

Wir haben die Ergebnisse von 9 prälingual und perilingual ertaubten Kinder ausgewertet, die mindestens über ein Jahr Erfahrung mit dem CI verfügten. Der Beobachtungszeitraum erstreckt sich bis zu $3^1/_2$ Jahre, im Mittel beträgt er 26 Monate.

Es sind 4 prälingual kongenital taube Kinder, 2 prälingual nicht kongenital taube Kinder und 3 perilingual ertaubte Kinder.

Das Testmaterial wurde digital aufgezeichnet und präsentiert.

Im Phonemtest werden zum einen die Wahrnehmung, zum anderen die Erkennung und das korrekte Nachsprechen von 18 Phonemen geprüft.

Alle Phoneme werden nahezu vollständig von allen Kindern wahrgenommen. Die Erkennung und Nachformung, die sowohl das passive Verstehen als auch die Möglichkeit zur aktiven lautsprachlichen Produktion des jeweiligen Phonems voraussetzt, wird zu 44–100% erreicht, im Mittel 60%, die Gruppe der prälingual Ertaubten erreicht im Mittel 56%, die perilingual Ertaubten 68%.

Synthetische Silbenmuster werden von allen Kindern nahezu vollständig erkannt. Die Erkennung von natürlichen Silbenmustern wurde aus dem 12-Wort Test ermittelt. Dieser enthält Einsilber, Zweisilber mit kurzen und langen Silben sowie Dreisilber (die Ratewahrscheinlichkeit beträgt 25%). Im Schnitt werden in diesem Test 79% erreicht, prälingual ertaubte Kinder erreichen mit 75% im Mittel etwas weniger als die perilingual ertaubten Kinder mit 86%.

Der von uns entwickelte sog. Reimtest enthält Gruppen aus jeweils 4 Einsilbern des Aufbaues Konsonant-Vokal-Konsonant, von denen je 2 sich nur in einem Teil unterscheiden (Ratewahrscheinlichkeit ist 37%). Insgesamt werden im Mittel 70% erreicht, die Gruppe der prälingualen erreicht 65%, die der perilingualen 78%. Vokale können sicherer differenziert werden als Konsonanten. Die Konsonantdifferenzierung im Auslaut ist wiederum sicherer als im Anlaut.

Im 12-Wort-Test wird aus 12 Ein-, Zwei- und Dreisilbern ausgewählt. Hier werden im Mittel 67% erreicht, 60% für die prälingual und 80% für die perilingual ertaubten Kinder. Die Ratewahrscheinlichkeit beträgt 8%.

Das Satzverständnis wurde zum einen als Auswahl aus 6 vorgegebenen Sätzen („closed set"), zum anderen mit unbekannten Sätzen von 3 bis 6 Wörtern zu einem Thema („open set") geprüft. Closed-set-Satzverständnis wird von 5 der 6 prälingual Ertaubten erreicht (im Mittel 62%) und von allen perilingual Ertaubten (Mittel 67%). Gesamtmittelwert ist 63%.

Offenes Satzverständnis wird von 2 der 6 prälingual Ertaubten erreicht, davon ist ein Kind kongenital taub, mit 3 Jahren implantiert, das andere ist nicht kongenital taub, mit 6 Jahren implantiert. Offenes Satzverständnis wird gleichfalls von 2 der 3 perilingual ertaubten Kinder erreicht. Das perilingual ertaubte Kind, das kein offenes Satzverständnis erreicht, wurde erst im 16. Lebensjahr implantiert.

Unsere Ergebnisse zeigen, daß bei allen Patienten unseres Kollektivs nach Cochleaimplantation eine gute Erkennung segmentaler und suprasegmentaler Sprachmerkmale erreicht wird. Damit wird ein gutes Verständnis in Closed-set-Wort- und Satztesten erreicht (bei den verwendeten Tests 60–70%). Die perilingual ertaubten Kinder scheinen im Trend etwas bessere Ergebnisse zu erreichen als die prälingual ertaubten. Desgleichen besteht ein Trend dahingehend, daß Kinder, die vor ihrem 7. Lebensjahr implantiert wurden, besser abschneiden als Kinder, die später implantiert wurden. Beides läßt sich jedoch aufgrund der kleinen Fallzahl nicht statistisch absichern. Freies Satzverständnis entwickelten im Beobachtungszeitraum 4 von 9 Kindern, darunter befanden sich 2 prälingual ertaubte Kinder.

Dies berechtigt zur Zuversicht, daß bei vielen prä- und perilingual ertaubten Kindern ein rein auditives freies Sprachverständnis zu erreichen sein wird. Diese Entwicklung erfordert einen Zeitraum von mindestens 2 bis 4 Jahren, möglicherweise sogar länger. Es sind daher weitere Langzeitbeobachtungen an größeren Kollektiven notwendig, um die Gesamtprognose und die Bedeutung einzelner relevanter Faktoren besser bestimmen zu können.

T. Lenarz (Hannover): Ihren Hinweis auf eine ausreichend lange Nachbeobachtungszeit finde ich sehr wichtig, da wir nicht erwarten dürfen, bereits nach wenigen Monaten bei Kindern eine Beurteilung des Erfolges einer CI-Versorgung vornehmen zu können.

K. Schorn (München): Wie definieren Sie prälingual? Entscheidend für die Sprachdiskrimination ist die Reifung der Hörbahn, somit dürfte auch der Zeitpunkt der Ertaubung von Bedeutung sein, insbesondere ob das Kind pränatal oder nach dem 3. Lebensmonat ertaubt ist.

J. Kiefer (Schlußwort):
Als prälingual ertaubt werden Kinder eingestuft, die vor dem 2. Lebensjahr ertauben. Diese Gruppe wurde nochmals in kongenital und nichtkongenital ertaubt unterteilt. Perilinguale Ertaubungen wurden als Ertaubungen vom 2. bis zum 4. Lebensjahr definiert.

226. W. D. Baumgartner, M. Steurer, W. Gstöttner (Wien): Zeitauflösungsvermögen sowie Frequenz und Lautheitsdiskrimination bei Cochleaimplantierten

Wir ermittelten bei 13 postlingual ertaubten Patienten, die z.T. bereits 1979 an unserer Klinik cochleaimplantiert wurden, das Zeitauflösungsvermögen, Frequenzauflösungsvermögen sowie die Lautheitsdiskrimination.

Bei den von uns verwendeten Gerätetypen handelt es sich um MED EL comfort SC 6 (n = 5), MED EL SC 5 (n = 2) und bei vor 1987 implantierten Patienten um Vienna SC 4 (n = 6).

62% der Patienten haben noch immer ihr Originalimplantat, 23% wurden einmal reimplantiert, 15% 2mal.

Das Zeitauflösungsvermögen wurde im Freifeld mittels adaptivem TDL (= „time difference limen") Test jeweils bei 1000 Hz, 2000 Hz und 4000 Hz ermittelt. Der Normwert hörgesunder Jugendlicher beträgt etwa 70 ms. Unsere Gruppe erreicht im Mittel bei 1000 Hz 83 ms, bei 2000 Hz 85 ms und bei 4000 Hz 126 ms.

Das Frequenzauflösungsvermögen ebenfalls, adaptiv im Freifeld getestet, bei einem Normwert von 1–2% für Hörgesunde, ergibt sich für unsere Patienten im Schnitt bei 1000 Hz (n = 13) mit 15%, bei 2000 Hz (n = 13) mit 18% und bei 4000 Hz (n = 10!!) mit 7,5%.

Bei der ebenso getesteten Lautheitsdiskrimination erreichen unsere Implantatträger bei einem Normwert für Hörgesunde von 2–4%, im Mittel bei 1000 Hz (n = 13) 4,5%, bei 2000 Hz (n = 13) 6% und bei 4000 Hz (n = 10!!) 7%.

Es zeigt sich, daß bei exakter Indikationsstellung, gutem postoperativem Training und optimaler Geräteeinstellung auch in den oben angeführten audiologischen Parametern ausgezeichnete Erfolge möglich sind.

227. K. Stephan, K. Welzl-Müller (Innsbruck): Hörfeldbestimmung mit simultaner Stapediusreflexmessung bei Patienten mit Cochleaimplantat

Voraussetzung für die erfolgreiche Verwendung von Cochleaimplantaten ist die Anpassung des Sprachprozessors an den individuell nutzbaren Stimulationsbereich des Patienten. Dazu werden Größen wie Hörschwelle, angenehme Lautheit, Unbehaglichkeitsschwelle, T- und C-Level mittels psychoakustischer Verfahren gemessen. Zur Absicherung dieser Meßergebnisse ist eine Unterstützung durch objektive Methoden wie evozierte Potentiale oder Stapediusreflex wünschenswert.

Diese Verfahren werden jedoch normalerweise getrennt von den psychoakustischen Tests durchgeführt, so daß ein direkter Vergleich der Ergebnisse nur begrenzt möglich ist. Primäres Ziel war es daher, ein Verfahren zu entwickeln, bei dem simultan zur psychoakustischen Bestimmung des Dynamikbereiches objektive Größen registriert werden.

Im Rahmen dieser Arbeit wird ein Verfahren beschrieben, bei dem der Nachweis des Stapediusreflexes während der Hörfeldmessung für analoge Stimulation über das Cochleaimplantatsystem (MED-EL) erfolgt. Die Meßanordnung besteht aus einem eigens entwickelten Impedanzmeßgerät mit schneller Ansprechzeit, dem Stimulationsgerät für Elektrostimulation und einem Computer mit digitaler Datenerfassung.

Der Patient wird über das Implantat mit sinusförmigen Reizen stimuliert, wobei die Stimulationsintensität entweder vom Patienten selbst oder vom Untersucher variiert wird. Gleichzeitig werden mit einer Meßsonde die akustische Impedanz des ipsi- bzw. kontralateralen Ohres gemessen und der zeitliche Verlauf der Impedanz vom Datenerfassungssystem registriert. Für jeden einzelnen Stimulus wird somit die Impedanzänderung synchron zur Stimulation erfaßt. Werden Kontrollmessungen zu verschiedenen Zeitpunkten durchgeführt, so steht der Verlauf von simultan erhaltenen psychoakustischen und objektiven Meßergebnissen, wie z.B. die Stapediusreflexschwelle, zur weiteren Auswertung zur Verfügung.

Als Beispiel wird der zeitliche Verlauf der Reflexschwelle an einem Patienten im Untersuchungszeitraum von Implantation bis zu einem Jahr nach Implantation bei 4 Frequenzen dargestellt (Abb. 1).

Dadurch, daß zu jedem einzelnen Stimulationspegel die Impedanzänderung mitregistriert wird, können Streubereiche für die Reflexschwelle angegeben werden. Dies ist für den vorher gezeigten Fall für alle Prüffrequenzen in Abb. 2 dargestellt.

Das vorgestellte Verfahren ist an der Innsbrucker Klinik routinemäßiger Bestandteil bei der Anpassung und Überprüfung von CI und stellt v.a. bei unerfahrenen Patienten eine wesentliche Unterstützung bei der Funktionskontrolle des Implantates dar.

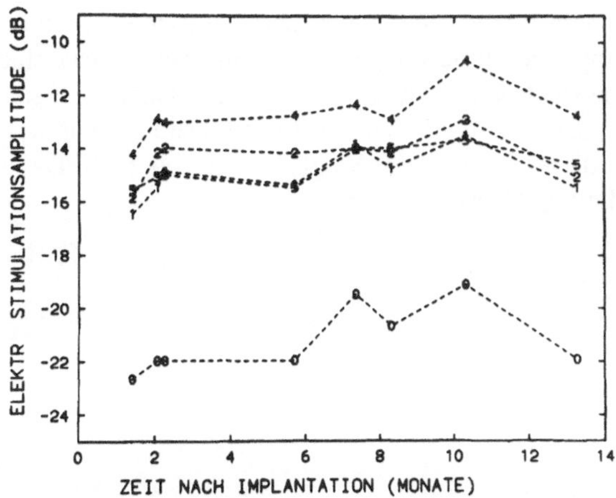

Abb. 1. Zeitlicher Verlauf der Stapediusreflexschwelle (Kind, 4 Jahre alt) bei verschiedenen Prüffrequenzen. Werte entsprechen Medianen der Reflexschwellen bei –0– 125 Hz, –5– 500 Hz, –1– 1000 Hz, –2– 2000 Hz, –4– 4000 Hz. Stimulationsamplituden systemspezifisch in dB (re 1V peak)

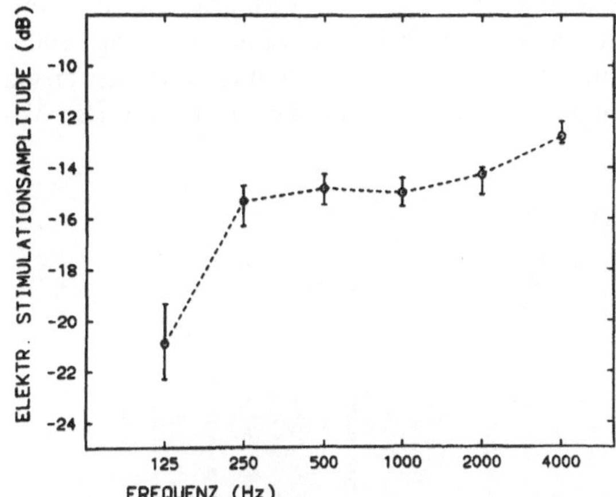

Abb. 2. Median und Quartilbereich für Stapediusreflexschwellen bei den verwendeten Prüffrequenzen

228. R. D. Battmer, T. Lenarz, D. Gnadeberg, R. Hartrampf (Hannover): Erste postoperative Erfahrungen mit dem Clarion-Cochleaimplantat

Seit ca. 3 Jahren steht mit dem Clarion-Cochleaimplantat ein neues, kommerziell vertriebenes Implantatsystem zur Verfügung. Es besitzt einige Besonderheiten, die seine Anwendung in der Klinik interessant erscheinen lassen. Die Entwicklung der speziell geformten Elektrode geht auf die Arbeiten von M. Merzenich (1977) und seiner Arbeitsgruppe an der Universtiät San Franzisco zurück; die im Sprachprozessor implementierten Sprachverarbeitungsstrategien beruhen auf den Forschungen von Blake Wilson et al. (1988) für das „continuous interleaved sampling (CIS)" und von Don Eddington (1980) für das „compressed analogue (CA)".

Das Clarion-Implantat ist ein mehrkanaliges, intrakochleäres System mit transkutaner Datenübertragung und entspricht mit seiner Signalverarbeitung dem neuesten Stand der Forschung. Die Realisierung der beiden Sprachkodierungen erfolgt ausschließlich mittels Software; so ist es möglich, den Prozessor nach aktuellen Gesichtspunkten zu ändern oder zusätzlich völlig andere Strategien zu implementieren.

Uns interessierte die Frage, ob und zu welchem Zeitpunkt nach der Implantation Patienten mit dem „Clarion" ein offenes Sprachverstehen erreichen und ob dieses früher der Fall ist als mit dem von uns sonst verwendeten Nucleusimplantat.

Im Rahmen einer klinischen Studie wurden an unserer Klinik zunächst 10 postlingual ertaubte Erwachsene mit einem Clarion-Implantat versorgt und im Anschluß an die Erstanpassung in ihrem Sprachverstehen beobachtet. Dazu haben wir mit diesen Patienten die Sprachtests durchgeführt, die auch seit vielen Jahren bei unseren Nucleuspatienten verwendet werden, und zwar nach Rehabilitationsende und nach 3 Monaten mit dem Implantat. Die Clarion-Patienten wurden allerdings außer bei Rehabilitationsende auch schon am Ende der ersten Rehabilitationswoche getestet. Die Tests umfassen Vo-

kal- und Konsonantenkonfusion sowie Speechtracking – jeweils „live voice" in der Modalität „nur Hören" durchgeführt, und den Freiburger Zahlen- und Einsilbentests im freien Schallfeld.

Aus dem Pool unserer erwachsenen Nucleuspatienten (>300) suchten wir die aus, die in möglichst vielen Kriterien den jeweiligen Clarion-Patienten glichen („matched pairs"). Dabei richteten wir unser Augenmerk besonders auf das Ertaubungsalter, die Ertaubungsdauer und das Implantationsalter. Nach Möglichkeit wurden auch die Ertaubungsursache und der Verlauf berücksichtigt. Alle Nucleuspatienten verfügen über mindestens 20 nutzbare Kanäle und verwenden die Sprachverarbeitungsstrategie „MPEAK".

Als Ergebnis zeigt sich, daß die Clarion-Patienten nach Rehabilitationsende und z.T auch bereits nach der ersten Rehabilitationswoche signifikant bessere Testresultate aufweisen als die Nucleuspatienten (Abb. 1). Dieses gilt auch für die Testergebnisse nach 3 Monaten (Abb. 2). Nach der ersten Rehabilitationswoche war bereits der Einsilbertest signifikant besser (p = 0,027), nach Rehabilitationsende kamen das Speechtracking (p = 9,05) und der Konsonantentest (p = 0,05) hinzu. Nach 3 Monaten stellten sich alle Clarion-Ergebnisse als signifikant besser dar (p = 0,02–0,05). Die Signifikanzen wurden mit dem Wilcoxon-Test berechnet.

Eine abschließende Wertung dieser ersten Ergebnisse mit dem „Clairon" ist aufgrund des zu kurzen Beobachtungszeitraums noch nicht möglich. Immerhin scheinen die Patienten mit diesem Implantatsystem schneller zu einem offenen Sprachverstehen zu kommen. Ob allerdings die Hörleistungen auch langfristig besser sind als beispielsweise mit dem Nucleus-Implantat, läßt sich z.Z. noch nicht übersehen; interessant wäre auch, in wieweit dieses Resultat im Vergleich zur neuen „SPEAK-Kodierung" bestehen bleibt.

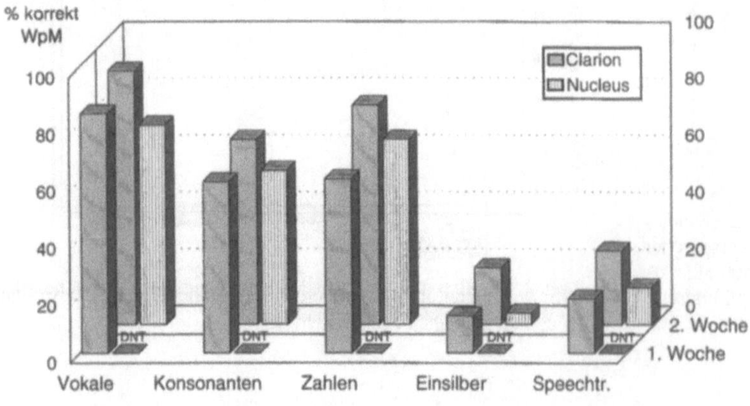

Abb. 1. Ergebnisse der Sprachtests nach der ersten Rehabilitationswoche und nach Rehabilitationsende (**DNT** nicht getestet)

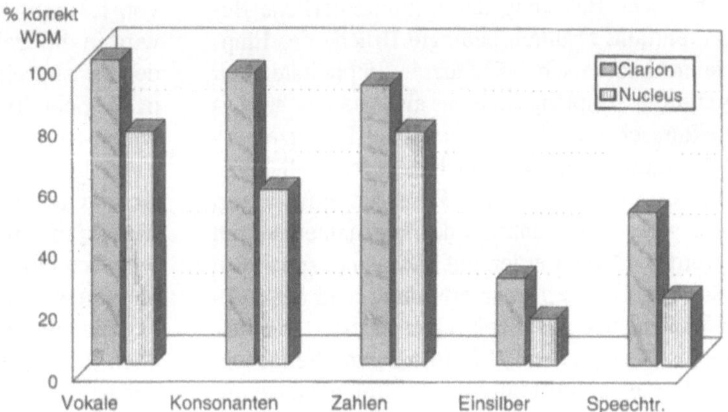

Abb. 2. Ergebnisse der Sprachtests 3 Monate nach Rehabilitationsende

D. Höhmann (Würzburg): Die retrospektive Erstellung sog. „matched pairs" halte ich für problematisch.

N. Marangos (Frankfurt): Waren die beiden Gruppen hinsichtlich Taubheitsdauer und Ertaubungsalter vergleichbar?
Nach welchen Kriterien wurde die Entscheidung getroffen, welcher Patient mit welchem Implantat versorgt wird?

R. D. Battmer (Schlußwort):
Die Nucleuspatienten wurden aus dem Pool der vorhandenen Patienten ausgesucht.
Im CIS-Mode kann sowohl bipolar als auch monopolar stimuliert werden. Um möglichst geringe Stromwerte zu verwenden, benutzen wir monopolare Reizung.

229. T. Lenarz, R. D. Battmer, R. Hartrampf, D. Gnadeberg (Hannover): Das multimodale Clarion-Cochleaimplantat – Implantationstechnik und intraoperative Funktionskontrolle

Aus den Daten der Eignungsuntersuchung für ein Cochleaimplantat ist es bisher nicht möglich, die für den individuellen Patienten optimale Reizkodierung bzw. Signalverarbeitungsstrategie zu ermitteln. Andererseits zeigen die Hörergebnisse der mit unterschiedlichen Cochleaimplantaten versorgten Patienten eindeutig, daß es neben sehr guten Performern auch Versager gibt, die nicht zum Sprachverstehen kommen. Da die bisher verfügbaren Implantate nur auf eine Sprachverarbeitungsstrategie ausgelegt sind, ließ sich die Frage einer Verbesserung der Ergebnisse durch Benutzung einer prinzipiell differenten Reizkodierung nicht beantworten. Das neuentwickelte Clarion-Cochleaimplantat (Abb. 1) bietet nun erstmals die Möglichkeit, postoperativ zwischen verschiedenen Reizkodierungen zu wählen (pulsatil vs. analog, ein- oder mehrkanalig simultan, monopolar vs. bipolar). Weitere Neuerungen betreffen die bipolar radiäre Anordnung der kreisförmig ausgeformten 16 Elektroden, die an der der Basilarmembran zugewandten Seite des Elektrodenträgers liegen. Dadurch wird eine bessere, für die simultane Mehrelektrodenstimulation auch erforderliche Kanaltrennung erreicht. Die dafür notwendige stabile Lage des Elektrodenträgers wird durch eine spiralige Verformung erzielt, wobei die Spitze in die zweite Windung zu liegen kommt. Die der Schneckenspirale angepaßte Form bewirkt zusätzlich, daß der Elektrodenträger nicht an die Außenwand der

Scala tympani zu liegen kommt, sondern näher am Modiolus. Dadurch kommen die Elektrodenkontakte bzw. elektrischen Feldlinien näher an die Ganglienzellen des Ganglion spirale, was für die angestrebte verbesserte Kanaltrennung ebenfalls von Vorteil sein dürfte. Die Insertion des Elektrodenträgers erfolgt in gestreckter Form mit Hilfe eines speziellen Tubus, aus dem die Elektrode mit Hilfe eines Vorschubinstruments in die Cochlea eingeführt wird. Das Implantat besitzt ein Keramikgehäuse mit einer zusätzlichen Referenzelektrode. Die Empfangsantenne ist ebenfalls im Gehäuse integriert, so daß

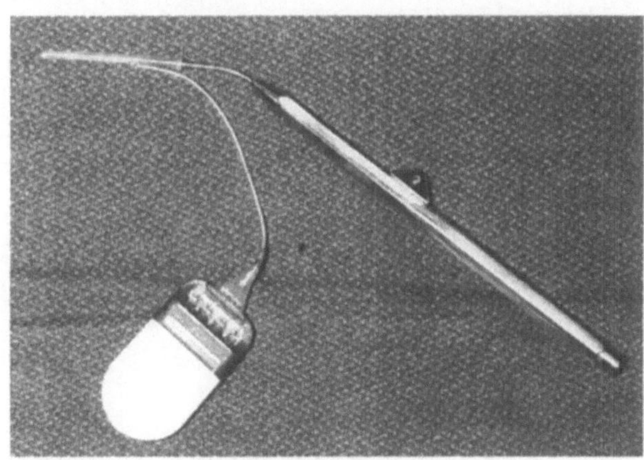

Abb. 1. Das multimodale Clarion-Cochleaimplantat

eine mechanische Belastung durch kontinuierliche Bewegungen entfällt. Dadurch bedingte Brüche der Empfangsantenne haben sich bei anderen Implantaten mit extern geführter Empfangsantenne als eine der häufigsten Defektursachen erwiesen. Bereits vor Einsetzen des Implantats, intraoperativ, aber auch zu jedem beliebigen Zeitpunkt postoperativ kann mit Hilfe des eingebauten Telemetriesystems die Funktion des Implantats einfach geprüft werden. Dabei werden mit Hilfe eines speziellen Meßgerätes (PCIT) die Datenverbindung und die elektrischen Widerstände aller Elektroden getestet. Die Ankopplung des Headpiece mit Mikrophon und Sendespule erfolgt über einen ebenfalls im Keramikgehäuse untergebrachten Magneten. Der Sprachprozessor wird über ein Interface individuell programmiert. es können bis zu 8 verschiedene Programme eingestellt werden, zwischen denen der Patient wählen kann. Dadurch kann patientenseitig die optimale Reizkodierung ermittelt werden. Zusätzlich können vom Patienten sowohl die effektive Verstärkung als auch die Lautstärke variiert werden. Bisher wurde das Implantat bei 25 ertaubten Patienten (Alter 7 bis 67 Jahre) eingesetzt. Die Implantationsdauer beträgt zwischen 9 Monaten und wenigen Wochen. Im Rahmen einer Matched-pairs-Studie wurde bei je 10 Patienten ein Vergleich der Hörergebnisse mit dem als Standard geltenden Nucleusimplantat-Mini-22 vorgenommen, über deren Ergebnisse hier ebenfalls berichtet wird (s. Battmer et al.)

Die Implantationstechnik ist ähnlich der beim Nucleus-Implantat. Nach erweiterter enauraler Schnittführung nach okzipital und Bilden des Haut-Muskellappens wird die Mastoidektomie vorgenommen. Um einen optimalen Elektrodenschutz durch Selbstabstützung zu gewährleisten, bleibt die Corticalis oben, hinten und unten weit überspringend stehen. Dahinter wird ein Bett zur Aufnahme des Empfängers modelliert. Für eine stabile Auflage ist u.U. das Abtragen bis zur Dura in der Mitte des Bettes erforderlich. Der Elektrodenträger wird in einer Knochenrinne mit überhängender Corticalis bis zur Mastoidektomiehöhle geführt. Die Fixation des Implantates erfolgt mit Vicrylfäden. Die posteriore Tympanotomie muß weit angelegt werden, um die Durchführung des Elektrodenträgers zusammen mit dem Einführungstubus zu ermöglichen. Diese besitzt einen Außendurchmesser

von 1,3 mm und verjüngt sich konisch auf 1,0 mm. Er wird in die weit angelegte Cochleostomie vor dem runden Fenster eingeführt und anschließend die Elektrode in die Scala tympani mit Hilfe des Insertion Tool ohne Widerstand eingeführt. Die Elektrode kann dabei in voller Länge vorgeschoben werden, so daß die Spitze in die zweite Windung zu liegen kommt. Sie wird durch die Spiralform in der Cochlea fixiert. Zusätzlich nehmen wir noch eine Fixation mit Knochenzement im Bereich der hinteren Gehörgangswand vor.

Implantation und postoperativer Verlauf waren bei allen Patienten komplikationslos. Auf Grund der Größe des jetzigen Implantats ist der Einsatz bei kleinen Kindern zur Zeit nicht möglich. Das Kinderimplantat wird jedoch in Kürze verfügbar sein. Bei 4 Patienten lag eine Teilobliteration der basalen Windung vor. Nach Aufbohren und Entfernen des neugebildeten Knochens konnte die Elektrode auch in diesen Fällen komplett eingeführt werden. In einem Fall gelang die Insertion nur bis zu einer Tiefe von 21 mm. Die postoperative Röntgenkontrolle zeigt, daß der Elektrodenträger enger um den Modiolus liegt als bei dem Nucleusimplantat. Bei der postoperativen Einstellung des Sprachprozessors bevorzugen die meisten Patienten die pulsatile „continuous interleaved sampling"-(CIS)Strategie, was sich auch in den Testresultaten niederschlägt. Einige Patienten erzielen jedoch mit der mehrkanaligen „compressed analogue"-(CA)Strategie eindeutig bessere Ergebnisse, was das Konzept eines multimodalen Implantates bestätigt. Im Vergleich zu den Patienten mit einem Nucleusimplantat erreichen die Patienten mit Clarion-Implantat wesentlich schneller ein offenes Sprachverständnis und signifikant bessere Hörergebnisse bereits nach 14 Tagen und nach 6 Monaten.

R. Laszig (Freiburg): Mit Softsurgery wird möglichst atraumatisch versucht, den Nucleuselektrodenträger in die Schnecke einzuführen. Bei der Clarion-Prothese erscheint mir die Einführung wesentlich traumatisierender zu sein. Erlaubt die Rigidität des Implantkörpers auch die Anwendung bei Kindern?

T. Lenarz (Schlußwort):
Die Einführung gelingt ohne Traumatisierung. Histologische Befunde zeigen keine weitere Schädigung der neuralen Elemente. Die Größe des Implantats wird ab Oktober auf die Hälfte reduziert, so daß eine Anwendung auch bei Kleinkindern möglich ist.

Audiologie II

230. J. C. Engelke, M. Westhofen, T. Wiesner, R. Laudahn (Hamburg): Beitrag zur Objektivierung der Sprachperzeption bei Diskriminationsverlust

Die Erkennung und Differenzierung von Sprachlauten setzt eine präzise Zeitmusteranalyse durch die Hörbahn voraus. Dabei kommt dem Impuls-Pausen-Verhältnis unter den technischen Parametern eine tragende Bedeutung zu. Im Rahmen von Voruntersuchungen ließen sich kortikale Reaktionen der Phonemerkennung bzw. -differenzierung von der Erkennung nichtsprachlicher Geräusche durch Ableitung später evozierter Potentiale mit Hilfe des P3-Paradigmas objektivieren. Die jetzige Untersuchung zeigt die Eignung des P3-Paradigmas zur Objektivierung von Sprachverständnisstörungen bei Patienten mit Diskriminationsverlust. Schwerhörige Patienten mit Diskriminationsverlust größer als 20% (n = 10) wurden mit Schwerhörigen ohne Diskriminationsverlust (n = 8) sowie hörgesunden Probanden (n = 15) verglichen. Das Alter der Untersuchten lag zwischen 25 und 35 Jahren. Stimulus war als seltener Reiz (n = 40) das Phonem /sa/, als häufiger Reiz (n = 160) das Phonem /sa/ mit 120-ms- bzw. 30-ms-Intervall zwischen Frikativ und Vokal. Alle Reize erfolgten unter Berücksichtigung der indivuduellen Hörschwelle 40 dB überschwellig und wurden via PC mit D-A-Wandler über Kopfhörer dargeboten. Die über Skalpellektroden abgeleiteten Potentiale wurden reizabhängig aufgemittelt. Dabei zeigte sich sowohl bei den Hörgesunden als auch bei den Schwerhörigen ohne Diskriminationsverlust in allen Fällen eine P3-Welle bei der Differenzierung des 120-ms-Intervalls ohne statistisch signifikanten Unterschied bzgl. der P3-Latenz. Das 30-ms-Intervall konnte in beiden Gruppen nicht von allen Untersuchten differenziert werden. Die P3-Welle erschien für beide Gruppen beim 30-ms-Intervall signifikant später als beim 120-ms-Intervall. Im Gegensatz dazu konnte bei keinem Patienten mit Diskriminationsverlust größer als 20% eine P3-Welle registriert werden, obwohl das Reizsignal deutlich überschwellig gehört wurde. Unter Berücksichtigung der Vigilanzabhängigkeit später Potentiale und wahrnehmungskorrelierter corticaler Antworten ist somit das P3-Paradigma zur Objektivierung von Diskriminationsstörungen geeignet. Läßt sich eine P3-Welle nachweisen, zeigt dies eine normale Phonemerkennung und damit eine ungestörte Zeitmusteranalyse. Der Grad der Schwerhörigkeit ist dabei ohne Einfluß. Eine fehlende P3-Welle spiegelt dagegen eine Funktionsstörung des Zeitauflösungvermögens in Zusammenhang mit Phonemerkennung wider. Gegenüber der sprachaudiometrischen Untersuchung des Diskriminationsverlusts stellt dieses Untersuchungsverfahren sicherlich eine spezifische Funktionsprüfung für Sprachverständnisstörungen dar.

231. R. Hauser, H. J. Züst, A. Welge-Lüssen (Basel): Die mögliche Bedeutung von Logatomen in der Sprachaudiometrie

Die Analyse der Sprachdiskrimination ist eine wichtige Komponente im Rahmen der audiologischen Diagnostik. Im deutschen Sprachraum kommen hauptsächlich der Freiburger Sprachtest und der fast analoge Basler Sprachtest zur Anwendung, obwohl diese Verfahren wegen zahlreicher Unzulänglichkeiten oft kritisiert werden. Deshalb wird von vielen Seiten eine Überarbeitung der bislang benutzten Testlisten oder gar die Entwicklung neuer sprachaudiometrischer Tests gefordert. Insbesondere gilt dies im Zusammenhang mit der rasch fortschreitenden Entwicklung digital programmierbarer Hörgeräte, die prinzipiell millionenfache Veränderungen der Stellparameter ermöglichen. Prinzipiell wäre es nämlich machbar, Hörgeräte besser als bislang an die vielfältigen Störungen des menschlichen Gehörs anzupassen. Für alle Verfahren der Sprachaudiometrie mit sinnvollen Teststimuli gilt, daß die Sprachverständlichkeit von vielen, kaum beeinflußbaren Faktoren stark beeinflußt wird. Dies sind linguistische und semantische Faktoren, z.B. der Bekanntheitsgrad, die Wortfrequenz (Gebrauchshäufigkeit) und die Verwechslungsmöglichkeiten der Testwörter. Andere wichtige Faktoren sind das Vokabular, der Bildungsstand und der Lebensraum der Testperson. In der klinischen Sprachaudiometrie ist der Untersucher darüber hinaus bemüht, die Testzeit möglichst kurz zu halten, um einen Ermüdungseffekt zu vermeiden. Die vorhandenen Testlisten können jedoch aus Gründen der phonetischen Ausgewogenheit kaum gekürzt werden. Würde anstatt des gebräuchlichen „whole-word scoring" ein „phoneme scoring" durchgeführt, so läge die Anzahl der Testitems bei etwa sechzig Prozent kürzerer Listen etwa gleichhoch. Allerdings sind die sinnkonnotierten Testwörter der genannten Sprachtests nur sehr eingeschränkt mittels „phoneme scoring" auszuwerten. 1. stört die Redundanz der Testwörter, 2. erschweren die verwendeten Konsonantencluster eine genaue Zuordnung der Phonemverwechslungen, und 3. ist es für einen Patienten bei sinnkonnotierten Stimuli schwer, nur die Phoneme nachzusprechen. Eine genaue Analyse der Phonemverwechslungen wäre aber wünschenswert, da diese neben der quantitativen eine zusätzlich qualitative Aussage über die Hörstörung erlauben. Um eine solche qualitative Aussage zu ermöglichen, wurden Tests mit sinnleeren Lautkombinationen (Logatomen) entwickelt. Logatome sind Kunstworte, die aus sinnleeren Silben bestehen. Sie sind möglicherweise zur Analyse von hörbedingten Sprachlautverwechslungen besonders geeignet. Ein Test, der solche Verwechslungen nachweist, wäre den bislang klinisch gebräuchlichen Verfahren der Sprachaudiometrie weit überlegen, da diese für eine differenzierende Bewertung, insbesondere im Zusammenhang mit der Feinanpassung programmierbarer Hörprothesen, nicht mehr ausreichen. Da es praktisch keine klinischen Erfahrungen mit Logatomen gibt, wurden 2 randomisierte, linguistisch balancierte Logatomlisten à 108 Dreilautkombinationen [1] von einem linguistisch geschulten Sprecher im Radiostudio Basel auf einen DAT-Recorder SONY TDC aufgesprochen. Mit Hilfe eines DYAXIS-Schallbearbeitungssystems wurden die Testlogatome auf einen Zeitabstand von 4 s zurechtgeschnitten. Über einen DAT-Recorder Technics SV-360 wurde wiederum im Radiostudio Basel eine Compact-Disc angefertigt, die letztlich über ein Audiometer (Madsen OB 822) einem in einer Audiokabine sitzenden Probanden über Kopfhörer (TDH 39) zugespielt werden konnte.

Zwanzig normalhörende Erwachsene (mittleres Alter: 28 ± 4,3 Jahre) mit einer mittleren Hörschwelle von ≤ 10 dBHL bei allen standardaudiometrischen Frequenzen wurden mit 28 Innenohrschwerhörigen (mittleres Alter: 59,5 ± 15,2 Jahre) verglichen, deren Hörverlust bevorzugt im Hochtonbereich lag. Die Logatome wurden bei einer komfortabel überschwelligen Lautstärke von 25 ± 5 dB über der mittleren individuellen Hörschwelle bei 0,5 kHz, 1,0 kHz und 2 kHz getestet. Der Testleiter notierte die nachgesprochenen Wörter und deren Lautverwechslungen auf einer vorgegebenen Liste. Hieraus wurde ein Verlustindex für die Sprachverständlichkeit in Prozent berechnet. Zunächst wurden die Er-

gebnisse aus beiden Testlisten miteinander verglichen. Hierbei zeigte sich, daß sich bei den Normalhörigen, bei denen praktisch kein Intelligibilitätsverlust vorliegt, die Testlisten signifikant unterscheiden. Die meisten Lautverwechslungen beruhen dabei auf einer engen Beziehung der Formantfrequenzen. Da aber beide Testlisten die gleichen Phoneme enthalten, bleibt die Ursache für diesen Unterschied unklar. Wahrscheinlich besteht hierbei ein Zusammenhang mit dem Nachbarlaut, so daß die Lautübergänge (Transitionen) auch für phonemisch balancierte Testlisten berücksichtigt werden müssen. Bei Kenntnis dieses Problems, das beim Vergleich der Testergebnisse der beiden Listen für die Schwerhörigengruppe nicht bestand und deshalb eine untergeordnete Rolle spielen dürfte, zeigt sich jedoch eine signifikante Beziehung zwischen dem Sprachverständlichkeitsverlust und den tonaudiometrischen Hörschwellen bei 1, 2, 3 und 4 kHz. Berechnet man darüber hinaus die Korrelation des Sprachverständlichkeitsverlustes und der mittleren Hörschwelle für Vokale und Konsonanten getrennt, so ergeben sich entsprechend den Frequenzspektren der verschiedenen Lautgruppen für die Vokale signifikante Beziehungen im tieferen Frequenzbereich bei 1, 2 und 3 kHz, während diese für die Konsonanten im höheren Frequenzbereich bei 2, 3 und 3 kHz zu finden sind. Dies bedeutet, daß mit dem Logatomtest grundsätzlich eine frequenz- oder besser spektrumspezifische Aufschlüsselung des Sprachverständlichkeitsverlusts möglich sein müßte. Ob dies wiederum bei einer Hörgeräteanpassung letztlich nutzbar gemacht werden könnte, sei einmal dahingestellt. Wenn Hörverlustkategorien anhand der tonaudiometrischen Hörschwellen gebildet wurden, konnten auch mit dem Logatomtest entsprechende Kategorien unterschieden werden.

Es lassen sich aus unseren Untersuchungen folgende Schlußfolgerungen ableiten:

- Grundsätzlich erscheint die klinische Erfassung unterschiedlicher Schweregrade eines Sprachhörverlustes mit einem Logatomtest möglich.
- Der Logatomtest analysiert dabei spezifische Deformationen akustischer Sprachsignale.
- Da die Testanalyse bei Logatomen einerseits relativ hohe Anforderungen an den Untersucher stellt, andererseits aber im Vergleich zu anderen sprachaudiometrischen Tests ein hohes Standardisierungspotential besitzt, sind sie für den Einsatz einer automatisierten Sprachsynthese- und Spracherkennungssysteme wahrscheinlich besonders geeignet.
- Mit großer Wahrscheinlichkeit stellt also ein Test mit Logatomen bei weiterer Standardisierung eine wichtige Bereicherung der bislang üblichen sprachaudiometrischen Tests dar, wobei der Logatomtest einen Eindruck von den spezifischen Deformationen der akustischen Sprachsignale gibt, die durch eine Hörschädigung verursacht wurden.

D. Höhmann (Würzburg): Gibt es charakteristische Hörkurven (Tonschwellenaudiogramm), bei denen Logatomlisten weniger gut genutzt werden können? Finden sich auch gute Korrelationen bei ausgeprägter Tiefton- oder hochgradiger pankochleärer Schwerhörigkeit?

R. Häusler (Bern): Hörtests mit Logatomen sind für uns in der Schweiz besondern interessant wegen der Mehrsprachigkeit des Patientengutes. Wie steht es bei den Logatomtests mit der Auswertbarkeit bei Kindern oder intellektuell limitierten Patienten?

R. Hauser (Schlußwort):
Zu Herrn Höhmann: Wir haben bislang zwar nur geringe Erfahrung mit dem Logatomtest, aber wir können auch leichtgradige Hörstörungen offensichtlich noch weiter differenzieren.
Zu Herrn Häusler: Kinder und geistig Behinderte haben wir bislang nicht gemessen. Bei Kindern sollte es aber ab einem gewissen Alter doch möglich sein, auch Logatome zu testen, da sie wahrscheinlich, ihrem Nachahmungsdrang folgend, die Logatome nachsprechen.

232. L. Moser (Würzburg):
Die elektroakustische Kontrollmessung eines nichtlinearen Hörgerätes

Manuskript nicht eingegangen.

233. F. Schmäl, W. Kumpf (Münster):
Klinische und Experimentelle Untersuchungen zum Stenger-Versuch mit Sprache

Seit Stenger 1900 erstmals einen Versuch zur Widerlegung einer fälschlich vorgebrachten einseitigen Hörminderung mittles zweier Stimmgabeln beschrieb, wurde über viele Variationen des sog. Stenger-Versuches berichtet.

Ziel dieser Untersuchung war es, die klinische Durchführbarkeit des Stengerschen Versuches mit Sprache darzustellen und die daraus hervorgehenden Fragestellungen anhand von Experimenten zu klären.

In der HNO-Klinik der Westfälischen Wilhelms-Universität Münster wurde bei 46 Patienten wegen V.a. Pseudohypakusis ein Stenger-Versuch mit den Zahlwörtern des Freiburger Sprachtestes durchgeführt. Den häufigsten Hinweis auf eine Pseudohypakusis lieferten eine fehlende Überhörkurve und die Diskrepanz zwischen Ton- und Sprachaudiogramm. Der Stenger-Versuch war bei 30 Patienten positiv. 20 Patienten wurden vom HNO-Facharzt wegen unklarer Hörminderung überwiesen, und bei 16 von ihnen (80%) zeigte sich nach Durchführung des Stenger-Versuches eine Pseudohypakusis. Bei 10 Stenger-positiven Patienten (30%) war bereits in Unkenntnis der Pseudohypakusis ein unnötiges CT und/oder NMR durchgeführt worden. Die interaurale Pegeldifferenz bis zur vollständigen Lateralisation betrug durchschnittlich 10 dB. Der Pegel des reduzierten Nachsprechens war nur in 56,7% der Fälle größer als der gehaltene Pegel auf dem besseren Ohr. Bei 73% der positiven Stenger-Versuche fiel der Prozentsatz nachgesprochener Zahlwörter nicht abrupt von 100 auf 0% ab, sondern es traten Zwischenprozentwerte auf.

Um dieses Phänomen zu klären, führten wir Versuche mit 10 normalhörigen Probanden durch.

Zuerst wurde auf einem Ohr der Pegel für 100% monaurales Zahlenverstehen als gehaltener Pegel eingestellt. Auf dem anderen Ohr erhöhten wir dann den Pegel des gleichen Stimulus in 1-dB-Schritten bis zur vollständigen Lateralisation. Pro Pegelstufe wurde jeweils für eine Gruppe von 10 Zahlwörtern der Prozentsatz der nachgesprochenen Wörter ermittelt. Gleichzeitig mußte der Proband für jedes Wort die Lokalisation im Kopf anhand einer Skizze notieren. In einem zweiten Experiment wurde der Proband gebeten, eine einseitige Taubheit vorzutäuschen, und das Vorgehen des ersten Versuches wurde wiederholt. Bei einseitig simulierter Taubheit war die interaurale Sprachschallpegeldifferenz bis zur vollständigen Lateralisation durchschnittlich um 4 dB geringer als bei beidseitiger Normakusis. Die auf ein Ohr gerichtete Aufmerksamkeit scheint demnach einen Einfluß auf die zur vollständigen Lateralisation notwendige interaurale Pegeldifferenz zu haben. Diese Hypothese wird durch die Beobachtung am Patientenkollektiv untermauert, daß das „minimal interference level" in 43,3% der Fälle kleiner oder gleich dem gehaltenen Pegel war. Alle Probanden erreichten Zwischenprozentwerte, wobei sich zeigte, daß die jeweils nicht nachgesprochenen Wörter ins taube und die nachgesprochenen Wörter in Richtung des hörenden Ohres lateralisiert wurden.

Der Vorteil des Stenger-Versuchs mit Sprache liegt in der Ablenkung des pseudohypakusen Patienten von der Konzentration auf die Simulation, die durch das Nachsprechen erzielt wird. Da die Nachsprechlichkeit mit zunehmendem Pegel abnimmt, ist der Versuch sehr anschaulich. Mit dieser Methode steht ein verläßlicher und wenig aufwendiger Test zur Erkennung der Pseudohypakusis zur Verfügung. Deshalb bleibt zu wünschen, daß er auch in die Praxen der niedergelassenen HNO-Ärzte Einzug hält, um unnötige und teure Diagnostik (CT/NMR) bei Pseudohypakusis zu vermeiden.

J. Helms (Würzburg): Können Störungen der zentralen Hörbahn Ihren Test verfälschen?

F. Schmäl (Schlußwort):
Läge bei einem Patienten mit Verdacht auf Pseudohypakusis eine zentrale Sprachverständlichkeitsstörung vor, so könnte bereits der gehaltene Pegel auf dem „besseren" Ohr nicht ermittelt werden, und die Durchführung des Stengerschen Versuches wäre unmöglich. Eine retrokochleäre Schwerhörigkeit würde in der BERA auffallen.

234. D. J. Arweiler, K. Jahnke, H. Grosse-Wilde (Essen): M. Menière als autosomal-dominant vererbte Erkrankung

Im Jahre 1993 wurden in unserer Klinik 5 von 48 Patienten mit M. Menière durch eine positive Familienanamnese auffällig. Dies entspricht einer Häufigkeit von 10,4%. Wir fanden 19 Patienten mit M. Menière in 5 Familien; pro Familie waren 2 bis 7 Mitglieder über eine bis 4 Generationen betroffen. Der Vererbungsmodus war autosomal-dominant, jedoch mit unterschiedlicher Penetranz in den einzelnen Generationen.

Die Diagnose wurde durch vollständige klinische Untersuchung einschließlich Audiometrie und Vestibulometrie gesichert. Hierbei wurde besonderer Wert auf die Dokumentation möglicher Triggerfaktoren, wie. z.B. septischer Herde im Bereich der Kieferhöhle oder der Zähne, streßbedingter Funktionsstörungen des autonomen Nervensystems, metabolischer Störungen endokriner Organe und immunpathologischer Veränderungen gelegt.

Eine solitäre Häufung eines bestimmten Triggers fanden wir nicht.

Von besonderem Interesse für uns war die HLA („human leukocyte antigenE")-Bestimmung. Handelt es sich um einen Vererbungsmodus mit familiärer Häufung sowie der Beteiligung von Umwelteinflüssen und immunologischen Mechanismen, ist diese das Mittel der Wahl zur Diagnostik von Krankheitsassoziationen mit dem Histokompatibilitätssystem des Menschen.

Hierbei zeigte sich eine signifikante Häufung der Expression des HLA A2 Allels, nämlich 90% bei Patienten mit familiärem M. Menière (FM), 75% bei Einzelpatienten mit M. Menière (EM) im Vergleich zu 28% in der europiden Normalbevölkerung (NB) sowie eine weitere auffällige Häufung des HLA B44 Allels, nämlich 70% FM zu 37,5% EM zu 12,3% NB.

Die HLA Cw5 und DQ5 Allele waren mit 30:37,5:6,9% bzw. 30:37,5:26,5% geringfügig höher repräsentiert.

Bei Betrachtung der Kombinationshäufigkeit der einzelnen Allele fiel die Kombination HLA A2 B44 mit 60% FM zu 37,5% SM zu 5% NB deutlich aus der Normalverteilung.

Diese Ergebnisse sprechen für eine multifaktorielle Ätiologie des M. Menière mit autosomal dominant vererbter genetischer Prädisposition, die möglicherweise durch Mutationen auf dem kurzen Arm des Chromosoms 6 zwischen den entsprechenden HLA A- und HLA B-Loci hervorgerufen wird.

Weiteres Ziel wird eine Chromosomenanalyse innerhalb eines größeren Krankengutes sein.

P. Hahn (Würzburg): Neben Anamnese und Klinik wird an unserer Klinik zum Nachweis eines Menière noch eine Elektrocochleographie durchgeführt, um einen endolymphatischen Hydrops zu verifizieren. Inwieweit wäre die Bestimmung von HLA A_2 und HLA B_{44} zur weiteren Sicherung der Diagnose eines M. Menière zum jetzigen Zeitpunkt sinnvoll?

R. Häusler (Bern): Wir haben in Bern auch seltene Fälle von familiärem Auftreten des M. Menière gesehen. Aber M. Menière kommt z.B. auch im Rahmen von Otosklerose oder auch Meningoencephalitiden vor. Glauben Sie nicht, daß die Ursache des M. Menière sehr multifaktoriell ist und daß die familiäre Ursache doch eher selten ist?

D. J. Arweiler (Schlußwort):
Zu Herrn Hahn: Es ist sicherlich zu früh, lediglich aufgrund der HLA-Diagnostik auf die Diagnose M. Menière zu schließen.
Zu Herrn Häusler: Es handelt sich sicherlich um eine multifaktorielle Erkrankung, deren Prädisposition möglicherweise vererbt wird und die durch bestimmte Trigger ausgelöst wird.

235. G. Tietze, H. Gobsch, R. Sasama (Erfurt): Die kontralaterale Ableitung beim Hörschwellenscreening mittels BAEP

Das Hirnstammpotential wird zwischen Vertex und ipsilateralem Mastoid oder Ohrläppchen – bezogen auf das stimulierte Ohr – abgeleitet. Bei einkanaligen Geräten dient die jeweils kontralateral liegende Elektrode als Erdelektrode. So ist eine einfache Seitenumschaltung bei der Potentialregistrierung möglich. Bei zweikanaligen Geräten läßt sich mit der genannten Elektrodenlage eine simultane ipsi- und kontralaterale Ableitung durchführen, wenn als Erdelektrode eine zusätzliche 4. Elektrode, die auf der Stirn angebracht sein kann, benutzt wird. Diese Anordnung wurde z.B. auch von Stapells u. Mossori (1991) für Untersuchungen zur Reizung des

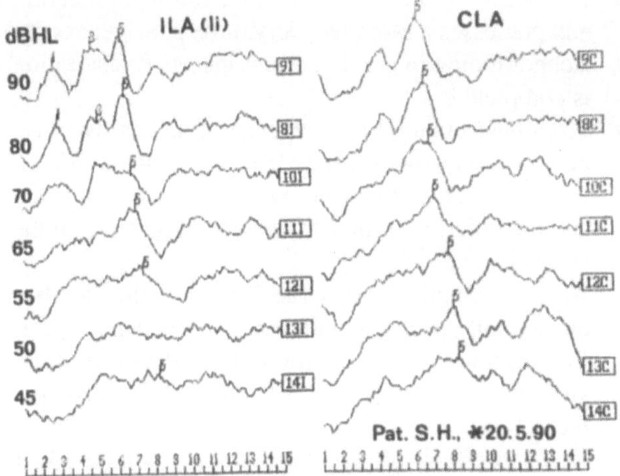

Abb. 1. Welle V. der kontralateralen Ableitung (CLA) im Vergleich zur ipsilateralen Ableitung (ILA) bei niedrigen Stimulusintensitäten.

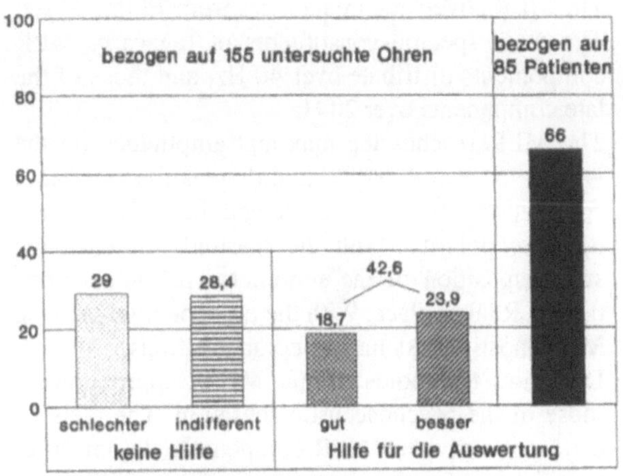

Abb. 2. Welle V der kontralateralen Ableitung (CLA) im Vergleich zur ipsilateralen Ableitung (ILA) bei der Hörschwellenermittlung an 85 Patienten, davon 66 Kinder (77,6%)

kontralateral zu registrierenden BAEP benutzt. Die kontralaterale Ableitung (CLA) hat im Vergleich zur ipsilateralen Ableitung (ILA) bisher keine besondere Bedeutung erlangt, was sich auch darin widerspiegelt, daß nur wenig 2kanalige Geräte für eine simultane ipsi- und kontralaterale Ableitung angeboten werden.

Von verschiedenen Autoren wurden unterschiedliche Ergebnisse zwischen den beiden Ableitungen gefunden, worauf aber hier nicht eingegangen werden kann. Bei der Nutzung des Hirnstammpotentials für das Hörschwellenscreening geht es um den Nachweis der Welle V bis zu schwellennahen Reizintensitäten.

Wir benutzen seit 1991 ein 2-Kanalgerät, bei dem immer eine simultane ipsi- und kontralaterale Registrierung in der genannten Art erfolgt. Bei Hörschwellenmessungen fiel uns auf, daß in der kontralateralen Ableitung die Welle V gerade in Hörschwellennähe häufig sehr deutlich und manchmal sogar auch sicherer als in der ipsilateralen zu erkennen war. Dies war der Anlaß, unsere Potentialaufzeichnungen von Hörschwellenbestimmungen mittels BERA daraufhin zu sichten, wie oft die kontralaterale Ableitung eine Hilfe für die Beurteilung, ob ein Potential (Welle V) vorhanden ist oder nicht, darstellt.

Von 85 Patienten, darunter 66 Kinder, konnten die Ableitungen von 155 Ohren hinsichtlich der Ausbildung der Welle V ipsi- und kontralateral verglichen werden. Alle Untersuchungen waren mittels Clickreizung und mit einer Mittelung von n = 2000 artefaktfreien poststimulatorischen Abschnitten pro Potential erfolgt.

Die subjektive Beurteilung der Welle V wurde nach folgenden Kriterien vorgenommen:

- CLA schlechter als ILA,
- CLA indifferent gegenüber ILA (dabei erfolgte noch eine Unterteilung in „generell gut" oder „generell schlecht" ausgeprägtes Potential),
- die CLA ist besser als die ILA ausgebildet oder zumindest so, daß sie eine Hilfe für die Auswertung hinsichtlich der Beurteilung der Welle V (vorhanden oder nicht vorhanden) darstellt.

Abbildung 1 zeigt ein Beispiel für eine in der CLA gegenüber der ILA bei niedrigen Stimulusintensitäten besser ausgeprägten Welle V, Abb. 2 zeigt eine Übersicht für unsere Auswertung: Neben 29% schlechteren und 28,4% indifferenten kontralateralen Ableitungen ergaben sich, bezogen auf die 155 Ohren, 42,6% mit kontralateral gut (18,7%) oder besser (23,9%) ausgebildetem Potential, die eine Hilfe für die Auswertung darstellten. Bezogen auf die 85 Patienten, stellte die CLA in 66% eine nützliche Hilfe bei den Hörschwellenuntersuchungen dar. In der indifferenten Gruppe waren 82% gut und nur 18% schlecht ausgebildete Potentiale.

236. Z. Kevanishvili (Tbilisi):
Middle-latency response: basic properties and prepositions for clinical application

The principal characteristics of the middle-latency response (MLR) were systematically studied in the consecutive experimental sessions. Both healthy subjects and patients were investigated and clicks and tone-peeps of various frequencies were applied. The main results of the long-term experience could be summarized as follows:

- The MLR covers the frequencies from 12 to 100 Hz. The main spectral constituents of the early MLR compontents distribute over 40 Hz, and those of the late components over 20 Hz.
- The MLR reaches the maximal amplitudes on the vertex. In central and periaural areas the late MLR components possess the same and the early ones the opposite polarity. With the mastoid reference the superimposition of the sonomotor potentials upon the MLR takes place. With the ear-lobe reference the MLR mostly lacks muscle contaminations.
- Detection thresholds of the MLRs approximately those of the psychoacoustic sensation. The identification of individual MLR components do not differ significantly from each other.
- An increase in the stimulus level is followed by the MLR peak latency (PL) shortening and the amplitude increase. The amplitude curves of the early and middle MLR components are steeper and that of the late components is flatter. At all stimulus levels the amplitude values of the middle MLR components exceed those of the early and late ones.
- Over the course of the long-term acoustic stimulation the amplitudes of the MLR remain stable.
- Neither PLs nor amplitudes of the MLR depend systematically on the polarity of the acoustic stimuli.
- Under monaural stimulation the greater MLRs are registered from contra- vs ipsilateral scalp areas. The amplitude asymmetry progresses to the later MLR components. Bilateral MLRs do not differ from each other by the PLs.

- The MLR follows high rates of acoustic stimulation and possesses a rapid recovery of responsiveness. At a conditioning interval of 50 ms the MLR restoration is completed.
- Prominent binaural convergence of an occlusive type is characteristic for the MLR. The amount of convergence does not depend on the stimulus frequency and the polarity. It intensifies with an increase in the stimulus level.
- At high stimulus levels the MLRs to the low-frequency tone-peeps contain both the frequency specific and non-specific contributions. At threshold levels the frequency specificity of the MLRs looks perfect.
- No great effects of preceding shocks upon the MLR to the following clicks are evidenced in intermodal experiments. However, an initial part of the MLR is altered in most test records, outlining a strip of the probable interaction.
- At threshold sensation levels the MLR identification scores are higher, the amplitudes are greater, and the PLs are shorter in females than in males. The PL differences increase to the later MLR components. As a result, the interpeak intervals are shorter in females than in males.
- The MLR parameters in the patients with temporal epilepsy do not differ from those in healthy individuals.
- The MLR has a subcortical, polylevel, and monomodal rather than a cortical, monolevel, and polymodal genesis.

237. W. E. Shehata-Dieler, I. Sadek, S. Soliman, R. Dieler (Würzburg, Kairo): Inter- und intraindividuelle Variabilität der mittleren akustisch evozierten Potentiale (MAEP)

Die mittleren akustisch evozierten Potentiale (MAEP) sind biphasische Potentiale, die von der Kopfhaut abgeleitet werden und 10 bis 70 ms nach Stimulusbeginn aufgezeichnet werden können. Sie werden klinisch zunehmend häufiger eingesetzt wegen ihrer Bedeutung zur Bestimmung der Hörschwelle wie auch bei der Diagnostik der zentralen Hörbahn. Bei der Interpretation von akustisch evozierten Potentialen ist die Kenntnis über das Ausmaß der normalen Variabilität der Reizantworten wichtig. Einer der Hauptfaktoren der hohen Variabilität der MAEP-Amplituden sind myogene Artefakte, insbesondere bei der Plazierung der Referenzelektrode über dem Mastoid. In den vorgestellten Untersuchungen wurde das Ausmaß der inter- und intraindividuellen Variabilität der MAEP sowie der Einfluß der Plazierung der Referenzelektrode auf die Reizantworten untersucht.

Die MAEP wurden bei 50 normalhörenden männlichen und weiblichen Probanden im Alter zwischen 21 und 48 Jahren von der Stirn (Elektrodenplazierung Fz) abgeleitet. Die Reizantworten wurden bei jedem Probanden in zwei verschiedenen Sitzungen abgeleitet und jeweils fünfmal pro Sitzung wiederholt. Die Ableitungen wurden unter 2 verschiedenen Bedingungen durchgeführt:
- Plazierung der Referenzelektrode am Mastoid und
- Plazierung der Referenzelektrode am unteren Hals, jeweils ipsilateral zum stimulierten Ohr. Bei jeder Messung wurden 1 000 Reizantworten gemittelt. Als Stimuli dienten 500 Hz-Tonebursts, monaural angeboten mit einer Intensität von 60 dB nHL und einer Wiederholrate von 9/s. Die statistische Auswertung erfolgte mit einer Varianzanalyse mit einem Modell unter Verwendung von unterschiedlichen Faktoren mit festen und zufälligen Effekten.

MAEP konnten in 88,9% aller Ableitungen identifiziert werden. Die Welle Pa war am stabilsten, gefolgt von Welle Na. Wellen Nb und Pb variierten stark sowohl inter- als auch intraindividuell. Es konnten verschiedene Wellenformen abgeleitet werden:

- Typische Antworten in 69,1% der Ableitungen mit gut identifizierbaren Wellen Na, Pa, Nb, Pb, oder mit gut identifizierbaren Wellen Na und Pa, aber schlecht identifizierbaren Wellen Nb und Pb.
- Atypische Antworten in 20,7% der Ableitungen mit einer breiten positiven Auslenkung nach Welle Na, die Pa und Pb gemeinsam darstellt. Die Reproduzierbarkeit der typischen Antworten war sehr gut (88,5%), sowohl bei den Wiederholungen innerhalb einer Sitzung als auch zwischen 2 Sitzungen. Die Reproduzierbarkeit der atypischen Antworten oder die der nicht-identifizierbaren Antworten war niedrig (40% bzw. 30%). Bei der Identifizierbarkeit der Wellen Na und Pa in Abhängigkeit der Referenzelektrodenplazierung gab es keinen signifikanten Unterschied (p > 0,05). Bei der Varianzanalyse zeigte sich ein hochsignifikanter Effekt der Probanden auf Latenz und Amplitudenwerte (p < 0,0001). Dies weist auf eine hohe interindividuelle Variabilität dieser Meßwerte hin. Der Effekt zwischen Test und Re-

Test beim gleichen Probanden auf Latenz und Amplitudenwerte war ebenso hochsignifikant (p < 0,0001). Dies weist auch auf eine hohe intraindividuelle Variabilität dieser Meßwerte hin. Es bestand kein signifikanter Unterschied bei Na oder Pa-Latenzwerten bzgl. der Referenzelektrodenplazierung (p > 0,05). Die Na-Pa-Amplitude war jedoch signifikant größer bei Plazierung der Referenzelektrode am unteren Hals im Vergleich zur Plazierung am Mastoid (p < 0,0001).

Die intra- und interindividuelle Variabilität der konventionell gemessenen Amplituden- und Latenzwerte war signifikant erhöht. Diese Variabilität konnte nicht verbessert werden durch die Positionierung der Referenzelektrode entfernt vom Kopf, nämlich am Hals. Die hohe intra- und interindividuelle Variabilität beeinträchtigt nicht den Nutzen der Methode für die Hörschwellenbestimmung. Bei der Diagnostik von Läsionen der zentralen Hörbahn ist die diagnostische Aussagekraft eingeschränkt, wenn ausschließlich konventionelle Latenz- und Amplitudenwerte zur Auswertung herangezogen werden. Die Diagnostik möglicher Schäden der Hörbahn könnte verbessert werden, wenn die hohe Variabiliät der MAEP durch Verbesserung der Meß- und Auswertebedingungen eliminiert werden könnte.

238. W. Maier, U.-H. Ross (Freiburg): Auswirkungen des Mittelohrdrucks auf die Hörschwelle in Luft- und Knochenleitung

Ein Unterdruck im Mittelohr bewirkt eine Erhöhung der Impedanz mit konsekutiver Schalleitungsstörung. Bereits von Gellé wurde beschrieben, daß diese Versteifung der Gehörknöchelchen-Kette bei ohrgesunden Personen eine Absenkung der Knochenleitungsschwelle bewirkt (positiver Gellé-Versuch). Bisher liegen keine Untersuchungen vor, die die Hörschwelle als Funktion des Mittelohrdrucks bei Übereinstimmung von Gehörgangs- und Umgebungsdruck quantitativ beschreiben. Wir führten deshalb in der Freiburger Druckkammer an 15 ohrgesunden Versuchspersonen (30 Ohren) Messungen der Hörschwelle für Luft- und Knochenleitung bei einem relativen Unterdruck im Mittelohr von 3,3 6,6 10 und 13,3 kPa durch.

Wir beobachteten bei 3,3 kPa eine beginnende Verschlechterung der Schwelle für Luftleitung im Bereich um 500–1000 Hz, die Schwelle für Knochenleitung blieb zunächst unverändert. Bei einem Unterdruck von 6,6 kPa verschlechterte sich die Schwelle für Luftleitung im Tief- und Mitteltonbereich weiter, daneben beobachteten wir eine beginnende Absenkung der Knochenleitungsschwelle in diesem Bereich.

Beide Phänomene verstärkten sich bei einem Unterdruck von 10 kPa. Beim maximalen geprüften Unterdruck im Mittelohr (13,3 kPa) beobachteten wir eine mittlere Absenkung der Luftleitungsschwelle bei 50 und 1000 Hz von 15 dB. Bei 250 Hz betrug der Abfall 21 dB und bei 125 Hz 15 dB. Im Hochtonbereich kam es bei 2000 und 4000 Hz zu einer Absenkung von unter 10 dB, bei 8000 Hz blieb die Luftleitungsschwelle unverändert. Die Knochenleitungsschwelle sank bei 1000 Hz um im Mittel 18,5 dB, bei 500 Hz um 13 dB, bei 125 und 250 Hz um etwa 5 dB.

Im Hochtonbereich lag der mittlere Abfall der Knochenleitungsschwelle unter 5 dB. Der Druckausgleich am Ende der Untersuchung führte stets wieder zur Normalhörigkeit. Die einzelnen Ohren (die allesamt einen positiven Stapediusreflex aufwiesen) verhielten sich bei weitgehender Übereinstimmung für die Veränderungen der Luftleitungsschwelle bzgl. der Knochenleitung höchst unterschiedlich. An einigen Ohren beobachteten wir nur eine geringfügige Veränderung der Schwelle bei 1 000 Hz, ansonsten blieb sie unbeeinflußt. Andere Ohren zeigten eine ausgeprägte, der Luftleitungsabsenkung gleichkommende Veränderung der Knochenleitungsschwelle im gesamten Tief- und Mitteltonbereich.

Die Veränderung der Luftleitungsschwelle resultiert aus der Steigerung der Impedanz im Rahmen des Unterdrucks im Mittelohr. Hierdurch kann auch die tympanomeatale Komponente des Knochenschalls reduziert werden. Die Streubreite der Ergebnisse der Knochenleitungsprüfung im Tieftonbereich weist darauf hin, daß auch andere Faktoren für die beschriebenen Phänomene ursächlich sein können. Einerseits kann durch Impression des Steigbügels in das Innenohr bei Unterdruck im Mittelohr eine Veränderung der Innenohrmechanik resultieren. Andererseits sind in Abhängigkeit von der Funktion des Aquaeductus cochleae (A.c.) und des Aquaeductus vestibuli (A.v.) unterschiedliche Druckausgleichsmechanismen im Innenohr möglich, die ebenfalls die Innenohrmechanik verändern und eine Abwanderung der Knochenleitungsschwelle bewirken können. Bei gestörter Funktion des A.c. findet der Druckausgleich im Innenohr möglicherweise durch den A.v. statt. In der Folge ist ein Hydrops des Endolymphschlauchs zu diskutieren, der die Veränderung der Knochenleitungsschwelle im Tieftonbereich erklären würde.

K. Jahnke (Essen): Entsprechend den Untersuchungen von Kley (1951) ist der Hauptpassage-Weg zwischen Liquor- und Perilymph-Raum beim Menschen in den Perineuralräumen des inneren Gehörgangs zu sehen und nicht, wie von Ihnen diskutiert, im Aquaeductus cochleae.

E. Lehnhardt (Hannover): Ich glaube, Sie sollten nicht nach neuen Erklärungsmöglichkeiten suchen für einen Effekt, der bislang dem osteotympanalen Knochenleitungsanteil zugeschrieben wurde, zumal man in gleicher Weise die Carhart-Mulde deutet und die Abnahme des Knochenleitungshörens beim Gellé-Versuch.

W. Maier (Schlußwort):

Zu Herrn Jahnke: Auch ein Druckausgleich der Perilymphe über die Perineuralscheide des 8. Hirnnerven ändert nichts Grundlegendes an unserem Modell.

Zu Herrn Lehnhardt: Die Carhart-Senke weist einen anderen Frequenzumfang auf als unsere Beobachtungen. Insbesondere kann sie den bei einigen unserer Versuchspersonen beobachteten massiven Abfall der Knochenleitung über einen Frequenzbereich von 125 bis 1000 Hz unseres Erachtens nicht alleine erklären. Auch interindividuelle Diskrepanzen, die wir beschrieben haben, deuten auf Faktoren hin, die die osteotympanale Komponente der Knochenleitung als alleinige Ursache der Phänomene nicht erklären können.

Onkologie III

239. S. J. Brockmeier, R. J. Kau, W. Arnold (München):
Kultivierung eines Merkelzelltumors

Bei den Merkel-Zellkarzinomen handelt es sich um seltene, sehr aggressive Tumoren der Haut. Aus welchen Zellen diese Tumoren entstehen, ist nicht endgültig gesichert. Sie weisen die typischen neuroendokrinen Kennzeichen des APUD-Zellsystems auf. Prädilektionstelle dieser Tumoren ist die sonnenexponierte Haut von Kopf und Hals. Erkrankungsgipfel ist das 7. und 8. Lebensjahrzehnt. Die Patienten sind in der Regel hellhäutig. Bei Schwarzen ist dieser Hauttumor unbekannt. Eine Prävalenz bzgl. des Geschlechts besteht nicht. In der Literatur wird über verschiedene chirurgische, medikamentöse und strahlentherapeutische Therapieregime berichtet, ohne daß ein befriedigendes Ergebnis erreicht wird.

Das von uns verwertete Material stammte von einer 86jährigen Patientin. Wir sahen den typischen Befund eines fortgeschrittenen Merkelzelltumors, einen blauvioletten Knoten mit zentraler Ulzeration. An der Haut waren weitere Läsionen sichtbar, die sich als aktinische Keratosen erwiesen. Zum Zeitpunkt der Diagnosestellung fanden sich bei der Patientin Satellitenbildung in der Parotis, jedoch keine regionären oder Fernmetastasen. Der Tumor ließ sich in der Somatostatinszintigraphie nachweisen. Neben der Tumorexzesion führten wir eine totale Parotidektomie und eine primäre plastische Deckung durch.

Ein Teil des so gewonnen Materials wurde wie folgt in Zellkultur gebracht: Waschen im antibiotikaangereicherten Präparationspuffer; zerschneiden in ca. 2×2 mm kleine Gewebestücke; überführen in Kollagenase; enzymatischer Verdau für ca. 2 h bei 37 °C; 2maliges Waschen und Zentrifugieren in DMEM-Medium mit 10% FCS und Antibiotika. Die Vitalität beträgt, bestimmt mit der Agridiniumorange Methode, 94%. Aussäen von jeweils 10 Mio. Zellen in 75 ml Zellkulturflaschen. Die Zellen waren nach 2 Tagen angewachsen. Es handelte sich überwiegend um kleine kugelige Zellen mit zahlreichen Granula im Zytoplasma sowie wenigen Fibroblasten. Die Verdopplungszeit betrug ca. 6 Tage. Die Zellen konnten 3mal passagiert werden. Dann überwuchsen Fibroblasten die neuroendokrinen Zellen. Die Vitalität der Passagen war 92, 89 und 91%. Entzug von Serum führte zum Ablösen der Zellen und Zelltod innerhalb von 3 Tagen. Aus der dritten Passage wurden jeweils 1 Mio. Zellen in Objektträgerflaschen überführt und nach Anwachsen mit 4% Formalin fixiert. Die so fixierten Zellen wurden, ebenso wie Schnitte aus der konventionellen Histologie, immunhistochemisch untersucht. Beide Präparate waren positiv für die neuronenspezifische Enolase und für Chromogranin A.

Zusammenfassend läßt sich sagen, daß es möglich ist, Merkelzellkarzinome in Zellkultur zu bringen. Da die Zellen sich nicht wesentlich verändern, bietet die Zellkultur eine adäquate Möglichkeit, neue Therapieansätze für diesen Tumor zu erproben. Das Fibroblastenwachstum muß dazu besser in den Griff bekommen werden.

240. H. Bier, T. Hoffmann, I. Haas, P. Eickelmann (Düsseldorf):
Glutathion und Glutathion-S-Transferase als Parameter der Chemosensitivität von Kopf-Hals-Karzinomzellinien*

Glutathion (GSH) ist ein essentieller Kofaktor für eine Reihe von Enzymen, die der Entgiftung unterschiedlichster Verbindungen dienen. Als reduzierendes und nukleophiles Tripeptid kann GSH reaktive elektrophile Substanzen (z.B. Zytostatika) und Oxidanzien abfangen, bevor sich diese mit empfindlichen, die zelluläre Integrität garantierenden Strukturen wie Proteinen und Nukleinsäuren verbinden. Die Konjugation mit GSH wird zumeist von Glutathion-S-Transferasen (GST), einer Enzymfamilie mit breiter überlappender Substratspezifität katalysiert, kann aber auch spontan erfolgen. Darüber hinaus ist GSH an der Reparatur von DNS-Schäden beteiligt. In der vorliegenden Untersuchung wurden 1. die Chemo-

* Förderung durch DFG Bi 362/1–2.

sensitivitäten gegenüber klinisch aktiven antineoplastischen Substanzen und 2. der Gehalt an GSH und die Aktivität der TST bestimmt, 3. wurden diese Parameter auf eine mögliche gegenseitige Abhängigkeit hin untersucht und 4. wurde der Effekt einer selektiven GSH-Verarmung auf die Chemosensitivität der Tumorzellen geprüft.

An 10 Kopf-Hals-Karzinomzellinien (UM-SCC 10A, 10B, 11B, 14A, 14B, 14C, 22B und HLac 79, 8029 NA, 8029 DDP) wurde die Chemosensitivität gegenüber den für die Behandlung von Kopf-Hals-Krebsen wichtigen Substanzen Methotrexat (MTX), Bleomycin (BLM), Vincristin (VCR), 5-Fluorouracil (5FU), Cisplatin (CIS) und Carboplatin (CAR) bestimmt. In dem kolorimetrischen MTT-Assay (Tag 0: Aussaat von 6000 Zellen/0,2 ml/well; Tag 3: Medikamentzugabe; Tag 6: MTT-Test) lagen die 50%igen inhibitorischen Medikamentkonzentrationen zwischen 0,03 und 300 µg MTX/ml, 4,0 und 280 µg BLM/ml, 0,0012 und 80 µg VCR/ml, 0,2 und 200 µg 5FU/ml, 0,8 und 11,4 µg CIS/ml sowie 19 und 165 µg CAR/ml. Weiterhin wurden die GSH-Konzentrationen (32,2–376,2 µg/mg Protein) und die GST-Aktivitäten (71,4–400,2 mU/mg Protein) der verschiedenen Zellinien ermittelt. Eine Korrelation zwischen den GSH- bzw. GST-Werten einerseits und dem Chemosensitivitätsmuster andererseits konnte für die vorliegenden Tumorzellinien nicht beobachtet werden.

Die Verringerung des zellulären Glutathiongehaltes um durchschnittlich 60% (in dieser Größenordnung liegen die im Rahmen von Phase-I-Untersuchungen erzielten GSH-Depletionen) mit der synthetischen Aminosäure Buthionin-Sulfoximin (BSO) führte bei allen Tumorlinien zu einer erhöhten Sensitivität gegenüber CIS und CAR. Die durchschnittliche Dosismodifikation um die Faktoren 1,5 (CIS) und 1,6 (CAR) dürfte aber für eine klinisch relevante Resistenzmodulation kaum ausreichen. Ein unter Umständen therapeutisch ausnutzbarer Effekt ist erst ab einem Faktor über 3 zu erwarten.

241. A. Zimmerer, A. H. N. Hopman, F. X. Bosch (Heidelberg): Interphase-Zytogenetik an Plattenepithelkarzinomen des HNO-Bereichs: Topographischer Nachweis multipler chromosomaler Aberrationen in der Tumorprogression

Nach umfangreicher Vorarbeit ist es uns gelungen, die Technik der „Fluoreszenz-in-situ-Hybridisierung", FISH, am Gewebeschnitt und an Zellsuspensionen zu etablieren.

Mit Hilfe der Interphasezytogenetik können chromosomale Aberrationen, sowohl numerische als auch strukturelle, in situ dargestellt und in einen kausalen Zusammenhang zur Tumorprogression gebracht werden. Folgende Gründe haben uns veranlaßt, zytogenetische Analysen in situ durchzuführen:

- Die Herstellung von Metaphasenchromosomen aus soliden Tumoren bereitet oftmals Schwierigkeiten (z.B. durch selektives Wachstum von Zellen, Verlust von Chromosomen durch Zellkultur).

Es gibt bislang nur wenige zytogenetische Untersuchungen an Kopf-Hals Tumoren.
- Der topographische Aspekt geht bei der Analyse von Zellkulturen verloren.
- Bei in situ Analysen können hunderte biologische Parameter mit demselben Material, das für die Durchflußzytometrie benötigt würde, untersucht werden.

Folgende Fragen wurden mit der FISH-Technik bearbeitet:
1. Korrelieren spezifische Aberrationsmuster mit unterschiedlichen Malignitätsstufen?
2. Entstehen Tumoren durch Proliferation maligner Einzelzellen oder aus prämalignen Vorstufen, die erst nach Akkumulation genetischer Veränderungen in

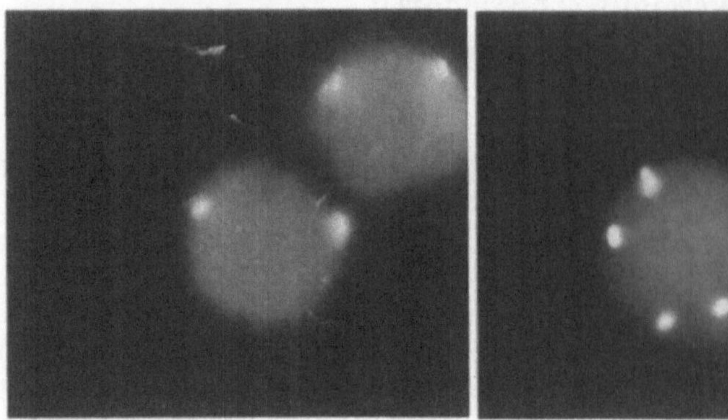

Abb. 1 a, b. Die Abbildung zeigt Fluoreszenz-In-situ-Hybridisierungen an Zellsuspensionen aus einer normalen Schleimhaut (**a**) und aus einem metastasierenden Primärtumor des Hypopharynx (**b**) mit einer Chromosom 7-spezifischen DNA-Probe. Der normale Karyotyp in der Schleimhaut zeigt 2 Signale, während der aberrante Karyotyp vier Signale im Zellkern aufweist

der Lage sind, ihren tumorigenen Phänotyp vollständig zu exprimieren?

Wir haben 15 nicht metastasierende N0 Tumoren und 15 metastasierende N1-3 Tumoren auf ihren genetischen Status hin untersucht, dafür wurden die Tumoren mit verschiedenen centromer-spezifischen Proben (Chr. 1, 7, 9, 11, 17 und 18) hybridisiert.

Die FISH-Technik bestätigt, daß metastasierende N1-3 Tumoren stärkere chromosomale Aberrationen aufweisen - Chr. 1, 7, 11, 17 und 18 haben oft vier und sogar fünf Signale pro Zellkern – als die N0 Tumoren. Die Chromosomen 11 und 18 weisen erst in den metastasierenden Tumoren Aberrationen auf, d.h. verschiedene Chromosomen werden zu verschiedenen Zeiten in der Tumorprogression aberrant.

Die untersuchten N0 Tumoren weisen vor allem für die Chromosomen 1, 7 und 17 einen triploiden Chromosomensatz auf; diese Veränderungen sind also relativ frühe Ereignisse. Dagegen geht Chromosom 9 selektiv verloren. Diese „imbalance" von Chromosom 9 und den anderen Chromosomen spricht für einen Verlust von Chromosom 9 und könnte ein frühes Ereignis in der Tumorentwicklung sein.

Durch die Kombination von Immunhistochemie und Fluoreszenz-in-situ-Hybridisierung an einem Schnitt war es möglich, die Proteinexpression von mutiertem p53 mit dem chromosomalen Status des Tumors direkt zu vergleichen. Es stellt sich heraus, daß p53-positive N0-Tumoren mehr chromosomale Aberrationen aufweisen als p53-negative.

Zur Zeit kann die Tumor-Diagnose erst erfolgen, wenn morphologische Veränderungen stattgefunden haben. Genetische Veränderungen erfolgen jedoch bereits vor einer morphologisch sichtbaren malignen Transformation. Die Fluoreszenz-in-situ-Hybridisierung dürfte als unabhängiger diagnostischer Marker für die Erkennung von prämalignen Läsionen in Zukunft Bedeutung gewinnen.

242. W. J. Issing, T. P. U. Wustrow, C.W. Liebich (München): Koexpression des EGF-Rezeptors und TGF-α in Plattenepithelkarzinomen und klinischer Verlauf

Die autonome Proliferation ist ein gemeinsames Merkmal von bösartigen Zellen. Sie erscheint durch autokrine Sekretion von Wachstumsfaktoren hervorgerufen zu werden. TGF-α ist ein Polypeptid, welches strukturell mit dem „epidermal growth factor" verwandt ist und an den gleichen Rezeptor, den EGFR, bindet.

Das EGFR-Gen ist das zelluläre Gegenstück zum v-erbB-Onkogen welches durch das avian erythroblastosis virus aufgenommen wurde. Strukturanalysen des EGFR-Gens sowie vermehrte Expression des EGFR zeigten, daß eine qualitative und quantitative Veränderung des EGFR mit einem Transformationspotential einhergehen.

Es finden sich Hinweise, daß die autokrine Stimulation zwischen TGF-α und dem EGFR eine entscheidende Rolle in der Progression von Magen-, Ösophagus- und Schilddrüsenkarzinomen spielt und es beim Vorliegen dieses Mechanismus zu einer Verschlechterung der Prognose kommt.

In unserer Studie verwendeten wir 43 Plattenepithelkarzinome aus dem Kopf-Halsbereich. Das Gewebe wurde direkt nach der Entnahme in flüssigem Stickstoff tiefgefroren. Anschließend wurden eine Membranproteinextraktion durchgeführt und 40 µg Protein mittels Gelelektrophorese auf einem Polyacrylamidgel separiert. Die Gele wurden dann mit Hilfe der Western-blot-Technik weiterverarbeitet, wobei ein polyklonaler „Rabbit-Antikörper" gegen die intrazelluläre Domäne des EGFR benutzt wurde. Zur Sichtbarmachung der 170 kD großen Bande des EGFR wurde die ECL-Technik (enhanced chemiluminesence) mit einem „Goat-anti-rabbit-Antikörper", der mit Peroxidase konjugiert ist, verwendet. Als positive Kontrolle diente die NIH-3T3-Zellinie (Mausfibroblasten), welcher der EGFR transfiziert wurde, so daß es zu einer 100fachen Überexpression kam. Alle Gewebe, die positiv für den EGFR reagierten, wurden dann auf die Expression von TGF-α untersucht.

Von den 43 untersuchten Geweben zeigten 15 keine Expression für den EGFR, 18 zeigten eine 10fache, 7 eine 50fache und 3 eine 100fache Überexpression für den EGFR. Die durchschnittliche Überlebenszeit für die einzelnen Gruppen waren 27, 23, 34 und 10 Monate. Nur in Gruppe 4, wo eine mindestens 100fache Überexpression des EGFR vorlag, fand sich auch eine 50- bis 200fache Überexpression für TGF-α. Der Beobachtungszeitraum war 48 Monate. Nach statistischer Auswertung mittels Kaplan-Meier-Überlebenszeitkurven konnte eine signifikante Korrelation zwischen EGFR-Expression und durchschnittlicher Überlebenszeit festgestellt werden.

Bei den 3 Tumoren von Gruppe 4 handelte es sich um 2 Lymphknotenmetastasen bei unbekanntem Primärtumor und um ein Hypopharynxkarzinom. In 2 Fällen von Gruppe 4 lag eine Fernmetastasierung vor. Die kurze Überlebenszeit von nur 10 Monaten und das Vorliegen von Fernmetastasen in 2 von 3 Fällen in Gruppe 4 unterstützt die Theorie der „autokrinen Stimulation".

243. M. Finckh, U. Jourdan, H. Weidauer, F. X. Bosch (Heidelberg): Nichtinvasive Screeningmethode zur Analyse des p 53-Gens

In den letzten Jahren konnte gezeigt werden, daß das Tumorsuppressorgen p 53 eine bedeutende Rolle bei der Entstehung und Progression von malignen humanen Tumoren einnimmt.

Zur Untersuchung von Risikopatienten für Primärtumoren und Zweitkarzinome, die makroskopisch keinen sicheren Anhalt für eine Schleimhautveränderung haben, wäre es von großer Bedeutung, nichtinvasive Screeningverfahren zu entwickeln, die frühzeitig Veränderungen auf zellulärer Ebene anzeigen könnten.

Unsere Fragestellung lautete:

Ist es möglich, an Zellen aus Schleimhautabstrichen Veränderungen in der Funktion von p 53 frühzeitig und zuverlässig nachzuweisen?

Bei 26 Patienten mit Plattenepithelkarzinom im Mundhöhlen/Oropharynxbereich wurden Proben von Primärtumor und unauffälliger Schleimhaut untersucht.

Die Abstriche wurden entweder mit der Zytobrushbürste oder dem scharfen Löffel entnommen.

Das Abstrichmaterial wurde mehrmals in PBS gewaschen, zytozentrifugiert und bei $-80\,°C$ bis zur weiteren Verarbeitung aufbewahrt.

Zur Kontrolle wurden von der gleichen Stelle 3×3 mm große Probeexzisionen entnommen. Die Weiterverarbeitung erfolgte an 5 µm großen Kryostatschnitten.

Überexprimiertes p53 wird in den Schleimhäuten des Kopf-Hals-Bereiches in der Basal- und Parabasalschicht gefunden.

Unsere erste Frage lautete, ob mit der Abstrichtechnik genügend Zellen aus diesen Schichten gewonnen werden können.

Wir konnten in allen Abstrichen Ck 14 nachweisen und hatten so die Sicherheit, genügend Zellen aus der Basalschicht zu bekommen.

Weiterhin konnten wir mit der PCR und durch Sequenzierung zeigen, daß die Amplifizierung und Basenanalyse der DNA mit den durch Abstrichen gewonnenen Zellen genauso gut möglich ist wie aus den Biopsien.

Dies bedeutet, daß Zellabstriche prinzipiell gleichwertig zur Analyse von p 53-Genmutationen herangezogen werden können.

Allerdings würde dies mit einem erheblichen Aufwand verbunden sein, da bei makroskopisch unauffälligen Schleimhäuten nur ein Bruchteil der Zellen Veränderungen aufweisen.

Um jedoch eine Methode klinisch als Screening einzusetzen, sollten p53-aberrante Zellen durch eine nicht zu aufwendige Methode zuverlässig erfaßt werden.

Mutationen im p53-Gen führen über einen Aminosäurenaustausch zu einer Konformationsänderung und konsekutiv zu einer deutlich verlängerten Halbwertszeit des im Zellkern lokalisierten Proteins.

Durch die erhöhte Konzentration wird das Protein erst immunhistochemisch nachweisbar.

Wir haben unsere Proben mit dem panreaktiven p53-Ak-Bp53-11 inkubiert und die APAAP-Methode zum immunhistochemischen Nachweis von aberrantem p53 eingesetzt.

Insgesamt konnten wir mit dieser Methode jedoch nur bei einem Drittel der Patienten die in der PE nachgewiesene p53-Veränderung im Abstrich reproduzieren. Auch andere Kernproteine wie das Retinoblastomprotein und das nukleäre Zytoskelettprotein Lamin waren nicht nachweisbar.

Dies bedeutet, daß nukleäre Proteine immunhistochemisch nicht zuverlässig nachweisbar sind. Ebenso war die Darstellung von Chromosomen mit der Fluoreszenz-In-situ-Hybridisierung wesentlich schlechter.

Daraus kann man schließen, daß bei Abstrichen die Zugänglichkeit zum Zellkern, aus welchen Gründen auch immer, erheblich erschwert ist.

Mögliche Ursachen sind Speichel und Schleimauflagerungen oder die erhöhte Vulnerabilität der Zellen, wenn sie beim Abstrich aus dem Zellverband herausgelöst werden.

Wir arbeiten z.Z. daran, die Zugänglichkeit zum Zellkern durch Detergenzienbehandlung und Proteinase-K-Verdauung zu verbessern, damit die immunhistochemische Färbung des p53-Proteins zum nichtinvasiven Screening eingesetzt werden kann.

244. A. Schuhmann, C. Herold-Mende, H. Maier, F. X. Bosch (Heidelberg): Dysregulation des Zytokeratinpaares 5 und 14 in Plattenepithelkarzinomen des Kopf-Hals-Bereichs: Definition einer Subklasse von Tumoren

Plattenepithelkarzinome des Kopf-Hals-Bereichs sind durch eine sehr ausgeprägte histologische und biologische Heterogenität charakterisiert.

Auf zellulärer Ebene spiegelt sich dies in einer heterogenen Expression der verschiedenen Mitglieder der Zytokeratinfamilie wider, wobei die normalerweise paarweise Expression bestimmter Zytokeratine gestört ist. Das Zytokeratinpaar 5 und 14 stellt die Hauptkomponente des Intermediärfilaments in basalen Keratinozyten dar. Dieses Paar macht 50% des Proteins dieser Zellen aus. Das Zytoskelett der Zellen, aus denen die Plattenepithelkarzinome entstehen, besteht also maßgeblich aus diesem Zytokeratinpaar.

Wir überprüften routinemäßig Tumoren verschiedener Differenzierungsstadien.

Für den immunhistochemischen Nachweis wählten wir die APAAP-Methode, da diese die höchste Sensitivität aufweist. Wir verwendeten für das Zytokeratin 14 einen monoklonalen Primärantikörper aus der Maus, dem sich ein APAAP-Detektionssystem anschloß. Einen Zytokeratin-5-spezifischen Antikörper gibt es nicht.

Ein reduziertes Färbeergebnis in der Immunhistochemie könnte durch eine Proteindegradierung oder durch Epitopmaskierung entstehen. In beiden Fällen aber wäre der Nachweis der mRNA noch möglich.

Deshalb wurde die Expression dieser Zytokeratingene auch auf mRNA-Ebene mittels In-situ-Hybridisierung untersucht. Dabei wurden Folgeschnitte zu den immunhistochemisch gefärbten Schnitten mit einer radioaktiv markierten Sonde hybridisiert. Für die Darstellung der Signale wird der Schnitt mit einer hochempfindlichen Photoemulsion überzogen, welche die Signale in der Dunkelfeldmikroskopie als helle Bereiche erscheinen läßt.

In normalen Schleimhäuten des HNO-Bereichs fanden wir, wie zu erwarten, das Zytokeratinpaar 5 und 14 in der Basalzellschicht. Vom Proliferationszustand abhängig, konnten wir auch in suprabasalen Zellen diese Zytokeratine nachweisen.

In Plattenepithelkarzinomen zeigten sich sehr unterschiedliche Färbemuster.

Der größte Teil der untersuchten Tumoren zeigte eine homogen positive Zytokeratin-14-Reaktion. In 38% der Tumoren stellten wir eine eindeutige Reduktion der Immunreaktivität von Zytokeratin 14 auch in den Basalzellen fest.

Die Analyse der mRNA durch In-situ-Hybridisierung bestätigte, daß es sich tatsächlich um einen Expressionsverlust handelt.

Die Untersuchung der metastasierenden Tumoren ergab, daß bei denjenigen Tumoren, in denen die Zytokeratin-14-Expression herunterreguliert wurde, die Expression in der Metastase noch weiter zurückging. Bei Primärtumoren, die Zytokeratin 14 homogen exprimierten, fand man in der Metastase ebenfalls eine homogene Expression.

Der Zusammenhang mit dem Metastasierungsstatus könnte sich als interessant erweisen. Während bei den metastasierenden Tumoren ungefähr die Hälfte eine Reduktion der Zytokeratin-14-Expression aufwies, waren es bei den nichtmetastasierenden Tumoren nur etwa 30%.

Längere Beobachtungszeiträume müssen hier zeigen, ob die reduzierte Zytokeratin-14-Expression in nichtmetastasierenden Tumoren ein erhöhtes Metastasierungsrisiko anzeigen kann.

245. C. Herold-Mende, P. Tomakidi, A. I. Born, H. Discher, F. X. Bosch (Heidelberg): Bullöses Pemphigoidantigen (BPA) und α_6/β_4-Integrin als Marker für frühe und späte Tumorprogession im In-vivo-Invasionsmodell und in HNO-Tumoren

Damit Tumorzellen invasiv werden bzw. metastasieren können, müssen am Interface zwischen Epithel bzw. Tumorinsel und umgebendem Bindegewebe Veränderungen in der Expression bestimmter Strukturproteine erfolgen. In den Basalzellen von Plattenepithelien stellen Hemidesmosomen eine solche Schnittstelle dar. Sie vermitteln intrazellulär an das Intermediärfilamentsystem und extrazellulär an bestimmte Komponenten der Basalmembran. Zwei der Hauptkomponenten sind das bullöse Pemphigoidantigen (BPA) und α_6/β_4-Integrin. Ziel

unserer Untersuchungen war es festzustellen, wie die hemidesmosomalen Komponenten in Geweben des oberen Aerodigestivtraktes während des Prozesses der neoplastischen Transformation exprimiert werden. Wir haben diese Fragestellung sowohl immunhistochemisch auf Proteinebene als auch auf mRNA-Ebene mittels In-situ-Hybridisierung bearbeitet. Dies stellt insofern eine Besonderheit dar, als es sich bei allen bisher publizierten Ergebnissen ausschließlich um immunhistochemische Daten handelt. Wir haben die mRNA-Expressionsmuster sowie die Proteinlokalisation von BPA und α_6/β_4 einerseits in Schleimhäuten unterschiedlicher Dysplasiegrade sowie in nichtmetastasierenden und metastasierenden Tumoren untersucht. Zusätzlich haben wir unsere Ergebnisse verglichen mit den Expressionsmustern derselben Strukturgene in einem experimentellen In-vivo-Invasionsmodell. Es handelte sich hierbei um Nacktmaustransplantate von ras-transfizierten Klonen der spontan immortalisierter Keratinozyten Zellinie HaCaT.

Bereits in den nicht dysplastischen Epithelien zeigten sich gravierende Unterschiede bezüglich der mRNA-Expression der hemidesmosomalen Komponenten und der Immunlokalisation des Proteins. Während die mRNA-Expression auch in den parallel untersuchten dysplastischen Epithelien stets strikt basal begrenzt blieb, war die Proteinlokalisation, in verschiedenen Schleimhäuten unterschiedlich ausgedehnt, bis in suprabasale Zellschichten nachweisbar. Darüber hinaus beobachteten wir für BPA und α_6/β_4-Integrin die charakteristische stark polarisierte ununterbrochene Färbung zur Basalmembran hin sowohl in nicht dysplastischen wie auch in dysplastischen Epithelien. Im Gegensatz zur Schleimhaut war die mRNA in ihrer Expression in allen untersuchten Tumoren drastisch hochreguliert. Die Proteinlokalisation dagegen, die zwar sowohl in den Tumoren wie in den zuvor beschriebenen Schleimhäuten aus-

gedehnt war, zeigte deutliche Unterschiede bzgl. der Intaktheit der basalmembranorientierten Färbung beim Vergleich von nicht metastasierenden und metastasierenden Tumoren. Dies bedeutet, daß Invasion mit einer Hochregulation auf mRNA-Ebene einhergeht und Metastasierung mit einem Verlust der basalmembranorientierten Proteinlokalisation. Die Ergebnisse des zuvor beschriebenen In-vivo-Invasionsmodells bestätigen diese Hypothese. Die benignen HaCaT-ras-Klone zeigten eine unveränderte, basal orientierte Expression der hemidesmosomalen Komponenten, während in den invasiv wachsenden, malignen, aber nicht metastasierenden HaCaT-ras-Klonen, zusätzlich eine deutliche Hochregulation der Expression zu beobachten war. Gleichzeitig war die basalmembranorientierte Färbung ununterbrochen, dies entsprach den zuvor beschriebenen nichtmetastasierenden HNO-Tumoren.

Die untersuchten hemidesmosomalen Komponenten BPA und α_6/β_4-Integrin scheinen eine neue Kombination molekularer Proben darzustellen, die es mittels einer Kombination aus Immunhistochemie und In-situ-Hybridisierung ermöglichen, den Tumorprogressionsstatus benigner und maligner epithelialer Läsionen zu analysieren, da ihre Expressionsmuster mit Invasion und Metastasierung korreliert zu sein scheinen.

246. A. Hahn, A. Cocek, M. Nedbalova, A. Jandova (Prag): Möglichkeiten der Verwendung der Bestimmung der Immunitätsreaktion gegen Riley-Virus in der Onkologie des Kopfes und Halses

Die Autoren untersuchten die Immunitätsantwort des Organismus gegen Riley-Virus bei 212 Patienten der HNO-Klinik der 3. Medizinischen Fakultät, Karls-Universität Prag.

Riley-Virus (Lactat-Dehydrogenase-Virus, LDH Virus, LDV) gehört zu den sog. langsamen Viren. Es weist eine deutliche Affinität zum Monozyten-Makrophagen-System auf.

Die äußere Kapsel besteht aus den Zellmembranen der Zellen, durch deren Zellwand er penetriert. Dadurch wird das eigene Membranantigen umgewandelt, und das Virus ist für den infizierten Organismus nicht mehr als fremd zu erkennen, d.h. es täuscht das Immunsystem.

Das Riley-Virus ist ein perfekter Parasit. Zum Stoffwechsel benötigt es ATP, das es der infizierten Zelle entnimmt. Dadurch entsteht ein Locus minoris resistentiae des befallenen Organs. Es sind einige Krankheiten bekannt, bei denen erhöhte Aktivität des LDH-Isoenzyms gefunden worden ist.

Die Autoren haben nun beschlossen, die Immunantwort auf LDV bei den onkologisch Erkrankten im Bereich des Halses und Kopfes zu testen.

Die Patienten wurden in 4 Gruppen (bzw. 5 Gruppen, mit Kontrollgruppe) aufgeteilt:
1) Patienten mit malignen Erkrankungen im HNO-Bereich beim ersten Kontakt in verschiedenen Therapie- oder Dispensairstadien,
2) Patienten mit malignen Erkrankungen bei der Erstuntersuchung oder Behandlungsbeginn,
3) Patienten mit Erkrankungen im HNO-Bereich, deren biologischen Eigenschaften unsicher sind (Präkanzerosen etc.),
4) Patienten mit benignen Erkrankungen im HNO-Bereich,
5) Kontrollgruppe aus gesunden Personen (Blutspender).

Die Immunantwort auf LDV wurde mittels LAI-Test bestimmt.

Die Ergebnisse wurden mit dem Positivitätsindex (IP) verglichen. Der Positivitätsindex ist definiert als Prozentsatz der nicht mit spezifischen Antigen reagierenden Zellen mit spezifischem Antigen, geteilt durch 33. Der durchschnittliche Wert der Inhibition gesunder Zellen beträgt 33%.

Der Normalwert liegt bei 1,3 und weniger, pathologische Werte sind 1,6 und mehr.

Die Autoren haben folgendes geprüft:

- Bestehen signifikante Unterschiede zwischen den einzelnen Patientengruppen hinsichtlich des IP?
- Läßt sich der Zustand des Patienten mittels IP überwachen?

Die Ergebnisse zeigen, daß die Unterschiede zwischen der Kontrollgruppe und einzelnen Patientengruppen statistisch signifikant mindestens am Signifikanzniveau 0,05 sind. Folgende statistische Testverfahren wurden angewendet: Beferonni, Duncan und Student-Neuman-Keul.

An einigen Beispielen wird gezeigt, daß sich der Krankheitszustand bei Anwendung dieser Methode überwachen läßt.

Rhonchologie

247. S. Kuhl, J. H. Hollandt, R. Siegert (Lübeck):
Stellenwert der Diagnostik und Therapie schlafbezogener Atemstörungen in der HNO-Heilkunde

Die speziellen Untersuchungstechniken des HNO-Arztes einschließlich der endoskopischen Techniken ermöglichen es, auch am wachen Patienten bestimmte richtungsweisende Veränderungen festzustellen. In unserer Schlafsprechstunde stellten sich zwischen November 1992 bis 1993 140 Patienten (119 Männer und 21 Frauen) vor. Der Altersgipfel lag zwischen 30 und 60 Jahren. Es wurden den Patienten Fragebögen mitgegeben und anschließend bei einem ausführlichen Gespräch, wenn möglich mit Partner, die Anamnese erhoben.

116 Patienten gaben Schnarchen an, 77 Atemaussetzer nachts, 67 eine Tagesmüdigkeit, 17 ein nächtliches Erwachen, 9 Angst- und Herzrasen, 42 eine Nasenatmungsbehinderung und 6 eine morgendliche Mundtrockenheit. Anschließend erfolgte eine HNO-ärztliche Spiegeluntersuchung. Es sollte v.a. auf pathologische Veränderungen im Bereich der Nase und des Oropharynx geachtet werden. Dem geübten Untersucher fallen häufig typische Veränderungen auf. Anschließend erfolgte die flexible transnasale Endoskopie. Es wurde besonders auf Veränderungen am Zungengrund und den Epiglottisstand geachtet. Der Patient wird zum Esmarch- und Müller-Manöver aufgefordert. Diese spezielle Untersuchungstechnik ermöglicht es, die Engstellen besser zu lokalisieren und damit die Indikation zur operativen Therapie zu verbessern. Wichtigste Voraussetzung zum guten operativen Therapieerfolg ist die richtige Patientenauswahl. So läßt sich ein velares Schnarchen durch UPPP gut therapieren. Objektiviert werden die Befunde durch die apparative Diagnostik mittels Rhinomanometrie, Lungenfunktions- und Blutgasanalysen, Röntgennasennebenhöhlen und Fernröntgenseitenaufnahmen. Bestand anamnestisch und klinisch der Verdacht auf eine schlafbezogene Atemstörung, wurde dem Patienten ein ambulantes Screeninggerät (Mesam-4) mitgegeben. Zeigten sich dort auffällige Befunde, wurde eine polysomnographische Untersuchung in unserem Schlaflabor angeschlossen. Es konnten folgende Befunde erhoben werden:

80 Patienten wiesen eine habituelle Rhonchopathie, 9 eine obstruktive Rhonchopathie, 48 ein Schlafapnoesyndrom und 3 eine Insomnie auf. Überwiegend handelt es sich bei den Schlafapnoepatienten um ein leichtes Schlafapnoesyndrom (AI < 20/h). Gerade die Patienten mit Rhonchopathie und leichtem Schlafapnoesyndrom sind gut mit operativen Methoden therapierbar. Im Rahmen der konservativen Therapie wurde besonders eindringlich auf eine Gewichtsreduktion der oft übergewichtigen Patienten hingewiesen. War klinisch und rhinomanometrisch eine Nasenatmungsbehinderung objektivierbar, sollten allergische Ursachen therapiert werden. Bei 45 Patienten entschlossen wir uns zur Septumplastik und Conchotomie. Lag zusätzlich eine Engstelle in Velumhöhe vor, wurde bei 14 Patienten eine UPPP durchgeführt. Bei schwerem Schlafapnoesyndrom oder deutlichen Beschwerden entschlossen wir uns in 13 Fällen zur CPAP- bzw. BiPAP-Maskenanpassung. Es ist entscheidend, durch genaue Diagnostik, intensive Betreuung und Beratung des Patienten ein individuelles und akzeptiertes Therapieschema zu entwickeln.

248. U. Heimann, M. von Eiff, W. Stoll (Münster):
Interdisziplinäre Diagnostik und Therapie des Schlafapnoesyndroms

Seit den Untersuchungen von Lavie u. Rubin (1984) weiß man, daß eine mechanische Stenose der oberen Atemwege in Kombination mit einer respiratorischen Instabilität Auslöser des Schlafapnoesyndroms sein kann. Ziele jeder operativen Maßnahmen sollten deshalb die Beseitigung von Stenosen und die Stabilisierung des Atemrohres sein.

Von 1992 bis 1994 führten wir bei 37 streng selektierten Patienten mit schlafapnoebezogenen Beschwerden eine Uvulopalatopharyngoplastik (UPPP) durch.

Das Durchschnittsalter betrug 49,2 Jahre, der jüngste Patient war 25 und der älteste 70 Jahre alt. Nahezu alle Betroffenen waren männlich, nur in einem Fall handelte es sich um eine Frau. Das gesamte Patientenkollektiv wies die typischen Beschwerden des Schlafapnoesyndroms auf. Bei 12 Patienten wurde eine UPPP internistischerseits dringlich empfohlen. In diesen Fällen liegen prä- und postoperative Daten aus dem Schlaflabor der hiesigen Medizinischen Klinik vor. Folgende 4 Parameter wurden dabei registriert:

- Sauerstoffsättigung,
- Herzfrequenz,
- Kehlkopfgeräusche und
- Körperlage (Mesam 4).

Das operative Vorgehen orientierte sich an der Methode von Fujita (1981), wurde aber in einigen Punkten modifiziert und stets mit einer Septumplastik und Muschelchirurgie, in einigen Fällen mit einer Tonsillektomie kombiniert. Die Schleimhautinzision orientierte sich an der jeweiligen Pathologie und wurde flügelförmig im oralen Blatt des vorderen Gaumensegels angelegt. Es folgte die bilaterale, tangentiale Abtragung der Schleimhaut zur Bildung eines Wundbettes für das nach vorn gezogene Schleimhautblatt des hinteren Gaumenbogens. Zur Kürzung der Uvula wurde die vordere Schleimhaut basisnah, unter Schonung des Musculus uvulae abpräpariert. Je nach Erfordernis wurde sie durch horizontale Naht nur gekürzt oder komplett nach vorn umgeschlagen und zur Rekonstruktion mitverwendet. Die Wundheilung erfolgte in allen Fällen problemlos. Eine Rhinolalia aperta inklusive Überschlucken in die Nase wurde nur bei einem Patienten beobachtet und bildete sich nach ca. 3 Wochen spontan zurück.

Subjektiv bewerteten insgesamt 30 (81,1%) Patienten das Operationsergebnis als „zufriedenstellend". Neun (24,3%) gaben absolute Beschwerdefreiheit und 21 (56,8%) eine deutliche Besserung der Beschwerden an. Bei 7 (18,9%) Patienten wurde durch das operative Vorgehen die Beschwerdesymptomatik nicht beeinflußt.

Bei den postoperativ im Schlaflabor kontrollierten Patienten konnte neben subjektiver Besserung auch eine Verminderung der nächtlich registrierten Apnoen/Hypopnoen bestätigt werden. In 2 dieser Fälle trat eine weitgehende Normalisierung ohne jede weitere erforderliche Therapie ein. Drei weitere Patienten sind unter Medikation mit Theophyllin beschwerdefrei. Alle übrigen Patienten wurden einer Langzeitbeatmung (nCPAP/nBiPAP) zugeführt. Als besonders positiv war hierbei zu werten, daß das erforderliche Druckniveau postoperativ immer unter 10 cm H_2O lag.

Aus Angst vor irreversiblen Nebenwirkungen wird die UPPP internistischerseits eher zurückhaltend beurteilt und meist als Mittel der letzten Wahl gesehen. Die Ergebnisse dieser Studie belegen eindeutig den therapeutischen Wert dieser Operation und haben unsere internistischen Kollegen überzeugt. Im Rahmen einer interdisziplinären Therapie des Schlafapnoesyndroms nimmt die UPPP einen wichtigen Platz ein und kann in einigen Fällen Alternative zur Langzeitbeatmung sein.

H. Weerda (Lübeck): Werden bei Ihnen Septum und Velum gleichzeitig oder zweizeitig operiert?

E. Günther (München): Welche Kriterien stellen Sie außer einer internistischen Empfehlung zur Indikation einer UPPP auf?

J. Schäfer (Ulm): In Ulm stehen wir mittlerweile der interdisziplinären Zusammenarbeit sehr kritisch gegenüber, da die Patienten von internistischer Seite praktisch nur mit nasaler CPAP-Beatmung versorgt werden.

U. Heimann (Schlußwort):
Zu Herrn Weerda: Die Septumplastik und die velumchirurgischen Maßnahmen erfolgen in einer Sitzung.
Zu Herrn Günther: Neben der internistischen Indikation zur UPPP sind für uns die Anamnese und der Spiegelbefund (Mesopharynxpathologien) wichtige Kriterien.
Zu Herrn Schäfer: Die interdisziplinäre Therapie des Schlafapnoesyndroms klappt in Münster z.Z. sehr gut und trägt zur Optimierung der individuellen Therapieergebnisse bei.

249. G. Fürst, H. Riechelmann, J. Schlegel, W. Mann (Mainz): Pharyngeale Druckmessung bei Patienten mit nCPAP-Beatmung

Bei Patienten mit mittel- bis schwergradigem obstruktivem Schlafapnoesyndrom ist die Therapie der Wahl die Versorgung mit einer nCPAP-Beatmung („nasal continuous positive airway pressure"). Es stellt sich die Frage, ob eine Nasenatmungsbehinderung die Effektivität der pharyngealen Druckschienung mittels nCPAP negativ beeinflußt. Bei 36 Patienten wurden die inspiratorischen und exspiratorischen Druckverhältnisse unter nCPAP bei Drucken von 5 bis 20 mbar untersucht. In Gruppe 1 handelte es sich um 16 Patienten mit obstruktivem Schlafapnoesyndrom mit und ohne Nasenatmungsbehinderung. Gruppe 2 bestand aus 12 Patienten mit Nasenatmungsbehinderung und ohne obstruktivem Schlafapnoesyndrom. Gruppe 3 umfaßte 8 Normalprobanden ohne obstruktives Schlafapnoesyndrom und ohne Nasenatmungsbehinderung. Bei allen Patienten wurde eine aktive Rhinomanometrie und eine akustische Rhinometrie vor und nach Abschwellen der Nasenschleimhäute mit Naphazolin durchgeführt. Eine nasale CPAP-Beatmung wurde bei allen Patienten angelegt und gemessen, wieviel von dem nasalapplizierten Druck im Nasenrachenraum ankam. Der nasalapplizierte Druck wurde in 5-mbar-Stufen von 0 bis 20 mbar erhöht. Die Messungen wurden vor und nach Abschwellen der Nasenschleimhäute mit Naphazolin durchgeführt. Es zeigte sich, daß der nasal applizierte Überdruck von 5 bis 20 mbar sich unabhängig vom nasalen Atemwegswiderstand in den Nasenrachenraum übertrug (r = −0,03, p = 0,84 bei n = 36 Patienten). Die Erniedrigung des nasalen Atemwegswiderstands durch Applikation von Naphazolin führte auch nicht zu einer verbesserten Druckübertragung in den Nasopharynx (r = −0,21, p = 0,22 bei n = 36 Patienten). Der für die Behandlung des obstruktiven Schlafapnoesyndroms notwendigen nCPAP-Druck war unabhängig vom nasalen Atemwegswiderstand (r = −0,24, p = 0,37 bei n = 16 Patienten). Zusammenfassend waren die pharyngealen Druckverhältnisse unter nCPAP weitgehend unabhängig vom nasalen Widerstand und vom minimalen Querschnitt der Nasenhaupthöhle. Auch bei stark erhöhtem nasalen Atemwegswi-

derstand waren die Drucke der nasalen CPAP-Beatmung im Nasopharynx wirksam. Wenn man den nasalen Atemwegswiderstand durch Naphazolin reduzierte, ergaben sich keine Veränderungen der nasalen Druckübertragung.

J. Schäfer (Ulm): Unsere eigenen, statistisch noch nicht ausgewerteten Untersuchungen zeigen, daß durch eine Muschelverkleinerung häufig eine Verminderung des nasalen CPAP-Drucks zu beobachten ist. Ihre Untersuchungen wurden im Wachzustand durchgeführt, wobei lediglich der Druck, der im Nasopharynx ankommt, bestimmt wurde. Dieser Druck sagt aber über den im Schlaf notwendigen Beatmungsdruck nicht alles aus, da die Obstruktion nicht nur im Nasopharynx, sondern vor allem im Velopharynx liegt.

G. Fürst (Schlußwort):
Unsere Absicht war festzustellen, vor Versorgung mit einer nCPAP-Beatmung, ob man den nCPAP-Druck evtl. mit einem operativen Eingriff im Bereich der Nase senken kann. Der gesamte Pharynxschlauch, also auch der Nasopharynx, spielen eine Rolle bei dem obstr. Schlafapnoesyndrom und dessen Behandlung durch den nCPAP. Die Ergebnisse waren auch für uns erstaunlich. Es sind aber mit Sicherheit weitere Untersuchungen nötig.

250. W. Baerthold, H. Knauth, E. Paditz, E. Rupprecht (Dresden): Das obstruktive Schlafapnoesyndrom (OSAS) und pulmonale Hypertension bei Kindern mit adenoiden Vegetationen

Aus HNO-ärztlicher Sicht wird die Indikation zur Adenotomie vorwiegend wegen der gestörten Nasenatmung und deren Folgen für Tuben und Mittelohr, Nasennebenhöhlen sowie die tieferen Atemwege gestellt. Als häufigste Ursache für ein OSAS im Kindesalter gilt die adenotonsilläre Hypertrophie, wobei den Tonsillen die größte pathogenetische Bedeutung beigemessen wird. Über ein OSAS infolge adenoider Vegetationen liegen bisher nur ca. 40 kasuistische Einzeldarstellungen vor. Dabei wurde auch über Kinder mit Cor pulmonale und Rückbildung nach Adenotomie berichtet. Systematische Untersuchungen zum Stellenwert adenoider Vegetationen bei der Entstehung eines OSAS und einer pulmonalen Hypertension liegen nicht vor. Wir untersuchten die Häufigkeit von nächtlichen Hypoxämien und pulmonalarteriellen Druckbelastungen bei Kindern mit Adenoiden.

Methodik

Untersuchung von 50 Kindern (26 Mädchen, 24 Knaben, Alter 2–10, 2/12 Jahre) vor und 2 Monate nach Adenotomie; Erfassung von 180 Parametern: strukturiertes anamnestisches Interview, HNO- und pädiatrischer Status, EKG, Blutdruck, kapilläre Blutgase, Thoraxröntgen, Rhinomanometrie (AAR), nächtliche Pulsoxymetrie (Erfassung von 23 Merkmalen), 2D- und Dopplerechokardiographie zur Ermittlung des systolischen pulmonalarteriellen Drucks (Erfassung von 5 Parametern).

Ergebnisse

- Präoperativ wurden bei 43% (20/47) der Kinder nächtliche Hypoxämien nachgewiesen, d.h.
- bei 33% (15/46) ein „respiratory disturbance index" RDI<3,
- bei 23% (11/48) eine mittlere basale O_2-Sättigung unter 95%,
- bei 26% (12/46) ein Mittelwert der 30 niedrigsten SaO_2-Werte <91%.
- Echokardiographisch wurde präoperativ in 38% (19/50) der Fälle eine leichte pulmonale Hypertension erfaßt. Bei 79% (15/19) dieser Kinder erreichten wir nach Adenotomie eine Drucknormalisierung.
- Durch uni- und multivariate Analysen wurden Prädiktoren aus Anamnese und klinischer Untersuchung für das Auftreten von nächtlichen Hypoxämien und einer pulmonalen Hypertension gesucht. Hypoxämien korrelierten mit folgenden Merkmalen (insgesamt mit einer Sensitivität von 100%, Spezifität von 83%):
- ständige Mundatmung, Schlafposition in Knie-Ellenbogen-Lage, Konzentrationsschwäche, rezidivierender Tuben-Mittelohr-Katarrh;
- ausgeprägte nuchale Lymphknotenschwellung;
- rhinomanometrisch nachweisbare Obstruktion nach Abschwellen (VN <300 cm³/s).

Eine pulmonale Hypertension trat bei folgenden Merkmalen gehäuft auf (insgesamt mit einer Sensitivität von 81%, Spezifität von 71%):

- Schlafposition mit überstrecktem Kopf,
- Basenüberschuß BÜ <−3,5 mmol/l,
- röntgenologisch bestimmter Arterien-Bronchus-Quotient >1,4,
- geringe Herzfrequenzvariabilität im Schlaf.

Zusammenfassung

Bei Kindern mit adenoiden Vegetationen ist häufiger als bisher bekannt mit nächtlichen Hypoxämien, auch mit einem OSAS, sowie leichten pulmonalarteriellen Druckbelastungen zu rechnen. Die Risikogruppe für nächtliche Hypoxämien scheint aus Anamnese und klinischer Untersuchung erkennbar zu sein. Weitere Hinweise liefert die Rhinomanometrie. Der nächste diagnostische Schritt sollte eine pulsoxymetrische Registrierung des nächtlichen O_2-Sättigungsverlaufs sein. Weiterführende Untersuchungen zur Indikationsstellung Adenotomie oder Adenotonsillektomie bei Verdacht auf OSAS sind notwendig. Die OSAS-bedingte pulmonale Hypertension läßt sich nicht sicher aus den oben genannten Merkmalen erkennen, sie ist nur echokardiographisch erfaßbar.

251. O. Schwetschke, H. Lutz, A. Stelzig, M. Illner (Heidelberg): UPPP-Positioner-modifizierter Bionator: Einzeleffekte versus Kombinationsbehandlung

Die UPPP, n-CPAP-Beatmung bzw. Anwendung von bimaxillären Apparaten bieten in der Behandlung von Rhonchopathien variable Therapieansätze und sind in ihren Einzeleffekten bereits recht gut untersucht.

Die UPPP ist nach eingehender Diagnostik inklusive Polysomnographie die Therapie der Wahl beim sog. Velumschnarchen mit und ohne Schlafapnoesyndrom. Nichtinvasive bimaxilläre Apparate, welche auf dem Esmarch-Prinzip der relativen Vorverlagerung des Unterkiefers beruhen, sind kieferorthopädisch angepaßte Gebißschienen, die als starre Geräte den Unterkiefer in gewünschter Position zum Oberkiefer fixieren. Positioner und modifizierter Bionator haben sich bislang bei Apnoe in Rückenlage, Glossoptosis, pharyngealer Kollapsneigung und Retrognathie bewährt.

Da selten isoliert eine obstruktive Atemregulationsstörung vorliegt und diese oftmals in mehreren Etagen (Zungengrund, Oropharynx, Nasopharynx) verursacht werden kann, erklären sich die in der Literatur je nach Indikationsstellung unterschiedlich angegebenen Quoten des ausbleibenden therapeutischen Erfolgs. Ziel unserer prospektiven Studie war es, erstmals an einem größeren Patientenkollektiv polysomnografische Ergebnisse von Einzelwirkungen bzw. Kombinationseffekten verschiedener Gebißschienen und der UPPP bei habituellem Schnarchen und obstruktivem SAS einander gegenüberzustellen. Unsere Untersuchungsgruppe umfaßte 42 Patienten, 5 Frauen, 37 Männer, davon 23 mit OSA und 19 mit habituellem Schnarchen, die sowohl mit einem Positioner als auch einem modifiziertem Bionator versorgt und in einer 12 kanaligen Polysomnographie untersucht wurden. 29 dieser Patienten sind aus verschiedenen Gründen später mit einer UPPP operiert und wieder ohne bzw. dann mit Positioner oder modifiziertem bimaxillären Apparat im Schlaflabor gemessen worden.

Bei den 19 habituellen Schnarchpatienten zeigte sich eine Reduktion der durchschnittlichen Schnarchphasen von initial 20/h auf 13/h mit dem Bionator bzw. 17/h mit Positioner.

Die 23 Fälle von OSA mit durchschnittlich 26 Schnarchereignissen/h wiesen nach Gebißschienung mit dem Bionator eine Normalisierung des Apnoe- bzw. dtl. Reduktion des Schnarchindex, beim Positioner eine signifikante Reduktion des SI/AI auf, hier jedoch ohne normale Werte zu erreichen.

Es zeigt sich, daß der modifizierte Bionator zum einen besser vom Patienten toleriert wird wie auch die überzeugenderen polysomnografischen Ergebnisse aufweist. Ein Besserungseffekt kann aber auch mit dem Positioner erreicht werden. Dieses wurde durch den Fragebogen mit aufgelistetem Symptomenscore für 7 zentrale anamnestische Daten nach Lavie abgesichert.

In unsere Auswertung wurden auch 11 Fälle von Therapieversagern einbezogen, 9 wiesen, obwohl bimaxillär versorgt, einen nahezu unveränderten SI/AI auf; bei 2 Patienten mit behinderter Nasenluftpassage trat sogar eine Verschlechterung auf, was eine der wenigen Kontraindikationen für bimaxilläre Apparate darstellt.

Im folgenden wurden 29 der 42 Patienten aus verschiedenen Gründen einer UPPP unterzogen. Es ergab sich eine signifikante Reduktion des durchschnittlichen Apnoe- und Schnarchindexes bei etwas mehr als 70% der Patienten, da auch hier 8 Patienten als Therapieversager eingestuft werden mußten.

Wir haben diese operierte Patientengruppe mit eingesetzter Gebißschiene weiter beobachtet. Durch die Kombinationsbehandlung von UPPP und bimaxillären Apparaten kommt eine weitere durchschnittliche Besserung aller polysomnografisch relevanten Parameter zustande. Bei 4 der operierten Therapieversager konnte eine Normalisierung des SI/AI konstatiert werden, was zu einer Anhebung der Erfolgsrate um 17% führte. Auch hier wurden die Ergebnisse über den Punktescore nach Lavie ergänzt bzw. bestätigt.

Die Ergebnisse unserer 42 bzw. 29 Patienten zusammengefaßt, konnte die Behandlung in ca. 88% als erfolgreich angesehen werden. UPPP und bimaxilläre Apparate alleine ergaben jeweils bei etwas mehr als 70% der Patienten Besserungen in der Polysomnographie bzw. Symptomenscore nach Lavie. Damit blieben die Einzeleffekte der aufgeführten Therapieverfahren deutlich hinter denen der Kombinationsbehandlung zurück.

252. J. Schäfer, R. Ripberger, N. Metz, H. Jeckle (Ulm): Langzeitergebnisse nach Uvulopalatopharyngoplastik (UPPP)

Manuskript nicht eingegangen.

253. E. Günther, M. Fritz, E. Kastenbauer (München): Uvulopalatopharyngoplastik bei Schnarchen und Schlafapnoe – Langzeiteffekte bei 180 Patienten: eine retrospektive Analyse

Schnarchen und Schlafapnoe sind in der jüngsten Zeit durch breit angelegte Medienkampagnen in den Mittelpunkt des Interesses gerückt, insbesondere in der Fachliteratur auch der operative Therapieansatz der Uvulopalatopharyngoplastik (UPPP), deren Effekte vielerorts kritisch beobachtet werden. In bestimmten Fällen bieten sich bei entsprechender Befundlage simultan zur UPPP eine Tonsillektomie (TE) und/oder Septumplastik (SP) an.

Diese Tatsache veranlaßte uns, einen Fragebogen mit 139 Fragen zu konzipieren, anhand dessen nicht nur anamnestische Daten bzgl. Schnarchen und Schlafapnoe gewonnen werden konnten, sondern der auch eine Auswertung der postoperativen Erfolge und Folgen der UPPP zuließ. 483 Patienten, die sich mit den Diagnosen „Schnarchen mit/ohne Schlafapnoe" von 1985 bis 1992 in unserem Hause diesem Eingriff unterzogen hatten, wurde der Fragebogen zugesandt. Die Daten von 180 Patienten (167 Männer, 13 Frauen, mittleres Alter: 53,62 Jahre) kamen bisher zur Auswertung. Nach den in der Literatur gängigen anamnestischen Kriterien wurden 2 Gruppen gebildet: 146 Patienten erfüllten vor ihrer Operation die Kriterien für ein mehr oder weniger stark ausgeprägtes Schlafapnoesyndrom (139 Männer, 7 Frauen; mittleres Alter: 53,77 Jahre; Gruppe 1) und 34 (28 Männer, 6 Frauen; mittleres Alter: 53,88 Jahre; Gruppe 2) die Kriterien für apnoefreies Schnarchen.

Untersucht wurden die zeitgebundenen Effekte der Operation auf das Schnarchen und im gegebenen Falle die Apnoe sowie die möglichen Folgen einer UPPP (transnasale Regurgitation von Flüssigkeiten, Mundrachentrockenheit, Reizhusten, Schluckschmerzen, Sprachqualitätsveränderungen) und deren zeitliche Dauer. Die mittlere postoperative Befragungszeit betrug 4,5 Jahre.

In der Gruppe der apnoischen Schnarcher (Gruppe 1) wurde ein vollständiges Verschwinden des Schnarchens oder zumindest eine Besserung in der Zeitspanne direkt bis zu 3 Monaten postoperativ von 135 der 146 Patienten (76,7%) angegeben. Zum Zeitpunkt der Befragung (im Mittel 52 Monate postoperativ) schnarchten jedoch 88% wieder. Bezüglich der Apnoeepisoden wurde direkt nach der Operation von 110 (75,3%) ein Ausbleiben angekreuzt. Von 36 Patienten wurde die Operation bzgl. der Apnoe nicht als erfolgreich bewertet. Im Lauf der Zeit stellten sich jedoch bei 14 (9,6%) erneute Apnoephasen wieder ein, so daß bei insgesamt 50 von 146 (34,2%) kein Erfolg erzielt werden konnte.

In Gruppe 2 war bzgl. des Schnarchens die Operation bei 19 von 34 (55,8%) Patienten im Zeitraum bis einem Vierteljahr nach dem Eingriff erfolgreich. Zum Zeitpunkt der Befragung (im Mittel 56 Monate postoperativ) wurde jedoch bei 24 (68,9%) ein erneutes Schnarchen angegeben.

Weiterhin wurde nach den gängigen postoperativen Komplikationen gefragt. Transnasale Regurgitationen von Flüssigkeiten konnten bei 43 von 180 Patienten (24%), eine Mundrachentrockenheit von 26%, ein Reizhusten von 18%, eine Sprachqualitätsveränderung bei 9%, Schluckschmerzen immerhin von 7% und eine Geruchs- und Geschmacksempfindungsstörung sogar bei 14% mit einer Dauer von länger als einem Jahr festgestellt werden.

Vergleicht man diese Zahlen mit der Literatur, so weichen unsere Ergebnisse bis auf die Mundrachentrockenheit und Sprachqualitätsveränderungen doch deutlich von anderen Untersuchungsreihen ab. Dies könnte möglicherweise darauf zurückzuführen sein, daß derartige Befragungsaktionen von der subjektiven Einschätzung des Befragten stark abhängen. Da aber zur

Zeit noch keine Veröffentlichungen über einen vergleichbaren Zeitraum und ein vergleichbar großes Patientenkollektiv vorliegen, ist von unserer Seite empfehlenswert, nicht nur präoperativ eine dezidierte Anamnese zu erheben und geeignete Screeninguntersuchungen bei Patienten mit Schnarchen und Schlafapnoeverdacht durchzuführen, um so das geeignete Patientengut herauszufiltern, sondern auch die Nachbeobachtungszeiträume zu erweitern, um die endgültigen positiven Effekte der UPPP genauer abschätzen zu können.

254. O. Ebeling, M. Vössing, H. E. Eckel, P. Volling (Köln): Tonsillektomienachblutungen, Inzidenz, Schwere und Konsequenzen für die Nachsorge

Nachblutungen sind die häufigsten Komplikationen nach Tonsillektomie. Unterschiedlichste Zahlen, die Inzidenz und die Letalität nach Tonsillektomie betreffend, wurden veröffentlicht. Leider ist die Aussagekraft der bisher publizierten Ergebnisse eingeschränkt, da es sich zumeist um retrospektiv, aus den Krankenakten erhobenes Zahlenmaterial handelt oder vorwiegend kindliche Tonsillektomien zugrunde gelegt wurden. Vom 10. 3. 1992–9. 3. 1993 wurden alle klinisch bemerkten Blutungen nach Tonsillektomie dokumentiert. Wir beziehen uns auf ein eigenes Patientengut von 381 konventionell operierten Patienten. Reine Lasertonsillektomien oder in der Präparation nach de Andrea mit der Bipolarpinzette wurden nicht berücksichtigt. Außerdem wurden alle auswärts tonsillektomierten Patienten, die sich mit Nachblutungen zur Behandlung vorstellten, registriert.

Präoperativ wurden ein anästhesiologischer und ein HNO-ärztlicher sowie ein Gerinnungsstatus erhoben.

Das durchschnittliche Alter der Patienten lag bei 24 Jahren, 10% der operierten Patienten hatten besondere Anamnesen, die zur Tonsillektomie führten (15 Malignome, 4 Mononukleose Tonsillektomien, ein Faktor-XII-Mangel etc.).

Im Untersuchungszeitraum März 1992 bis März 1993 kamen 14 auswärts tonsillektomierte Patienten mit Nachblutungen zur Behandlung, zusammen mit den 35 Nachblutungen aus dem eigenen Krankengut ergeben sich somit 49 Nachblutungen in 12 Monaten.

Bezogen auf das eigene Krankengut ergibt sich eine Nachblutungshäufigkeit von 9,18%. Todesfälle traten nicht auf, 2 Patienten erreichten die Klinik im Volumenmangelschock mit Hb-Werten von <4,0 g/dl. 58% der dokumentierten Blutungen konnten durch konservative Maßnahmen zum Stillstand gebracht werden.

Viele Autoren teilen die Blutungen in sogen. Früh- bzw. Spätblutungen ein.

44% der registrierten Blutungen traten im Zeitraum vom 6.–8. postoperativen Tage auf, es sind aber durchaus Blutungen bis zum 15. postoperativen Tage möglich.

Die große Diskrepanz zwischen der Banalisierung der nach diesem Eingriff zu erwartenden Komplikationen und der enormen Zahl der vorliegenden Literatur zu diesem Thema – z.B. allein im Zeitraum von März 1992 bis März 1993 73 englischsprachige Publikationen – beweisen ebenso wie unsere Ergebnisse, daß prinzipiell Tonsillektomien mit einem relevanten Nachblutungsrisiko behaftet sind.

Die relativ hohe Zahl von Nachblutungen in dem von uns selbst operierten Krankengut läßt sich durch folgende Parameter erklären:
- den Ausbildungscharakter der Klinik,
- das relativ hohe Alter der Patienten,
- das außergewöhnliche Krankengut,
- die Registrierung auch von Nachblutungen, die durch konservative Maßnahmen beherrschbar waren.

Die Volumenmangelschockpatienten dokumentieren das bis heute bestehende letale Risiko der Tonsillektomie.

Von der rein ambulanten Tonsillektomie ist abzuraten, da die Studie eindrücklich das Blutungsrisiko nach der TE beschreibt, hinzu kommen Dehydration und Fieber.

Im Rahmen dieser prospektiven Studie gelang es, in einem relativ kurzen Intervall bereits eine erhebliche Anzahl von Nachblutungen zu erfassen. Weitere neuere Studien erreichen ähnliche Resultate im Hinblick auf die zeitliche Verteilung der registrierten Blutungen.

Die Häufung der Nachblutungen im Zeitraum um den 6.–9. postoperativen Tag stellen in Frage, ob die zur Zeit praktizierte 5tägige stationäre Nachbetreuung wirklich sinnvoll ist, denn im Zeitraum vom 6.–8. postoperativen Tage ereigneten sich allein 44% der Nachblutungen. Würde man also den stationären Aufenthalt bis zum 8. Tage verlängern, so würden nach der vorliegenden Studie insgesamt etwa 80% der Nachblutungen erfaßt werden.

Anhand eines größeren Kollektivs bleibt die Aufgabe, die postoperative Betreuung hinsichtlich der medizinischen Verantwortung und in zweiter Linie hinsichtlich ihrer Wirtschaftlichkeit zu überprüfen.

Audiologie III

255. H. W. Pau, G. J. Jansen (Rostock, Hamburg): Freizeitlärmbelastung und Hörvermögen Jugendlicher heute

Unsere Umwelt wird immer lauter. Eigentlich schwer verständlich ist daher, daß der individuelle Freizeitlärmkonsum ständig ansteigt. Dies betrifft v.a. das Hören lauter Musik, sei es am heimischen Boxenturm, sei es in der Disco, im Konzert oder – nicht zu vergessen – über den Walkman. Diese beängstigende Gehörbeanspruchung führte bereits dazu, daß in der zivilisierten Welt von künftigen Lärmtauben-Generationen gesprochen wurde.

In einer groß angelegten Studie, initiiert durch das Bundesgesundheitsamt, wurde der Frage des heutigen Lärmkonsums und des bestehenden Hörvermögens nachgegangen. An dieser Studie waren u.a. beteiligt: das Institut für Arbeitsmedizin Universität Düsseldorf (Prof. Jansen et al., Universitäts-HNO-Klinik Hamburg-Eppendorf (Prof. Pau et al.), HNO-Universitätsklinik (Charité), Berlin (Doz. Dr. Berndt et al.), Kath. Universität Eichstätt (Prof. Hellbrück et al.), Epidemiologische Forschung Berlin (Prof. Radoschewski et al.).

Untersucht wurden 2000 junge Männer im Alter von 18–19 Jahren im Rahmen einer Musterungsuntersuchung an 4 verschiedenen Standorten: Berlin, Hamburg, Düsseldorf und Eichstätt.

Neben ausführlichen, standardisierten Befragungen bezüglich des Lärmkonsums wurden intensive audiometrische Untersuchungen durchgeführt. Primär Ohrerkrankte wurden von der Auswertung ausgeschlossen.

Die Fülle der Daten ist so groß, daß nur einige wesentliche Gesichtspunkte herausgegriffen werden können.

Die heute mit Abstand häufigste Freizeitnoxe ist das laute Musikhören, sei es in der Disco, sei es zu Hause. Motorradfahren u.ä. sind vergleichsweise seltener. Als Dauer des Lärmkonsums wurde von den meisten ca. 10 h/Woche angegeben.

Die Lautstärken in der Disco wurden so angegeben „daß man sich nur noch mit lauter Stimme unterhalten kann" (ca. 60%) oder gar nur durch Schreien oder gar nicht (25%).

Beim Musikhören zu Hause waren die Lautstärken mit Kopfhörer erheblich größer als ohne, 17,2% gaben sehr laute, 5,5% extrem laute Verstärkereinstellungen an.

Die Hälfte der Befragten gab an, früher, ca. $^1/_3$ heute noch den Walkman zu benutzen, meist zum Abschalten und Träumen, wobei v.a. in öffentlichen Verkehrsmitteln sehr hohe Lautstärken eingestellt werden. Immerhin betrachteten ca. 60% ihr Hörvermögen als gut, 30% als durchschnittlich.

Beängstigend ist, daß Tinnitus oder Taubheitsgefühl nach Lärmexposition bei über $^2/_3$ der Befragten aufgetreten ist und zwar doch von ganz erheblicher zeitlicher Dauer (30% über Stunden, 9% über 1 Tag und länger) – und das in $^3/_4$ der Fälle mehrfach.

Was bedeutet dies für das Hörvermögen dieser Generation?

Nimmt man das gesamte Kollektiv (Abb. 1), so erscheint das Hörvermögen eigentlich gar nicht so schlecht, man kann – soweit dies bei der großen Streuung v.a. im Hochtonbereich überhaupt möglich ist –

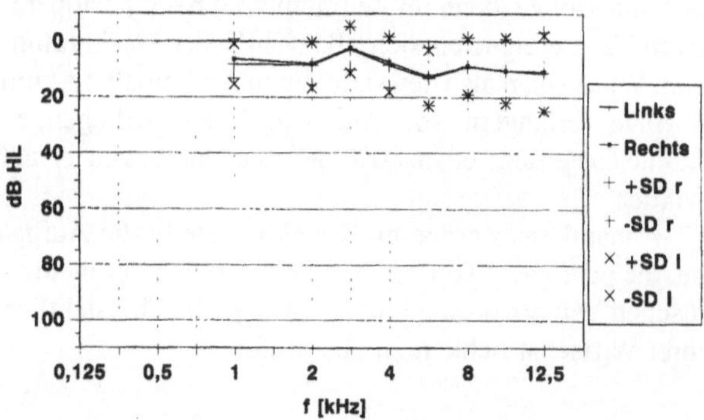

Abb. 1. Mittlerer Hörverlust: Gesamtpopulation n = 1814

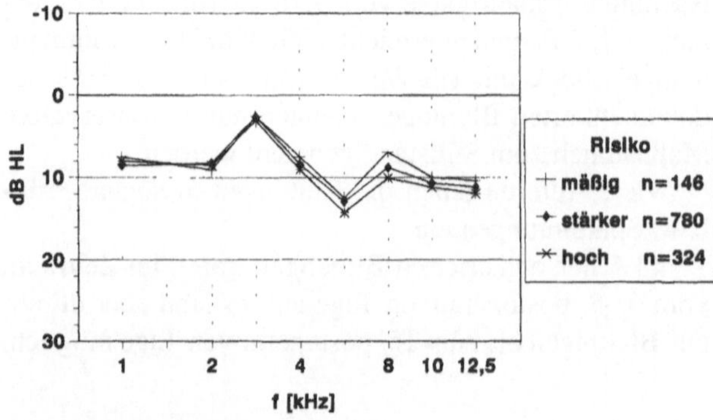

Abb. 2. Mittlerer Hörverlust: Disco

allenfalls eine Art C5-Senke erahnen. Hinter dem durch die große Probandenanzahl „geglätteten Sammelaudiogramm" verbergen sich zahlreiche besorgniserregende schlechte Einzelaudiogramme.

Dies gilt auch (Abb. 2) für die Gruppe der häufigen Discobesucher. Die Sammelkurve sagt relativ wenig aus, die Tendenz zur Verschlechterung des Audiogrammes mit zunehmender „Discoexposition" erheblich mehr. Diese Korrelation ist statistisch signifikant.

Ähnliches gilt auch für die Gruppe „Laute-Musik-Hörer" bzw. Walkmanbenutzer.

Zusammenfassend kann festgestellt werden, daß die Jugend heute noch nicht geschlossen in Richtung Taubheit geht. Das Sammelaudiogramm des großen Kollektives darf jedoch nicht darüber hinwegtäuschen, daß eine große Anzahl von jungen Männern, die im übrigen bei der Bundeswehr noch nicht geschossen haben durften, erhebliche Innenohrschäden aufweist.

Neben gesetzlich fixierten Lautstärkebegrenzungen für Musikwiedergabe (falls das überhaupt möglich ist) ist ganz wichtig, daß v.a. eine erhebliche öffentliche Aufklärungsarbeit erfolgt.

D. Höhmann (Würzburg): Konnten Sie auch schul- bzw. bildungsspezifische Unterschiede erarbeiten?

K. Schorn (München): Fallen in die schlechter hörende Gruppe vermehrt die Jugendlichen, die auch häufig in Popkonzerte gehen?

T. Brusis (Köln): Haben Sie Ihre „Schwerhörigengruppe" mit nicht lärmbelasteten Jugendlichen verglichen? Woher wissen Sie, daß die Hochtonhörverluste lärmbedingt sind? In Ihren Audiogrammen liegen die Hörverluste bei 1000 Hz und bei 2000 Hz höher als bei 3000 Hz. Dieser Befund paßt nicht zum tonaudiometrischen Bild der Lärmschwerhörigkeit.

H. W. Pau (Schlußwort):
Die Statistik sollte sauber bleiben, die Kurven, die ich gezeigt habe, sind es. Alle weiteren Vermutungen, Schlüsse u.a. sind spekulativ; insbesondere die Frage des sozialen Status, des zeitweiligen Besuches von Rockkonzerten, außerhalb unserer Untersuchungen gelegene Lärmnoxen sind m.E. spekulativ, da das „Sammelaudiogramm" der großen Gruppe keine gesicherte Aussage zuläßt.

256. M. Pilgramm, J. Hanel, H. Ising (Detmold, Berlin): Kinder, Jugendliche und Walkman – Ergebnisse bei Messungen der Lärmpegelpreferenz

Höchsttonaudiometrische Messungen in den letzten Jahren bei Detmoldern Schülern zeigten deutlich, daß weit überdurchschnittliche Höreinbußen im Höchsttonbereich (8 kHz–16 kHz) dann zu messen waren, wenn in der Umweltanamnese gleichzeitig eine langanhaltende und intensive Benutzung von Walk- oder Discman angegeben wurden.

Aufgrund dieser Ergebnisse sahen wir uns veranlaßt zu untersuchen, wie lange und mit welcher Lautstärke Detmolder Schüler und Schülerinnen täglich Walkman hören.

Die Untersuchungen wurden in Zusammenarbeit mit dem Schulpsychologischen Dienst der Stadt Detmold sowie dem Bundesgesundheitsamt durchgeführt.

Es wurden alle Schulstufen (Klasse 5–10 bzw. 13) sowie alle ansässigen Schultypen (Sonder-, Haupt-, Gesamt-, Realschule sowie Gymnasium) integriert.

Allen Schülern und Schülerinnen wurden im Rahmen einer Schulstunde (Musik-, Biologie- oder Physikstunde) einige moderne Musikstücke über Walkman einzeln angeboten. Die Lautstärkeregelung geschah durch den einzelnen Probanden. Zwischen Walkman und Kopfhörer war ein Noiseanalyser eingebaut, der den Lautstärkepegel am Kopfhörer maß und aufzeichnete.

Während der jeweiligen „Unterrichtsstunde" wurde den Schülern ein Fragebogen ausgehändigt, auf dem sie zu ihren persönlichen Musikhörgewohnheiten sowie ihrer Sozial- und Schulanamnese Stellung nahmen.

An der Studie nahmen 585 Probanden teil (299 Unterstufe, 242 Mittelstufe, 44 Oberstufe).

Die gewonnenen Daten wurden mit Hilfe des Manova-Spss-Programms im Bundesgesundheitsamt ausgewertet.

Ergebnisse

- Die männlichen Probanden hören über alle Altersstufen signifikant länger Walkman als die weiblichen (0,8 h/Tag und 1,3 h/Tag; 0,5 h/Tag und 0,85 h/Tag).
- Die männlichen Probanden hören über alle Altersstufen statistisch signifikant lauter Walkman als die weiblichen (90,1 dB und 12,4 dB; 83,8 dB und 11,9 dB).
- Bei der altersspezifischen Expositionsdauer zeigt sich allgemein ein kontinuierlicher Anstieg bis zum 15./16. Lebensjahr, dann wieder ein kontinuierlicher Abfall (10- bis 12jährige 0,7 h/Tag, 13- bis 15jährige 0,75 h/Tag, 16- bis 18jährige 0,58 h/Tag).
- Beim altersspezifischen Expositionspegel zeigt sich die gleiche Tendenz (10- bis 12jährige 83 dB, 13- bis 15jährige 92 dB, 16- bis 18jährige 89 dB).
- Bei der schultypischen Expositionsdauer zeigt sich die folgende Reihenfolge: Gymnasium, Real-, Sonder-, Gesamt-, Hauptschule.
- Bei schultypspezifischen Expositionspegeln zeigt sich die folgende Reihenfolge: Gymnasium, Gesamt-, Real-, Haupt-, Sonderschule.

- Bei der schulleistungsspezifischen Expositionsdauer zeigt sich die folgende Reihenfolge: gute Schüler 0,5 h/Tag, mäßige Schüler 0,77 h/Tag, schlechte Schüler 0,88 h/Tag.
- Beim schulleistungsspezifischen Expositionspegel zeigt sich die folgende Reihenfolge: gute Schüler 83,5 dB, mäßige Schüler 88,4 dB, schlechte Schüler 96,0 dB.

Aufgrund unserer Messungen hört der 16jährige Detmolder „Durchschnittsschüler" täglich durchschnittlich 58 min Walkman oder Discman bei 95,6 dB. Er ist somit ein jugendlicher Lärmarbeiter.

Aus diesen Ergebnissen ergeben sich folgende Forderungen:
- gezielte Aufklärungsarbeit in Schule und Elternhaus,
- Walkman-, Discmanherstellung mit Lautstärkebegrenzung (evtl. gesetzliche Regelung).

R. Laszig (Freiburg): Hat die Qualität der unterschiedlichen Kopfhörer Einfluß auf das Ausmaß der Schädigung?

J. Hanel (Schlußwort):
Meines Erachtens kann dies lediglich einen graduellen Einfluß haben. Unsere Meßergebnisse beziehen sich auf das standardisierte Verfahren der Physikalisch-Technischen Bundesanstalt.

257. T. Adamiak, K. Begall (Halberstadt, Magdeburg): Tragegewohnheiten und Akzeptanz von Hörgeräten bei Kindern und Jugendlichen einer Hörgeschädigtenschule

Die vorliegende Arbeit versuchte, die Besonderheiten der Nutzung von Hörgeräten in einem Kollektiv von 11- bis 18jährigen Internatsschülern einer Hörgeschädigtenschule aufzuzeigen und zu bewerten. Im Mittelpunkt der Untersuchung stand eine Befragung der Schüler. Bei der für die Untersuchung notwendigen Einteilung der Schüler wurde die Differenzierung seitens der Schule in sog. „S"- bzw. „G"-Klassen übernommen. Somit enthalten S-Klassen Schüler mit einer mittel- bis hochgradigen Schwerhörigkeit und guter sprachlicher Entwicklung. Hingegen werden in den G-Klassen Schüler mit hochgradiger bzw. an Taubheit grenzender Schwerhörigkeit und zum großen Teil erheblich eingeschränkter sprachlicher Kommunikation zusammengefaßt. Etwa $^3/_4$ der im Durchschnitt 14 Jahre alten Schüler waren beidseitig mit HdO-Geräten versorgt. Die hier untersuchte Gruppe enthielt jeweils 50 Schüler der S- bzw. G-Klasse.

$^3/_4$ aller Schüler, auf G- und S-Klassen gleichermaßen verteilt, tragen ihr Hörgerät in der Schule und im Internat regelmäßig den ganzen Tag. Zu Hause, an Wochenenden und in den Ferien tragen nur noch $^1/_3$ der G- und 58% der S-Schüler das Hörgerät regelmäßig. $^2/_3$ der G-Schüler geben zu, mit dem Tragen des Hörgerätes keine oder nur eine geringe Hörverbesserung zu erzielen. Bei der Analyse der Trageprobleme ist auffällig, daß Kopfschmerzen in den G-Klassen öfter angegeben werden. Demgegenüber werden lokale Probleme, wie Juckreiz und lästiges Ohrschmalz, von S-Schülern häufiger genannt. Hörleistungsfordernde Situationen und der Grad der Störlärmbeeinflussung sind entscheidende Faktoren bzgl. der Tragegewohnheiten von Hörgeräten. 39% aller Schüler, auf die Hörbehinderungsgrade bzw. auf die entsprechenden Klassen etwa gleich verteilt, genieren/schämen sich, ihr Hörgerät in der (hörenden) Öffentlichkeit zu tragen. Der Wunsch nach einem anderen Hörgerätetyp (IdO) wurde insgesamt von 25% der Schüler geäußert. Gut die Hälfte aller G-Schüler geben zu, an

Wochenenden und in den Ferien keinen Kontakt zu hörenden Altersgenossen zu haben.

Zusammenfassend sei gesagt, daß der Nutzungsgrad der Hörhilfe innerhalb der Schule bzw. des Internats sehr hoch ist. Es ist vor allen Dingen das Ergebnis des Einflusses der Lehrer und Erzieher, der insbesondere in den Jahren vor 1989 dafür gesorgt hat, daß jeder Schüler sein Hörgerät sowohl in der Schule als auch im Internat trägt. Dieser tatsächlich hohe Nutzungsgrad spiegelt sich in der Beantwortung der Frage zum subjektiv empfundenen Nutzen nicht wider. Hier sind es besonders G-Schüler mit an Taubheit grenzender Schwerhörigkeit, die vom Nutzen ihrer Hörhilfe nicht überzeugt sind. Für Schüler der S-Klassen stellt das Hörgerät eine echte Hilfe im sprachlich-kommunikativen Bereich dar. Die damit verbundene längere Tragedauer würde die im Bereich der S-Klassen deutlich häufiger angegebenen lokalen Beschwerden erklären. Hingegen ist der Nutzen für einen G-Schüler wesentlich geringer. Besonders bei Kindern mit an Taubheit grenzender Schwerhörigkeit wird er auf die Wahrnehmung von Rhythmus und Sprachmelodie begrenzt.

F. J. Brügel (München): Haben Sie den Einfluß von Ohrpaßstückmodifikationen, insbesondere Zusatzbohrungen, auf die Akzeptanz der Hörgeräteversorgung untersucht? Gerade negative Effekte wie Zeruminalproduktion, Schweißabsonderung und Druckgefühl könnten durch korrekte Gestaltung des Ohrpaßstückes deutlich reduziert werden. Welche Erfahrungen haben Sie mit bunt-gestalteten Ohrpaßstücken und Hörgeräten? Diese Gestaltung der Versorgung steigert nach unseren Erfahrungen im großen Maß die Akzeptanz der Hörgeräte-Versorgung.

T. Adamiak (Schlußwort):
Bisher sind nur die Hörgerätetypen mit ihren technischen Daten bekannt. Die Anpaßprotokolle mit entsprechenden Angaben zur Otoplastik werden noch zusammengestellt. Farbige Hörgeräte waren in der untersuchten Gruppe eher selten, ab der Altersgruppe 13 bis 14 Jahren überhaupt nicht vertreten. Hauptzielgruppe hierfür ist eher Klasse 1–4.

258. F. J. Brügel, K. Schorn, H. Fastl (München): Sprachaudiometrische Untersuchungen vor und nach Hörgeräteanpassung mit verschiedenen Sprachtests

Entscheidende Aufgabe der Hörgeräteanpassung ist die Verbesserung des Sprachverstehens beim Schwerhörigen. Im Rahmen der Hörgerätefeinanpassung müssen vergleichende Sprachverständlichkeitsprüfungen durchgeführt werden, um aus den in Frage kommenden Hörgeräten das geeignete zu ermitteln. Als Sprachmaterial stehen mit dem Sotscheck-Test ein geschlossenes und mit dem Freiburger Einsilbertest sowie dem Marburger Satztest 2 offene Antwortverfahren zur Verfügung. Ziel der vorliegenden Untersuchung war ein Vergleich dieser 3 Sprachtests auf ihre Eignung für die Hörgeräteanpassung.

Patienten und Methode

Die Sprachverständlichkeitsmessungen wurden bei 50 Hörgerätepatienten im freien Schallfeld ohne und mit Hörgerät vorgenommen. Der Pegel des Sprachschalls betrug ohne Hörgerät 70 dB und mit Hörgerät 65 dB.

Ergebnisse

Das mittlere dB-Optimum mit Kopfhörer lag beidseits bei 100 dB mit einer Sprachdiskrimination von 90% links bzw. 95% rechts. Die Patienten erreichten eine mittlere Verständlichkeit ohne Hörgerät von 67,5% beim Freiburger Einsilbertest, von 86% beim Marburger Satztest und von 80% beim Sotscheck-Test. Mit Hörgerät ergaben sich Diskriminationswerte von 90% für den Freiburger, von 98% für den Marburger und von 80% für den Sotscheck-Test.

Diskussion

Bei dem offenen Antwortverfahren des Freiburger Einsilbertests mit geringer Redundanz erreichten die Patienten ohne Hörgeräte die erwarteten niedrigen Diskriminationswerte. Mit den Hörgeräten ergab sich aber im Vergleich zu den anderen Tests die deutlichste Verbesserung von 22,5%. Aufgrund der hohen Redundanz erzielte der Marburger Satztest die höchsten Diskriminationswerte. Mit den Hörgeräten kam es zu einer weiteren Verbesserung des Sprachverstehens um 12%.

Eine hohe Diskrimination wird mit dem Sotscheck-Test bereits ohne Hörgerät erreicht, was an der geschlossenen Antwortmöglichkeit liegt. Mit den Hörgeräten konnte jedoch im Mittel keine Verbesserung erreicht werden. Dieses Ergebnis gründet darauf, daß bei Patienten, die mit Regelsystemen mit langer Einschwingzeit versorgt waren, die Sprachverständlichkeit mit Hörgeräten verschlechtert wurde. Dieser unerwartete Effekt erklärt sich durch eine Maskierung des Wortanfangs, was zu einer Verdeckung des entscheidenden Anlautkonsonanten des Wortes führt.

Die gewonnenen Ergebnisse haben gezeigt, daß die verschiedenen Sprachtests unterschiedliche Ergebnisse erbringen. Allerdings bedeutet dies nicht, daß prinzipiell ein bestimmter Test am besten geeignet ist, vielmehr dient jeder Test einer gezielten Fragestellung bei der Hörgeräteanpassung. So bewertet der Freiburger Einsilbertest eine Verbesserung der Sprachdiskrimination durch die Hörgeräte-Versorgung am deutlichsten, was aber nicht immer mit dem tatsächlichen Profit des Patienten korrelieren muß. Mit dem Marburger Satztest ist die Spracherkennung von Sätzen und Zusammenhängen überprüfbar, und mit dem Sotscheck-Test kann der maskierende Einfluß von Regelschaltungen eruiert werden, der besonders am Wortanfang eine große Rolle spielt.

259. K. Kirchhof, H.-M. Meinckh, C. Reißer (Heidelberg): Audiologische Befunde beim Stiff-man-Syndrom

Das Stiff-man-Syndrom ist eine seltene neurologische Erkrankung mit einer Inzidenz von einer jährlichen Neuererkrankung pro 1,3 Mio. Einwohner.

Bei 60% der SMS Patienten können Autoantikörper gegen das Enzym Glutamatdecarboxylase (GAD) nachgewiesen werden. Dieses Enzym synthetisiert den inhibitorischen Transmitter GABA. Untersuchungen von SMS-Patientenseren an Rattenhirnen sprechen für noch weitere – bisher nicht im Detail aufgeklärte Autoimmunmechanismen gegen GABA-erge Neurone.

Die beiden Leitsymptome des SMS sind:
- eine massive Schreckhaftigkeit auf leichteste akustische Reize mit einer fluktuierenden, bis brettharten Tonussteigerung der Rumpf- und rumpfnahen Muskulatur,
- spontan und reflektorisch einschießende generalisierende Spasmen heftigster Intensität bis hin zu Frakturen und Marknagelverbiegungen.

Während der Attacken kann es zu akuten vegetativen Entgleisungen kommen, die bis zum Tode führen können.

Auffallend ist, daß diese heftigen Spasmen durch relativ moderate akustische Geräusche ausgelöst werden können. Da es sich hier um eine Störung im inhibitorischen System handelt, welche sich auch auf kochleärer Ebene abspielen könnte, wäre es denkbar, diese massive Schreckhaftigkeit durch eine Einschränkung des Dynamikbereichs des Innenohres mit audiologischen und neurootologischen Untersuchungen nachzuvollziehen.

Wir haben in Zusammenarbeit mit der neurophysiologischen Sektion der neurologischen Klinik HD 7 Patienten mit SMS audiologisch und neurootologisch untersucht: Bei 2 Patienten konnten wir Hinweise auf eine kochleäre Mitbeteiligung finden. Eine Patientin beschrieb selbst leise akustische Reize als unerträglich. Die audiometrischen Befunde zeigten neben einer normalen Hörschwelle eine deutlich erniedrigte Unbehaglichkeitsschwelle, die bei der Erstuntersuchung beidseits pantonal bei 50 dB lag, bei den Folgeuntersuchungen sogar bei 35 dB. Die Messung der Stapediusreflexe war aufgrund der deutlich herabgesetzten US nicht möglich.

OAE waren beidseits deutlich nachweisbar mit großen Amplituden von 11 dB SPL. Bei der BERA, die nur bis zu einem maximalen Reizpegel von 40 dB durchgeführt werden konnte, ergab sich kein Hinweis auf einen retrokochleären Schaden.

Bei einem weiteren Patienten zeigte sich ein assymmetrischer Hörbefund mit einer erhöhten Geräuschempfindlichkeit auf dem normal hörenden Ohr. Die Unbehaglichkeitsschwelle war auf diesem Ohr deutlich reduziert und lag bei 50 dB. Die Untersuchungen der weiteren Patienten ergaben einen Normalbefund.

Als Erklärung für die Herabsetzung der Unbehaglichkeitsschwelle könnte eine Autoimmunität gegen GABA-erge Neuronen des efferenten olivokochleären Bündels, welche zu einer Enthemmung des kochleären Vorverstärkermechanismus führt, herangezogen werden.

Die Befunde der herabgesetzten Unbehaglichkeitsschwelle sowie die gesteigerte Empfindlichkeit auf akustische Reize beim SMS könnten als klinisches Korrelat der reduzierten GABA-ergen Inhibition auf kochleärer Ebene gesehen werden.

Es stellt sich nun die Frage, warum die Unbehaglichkeitsschwelle nicht bei allen Patienten mit SMS herabgesetzt ist?

Dies könnte im Rahmen der Heterogenität der klinischen Befunde beim SMS verstanden werden.

Das SMS tritt in mehreren klinischen Manifestationsformen auf, wobei eine Pulsvariante mit zusätzlichen Hirnnervensymptome besteht, die beim SMS und einer Minusvariante mit isoliertem Beinbefall fehlen.

Die herabgesetzte Unbehaglichkeitsschwelle der einen Patientin könnte eine kochleäre Manifestation der bereits vordiagnostizierten Pulsvariante sein. Bei dem anderen Patienten ist die einseitig herabgesetzte Unbehaglichkeitsschwelle der bisher einzige Hinweis auf eine mögliche Hirnnervenbeteiligung der SMS. Andererseits könnten die bei einigen Patienten gezeigten unauffälligen Befunde der Unbehaglichkeitsschwelle im Zusammenhang mit der bereits erfolgten Therapie stehen oder auf das Wissen der Patienten über den Untersuchungsablauf zurückzuführen sein. So könnten durch die bewußte Erwartung des lauten Reizes höhere Reizpegel besser toleriert werden, als wenn sie unerwartet auftreten.

Das klinische Symptom der massiven Schreckhaftigkeit der Patienten sowie die von einigen Patienten beklagte Herabsetzung der Unbehaglichkeitsschwelle muß unter Berücksichtigung des möglichen Pathomechanismus vom HNO-Arzt als Hinweis auf das Vorliegen eines SMS verstanden werden, um die Patienten einer entsprechenden neurologischen Diagnostik und Therapie zuzuführen.

260. O. Schubert, M. Forsting, C. Reisser (Heidelberg): Die dreidimensionale computertomographische Darstellung des Felsenbeines mittels Spiraltechnik

Mit dem Ziel, eine verbesserte 3D-Darstellung des Innenohres und angrenzender Strukturen für die otochirurgische Operationsplanung zu erreichen, untersuchten wir die Anwendung der Spiral-CT an 87 Patienten, abhängig von der jeweiligen klinischen Fragestellung in axialer und koronarer Projektion.

Die Spiral-CT beruht auf dem Prinzip der kontinuierlichen Patiententischtranslation synchron zur Rotation des Strahlensystems. Sie bietet bei sehr kurzer Scanzeit den Vorteil eines Volumenscans, wodurch Bewegungsartefakte minimiert und retrospektiv überlappende Schichten in sehr geringem Schichtabstand rekonstruiert

werden können. Die Untersuchung erfolgte an einem Picker PQ 2000. Folgende technische Parameter erwiesen sich unter Beachtung der Strahlenbelastung und der Rekonstruktionszeit als vorteilhaft: 1,5 mm Schichtdicke, 0,5 mm Rekonstruktionsabstand, 1,5 mm/s Tischgeschwindigkeit, 1 s Scanzeit, die Röhrenspannung betrug 130 kV, die Röhrenstromstärke 125 mA.

Für die 3D-Darstellung werden 2 Verfahren vorgestellt. Bei der interaktiven Segmentation werden an einer Workstation im 2D-Modus die Oberflächen für die Rekonstruktion automatisch oder manuell definiert, der umgebende Knochen kann subtrahiert werden. Die Segmentation ermöglicht die simultane 3D-Darstellung des Innenohres und seiner topographischen Beziehungen zu Nachbarstrukturen. Eine Transparenzfunktion gestattet die Variation des Transparenzwertes oberflächlicher Schichten.

Das interaktive Thresholding ist ein spezielles Segmentationsverfahren für die 3D-Rekonstruktion. Durch die Anwendung eines volumenbasierten Rechenalgorithmus können innere Oberflächen dargestellt werden. Das Labyrinth, die Aquaeductus cochleae et vestibuli, der Fazialiskanal und die Ossikel sind zu identifizieren. Für die Darstellung des Steigbügels eignen sich die Segmentation oder die Verwendung einer Würfelschnittfunktion. Das 3D-Objekt kann in allen Ebenen des Raumes rekonstruiert werden. Für die otochirurgische Operationsplanung erweist sich die Rekonstruktion in der Sagittalebene als vorteilhaft. Durch die Verlagerung der Schnittebene in die Tiefe des Objekts gelingt die reale, dreidimensionale Darstellung chirurgischer Landmarken für Ohroperationen. Rekonstruktionszeiten von ca. einer halben Stunde für die Segmentation bzw. 2 min für das Thresholding gestatten den Einsatz der 3D-Rekonstruktion des Felsenbeines in der klinischen Routine.

Die Anwendung der Spiral-CT und eine spezielle Bildverarbeitungs-Software für die 3D-Darstellung des Felsenbeins eröffnen neue Kommunikationsmöglichkeiten zwischen Otochirurgen und Radiologen. Interdisziplinär kann das chirurgische Vorgehen für die Mißbildungs- und Tumorchirurgie, die Chirurgie des inneren Gehörgangs, die Saccotomie sowie die Cochleaimplantatchirurgie geplant werden. Eine überlagerungsfreie, morphometrische Analyse der 3D-Rekonstruktionen wird zum Aufschluß pathophysiologischer Zusammenhänge beitragen.

T. Lenarz (Hannover): Wie gut ist die räumliche Auflösung des Spiral-CT der rekonstruierten anatomischen Detailstrukturen der Cochlea, und wie gut können Sie Obliterationen der Scala tympani erkennen?

O. Schubert (Schlußwort):
Die Auflösung beträgt bei einer 512^2 Darstellungsmatrix und einem „field of view" von 160 mm ca. 0,33 mm, rechnerisch sind 0,12 mm möglich. Sie ist bei dem von uns verwendeten Rekonstruktionsabstand für eine exakte Trennung der Scala tympani und Scala media in der 3D-Darstellung nicht geeignet. Eventuelle Fibrosierungen der Aquaeductus cochlea et vestibuli sind mit der Spiral-CT auch nicht zu diagnostizieren. Hierfür verwenden wir die MRT.

261. L. Jäger, U. Müller-Lisse, M. Reiser, G. Grevers (München): Kernspintomographie des Os temporale

Seit langem gilt die Computertomographie als der Goldstandard in der diagnostischen Bildgebung des Os temporale. Entsprechend der Publikationen der letzten zwei Jahre gewinnt die Kernspintomographie auch in diesem Bereich zunehmend an Bedeutung.

Die MRT des Os temporale bezieht sich im wesentlichen auf zwei für die klinische Diagnostik wichtige Bereiche: Die endo- und perilymphhaltigen Räume des Labyrinths und die nervalen und vaskulären Strukturen am Kleinhirnbrückenwinkel.

Ziel unserer Untersuchung war die Implementierung einer Standard-Untersuchungstechnik auf einem Standardkernspintomographen, die eine hohe anatomische Auflösung bei gutem Signal/Rausch-Verhältnis und kurzer Akquisitionszeit ermöglicht.

Methode

Die Untersuchungen wurden auf einem Standard-Ganzkörperkernspintomographen „Impact" 1T und auf einem Prototypen der neuesten Gerätegeneration, die „Vision" 1,5T, Siemens Erlangen, unter Verwendung einer Kopfspule durchgeführt.

Als Untersuchungssequenzen wurden folgende verwendet: eine T1-gewichtete 2D-FLASH-Sequenz (TR 400 ms, TE 10 ms, Flipwinkel 90°, 4 Akquisitionen, Schichtdicke 2 mm, 180×256 Matrix, 160 mm FoV, Akquisitionszeit 4' 50), eine T2-gewichtete Turbospinechosequenz (TR 4000 ms, TE 14/85, 4 Akquisitionen, Schichtdicke 3 mm, 180×256 Matrix, 200 mm FoV, Akquisitions-

zeit 5'8) und eine CISS-Sequenz mit dreidimensionaler Rekonstruktion (TR 17,2 ms, TE 8 ms, Flipwinkel 60°, 256 × 256 Matrix, FoV 130, 0,7 mm Schichtdicke, Pixelgröße 0,51 · 0,51 mm, Akquisitionszeit 2 · 3' 47).

Zur Anwendung kamen eine paraxial angulierte, eine koronare und eine sagittale Schichtebene. Die paraxiale Schichtführung erfolgte parallel zur Klivus-Unterkante und die sagittale parallel zum Hirnstamm.

Als Probanden dienten 12 gesunde Kollegen aus der HNO-Klinik Großhadern, München. Die Auswertung, nämlich die Beurteilbarkeit und Identifikation anatomischer Strukturen, erfolgte durch 2 unabhängige Untersucher.

Ergebnisse

Hirnnerven, die kurze T1-Zeiten aufweisen, lassen sich gut mit Hilfe von T1-gewichteten Sequenzen abgrenzen. Somit stellen sich der N. facialis, der N. vestibulocochlearis sowie der N. trigeminus in den von uns verwendeten T1-gewichteten FLASH-Sequenzen als signalintensive Strukturen dar. Eine weitere wesentliche Eigenschaft der FLASH-Sequenzen ist neben ihrer Kontrastmittelsensitivität (Gadolinium-DTPA) ihr günstiges Signal-Rausch-Verhältnis.

Liquor, Endo- und Perilymphe besitzen eine lange T2-Zeit und erscheinen daher auf T2-gewichteten Bildern signalintensiv. Folglich stellen sich das Labyrinth, der innere Gehörgang und der Kleinhirnbrückenwinkel entsprechend hell dar. Die zu untersuchenden Hirnnerven sowie aberrant verlaufende Gefäßschlingen sind hingegen als signalarme Verläufe in dem vom Liquor umgebenen Kompartiment abgrenzbar.

Der N. facialis läßt sich mit der angulierten und sagittalen Schichtebene vom Kleinhirnbrückenwinkel bis zu seinem Austritt an der Schädelbasis, dem Foramen stylomastoideum, kontinuierlich darstellen. Ebenfalls abgrenzen läßt sich der superiore und inferiore Anteil des N. vestibularis sowie der N. cochlearis. Auch ist die Cochlea als signalarme Struktur erkennbar. Demgegenüber demonstrieren die T2-gewichteten Turbospinecho-Sequenzen ein inverses Bild. Aufgrund ihres Gehalts an Endo- und Perilymphe erscheinen das Labyrinth signalreich und der VII. und VIII. Hirnnerv signalarm. Gefäße sind ebenfalls als signalarme Verläufe am Kleinhirnbrückenwinkel abgrenzbar.

Die einzelnen Windungen der Schnecke sind ebenso erkennbar wie der Ductus reuniens, die Bogengänge, das Crus commune und das Vestibulum. Eine Differenzierung des Vestibulums in Utriculus und Sacculus ist ebenfalls möglich. In der Schneckendarstellung in 2 Ebenen erfolgt die Abgrenzung der Lamina spiralis ossea und des Modiolus. Auch ist die Bildgebung des Ductus und Saccus endolymphaticus erfolgreich.

Zusammenfassung und Ausblick

Abschließend bleibt festzuhalten, daß die moderne hochauflösende 2D- und 3D-Kernspintomographie des Os temporale wesentlich zur Diagnostik pathologischer Prozesse in dieser Region beitragen wird.

O. Schubert (Heidelberg): Ihre Darstellung der Innenohr-MRT-Anatomie finde ich sehr beeindruckend. Für das Verständnis funktioneller Zusammenhänge wird der MRT die Zukunft gehören. Allerdings zweifle ich bei der von Ihnen erreichten Auflösung von 0,47 mm die Darstellung des Ductus reuniens an.

L. Jäger (Schlußwort):
Die Darstellung des Ductus reuniens ist nicht, wie Sie vermuten, ein Artefakt, sondern die MRT-Bildgebung mit einer Auflösung von 0,31·0,31 mm erlaubt die Abgrenzung so feiner anatomischer Strukturen.

262. H. Heinritz, W. A. Kalender, G. Hach, H. Iro (Erlangen): Spiral-CT des Innenohres mit 3D-Rekonstruktion

Heute noch wird die Mehrzahl der radiologischen Untersuchungen des Felsenbeines einerseits zur Abklärung von Mittelohr- und Mastoiderkrankungen sowie andererseits zum Ausschluß eines retrokochleären Geschehens angefertigt. Weiterentwicklungen des Spiral-CT mit einer neuen „works in progress" Software ermöglichen eine selektive, lückenlose Darstelllung der Weichteilstrukturen des Innenohres mit dreidimensionaler Rekonstruktion. Der bei der Spiral-CT erhobene kontinuierliche Datensatz ist eine Voraussetzung für eine gute 3D-Darstellung. Ziel dieser Arbeit war es, die normale Innenohranatomie hochauflösend und möglichst exakt abzubilden sowie Anwendungen für diese neue Darstellungsmethode zu finden.

Patienten und Methode
Im Rahmen der Routinediagnostik zur Abklärung einer Kapselotosklerose wurden die Spiraldatensätze von 15 Patienten mit normalen Innenohrstrukturen bearbeitet. Die Untersuchungen erfolgten in Spiraltechnik mit einem Somatom Plus (Siemens/Erlangen) bei einer Schichtdicke und einem Tischvorschub von jeweils 1 mm. Anschließend wurde der erhobene Datensatz mit einer neuen, noch in Erprobung befindlichen Software aufgearbeitet. Die Positionen zur Bildrekonstruktion in dem untersuchten Volumen sind mit der angewandten neuen Software bis 0,1 mm Schicht-zu-Schichtabstand frei wählbar. Bei den vorliegenden Untersuchungen wurden die Rekonstruktionen orientierend mit 0,2 mm Schichtabstand durchgeführt. Dabei betrug die reine Untersuchungszeit lediglich 35 s.

Ergebnisse

Die hochauflösende CT-Untersuchung mittels Spiraltechnik erlaubte eine exzellente, detaillierte Darstellung des knöchernen Labyrinthes. Durch Knochensubtraktion und Submillimeterrekonstruktion wurde die erstmals von Ohashi 1993 beschriebene dreidimensionale Oberflächenrekonstruktion von Weichteilstrukturen des Innenohres im Spiral-CT qualitativ wesentlich verbessert. Neben den 3 Bogengängen mit ihren Ampullen konnten sowohl die Cochlea mit ihren Windungen, das ovale und runde Fenster als auch der kochleäre und vestibuläre Aquädukt identifiziert und in beliebig vielen Ebenen räumlich dargestellt werden.

Vom Innenohr durch die Stapesfußplatte getrennt können die Ossikel ebenfalls mittels Submillimeterrekonstruktion dreidimensional dargestellt werden. Am Malleus konnten Manubrium, Caput, Collum sowie der Processus lateralis und der Processus anterior identifiziert werden. Am Incus stellten sich neben dem Corpus und dem Crus longum das Crus breve und der Processus lenticularis deutlich dar. Der Stapes war aufgrund der gewählten Dichteschwelle zur Rekonstruktion nicht in allen Fällen komplett sichtbar. Neben den entscheidenden Vorteilen der kurzen Untersuchungszeit, was Spiral-CT-Untersuchungen in der Pädiatrie auch ohne Sedierung ermöglicht, und der multiplanaren Darstellung ist die Möglichkeit der überlappenden Rekonstruktion aus

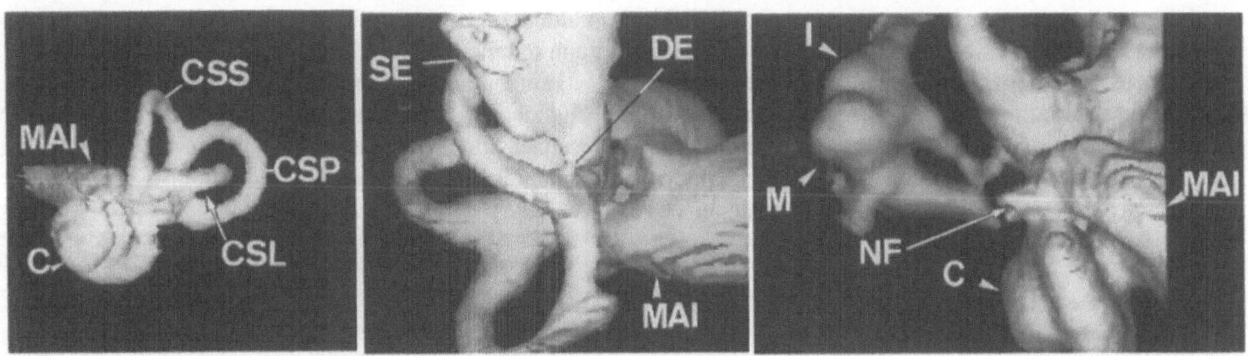

a, b

c

Abb. 1 a–c. 3D-Darstellung des Innenohres mittels Spiral-CT. **a** Blick von lateral auf ein normales Innenohr (*C* Cochlea, *CSS* Canalis semicircularis superior, *CSP* Canalis semicircularis posterior, *CSL* Canalis semicircularis lateralis, *MAI* Meatus acusticus internus). **b** Blick von dorsokaudal auf ein Innenohr mit Darstellung des Ductus (*DE*) und Saccus endolymphaticus (*SE*), **c** Blick von kaudal auf ein Innenohr mit Darstellung der angrenzenden Ossikel (*NF* Nervus facialis, *I* Incus, *M* Malleus)

einem untersuchten Volumen die entscheidende Voraussetzung für qualitativ hochwertige 3D-Darstellungen. Die wesentlichen Vorteile der 3D-Darstellung sehen wir einerseits in der exakten anatomischen Abbildung einer komplexen Struktur in beliebiger räumlicher Anordnung, andererseits ermöglicht sie eine Datenreduktion im Rahmen der Befunddokumentation.

Fazit

Das Spiral-CT mit 3D-Option repräsentiert eine neue vielversprechende Untersuchungstechnik des Innenohrs. Seine Wertigkeit wird sich in weiteren Studien zur Diagnostik von knöchernen Fehlbildungen der Cochlea oder des Bogengangsystems erweisen. Die Untersu-

chung des vestibulären Aquäduktes und des Saccus endolymphaticus im Rahmen des M. Ménière erscheint uns zur präoperativen Abklärung sowie aus epidemiologischen Gesichtspunkten sinnvoll. Zur Implantatdarstellung in Mittel- und Innenohr bietet sich diese neue Technik ebenfalls an. Weiterhin sehen wir neben der Darstellung komplexer Traumen in der Diagnostik der Ossikel eine Domäne der 3D-Spiral-CT.

H. Weidauer (Heidelberg): Wie lange ist die Untersuchungszeit im Hinblick auf die Möglichkeit einer pädiatrischen Untersuchung?

H. Heinritz (Schlußwort):
Die Dauer einer Spiral-CT-Untersuchung des Innenohres beträgt etwa 30 s. Damit sehen wir eine Anwendbarkeit dieser Technik besonders in der Pädiatrie auch ohne Sedierung gewährleistet.

263. B. P. Weber, R. Hartrampf, B. Dietrich, T. Lenarz (Hannover): Zur Klinik, dem radiologischen Erscheinungsbild und der Therapie von Innenohrfehlbildungen

Die Daten zur Klinik, Diagnostik und Therapie von 40 Patienten mit Innenohrfehlbildungen werden vorgestellt. Es handelte sich um 22 Kinder und 18 Erwachsene zwischen 1 und 67 Jahren. 25 waren weiblich, 15 männlich. Alle Patienten wurden einer ausführlichen audiologischen Diagnostik zugeführt. Hochauflösende Felsenbein-CT wurden bei speziellen Fragestellungen durch Kernspinuntersuchungen ergänzt. Bis auf 2 Patienten mit ausgeprägter Bogengangsdysplasie litten alle an einer kochleären und kochleovestibulären Mißbildung.

In 16 Fällen lag eine seit Geburt vorliegende Taubheit vor. Neun Patienten waren mittelgradig schwerhörig bis resthörig. Sechs ertaubten im Laufe ihres Lebens progredient. Bei dreien war eine fragliche Ertaubung in den ersten 9 Monaten vermutet worden. In 4 Fällen war eine Ertaubung nach Meningitis eingetreten, ein Patient

war nur einseitig taub und in einem Fall blieb die Ertaubungsursache ungeklärt.

Meningitiden mußten bei 6 der 40 Patienten beobachtet werden. In 2 Fällen war nach rezidivierenden Meningitiden und postmeningitischer Ertaubung eine Obliteration der betroffenen Seite erforderlich.

25 Patienten zeigten eine komplexe kochleovestibuläre Mißbildung. Eine klassische Mondini-Mißbildung im engeren Sinne mit einer unvollständigen Teilung der Windungen wurde in 5 Fällen beobachtet. Mißbildungen bei Syndromen waren viermal vertreten. Ausgeprägte Hypoplasien lagen 3mal vor, eine Michel-Fehlbildung wurde einmal diagnostiziert.

In 12 Fällen erfolgte eine Cochleaimplantatoperation bzw. -revision. In 3 Fällen erfolgte die Implantation ins grobmorphologisch nicht mißgebildete Ohr, in 2 dieser Fälle nach postmeningitischer Ertaubung. In 7 Fällen wurde bei Mondini-Fehlbildungen im weiteren Sinne in eine fehlgebildete Cochlea implantiert. Einmal erfolgte die Reimplantation in eine hypoplastische Cochlea und einmal bei komplexer kraniofazialer Mißbildung. In einem Fall wurde eine erfolgreiche Infusionstherapie bei hörsturzartiger Verschlechterung des Hörvermögens erfolgreich durchgeführt.

Ergebnisse

Bei 10 Patienten fand sich eine deutliche Reaktion auf akustische Information, größtenteils genauso wie bei anderen CI Patienten. Zwei Patienten sind frisch implantiert. Bei einigen kleinen Patienten setzt die Sprachentwicklung ein.

Bei bisher teilweise noch recht kurzem Verlaufsbeobachtungszeitraum sind bisher keine Komplikationen, insbesondere keine Meningitis aufgetreten. Aufgrund der vorliegenden Daten halten wir es trotz der teilweise sehr schwierigen anatomischen Verhältnisse für gerechtfertigt, an speziellen Zentren auch bei kochleären Miß-

bildungen nach sorgfältiger Evaluation eine CI-Versorgung durchzuführen.

Die endgültige Bewertung des Rehabilitationserfolges läßt sich erst in den nächsten Jahren sicher einschätzen, wenn ausreichend Daten über den Nutzen des CI bei Patienten mit Innenohrmißbildung vorliegen.

R. Laszig (Freiburg): Ist zur postoperativen Lagekontrolle der Elektrode nach CI-Operation die konventionelle Röntgentechnik oder die CT zu bevorzugen? Hat die CT bei Mißbildungen Vorteile?

D. Höhmann (Würzburg): Wir haben gelernt, daß für die Darstellung des Nasennebenhöhlensystems sich die frontale Ebene als sehr günstig erwiesen hat und zur Darstellung des Kleinhirnbrückenwinkels die MRT als goldener Standard gilt. Welche minimalen und maximalen Anforderungen an bildgebende Techniken zur Darstellung der Ohrmißbildungen würden Sie formulieren?

B. P. Weber (Schlußwort):
Zu Herrn Laszig: Wir bevorzugen bei komplexen Mißbildungen eine Kontrolle mittels CT. Eine transorbitale Felsenbeinvergleichsaufnahme hat aber ebenso ihren Stellenwert.
Zu Herrn Höhmann: Wir halten es für angezeigt, Patienten mit Mißbildungen an speziellen Zentren mit leistungsfähigen Spezial-CT bzw. MR untersuchen zu lassen. Die Videos der Rekonstruktion sollten die Patienten dann mitbekommen.

Postersession I

264. S. de Schepper, B. Schmelzer (Antwerpen):
Die lokale Anwendung von quinolonhaltiger Lösung bei der Pseudomonas-induzierten Otitis media und externa

Die Pseudomonas-induzierte Otitis media und Otitis externa stellte bis zur Einführung des Antibiotikums Quinolon bei allen Patienten und v.a. beim Kind ein erhebliches Problem dar. Der Patient mußte hospitalisiert und per infusionem behandelt werden. Oftmals wurden gerade beim Kind chirurgische Interventionen notwendig.

Wir haben bei 10 Patienten, davon 5 Kinder, das Pseudomonas-infizierte Ohr mit Ofloxacin-Lösung und 17 Patienten, davon 8 Kinder, mit Ciprofloxacin-Lösung behandelt.

Die Tropfen wurden bei 26 Patienten ausgezeichnet vertragen. Bei einem Patienten mußte die Therapie wegen einer allergischen Reaktion abgebrochen werden. Die mikrobiologischen Kontrolluntersuchungen zeigten in 100% ein Pseudomonas-freies, reizloses Ohr. Die audiometrischen Untersuchungen zeigten keinen Einfluß auf das Hörvermögen. Kein Patient klagte über Gleichgewichtstörungen.

Wir sind der Meinung, daß sowohl Ofloxacin-Lösungen als auch Ciprofloxacin-Lösungen in der Behandlung der Pseudomonas-bedingten Otitis media und externa ausgezeichnete Resultate zeigen. Wir vergleichen unsere Resultate mit der aktuellen Literatur.

265. M. Fischer, B. Lieberum, E.-M. de Velliers, K. Jahnke (Heidelberg, Essen):
Einsatzmöglichkeiten von Keratinozytentransplantaten in der Ohrchirurgie

Die heterologe Keratinozytentransplantation findet weite Verbreitung in der Verbrennungschirurgie, seitdem es möglich ist, Keratinozyten in vitro zu kultivieren. Wir überprüften die Einsatzmöglichkeiten der Keratinozytentransplantation in der Ohrchirurgie. Indikationen sehen wir v.a. in der Chirurgie großer Ohrmißbildungen und bei der Behandlung der postinfektiösen medialen Gehörgangsfibrose. Bei der hier angewendeten autologen Transplantation entfallen sowohl der diagnostische Aufwand als auch die Risiken, die sich bei einer heterologen Transplantation ergeben. Das methodische Vorgehen wie die Leistenhautgewinnung, die Vermehrung der Keratinozyten in der Zellkultur, die Entnahme des Monolayers bis zum Auskleiden des Gehörganges mit dem Transplantat im Rahmen der Korrektur einer großen Ohrmißbildung werden dargestellt. Ferner ist der postoperative Verlauf dokumentiert. In dem hier vorgestellten Fall erwies sich die Keratinozytentransplantation als eine echte und praktikable Alternative zu den bisher eingesetzten Verfahren, wie z.B. Spalthaut.

266. K. Meller, B. Heidemüller, K. Liebschner (Chemnitz):
Veränderung tympanometrischer Befunde in Abhängigkeit von der Körperhaltung

Es wurden vergleichende tympanometrische Untersuchungen im Sitzen und im Liegen vorgenommen, um der Frage nachzugehen, welchen Einfluß die Körperposition auf die tympanometrischen Kurven hat. Dabei interessierte, wie hoch der Anteil abweichender Befunde ist und insbesondere, ob eine durch Schwerkraft bedingte Flüssigkeitsverlagerung bei kleineren Ergüssen zu unterschiedlichen Ergebnissen führt.

Wir untersuchten insgesamt 105 Kinder (210 Ohren). Die Tympanogramme wurden in Normal-, Unterdruck- und Ergußkurven eingeteilt. An 73 Ohren wurde eine Parazentese durchgeführt und die Beschaffenheit eines vorliegenden Sekretes erfaßt. Bei 24% der untersuchten Ohren waren die Tympanogramme im Sitzen und im Liegen nicht identisch.

Während massive Ergüsse in den verschiedenen

Körperpositionen weitestgehend gleichbleibende Parameter zeigten, hatten Patienten mit normalen Tympanogrammen im Sitzen und im Liegen zu etwa 20% Erguß- und 10% Unterdruckkurven. Hier läßt sich eine kleine isolierte Flüssigkeitsansammlung im Hypotympanon vermuten, welche lediglich in liegender Körperposition einen Einfluß auf die Trommelfellcompliance hat.

Bei 2% der Patienten, die im Sitzen eine Erguß- und im Liegen eine Normalkurve zeigten, ist ein Abdriften des serösen Sekretes bei Lagewechsel aus der Paukenhöhle zum Antrum hin zu vermuten. In 5% der Fälle mit Unterdruckkurven im Sitzen war bemerkenswert, daß diese im Liegen ein normales Tympanogramm aufwiesen.

Somit schließen normale Tympanogramme im Liegen ein Seromukotympanon nicht aus, was bei Untersuchungen an liegenden Patienten zu berücksichtigen ist.

H. Ganz (Marburg): Haben Sie die liegenden Patienten in Rückenlage oder Seitenlage untersucht?
In Seitenlage sind bei Teilergüssen durchaus Abweichungen von der Sitzposition zu erwarten, in Rückenlage weniger.

K. Meller (Schlußwort):
Es wurde angestrebt, daß die Probanden 10 min in Rückenlage verbringen sollten. Da es sich um Kinder ab 2 Jahre handelte, welche nicht sediert waren, war dies nicht immer zu realisieren.

267. F. Hoppe, K. Bergmann (Würzburg):
Immunhistologische Untersuchung an Papillomvirus-induzierten Läsionen und Cholesteatomen

Eine Virusassoziation namentlich mit Papillomaviren findet sich bei einer großen Anzahl benigner und maligner Tumoren. Neben dem klassischen Beispiel des Zervixkarzinoms gelingt der Nachweis sogenannter genitaler humaner Papillomviren auch in malignen Kopf-Hals-Tumoren. Papillome des oberen Aerodigestivtraktes sind durch eine Infektion mit den Papillomviren 6 und 11 charakterisiert.

Histologisch deuten eine sog. Koilozytose und ein papilläres Tiefenwachstum auf eine Papillomvirusinfektion hin. Identische Veränderungen sind auch bei einem Teil von Cholesteatomen des Mittelohres zu beobachten. Molekularbiologisch gelingt der Virusnachweis in einem Teil der Cholesteatome (vgl. Vortrag 99).

Durch eine immunhistologische Vergleichsstudie am Gewebe von 10 Cholesteatomen, 3 Larynxpapillomatosen, 2 invertierten Papillomen der Nasennebenhöhle und 4 Plattenepithelkarzinomen des oberen Aerodigestivtraktes wurde überprüft, ob gemeinsame Charakteristika vorliegen. Zum Einsatz kamen dabei monoklonale Antikörper gegen Keratin, Vimentin, T-Zellrezeptoren, MHC-II-Antigene, das proliferationsassoziierte Antigen Ki-67 und Wachstumsfaktoren.

Histologisch finden sich in Cholesteatomen, Larynxpapillomatosen und invertierten Papillomen der Nasennebenhöhle eine Koilozytose und ein papilläres Wachstum; Plattenepithelkarzinome des oberen Aerodigestivtrakts weisen alle Kriterien des malignen Wachstums auf und zeigen selten eine Koilozytose. In Cholesteatomen sind in Proliferation befindliche Zellen basal gelegen, in Papillomen und invertierten Papillomen auch in suprabasalen Zellschichten; in Karzinomen sind in Mitose befindliche Zellen in allen Anteilen der Tumorzellverbände zu beobachten. Nahezu identisch ist die Expression des „epithelial growth factor receptor" verteilt. Auch hier findet sich im Cholesteatom eine kräftige Markierung in den basal gelegenen Zellverbänden, wohingegen in den Papillomen und invertierten Papillomen auch die suprabasal gelegenen Zellverbände markiert werden.

Immunkompetente dendritische Langerhans-Zellen finden sich in der Cholesteatommatrix häufig und nur vereinzelt im Epithel von Papillomen. In Plattenepithelkarzinomen wurden sie nicht beobachtet. CD4-positive T-Helferzellen dagegen werden im Papillomepithel, nicht aber im Cholesteatomepithel, beobachtet. Die T-Helferzellinfiltrationen in Papillomen, die auch in den suprabasalen Abschnitten beobachtet werden, sprechen für eine dort ablaufende virale Entzündung. Interessanterweise zeigen sich gerade auch in diesen Epithelarealen eine Proliferation und Expression von „epithelial growth factor receptor". Dagegen ist die Zellproliferation in Cholesteatomen nur in den basalgelegenen Zellschichten zu beobachten. Der Nachweis von immunkompetenten Langerhans-Zellen in der Cholesteatommatrix stellt im Vergleich mit Papillomen und Plattenepithelkarzinomen eine einzigartige Beobachtung dar und bildet die Voraussetzung für eine komplexe immunologische Reaktion in der Perimatrix des Cholesteatoms. Papillomvirus-DNA kann dabei als potentielles Antigen, das von Langerhans-Zellen der Cholesteatommatrix präsentiert wird, die immunologische Reaktion in Gang setzen und unterhalten. Eine Virusgenese kann jedoch aufgrund der immunhistologischen Befunde dieser Vergleichsstudie für das Cholesteatom nicht abgeleitet werden.

268. P. K. Plinkert, F. Bootz, T. Voßieck (Tübingen): Einfluß des Mittelohrdruckes auf transitorisch-evozierte otoakustische Emissionen und akustische Distorsionsprodukte

Otoakustische Emissionen (OAE) werden in Amplitude und Frequenzspektrum von den Übertragungseigenschaften des Mittelohres beeinflußt. An 25 normalhörenden Probanden im Alter zwischen 18 und 35 Jahren, sowie 20 Patienten mit einer Tubenventilationsstörung wurden Störungen der transitorisch evozierten otoakustischen Emissionen (TEOAE) und der akustischen Distorsionsprodukte (DPOAE) durch Veränderung des statischen Druckes im äußeren Gehörgang untersucht. Die Druckänderungen erfolgten schrittweise zwischen ±200 daPa. Die TEOAE- und DPOAE-Amplituden wurden proportional der Druckerhöhung bzw. Erniedrigung signifikant abgeschwächt, wobei insbesondere der tiefe Frequenzbereich (<2 kHz) betroffen war. Zur Vermeidung von Fehlinterpretationen der OAE sollte deshalb stets die Mittelohrimpedanz mitberücksichtigt werden. In diesem Zusammenhang untersuchten wir 20 Kinder (Alter: 2–6 Jahre) mit einer Tubenventilatonsstörung. Die frequenzabhängige Reduktion der OAE-Amplitude ließ sich durch individuelle Anpassung des Gehörgangsdruckes an die jeweilige Mittelohrsituation ausgleichen.

Durch die neu entwickelte kombinierte Gehörgangssonde (OAE plus Tympanometer) können in Zukunft die Schallemissionen stets am Punkt der maximalen Mittelohrcompliance evoziert und damit Störungen der TEOAE und DPOAE durch Veränderungen der Mittelohrübertragung vermieden werden.

K. B. Hüttenbrink (Dresden): Wie haben Sie verhindert, daß die Tympanometerdruckänderung im Gehörgang auch die Eigenschaften der Lautsprecher und des Mikrofons zur Registrierung der OAE verändert? Eine Kapselung mit internem Druckausgleich ist nach unseren Versuchen erforderlich.

A. Hildmann (Datteln): Bis zu welcher Altersnorm ist – aus Gründen der Masse des Instrumentariums im Verhältnis zum Gehörgang – die Methode verwendbar?

P. K. Plinkert (Schlußwort):
Zu Herrn Hüttenbrink: Druckänderungen im äußeren Gehörgang führen nicht zu einer Änderung der Mikrofoneigenschaften in einem Bereich zwischen ±200 daPa. Diese Kontrollmessungen erfolgten in einem 1,5 cm² Kuppler.
Zu Frau Hildmann: Die Messungen erfolgten bei Kindern mit Tubenventilationsstörungen im Alter zwischen 3 und 6 Jahren. Säuglinge wurden bisher nicht untersucht.

269. J. J. Manni, W. Kuijpers, T. A. Peters, E. L. G. M. Tonnaer (Nimwegen, Die Niederlande): Die Expression intermediären Filamentproteins im Saccus endolymphaticus der Ratte und des Meerschweinchens

Zur weiteren Charakterisierung der verschiedenen Zelltypen des Saccus endolymphaticus wurde die Expression intermediärer Filamentproteine (IFP) immunhistochemisch bei der jugendlichen und erwachsenen Ratte sowie beim erwachsenen Meerschweinchen untersucht. Monoklonale Antikörper gegen verschiedene Zytokeratine (CK) und Vimentin wurden verwendet. Beide Tierspezies zeigten eine homogene Expression der sogenannten einfachen epithelialen CK8 und 18. Beide einfachen epithelialen CK7 und 19 zeigten ein Expressionsmuster von CK4 und 5 beim Meerschweinchen beobachtet, was auf ein komplexeres Epithel hinweist. Bemerkenswerterweise wurde das nicht epitheliale IFP Vimentin heterogen in der Epithelschicht exprimiert. Vorläufige Untersuchungen über die funktionelle Bedeutung einer IFP-Expression demonstrierten eine Korrelation zwischen der CK7-Expression und einem hohen Gehalt an Enzymen des oxidativen Metabolismus.

270. M. Suckfüll, R. Hecht, S. Holtmann (München): Eine neue Methode zur Messung des regionalen Blutflusses in der Cochlea mittels farbiger Mikrosphären

Um die vaskulären Faktoren beim Hörsturz untersuchen zu können, haben wir eine neue Methode entwickelt, die es am Tier erlaubt, mit Hilfe farbiger Mikrosphären den regionalen Blutfluß in der Cochlea zu messen.

Neuseelandkaninchen wurden i.v. mit Chloralose anästhesiert, tracheotomiert und volumenkontrolliert beatmet. Blaue bzw. gelbe Mikrosphären wurden am Versuchsbeginn sowie nach 2 h in die linke Herzkammer injiziert. Die Mikrosphären (15 µm) können das Kapillarbett nicht passieren und verteilen sich so proportional zum Blutfluß im Gewebe. Parallel wird eine arterielle Referenzprobe mit konstanter Geschwindigkeit abgenommen. Setzt man die Anzahl der Mikrosphären in der Referenzprobe ins Verhältnis zu der Anzahl der Sphären im zu untersuchenden Organ, ist es möglich, den absoluten Blutfluß zu bestimmen. Die verwendeten farbigen Mikrosphären besitzen eine definierte Farbstoffmenge, so daß aus der Extinktion pro Volumen auf die Anzahl der Mikrosphären rückgeschlossen werden kann. Dieses Verfahren wurde bei der Referenzprobe angewendet. Die Felsenbeine wurden am Versuchsende entnommen, fixiert und in EDTA entkalkt. Die Cochlea wurde freipräpariert und in KOH aufgelöst. Die blauen und gelben Mikrosphären in der Cochlea wurden filtriert und wegen der geringen Anzahl (200–600) mikroskopisch auf einem Raster ausgezählt.

Arterieller Blutdruck, Puls sowie Blutbild und BGA änderten sich im Verlauf der Versuche nicht. Bei insgesamt 20 Messungen wurde ein mittlerer Blutfluß von 4,0 ± 1,3 µl/min/Cochlea bestimmt. Zu Beginn des Versuches (n = 10; 3,7 ± 1,1 µl/min) und nach 2 h (n = 10; 4,3 ± 1,5 µl/min wurden vergleichbare Werte der Innenohrdurchblutung festgestellt. Der regionale Blutfluß in der rechten (n = 10; 4,3 ± 1,3 µl/min) und linken Cochlea (n = 10; 3,7 ± 1,2 µl/min) war vergleichbar.

Für die Bestimmung der regionalen Durchblutung ist die Mikrosphärenmethode der Goldstandard. Selbst in einem so kleinen Areal wie der Cochlea ist eine gut reproduzierbare, mehrfache Messung der regionalen Durchblutung möglich. Entscheidende Vorteile für die Untersuchungen zur Pathogenese des Hörsturzes sind die Bestimmung eines absoluten Wertes der Durchblutung (kritische Untergrenze für die Funktion der Cochlea), fehlende Manipulationen am Meßort und die Möglichkeit, Langzeitversuche durchzuführen.

271. P. Franz, C. Hauser Kronberger, C. Quint (Wien, Salzburg): Lokalisation von Kalziumbindungsproteinen in der Cochlea

Kalzium (Ca^{2+}) und damit Kalziumbindungsproteine sind an der Regulation von Neurotransmission, Neuromodulation, Exozytose sowie an Second-messenger-Mechanismen beteiligt. Damit ein Signal effektiv sein kann, muß der freie intrazelluläre Kalziumspiegel konstant niedrig gehalten werden. Dies wird durch Verschluß der Kalziumkanäle sowie durch Bindung des Kalziums an zytoplasmatische Proteine erreicht. Ein weiterer Weg besteht in der Aktivierung membrangebundener Ca^{2+}-ATPasen, die Kalzium nach außen pumpen. Es war daher von Interesse, die Verteilung von Ca^{2+}-bindenden Proteinen und der Ca^{2+}-ATPase zu analysieren: Die Verteilung von Calbindin, Calretinin, Parvalbumin, Synaptophysin und Ca^{2+}-ATPase wurde in der Cochlea von Meerschweinchen mit indirekten immunhistochemischen Methoden untersucht. Im folgenden sind die positiv reagierenden Strukturen zusammengestellt.

Ca^{2+}-ATPase: Kochlearisnervenfasern, Bereich der Perizyten der Glomeruli arteriosi cochleae, äußere Haarzellen.

Synaptophysin: große Endigungen an den äußeren Haarzellen, Bereich der Tunnel-Radiärfasern und der inneren Spiralfasern.

Calbindin: innere Haarzellen, Spiralganglienzellen, Nervenfasern des N. cochlearis.

Calretinin: äußere und innere Haarzellen, apikale Oberfläche der Hensen-Zellen.

Parvalbumin: äußere Haarzellen, Reissner Membran.

Durch Präzipitationsmethoden konnte mehr freies Kalzium in den inneren Haarzellen nachgewiesen werden als in den äußeren Sinneszellen (J. Maurer et al., Hearing Research 72 (1994) 135–142). Dies könnte als Ausdruck unterschiedlicher Kalziumpools in den beiden Zellformen gewertet werden, könnte aber auch durch die unterschiedliche Verteilung von Ca^{2+}-bindenden Proteinen bedingt sein. So fanden wir auch stets in den inneren Haarzellen geringere Reaktivität der untersuchten Kalziumbindungsproteine als in den äußeren Haarzellen. Auffällig ist der Nachweis von Calretinin und Ca^{2+}-ATPase in den Hensen-Zellen. Beide Proteine könnten in die Ca^{2+}-Regulation der Endolymphe eingreifen.

272. E. Steinbach, D. Plester, A. Pusalkar (Reutlingen, Tübingen, Bombay): Die Überbrückung des Gehörknöchelchendefektes mit einer Winkelprothese

Im Verlaufe der chronischen Otitis media können eine entzündungsbedingte, örtliche Minderdurchblutung, Granulationen, Cholesteatomwachstum oder Kalkablagerungen eine umschriebene Zerstörung des Amboßfortsatzes bewirken. Diese lokale Otitis bildet die häufigste Ursache der Unterbrechung der Gehörknöchelchenkette. Klinisch erscheinen die Ossicula oft intakt. Erst die Überprüfung der Beweglichkeit zeigt, daß eine Berührung am Hammer bzw. Amboß nicht auf den unbeschädigten Steigbügel übertragen wird. Nach Ablösen von Schleimhautpolstern wird oft eine nur ganz kurze Knochenarrosion am langen Amboßfortsatz sichtbar. Eine Bindegewebsbrücke zum Steigbügelköpfchen täuscht die Unversehrtheit der Kette vor. In der Vergangenheit sind ganz unterschiedliche Möglichkeiten der Reparatur beschrieben worden, beispielsweise durch Transposition des Amboßknöchelchens, durch Interposition eines Knochen- oder Knorpelstücks etc. Kürzlich berichtete J. Müller et al. (1994) über die Wiederherstellung der Kette mit Ionomerzement. Aufgrund der günstigen Erfahrungen mit implantierten Feingoldprothesen hat Plester in Zusammenarbeit mit der Medizintechnik Heinz Kurz GmbH, 72144 Dußlingen, eine Winkelprothese zur Überbrückung des Kettendefektes entwickelt, bestehend aus einer kreuzweise geschlitzten Goldglocke, die über einen dünnen Golddraht mit einer doppelbandförmigen Titanmanschette verbunden ist. Die Glocke wird auf den Steigbügel gesetzt. Ihre feinen Mantelteile erlauben eine sichere Fixierung am Steigbügelköpfchen. Die beiden Manschettenbänder aus reinem Titan werden mit dem McGee-Schließinstrument fest um den noch vorhandenen langen Amboßfortsatz gelegt, so daß eine stabile Überbrückung des Defekts mit Wiedererlangung der Beweglichkeit der Gehörknöchelchenkette erreicht wird. Die bisher durchgeführten Implantationen der Winkelprothese zeigen günstige funktionelle Ergebnisse.

H. Ganz (Marburg): Haben Sie schon Amboßnekrosen des langen Fortsatzrestes gesehen? Die beiden Drähte bzw. Klammern müssen ja fest um diesen geschlossen werden, damit die Winkelprothese nicht wackelt.

E. Steinbach (Schlußwort):
Die beiden Titanbänder werden fest dem verkürzten langen Amboßfortsatz angelegt. Nekrosen wurden bisher noch nicht beobachtet. Die jetzt gebräuchliche Prothese läßt sich im Gegensatz zu den ersten Modellen einfach einsetzen und sicher fixieren, so daß gute Hörergebnisse zu erzielen sind.

273. K.-B. Hüttenbrink, H. C. Reker, M. Nieschalk (Dresden, Münster): Innenohrirritationen durch Stapespistonbewegungen bei Luftdruckänderungen

Änderungen des Umgebungsluftdruckes, wie beim Nase putzen, Schlucken, Fliegen etc. bewirken eine erhebliche Verlagerung des Trommelfells und damit der anhängenden Gehörknöchelchenkette von bis zu 1000 µm. Ein Piston nach einer Stapesplastik kann durch diese Bewegung sehr tief in das Vestibulum tauchen (z.B. bei einem Unterdruck in der Pauke) mit der Gefahr der Berührung der häutigen Innenohrstrukturen. Um zu prüfen, ob diese experimentell festgestellten erheblichen Bewegungen im Innenohr eine klinische Relevanz haben, untersuchten wir bei 53 Otosklerosepatienten mindestens ½ Jahr nach der Pistonimplantation, ob bei Änderungen des statischen Luftdruckes (Tympanometriebedingungen) ein Nystagmus (ENG) auszulösen ist.

Während bei 10 gesunden Probanden mit normalem Mittelohr wie zu erwarten bei diesen Druckänderungen nach 400 mm Wassersäule Über- und Unterdruck im Gehörgang keinerlei Nystagmen auftraten, waren bei einem Drittel der Patienten mit einem Stapespiston eindeutige Nystagmen am sägezahnartigen Kurvenverlauf im ENG zu erkennen. Da bei einem fixierten Hammer-Amboß-Gelenk größere Bewegungsausschläge des Pistons auftreten, war prospektiv während der Otoskleroseoperationen der Funktionszustand dieses „Schutz-Gelenkes" geprüft worden. Ein signifikanter Unterschied zwischen fixiertem oder gleitendem Hammer-Amboß-Gelenk in Häufung und Ausmaß der vestibulären Reaktion fand sich allerdings nicht. Auch die Cochlealeistung (Knochenleitungsschwelle) fiel nicht signifikant ab. Die Tatsache aber, daß bei einem Drittel der stapedotomierten Patienten eine vestibuläre Irritation bei Druckänderungen nachzuweisen ist, bestätigt die experimentellen Messungen und läßt die engen Beziehungen zwischen Piston und Innenohr deutlich werden.

274. S. Jovanovic, U. Schönfeld, D. Anft, M. Bloching (Berlin, Halle): Intraoperatives Innenohrmonitoring während der CO_2-Laserstapedotomie

Die CO_2-Laserstapedotomie hat klinisch bereits hervorragende Ergebnisse gezeigt (eigene Erfahrungen an 90 Patienten) und ist deshalb unsere Methode der Wahl in der Behandlung der Otosklerose. Obwohl bisher im postoperativen Verlauf keine Innenohraffektionen beobachtet wurden, erschien ein intraoperatives Monitoring der Innenohrfunktion während der CO_2-Laserstapedotomie sinnvoll. Durch eine intraoperative Ableitung der Hirnstammpotentiale sollten die möglicherweise in der Frühphase nach der Laserapplikation auftretenden reversiblen Innenohrfunktionsstörungen erfaßt werden.

Die Ableitungen der Hirnstammpotentiale an neun Patienten erfolgten zu bestimmten Zeitpunkten vor und nach Laserbehandlung. Als Knochenleitungshörer fungierte der KH 70, der auf der Stirn positioniert wurde. Gereizt wurde mit alternierenden Clicks mit Pegeln von 60, 50, 40 und 30 dB HL und einer Rate von ca. 30 Hz (stochastisch). Das Gegenohr wurde mittels eines Einsteckhörers nach den üblichen Regeln der Audiometrie vertäubt. Die Ableitungen erfolgten über Nadelelektroden am Vertex (positiv) und kontralateralen Mastoid (negativ) mit einem für den intraoperativen Einsatz konzipierten BERA-Gerät. Die Latenz der Welle Jewett V wurde ausgewertet. Appliziert wurde die CO_2-Laserstrahlung mit einem Strahldurchmesser von 180 µm, einer Leistung von 4 W und einer Pulsdauer von 50 ms. Für eine Fußplattenperforation von 0,5–0,6 mm wurden

in der Regel 4–6 Applikationen benötigt (Gesamtenergie 0,8 J–1,2 J). In einem Fall einer obliterativen Otosklerose wurde die Laserstrahlung zur Erzielung eines ausreichenden Perforationsdurchmessers mit höherer Leistung (5 W) und Pulsanzahl (7 Pulse) appliziert (Gesamtenergie 1,8 J).

Zwei Drittel der untersuchten Patienten zeigten keine Auffälligkeiten der Hirnstammpotentiale. Ein Drittel wies temporäre Latenzverlängerungen auf, die sich bereits am Ende des operativen Eingriffes vollständig zurückbildeten. Ein Patient, bei dem aufgrund des Vorliegens einer obliterativen Otosklerose die weitaus größte Laserenergie zur Perforation der Stapesfußplatte erforderlich war, zeigte eine insgesamt stärkere Latenzverlängerung, die aber nach Verschluß des Mittelohres ebenfalls nicht mehr nachweisbar war. Somit waren auch in der Frühphase der Laserapplikation bei der CO_2-Laserstapedotomie keine nennenswerten Innenohrfunktionsstörungen zu verzeichnen.

Bei den bisher untersuchten Patienten konnten keine nennenswerten Latenzverlängerungen beobachtet werden. Danach erweist sich der CO_2-Laser bei der Wahl der obigen Parameter als ein sicheres Instrument in der Stapeschirurgie. Das vorgestellte Verfahren ist zum intraoperativen Monitoring der Innenohrfunktion geeignet und kann bei Eingriffen am Mittelohr mit Innenohrgefährdung eingesetzt werden.

275. M. Zellner, K. Sendtner (Würzburg, München): Hörstörungen bei kraniofazialen Fehlbildungen

Hörstörungen und pathologische Ohrbefunde sind bei verschiedenen kraniofazialen Fehlbildungen häufig, wenn auch nicht regelmäßig zu finden. Im Verlauf des letzten Jahrhunderts war das Hörorgan bei Schädelfehlbildungen immer wieder Gegenstand ärztlicher Untersuchungen.

Die rechtzeitige Diagnose und Behandlung dieser Hörstörungen stellt eine wichtige Aufgabe für den Hals-Nasen-Ohrenarzt dar, da gerade für diese Patienten ein regelrechtes Hör- und Sprachvermögen eine entscheidende Bedeutung für die psychosoziale Entwicklung hat.

An den Universitätskliniken Würzburg besteht ein interdisziplinäres Zentrum für die Behandlung dieses Patientenkollektivs. Im Rahmen der „Arbeitsgemeinschaft craniofaciale Chirurgie" werden diese Kinder regelmäßig hals-nasen-ohrenärztlich untersucht und behandelt.

Material und Methoden

Die Grundlage der vorliegenden retrospektiven Studie bildeten 100 Patienten aus der Gruppe der syndromalen Kraniostenosen. (M. Crouzon: 28 Patienten, M. Pfeiffer: 9 Patienten, Apert-Syndrom: 31 Patienten, Saethre-Chotzen-Syndrom: 28 Patienten, isolierte Kraniostenose: 4 Patienten).

Das Alter bei der otologischen Untersuchung schwankte von 0,2 Monaten bis 17,2 Jahre. Das Durchschnittsalter betrug 22,5 Monate, der Median 8,6. 51 Patienten waren weiblich, 49 männlich.

Die Befunde wurden otoskopisch und audiometrisch ermittelt, in Zweifelsfällen wurde eine Hirnstammaudiometrie durchgeführt.

Ergebnisse

Die Studie zeigte, daß bei syndromalen Kraniostenosen das Hörorgan häufig mitbetroffen ist. Im einzelnen ergaben sich folgende Resultate:

- Die Ursache der Hörstörung variiert sowohl innerhalb der Einzelsyndrome als auch innerhalb des Gesamtkollektivs. Eine syndromspezifische Ursache (z.B. Mißbildung) ist nicht nachweisbar.

- Die Hörstörungen sind überwiegend mittelohrbedingt. Sie sind in erster Linie Folge einer akuten oder chronischen Belüftungsstörung. Mißbildungen sind wesentlich seltener anzutreffen.
- Eine Perzeptionsschwerhörigkeit konnte in einem Fall nachgewiesen werden. Sie scheint bei syndromalen Kraniostenosen nicht gehäuft aufzutreten.

- Die Häufigkeit der Hörstörungen variiert innerhalb der einzelnen Syndrome.
- Die Wahrscheinlichkeit des Auftretens einer Schwerhörigkeit steigt mit dem Ausprägungsgrad des Syndroms.
- Die Wahrscheinlichkeit des Auftretens einer Schwerhörigkeit steigt mit dem Ausprägungsgrad der Mittelgesichtshypoplasie.

276. M. Schönermark, A. Schneider, I. Buchsteiner, T. Lenarz (Hannover): Familiäre Hyperlipoproteinämie und Innenohrschwerhörigkeit

Akut auftretende und chronisch progrediente Schallempfingungsschwerhörigkeiten stellen den Hals-Nasen-Ohrenarzt vor eine umfangreiche differentialdiagnostische Aufgabe. Neben endokrinologischen, infektserologischen und immunologischen Parametern wird zur Abklärung einer Dyslipoproteinämie auch die Bestimmung der Blutfettwerte empfohlen. Zum Thema finden sich in der bislang veröffentlichten Literatur widersprüchliche Daten und Urteile. Während in einigen Kollektiven strenge Korrelationen zwischen Hyperlipoproteinämien, innenohrbedingten Schwerhörigkeiten und einem kardiovaskulären Risiko (koronare Herzkrankheit, Herzinfarkt oder Claudicatio intermittens) bestehen, die sich ebenfalls tierexperimentell nachvollziehen ließen, sprechen andere Ergebnisse diametral dagegen (vgl. Saito et al. 1986 vs. Zhang 1989; Hesse u. Hesch 1986, Ullrich et al. 1992 vs. Gates et al. 1993).

Aus unserer poliklinischen Sprechstunde konnten wir eine Familie isolieren, bei der acht Mitglieder in fünf Generationen gleichzeitig an einer Hyperlipoproteinämie und einer innenohrbedingten Schwerhörigkeit leiden. Es ist nach unserer Kenntnis der erste Bericht einer wahrscheinlich erblichen Korrelation von Fettstoffwechselstörung und Schallempfindungsschwerhörigkeit. Ob es sich tatsächlich um einen ursächlichen Zusammenhang handelt, kann nicht abschließend beurteilt werden.

Über die großväterliche und urgroßväterliche Generation liegen nur anamnestische bzw. anekdotische Daten vor. Beide sind in jungen Jahren hochgradig schwerhörig geworden und ebenfalls jung aus kardiovaskulären Ursachen verstorben. Die noch lebenden Familienmitglieder wurden in unserer Klinik audiologisch untersucht. Die Untersuchungen umfaßten Ton- und Sprachaudiogramm, die Messung der otoakustischen Emissionen, sowie die Hirnstammaudiometrie (BERA). Die lipidologischen Untersuchungen der Blutseren wurden nach 14stündiger Nahrungskarenz durchgeführt. Bestimmt wurden neben Gesamtcholesterin und -triglyzeriden α-, prä-β und β-Cholesterin durch quantitative Lipidelektrophorese. Mittels analytischer Ultrazentrifugation wurden die einzelnen Lipoproteinfraktionen VLDL, LDL1, LDL2, HDL2, HDL3 und VHDL aufgetrennt und die jeweils enthaltenen Fraktionen, freies Cholesterin, Gesamtcholesterin, Triglyzeride und Phospholipide, bestimmt. Die Apolipoproteine A-I und B sowie Lipoprotein (a) wurden mittels Immunnephelometrie quantitativ gemessen. Der Phänotyp des Apolipoproteins E wurde durch isoelektrische Fokussierung aus delipidiertem VLDL isoliert.

Bei allen Patienten fand sich eine nahezu pantonale, strikt cochleär bedingte Schwerhörigkeit unterschiedlicher Ausprägung. Dabei korrelierte der Grad der Hörstörung nicht mit dem Lebensalter. Die Hirnstammaudiometrie erbrachte bei keinem der Untersuchten pathologische Befunde. Die Lipidanalyse zeigte mit einer Ausnahme (Typ II) das Muster einer Hyperlipoproteinämie Typ III/IV nach Fredrickson. Entgegen der bei Beginn der Untersuchungen gemachten Beobachtung fand sich bei Auswertung aller Daten keine strenge Korrelation zwischen Ausmaß der Hörstörung und Grad der Fettstoffwechselentgleisung.

Die Korrelation von hereditärer Schwerhörigkeit und erblicher Fettstoffwechselstörung ist bislang nicht beschrieben worden. Ob es sich um eine relevante genetische Korrelation handelt, kann derzeit nur spekuliert werden. Da beide Erkrankungen häufig sind, könnte durchaus eine gänzlich unabhängige, zufällige Assoziation im Sinne eines „ascertainment bias" vorliegen. Die durchzuführende Untersuchung auch der anderen Familienmitglieder soll zur Einschätzung der Sinnhaftigkeit einer aufwendigen molekulargenetischen Analyse beitragen. Nur durch sie können definiertes Syndrom, „contiguous genes" und rein zufällige Assoziation differenziert werden.

277. N. R. Wei, W. Giebel, J. Helms (Tübingen, Würzburg): Autoimmune Ursachen beim Hörsturz

Innenohrschwerhörigkeit ist bereits seit längerer Zeit in Verbindung gebracht worden mit der Möglichkeit autoimmunologischer Genese. Häufig sind Autoantikörper im Serum von Patienten nachgewiesen worden. Bei Hörsturzpatienten liegt der Anteil mit Antikörpern im Serum bei ca. 60%. Seit einiger Zeit wird diskutiert, ob die Antikörper im Serum der Patienten direkt am Innenohrgewebe wirksam werden, oder ob es sich, wie bei den meisten Autoimmunerkrankungen, lediglich um ein Zeichen für die autoimmune Genese der Erkrankung handelt.

Aus einem Patientengut von über 200 Innenohrschwerhörigen sollen hier exemplarisch acht Patienten vorgestellt werden, deren Seren mit verschiedenen Substraten immunhistochemisch untersucht wurden. Als Mustergewebe dienten Schnitte der Niere und des Magens der Maus. Zusätzlich wurden Schnitte der Cochlea einschließlich der benachbarten Teile des Kopfes eingesetzt.

In 4 Fällen ließen sich Antikörper gegen Kerne (ANA) im Mustergewebe nachweisen. Dieselbe positive Reaktion der Kerne trat auch im Cochleagewebe auf, und zwar im Corti-Organ, in der Stria vascularis, im Ligamentum spirale, im Limbus spiralis und im Ganglion spirale. Gleichzeitig fand sich positive Kernfluoreszenz im Kleinhirn und in der Schädelmuskulatur. In 2 Fällen trat im Muskelgewebe positive Reaktion von Antikörpern gegen glatte Muskulatur auf. In der Cochlea fand sich keinerlei positive Reaktion, während im umgebenden Gewebe in demselben Schnitt die Gefäßwände im Kleinhirn positiv reagierten. In 2 Fällen fanden sich keinerlei Antikörper im Serum der Hörsturzpatienten.

Antikörper im Serum von Patienten mit Hörsturz reagieren nur teilweise mit dem Gewebe der Cochlea und dann immer gleichzeitig auch mit dem Kopfgewebe außerhalb der Cochlea in demselben Gefrierschnitt. Beim Hörsturz ließ sich kein Antikörper finden, der ausschließlich mit der Cochlea reagierte. Es liegen also auch beim Hörsturz keine organspezifischen, auf das Innenohr gerichteten Antikörper vor. Es ist davon auszugehen, daß es sich hier, wie bei den anderen von uns untersuchten Innenohrerkrankungen (M. Menière, Akustikusneurinom, proggrediente IOS) um sekundäre Autoimmunerkrankungen handelt.

278. U. Gewelke, V. Daniel, H. Maier (Heidelberg): Immunstatusbestimmungen bei Hörsturzpatienten

Die vorliegende Studie, durchgeführt an der Universitäts-HNO-Klinik Heidelberg in Zusammenarbeit mit dem Institut für Immunologie der Universität Heidelberg, bestimmte den Immunstatus bei 30 Hörsturzpatienten zu Beginn der Erkrankung und 6 Wochen nach Eintritt des Hörsturzereignisses.

Folgendes Diagnostikschema zur Differenzierung eines T-Lymphozytendefekts kam zur Anwendung: Messung von verschiedenen Interleukinplasmaspiegeln (IL1, IL1-β, IL2, sIL2R, IL3, IL4, IL6, sIL6R, IL8, IL10, TNF-α, IL1-Rez.-Antagonist, Interzell. Adhäsionsmolekül-1, Granulozyten/Makrophag.-Kolonien stimul. Fakt., γINF), Durchführung eines Lymphozytenstimulationstests in vitro sowie Differenzierung der Lymphozytensubpopulation im Blut.

Lediglich zu Beginn der Erkrankung wurden gegenüber dem Kontrollkollektiv signifikant erhöhte IL2- (p < 0,04), sIL2R- (p < 0,04) Plasmaspiegel und eine signifikante Erhöhung der IL2-Rezeptor-positiven Zellen (p < 0,04) gemessen. Eine Störung der Lymphozytenstimulierbarkeit bestand bei 80% der Hörsturzpatienten auch noch 6 Wochen nach dem Hörsturzereignis.

Der CD4/CD8-Quotient war bei jeder Messung im Normbereich zwischen 1,0 und 2,5).

Zusammenfassend ist festzustellen, daß sich bei der überwiegenden Mehrzahl der Hörsturzpatienten eine permanent gestörte Lymphozytenstimulierbarkeit in vitro fand. Diese Funktionseinschränkung der T-Lymphozyten hat eine verzögerte Immunreaktion zur Folge und prädisponiert für eine Virusinfektion oder Reaktivierung eines latenten Virus.

Die IL2-, sIL2R-Plasmaspiegelerhöhung sowie die Erhöhung der IL2-Rezeptor-positiven Zellen sind Ausdruck der Abwehrreaktion gegen das Virus. Da nach 6 Wochen keiner der Patienten einen IL2-, sIL2R-Plasmaspiegelanstieg oder eine Erhöhung der IL2-Rezeptor-positiven Zellen mehr aufweist, hat das Immunsystem offensichtlich erfolgreich die Virusinfektion abgewehrt bzw. wird nicht mehr durch aktive Viren stimuliert. Gegenwärtig wird untersucht, ob es bei den Hörsturzpatienten überhaupt zu einem CD8-Anstieg kommt oder ob ein Anstieg innerhalb des 6wöchigen Intervalls stattfindet.

279. F. Hoffmann, J. Strutz (Freiburg, Regensburg):
Niedrig-dosierte intratympanale Gentamicintherapie. Eine experimentelle morphologische und elektrophysiologische Studie

Die subablative Gentamicintherapie, wie sie in Freiburg und Regensburg erfolgreich praktiziert wird, wirft folgende Fragen auf:

- Treten bei dieser niedrigen Dosierung (30–60 mg) morphologische und physiologische Veränderungen im Corti-Organ oder der Stria vascularis auf?
- Gibt es eine Intoxikationsschwelle?
- Wie verhalten sich die dunklen Zellen der Stria vascularis?

Die subkutane Implantation einer osmotischen Dauerpumpe beim Meerschweinchen erlaubte eine permanente intratympanale fensternahe Applikation des Pharmakons Gentamicin. Zur Verifizierung der physiologischen Leistung erfolgte die Ableitung der Hirnstammpotentiale zu Beginn und am Ende der Gentamicinapplikation. Das Hörorgan wurde anschließend ultrastrukturell aufgearbeitet.

Morphologisch zeigten sich bereits in der niedrigsten Dosis (35 mg) kochleäre Schädigungsmuster im Bereich der inneren und äußeren Haarzellen. Demgegenüber war die Stria vascularis nicht pathologisch verändert. Die Ergebnisse sind wie folgt zu interpretieren:

- Die dunklen Zellen spielen für die Wirkungsweise der intratympanalen Gentamicintherapie eine untergeordnete Rolle.
- Die morphologischen Schädigungsmuster lassen eine Anreicherung in der „Corti-Lymphe" vermuten.

Aus der ersten klinischen Anwendung dieses neuen Therapiekonzeptes ergeben sich Hinweise, daß die schwellennahe Intoxikation eine effizientere selektiv vestibuläre Wirkung und somit eine bessere Protektion des Gehörs ermöglicht als die ablative Therapie.

280. R. Nilles, P. K. Plinkert, U. Feine (Tübingen):
MIBG-Szintigraphie: Diagnosesicherung bei endokrin aktiven Glomustumoren

Glomustumoren (nonchromaffine Paragangliome) gehören zu den häufigsten gutartigen Mittelohrtumoren. 1–3% sind funktionell aktiv und sezernieren dann überwiegend Noradrenalin, jedoch auch in geringeren Mengen Adrenalin. Selten ist eine Sekretion von Dopamin. Damit sich eine endokrine Aktivität funktionell bemerkbar macht, ist ein 5facher über dem Normwert liegender Serumspiegel notwendig. Machen sich überhöhte Serumspiegel unter dem 5fachen Anstieg klinisch noch nicht bemerkbar, so kann es jedoch bei der Operation zu einer mechanisch induzierten massiven Ausschüttung von Katecholaminen kommen. Die klinische Konsequenz kann eine hypertensive Krise, eine Arrhythmie, eine paroxysmale Tachycardie oder aber im schlimmsten Falle ein Herzstillstand sein. Die Szintigraphie mittels I-131-Meta-Jodobenzylguanidin (MIBG) zeigt auf eine nichtinvasive und zuverlässige Methode die atypisch lokalisierte Anreicherung von Katecholaminen. Diese präoperative Diagnosesicherung erlaubt eine intraoperative medikamentöse Vermeidung von kardialen Komplikationen. Erste Ansätze bestehen, die endokrine Aktivität bei nicht operablen endokrin aktiven Glomustumoren mittels der MIBG-Szintigraphie zu mindern, um den Serumspiegel in nicht klinisch relevanten Normen zu halten.

281. D. Höhmann, J. L. Dornhoffer, J. Helms (Würzburg):
Hörerhalt bei der Akustikusneurinomchirurgie: Ergebnisse und prognostische Faktoren

Zwischen 1987 und 1992 wurden 437 Patienten wegen eines Akustikusneurinoms an der Universität Würzburg operiert. Bei 93 Patienten (39 weiblich, 54 männlich) wurde der transtemporale Zugang gewählt. Das mittlere Lebensalter betrug 49,9 Jahre (20–68 Jahre). In 50 Fällen wurde das linke und in 43 Fällen das rechte Ohr operiert.

Ergebnisse

Der N. cochlearis konnte bei 86 Patienten (92%) anatomisch erhalten werden. Ein verwertbares Hörvermögen (Hörschwelle innerhalb 50 dB, Sprachdiskrimination besser 50%) konnte bei 54 der 93 Patienten (58%) erhalten werden, ein Hörerhalt mit einer Hörschwelle besser 30 dB und einer Sprachdiskrimination besser 70% wurde in 42 der 93 Patienten (45%) gesehen. Eine Verbesserung des Hörvermögens von 10 dB für die Hörschwelle und 10% bei der Sprachdiskrimination konnte bei 3 Patienten dokumentiert werden. Eine Gegenüberstellung der audiometrischen prä- und postoperativen

Tabelle 1. Präoperative audiologische Parameter bei Patienten mit und ohne postoperativem Hörerhalt

	Patienten mit Hörerhalt n = 54 (58%)	Patienten ohne Hörerhalt n = 39 (42%)
tonschwellenaudiometrischer Mittelwert (500, 1 000, 2 000 Hz)	28,5 dB	29,0 dB
Sprachdiskrimination [%]		
Latenz Jewett V	6,39+0,46 ms (n=41)*	6,71+0,61 s (n=31)*
Intraaurale Latenzdifferenz	0,66 ms (n=41)	0,73 ms (n=31)

* p < 0,05.

Daten der Patienten mit und ohne Hörerhalt findet sich in Tabelle 1.

Das Hörvermögen konnte bei 39 von 65 Patienten (60%) mit Tumoren < oder = 0,5 cm erhalten werden. Bei 11 Patienten mit Tumoren zwischen 0,5 und 1 cm Ausdehnung zum Kleinhirnbrückenwinkel wurde das Hörvermögen 7mal (64%) geschont. 17 Patienten hatten Tumoren mit einer Ausdehnung von über 1 cm in den Kleinhirnbrückenwinkel. In diesem Kollektiv (p = 0,05) konnte bei 8 Patienten (47%) das Hörvermögen geschont werden (Tabelle 2).

Die hirnstammaudiometrischen Reizantworten (BERA) konnten bei 72 Patienten abgeleitet werden, in 41 Fällen wurde das Hörvermögen erhalten. Unter Heranziehung der Latenz der Welle V (5,9 + 0,4 ms, interaurale Latenzdifferenz für die Welle V < 0,4 ms im Normalkollektiv) fanden sich bei 66 Patienten (92%) pathologische Befunde, die auf eine retrocochleäre Läsion hinwiesen. Der Mittelwert für die Latenz der Welle V fand sich bei den Patienten, die postoperativ ein verwertbares Hörvermögen zeigten, um 6,39 + 0,46 ms, während die Patienten mit einem postoperativen Hörverlust präoperative Latenzen im Mittel um 6,71 + 0,61 einer ms aufwiesen. Dieser Unterschied war statistisch signifikant (p = 0,02). Der Mittelwert für die intraaurale Latenzdifferenz der Patienten mit postoperativem Hörvermögen fand sich um 0,62 + 0,34 ms, dieser Wert betrug für die Patienten mit postoperativem Hörverlust 0,76 + 0,68 ms.

Bei 34 von 50 Patienten (68%) mit einer Latenz für die Welle Jewett V von unter 6,8 ms fand sich ein postoperativ verwertbares Hörvermögen. Bei Patienten mit einer Latenz über 6,8 ms konnte nur in 7 von 22 Fällen (32%) das Hörvermögen geschont werden (Tabelle 3).

Ein Hörverlust war präoperativ bei 86 Patienten (93%) bekannt. Tinnitus als ein Symptom wurde von 76 Patienten (82%) berichtet, Angaben zu Schwindel fanden sich in 32 Fällen (30%). Das Hörvermögen ließ sich bei 21 dieser 32 Patienten (67%) mit Schwindelangaben erhalten, während dies bei 32 von 61 Patienten (53%) ohne Schwindelsymptomatik gelang.

Tabelle 2. Gegenüberstellung der Tumorgröße zum Anteil der Patienten mit postoperativem Hörvermögen

Tumordurchmesser [cm]	Anzahl (n)	Nutzbares postoperatives Hörvermögen (Anteil in [%])
< 0,5	65	60
0,5–1,0	11	64
1,0–1,5	17	47

Schlußfolgerung

- Die Verwendung des transtemporalen Zugangs zur Exstirpation von Akustikusneurinomen mit einer Ausdehnung von bis zu 1,5 cm in den Kleinhirnbrückenwinkel erlaubte einen Hörerhalt in 58% der Fälle. Postoperative Hörbefunde nahe der präoperativen Hörschwelle fanden sich in 45% der Fälle.

- Die Chance eines Hörerhalts korrelierte umgekehrt proportional zur Ausdehnung des Akustikusneurinoms.

- Die präoperative Hörschwelle und der Verlauf des präoperativen Audiogramms zeigten keinen Einfluß auf das postoperative Hörergebnis.

- Die Ableitung akustisch-evozierter Hirnstammpotentiale stellte ein zuverlässiges Instrument zur Diagnose auch kleiner Tumoren dar. Fand sich bei der präoperativen Messung eine Latenz von unter 6,8 ms für die Reizantwort Jewett V, korrelierte dieses mit einer erhöhten Chance für einen Hörerhalt. Im Gegensatz hierzu konnte bei nicht ableitbaren Hirnstammreizantworten in keinem Fall mit einem Hörerhalt gerechnet werden.

- Die Elektronystagmographie hatte keinen prognostischen Wert im dieser Studie zugrundeliegenden Patientenkollektiv. Wurden präoperativ Schwindelsymptome berichtet, war dieses ein prognostischer Parameter für ein postoperatives Hörvermögen.

Tabelle 3. Anteil der Patienten mit postoperativ nutzbarem Hörvermögen. Als ein postoperativ nutzbares Hörvermögen wurden Hörschwellen der sprachrelevanten Frequenzen besser als 50 dB und eine Sprachdiskrimination von wenigstens 50% definiert

	Zugang	Anzahl (n)	Nutzbares Hörvermögen in [%]
Harner et al. 1984	retrosigmoidal	273	21
Sanna et al. 1987	transtemporal retrosigmoidal	37	11
Gantz et al. 1986	transtemporal	42	37
Nadol et al. 1987	retrosigmoidal	69	26
Kemink et al. 1990	retrosigmoidal	20	58
Shelton et al. 1989	transtemporal	106	43
Samii et al. 1991	subokzipital	16	57
Haid, Wigand, 1992	transtemporal, erweitert	100	55
Eigene Untersuchungen	transtemporal	93	58

282. A. Strauß-Schier, U. Rost, T. Lenarz (Hannover):
Die rehabilitative Nachsorge der Cochleaimplantatpatienten im klinischen und nichtklinischen Bereich in Hannover

Seit 1984 werden an der Medizinischen Hochschule Hannover Cochlearimplantatoperationen durchgeführt. Das im Anschluß daran erfolgende Hörtraining konnte mit zunehmender Erfahrung und steigender Patientenzahl immer mehr erweitert werden. Grundlegend wird 4–6 Wochen nach der Operation mit den Patienten ein individuelles und ihren Lernvoraussetzungen angepaßtes Hörtraining durchgeführt. Es reicht von der Geräuschwahrnehmung über die Vokal- und Konsonantendifferenzierung, der Identifikation von Zahlen, Wörtern und Sätzen bis hin zu Übungen zum offenen Sprachverstehen und Telefonieren. Bei den anschließenden sprachperzeptiven Tests erreichen mehr als die Hälfte der Patienten ein offenes Sprachverstehen von 20 Wörtern pro Minute. Da die Hörleistungen noch sehr unterschiedlich sind, ist es für viele Patienten sinnvoll, weitere Hörübungsangebote wahrzunehmen. Dazu zählen die lebensbegleitende und weiterführende Nachsorge an der MHH, das logopädische Hörtraining am Wohnort, die Teilnahme an Selbsthilfegruppen und der Besuch von Gruppenhörübungsseminaren. Zwei Drittel der postlingual ertaubten Patienten erreichen nach 3 Jahren beim offenen Sprachverstehen ein Maximum von 40 bis 50 Wörtern pro Minute, doch können auch Patienten, die diese Leistung noch nicht erreicht haben, auch noch nach mehreren Jahren zu einem offenen Sprachverstehen gelangen. Hierzu zählt ein Patient, der im Alter von 10 Jahren an Meningitis ertaubte und mit 47 Jahren mit einem CI versorgt wurde. Nach der Basisrehabilitation nahm er die oben genannten Maßnahmen in Anspruch und erlangte erstmals nach 5 Jahren offenes Sprachverstehen. Um über längere Zeit zum Lernen motiviert zu werden, bedarf es eines Rehabilitationsprogramms mit verschiedenen Schwerpunkten.

283. M. Rogowski, B. Skotnicka, E. Gindzienska et al. (Bialystok):
Zur Evaluation der evozierten otoakustischen Emissionen in der Pädaudiologie*

Die Zielsetzung dieser Studie war es, die Möglichkeit eines Einsatzes der EOAE als Screeningverfahren für Frühdiagnose von Hörstörungen zu nutzen. In die Studie wurden 43 Neugeborene aufgenommen, die einem doppelten audiometrischen Screening mittels Aufzeichnung der EOAE und der evozierten Hirnstammpotentiale (BERA) unterzogen wurden. Die Aufnahme der EOAE und die Hörschwellenbestimmungen wurden mit einer mobilen Meßstation für die BERA (Hortmann BERApc) und EOAE (ILO88) durchgeführt. Beide Untersuchungen wurden unter für ein Screening realen, nicht optimalen Meß-bedingungen durchgeführt. Bei 66 von insgesamt 76 normalhörenden Ohren waren EOAE ableitbar, bei 10 Ohren zeigte ihr Fehlen ein falsch-positives Ergebnis. Die Berechnung der Spezifität (Anteil der im Test unauffälligen unter den nichterkrankten Personen) ergab 86,8%. Die Rate der Falschpositiven betrug 13,2%. Evozierte Emissionen fehlten bei 7 von insgesamt 10 schallempfindungsschwerhörigen Ohren, ihr Vorhandensein bei 3 Ohren ist als falsch-negatives Ergebnis zu werten. Die Berechnung der Sensitivität (Anteil der im Test auffälligen unter den tatsächlich erkrankten Personen) ergab 70%. Die Rate der Falsch-negativen betrug 30%. Zusammenfassend läßt sich feststellen, daß das Ausbleiben der EOAE bei Neugeborenen nicht überinterpretiert werden darf.

*Die Arbeit wurde mit freundlicher Unterstützung der Alexander von Humboldt-Stiftung und des Komitees für Forschungsarbeiten, Projekt-Nr. 4 S405 031 05, durchgeführt.

284. J. Morawetz, E. Löhle (Freiburg):
Hörgewinn bei resthörigen Kindern mit Hörgerät

Resthörige Kinder haben eine Hörschwelle von 90 dB und darüber, akustisch evozierte Potentiale fehlen in der Regel. Die Indikation eines Cochleaimplantates ist bislang auf Kinder mit sehr geringem bis gar keinem Restgehör nach einer Hörgeräteversorgung (HdO) von 2 Jahren festgelegt gewesen. Uns interessierte, ob durch eine geeignete Einteilung der resthörigen Kinder die Indikationsstellung für ein Cochleaimplantat früher festgelegt werden kann. Zur Klärung dieser Frage ermittelten wir den Zeitpunkt der Stabilisierung unter HdO und die daraus folgende Gruppenzuordnung in Anlehnung an das Schema von Löhle (1990). Zur Datenerhebung wurde der verhaltensaudiometrische Befund der Hörgeräteerstversorgung mit dem audiologischen Befund bei Stabilisierung der Hörreaktion von 83 resthörigen Kindern retrospektiv über einen Zeitraum von 24 Monaten verglichen. Unter regelmäßigem Tragen von Hörgeräten, regelmäßigen verhaltensaudiometrischen Kontrollen und lautsprachlich orientierter Frühförderung erfolgte ein unterschiedliches Verhalten der Hörschwellen. Es zeigte sich, daß eine Zuordnung der resthörigen Kinder der Gruppen C und D innerhalb von 6–12 Monaten möglich erscheint. Bei diesen Kindern sollte dann eine Cochleaimplantatversorgung erfolgen. Die Hörgeräteversorgung ermöglicht bei den Kindern der Gruppe A eine gute lautsprachliche Entwicklung. Bei den Kindern der Gruppe B ist die Frage einer Cochleaimplantation noch offen.

285. H. G. Demus, C. Rasinski (Halle/Saale): Frequenzselektionsvermögen und Spracherkennung bei Kindern

Zur Fehlhörigkeit zählt neben dem zeitlichen Auflösungsvermögen („gap detection") das Frequenzselektionsvermögen (FSV), die Fähigkeit des peripheren Hörorgans, ein Nutzsignal bei Anwesenheit eines Störsignals zu selektieren. Reduziertes FSV hat zur Folge, daß die höheren Formanten nicht oder nur eingeschränkt erkannt werden und damit Spracherkennung gemindert ist. Mittels einer von Zwicker (1974) inaugurierten Meßmethode, die auf Verdeckungsmessungen beruht, haben wir psychoakustische Tuningkurven (pTK), eine Art Filtereingangskurven des Ohres, gemessen. Wegen der nicht ganz leichten Entscheidungsfindung durch den Patienten, „Testton verdeckt durch Maskierton", wurden bisher nur Erwachsene untersucht. Wir konnten bei normalhörenden, kooperativen Kindern bis zum 5. Lebensjahr herab pTK messen. Offen bleibt bisher die aufgeworfene Frage, ob Kinder schmalere pTK aufweisen als jugendliche Erwachsene. Bei schwerhörigen Kindern konnten bis zum 7. Lebensjahr pTK gemessen werden. Während im unteren Formantgebiet bei der Testfrequenz $f_T = 500$ Hz meist noch ein gutes FSV ermittelt wurde, bestätigt durch Sprachaudiogramme (Zahlentest), war bei allen Kindern das FSV bei $f_T = 4000$ Hz wesentlich eingeschränkt. Vom Audiogramm kann man nicht auf das FSV schließen. Kinder mit auffällig schlechter Sprache oder Spracherkennung sollten bzgl. ihres FSV untersucht werden. Eine Hörgeräteversorgung kann vermindertes FSV nicht kompensieren.

286. W. Vorwerk, U. Vorwerk, K. Begall (Magdeburg): Sozialmedizinische und audiologische Aspekte der Hörgeräteversorgung von Patienten im Rentenalter

Die Hörgeräteversorgung älterer Menschen weist, bedingt durch die spezifischen Altersveränderungen und die verschiedenen Formen der Schwerhörigkeit, Besonderheiten auf. Ziel dieser Studie ist es, Aussagen über die Akzeptanz und den subjektiven Nutzen von Hörgeräten bei diesen älteren Patienten zu erhalten und eventuelle Konsequenzen hinsichtlich der Anpassung und Betreuung zu ziehen.

Die Untersuchung zu diesem Thema wurde im ersten Halbjahr 1992 durchgeführt, d.h. die befragten Patienten wurden unter dem Betreuungssystem der ehemaligen DDR, welches einige Besonderheiten aufwies, mit Hörgeräten versorgt.

Hieraus ergibt sich die zweite Fragestellung: Wie erfolgte die Betreuung der Patienten in der DDR, und welche Rehabilitationserfolge konnten entsprechend der limitierten Anzahl und Fabrikationsart der Hörgeräte verzeichnet werden?

Die Studie bezieht sich auf 264 Patienten im Rentenalter zwischen 60 und 90 Jahren, die alle an der HNO-Klinik der Otto-von-Guericke-Universität Magdeburg betreut worden sind. Die vorliegenden Ergebnisse wurden durch die Auswertung der klinisch-audiologischen Unterlagen und durch eine Fragebogenuntersuchung zur genannten Thematik gewonnen. Von den Ergebnissen werden hier nur einige zusammengefaßt, die sich hauptsächlich auf Angaben zur Schwerhörigkeit, auf die Tragegewohnheiten, die Akzeptanz und den Nutzen der Hörgeräte beziehen.

Zusammenfassend kann ein hoher Grad der Zufriedenheit bei den Patienten mit ihrem Hörgerät festgestellt werden. Eine große Anzahl der Patienten trägt ihr Hörgerät ständig oder zeitweise bei Gesprächen. Nur ein geringer Teil gibt an, das Hörgerät nie zu tragen oder davon keinen Nutzen zu haben.

Ausschlaggebend für diese recht positive Bilanz sind die intensive Betreuung der Schwerhörigen und die Anpassung der Hörgeräte durch hochqualifizierte audiologisch-phoniatrische Assistenten und HNO-Fachärzte, sowie eine regelmäßige Kontrolle in einem Schwerhörigendispensaire.

287. R. Ripberger, J. Schäfer, R. Häußler (Ulm):
Retrognathie, Hyoidposition und Schweregrad der obstruktiven Schlafapnoe

Mehr als zwei Drittel der Patienten mit schlafbezogenen Atmungsstörungen (Schnarchen oder obstruktive Schlafapnoe) sind übergewichtig, ein Drittel der Patienten weist Mittelgesichtsveränderungen auf. Riley et al. haben 1983 erstmals auf radiokephalometrisch erfaßbare Mittelgesichtsveränderungen bei diesen Patienten hingewiesen. Als wichtigste kephalometrische Parameter haben sich die Länge des weichen Gaumens (Pm–Pu), die hintere Pharynxdistanz (PAS), der Abstand zwischen Unterkiefertangente und Hyoid (MP–H) sowie die Winkel Sella-Nasion-Subspinale (SNA) und Sella-Nasion-Supramentale (SNB), mit der sich die relative Lage des Unterkiefers beschreiben läßt, erwiesen.

In den meisten Studien wurde eine positive Korrelation zwischen dem Abstand der Unterkiefertangente und dem Hyoid (MP–H) und dem Schweregrad der Erkrankung, ausgedrückt im Apnoe-Hypopnoe-Index (AHI) gefunden. Schäfer et al. haben eine Altersabhängigkeit der Strecke MP–H nachgewiesen. Über die Ursache der altersunabhängigen Verlängerung der Strecke MP–H bei Patienten mit schlafbezogenen Atmungsstörungen wurde bisher dahingehend spekuliert, daß ein relativer Platzmangel im Mundbodenbereich zu einer Verlängerung des Hyoids nach kaudal führen könnte. Um diese Hypothese zu überprüfen, wurden Fernröntgenseitlichbilder (FRS) von Patienten mit schlafbezogenen Atmungsstörungen kephalometrisch ausgewertet.

Patienten und Methoden

Von 372 männlichen Patienten (19 bis 76 Jahre) mit einer schlafbezogenen Atmungsstörung wurden Fernröntgenseitlichbilder (FRS) bei einer Fokusobjektdistanz von 1,1 m und Weichzeichenfilter angefertigt. Sämtliche Aufnahmen wurden manuell ausgewertet und die oben genannten Strecken und Winkel bestimmt.

Hauptaugenmerk wurde auf die Bißlage (Winkel Sella-Nasion-Subspinale und Sella-Nasion-Supramentale) und den Abstand des Hyoids von der Unterkiefertangente (MPH) gelegt. Die Patienten wurden hinsichtlich des Abstandes MPH in 5er Klassen eingeteilt. Hinsichtlich des Alters erfolgte die Einteilung in Klassen von 20–35, 35–50 und >50 Jahre. Patienten über 27 kg/m² wurden als übergewichtig betrachtet.

Ergebnisse

In allen Altersgruppen fand sich mit zunehmendem Abstand des Hyoids von der Unterkiefertangente eine zunehmende Retrognathie. Am stärksten war dieser Effekt in der Altersgruppe zwischen 35 und 50 Jahren ausgeprägt. Die Differenz der Winkel SNA minus SNB als Ausdruck der Retrognathie betrug für MPH-Werte von 15–20 mm 2,59 ± 3,05 Grad, für MPH-Werte von 30–35 mm hingegen 3,52 ± 3,55 Grad. In der Altersgruppe zwischen 35 und 50 Jahren betrugen diese Werte 2,10 ± 2,75 bzw. 4,06 ± 2,68. Eine Gegenüberstellung der Differenz der Winkel SNA minus SNB und des Schweregrades ergab bei Patienten mit einem relativen Körpergewicht über 27 kg/m² keinen Zusammenhang zwischen diesen Parametern. Bei Patienten unter 27 kg/m² war hingegen der Grad der Retrognathie mit dem Schweregrad der Erkrankung positiv korreliert (p < 0,01).

Zusammenfassung

Die Ergebnisse dieser Untersuchung unterstützen die These, daß kephalometrische Veränderungen bei normalgewichtigen Patienten als Ursache schlafbezogener Atmungsstörungen stärker im Vordergrund stehen als bei übergewichtigen Patienten. Sie bestätigen bisher nur vermutete Zusammenhänge zwischen Retrognathie und Abstand Hyoid–Unterkiefertangente.

288. D. Schneider, M. Damm, H. E. Eckel, E. Stennert (Köln):
Subjektive Beschwerden und objektive Befunde bei Patienten mit vermuteten nächtlichen Atemregulationsstörungen

Mit zunehmendem Alter verändert sich die Schlafstruktur, verstärkt sich das Schnarchen und eine unregelmäßige nächtliche Atmung. Aufgrund der umfangreichen Berichterstattungen sind die Patienten sehr gut über Atemregulationsstörungen [Rhonchopathie (R), Schlafapnoesyndrom (SAS) (S)] informiert, aber auch fehlinformiert. In 18 Monaten wurden insgesamt 143 Patienten mit der Verdachtsdiagnose in der HNO-Uniklinik Köln vorgestellt. Insgesamt wurden 127 (89%) Männer (Durchschnittsalter 46 Jahre) und 16 (11%)

Frauen untersucht. Bei 42 (29%) Patienten konnten nächtliche Atemregulationsstörungen ausgeschlossen werden. Bei 66 (46%) Patienten war eine Rhonchopathie und bei 35 (25%) Patienten ein SAS festzustellen. 58 aufeinanderfolgende Patienten wurden mit einem Fragebogen und dem Meßergebnis der Somnographie verglichen. Die Verdachtsdiagnose war bei fast 1/3 der Patienten auszuschließen. Oftmals konnten als Ursache Schlafstörungen der Ehefrauen diagnostiziert werden. Eine operative Therapie hätte aufgrund der minimalen

Symptome keine Besserung der Beschwerden erbracht, Mißerfolge wären die Folge gewesen.

Die durchschnittlichen Schlafzeiten pro Tag waren in allen 3 Gruppen gleich. Die meisten rauchenden Patienten mit häufigem Alkoholgenuß am Abend und verstärkter Tagesmüdigkeit fanden sich in der Gruppe R. Subjektive Beschwerden wie ein nächtliches Durstgefühl, morgendliche Mundtrockenheit und Nasenventilationsstörungen waren auch häufig in der N-Gruppe angegeben. Alle Patienten mit einem SAS waren übergewichtig (Broca-Index 130), die mittlere basale Sauerstoffsättigung lag bei 94% (Gruppe N 96%).

Die subjektiven Beschwerden und beobachteten Schlafstörungen korrelieren wenig mit den objektivierten Befunden. Mit einem Fragebogen kann nicht zuverlässig zwischen den 3 Gruppen unterschieden werden. Im eigenen Patientenkollektiv waren bei $^1/_3$ der Patienten keine nächtlichen Atemregulationsstörungen festzustellen.

289. O. Schwetschke, H. Lutz, A. Stelzig, W. Heppt (Heidelberg): Septum- und Muschelchirurgie beim obstruktiven Schlafapnoesyndrom. Polysomnographische Therapiekontrolle und Nasalanzmessung

Im Gegensatz zu den gut dokumentierten Behandlungserfolgen nach UPPP ist die generelle Empfehlung der Septum- und Muschelkorrektur zur Therapie des habituellen Schnarchens und des obstruktiven Schlafapnoesyndroms bislang noch nicht durch ausreichende Daten, insbesondere mittels Polysomnographie, abgesichert.

Um eine differenziertere Aussage über die Indikationsstellung und Wertigkeit der Septum- und Muschelchirurgie zur Beseitigung von schlafbezogenen obstruktiven Atemstörungen zu ermöglichen, wurden in unserer prospektiven Studie die postoperativen Veränderungen der relevanten polysomnografischen Parameter, z.B. des obstruktiven Apnoe-, Apnoe-, Schnarch-, Arousalindex, der minimalen und durchschnittlichen Sauerstoffsättigung erfaßt. Die Therapiekontrolle hinsichtlich der Nasenluftpassage wurde rhinomanometrisch durchgeführt.

Das prä- und posttherapeutische prozentuale Verhältnis von nasaler und oraler Energie ließ sich mittels Nasalanzmessung über ein neu konzipiertes Nasometer ermitteln.

Die an 36 Patienten nach Septum- und Muscheloperation gewonnenen Ergebnisse zeigen bei habituellem Schnarchen und gering- bis mittelgradigem Schlafapnoesyndrom eine Besserung des Schnarchindexes um durchschnittlich 52%, des Apnoeindexes um durchschnittlich 43% und die Anhebung der minimalen Sauerstoffsättigung von im Mittel 76% auf über 85%. Hingegen ist die Verkürzung der Apnoedauer durch die operativen Eingriffe oft nur gering. Mithin weist die Analyse von prä- und postoperativer Nasalanz bei den Patienten im prozentualen Verhältnis zwischen nasaler und oraler Energie Veränderungen zugunsten des oralen Anteils auf.

290. H.-J. Schultz-Coulon (Neuss): Zur chirurgischen Behandlung medianer Nasenzysten im frühen Kindesalter

Wenn man mediane Nasenfisteln oder -zysten bereits im frühen Kindesalter operieren muß, weil sie nicht nur die äußere Nase ästhetisch entstellen, sondern durch rezidivierende bakteriell-entzündliche Exacerbationen gefährlich werden, sieht man sich nach lehrbuchmäßigen Richtlinien vor der Schwierigkeit, für eine vollständige Fistel- bzw. Zystenentfernung eine mediane Rhinotomie durchführen zu müssen, die fast unausweichlich mit einer ästhetisch auffälligen Narbenbildung und mit der Gefahr einer deformierenden Wachstumsstörung der Nase und evtl. des Mittelgesichts verbunden ist. Anhand von 2 Kindern (2jähriges Mädchen und 16 Monate alter Junge) mit superinfizierter medianer Nasenzyste wird demonstriert, daß sich die Zystenentfernung nach dem Vorschlag von Berendes (1962) von einer „Arkadeninzision" vom Naseneingang aus, d.h. auf demselben Zu-gangsweg wie zur externen Rhinoplastik, vollständig oder wenigstens subtotal entfernen läßt. Bei subtotaler Entfernung ist eine endonasale Drainage der Restfistel durch einen gestielten Schleimhautlappen nach dem Vorschlag von Lehnhardt (1959) erforderlich. Man riskiert damit zwar die Möglichkeit eines Zystenrezidivs, was jedoch angesichts der modernen endoskopischen und computertomographischen Kontrollmöglichkeiten als durchaus zumutbar erscheint; sollte tatsächlich nach Jahren ein Zystenrezidiv festzustellen sein, könnte dieses mit großer Wahrscheinlichkeit von einem ästhetisch günstigeren Zugangsweg aus angegangen werden. Bei beiden demonstrierten Fällen ergab die computertomographische Kontrolle $1^1/_2$ bzw. $1^3/_4$ Jahre postoperativ keine Anhaltspunkte für ein Zystenrezidiv.

291. C. Nahr, G. Rettinger, A. Krank, J. Neuberger (Erlangen-Nürnberg): Wird die Klimafunktion der Nase durch abschwellende Nasentropfen beeinflußt?

Die Lumenerweiterung nach Gabe abschwellender Nasentropfen führt zu einer Veränderung der „Klimazone Nase". Es ist von besonderem Interesse, ob dadurch die Klimatisierungsfunktion (Befeuchtung und Erwärmung der Einatemluft, Rückgewinnung von Wärme und Feuchtigkeit bei der Ausatmung) beeinflußt wird.

Zur Quantifizierung der Klimatisierungsfunktion der Nase wurde ein rhinologischer Meßplatz eingerichtet. Dieser besteht aus einer Sonde mit einem Thermoelement und einer Zuführung zu einem Massenspektrometer zur Messung von Temperatur und Feuchtigkeit. Das Atemzugvolumen wird simultan mit einem Spirometer bestimmt. Die Werte werden on line registriert und in einem PC verarbeitet. Maximalwerte werden bei Exspiration und Minimalwerte bei Inspiration erreicht. Diese Technik ist nicht invasiv und gewinnt die Proben unter physiologischen Bedingungen.

Die Probanden (n = 15) waren rhinologisch gesund. Die Messungen erfolgten unmittelbar vor und ~20–30 min nach der Gabe von Otriven auf der gleichen Nasenseite. Die Meßpunkte lagen in der Nasenklappenregion, Nasenmitte und im Nasopharynx. Die Temperatur der Einatemluft lag bei 22 °C, die absolute Feuchtigkeit bei 2,3 x 10^{10} Moleküle H_2O/s (50% relative Feuchtigkeit).

Man beobachtet einen Temperatur- und Feuchtigkeitsanstieg von der Nasenklappenregion bis zum Nasopharynx von 27,3/33,4 auf 32,9/36,4 °C und von 2,9/5,1 auf 5,9/6,5 x 10^{10} Moleküle H_2O/s, wobei die Exspirationswerte höher als die Inspirationswerte liegen. Die statistische Auswertung ergab keinen signifikanten Unterschied der Temperatur- und Feuchtigkeitswerte vor und nach Gabe von Otriven.

Als Einflußfaktoren auf die Klimatisierungsleistung der Nase werden unter anderem die Durchgängigkeit oder die Weite der Nase postuliert. Je weiter das Lumen, desto geringer die Geschwindigkeit, mit der die Luft die Nase durchströmt. Allerdings kommt es auch zu einer Verkleinerung der Schleimhautoberfläche, d.h. der Austauschfläche für Feuchtigkeit und Temperatur. Die Verkleinerung der Austauschfläche allein müßte eine Verringerung der Klimatisierungsleistung bedingen. Gegensinnig wirkt eine Verlängerung der Austauschzeit durch die geringere Strömungsgeschwindigkeit. Dies könnte die Erklärung dafür sein, daß es zu keiner statistisch signifikanten Änderung der Temperatur- und Feuchtigkeitswerte vor und nach Gabe abschwellender Nasentropfen kommt.

292. H. Enzmann, O. Lüers (Berlin): Adapteraufsätze für die akustische Rhinometrie

Bei der Suche nach den Ursachen für die große Streubreite der Meßwerte der akustischen Rhinomanometrie, besonders in den mittleren und hinteren Nasenabschnitten, fanden wir den ungenügenden Anschluß der Meßsonden an das äußere Nasenloch. Durch konische, am Ende wenig gekrümmte Adapteraufsätze (Durchmesser 2, 2,5 und 3 cm) zusammen mit Vaseline ließ sich der erforderliche luft-, besser schalldichte Anschluß erreichen. Der – unter Berücksichtigung der meßtechnisch schwierigen hinteren Nasenabschnitte – sehr große Variationskoeffizient konnte von 29% ohne Adapteraufsatz auf 6% mit dem vorgeschlagenen Adapteraufsatz und Vaseline gesenkt werden.

293. E.-G. Kleinschmidt (Rostock): Praxiserprobtes, KV-gerechtes Screeningolfaktometer mit wissenschaftlicher Grundlage

Auf der 1. Sitzung des Arbeitskreises Olfaktologie/Gustologie am 5. und 6. November 1993 in Dresden zeigte sich der dringende Bedarf eines einfachen und preiswerten Riechbestecks für die klinische Routine. Ausgehend von einem größeren, in jahrelanger Praxis bewährten Olfaktoodorimetriesystem, wird folgendes Testbesteck empfohlen: 12 genormte Riechflaschen mit 23 mm Schliffstopfenöffnung und 50 ml Inhalt enthalten – gemäß Leistungsbeschreibung zur Kassenabrechnung nach EBM-Nr. 1407 – 3 reine Riechstoffe (Kampfer, Vanillin, Schwefelkohlenstoff), 3 Mischreizstoffe (Menthol, 1,2-Dichlorethan, Ammoniak) und den Trigeminusreizstoff Ameisensäure. Die Riechstoffe sind in bestimmter Konzentration in geruchfreiem flüssigen Paraffin (Bayol F,

SERVA-Heidelberg) gelöst bzw. bei Ameisensäure und Ammoniak mit Wasser gemischt. Kampfer und Menthol sind in je 3 Konzentrationen vorhanden. Gaschromatographische Head-space-Analysen ergaben in den zu inhalierenden Gasphasen der Riechflaschen für Kampfer Konzentrationen von 8, 38 u. 1100 (Reizschwelle bei 2,5) Nanogramm/ml und für Menthol von 1,2, 5,2 u. 190 (Reizschwelle bei 0,28) ng/ml Gas. Eine Odorimetrie (quali-

tative Riechprüfung, Identifikationstest mit 6 Substanzen entsprechend eventuell vorhandener Grundgerüche) und eine Screeningolfaktometrie (quantitative Riechprüfung) sind möglich und erlauben eine diagnostische Skalierung in Normosmie, Parosmie sowie leichte und schwere Hyposmie oder Anosmie. Fläschchen 12 enthält als Nullreiz reines Paraffin, so daß ein Zweifach-Auswahlprinzip für den Probanden zur Anwendung kommen kann.

294. S. Knipping, A. Riederer, A. Fischer, J. Unger, G. Grevers (München): Eine vergleichende immunhistochemische Studie zur nervalen und peptidergen Versorgung der menschlichen Nasenschleimhaut

Die nervale Kontrolle der verschiedenen physiologischen Funktionen der Nasenschleimhaut des Menschen wird neben den klassischen Neurotransmittern (Noradrenalin, Azetylcholin) auch einigen Neuropeptiden, wie dem vasointestinalen Peptid (VIP) und dem Calcitonin gene related peptide (CGRP), zugesprochen.

Ziel dieser Studie war es, mit Hilfe immunhistochemischer Verfahren einerseits die Gesamtinnervation der unteren Nasenmuschel des Menschen darzustellen, um anschließend eine genaue morphologische Zuordnung einiger Neuropeptide im Bereich dieser nervalen Strukturen zu erreichen.

Als neuronaler Marker wurde ein Antikörper (Ak) gegen die neuronenspezifische Enolase (NSE), die in nervalen und neuroendokrinen Zellen des zentralen und peripheren Nervensystems vorkommt, verwendet.

Neuropeptiderge Lokalisationen in der unteren menschlichen Nasenmuschel wurden mit Antikörpern gegen CGRP bzw. VIP und dessen Rezeptor markiert.

Nach der Mukotomie der unteren Nasenmuschel wurden die Präparate in Paraffin eingebettet und tiefgefroren. Die Serienschnitte kamen anschließend alternierend mit einem Ak gegen NSE, VIP oder CGRP zur Inkubation. Zur Darstellung der Immunreaktionen diente die Avidin-Biotin-Komplex-Methode. Die Gegenfärbung erfolgte mit Mayers Hämalaun.

In den Neuronen der Nasenschleimhaut waren die Neuropeptide VIP und CGRP nur vereinzelt zu finden. VIP-immunreaktive Strukturen stellten sich perivenös, in der Arteriolenwandung und an seromukösen Drüsen, VIP-Rezeptoren zusätzlich im Epithel dar. Feine CGRP-immunreaktive Fasern waren im Bereich von Arterien, Drüsengewebe bzw. Drüsenausführungsgängen und im subepithelialen Bindegewebe lokalisiert.

Durch die genaue Zuordnung von VIP bzw. CGRP zu den einzelnen Gewebestrukturen der unteren Nasenmuschel des Menschen lassen sich die bisher beschriebenen physiologischen Eigenschaften dieser Neurotransmitter besser verstehen.

295. E. P. Rasp (München): Diagnostik aller allergischen und nichtallergischen Entzündungsreaktionen der Nasenschleimhaut durch nasale Mediatoren

(Manuskript nicht eingegangen)

296. W. N. Kamargakis, G. Grevers (München): Zur Morphologie muskulärer Polsterbildungen und intervaskulärer Muskelfasern im endonasalen Schwellgewebe

Seit der Entdeckung und Erstbeschreibung des endonasalen Schwellgewebes vor nunmehr fast 150 Jahren sind auch immer wieder muskuläre Polsterbildungen innerhalb dieses Gefäßsystems an unterschiedlichen Stellen beschrieben worden. Ebenso uneinheitlich wie die Beschreibung der Lokalisation war in der Literatur auch

die Interpretation dieser Strukturen. Ziel der vorliegenden Arbeit ist es, mit Hilfe histologischer Untersuchungsmethoden Struktur und Lokalisation dieser morphologischen Besonderheiten zu untersuchen und ihren funktionellen Stellenwert im Rahmen endonasaler Schwellvorgänge zu definieren.

Das Gewebe wurde im Rahmen einer Mukotomie entnommen und sofort zur Fixierung in Bouin-Lösung eingebracht. Dort verblieb es für insgesamt 2 Wochen, die Fixierlösung wurde alle 2 Tage ausgewechselt. Nach Auswaschung, Entwässerung und Einbettung der Präparate wurden histologische Serienschnitte hergestellt und mit Azan in der Modifikation nach Haidenhein und Hämatoxylin-Eosin gefärbt. Die Präparate wurden anschließend lichtmikroskopisch ausgewertet.

In der Übersicht zeigt das Schwellgewebe innerhalb der Lamina propria mucosae der Nasenschleimhaut insgesamt ein sehr heterogenes Bild bezüglich der Wanddicke. Grundsätzlich kann man jedoch sagen, daß die epithelfern gelegenen Gefäße eine stärkere Gefäßwand besitzen. Aber auch in den epithelnahe gelegenen Bestandteilen des Schwellgewebes finden sich durchaus Kaliberschwankungen der Wandmuskulatur. Am Übergang von mehreren Gefäßen lassen sich regelmäßig Gefäßwandverdickungen in Form von Polsterbildungen nachweisen, die bezüglich des muskulären Faserverlaufes ein sehr heterogenes Bild zeigen. Auch mit Hilfe von Serienschnitten war es nur bedingt möglich, einen regelhaften muskulären Wandaufbau dieser Strukturen nachzuweisen. Gelegentlich lassen sich zudem intervaskuläre Muskelfasern nachweisen, die zwischen den Gefäßwänden benachbarter Anteile des Schwellgewebes verlaufen und mit den äußeren Schichten der Wandmuskulatur dieser Gefäße in Verbindung stehen. Bezüglich der funktionellen Bedeutung muskulärer Polsterbildungen und intervaskulärer Muskelfasern im Schwellgewebe der Nasenschleimhaut muß man aufgrund der vorliegenden Befunde wohl davon ausgehen, daß hier ein Zusammenspiel der genannten Strukturen bei Schwellvorgängen der Nasenschleimhaut erfolgt, wobei grundsätzlich – schon aus quantitativen Gründen – den muskulären Polsterbildungen eine maßgebendere Bedeutung zugemessen werden muß.

297. G. Schindlbeck, A. Schadel, K. Hörmann (Mannheim): SX1-CAP (RAST) als Screeningmethode der Wahl

Spezifität und Sensibilität der einzelnen allergologischen-immunologischen Nachweisverfahren werden in der internationalen Literatur kontrovers diskutiert. Anhand von Probeexzisionen (Nasenpolypen-, Nasenmuschel-Probeexzisionen) wurde der jeweilige immunhistochemische Befund mit Prick-Test, RAST (SX1-CAP) sowie dem Gesamt-IgE in Korrelation gesetzt. Nach den an über 100 Patienten gewonnenen Ergebnissen handelt es sich bei dem SX1-Cap (RAST) um die Screeningmethode der Wahl, um präoperativ vor Nasen-/Nasennebenhöhlenoperationen eine allergische Genese abzuklären und entsprechende Hinweise auf die postoperative Nachbehandlung zu erhalten. Darüber hinaus konnten wir an den operativ entnommenen Nasen-/Nasennebenhöhlenpolypen im Gegensatz zu der internationalen Literatur in über 30% der Fälle eine allergische Reaktionslage nachweisen.

298. J.-A. Schwab, K. Pohl, G. Rettinger (Erlangen): Langzeitergebnisse nach plastischen Nasenoperationen

Mitteilungen über Ergebnisse nach plastischen Eingriffen an der Nase beschränken sich ganz überwiegend auf einen Zeitraum von 1 Jahr nach der Operation, tatsächliche Langzeitergebnisse sind eine ausgesprochene Seltenheit. Aus dem umfangreichen Krankengut der Hals-Nasen-Ohrenklinik in Erlangen ist es uns gelungen, 36 Patienten nachzuuntersuchen, die in der Zeit zwischen 1977 und 1986 operiert wurden. Es handelte sich dabei um 15 weibliche und 21 männliche Patienten im Alter zwischen 15 und 74 Jahren (Durchschnitt 37,4 Jahre). Die durchschnittliche Nachbeobachtungszeit betrug 12 Jahre. Unter anderem handelte es sich bei diesen Patienten um 7 Schiefnasen, 3 Sattelnasen, 6 Höckernasen und 1 Nasenspitzenkorrektur. Bei den übrigen 19 Patienten lagen kombinierte Probleme vor.

Schwerpunkt der Nachuntersuchung waren die Formkonstanz der Nase, v.a. im Hinblick auf die Nasenspitzenprojektion, mögliche Seitenverschiebungen und die Stabilität von Transplantaten. Hierzu wurden die prä- und postoperativ angefertigten Patientenaufnahmen hinsichtlich der Nasolabialwinkel, der Nasofrontalwinkel sowie der Nasendomwinkel im zeitlichen Verlauf verglichen.

Besonders auffällig waren Resorptionen von Bankknorpelimplantaten, allerdings auch von autogenen Rippenknorpeltransplantaten. Als besonders kritische Region für die Formstabilität erwies sich die Nasenspitze, bei 4 von 12 Operierten trat eine deutliche Verformung ein.

Die Ergebnisse der ärztlichen Befunde wurden ergänzt durch die subjektive Selbsteinschätzung der Patienten mit Hilfe des Freiburger Persönlichkeitsinventars (FPI-Test).

Neben der zahlenmäßigen Auswertung der Ergebnisse stellen wir exemplarisch Patienten mit verschiedenen präoperativen Ausgangsbefunden vor.

299. A. Schafigh, W. Wöllmer (Hamburg):
Laserbehandlung des M. Osler im HNO-Bereich

Patienten mit M. Osler weisen teleangiektatische oder angiomartige Gefäßveränderungen auf, die zu häufigen Blutungen in den betroffenen Arealen führen. Die Ätiologie und Pathogenese der hereditären Erkrankung werden schwerpunktmäßig an der Manifestation im HNO-Bereich, v.a. an den endonasalen Schleimhäuten dargestellt. Neben der Beschreibung plastischer Operationsverfahren wird das in unserer Klinik praktizierte, die Schleimhaut schonende Verfahren der Argonlaserkoagulation erläutert. In den letzten drei Jahren wurden insgesamt 16 Patienten mehrfach mit dem wegen seiner Eigenschaften sehr gut geeigneten Argonionenlaser behandelt. Durch die getaktete Bestrahlung mit geringer Leistung (0,1 s-Pulse, 0,6–1 W) ist einerseits der Eingriff unter leichter Xylocainlokalnästhesie möglich, andererseits wird die Schleimhaut dabei so geschont, daß mehrfache Behandlungen schon in Abständen von einigen Tagen durchgeführt werden können. Unter dem Operationsmikroskop werden die Herde über einen Mikromanipulator so genau koaguliert, daß auf einen unmittelbar sichtbaren Effekt (Weißung des Gewebes) verzichtet werden kann. Die Koagulation wirkt sich in den Folgetagen aus. Die Langzeitergebnisse werden dargestellt.

300. W. Decker, A. Stellzig (Heidelberg):
Zur diagnostischen Wertigkeit der transnasalen flexiblen Endoskopie nach operativem Gaumenspaltenverschluß

Mittels transnasaler flexibler Videoendoskopie erfolgte eine vergleichende Analyse des velopharyngealen Verschlußmechanismus beim Sprechen eines standardisierten Nasalitätsprüfungsmateriales hinsichtlich struktureller und funktioneller Aspekte unter physiologischen bzw. pathologischen Konditionen; hierzu wurden 45 Patienten nach operativer Korrektur einer isolierten oder kombinierten Weichgaumen-Spalte einer Gruppe von 60 Kontrollpersonen gegenübergestellt.

Bei Beurteilung des velopharyngealen Abschlusses hinsichtlich Verschlußkompetenz sowie Ausmaß, Lokalisation und Ursache einer endoskopisch dokumentierten Verschlußinsuffizienz konnten Velumlänge und -konfiguration sowie Volumen und Lokalisation der Rachenmandel als wesentliche strukturelle Einflußfaktoren identifiziert werden.

Das Patientenkollektiv wies gegenüber der Kontrollgruppe eine Verschiebung der Verschlußmusterverteilung vom koronaren zum zirkulären bzw. sagittalen Typ und von Mustern ohne zu solchen mit Nachweis eines Passavant-Wulstes auf. Die zur Kompensation einer reduzierten velaren Effektivität innerhalb des Verschlußmechanismus auftretende Aktivierung der lateralen und dorsalen Pharynxmuskulatur resultierte jedoch nur in 45% der Fälle in einem vollständigen velopharyngealen Abschluß, wobei bei 27% eine permanente Sekretblasenbildung auf eine marginale Verschlußkompetenz hinwies. In der Kontrollgruppe lag hingegen bei allen Probanden eine vollständige velopharyngeale Kompetenz vor. Die computergestützte Bildverarbeitung der videodokumentierten endoskopischen Befunde ist unter dem Aspekt einer räumlichen und zeitlichen Quantifizierung velopharyngealer Bewegungsabläufe Gegenstand zukünftiger Untersuchungen.

301. A.-J. Tasman, F. Wallner (Heidelberg):
Stereopsis durch Monopsis? Untersuchungen zur räumlichen Orientierung mit dem Mikroskop und dem Endoskop an einem Modell der Nase

Anhand eines stark vereinfachten Modells der Nasenhaupthöhle wird die räumliche Orientierung ohne Hilfsmittel unter binokulärem und monokulärem Sehen sowie mit Endoskop und mit Operationsmikroskop verglichen. Untersuchungskriterien sind der zeitliche Aufwand und die Trefferquote in einem modifizierten Fingerzeigeversuch. Im Vordergrund steht die Frage, inwiefern das Endoskop, das lediglich ein monoptisches Sehen erlaubt, im Vergleich zum Operationsmikroskop eine räumliche Orientierung ermöglicht. Die Erfolgsergebnisse unterschiedlich geübter Probandengruppen werden vorgestellt und bzgl. der Wertigkeit der genannten Optiken diskutiert.

302. P. Agha-Mir-Salim, V. Jahnke (Berlin):
Das Ameloblastom der Nasenhaupthöhle: eine elektronenmikroskopische Beschreibung

Das Ameloblastom (AB) ist ein sehr seltener Tumor und kommt meist im Bereich des Kiefers vor. Das AB kann zystisch oder auch als solide Geschwulst auftreten und besitzt eine Häufigkeit von 1%, bezogen auf alle Kiefertumoren. Die Inzidenz ist unabhängig vom Alter, in seltenen Fällen wurde dieser Tumor auch bei Kindern beschrieben. Das AB tritt bei Männern häufiger auf als bei Frauen und betrifft zu 80% den Unterkiefer meist im Bereich der Molaren. Das Auftreten am Nasenboden und auch extraossär wird in der Literatur erwähnt, besonders häufig ist diese Geschwulst in Ostafrika.

Anhand einer Kasuistik möchten wir den seltenen Fall eines AB der Nasenhaupthöhle vorstellen. Mit lichtmikroskopischen und elektronenmikroskopischen Untersuchungen wird dieser Tumor detailliert dargestellt; die charakteristischen ultrastrukturellen Merkmale dieser Geschwulst werden aufgezeigt.

Lichtmikroskopisch zeichnet sich das Gewebe durch plexiform miteinander verbundene Zellstränge aus, welche bis an das Oberflächenepithel heranreichen. Die einzelnen Zellstränge sind von palisadenförmigen Ameloblastenformationen umgeben. Die Struktur des Schmelzorgans wird nachgeahmt. Die Stränge können Zysten bilden, die in ihrem Zentrum preudomuzinöses Sekret enthalten, diese Zysten werden von zylindrischem Epithel ausgekleidet.

Elektronenmikroskopisch weisen die Zellen des AB eine charakteristische Struktur auf. Die Zellstränge sind durch bindegewebige Septen voneinander getrennt. Die basalen Ameloblasten liegen einer Basallamina auf. Die Konturen der einzelnen Zellen können unterschiedlich sein, sie entsprechen jedoch grundsätzlich einem hochprismatischen Epithel. Man unterscheidet eine kompakte Zone mit dicht aneinanderliegenden Zellverbänden und aufgelockerte Areale. Es können ein oder mehrere Zellkerne vorkommen, die Anzahl der Mitochondrien variiert. Rauhes endoplasmatisches Retikulum ist selten zu beobachten, intrazellulär wurden häufig Glykogen-partikel gefunden. Die Tumorzellen sind mit einer Reihe von Desmosomen untereinander fest verbunden, insbesondere zwischen der basalen Zellschicht und der Basallamina wurden Muculae adhaerentes nachgewiesen. Die Oberfläche der Tumorzellen besitzen Mikrovilli. In der aufgelockerten Zone sind die Ameloblasten mit trabekelförmigen Zellausläufern verbunden. Hier findet sich eine große Anzahl von Desmosomen.

In der Literatur wird das Auftreten im Bereich der Maxilla und der Mandibula beschrieben, das AB der Nasenhaupthöhle gilt als Rarität. Mit Hilfe der Lichtmikroskopie können die netzförmige Anordnung der Zellen und die zystischen Formationen aufgezeigt werden. Eine detaillierte Darstellung dieses Tumors gelingt jedoch nur durch eine elektronenmikroskopische Untersuchung.

Es handelt sich um gut differenzierte und netzförmig angeordnete Zellverbände, die lokal destruierend wachsen. Im Gegensatz zum follikulären Typ ist das plexiforme AB aufgrund einer starken Vernetzung und Verankerung der Tumorzellen untereinander und an der Basallamina mit der Feinstruktur des Plattenepithels vergleichbar. Als histologischen Ursprung des AB werden persistierende Überreste von Zahnanlagen angesehen, welche aus unbekannten Gründen proliferieren.

Die Therapie des AB ist primär die chirurgische Entfernung mit einem breiten Streifen im gesunden Gewebe. Für den Fall eines polyzystischen oder sehr ausgedehnten Tumors muß eine ausschließliche Tumorverkleinerung oder Radiatio in Betracht gezogen werden. In 30% treten nach chirurgischer Behandlung Rezidive auf. Lebensbedrohende Zustände entstehen nur im Falle einer Infiltration der Schädelbasis. Multizystische oder solide Ameloblastome gelten als besonders aggressiv. Die histologische Typisierung beeinflußt die Prognose dieses Tumors nicht.

Die elektronenmikroskopische Beschreibung dient nur der genaueren Charakterisierung dieses Tumors und trägt zum Verständnis des Verhaltens des AB bei.

303. G. Mlynski, B. Mlynski, F. Marschall (Greifswald):
Rhinoresistometrische Meßwerte von gesunden Probanden

Die Autoren berichten über rhinoresistometrische Untersuchungen bei 100 rhinologisch gesunden Probanden. Die Meßwerte für den nasalen Atemwiderstand, den hydraulischen Durchmesser, die turbulenzauslösende Wandbeschaffenheit sowie das Turbulenzverhalten werden mit den subjektiven Angaben der Versuchspersonen sowie mit den rhinoskopisch erhobenen Befunden ver-glichen und statistisch ausgewertet. Es werden die Normbereiche ermittelt. Die Untersuchungen zeigen die hohe Fehlerquote bei der subjektiven Einschätzung durch die Probanden sowie bei der rhinoskopischen Beurteilung und belegen somit den Wert der Rhinomanometrie. Der Zusammenhang zwischen der Atemstörung und der respiratorischen Funktion der Nase wird diskutiert.

Postersession II

304. R. M. Weiß, B. Kramp, H.-P. Putzke (Rostock): Rezidivierung pleomorpher Adenome in Beziehung zur Subklassifizierung nach Seifert

Von 433 Patienten, welche wegen eines primären Parotisbefundes in den Jahren 1977 bis 1992 operiert wurden, erkrankten 247 (56,5%) an einem Adenom. Bezogen auf die Gruppe der „echten Tumoren" mit periglandulären Tumoren und Metastasen (n = 341) erhöht sich der Anteil der Adenompatienten auf 72,43%. Bei 145 Patienten (42,5%) wurde ein pleomorphes Adenom diagnostiziert (58,7% aller Adenompatienten).

Wegen der Ersterkrankung eines pleomorphen Adenoms wurden 110 Patienten operiert. Mit n = 55 (50%) dominiert der Subtyp II gegenüber Subtyp I mit 24,5%, Subtyp III mit 18,2%, Subtyp IV mit 4,6% und Mischtypen mit 2,7% deutlich. 40,9% der Eingriffe entfielen auf die Altersgruppe 51–70 Jahre und 35,6% auf die Altersgruppe 21–40 Jahre. Demgegenüber konnte bei erstgenannter Altersgruppe ein Subtyp II nur bei 19,9%, jedoch in zweitgenannter Altersverteilung bei 23,7% der Fälle (bezogen auf die Gesamtzahl) diagnostiziert werden.

In den Jahren 1977 bis 1992 wurden an 22 Patienten 35 Rezidiveingriffe vorgenommen. Die durchschnittliche Rezidivdauer betrug 10,7 Jahre zwischen Ersteingriff und operiertem Rezidiv. Zwischen Erst- und Zweitrezidiv reduziert sich die Rezidivdauer auf durchschnittlich 5,4 Jahre. Bei den Gesamtrezidiven konnte keine Überproportionalität des Subtyps II mit 51,4% festgestellt werden, jedoch in der Gruppe der Erstrezidive mit 61%. Mit zunehmender Zahl der Rezidive scheint sich der Subtyp II bei 50% einzupegeln, während Subtyp I mit der Anzahl der Rezidive zunimmt.

Im Zeitraum von 1977 bis 1992 traten in der Patientengruppe der Ersterkrankten und durch eine laterale Parotidektomie Voroperierten nur 2 Rezidive auf. Das entspricht 1,3% aller Eingriffe.

305. S. Burkard, H. Maier (Heidelberg): Ausscheidung von Kadmium im Parotisspeichel der Ratte

Die Ausscheidung von Kadmium im Parotisspeichel wurde am Modell der Ratte untersucht (n = 24). Nach chronischer Kadmiumexposition (4 mg/l Kadmiumchlorid als Trinkwasserzusatz) über einen Zeitraum von 4 Wochen betrug 8 Tage nach der letzten Exposition die Kadmiumkonzentration im Parotisspeichel 36 ± 3,6 µg/l. Im Serum lag die Kadmiumkonzentration im Mittel bei 3,3 ± 0,1 µg/l und im Urin bei 3,4 ± 0,2 µg/l, somit waren die Speichelwerte um nahezu das 10fache höher im Vergleich zu den Serum- oder Urinwerten (p < 0,005). Im Parotisgewebe betrug die Kadmium-konzentration 38 ± 6 µg/kg im Vergleich zu 5440 ± 384 µg/kg im Nierengewebe. Diese Untersuchung zeigt, daß die Niere im Vergleich zur Glandula parotis um mehr als das 100fache Kadmium stärker akkumuliert. Die Glandula parotis hingegen scheidet verhältnismäßig größere Mengen des Schwermetalls mit dem Speichel in die Mundhöhle aus als die Niere über den Urin.

Dem Parotisspeichel könnte möglicherweise eine wichtige Rolle für das „Biomonitoring" bei kadmiumexponierten Personen zukommen.

306. P. A. Federspil, P. Federspil, W. Schätzle (Homburg/Saar): Die monomorphen Parotisadenome heute

In einer retrospektiven Studie wurden 132 Patienten mit monomorphen Parotisadenomen analysiert (23% von 587 Parotistumoren, die von 1968 bis 1991 in Homburg operiert wurden). Eine Kontrolle wurde durch einen Fragebogen erhalten. Der Anteil der Warthin-Tumoren liegt mit 27% von den epithelialen Tumoren relativ hoch. Männer waren mit 3:1 häufiger betroffen. Das nach Geschlecht adjustierte relative Risiko betrug 4,7 (95%-Konfidenzintervall 2,0–10,5) mit p < 0,0005 zugunsten einer hochsignifikanten Assoziation des Rauchens mit den Warthin-Tumoren gegenüber den pleomorphen Adenomen. Während bei Malignomen in 17% Schmerzen geklagt wurden, lag dieser Prozentsatz bei den Warthin-Tumoren mit 18% sogar etwas höher. Eine präoperative Fazialisparese trat mit 13,4% am häufigsten unter den Malignomen auf, es wurden jedoch 4 präoperative Fazialisparesen bei 116 Warthin-Tumoren beobachtet (3,4%). Mehr als ein Drittel von 19 präoperativen Fazialisparesen waren nichtmaligner Natur. Von 107 Primäreingriffen wegen Warthin-Tumor kam es zu einem Rezidiv bzw. Zweittumor (0,9%) nach Enukleation. Ein weiteres Rezidiv trat nach einem Sekundäreingriff auf. Einer der Rezidivpatienten hatte einen bilateralen Tumor, der andere einen extraparotidealen Warthin-Tumor der Oberlippe. Sieben Patienten hatten bilaterale Tumoren (6,5%). Ein papilläres Zystadenom entartete in ein papilläres Adenokarzinom. Zur Operation der gutartigen Parotistumoren empfehlen wir die segmentale Parotidektomie, bei der nach grundsätzlicher Fazialisdarstellung ein Saum gesunden Parotisgewebes entfernt wird.

A. Hahn (Würzburg): Warum keine laterale Parotidektomie, sondern segmentale Parotis-TU-Entfernung?

P. A. Federspil (Schlußwort):
Auch die Trennung Außenlappen/Innenlappen der Parotis ist bekanntermaßen eine artifizielle. Die geringe Häufigkeit von multifokalen Warthin-Tumoren, zusammen mit der systematischen präoperativen Ultraschalluntersuchung und der intraoperativen Palpation, veranlassen uns, die segmentale Parotidektomie als optimale Technik zu betrachten. Bei jüngeren Patienten kann die laterale Parotidektomie diskutiert werden.

307. P. Hahn, K. Schindler, N. Martens (Würzburg): Die Na-, K-, Ca-, Mg-, Cu-, Zn-, P-Konzentrationen in tumorbefallenen und tumorfreien Arealen der menschlichen Parotis

Eine Literaturrecherche ab 1985 zeigte, daß Elementanalysen im Zusammenhang mit Humantumoren fast nur im Serum durchgeführt wurden. Dabei ist nahezu ausschließlich Kupfer und Zink bestimmt worden. Ergänzend hierzu wurden an menschlichem Parotistumorgewebe nach Gefriertrocknung und Kaltveraschung mit aktiviertem Sauerstoff (Singulet-Sauerstoff) die Natrium-, Kalium-, Kalzium-, Magnesium-, Kupfer- und Phosphorkonzentrationen mit einem Gleichstromspektrometer (CDP-SSP-7B, FISONS) ermittelt. Hierbei wurde festgestellt, daß die Elemente in den tumorbefallenen Arealen eine 3fach höhere Konzentration aufwiesen als in den nichttumorbefallenen Anteilen. Außerdem wurden in präoperativ seitengetrennt entnommenen Parotisspeichelproben die oben genannten Elemente bestimmt. Der diagnostische Wert der Elementanalysen bei Parotistumoren wird diskutiert.

308. H. Hensel, F. Baumgart, M. Jäckel, P. Köpf-Maier, D. Ziessow, R. Tausch-Treml (Berlin, Halle): Eine neue Perfusionstechnik für nichtinvasive metabolische Studien an Zellkulturen mittels Magnetresonanzspektroskopie

Die Magnetresonanzspektroskopie erlaubt nichtinvasive Untersuchungen von Zellkulturen, die im Gegensatz zur aufwendigen HPLC die Analyse von Kinetiken bestimmter Metabolite in einem Experiment zuläßt. In der vorgestellten Arbeit haben wir ein Perfusionsverfahren entwickelt, das es ermöglicht, Zellen über längere Zeiträume (bis zu 1 Woche) unter Verwendung von Matrigel mit Nährstoffen zu versorgen und diese magnetresonanzspektroskopisch zu untersuchen. Dieses Verfahren wurde von uns bereits für die Analyse des Stoffwechsels von 5-Fluoruracil (5-FU) an verschiedenen Plattenepithelkarzinomzellinien des Kopf-Hals-Bereichs eingesetzt. Dabei konnte die Kinetik des Entstehens der zytotoxischen Fluornukleotide und des Phosphorstoffwechsel der Zellen in einem Experiment beobachtet werden. Erstmals konnte nachgewiesen werden, daß einige Zelllinien mehr als 50% des Fluornukleotids Fluoruridintriphosphat in weniger toxische FUDP-Zucker-Verbindungen umwandeln. Über die Implikationen dieser Ergebnisse für die Therapie mit 5-FU wurde berichtet.

309. T. Hoffmann, H. Bier (Düsseldorf):
In-vitro-Untersuchungen zur Modulation der Cisplatin- und Carboplatinsensitivität von Kopf-Hals-Karzinomzellen mit Tamoxifen

Der synthetische, nebenwirkungsarme Östrogenantagonist Tamoxifen wird primär zur adjuvanten und palliativen Therapie des metastasierenden Mammakarzinoms eingesetzt. Neben seiner Eigenschaft, östrogenabhängiges Tumorwachstum durch die Blockade entsprechender Rezeptoren zu hemmen, scheint seine antiproliferative Wirkung auch auf einer vermehrten Sekretion von Transforming Growth Factor beta (TGF-β) und der Hemmung signalübertragener Proteine/Enzyme (Calmodulin, Proteinkinase-C) zu beruhen. Darüber hinaus ist ein synergistischer Effekt zwischen Tamoxifen und Cisplatin an Melanomzellen beschrieben worden.

Diese Beobachtung wurde an 6 Kopf-Hals-Karzinomlinien verschiedener Lokalisation und unterschiedlicher Chemosensitivität überprüft. Die Bestimmung des Anteils der Zellen mit positivem Östrogenrezeptorstatus erfolgte flowzytometrisch. Im kolorimetrischen MTT-Mikrokulturtest wurden die 50%igen inhibitorischen Konzentrationen (IC 50) für Cisplatin (2–25 µM) und Carboplatin (24,2–296 µM), bzw. der Effekt von Tamoxifen (1–10 µM) auf die Zellen, bestimmt. Ihre Kombination erfolgte in unterschiedlicher zeitlicher Reihenfolge (Tag 2 Tamoxifen – Tag 3 Cisplatin/Carboplatin; Tag 3 beide synchron; Tag 3 Cisplatin/Carboplatin – Tag 4 Tamoxifen).

Der Dosis-modifizierende Faktor (DMF = IC 50 Cis- bzw. Carboplatin/IC 50 Cisplatin bzw. Carboplatin und Tamoxifen) zeigte in keiner der Versuchsanordnungen eine signifikante Modulation der Chemosensitivität, so daß die für Melanomzellen gefunde synergistische Interaktion zwischen Tamoxifen und Cisplatin für die verwendeten Kopf-Hals-Karzinomlinien nicht bestätigt werden konnte. Interessanterweise war die wachstumsinhibierende Wirkung von ausschließlich Tamoxifen bei 2 Zellinien besonders stark, die im Vergleich zu den anderen Linien deutlich weniger rezeptorpositive Zellen aufwiesen. Dies könnte auf einen der oben beschriebenen, von Östrogenrezeptoren unabhängigen Mechanismen hinweisen.

310. J. Arendt, E. Ennewald, J. Zöller, H. Maier (Heidelberg):
Alkohol- und tabakassoziiertes Risiko für Plattenepithelkarzinome der Mundhöhle

Im Rahmen einer Fallkontrollstudie wurden 100 Patienten mit Plattenepithelkarzinomen der Mundhöhle und 400 Kontrollpersonen gleichen Geschlechts, vergleichbaren Alters und einer vergleichbaren Wohnregion auf dem Boden eines strukturierten Fragebogens interviewt.

Tabak

Der Anteil der Niemalsraucher betrug im Tumorpatientenkollektiv 8%, im Kontrollkollektiv 34,2% der Befragten. Die Raucher in beiden Kollektiven konsumierten überwiegend Zigaretten, wobei der Anteil derjenigen, die filterlose Zigaretten bevorzugten, im Tumorkollektiv doppelt so hoch lag wie im Kontrollkollektiv. Der durchschnittliche Tabakkonsum betrug im Tumorpatientenkollektiv 40,4 Tabakjahre und im Kontrollkollektiv 21,4 Tabakjahre (1 Tabakjahr entspricht 20 Zigaretten/Tag über 1 Jahr). Das tabakassoziierte relative Risiko, an einem Mundhöhlenkarzinom zu erkranken, stieg mit zunehmenden Tabakkonsum an, ausgehend von einem Basiswert von 1,0 bei weniger als 5 Tabakjahren stieg das Risiko bei einem Konsum von mehr als 50 Tabakjahren auf das 7,3fache an (K.I. 2,9–18,3; adjustiert für Alkoholkonsum).

Alkohol

Alkoholabstinenz gaben 2% der Tumorpatienten und 7,6% der Kontrollpersonen an. Ein täglicher Alkoholkonsum wurde von 67,7% der Tumorpatienten und 34,7% der Kontrollen angegeben. In beiden Kollektiven war das bevorzugte Getränk Bier. Ein regelmäßiger Schnapskonsum wurde häufiger von Tumorpatienten als von Kontrollpersonen angegeben. Der durchschnittliche Alkoholkonsum betrug im Tumorkollektiv 54,1 g/Tag im Vergleich zu 24,8 g/Tag im Kontrollkollektiv. Das relative

Risiko, an einem Mundhöhlenkarzinom zu erkranken, stieg mit zunehmendem Alkoholkonsum an. Ausgehend von einem Basiswert von 1,0 bei einem Konsum von weniger als 25 g/Tag stieg das Risiko bei einem Konsum von mehr als 100 g/Tag um das 7,4fache an (K.I. 2,6–21,1; adjustiert auf Tabak). Der Alkoholkonsum der Raucher im Tumorpatientenkollektiv lag um fast das 3fache höher im Vergleich zu den Rauchern im Kontrollkollektiv. Bei den Niemalsrauchern in beiden Kollektiven lag der durchschnittliche Alkoholkonsum unter 20 g/Tag.

311. M. Passmann, H. Hensel, F. Baumgart, D. Ziessow, P. Köpf-Maier, R. Tausch-Treml (Berlin, Halle): Phosphorresonanzspektroskopische Untersuchung eines Hypopharynxkarzinoms nach Hyperthermie

Die ^{31}P NMR-Spektroskopie erlaubt ein nichtinvasives Monitoring des Phosphatstoffwechsels nach Hyperthermie. Ziel unserer Studie war es aufzuzeigen, welche phosphorresonanzspektroskopischen Parameter verbunden sind mit der tumorziden Hyperthermie des Plattenepithelkarzinoms des Kopf-Hals-Bereichs.

Wir untersuchten ein humanes, mäßig differenziertes Plattenepithelkarzinom des Hypopharynx, xenotransplantiert auf der Nacktmaus. Dies wurde mit verschiedenen Wärmedosen im Wasserbad hyperthermiert.

Der unbehandelte Tumor zeigte in den Spektren lediglich eine Abnahme des Phosphorkreatins. Hyperthermiert man nun mit 43 °C über 25 min, so kommt es zu einer Wachstumsverzögerung von 5 Tagen und zur Erhöhung des anorganischen Phosphats, jedoch ist histologisch kein vermehrter Zelltod zu erkennen. Eine Verlängerung der Therapiezeit auf 40 min führt zu einer Wachstumsverzögerung von >12 Tagen und zu vermehrtem Zelltod, jedoch zeigte keiner der 11 untersuchten Tumoren eine komplette Remission. Die Phosphorresonanzspektren zeigen hier nach 24 h signifikante Erniedrigungen des β-ATP/TPC („total phosphorus content") Quotienten.

Die Erhöhung der Wärmedosis auf 44 °C und 40 min induzierte nicht nur komplette Tumorregression bei 4 der 6 hyperthermierten Tiere, sondern auch signifikante dosisabhängige Veränderungen der Phosphorspektren. Im Verhältnis zum TPC veränderten sich nach 4 h anorganisches Phosphat (+177%, p < 0,01), β-ATP (–52%, p < 0,001), Phosphorkreatin (–25%, p < 0,05) sowie der ph-Wert (–0,23, p < 0,01). Die histologische Untersuchung der Tumoren zeigte massive Nekrosen.

Die Behandlung des Hypopharynxkarzinoms mit ausreichend hoher Wärmedosis führte zu signifikanten Veränderungen im Phosphormetabolismus. Die größte Signifikanz zeigte hierbei die Abnahme des β-ATP/TPC-Quotienten. Dabei korrelierten die Meßergebnisse der ^{31}P NMR-Spektroskopie sowohl mit der Histologie als auch mit dem Wachstumsverhalten des untersuchten humanen Hypopharynxkarzinoms.

K. Sommer (Lübeck): Ist eine Temperatur von 44 °C in der Behandlung mit Hyperthermie nicht zu hoch?

M. Passmann (Schlußwort):
Hyperthermie mit Temperaturen von über 44° über 40 min ist unseres Erachtens nötig, um das von uns xenotransplantierte Hypopharynxkarzinom im Sinne eines Tumorrezidivs zu schädigen. Eine Hyperthermie mit 43 °C über 40 min hinterließ in den Tumoren Nester vitaler Tumorzellen entlang der gefäßführenden Bindegewebsstrukturen. Nach ca. 12 Tagen erreichten diese Tumoren die Wachstumsgeschwindigkeit der unbehandelten Kontrolle wieder.

312. D. Eßer, C. Motsch, A. Mohnert, K. Begall (Magdeburg): Therapieergebnisse nach primärer Radiotherapie und simultaner Radiochemotherapie bei Patienten mit einem Karzinom des Pharynx und der Mundhöhle im Stadium IV der Tumorerkrankung

Grundsätzlich besteht unser Therapiekonzept bei Patienten mit einem Karzinom des Pharynx und der Mundhöhle aus der radikalen Chirurgie des Primärtumors und der Lymphknotenmetastasen und entsprechenden rekonstruktiven Maßnahmen sowie einer postoperativen Strahlenbehandlung.

Eine primäre Radiotherapie oder eine simultane Radiochemotherapie ist den Patienten vorbehalten, die einer anderen Therapie nicht zustimmen bzw. deren Allgemeinzustand oder die Ausdehnung des Tumors und der Metastasen eine Operation nicht möglich machen.

Wir stellten den Vergleich der beiden palliativen Therapieverfahren hinsichtlich der Überlebensrate und der Lebensqualität der Patienten an.

Zur Auswertung herangezogen wurden 30 Patienten, die eine primäre Radiotherapie und 30 Patienten, die eine simultane Radiochemotherapie erhielten. Die simultane Radiochemotherapie bestand aus zwei vierzehntägigen Zyklen, bestehend aus einer Hyperfraktionierung mit einer Gesamtherddosis von 67,2 Gy und 50 mg Carboplatin pro Quadratmeter Körperoberfläche eine Stunde vor der Bestrahlung. Zwischen beiden Zyklen lagen eine zweiwöchige Pause und eine Therapiepause während des Zyklus am Wochenende und am Mittwoch.

Der Vergleich beider Therapiearten erbrachte keine signifikante Differenz in der 2-Jahresüberlebensrate, lediglich bei den Patienten nach einer simultanen Radio-

chemotherapie eine kurzzeitige Verbesserung ihrer Lebensqualität.

Der Karnofsky-Index konnte um 10–20% angehoben werden. Im Einzelfall stellten wir eine klinische und histologisch verifizierte Komplettremission fest.

In der Gruppe der Patienten nach simultaner Radiochemotherapie lag der Anteil der Nonresponder bei durchschnittlich 15% und in der Patientengruppe nach alleiniger Radiotherapie bei 30%.

313. R. J. Kau, C. Laubenbacher, D. Saumweber, C. Wagner-Manslau (München): Präoperatives Tumorstaging mittels Endoskopie, MRT, PET und Somatostatinszintigraphie – eine vergleichende Untersuchung

Ein korrektes präoperatives Tumorstaging und hier insbesondere die Beurteilung des Lymphknotenstatus ist bei der Erarbeitung eines optimalen Therapieplanes bei Patienten mit Plattenepithelkarzinomen des Kopf-Hals-Bereiches von entscheidender Bedeutung. Routinemäßig wurden morphologisch orientierte Verfahren wie Computertomographie und/oder die Kernspintomographie eingesetzt, die bei einer malignen Infiltration von Lymphknoten, deren Außendurchmesser noch nicht verändert ist methodisch bedingt versagen müssen. In der vorliegenden Studie soll die Wertigkeit der in der Routinediagnostik neu eingeführten Positronenemissionstomographie und der Somatostatinszintigraphie zum Primärtumor- und Lymphknotenstaging bei Patienten mit gesichertem Plattenepithelkarzinom des Kopf-Hals-Bereichs der Kernspintomographie und der diagnostischen Endoskopie gegenübergestellt werden. Als „Goldstandard" diente hierbei das Ergebnis der Endoskopie und der postoperativen histopathologischen Aufarbeitung. Es wurden 4 Laryngektomien und 4 Tumorresektionen durchgeführt. Alle Operationen waren anhand der histologischen Aufarbeitung der Operationspräparate in sano erfolgt. Die Kernspintomographie konnte das T-Stadium lediglich bei 4 Patienten richtig einordnen. Vier Patienten wurden falsch einem höheren T-Stadium zugeordnet. Auch die F-18 FDG-PET zeigte eine korrekte Stadieneinteilung lediglich bei 2 von 8 Patienten. Bei 6 Patienten lag ebenfalls eine falsch zu hohe Stadieneinteilung vor. Die Somatostatinszintigraphie ergab nur bei 2 Patienten eine korrekte Stadieneinteilung. Bei allen übrigen Patienten wurde das T-Stadium als zu niedrig eingestuft. Von 197 histologisch aufgearbeiteten Lymphknoten waren 40 maligne befallen. Die KST konnte das N-Stadium in nur 5, unter Berücksichtigung der N2-Untergruppen

nur in 3 Fällen richtig einordnen. 4 von 8 Patienten wurden einem höherem N-Stadium zugeordnet. Die F-18 FDG-PET unterschätzte das N-Stadium lediglich in einem Fall. 7 von 8 Patienten wurden richtig eingeordnet. In der Somatostatinszintigraphie wurde das N-Stadium bei lediglich 1 Patienten richtig erkannt, bei 7 von 8 Patienten wurde das N-Stadium unterbewertet.

In der korrekten Bewertung der T-Stadieneinteilung ist die Kernspintomographie der F-18 FDG-PET überlegen. KST und PET führen z.T. zu einer Überbewertung der T-Stadien. Das peritumorale Ödem mit vermehrter Durchblutung macht dies erklärlich. Die Anreicherung von markiertem Somatoastatin in 2 großen Primärtumoren (T3, T4) erscheint in Anbetracht der gestörten Diffusionsverhältnisse unspezifisch. Die diagnostische Endoskopie und Palpation sind zur Beurteilung des Primärtumors unverzichtbar.

Hinsichtlich der Endstadieneinteilung ergab die Kernspintomographie wegen benigner Lymphknotenvergrößerung bei 50% der Patienten eine falsche Stadieneinteilung. Bei der F-18 FDG-PET war lediglich 1 Patient mit einem kleinen ipsilateralen Lymphknoten (Durchmesser 0,9 cm) nicht erkannt worden. Alle anderen Patienten wurden in ihrem Endstadium richtig zugeordnet. In der Somatostatinszintigraphie wurde nur 1 Lymphknotenmetastase festgestellt. Unter Berücksichtigung der Kosten bleibt die KST gegenüber der PET weiterhin vorrangig. Dem Octreasan kommt keine Bedeutung zu.

Aus den von uns erhobenen Daten läßt sich der Schluß ziehen, daß zur prätherapeutischen TNM-Bestimmung neben der obligatorischen Endoskopie ein MRT durchgeführt und nur bei zweifelhaften Lymphknoten eine PET veranlaßt werden sollte.

314. A. Ulla, J. Pikani (Tallinn/Estland):
Head and Neck Cancer in Estonia

Manuskript nicht eingegangen.

315. J. Ostwald, B. Nebe, B. Kramp (Rostock):
Aktivierungs-, Funktionsmarker an Lymphozyten von erkrankten
und therapierten HNO-Karzinompatienten

Bisherige eigene flowzytometrische Untersuchungen zur Verteilung von Lymphozytensubpopulationen im peripheren Blut von HNO-Karzinompatienten ergaben z.T. hochsignifikante Unterschiede v.a. zwischen akut erkrankten und therapierten Patienten.

Schwerpunkt der hier vorgestellten Arbeit war die Erweiterung der Untersuchungen auf Patienten mit Rezidiven/Metastasen nach zwischenzeitlich klinisch krankheitsfreiem Zustand sowie die Bestimmung der Aktivierungsmarker CD25, CD71 und der Memorymarker CD45RA, CD45RO sowohl auf T-Lymphozyten als auf NK-Zellen.

Die Messungen erfolgten nach Antikörperinkubation durch ein FAC-Scannerflowzytometer.

Im Ergebnis zeigten sich deutliche Unterschiede.

Patienten mit einem Rezidiv/einer Metastase nach abgeschlossener Therapie besaßen im Vergleich zu therapierten und nicht wieder erkrankten Patienten

- eine signifikante erhöhte Zahl von MHC I unrestringierten T-Lymphozyten [CD3 + (CD16/56) +], p < 0,02,
- eine signifikant erhöhte Zahl von CD4 + CD8 +-doppelt-positiven T-Lymphozyten (unreife T-Lymphozyten aus dem Thymus), p < 0,01,
- eine signifikant verminderte Zahl von NK-Zellen, p < 0,01,
- eine nicht signifikant erhöhte Zahl von CD45RO-positiven NK-Zellen.

316. I. Schmitz, A. Fisseler-Eckhoff, H. Sudhoff, K.-M. Müller (Bochum):
Extrazelluläre Matrix in Präneoplasien und Plattenepithelkarzinomen
des Larynx

Wesentlich für die klinische Entscheidung der Therapie von Kehlkopfneoplasien ist die Abgrenzung manifester Karzinome zu Tumorvorstufen wie Plattenepitheldysplasien bis zum Carcinoma in situ. Entscheidendes Kriterium für die Diagnose eines Plattenepithelkarzinoms ist das infiltrative Wachstum atypischer Epithelzellen in das angrenzende gefäßführende Stroma. Veränderungen in der Grenzzone zwischen Epithel und extrazellulärer Matrix geben wichtige Informationen über frühe Phasen der Infiltration. Durch immunhistochemische und elektronenmikroskopische Untersuchungen der Biopsien von Plattenepithelkarzinomen des Larynx haben wir morphologisch faßbare Strukturvarianten der Grenzzone Oberflächenepithel – Stroma dargestellt. Immunhistochemisch waren die Basalmembranen zahlreicher proliferierender Gefäße mit den Hauptkomponenten Laminin und Kollagen Typ IV durchweg positiv darstellbar. An der Epithel-Stroma-Grenzzone konnten in Plattenepitheldysplasien kontinuierlich verlaufende Kollagen-Typ-IV- und Laminin-positive basalmembranartige Strukturen nachgewiesen werden, während im Bereich von invasiv wachsenden Tumorzellnestern derartige Befunde nicht vorlagen. Durch einen Antikörper gegen Kollagenase-Typ-IV konnten Hinweise auf eine proteolytische Aktivität der atypischen Epithelzellen gewonnen werden. Elektronenmikroskopische Untersuchungen zeigten eine Begrenzung atypischer peripher angeordneter Epithelzellen durch eine elektronenhelle und elektronendichte membranöse Schicht sowie eine Ansammlung von intracytoplasmatisch gelegenen Vesikeln. Die Befunde belegen vielfältige Strukturanomalien im Epithel-Stroma-Grenzbereich im Rahmen des biologischen Prozesses der Entwicklung bösartiger Kehlkopftumoren.

317. K. J. Lorenz (Heidelberg):
Beziehung zwischen IgA-Anti-Fab-Autoantikörpern und dem Tumorstadium bei Patienten mit Karzinomen im Kopf-Hals-Bereich

Es ist bekannt, daß bei Patienten mit malignen Tumorerkrankungen häufig Immundefekte mit erhöhten IgA-Serumspiegel vorkommen. Wir untersuchten, ob Autoantikörper mit suppressiver Wirkung auf die zelluläre Immunfunktion ebenfalls bei Patienten mit bösartigen Tumoren des Kopf-Hals-Bereiches nachweisbar sind. Die Sera von 101 Patienten mit Plattenepithelkarzinomen, 8 Patienten mit adenoidzystischen Karzinomen und 57 gesunde Kontrollen wurden in spezifischen ELISA-Tests auf IgA, IgG und IgM-anti-Fab-Autoantikörperaktivität untersucht.

Dabei fand sich ein signifikant höherer IgA-anti-Fab-Serumspiegel bei Patienten mit Kopf-Hals-Tumoren im Vergleich zu den gesunden Kontrollen (p < 0,0001). Bei Patienten mit Plattenepithelkarzinomen zeigte sich ein deutlicher Zusammenhang zwischen dem Erkrankungsstadium und der Aktivität von IgA-anti-Fab: Patienten im Stadium IV wiesen eine signifikant höhere IgA-anti-Fab-Aktivität als Patienten im Tumorstadium I (p < 0,05) oder gesunde Kontrollen auf (p < 0,05). Ebenfalls stark erhöhte Werte bzgl. der IgA-anti-Fab-Autoantikörperaktivität zeigten die Sera der 8 Patienten mit den adenoidzystischen Karzinomen, verglichen mit den gesunden Kontrollen (p < 0,005).

Anti-Fab-Autoantikörper, insbesondere die IgA-Isotypen, finden sich auch bei anderen Erkrankungen mit Dysfunktionen des Immunsystems (z.B. Aids). Die in der vorliegenden Untersuchung nachgewiesenen hohen Serumwerte der Autoantikörper bei weit fortgeschrittenen Tumoren sind möglicherweise an der zunehmenden Dekompensation des Immunsystems im Terminalstadium der Erkrankung beteiligt.

318. M. Penna-Martinez, R. Knecht, B. Donnerstag, L. Träger et al. (Frankfurt):
Interleukin-2-Spiegel im Serum von Patienten mit HNO-Plattenepithelkarzinomen

Ziel

Zytokine sind Mediatoren, welche die Funktionalität der zellulären Immunabwehr stimulieren. In diesem Zusammenhang wird Interleukin-2 nach Kontakt mit antigenpräsentierenden Zellen von T-Helferzellen freigesetzt und regt die Proliferation von T-Lymphozytenpopulationen an. Daher wird die Il-2-Konzentration im Serum von Patienten mit Karzinomen des oberen Aerodigestivtraktes gemessen, um Rückschlüsse auf die T-Zellaktivierung zu erhalten.

Methode

Von Patienten (n = 40) mit Kopf-Hals-Karzinomen wurden die Il-2-Spiegel im Serum quantitativ mittels eines Enzym-Immunoassays (EIA) bestimmt. Für dieses Vorhaben wurde folgende Gruppeneinteilung ausgewählt: Gruppe A (n = 13): Patienten, die nur operiert wurden, Gruppe B (n = 7): Patienten mit postoperativer Chemotherapie/Radiatio, Gruppe C (n = 17): Patienten mit postoperativer Chemotherapie/Radiatio, bei denen ausgedehnte regionäre Lymphknotenmetastasen bestanden und Gruppe D (n = 3): Patienten mit Fernmetastasierung. Die Untersuchung wird innerhalb eines Jahres in monatlichen Abständen bei Patienten und 10 gesunden Kontrollpersonen durchgeführt.

Ergebnisse

Verglichen mit den Kontrollpersonen produzieren die Patienten mit HNO-Plattenepithelkarzinomen durchschnittlich geringere Konzentrationen an Il-2.

Erhöhte Il-2-Spiegel konnten auch postoperativ nicht festgestellt werden. Im Unterschied dazu zeigten 35% der Kontrollpersonen dauerhafte oder zumindest zeitweilige Anstiege von Il-2 im Serum.

319. U. Vick, S. Graumüller, B. Suhrbier (Rostock):
Die Kryotonsillektomie und ihre Indikation

Für einen zeitlich kurzen radikalen operativen Eingriff ist die chirurgische blutige Methode der Tonsillektomie nach wie vor das Mittel der Wahl. Die Kryotonsillektomie ist mit Vorteil anzuwenden bei:
- Fällen, in denen Komplikationen seitens der Anästhesie zu erwarten sind,
- Gefährdung seitens des Blutgerinnungssystem (Hämophilie und Thrombozytopenie),
- der Notwendigkeit der Fokussanierung im Rahmen von Organtransplantationen und
- Patienten mit schweren angeborenen oder erworbenen Herz-Kreislauf-Störungen.

Die kältechirurgische Behandlung kann sowohl in örtlicher als auch Allgemeinanästhesie durchgeführt werden. In Kryozyklen erfolgt die gesamte Kälteapplikation, wobei für jede Tonsille 4–6 Zyklen à 30 s angewandt werden.

Der Ablauf der Kryotonsillektomie verläuft in 4 Stadien:
- Gefrierstadium,
- Ödemstadium,
- Nekrosestadium,
- Reepithelisierungs- bzw. diskretes Narbenstadium.

Bis zu 3 Sitzungen können erforderlich sein, ehe ein diskretes Narbenstadium erreicht ist. Entsteht zwangsläufig ein gewisser Zeitaufwand für den Operateur und ein langer Behandlungszeitraum für den Patienten, so können auch Vorteile gegenübergestellt werden: Es ist nicht erforderlich, den Patienten stationär zu beobachten, was für den Dialysepatienten einen enormen Vorteil bedeutet. Subjektiv hat der Patient weniger Beschwerden als nach der blutigen Methode, und die Arbeitsfähigkeit des Patienten kann schon während des gesamten protrahierten Heilungsverlaufes erhalten bleiben.

320. H. Claassen, G. Simons (Kiel, Frankfurt am Main):
Morphologische Untersuchungen zur Vaskularisation
des menschlichen Schildknorpels

Bei den meisten knorpelig präformierten Knochen verlaufen Wachstum und Osteogenese synchron. Im Gegensatz hierzu beginnt die Osteogenese der menschlichen Kehlkopfknorpel erst nach Wachstumsabschluß des knorpeligen Kehlkopfskeletts. Voraussetzung für die Ossifikation hyalinen Knorpels ist das Einsprossen von Blutgefäßen über Knorpelkanäle.

Zur Darstellung der Vaskularisation des Schildknorpels dienen Korrosionspräparate der Kehlkopfarterien unter Erhaltung des Kehlkopfskeletts. Erstes Auftreten von Knorpelkanälen und Knochenbildung wurden an von Kossa gefärbten Methylmethacrylatschnitten studiert. Immunhistochemische Untersuchungen sollen zur Klärung von Aufbau und Umgebung der Knorpelkanäle beitragen.

Wie die Korrosionspräparate zeigen, sind kleinkalibrige Arterien aus dem R. cricothyreoideus der A. thyreoidea superior an der Vaskularisation des Schildknorpelgewebes beteiligt.

Die Vaskularisation des Schildknorpels beginnt gegen Ende der Pubertät und geht der Knochenbildung voraus. In für Lichtmikroskopie gefärbten Präparaten sind dorsal in Segmenten des Schildknorpelunterrandes schon Knochenablagerungen zu beobachten, während in Segmenten des Schildknorpeloberrandes erst Knorpelkanäle angelegt werden.

Die Matrix von Knorpelkanälen reagiert sowohl mit Antikörpern gegen Typ-III-Prokollagen als auch mit Antikörpern gegen Typ-II-Kollagen. Vermutlich treten hier Zellen auf, die eine Mittelstellung zwischen Fibroblasten und Chondroblasten einnehmen. Am Rande von Gefäßen sind Makrophagen nachweisbar, die unmineralisierte Knorpelmatrix abbauen können und im Schildknorpel möglicherweise am Ausbau der Knorpelkanäle beteiligt sind.

321. M. Bloching, S. Jovanovic, M. Hess, M. Owsianowski (Berlin):
Epidermolysis bullosa acquisita (EBA), eine Fallbeschreibung

Die Epidermolysis bullosa acquisita (EBA) gehört zu den chronischen, blasenbildenden Dermatosen. Nach heutigen Erkenntnissen ist die EBA zu den Autoimmunerkrankungen zu zählen.

Kasuistik

Ein 43jähriger Patient stellte sich mit persistierenden Mundschleimhautveränderungen in der dermatologischen Ambulanz vor; es wurde die Diagnose EBA gestellt. Folgende Komplikationen traten auf: Verwachsungen der Konjunktiven (Symblepharon), komplette Obstruktion beider Nasenhaupthöhlen, narbige Verwachsungen des weichen Gaumens mit der Rachenhinterwand, Larynxstenose mit Dyspnoe, Aryknorpelfixation, hämorrhagisch verborkende Tracheitis. Die konservative Therapie erfolgte mit verschiedenen Immunsuppressiva in variierenden Dosierungen (Colchicin, Prednisolon, Dapson und Cyclosporin A).

HNO-ärztliche Therapie

Tracheostomie bei Dyspnoe, CO_2-Laserbehandlung der transgolottischen Stenose mit nachfolgender Platzhalterbehandlung, mehrfache CO_2-Laserbehandlung der Naseneingangsstenose mit nachfolgender Platzhaltertherapie und lokaler Steroidbehandlung, ständige Überwachung der Lokalbefunde mit Vergleich der jeweiligen konservativen Therapie zur Therapieoptimierung, regelmäßige Lungenfunktionsprüfungen.

Diskussion der Therapieergebnisse

Die EBA ist als chronische Dermatose zu bewerten. Die Beherrschung der aufgeführten lokalen Komplikationen bleibt dem HNO-Arzt überlassen, da die konservative Therapie nur eingeschränkt wirksam ist. Von größter Bedeutung erscheint uns die Feststellung, daß jede mechanische Irritation der Schleimhäute zu erneuten Vernarbungen führt.

322. N. W. Schwalew, A. A. Lanzow, W. N. Schwalew (St. Petersburg, Moskau): Voraussetzungen der neurogenen Phonationsveränderungen bei Kindern

Die Untersuchungen des Nervenapparates Kehlkopf in der Ontogenesis und experimentelle Analysen der chronischen Intubation waren Hauptziele dieser Arbeit.

Klinische Beobachtungen und morphologische Analysen der pränatalen und postnatalen Entwicklung des Kehlkopfes bei Menschen und Kaninchen wurden durchgeführt. Adrenergische, cholinergische Nervenfasern, Nervenzellen und Rezeptorenendigungen wurden mit Hilfe neurohistochemischer und neurohistologischer Methoden analysiert.

Zum erstenmal wurde die direkte Innervation der Skelettmuskulatur im Halsgebiet beobachtet. Die Veränderung der Innervation des Kehlkopfs in pränataler Entwicklung war gefunden. Wie bekannt ist, sind die Kehlkopfstenosen im Kindesalter nicht selten. In unseren Untersuchungen der chronischen experimentellen Intubation bei Meerschweinchen wurden große Schädigungen des Kehlkopfnervenplexus bestimmt, die wahrscheinlich die Vorbedingung der Phonationsveränderungen waren.

323. A. Steiner, G. Oberascher, W. Seinsch, P. Sattlegger (Salzburg): Randomisierte, prospektive Studie bei Laryngektomierten: Insufflationstest und Videokinematographie für sekundäre Stimmrehabilitation?

In einer prospektiv angelegten Studie wurden im Zeitraum zwischen 1992 und 1993 bisher 78 Patienten, die entweder in Österreich oder in Deutschland einer Laryngektomie unterzogen wurden, untersucht. Der Zeitraum von der Operation betrug ein halbes Jahr bis zu fünf Jahren (im Durchschnitt 2,6 Jahre). Geschlechtsverteilung: 95% Männer, 5% Frauen. Etwa ein Drittel des untersuchten Kollektivs (n = 24) hatte die Ösophagusersatzsprache erlernt. Bei allen Patienten wurden eine Röntgenkinematographie und der Insufflationstest nach Blom-Singer durchgeführt. In über 90% der Patienten ohne Ösophagusersatzsprache ergaben sich sowohl im Röntgen als auch im Insufflationstest pathologische Befunde, was für eine muskuläre Dysfunktion des Musculus constrictor pharyngis bzw. eine nicht durchgeführte Myotomie bei der Operation schließen läßt. Würde bei all diesen Patienten eine sekundäre prothetische Stimmrehabilitation ohne Myotomie des Muskels durchgeführt werden, wäre ein Mißerfolg programmiert. Im Gegensatz zu diesen Ergebnissen zeigte die Gruppe jener Patienten mit erworbener Ösophagusersatzsprache in den allermeisten Fällen einen normalen Befund in der Videokinematographie und auch einen positiven Blom-Singer-Insufflationstest. Die Studie zeigt insbesondere 2 Aspekte:

- Die von führenden Zentren geforderte routinemäßige Myotomie im Rahmen der Laryngektomie wird offensichtlich noch zu selten durchgeführt.
- Eine optimale sekundäre Stimmrehabilitation kann nur dann garantiert werden, wenn man eine Videokinematographie und den Insufflationstest durchführt.

Allein diese beiden Untersuchungen geben die Auskunft, ob neben der Prothesenlegung zusätzlich eine Myotomie notwendig ist.

324. K. Neumann, A. Berghaus, D. Breuer (Halle): Ein ungewöhnlicher Fall von multipler Kehlkopfmißbildung

Kehlkopfmißbildungen mit ventraler Spaltbildung werden in der Literatur sehr selten beschrieben.

Fallbericht

Der 18jährige Patient stellte sich bei uns wegen einer seit der Kindheit bestehenden Heiserkeit vor. Auffällig waren das Ausbleiben typischer Zeichen des Stimmwechsels und eine Zunahme der Heiserkeit seit der Pubertät.

Äußerlich fiel ein breiter Kehlkopf mit fehlender Prominentia laryngis auf. Bei der lupenlaryngoskopischen Untersuchung wurden eine sehr große Epiglottis, eine Aryknorpelasymmetrie, eine verbreiterte vordere Kommissur mit querovaler Glottis bei verkürzten Stimmlippen festgestellt. Die Phonation erfolgte über supraglottische Strukturen.

Stark auffällig war die Stimme. Die mittlere Sprechstimmlage lag um f = 175 Hz, der Stimmklang war fast aphonisch, der Stimmumfang betrug maximal eine Oktave, eine Lautstärkesteigerung konnte beim Rufen nicht erreicht werden. Bei der 3D-Rekonstruktion des Larynx zeigte sich eine komplette ventrale Spaltbildung im Schildknorpel mit breiter membranöser Überbrückung sowie eine Ringknorpelaplasie.

Diese Entwicklungsstörung ist nach O'Rahilly u. Tucker auf eine Störung in der 6.–8. Embryonalwoche zurückzuführen. Die Zunahme der Heiserkeit nach dem 14. Lebensjahr erklärt sich durch den in der Pubertät ausgelösten Wachstumsschub. Die vorhandenen Dehiszenzen haben weiter zugenommen und die Bedingungen für eine funktionsgerechte Phonation verschlechtert. Das vom Patienten angegebene Beschwerdebild einer Heiserkeit kann durch eine operative Intervention mit hoher Wahrscheinlichkeit nicht beseitigt werden.

H. Claassen (Kiel): War in der Schwangerschaftsanamnese irgend etwas auffällig bezüglich der Entwicklungsstörung der Kehlkopfknorpel?

G. S. Godbersen (Kiel): Haben Sie Erfahrungen mit den sog. „midline cervical clefts"? Es könnte sich bei dem von Ihnen dargestellten Fall um eine Fehlbildung aus diesem Formenkreis handeln.

K. Neumann (Schlußwort):
Zu Herrn Claassen: Die eigene und die Familienanamnese waren unauffällig. Prä-, peri- und postnatal waren keine Störungen aufgetreten.
Zu Herrn Godbersen: Es wurde keine mediane Cleftbildung beobachtet.

325. L. Calero, M. Wurz, B. M. Lippert, G. S. Godbersen (Kiel): Methoden der Ableitung elektromyographischer Signale aus dem Nasenrachen

In der vorliegenden Arbeit wurden unterschiedliche Methoden zur Ableitung von EMG-Signalen aus dem Nasenrachen getestet und bewertet. Das Ziel war, eine Methode zu finden, die einfach in der Handhabung, schnell durchführbar, wenig belastend für den Patienten und von den Ergebnissen her gut reproduzierbar ist. Da die Pathologie der Gaumensegel wegen möglicher Rückschlüsse auf Hirnnerven- und Hirnstammläsionen auch für andere Fachrichtungen wie Neurologie und Neurochirurgie interessant ist, soll die Methode idealerweise auch für den Nicht-HNO-Arzt praktizierbar sein. Die erstmals gelungene Messung von Gaumenbogenreflexen wurde von einem der Autoren (Godbersen) auf vorangegangenen Kongressen bereits vorgestellt. Zur Ableitung der elektromyographischen Signale wurden 3 Elektrodentypen verwendet: Bipolare-hooked-wire-Elektroden aus eigener und industrieller Herstellung, eine konventionelle Einstichelektrode sowie eine eigens angefertigte Oberflächenelektrode. Die Hooked-wire-Elektroden wurden bei gesunden Probanden transoral und transnasal gelegt. Bei der transnasalen Applikation wurden die industriell mit den selbstgefertigten Elektro-

den verglichen. Der Unterschied beider Elektroden liegt in der Stärke, der Isolierung und in der Applikationsart. Für die industriellen Elektroden steht ein spezielles Applikatorset zur Verfügung. Die Oberflächenelektroden wurden auf einen aufblasbaren Blasenkatheter aufgebracht. Der Katheter wurde transnasal in den Nasenrachen plaziert und hier aufgeblasen. Die Lage der Elektrode auf dem weichen Gaumen wurde dann endoskopisch kontrolliert. Die elektromyographischen Signale vom M. levator veli palatini wurden bei den unterschiedlichen Applikationsarten miteinander verglichen. Die besten Ergebnisse konnten mit den bipolaren Hooked-wire-Elektroden erreicht werden. Die Oberflächenelektrode eignet sich nur in begrenztem Maße. Das liegt hauptsächlich an mangelnden dehnbaren leitenden Materialien. Schon vorhandene dehnbare Materialien haben zu hohe Widerstände, so daß die Übermittlung der elektrischen Signale erschwert ist. Die transoral mit einem Applikator gelegte Hooked-wire-Elektrode erfüllt die geforderten Zielkriterien am besten und wird von uns für die weitere Untersuchung des Gaumensegelreflexes verwendet werden.

326. K. Sommer, S. Remmert, R. Siegert, G. Kunikowski (Lübeck, Magdeburg): Untersuchungen über die Gefäßversorgung der Inguinalregion zur Hebung ossärer und osteomyokutaner Transplantate zur Defektdeckung im HNO-Bereich

Zur Deckung großer Defekte im Bereich der Mandibula und der Maxilla, der angrenzenden Weichteile und der Haut eignen sich besonders die ossären und osteomyokutanen Transplantate aus der Beckenkammregion, da man alle drei Komponenten Knochen, Muskulatur und Haut mit einem Transplantat ersetzen kann. Anhand präparatorischer Studien wurden an 20 unfixierten Leichen das arterielle und venöse Gefäßmuster im Bereich der Leistengegend in Hinsicht auf Variabilität, Durchmesser und Länge der Gefäßstiele untersucht. Mit Farbstoffinjektionen wurde die Größe der durch die Gefäße versorgten Hautareale dargestellt.

Die Beckenkammregion wird durch ein oberflächiges System, die A. circumflexa ilium superficialis (A.c.i.s.), und ein tiefes System, die A. circumflexa ilium profunda (A.c.i.p.) versorgt. Die A.c.i.p. entspringt immer aus der A. iliaca externa direkt unter dem Leistenband. Ihr Gefäßstiel ist ca. 100 mm lang mit einem Außendurchmesser von ca. 30 mm. Sie versorgt die Crista iliaca, den M. obliquus internus in 75% über einen R. ascendens und über ein Perforatorensystem eine kleine Hautinsel über der Crista iliaca. Die A.c.i.s. entspringt ca. 30 mm unter dem Leistenband aus der A. femoralis. Ihr Gefäßstiel hat eine Länge von ca. 10 mm mit einem Außendurchmesser von ca. 1,5 mm. Sie versorgt eine 23 cm x 12 cm große Hautinsel caudal der Crista iliaca, aber keinen Knochen. Die Versorgungstopographie der A.c.i.s. und der A.c.i.p. zeigt, daß ein 3-Komponenten-Graft mit einer Anastomose der A.c.i.p. möglich ist. Wird eine Hautinsel größer als 8 cm x 2,5 cm benötigt, empfiehlt sich eine zusätzliche Anastomose mit der A.c.i.s.

327. J. Röcken, G. Grevers, R. Baumeister (München): Freier mikrovaskulärer Radialislappen zur Unterlippen-/Kinn-Rekonstruktion bei malignem Schwannom

In der vorliegenden Darstellung wird erstmals über den Fall eines malignen Schwannoms der Unterlippe berichtet, das im Beobachtungszeitraum zweimal rezidivierte. Während bei der ersten Resektion noch ein primärer Wundverschluß möglich war, erfolgte beim ersten Rezidiv bereits die weitgehende Resektion der Unterlippe mit entsprechender Defektdeckung durch lokale Verschiebelappen (nach Bernard). Ein Jahr später war – bei erneutem Rezidiv mit Befall der Mundschleimhaut und Infiltration des Alveolarkamms eine entsprechend großzügige Weichteil- und Knochenresektion notwendig, ohne daß dabei die Kontinuität der Mandibula unterbrochen werden mußte. Zur Defektdeckung wurde ein mikrovaskulär anastomosierter Radialislappen verwandt.

Das maligne Schwannom im Hautbereich ist per se ein sehr seltenes Krankheitsbild, insbesondere, wenn keine Assoziation zur Neurofibromatose von Recklinghausen besteht; im Kopf-Halsbereich gehört es zu den extremen Raritäten.

Die lokale Rezidivrate wird mit bis zu 50% beschrieben, wobei diese auf das invasive Wachstum in die Umgebung zurückzuführen ist; dementsprechend radikal muß die Tumorresektion erfolgen.

Als Therapie der Wahl gilt die vollständige Tumorexstirpation mit postoperativer Radio- oder Radiochemotherapie. Da eine lymphogene Metastasierung in den bisherigen Arbeiten nicht beschrieben wurde, kann von einer elektiven Lymphadenektomie abgesehen werden.

Die ausgedehnte Tumorresektion gestaltet sich im Gesichtsbereich schwierig, wobei sich das Problem der Defektdeckung wie auch der Rekonstruktion stellt. Hierfür bietet sich der freie mikrovaskuläre Radialislappen an; eine Anastomosierung des Gefäßstieles ist meist problemlos möglich.

328. A. Naumann, J. Bujía, E. Wilmes, E. Kastenbauer (München): Die humorale Immunreaktivität gegen Knorpelbestandteile und ihre mögliche Bedeutung in der rekonstruktiven Nasenchirurgie

Patienten mit postoperativen Abstoßungen/Resorptionen von autologen Knorpeltransplantaten wurden auf das Vorkommen einer humoralen Immunreaktivität gegen Knorpelbestandteile untersucht. Zum Nachweis von Antikörpern gegen Knorpelgewebe kam eine indirekte Immunfluoreszenzmethode mit Knorpelschnitt- bzw.

isolierten Chondrozytenpräparaten zum Einsatz. Ferner wurden zwei ELISA-Verfahren zum Nachweis von Antikörpern gegen Chondrozyten und Kollagene vom Typ I, II, III, VI, IX und XI durchgeführt. Um eine Erkrankung aus dem rheumatischen Formenkreis bzw. eine Autoimmunerkrankung auszuschließen, wurden bei allen Patienten antinukleäre Antikörper (ANA) mittels eines ds-DNA-ELISA wie auch eines ANA-Profiltests untersucht. Die Patienten mit postoperativen Abstoßungen bzw. Resorptionen zeigten signifikant höhere Antikörper-Titer gegen Knorpelgewebe, -zellen als auch gegen die Kollagene Typ IX und XI. Eine Erkrankung aus dem rheumatischen Formenkreis konnte ausgeschlossen werden. Bei der Hälfte der Patienten mit postoperativen Knorpeleinschmelzungen konnten antinukleäre Antikörper gefunden werden, welche Ausdruck einer klinisch noch nicht manifesten Autoimmunerkrankung darstellen könnten. Diese Daten lassen auf eine humorale Immunreaktivität gegen Knorpelbestandteile schließen, welche unabhängig von operationsbedingten Infektionen für Abstoßungen bzw. Resorptionen von Knorpeltransplantaten mitverantwortlich sein können.

329. A. Dreher, S. Lang, G. Grevers (München): Lipogranulom der Stirn

Mit dem Begriff „sclerosing lipogranuloma" wurde von Smetana und Bernhard eine einförmige, granulomatöse Gewebereaktion auf freies lipoides Material beschrieben. Bei den von ihnen beschriebenen Fällen gingen sie von einer endogenen Genese der auslösenden Lipide aus, während Best und Örtel exogene Lipide in den Granulomen nachwiesen. Im Gesichtsbereich wurde das Auftreten von Lipogranulomen nach Paraffininjektion mehrfach beschrieben. Angaben über primäre Lipogranulome, wie sie Matsushima in sieben Fällen im Bereich des männlichen Genitale fand, fehlen bisher. Eine 51jährige Patientin stellte sich im März 1993 mit einer seit etwa 6 Wochen bestehenden, schmerzlosen, derben Schwellung im Bereich der Stirn in unserer Ambulanz vor. Sämtliche Laborparameter einschließlich Blutsenkung und Blutbild waren unauffällig. Auf Befragung waren weder Traumata, Injektionen noch sonstige Manipulationen im Stirnbereich erinnerlich. Nach einer Probeexzision erfolgte im April 1993 die Resektion und Defektauffütterung im Bereich der Stirn mit Goretex. In der Histologie zeigte sich Fett-Binde-Gewebe mit einer ausgeprägten epitheloidzellig-granulomatösen Reaktion mit zahlreichen Riesenzellen vom Langhans- und Fremdkörpertyp, daneben reichlich schaumige Histiozyten, was insgesamt dem Bild eines Lipogranuloms entspricht. Die Frage nach der Genese des Lipogranuloms ist bis heute nicht eindeutig geklärt. In einem Großteil der Fälle kann eine exogene Ursache, wie eine Paraffininjektion oder das akzidentelle Eindringen von Ölen, Lacken o.ä. in Kutis und Subkutis nachgewiesen werden, wobei die mitunter lange Latenz von bis zu 40 Jahren zu berücksichtigen ist. In einzelnen Fällen wurde auch eine primäre Genese beschrieben, während Angaben zur Lokalisation primärer Lipogranulome im Stirnbereich bisher fehlten.

330. D. Reitzel, J. Bujía, M. Sittinger, E. Wilmes (München): Untersuchung zur Interaktion von Knorpelzellen mit verschiedenen Biomaterialien

Ein ständiger Bedarf an autologen Knorpeltransplantaten in der rekonstruktiven Chirurgie, bei gleichzeitigem Mangel an notwendigen Ressourcen, erfordert Untersuchungen zur Erschließung neuer Wege der Knorpelgewinnung. Im Rahmen des von uns angestrebten Entwurfs eines in einem dreidimensionalen Kulturmodell „in vitro" gezüchteten Knorpeltransplantates soll die Stabilität des erzielten Gewebeproduktes a priori verbessert werden. Hierzu bietet sich die Verwendung verschiedener Vliese aus resorbierbaren Biomaterialien als Trägerstoffe an. Von Interesse ist hinsichtlich der Biokompatibilität demnach die Auswirkung von Degradationsprodukten dieser Biomaterialien auf Chondrozyten.

Material und Methoden

Die verwendeten Chondrozyten wurden aus Rippenknorpel vom Schwein enzymatisch isoliert und im Monolayer kultiviert. Die von uns bevorzugten Biomaterialien, bestehend aus Polyglykolsäure und Poly-L-Laktid, wurden in Form von Monomeren in diversen Konzentrationen direkt und über einen Zeitraum von 12 Tagen an Chondrozyten untersucht. Die Auswirkungen hinsichtlich Zellaktivität wurden mit Hilfe des 3-(4,5-Dimethylthiazol-2-yl)-2,5-Diphenyl-Tetrazoliumbromid (MTT)-Tests quantifiziert. Ein durch den pH-Wert verursachter Effekt, sowie ein pH-Wert-unabhängiger Effekt durch Pufferung mit NaOH wurden untersucht.

Ergebnisse

Bei einer Konzentration größer als 1 mg/ml Glykol.- bzw. L(+)-Laktat ließ sich trotz der NaOH-Pufferung im selben Zeitraum ein höherer zytotoxischer Effekt der Glykolsäure im Vergleich zu L(+)-Laktat feststellen. Bei niedrigeren Konzentrationen der Monomeren konnte dieser Unterschied ebenfalls, jedoch mit geringerer Ausprägung, nachgewiesen werden. Ebenfalls zeigte L(+)-Laktat im Toleranztest bei aufsteigender Monomerkonzentration eine niedrigere Toxizität gegenüber Chondrozyten als Glykolsäure.

Schlußfolgerung

Hinsichtlich der bei der Biodegradation freiwerdenden Mono- und Oligomere zeigt L(+)-Laktat als Baustein von Poly-L-Laktid-Trägerstoffen eine größere Verträglichkeit gegenüber Chondrozyten als Glykolsäure. Es empfiehlt sich die Verwendung von Poly-L-Laktidvliesen bei der Entwicklung von Zellpolymerkonstrukten mit Chondrozyten.

331. N. Rotter, J. Bujía, M. Sittinger, E. Wilmes (München):
Züchtung menschlichen Knorpelgewebes mit Hilfe eines automatisierten, dreidimensionalen Kulturmodells*

Der Mangel an frischem, autologen Knorpeltransplantatgewebe zwingt in der rekonstruktiven Chirurgie des Kopf-Hals-Bereichs zur Verwendung von avitalem, konservierten Knorpelgewebe. Jetzt ist durch moderne Gewebekulturmethoden die in vitro-Herstellung von vitalem Knorpeltransplantatmaterial möglich. Unter dieser Zielsetzung wurden humane Chondrozyten aus Septumknorpel isoliert, in Monolayerkultur vermehrt und anschließend in 1%iger „ultra low melting" Agarose suspendiert. Das Zellenagarose-Konglomerat wurde mit einer Kapsel aus 4%iger „ultra low melting" Agarose umhüllt und in eine Perfusionskulturkammer plaziert. Mit einer langsamen Peristaltikpumpe wurde in

30minütigen Intervallen frisches Medium (Ham's F12 mit 2% FCS und 50 µg/ml Ascorbinsäure) mit einer Geschwindigkeit von 1 ml/h durch die Kammer gepumpt. Mit Hilfe von immunhistochemischen (APAAP-Immunfärbung) und histochemischen Methoden (Azan- und Toluidinblaufärbung) wurden die Proteoglykan- und Kollagensynthese sowie der Differenzierungsgrad der Chondrozyten bestimmt. Die Chondrozyten behielten in unserem Kultursystem ihre morphologischen, funktionellen und phänotypischen Eigenschaften. Außerdem konnte eine Akkumulation von Matrixprodukten nachgewiesen werden. Die Ergebnisse erlauben den Schluß, daß durch dieses dreidimensionale, automatisierte Kulturmodell die Herstellung von vitalem Knorpelgewebe für die Transplantation möglich ist.

* Gefördert von DFG, Bu 755.

332. J. Danter, R. Siegert, H. Weerda (Lübeck):
Ultrasonographische Haut- und Knorpeldickenmessungen an gesunden und rekonstruierten Ohren mit einem 20-MHz-Ultraschallgerät

Für eine optimale Ohrmuschelrekonstruktion ist neben einem harmonischen Knorpelgerüst eine möglichst dünne, der natürlichen Ohrmuschel vergleichbare Haut erforderlich. Bei der Technik nach Weerda wird in 3–4 Operationsschritten aus autologem Rippenknorpel und einem freien Spalthauttransplantat die Ohrmuschel rekonstruiert.

Ziel der Studie war es, die Schichtdicke der Dermis, Subkutis und z.T. des Knorpels normaler und rekonstruierter Ohrmuscheln in vivo zu messen.

Material und Methode

Mit Hilfe der hochauflösenden 20-MHz-B-Modesonographie wurden insgesamt über 325 Areale (8 Meßpunkte an 47 Ohren) normaler Ohrmuscheln vermessen. Vergleichend wurden 80 Areale an 15 rekonstruierten Ohrmuscheln untersucht.

Ergebnisse

Die durchschnittlich gemessene Hautdicke bei den gesunden Ohren lag bei 0,8 mm (±0,2), die Subkutis war im Mittel 0,6 mm (±0,3) und der Knorpel 0,6 mm dick (±0,2). Bei den rekonstruierten Ohren war die Dermis durchschnittlich 1,0 mm dick (±0,3), die Subkutis 1,1 mm (±0,5) und der Knorpel – soweit darstellbar – im Mittel 3,0 mm dick (±2,1).

Diskussion

Die Ergebnisse der Messungen zeigen, daß die Schichtdicken der mit autologem Gewebe rekonstruierten Ohrmuscheln nach Weerda denen der natürlichen Ohrmuschel angenähert werden können, im Mittel aber etwas dicker als bei gesunden Ohren sind.

333. C.-A. Bader, A. Schadel, W. Bergler, K. Hörmann (Mannheim): Ersatzmaterialien der Dura mater im Vergleich

Rekonstruktive Eingriffe im Viszero- und Neurokranium sind fester Bestandteil des HNO-Fachgebietes. Für die Rekonstruktion der Schädelbasis bzw. für die Defektdeckung der Dura mater wurden unterschiedlichste allogene, heterologe sowie homologe Materialien erprobt und mit ebenso unterschiedlicher Indikation verwendet. Diese Materialien, von der lyophilisierten Dura über Fascia lata, dem Gore-tex-Patch sowie einem neuen Composite-Vlies usw. werden bzgl. Herstellungsverfahren, Infektionssicherheit, Toxikologie, Resorptionsverhalten sowie Langzeitergebnissen etc. gegenübergestellt und mit histologischen Schnitten aus Operationen und Tiermodellen unterlegt.

334. Th. Zeller, S. Botev, G. Waitz, P. Rösler (Augsburg): Aneurysma der Keilbeinhöhle, eine seltene Komplikation der endonasalen Nasennebenhöhlen-Chirurgie

Die Autoren berichten über eine intraoperative Blutung bei einer endonasalen Siebbeinoperation. Ursache war ein gestieltes Aneurysma der linken Keilbeinhöhle. Während der Operation kam es zu einer akzidentellen Verletzung des Aneurysmas. Die Blutung konnte intraoperativ sofort durch Tamponade gestillt werden, später wurde dies embolisiert. In einer zweiten Operation wurde die Keilbeinhöhle durch eine autologe Muskelplombe okkludiert.

Anhand dieses Falles werden auf die Problematik einer arteriellen Blutung im Rahmen der endonasalen Siebbeinoperation eingegangen sowie die diagnostischen und therapeutischen Konsequenzen diskutiert.

335. P. Bost, P. Federspil, W. Püschel, S. Heide (Homburg/Saar): Ein ausgedehnter Tumor der Schädelbasis: Eine seltene Lokalisation der Myospherulose

Fallbeschreibung

Bei einer 66jährigen Patientin fanden sich eine schmerzhafte Schwellung der linken Wange, eine Protrusio bulbi mit Doppelbildern sowie eine eingeschränkte Mundöffnung. Im CT und MR sah man eine Raumforderung der linken Fossa infratemporalis und pterygopalatina mit Infiltration der Kaumuskulatur und des Sinus maxillaris. Anamnestisch wurde über eine Injektion in die Flügelgaumengrube vor Jahren, sowie die Behandlung eines dentogenen Abszesses im linken Oberkiefer unter Eröffnung der Kieferhöhle vor 3 Monaten berichtet. Histologisch konnte anhand von Probebiopsien die sog. Myospherulose nachgewiesen werden. Über einen transmaxillären Zugang wurde, soweit ohne funktionelle Ausfälle möglich, das Tumorgewebe entfernt. Die postoperative Besserung (keine Doppelbilder, schmerzfreie Mundöffnung) ist bis heute, 2 Jahre danach, anhaltend.

Diskussion

Die Myospherulose wurde erstmals von McClatchie et al. (1969) bei afrikanischen Patienten mit schmerzhaften Knötchen an den Extremitäten beschrieben. Histologisch fanden sich zystische Strukturen mit rundlichen Körperchen innerhalb sackartiger Gebilde. Kyriakos (1977) berichtete über nordamerikanische Patienten mit den gleichen histologischen Veränderungen im Bereich von Nase, NNH und Ohr, bei denen zuvor Operationen unter Verwendung antibiotischer Salbenstreifen erfolgt waren. Rosai (1978) konnte nachweisen, daß es sich bei den Spherulen um durch Salbengrundlagen alterierte Erythrozyten handelt. Wheeler u. McGavran (1980) konnten das Bild in vitro auch mit Erythrozyten und menschlichem Fett erzeugen. In unserem Falle ist die Krankheit am ehesten durch die Injektion in die Flügelgaumengrube bedingt. Aufgrund der Lokalisation dorsal der Kieferhöhle und des geringen zeitlichen Abstands erscheint die Kieferhöhlenoperation als Ursache unwahrscheinlicher.

336. K. H. Thurner, G. Egg, A. Schrott-Fischer (Innsbruck): Ergebnisse ultrastruktureller und morphometrischer Untersuchungen am Ganglion geniculi

Die Aufarbeitung von Präparaten des Ganglion geniculi erfolgte spätestens 4 h post morten von menschlichen Felsenbeinen. Nach Präparation des Ganglion geniculi, Fixierung mit Karnovsky-Lösung. Nach Postfixation mit Os–O$_4$ wird das Präparat in Spurr eingebettet. Mit einem für morphometrische Messungen geeigneten Computerprogramm (VIDS IV) wurde an 656 Ganglienzellen der Durchmesser der Zelle und des Zellkerns bestimmt. Die Größenverteilung des Durchmessers der Ganglienzellen lag zwischen 36 μm und 78 μm, die des Durchmessers der Zellkerne zwischen 9 μm und 22 μm (ähnliche Verteilung bei Affen 40–70 μm, Kitamura et al. 1982). Anschließend erfolgten die licht- und elektronenmikroskopische Aufarbeitung und Betrachtung. Nach morphologischer Auswertung der vorliegenden Schnitte ist eine sichere Unterscheidung von verschiedenen Zelltypen nicht möglich.

337. G. Kanonier, W. Kong, G. Egg, A. Schrott-Fischer (Innsbruck): Neue Aspekte in der Präparation des menschlichen Felsenbeins für immunhistochemische Untersuchungen

Die Problematik von Studien am menschlichen Innenohr besteht im schwierigen Zugang und der rasch einsetzenden postmortalen Autolyse, wodurch eine gute Gewebsfixation erschwert ist. Um die normale Anatomie und Pathologie des menschlichen Innenohres zu studieren, wurde 1987 von Spoendlin und Schrott die Block-surface-Technik entwickelt, die eine Beurteilung der gesamten menschlichen Cochlea im Licht- und Elektronenmikroskop ermöglicht. Eine immunhistochemische Darstellung von Antigenen war bisher nicht möglich. Für die Darstellung von neuroaktiven Substanzen am Innenohr des Menschen wurde eine neue Präparationstechnik entwickelt, die erlaubt, verschiedene Antigene sowohl mit Licht- als auch mit Elektronenmikroskopie darzustellen. In den letzten drei Jahren wurden fünfzig menschliche Felsenbeine von 30 Patienten für immunhistochemische Fragestellungen präpariert und ausgewertet.

Präparationsschritte

Die Felsenbeine werden mittels perilymphatischer Perfusion an der Leiche mit einer für die Immunhistochemie adäquaten Fixationslösung (4% Paraformaldehyd, 0,1% Glutaraldehyd) bis maximal 4 h post mortem fixiert. Nach erfolgter Immersionsfixation wird die knöcherne Labyrinthkapsel unter dem Operationsmikroskop abgebohrt, so daß nur eine hauchdünne Knochenschicht über dem membranösen Labyrinth bestehenbleibt. Diese wird dann mikroskopisch minutiös abpräpariert. Mit den durch Mikrodissektion gewonnenen Präparaten sind folgende Untersuchungen möglich:

- immunhistochemische Aufarbeitung mittels Preembeddingtechnik,
- Darstellung der gewünschten Antigene am Gefrierschnittpräparat,
- Autoradiographie,
- Postembeddingtechnik mit Immunogold,
- konventionelle Licht- und Elektronenmikroskopie,
- molekularbiologische Fragestellungen.

Zusammenfassung

Ein großer Vorteil dieser Technik ist, daß keine Entkalkung der Felsenbeine erfolgt, die zu Artefakten und Alterationen an den Antigen-Strukturen führt. Ein weiterer wichtiger Faktor für die Antigenerhaltung ist die rasche Aufarbeitung des Materials durch die oben beschriebene Methode, so daß bereits nach 48 h die Innenohrstrukturen für die Immunhistochemie zur Verfügung stehen. In Felsenbeinen, die erst einige Wochen nach der Fixation bearbeitet wurden, konnte keine positive Färbung von Neurotransmittern erzielt werden. Durch die Möglichkeit der Licht- und Elektronenmikroskopie am selben Präparat kann zwischen Artefakt und tatsächlicher Färbung differenziert werden. Durch die qualitativ gute Fixation und die rasche Aufarbeitung der Präparate nach der Autopsie ergeben sich vielfältige Bearbeitungsmöglichkeiten mit guten Resultaten in der Immunhistochemie.

338. A. Prescher, D. Brors (Aachen):
Beitrag zur Häufigkeit von Dehiszenzen des Paries jugularis und zur Häufigkeit zusätzlicher Knochenkanäle in der Fossa jugularis

Bei 100 Schädeln wurden 8 (8%) Dehiszenzen des Paries jugularis festgestellt. Bei 7 Fällen war die Dehiszenz spaltförmig, nur bei einem Fall zeigte sich eine runde Form. 7 Dehiszenzen waren rechts, eine links lokalisiert. Die Dicke des Paries jugularis wurde mit Hilfe der Diaphanie (Einführung einer normierten Lichtquelle in das Cavum tympani) abgeschätzt. Es lassen sich reproduzierbar 4 Diaphaniegrade unterscheiden: Grad 0 (kaum durchscheinend) 38 (19%), Grad 1 (durchscheinend) 122 (61%), Grad 2 (hell durchscheinend) 35 (17,5%) und Grad 3 (fast durchsichtig) 5 (2,5%). Keine signifikanten Seitenunterschiede. Alle Parietes jugulares, die eine Dehiszenz aufweisen, haben einen Diaphaniegrad von 2 oder 3, sind also insgesamt sehr dünn. Weiterhin wurden die Knochenkanäle der lateralen Wand der Fossa jugularis (Paries jugularis) unter dem Operationsmikroskop ausgezählt. Nur die einfache oder gedoppelte Kanalöffnung des Canalis mastoideus wurde als konstant angesehen und nicht mitgezählt. Auf der lateralen Wand der Fossa jugularis befinden sich bei 100 Schädeln (200 Parietes jugulares) durchschnittlich 4 Kanalöffnungen (0–25). Es lassen sich 3 Typen von Paukenhöhlenböden unterscheiden.

- Typ I (keine Kanäle): 18 (9%),
- Typ II (1–10 Kanäle): 172 (86%) und
- Typ III (mehr als 10 Kanäle): 10 (5%).

Es besteht kein signifikanter Seitenunterschied. Die zusätzlichen Kanäle enthalten kleine Venen, die eine Verbindung von den Venen der Paukenhöhlenschleimhaut zum Bulbus venae jugularis herstellen und u.U. für die Ausbreitung von Entzündungsprozessen oder für die Absiedlung von Metastasen ins Schläfenbein von Bedeutung sein können.

339. G. M. Sprinzl, H. E. Eckel, A. Menzler, W. F. Thumfart (Innsbruck, Köln):
Densitometrische Untersuchungen zur Anatomie der Orbita

Fortschritte auf dem Gebiet der bildgebenden Diagnostik – CT, NMR, Sonographie, Mikroendoskopie – haben zu verfeinerten Therapieansätzen der Erkrankungen der Nasennebenhöhlen und deren orbitalen Komplikationen geführt. Moderne endoskopische Operationstechniken erfordern die genaue Kenntnis anatomischer Strukturen im Bereich der Nasennebenhöhlen und der Orbita. Ziel der vorliegenden Studie war die Beurteilung v.a. des knöchernen Gefüges des Organkomplexes Orbita unter rhino- und ophthalmochirurgischen Aspekten.

Zur Untersuchung gelangten 30 Orbitapräparate aus dem Präparierkurs 1992/93 des Anatomischen Institutes der Universität zu Köln. Es werden jeweils 15 männliche und 15 weibliche Orbitae in die Studie aufgenommen. Das Alter des Untersuchungsgutes war unbekannt. Die Präparate werden plastiniert (E1/E12 Ansatz, G. v. Hagens, Kunststoffe für die Plastination, Heidelberg) und anschließend mit einer Diamantdrahtsäge (Firma Well, Mannheim) in 1 mm dünne, planparallele Scheiben getrennt. Die Ausrichtung der Präparate im ausgehärteten Kunststoffblock ermöglicht die Trennung in frontaler, axialer und sagittaler Ebene. Der Schnittverlust je Schnitt beträgt bei dieser Methode lediglich 0,3 mm. Anschließend werden die Scheiben geröntgt (Materialprüffilm Cronex DuPont, 18·24 cm) und mit dem Bildverarbeitungssystem Vaporias analysiert. Vom Computermonitor werden die Densitogramme mit einer Spiegelreflexkamera (Minolta OM) abfotografiert.

Die Schwachpunkte des ossären Gerüstes werden eingehend dargestellt. Der knöcherne Aufbau der Orbita wird sowohl unter qualitativen als auch unter quantitativen Gesichtspunkten beleuchtet. Knochendichtemaxima lassen sich bevorzugt im Bereich des Margo supra- bzw. infraorbitalis aufsuchen. Die laterale Wand der Orbita erscheint in unserem Untersuchungsgut mit deutlich höheren Knochendichtewerten als die mediale Wand. Vor allem die „Ansatzregion" der Cellulae ethmoidales und der Orbitaboden stellen sich in der densitometrischen Untersuchung als Knochendichteminima dar. Die Untersuchungsergebnisse gewähren einen tieferen Einblick in die Anatomie der Orbita und erleichtern die Interpretation der Pathogenese von traumatischen Läsionen.

340. F. U. Metternich, G. M. Sprinzl, J. Koebke, W. F. Thumfart (Köln, Innsbruck): Untersuchungen zur osteologischen Anatomie des Arcus zygomaticus

Als Element des Viszerokraniums beeinflussen Kontur und Proportion des Os zygomaticum wesentlich die Gesichtsform. Darüber hinaus trägt das Jochbein, als einer der Ursprünge des M. masseter, zur maxillären Kraftverteilung während des Kauaktes bei.

Über Untersuchungen der Anatomie und der chirurgischen Versorgung traumatischer Läsionen des Os zygomaticum wurde bislang vielfach berichtet. Densitometrische Analysen zum osteologischen Aufbau des Jochbeins sind bisher nur an einem juvenilen Untersuchungsgut durchgeführt worden. Der Großteil der zygomaticoorbitalen Frakturen tritt jedoch erst im Erwachsenenalter auf. Ziel der vorliegenden Studie ist es, diese Lücke schließen zu helfen und an einem adulten Kollektiv die Kalksalzverteilung des Jochbeins zu analysieren.

Es werden 50 formalinfixierte Jochbeine aus den Präparierkursen der Jahre 1991/92 und 1992/93 des Anatomischen Institutes der Universität zu Köln untersucht. Zur Untersuchung gelangen jeweils 25 weibliche und 25 männliche Jochbeine. Die Altersverteilung liegt zwischen 39 und 91 Jahren (Median 69 Jahre). Den Jochbögen werden an definierten Ebenen – auf Höhe der Sutura zygomaticotemporalis sowie ein Zentimeter frontal und occipital dieser Sutur – einen Millimeter dünne, planparallele Schnitte mittels einer Diamantdrahtsäge für Präzisionsschnitte entnommen. Anschließend erfolgt die radiologische Untersuchung der Schnittpräparate (65 kV Röhrenspannung, 5 sec Belichtungszeit, Materialprüffilm Cronex DuPont, 13 x 18 cm). Die densitometrische Auswertung der Röntgenbilder wird mit dem computergestützten Bildverarbeitungssystem VaPorias (Mockenhaupt, Köln) durchgeführt.

Knochendichtemaxima lagen in den Bereichen des temporalen Anteils und der lateralen Kompaktalamelle des Jochbeins. Knochendichteminima waren bevorzugt in den suturnahen Arealen und der medialen Kompaktalamelle lokalisiert. Die Analyse der vorliegenden Ergebnisse läßt einen effizienteren Einsatz der Miniplattenosteosynthese möglich erscheinen.

340 a: J. Ußmüller, K. Donath, J. Hartwein (Hamburg) Klinik und Therapie des Mukoepidermoidkarzinoms

Im Zeitraum von 1965 bis 1993 wurden insgesamt 36 Patienten mit einem Mukoepidermoidkarzinom (MEC) der Speicheldrüsen an der Univ.-HNO-Klinik Hamburg-Eppendorf behandelt. Hierbei entfielen 63,9% der Tumoren auf T1 und T2-Stadien bei einer durchschnittlichen Metastasierungsfähigkeit von 61,1% und einer Lokalrezidivrate von durchschnittlich 38,9%. Niedrigdifferenzierte MEC ließen hierbei eine 3- bis 4fach höhere Metastasierungs- und Rezidivneigung erkennen. Das mittlere Zeitintervall bis zum Auftreten eines Lokalrezidivs war bei den niedrigdifferenzierten MEC deutlich kürzer (12,5 Monate), verglichen mit den hoch differenzierten MEC (46,0 Monate). Fernmetastasen (n = 2) und tumorbedingte Fazialisparesen (n = 2) waren vergleichsweise selten.

Therapeutisch im Vordergrund stand die operative Tumorentfernung (n = 50 inklusive Zweiteingriffe) und Sanierung der zervikalen Lymphabflußwege (n = 25), teils kombiniert mit einer postoperativen Radiatio (n = 10). Chemotherapeutische Maßnahmen wurden in lediglich 2 Fällen ohne Erfolg durchgeführt. Die MEC entwickeln sich überwiegend in der Glandula parotis, weshalb der Chirurgie der Ohrspeicheldrüse und des extratemporalen Teils des N. facialis eine wesentliche Bedeutung zukommt. MEC der Glandula parotis sollten entweder durch eine laterofaziale bzw. totale Parotidektomie im Sinne einer erweiterten extrakapsulären Resektion unter Erhalt des Gesichtsnerven oder durch eine radikale Parotidektomie mit eventueller Nervenrekonstruktion entfernt werden. Infiltrativ wachsende und niedrig differenzierte MEC sollten postoperativ bestrahlt werden. Zu beachten ist, daß eine sichere Prognose anhand der histopathologischen Subklassifikation der MEC im Individualfall nicht gewährleistet ist.

Videopräsentation I

341. J. J. Piquet, D. Chevalier, C. Kugler-Thill, C. Vincent (Lille):
Die subtotale Laryngektomie mit Krikohyoidoepiglottopexie (KHEP)

Die subtotale Laryngektomie mit KHEP erlaubt die totale Resektion des Schildknorpels mit den 2 Stimmlippen, den 2 Taschenbändern und 1 Aryknorpel.

Sie eignet sich v.a. für die Behandlung der glottischen T2-Tumoren und verschiedene Fällen von T3. Seit 1972 haben wir mehr als 150 Eingriffe dieser Art vorgenommen, ohne einen postoperativen Todesfall. Eine retrospektive Studie an 123 Patienten, die zwischen 1972 und 1990 behandelt wurden, zeigt eine Überlebensrate von 85% nach 3 Jahren, von 75% nach 5 Jahren. [Lokalrezidive bei 5 Patienten (4%); zervikale Metastasierung bei 10 Patienten (8%)]. Dieses Videoband zeigt unsere Operationstechnik und die technischen Fehler, die zu vermeiden sind.

P. Federspil (Homburg): Können Sie uns den Zugangsweg kommentieren sowie über Ihre Erfahrungen mit dieser Operation berichten. Bei welchen Indikationen sehen Sie eine laserchirurgische Behandlung mit identischen Langzeitergebnissen angezeigt?

G. Banhidy (Ungarn): Haben Sie Lymphknotenmetastasen bei diesen Operationen gehabt oder Fernmetastasen?

J. J. Piquet (Schlußwort):
Die Indikationen für die subtotale Laryngektomie sind T2-Stimmbandkarzinome mit verminderter Beweglichkeit des Stimmbandes oder Befall der vorderen Kommissur.
Metastasen sind selten beim glottischen Karzinom, aber die Zweitkarzinome stellen ungefähr 15% der Fälle dar.

342. E. Sakata, H. Hiratsuka, Y. Itoh (Saitama, Japan):
Synopse der pathologischen Augenbewegung

Die Untersuchung der spontanen, pathologischen Augenbewegung spielt eine wichtige Rolle bei der Diagnose der Erkrankungen im Bereich der Hinterschädelgrube.

Hiermit möchten wir Ihnen deren kurzgefaßte Synopse vorstellen:

- Tullio-Phänomen infolge einer Otitis media chronica bei einer 48jährigen Frau,
- Hennebert-Zeichen infolge einer Labyrinthsyphilis bei einer 52jährigen Frau,
- Zervikalschwindel bei einem 59jährigen Mann,
- Blickkrampf infolge von Epilepsie bei einer 54jährigen Frau,
- Konvergenzspasmus infolge einer thrombozytopenischen Purpura bei einer 28jährigen Frau,
- Konvergenznystagmus infolge einer Neurosarkoidose bei einem 30jährigen Mann,
- Opsoklonus infolge eines Kleinhirninfarkts bei einem 46jährigen Mann,
- sog. „flutter-like oscillation" infolge Cerebellitis bei einer 38jährigen Frau,
- sog. „upbeat nystagmus" infolge einer Mittelhirnblutung bei einer 17jährigen Frau,
- sog. „downbeat nystagmus" infolge einer Arnold-Chiari-Mißbildung bei einem 38jährigen Mann,
- sog. „upbeat nystagmus changed to downbeat nystagmus" infolge spinozerebellärer Degeneration bei einer 36jährigen Frau,
- sog. „Rebound-Nystagmus" (Kontrastnystagmus nach Frenzel) infolge einer spinozerebellärer Degeneration bei einer 37jährigen Frau,
- erworbene, penduläre Oszillation infolge einer spinozerebellären Degeneration bei einem 44jährigen Mann (horizontaler Typ),
- erworbene, penduläre Oszillation infolge einer Adrenoleukodystrophie bei einer 33jährigen Frau (gemischter Typ),
- erworbene, penduläre Oszillation infolge einer Ponsblutung bei einem 52jährigen Mann (vertikaler Typ),
- erworbene, penduläre Oszillation infolge eines Hirnstammhämoangioms bei einem 52jährigen Mann (reinrotierender Typ),
- kongenitaler, vertikaler Nystagmus bei einem 6jährigen Kind.

Nach unseren Erfahrungen haben wir einige demonstrative, klinische Fälle mit den spontanen, pathologischen Augenbewegungen teilweise als Synopse gezeigt.

Die spontanen, pathologischen Augenbewegungen sind sehr fein und delikat, deshalb muß man sorgfältig und genau analysieren und erfassen.

W. Draf (Fulda): Das Hennebert-Zeichen ist wohl ein Fistelsymptom ohne Fistel aufgrund der Ringbandschwäche bei Lues und nicht synonym mit dem klassischen Fistelsymptom bei Labyrinthfistel.

P. Federspil (Homburg/Saar): Können Sie uns mitteilen, in welchem Prozentsatz der Fälle ein Fistelzeichen mit Kompressionsnystagmus ins kranke Ohr und in welchem Prozentsatz ein Hennebert-Zeichen vorlag?

E. Sakata (Schlußwort):
Außer den Cholesteatom- bzw. Labyrinthluesfällen kann man auch beim M. Menière bzw. dem Hörsturz in ungefähr 25–30% das Hennebert-Zeichen beobachten. Es handelt sich pathophysiologisch um die Adhäsion des Stapes am häutigen Labyrinth.

343. H. H. Niehaus, D. Höhmann (Würzburg): Operationen bei Schwindel

Chirurgische Maßnahmen zur Behandlung des Schwindels bei M. Menière werden erwogen, wenn die medikamentöse Behandlung nach 3 bis 6 Monaten keinen Erfolg zeigte. Zum gegenwärtigen Zeitpunkt steht ein Spektrum unterschiedlicher operativer Maßnahmen zur Verfügung. Die wichtigsten destruktiven und nichtdestruktiven Techniken zur Behandlung des Symptoms Schwindel bzw. Normalisierung der hydropischen Innenohrsituation werden vorgestellt. Eine rationale Entscheidungsfindung zur Indikation operativer Interventionen orientiert sich am Typus der Menière-Erkrankung, an seinem klinischen Stadium und den elektrophysiologischen, elektrokochleographischen Befunden.

Im ersten Teil werden verschiedene nichtdestruktive Verfahren am distalen und proximalen Abschnitt des endolymphatischen Systems vorgestellt. Diese schließen Shunt-Eingriffe und die Kochleostomie ein. Die Wertigkeit des intraoperativen Elektrokochleographiemonitorings während dieser Eingriffe wird diskutiert.

Destruktive Verfahren unter Einschluß der Labyrinthektomie und der selektiven Vestibularisneurektomie über den transtemporalen und translabyrinthären Zugang werden detailliert dargestellt. Die wichtigsten technischen Aspekte der gängigen operativen Verfahren werden besprochen. Es wird ein Therapiekonzept den klinischen Ergebnissen nach nichtdestruktiven und destruktiven operativen Maßnahmen gegenübergestellt.

344. R. Laszig, W. P. Sollmann, N. Marangos, B. Freigang (Freiburg, Magdeburg): Die prothetische Versorgung bei neuraler Taubheit

Die Möglichkeiten bei vollständiger Ertaubung, einen prothetisch-funktionellen Ersatz anzubieten, sind bislang nur bei Schäden am Innenohr gegeben. Neurale Erkrankungen waren durch ein konventionelles Cochleaimplantat nicht zu versorgen.

Seit Jahren sind einige Patienten mit Hörprothesen versorgt, deren Hörnervenfunktion gänzlich zerstört ist. Die Ursache dafür waren entweder Tumoren im inneren Gehörgang oder KHBW oder die Resektion des N. acusticus wegen der Tumoren. Wir haben ein Implantatsystem für neural Ertaubte entwickelt mit mehreren Elektroden und transkutaner Signalübertragung. Dieses System basiert auf dem Nucleus Mini 22 und ist mit 20–21 Stimulationselektroden ausgestattet. Nach Tumorentfernung wird der Elektrodenträger auf dem Nucleus cochlearis fixiert. Die Sendespule wird über einem auf der Kopfhaut fixierten Magneten gehalten. Somit kann dieser Magnet bei notwendiger kernspintomographischer Untersuchung entfernt werden.

Bei den bislang 4 versorgten Patienten konnten bis zu maximal 10 Elektroden aktiviert werden, ohne daß unerwünschte Nebenwirkungen auftraten. Unterschiedliche Tonhöhen sind ebenso wahrgenommen worden wie auch unterschiedliche Lautstärken. Alle Patienten empfanden die Höreindrücke als hilfreich in der Kommunikation mit anderen und in der Kontrolle der selbstgesprochenen Sprache.

W. F. Thumfart (Innsbruck): Gibt es einen speziellen Grund, nicht den subokzipitalen Zugang zu wählen, der einen viel tieferen Einblick auf den Hirnstamm evtl. sogar bilateral gewährt?

R. Laszig (Schlußwort):
Über den subokzipitalen Zugang ist es gut möglich, den Hirnstamm zu explorieren. Die Hirnstammprothese muß allerdings im Recessus lateralis (Foramen Luschkae) fixiert werden. Wir müssen also nicht nur die Oberfläche darstellen, sondern Strukturen *im* Hirnstamm erreichen. Über den transethmoidalen (translabyrinthären) Zugang haben wir auch nach experimentellen Vorstudien den besseren Winkel. Außerdem ist die Fixierung des Elektrodenträgers extradural sicherer.

345. C. Jansen (Gummersbach):
Endoskopie des Innenohres. Eine Perspektive

Anhand von Zeichnungen und am Felsenbein wird die Technik der flexiblen Fiberglasendoskopie in einzelnen Varianten unter Berücksichtigung der potentiellen Risiken demonstriert. Diskutiert werden Indikation und Möglichkeit der Behandlung, auch mit Laser.

W. Draf (Fulda): Die von Ihnen gezeigte Technik könnte geeignet sein, nur laserendoskopisch eine Labyrinthektomie durchzuführen. Welche Indikationen sehen Sie sonst noch?

P. Federspil (Homburg/Saar): Wie hoch sind Sie gekommen, d.h. wie weit war es noch bis zum Helicotrema?

C. Jansen (Schlußwort):
Die flexible Endoskopie mit dem Außendurchmesser von 0,4 mm kann sowohl zur Diagnose von Innenohrerkrankungen als auch in Verbindung mit dem Laser in der Therapie eingesetzt werden. Im Videofilm wird ein potentieller Einsatz im Bereich der Basilarmembran anhand eines Felsenbeins demonstriert. Weitere Studien sind erforderlich, um eine genaue Zielrichtung für die praktische Anwendung festzulegen.

346. A. Eiber, A. Kauf (Stuttgart):
Computersimulation von räumlichen Bewegungen der Gehörknöchelchen

Für die Simulation und Untersuchung von gesunden und veränderten Gehören sollen mechanische Ersatzmodelle herangezogen werden. Ziel der Untersuchungen ist, die Entwicklung aktiver und passiver Prothesen zu unterstützen und die Voraussagen von Auswirkungen chirurgischer Eingriffe zu erleichtern.

Bei der Schallübertragung vom Ohrkanal zum ovalen Fenster ist die mechanische Übertragungsfunktion der Gehörknöchelchenkette von entscheidender Bedeutung. Aufgrund der mechanischen Eigenschaften der Knöchelchen, ihrer Verbindung untereinander und ihrer Aufhängung ist diese Funktion sehr stark von der Frequenz des zu übertragenden Schalls abhängig.

Zur Beschreibung des Übertragungsverhaltens wird das Mittelohr auf ein Mehrkörpersystem abgebildet.

Im Videofilm wird zunächst die Vorgehensweise einer Dynamikuntersuchung am Beispiel des Hörvorgangs erläutert, anschließend werden die Grundzüge der gewählten Modellierung für das Mittelohr gezeigt: Hammer, Amboß und Steigbügel werden auf Starrkörper abgebildet, die Bänder, Muskeln und Membranen auf Feder-Dämpfer-Kombinationen. Das aktive Verhalten der Muskeln des Mittelohrs ist im Modell ebenfalls berücksichtigt. Die Bewegungsdifferentialgleichungen, die das dynamische Verhalten des Modells beschreiben, werden mit Rechnerunterstützung erstellt und anschließend gelöst.

Als Sonderfall der Dynamik kann das statische Verhalten der Gehörknöchelchenkette mit dem Modell untersucht werden (s. [1]).

Für eine Dynamikuntersuchung wird sowohl eine Eigenwertanalyse als auch die Simulation beliebiger Schallereignisse durchgeführt. Aus der Eigenwertanalyse resultieren die freien Bewegungen der Knöchelchen ohne Anregung durch Schall. Diese Bewegungen werden durch die Eigenfrequenzen und deren zugehörige Schwingungsformen charakterisiert, die als Eigenformen bezeichnet werden. Die Untersuchung des Eigenverhaltens gibt bereits Aufschluß über das Transferverhalten bei erzwungenen Schwingungen, das in Form von Frequenzgängen dargestellt wird.

Im Video werden zunächst die Ergebnisse für eine Schallerregung mit einem Sinuston berechnet. Es wird die Übertragungsfunktion für ein gesundes Gehör bestimmt. Die Bewegungen der Knöchelchen bei bestimmten Frequenzen werden am Bildschirm aus unterschiedlichen Blickrichtungen gezeigt und in Hinblick auf das Hörvermögen interpretiert. Anschließend wird die Übertragungsfunktion für Otosklerose mit der des gesunden Gehörs verglichen. Aus der Simulation eines Knallereignisses werden die Bewegungen der Knöchelchen sowohl ohne als auch mit der Reaktion des M. stapedius gezeigt.

347. K. Jahnke, B. Lieberum (Essen):
Operationstechnik bei Gehörgangscholesteatomen

Aseptische Knochennekrosen und Gehörgangscholesteatome sind sehr unterschiedlicher Genese. Häufig treten sie nach Abusus von Wattestäbchen auf und sind die Ursache langanhaltender Otorrhoen.

Im Video dargestellt wird unsere Operationstechnik. Dabei wird ein medialer Gehörgangslappen gebildet, der knöcherne Überhang entfernt, der Knochendefekt geglättet und der äußere Gehörgang erweitert. Der verbleibende Defekt kann mit Tragusknorpel und überlappendem Perichondrium gedeckt werden.

Bisher wurden 25 Operationen durchgeführt.

348. M. Becske, A. Szilvágyi, P. Lászlo (Kerepestarcsa/Ungarn):
Totale Parotidektomie bei Schonung des Nervus facialis mit funktioneller Neck-Dissektion

Die Verfasser berichten über die operative Lösung einer Spätkomplikation eines malignen Ohrtumors. Der Rezidivtumor des Ohres erschien in Form eines Parotismalignoms mit Metastasenbildung in den regionalen Lymphknoten. Neben der totalen Ablation der Ohrmuschel wurden auch die totale Parotidektomie und die funktionelle Neck-Dissektion durchgeführt. Der N. facialis blieb geschont.

Die Verfasser betonen, daß auch bei ausgedehnten malignen Tumoren die Möglichkeit besteht, die Funktion des N. facialis zu bewahren, und diese Tatsache ist für die spätere Lebensqualität der Patienten sehr bedeutend.

349. E. Mai, A. Berghaus (Halle/Saale):
Hochfrequenzsonographie bei Erkrankungen der Kopfspeicheldrüsen

Aufgrund der oberflächlichen Lage der großen Kopfspeicheldrüsen ermöglicht die Hochfrequenzsonographie eine aussagekräftige Befunddarstellung und -beurteilung. Das typische sonomorphologische Bild der meisten pathologischen Befunde im Bereich der Kopfspeicheldrüsen hat Screeningcharakter.

Neben der hochauflösenden Computertomographie und Magnetresonanztomographie ist dem Diagnostiker mit der Sonographie ein vergleichbares Untersuchungsverfahren in die Hand gegeben, das sich jedoch weitaus zeit- und kostensparender einsetzen läßt. Da es sich bei der B-Bildsonographie um ein dynamisches Verfahren handelt, bietet die Videopräsentation eine adäquate Methode zur Befunddarstellung. Die vom Untersucher genutzten Möglichkeiten des Transducereinsatzes und die während des Untersuchungsvorganges ablaufenden Veränderungen des Echomusters, die zur differentialdiagnostischen Beurteilung von sonographischen Befunden herangezogen werden, können somit nachvollziehbar demonstriert werden.

Der vorliegende Beitrag enthält eine Einführung in die normale Sonomorphologie der Kopfspeicheldrüsen. Darauf aufbauend werden pathologische Veränderungen dargestellt, die abweichende Echostruktur analysiert und interpretiert. Hinweise zur Systematik der Untersuchung und zur präoperativen Befunddokumentation ergänzen die Ausführungen.

350. W. Kehrl, H. W. Bause, J. Engelke (Hamburg):
Die perkutane Dilatationstracheotomie

Die Tracheotomie zur Schaffung von freien Atemwegen ist eine der ältesten Operationen. Unzählige Variationen sind beschrieben. 1985 berichtete Ciaglia über eine elektive Dilatationstechnik, die wir in modifizierter Form hier vorstellen. In dem hier präsentierten Video wird nach Nennung der Indikationen, der Darstellung des Instrumentariums, die Technik des Eingriffs demonstriert. Mit Hilfe von Winkeloptiken wird die Technik auch von endotracheal demonstriert. Ein Vorteil dieser Methode liegt darin, daß ein operativer Verschluß nicht erforderlich ist.

Langzeitergebnisse an 100 Patienten werden sowohl von endotracheal als auch von außen gezeigt.

G. Rettinger (Erlangen): Ein Vorteil des epithelisierten Tracheostomas ist der problemlose, sichere Kanülenwechsel, auch durch das Hilfspersonal. Wie ist der Kanülenwechsel nach perkutaner Dilatationstracheotomie?

J. Oeken (Leipzig): In Leipzig sind auf der Intensivstation bei perkutaner Dilatationstracheotomie mehrere Komplikationen beobachtet worden: Verletzung der A. subclavia, Trachealabriß, Blutung aus der Schilddrüse; evtl. Spätkomplikationen (Trachealstenosen) sollten erst durch größere Kontrollzahlen abgeklärt werden.

W. Kehrl (Schlußwort):
Bei der Dilatationstracheotomie handelt es sich um ein Verfahren, welches immer häufiger in Intensiveinheiten von Intensivmedizinern durchgeführt wird. Um sich als HNO-Arzt damit auseinanderzusetzen, ist es jedoch zwingend erforderlich, diese Methode überhaupt zu kennen. Diese Kenntnis zu vermitteln, ist das Hauptanliegen dieses Filmes. Selbstverständlich können bei unsachgemäßer Handhabung schwerwiegende Nebenwirkungen auftreten. Bei unseren ca. 125 Patienten mußten wir dies jedoch noch nicht beobachten. Der Kanülenwechsel ist nach 3 Tagen in gewohnter Weise durchzuführen.
Nach bisherigen Erfahrungen sollte die perkutane Dilatationstracheotomie nur von Ärzten durchgeführt werden, die Kenntnisse der konventionellen Tracheotomie haben. Die kritiklose Anwendung der Dilatationstracheotomie von chirurgisch Unerfahrenen sollte vermieden werden.

351. R. B. Drommer (Heidelberg):
Sekundäre Rekonstruktion des rechten lateralen Halses, der Wange und des Unterkiefers

Es wird eine weibliche Patientin demonstriert, die alio loco wegen eines Mundbodenkarzinoms operiert und nachbestrahlt wurde.

Über eine Radioosteomyelitis ging der rechte Unterkiefer verloren. Weiterhin bestand die Situation nach Neck-Dissektion und Schrumpfung der rechten kaudalen Wange.

Die sekundäre Rekonstruktion erfolgte mit einem gestielten kostomyokutanen Latissimus-dorsi-Lappen.

Die Operation wird demonstriert und das postoperative Resultat, 4 Jahre danach, in diesem Video aufgezeigt.

352. B. Zimmermann, H. J. Naumann (Halle):
Parazentese mit dem CO_2-Laser

Parazentese mit dem CO_2-Laser besticht durch das kontaktfreie Operieren, die exakte Plazierungsmöglichkeit der Trommelfellperforation und dadurch, daß kein Paukenröhrchen plaziert werden muß.

Bei einer Leistung von 2 Watt, Einzelpuls, konnte eine thermische Schädigung des Innenohres durch Audiogrammkontrolle ausgeschlossen werden.

Ein weiterer Vorteil besteht darin, daß sich die laserchirurgisch plazierte Parazenteseöffnung mit einem Durchmesser von 0,5–0,8 mm erst nach ca. 4 Wochen spontan verschließt.

353. F. X. Brunner, J. Pahnke (Würzburg):
Laserchirurgie mit Umlenkspiegeln

Die Laserchirurgie hat sich in den letzten Jahren in mancher Hinsicht als eine echte Alternative zu konventionell-chirurgischen Techniken erwiesen und erbringt – entsprechende Erfahrung vorausgesetzt – beispielsweise in der Chirurgie der Papillomatosis des Larynx und der Trachea als kurative Maßnahme bei umschriebener und palliativer Chirurgie bei ausgedehnten Malignomen gute Ergebnisse.

Laserchirurgische Manipulationen in nicht direkt einstellbaren Gebieten sind jedoch schwierig oder nur mit Risiko durchführbar. Die Entwicklung und Verwendung von Umlenkspiegeln macht jedoch auch in nicht direkt einsehbaren Regionen eine kontrollierte Gewebeabtragung möglich. Beispielsweise kann damit im Nasenrachen, im Kehlkopf und in der Trachea präzise und risikolos gearbeitet werden.

Gezeigt werden Techniken und Ergebnisse einer seit 5 Jahren an der HNO-Klinik Würzburg praktizierten Methode. Mit Umlenkspiegeln aus Metall kann auch in nicht direkt einsehbaren oder schwer einstellbaren Bereichen bei Nasenrachentumoren, Larynxpapillomatose oder Trachealstenosen gezielt karbonisiert werden.

W. Meuser (Wuppertal): Der von Ihnen benutzte Zugang zum Nasenrachen entspricht der Technik, die ich seit 1968 zur Adenoidektomie einsetze. Worauf ich hinweisen möchte ist, daß Sie mit einem selbsthaltenden Gaumensegelhaken sich mehr Platz schaffen als mit den Zügeln. Außerdem ersparen Sie sich das Hochnähen der Uvula.

W. Ey (Darmstadt): Welchen Unterschied und Vorteil bietet die Laser-Resektion von NRR-Tumoren gegenüber der früher von uns zur palliativen Tumortherapie angewendeten indirekten Elektrokoagulation im NRR.

F. X. Brunner (Schlußwort):
Der Vorteil der Laseranwendung im Nasenrachen gegenüber der Elektrokoagulation ist die Möglichkeit eines gezielten Arbeitens unter Kontrolle der Eindringtiefe.

354. G. Lichtenberger (Budapest): Endoskopische Operation von Kehlkopfstenosen infolge Vernarbung in der Commissura posterior

Der Autor beschreibt die endoskopische Beseitigung von Narben in der hinteren Kommissur, die nach Langzeitintubation entstanden sind und durch Fixierung der Stimmlippen in Paramedianstellung zu einer Kehlkopfstenose führten. Mittels EMG-Untersuchung wurde festgestellt, daß in den Stimmlippen eine normale Aktivität nachzuweisen war. Endoskopische und CT-Untersuchungen zeigten, daß die Ausdehnung der in der Commissura posterior entstandenen Vernarbungen in kraniokaudaler Richtung 10 mm nicht überschritt. Danach wurden die Narben auf endoskopisch-mikrolaryngoskopischem Wege durchtrennt und im Anschluß daran mit Hilfe des vom Autor entwickelten und von der Firma R. Wolf vervollkommneten endoextralaryngealen Nadeldurchschiebers ein Silikon-Stent im Kehlkopf fixiert. Dieser verhindert die erneute Ausbildung von narbigen Verwachsungen. Der Stent wurde 4 Wochen nach der Operation entfernt. Im Gefolge der Operation erhielten die von der Fixierung durch das Narbengewebe befreiten Stimmlippen ihre Beweglichkeit wieder, lediglich in der Commissura posterior blieb eine minimale Narbenintarsie zurück. Zwei Jahre nach der Operation ist der Patient beschwerde- und symptomfrei, seine Atmung und Stimmbildung sind ungestört.

355. G. Kuth, G. Schlöndorff, R. Mösges, P. Moll (Aachen): Die chirurgische Nähmaschine*

Es wurde eine chirurgische Nähmaschine (Abb. 1) für Operationen entwickelt, in denen schnell Wunden verschlossen oder aufwendige Näharbeit geleistet werden muß. Die Nahttechnik beruht auf einem Einfachkettenstich, der nur einen Oberfaden benötigt. Verständlicherweise können wir in der Chirurgie nicht mit der herkömmlichen Zweifadentechnik (Ober- und Unterfaden) arbeiten.

Die derzeitigen Versuche konzentrieren sich auf die Entwicklung einer Nähmaschine für Urinblasenersatzplastiken. Bei diesen sog. Pouches müssen lange Nahtreihen von Hand genäht werden. Die sonst aus der Chirurgie bekannten Klammertechniken können nicht verwendet werden, da sich an den Klammern als Fremdmaterial Blasensteine bilden. Resorbierbares Nahtmaterial ist erforderlich.

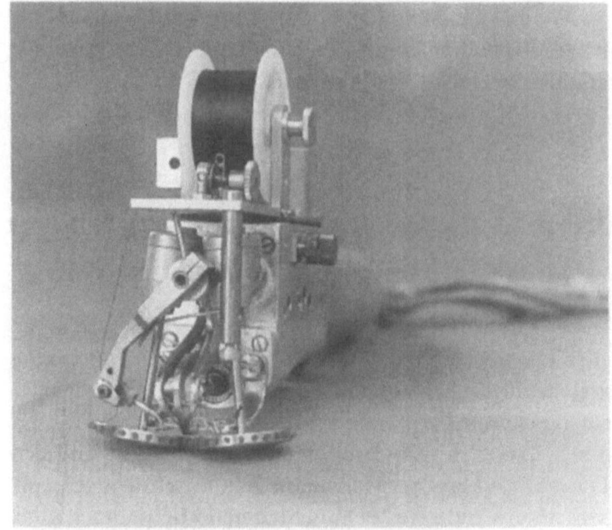

Abb. 1. Prototyp der chirurgischen Nähmaschine

---

* Gefördert mit Mitteln des BMFT.

Es wird deshalb diese aufwendige Näharbeit von der chirurgischen Nähmaschine übernommen, die mit resorbierbarem und auch nichtresorbierbarem Nahtmaterial arbeitet.

Unsere Untersuchungen zeigten einen guten postoperativen Heilungsverlauf. Zudem weisen Nähmaschinennähte eine höhere Dichtigkeit auf, ohne jedoch zu Wundheilungsstörungen im Bereich der Naht zu führen. Die Prüfung unterschiedlicher Nahttechniken mit einem DIN-orientierten Zugfestigkeitsverfahren ergab, daß die Nähmaschinennaht belastbarer ist. Desweiteren wurde auf Nadeleinstichprüfständen eine für die chirurgische Nähmaschine abgestimmte Nadelgeometrie entwickelt.

W. Draf (Fulda): Wo sehen Sie Einsatzmöglichkeiten dieser „Nähmaschine" in unserem Fach?

Die bisher damit mögliche Nahttechnik scheint mir für die Haut vom ästhetischen Standpunkt aus gegenüber der einfach überwendlichen Naht ungünstiger zu sein. Deshalb wäre es zweckmäßig, in die weitere Entwicklung verschiedene Nahttechniken einzubeziehen.

A. Berghaus (Halle/Saale): Kann die Maschine noch handlicher und kleiner konstruiert werden?

G. Kuth (Schlußwort):
Zu Herrn Berghaus: Eine Verkleinerung der chirurgischen Nähmaschine mit neuen Materialien und Antriebsaggregaten halte ich für möglich.
Zu Herrn Draf: Ich halte den Einsatz für Hypopharynxnähte nach Laryngektomie für realistisch.
Mit anderen Nähmaschinentypen werden auch andere Nahttechniken durchgeführt werden können. Wir stehen jedoch erst am Anfang der Entwicklung.

356. K.-H. Ahrens, M. Pfestorf, S. Remmert, H. Weerda (Lübeck): Nahlappentechniken im Gesichtsbereich

Defekte und entstellende Narben im Gesichtsbereich bedeuten für den Patienten eine schwerwiegende Verunstaltung. Daher muß jeder im Gesichtsbereich tätige Chirurg eine möglichst unauffällige plastische Versorgung der Gesichtshaut gewährleisten können.

In dem hier gezeigten Video wird auf die theoretischen und praktischen Grundlagen spezieller Lappentechniken im Gesichtsbereich eingegangen. Anhand von

Präparationen werden lokale und regionale Lappen wie die Verschiebelappen, der Rotationslappen und die Transpositionslappen, vorgestellt. In Abhängigkeit der betroffenen Lokalisation werden die Indikationen der einzelnen Hautlappen unter Berücksichtigung der RST-Linien und der Faltenbildung der Haut aufgezeigt, an Hand von Fallbeispielen die zu erwartenden postoperativen Ergebnisse demonstriert.

357. D. Adler (Heidelberg): Einführung in die Techniken des HNO-ärztlichen Untersuchungskurses

Video wurde nicht vorgeführt.

358. B. Koch, G. Mlynski, B. Mlynski, W. Grützmacher (Greifswald): Neue Erkenntnisse über die Atemströmung in der Nase. Teil IV: Der Einfluß von Septumdeformitäten auf die Nasenatmung

Experimentelle Studien zur Wirkung pathologischer Septen auf die Atemströmung in der Nase werden mit drei Untersuchungsmethoden an verschiedenen Nasenmodellen durchgeführt. Die Modelle werden mit Luft durchströmt und dabei die rhinoresistometrischen Werte Strömungswiderstand, hydraulischer Durchmesser, turbulenzauslösende Wandbeschaffenheit sowie der Strömungscharakter (laminar/turbulent) bestimmt. Bei der

anschließenden Durchströmung mit Wasser werden die mit Farbe visualisierten Strombahnen sowie das Turbulenzverhalten beobachtet. Die Darstellung der Strömungsprofile durch Wasserstoffbläschen erlaubt die Berechnung der lokalen Strömungsgeschwindigkeit. Die Auswirkung von verschiedenen typischen Septumdeformitäten auf die respiratorische Funktion der Nase wird demonstriert und diskutiert.

359. A. Huppmann, R. Keerl, R. Weber (Fulda):
Darstellung zeitabhängiger Veränderungen der Nasenschleimhaut unter Einsatz modernster Morphsoftware

Der Einblick in die Funktionsweise der Nase war bisher nur in Momentaufnahmen möglich. Endoskopische Photos ergaben Einzeldokumentationen der Funktionsweise der Nasenmuscheln. Die Darstellung der Muschelbewegung im Videofilm scheiterte bisher daran, über einen längeren Zeitabschnitt Bilder von gleichem Ausschnitt und Blickwinkel zu erhalten. Dank des Einsatzes modernster S-VHS-Videotechnik, PC-Computertechnik (Targa⁺-Graphikkarte) und dem Softwareprogramm PC-Morph ist es uns gelungen, im Zeitraffer die Dynamik der unteren Muschel darzustellen. So konnten wir Ablauf und Zeitdauer des Abschwellvorganges nach Applikation von Nasentropfen und die Reboundphase visualisieren. Weiterhin war es möglich, die Wirksamkeit topisch applizierten Kortisons auf Nasenpolypen dynamisch zu dokumentieren.

360. B. Hillen, H. Stammberger (Graz):
Die endoskopische Dekompression des Nervus opticus

In manchen Fällen von Visusverschlechterung oder Erblindung im Rahmen von Neuropathien, Orbitapathien oder Trauma kann eine operative Dekompression des Sehnerven angezeigt sein. Dies ist auch auf endoskopischem Weg möglich. Transnasal/transethmoidal kann eine mediale 180°-Freilegung des Apex der Orbita und des Sehnervkanals erreicht werden, welche im Bedarfsfall bis an das Chiasma herangeführt werden kann. Eine Schlitzung der Opticusscheiden ist ebenfalls möglich, wobei eine Überschichtung mit Fibrinkleber erfolgt. Der Eingriff kann mit einer endoskopischen Dekompression der Orbita kombiniert werden.

Mittels „Videoanimation" werden die kritischen anatomischen Strukturen und die operative Technik anhand anatomisch-endoskopischer Demonstration und klinischer Fallbeispiele erläutert.

361. M. E. Wigand, C. Födra (Erlangen):
Endoskopische Nachbehandlung von frisch operierten Nasennebenhöhlen

Nach endonasal-endoskopischen Eingriffen an den Nasennebenhöhlen droht bei nicht fachgerechter Nachbehandlung die Gefahr einer Reobstruktion der neu geschaffenen Tunnel und Fenster durch Blutkrusten und Ödeme, später durch Granulations- und Narbengewebe. Der Film zeigt die Stadien der normalen Wundheilung sowie typische Heilungsstörungen an deren Prädilektionsstellen. Eine endoskopische, langfristige Nachbehandlung wirkt solchen ungünstigen Adhäsivprozessen entgegen. Deren Prinzipien sowie die Handhabung der dafür geeigneten Instrumente werden anhand von mehreren Beispielen demonstriert.

362. R. Wielgosz, W. Hohenhorst, T. Fronz (Essen):
Spontane Rhinoliquorrhoe und Pneumatozephalus bei einem Defekt in der Keilbeinhöhle: Versorgung nach Heermann-Konzept

Der Film demonstriert den Fall einer 52jährigen Patientin, die wegen einer seit 3 Tagen anhaltenden spontanen Rhinoliquorrhoe mit beginnender Begleitmeningitis stationär aufgenommen wurde. Im CCT zeigte sich ein massiver Pneumatozephalus mit Verdacht auf einen knöchernen Defekt der rechten Keilbeinhöhle.

Die primäre und definitive Versorgung der Fistel erfolgte in Anlehnung an das Heermann-Konzept: intranasales Vorgehen, halbsitzende Position des Patienten, Operationsmikroskop in Balance, hypotensive Anästhesie.

Die flankierenden Maßnahmen wie Septumbegradigung und laterale Teilresektion der bullösen rechten Concha media schafften freien Zugang zum Infundibulum. Nach totaler Ethmoidektomie rechts mit gleichzeitiger Erweiterung des Ostium maxillare und frontale wurde die vordere Wand des Sinus sphenoidalis breit abgetragen. An der Hinterwand der Keilbeinhöhle fanden wir einen knöchernen Defekt von 0,8 cm Länge und Duraöffnung. Die Ränder des Defekts wurden sorgfältig von Mukosa befreit und die Fistel mit Fascia temporalis verschlossen, mit Conchaknorpel abgedeckt und schließlich mit Fibrinkleber versiegelt. Das Heermann-Konzept der intranasalen Mikrochirurgie hat sich bei uns sowohl in diesem Fall als auch bei vielen anderen Fistelverschlüssen an der Rhinobasis bestens bewährt. Meist handelte es sich um spontane, manchmal auch posttraumatische Duradefekte. Auch in unserem Patientengut iatrogen verursachte Fisteln (4 Fälle bei über 12 000 Siebbeineingriffen = 0,033%) konnten so in gleicher Sitzung endgültig versorgt werden.

363. H. Stammberger (Graz):
Endoskopische Behandlung von Liquorfisteln – Fluoreszeintechnik und Blaulichtendoskopie

Mit der intrathekalen Na-Fluoreszeinapplikation und der Blaulichtendoskopie stehen hervorragende diagnostische Hilfsmittel bei der Identifikation von Liquorfisteln zur Verfügung. Die durch Blaulicht angeregte Fluoreszenz ermöglicht in vielen Fällen auch die Identifikation kleinster Defekte. Bei korrekter Anwendung ist die Technik äußerst risikoarm. Im Video werden die Techniken von diagnostischem und operativem Vorgehen anhand mehrerer klinischer Fälle demonstriert.

364. E. Dennerlein, W. Draf (Fulda):
Endonasale mikroendoskopische Entfernung eines Stirnhöhlenosteoms

Von 1989 bis 1993 wurden an der Klinik für Hals-Nasen-Ohrenkrankheiten, Kopf-Hals- und plastische Gesichtschirurgie im Klinikum Fulda über 25 Tumoren der Nasennebenhöhlen und der vorderen Schädelbasis mit Hilfe der endonasalen mikroendoskopischen Technik ohne äußere Schnittführung entfernt. In der Mehrzahl handelte es sich um gutartige Raumforderungen, die alle vollständig beseitigt werden konnten. Bei einigen Patienten wurden kleinere Malignome total reseziert oder palliativ Metastasen, die zur Kompression des N. opticus geführt hatten, beseitigt.

Als Beispiel für diese äußerst schonende Technik wurde die endonasale mikroendoskopische Resektion eines Osteoms des Stirnhöhleninfundibulums gezeigt.

Verzeichnis der Vorträge

Archives of Oto-Rhino-Laryngology
Verhandlungsbericht 1994 der Deutschen Gesellschaft für Hals-Nasen-Ohren-Heilkunde